DERMATOLOGIA DE PEQUENOS ANIMAIS
ATLAS COLORIDO E GUIA TERAPÊUTICO

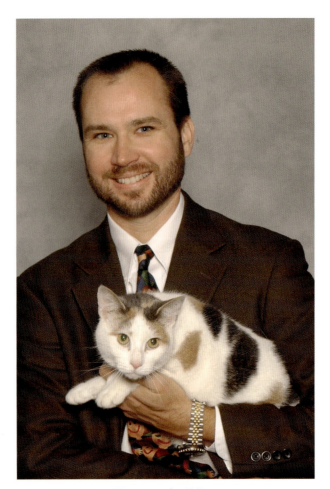

Keith A. Hnilica

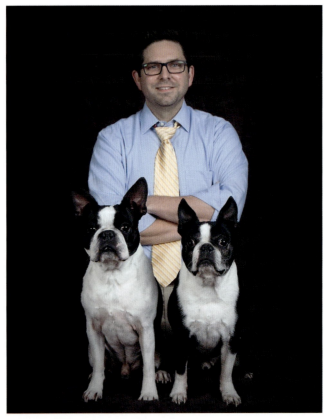

Adam P. Patterson

DERMATOLOGIA DE PEQUENOS ANIMAIS
ATLAS COLORIDO E GUIA TERAPÊUTICO

4ª EDIÇÃO

KEITH A. HNILICA, DVM, MS, MBA, DACVD
The Itch Clinic
Allergy, Dermatology, Otology
Knoxville, Tennessee
www.TheItchClinic.com   www.itchnot.com

ADAM P. PATTERSON, DVM, DACVD
Chief of Dermatology
College of Veterinary Medicine & Biological Sciences
Texas A&M University
College Station, Texas

ELSEVIER

© 2018 Elsevier Editora Ltda.

Todos os direitos reservados e protegidos pela Lei 9.610 de 19/02/1998.

Nenhuma parte deste livro, sem autorização prévia por escrito da editora, poderá ser reproduzida ou transmitida sejam quais forem os meios empregados: eletrônicos, mecânicos, fotográficos, gravação ou quaisquer outros.

ISBN: 978-85-352-8866-7
ISBN versão eletrônica: 978-85-352-8997-8

SMALL ANIMAL DERMATOLOGY - A COLOR ATLAS AND THERAPEUTIC GUIDE, FOURTH EDITION
Copyright © 2017, by Elsevier Inc. All rights reserved.
Previous editions copyrighted **2011, 2006, and 2001.**
Chapter 14 by Amy Leblanc is the work of US Government employee. Hence, chapter 14 is in public domain.

This translation of Small Animal Dermatology - A Color Atlas and Therapeutic Guide, Fourth Edition, by Keith A. Hnilica and Adam P. Patterson was undertaken by Elsevier Editora Ltda. and is published by arrangement with Elsevier Inc.

Esta tradução de Small Animal Dermatology - A Color Atlas and Therapeutic Guide, Fourth Edition, de Keith A. Hnilica e Adam P. Patterson foi produzida por Elsevier Editora Ltda. e publicada em conjunto com Elsevier Inc.

ISBN: 978-0-323-37651-8

Capa
Luciana Mello e Monika Mayer

Editoração Eletrônica
Thomson Digital

Elsevier Editora Ltda.
Conhecimento sem Fronteiras

Rua da Assembleia, n° 100 – 6° andar – Sala 601
20011-904 – Centro – Rio de Janeiro – RJ

Rua Quintana, n° 753 – 8° andar
04569-011 – Brooklin – São Paulo – SP

Serviço de Atendimento ao Cliente
0800 026 53 40
atendimento1@elsevier.com

Consulte nosso catálogo completo, os últimos lançamentos e os serviços exclusivos no site www.elsevier.com.br

---

Nota

Esta tradução foi produzida por Elsevier Brasil Ltda. sob sua exclusiva responsabilidade. Médicos e pesquisadores devem sempre fundamentar-se em sua experiência e no próprio conhecimento para avaliar e empregar quaisquer informações, métodos, substâncias ou experimentos descritos nesta publicação. Devido ao rápido avanço nas ciências médicas, particularmente, os diagnósticos e a posologia de medicamentos precisam ser verificados de maneira independente. Para todos os efeitos legais, a Editora, os autores, os editores ou colaboradores relacionados a esta tradução não assumem responsabilidade por qualquer dano/ou prejuízo causado a pessoas ou propriedades envolvendo responsabilidade pelo produto, negligência ou outros, ou advindos de qualquer uso ou aplicação de quaisquer métodos, produtos, instruções ou ideias contidos no conteúdo aqui publicado.

CIP-BRASIL. CATALOGAÇÃO NA PUBLICAÇÃO
SINDICATO NACIONAL DOS EDITORES DE LIVROS, RJ

H596d
4. ed.

    Hnilica, Keith A.
        Dermatologia de pequenos animais : atlas colorido e guia terapêutico / Keith A. Hnilica, Adam P. Patterson ; tradução Renata Scavone de Oliveira ; revisão científica Luiz Henrique de Araújo Machado. - 4. ed. - Rio de Janeiro : Elsevier, 2018.
        : il. ; 28 cm.

        Tradução de: Small animal dermatology : a color atlas and therapeutic guide
        Apêndice
        Inclui índice
        ISBN 978-85-352-8866-7

        1. Medicina veterinária de pequenos animais. 2. Animais domésticos. I. Patterson, Adam P. II. Oliveira, Renata Scavone de. III. Machado, Luiz Henrique de Araújo. IV. Título.

17-44533   CDD: 636.0896075
                                CDU: 636.09

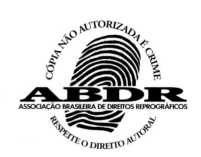

Revisão Científica e Tradução

Revisão Científica

Luiz Henrique de Araújo Machado
Professor Assistente, Doutor e Chefe do Serviço de
Dermatologia Veterinária da Faculdade de Medicina Veterinária
e Zootecnia (FMVZ) da Universidade Estadual Paulista
(UNESP) – Campus Botucatu

Tradução

Renata Scavone de Oliveira
Doutora em Ciências (Imunologia) pelo Instituto de Ciências
Biomédicas da Universidade de São Paulo (USP)
Médica Veterinária pela Faculdade de Medicina Veterinária
e Zootecnia da Universidade de São Paulo (USP)

Colaboradores

Cheryl Greenacre, DVM, DABVP (Avian Practice), DABVP (Exotic Companion Mammal)
Professor
Department of Small Animal Clinical Sciences
College of Veterinary Medicine
University of Tennessee
Knoxville, Tennessee

Amy K. LeBlanc, DVM Diplomate ACVIM (Oncology)
Director, Comparative Oncology Program
Center for Cancer Research, National Cancer Institute
National Institutes of Health
Bethesda, Maryland

Frases favoritas de Keith e seus filhos

Escolha a alegria e nunca tenha medo de trabalhar duro.
    Sara Mae H.

Perseguir seus sonhos e falhar é melhor do que nunca perseguir seus sonhos.
    Max T.

Prometa-me que você não passará tanto tempo lutando com a água e tentando manter sua cabeça acima das ondas a ponto de esquecer, de verdade, o quanto sempre amou nadar.
    Tyler Knott Gregson
    Sam T.

Não é o tamanho do cão que está na briga, é o tamanho da briga que está no cão.
    Mark Twain
    Caleb M.

Eu vi um olhar nos olhos dos cães, um olhar rápido de desprezo espantado, e estou convencido de que, basicamente, os cães pensam que os seres humanos são loucos.
    John Steinbeck
    Caroline M.

O bom trabalho é importante; FAÇA UM BOM TRABALHO!
    Keith A. Hnilica

Este livro é dedicado a meus pacientes e alunos. Apenas é possível devido a meus grandes professores e mentores, que compartilharam seu conhecimento, sabedoria e experiência — agradeço a Karen Campbell, Jennifer Matousek, Carol Lichtensteiger, Linda Frank, Rod Rosychuk, Rosanna Marsella, George Doering, Patrick Breen, John August, Joanne Mansell e Mark Hitt. Sou muitíssimo grato a Keith Hnilica por seu treinamento na aplicação prática da dermatologia veterinária, pois me ajudou a moldar a forma como abordo e, agora, trato; foi uma honra me juntar a você nesta edição. A meus pais, Pat e Laura — seu amor e apoio sempre foram resolutos. E a Carly, minha esposa — finalmente encontrei você.

Apenas a mula da frente consegue apreciar a mudança da paisagem.
    Vovô
    Adam P. Patterson

Prefácio

Desde sua concepção, este livro foi projetado para ser um atlas colorido prático contendo, também, os atuais tratamentos de cada doença. Trabalhamos muito para transformar este livro em uma referência de fácil utilização para clínicos de pequenos animais e alunos. Este atlas começou como o texto que acompanhava o livro *Dermatologia de Pequenos Animais*, de Muller e Kirk, porém cresceu em uso e popularidade para se tornar, por si só, um importante livro-texto.

Esta quarta edição conta com a participação do Dr. Adam P. Patterson, que trouxe uma perspectiva nova à ciência e à prática da dermatologia veterinária.

Uma importante característica deste texto é composta pelas imagens clínicas relevantes. Muitas novas imagens foram adicionadas para trazer uma perspectiva útil das lesões e padrões mais comuns causados por cada doença. Ao rever todas as imagens de uma determinada doença, o clínico deve adquirir conhecimento prático das apresentações mais comuns daquela enfermidade. A dermatologia depende muito da identificação de padrões na idade, sexo, raça, anamnese, tipo e padrão da lesão do paciente. As imagens em cada seção de doença foram escolhidas não por sua natureza extrema, mas por representarem uma característica comum da patologia.

A quarta edição também traz importantíssimas atualizações sobre infecções por *Staphylococcus* resistentes à meticilina (MRS) e os mais novos tratamentos para alergia. Expandimos o conceito de abordagem com base em padrões com mais descrições, tabelas e gráficos. Uma lista de predisposição racial foi incorporada para referência rápida e as topografias das doenças mais comuns foram adicionadas para simplificar o processo diagnóstico.

As Notas do Autor foram expandidas e incorporadas para mostrar os conceitos contemporâneos dos principais problemas acerca de determinados distúrbiose podem ser consideradas a opinião dos autores; porém as informações foram coletadas de diversas fontes, ao longo de muitos anos, e refletem a busca interminável pelo conhecimento prático, que realmente faz a diferença no diagnóstico e tratamento de cada doença.

Espero que você considere especiais os esforços empreendidos para dar uma abordagem prática à dermatologia veterinária foram úteis.

Keith A. Hnilica, DVM, MS, MBA, DACVD
TheItchClinic.com

Agradecimentos

Agradecemos muito àqueles cuja generosidade tornou este livro possível: Donna Angarano, John MacDonald, Anthony Yu, Gail Kunkle, Michaela Austel, Craig Greene, Alice Wolfe, Karen Campbell, Richard Malik, Linda Frank, Lynn Schmeitzel, Patricia White, Dunbar Gram, Jim Noxon, Linda Messinger, Elizabeth Willis, Terese DeManuelle, William Miller, Thomas Manning, Kimberly Boyanowski, Norma White-Weithers, Manon Paradis, Robert Dunstan, Kelly Credille, Pauline Rakich, Charles Martin, Clay Calvert, Sherry Sanderson, Mary Mahaffey, Sue McLaughlin, E. Roberson, Gary Norsworthy, Michael Singer, Sandy Sargent, Alison Diesel, Amanda Friedeck, John August, Cheryl Greenacre, Amy LeBlanc e qualquer um que porventura tenhamos esquecido.

Muito obrigado,

Keith A. Hnilica
Adam P. Patterson

Sumário

1 | Diagnósticos Diferenciais, *1*

Diagnósticos Diferenciais Conforme a Região Corpórea, *12*
Diagnósticos Diferenciais Conforme as Lesões Primárias e Secundárias, *15*
Predisposições Raciais de Algumas Doenças Cutâneas em Cães e Gatos, *23*

2 | Técnicas Diagnósticas, *30*

3 | Doenças Cutâneas Bacterianas, *45*

Piodermite Canina, *45*
Dermatite Piotraumática (Dermatite Úmida Aguda, *Hot Spots*), *49*
Impetigo (Dermatite Pustular Superficial), *51*
Piodermite Superficial (Foliculite Bacteriana Superficial), *52*
Piodermite Profunda, *60*
Piodermite do Queixo (Acne Canina), *63*
Dermatite das Pregas Cutâneas (Intertrigo, Piodermite das Pregas Cutâneas), *65*
Piodermite Mucocutânea, *68*
Piodermite Nasal (Foliculite e Furunculose Nasal), *70*
Pododermatite Bacteriana, *71*
Furunculose Podal Canina (Bolhas Interdigitais, Piogranuloma Interdigital), *74*
Abscesso Subcutâneo (Abscesso por Briga ou Mordedura em Cães e Gatos), *77*
Botriomicose (Pseudomicetoma Bacteriano, Granuloma Bacteriano Cutâneo), *79*
Infecção por Bactérias de Parede Celular Deficiente (Formas L), *80*
Actinomicose, *81*
Nocardiose, *83*
Micobacterioses Oportunistas (Granuloma Micobacteriano Atípico, Paniculite Micobacteriana), *85*
Síndrome de Lepra Felina, *88*
Síndrome do Granuloma Leproide Canino (Lepra Canina), *90*
Tuberculose, *92*
Peste Bubônica, *93*

4 | Doenças Cutâneas Fúngicas, *94*

Malasseziose (Dermatite por *Malassezia*), *94*
Candidíase (Candidose, Sapinho), *103*
Dermatofitose, *104*
Granulomas Dermatofíticos e Pseudomicetomas (Granulomas de Majocchi), *114*
Feoifomicose (Cromomicose), *115*
Prototecose, *116*
Pitiose, *117*
Zigomicose (Mucormicose, Entomoftoromicose), *119*
Lagenidiose, *120*
Esporotricose, *121*
Blastomicose, *123*
Coccidioidomicose, *126*
Criptococose, *127*
Histoplasmose, *129*

5 | Doenças Cutâneas Parasitárias, *132*

Carrapatos Ixodídeos (Carrapatos Duros), *132*
Carrapato Espinhoso da Orelha (*Otobius megnini*), *134*
Demodicidose Localizada Canina, *135*
Demodicidose Generalizada Canina, *138*
Demodicidose Felina, *146*
Escabiose Canina (Sarna Sarcóptica), *149*
Escabiose Felina (Sarna Notoédrica), *153*
Queiletielose (Caspa Ambulante), *154*
Ácaros de Orelha (*Otodectes cynotis*), *156*
Trombiculíase (Ácaros de Colheita), *158*
Ácaro do Pelame Felino (*Lynxacarus radosky*), *160*
Pulgas, *161*
Pediculose (Piolhos), *164*
Cuterebra, *166*
Dermatite por Picada de Moscas, *168*
Miíase, *169*
Dermatites por Nematódeos (Ancilostomíase e Uncinaríase), *171*
Dracunculíase (Dracunculose), *172*

6 | Doenças Cutâneas Causadas por Vírus, Riquétsias e Protozoários, 173

Cinomose Canina, 173
Papilomas, 175
Vírus da Rinotraqueíte Felina (Herpesvírus Felino 1), 178
Infecção pelo Calicivírus Felino, 180
Varíola Felina, 181
Febre Maculosa, 182
Erliquiose e Anaplasmose Canina, 184
Leishmaniose, 186

7 | Distúrbios de Hipersensibilidade, 188

Atopia Canina (Dermatite Atópica, Ambiental, Alergias a Pólen), 190
Hipersensibilidade Alimentar Canina, 202
Dermatite Acral por Lambedura (Granuloma por Lambedura), 208
Dermatite por Alergia à Saliva das Pulgas (Hipersensibilidade à Picada de Pulgas), 212
Atopia Felina, 218
Hipersensibilidade Alimentar Felina, 222
Hipersensibilidade à Picada de Mosquito, 226
Placa Eosinofílica Felina, 228
Granuloma Eosinofílico Felino (Granuloma Linear), 230
Úlcera Indolente (Úlcera Eosinofílica), 232
Pododermatite Plasmocitária Felina, 234
Dermatose Ulcerativa Idiopática Felina, 237
Urticária e Angioedema, 239
Furunculose Eosinofílica da Face Canina, 241
Dermatite de Contato (Dermatite Alérgica de Contato), 243

8 | Doenças Cutâneas Autoimunes e Imunomediadas, 245

Pênfigo Foliáceo, 245
Pênfigo Eritematoso, 258
Pênfigo Vulgar, 260
Penfigoide Bolhoso e Dermatose Bolhosa Subepidérmica, 264
Lúpus Eritematoso Discoide, 266
Lúpus Eritematoso Sistêmico, 270
Dermatose Pustular Subcórnea Canina, 276
Pustulose Eosinofílica Estéril, 277
Paniculite Nodular Estéril, 279
Granuloma e Piogranuloma Idiopático Estéril, 281
Granuloma Eosinofílico Canino, 283
Vasculite Cutânea, 284
Eritema Multiforme e Necrólise Epidérmica Tóxica, 290
Reação Cutânea a Fármacos (Erupção Causada por Fármacos), 295
Alopecias por Reação a Injeção e Pós-vacinação Antirrábica, 299

9 | Alopecias Hereditárias, Congênitas e Adquiridas, 302

Perda Excessiva de Pelos, 302
Raças Alopécicas, 304
Hipotireoidismo Canino, 306
Hiperadrenocorticismo Canino (Doença de Cushing), 311
Alopecia Pós-tosa, 319
Alopecia X ou Interrupção do Ciclo Piloso (Desequilíbrio de Hormônios Sexuais Adrenais, Hiperplasia Adrenal Congênita, Dermatose Responsiva à Castração, Hipossomatotropismo de Aparecimento Adulto, Dermatose Responsiva ao Hormônio do Crescimento, Pseudo-hiperadrenocorticismo, Disfunção Folicular das Raças com Subpelo, Interrupção do Ciclo Piloso), 320
Alopecia/Dermatite Paraneoplásica Felina, 324
Hiperadrenocorticismo Felino, 329
Dermatose por Hormônios Sexuais — Cães Machos não Castrados, 332
Dermatose por Hormônios Sexuais — Cadelas não Castradas, 335
Hipotricose Congênita, 336
Alopecia com Diluição de Cor (Alopecia com Mutação de Cor), 337
Displasia Folicular do Pelo Preto, 339
Alopecia Canina em Padrão, 340
Síndrome da Alopecia Idiopática da Coxa dos Greyhounds, 341
Alopecia Recorrente do Flanco Canino (Alopecia Sazonal do Flanco, Alopecia Cíclica do Flanco, Displasia Folicular Cíclica), 342
Diversas Displasias Foliculares Caninas, 344
Alopecias Pré-auriculares e do Pavilhão Auricular em Felinos, 347
Eflúvio Anágeno e Telógeno, 348
Alopecia por Tração, 349
Alopecia Areata, 350
Alopecia Psicogênica Felina (Neurodermatite), 352

10 | Doenças Congênitas, 353

Epidermólise Bolhosa, 353
Dermatomiosite Familiar Canina, 355
Ictiose, 359
Síndrome de Ehlers-Danlos (Astenia Cutânea, Dermatosparaxia), 362
Mucinose Cutânea, 365
Sinus Dermoide, 367
Celulite Juvenil Canina (Piodermite Juvenil, Garrotilho do Cão Filhote), 368

11 | Anomalias da Pigmentação, 371
Lentigo, 371
Hiperpigmentação Pós-inflamatória, 373
Despigmentação Nasal (*Dudley Nose, Snow Nose*), 374
Vitiligo, 375
Síndrome Uveodermatológica Canina (Síndrome de Vogt-Koyanagi-Harada-símile), 377

12 | Distúrbios da Queratinização e Seborreicos, 379
Calo, 379
Acne Felina, 383
Hiperqueratose Nasodigital Idiopática, 385
Paraqueratose Nasal Hereditária dos Labradores Retrievers, 388
Hiperqueratose Nasal Parassimpática (Xeromicteria: Focinho Seco), 389
Seborreia Primária Canina, 391
Dermatose Responsiva à Vitamina A, 395
Síndrome do Comedão do Schnauzer, 396
Dermatose da Margem do Pavilhão Auricular de Cães, 397
Dermatose Responsiva a Zinco, 399
Hiperplasia da Glândula da Cauda (Cauda do Garanhão), 401
Adenite Sebácea, 403
Síndrome Hepatocutânea (Dermatite Necrolítica Superficial, Eritema Migratório Necrolítico Superficial, Necrose Epidérmica Metabólica, Dermatopatia Diabética), 407
Hiperqueratose Familiar dos Coxins, 411
Dermatite Facial dos Gatos Persas, 412

13 | Doenças dos Olhos, Unhas, Sacos Anais e Canais Auditivos, 413
Blefarite, 413
Otite Externa, 416
Hematoma Aural, 431
Melanoma, 434
Doença do Saco Anal, 435
Fístula Perianal (Furunculose Anal), 437
Infecção Bacteriana das Unhas, 440
Infecção Fúngica das Unhas (Onicomicose), 442
Onicodistrofia Lupoide Simétrica (Onicomadese Idiopática), 444

14 | Tumores Neoplásicos e não Neoplásicos, 448
Amy Leblanc

Epitelioma Córneo Intracutâneo (Ceratoacantoma, Acantoma Queratinizante Infundibular), 448
Dermatose Solar Felina, 450
Dermatose Solar Canina, 452
Carcinoma Espinocelular, 455
Doença de Bowen ou Carcinoma Espinocelular Multifocal *In Situ*, 459
Tumor ou Carcinoma Basocelular, 461
Tumores dos Folículos Pilosos, 462
Tumores das Glândulas Sebáceas, 464
Tumores das Glândulas Perianais, 467
Tumores e Cistos das Glândulas Sudoríparas Apócrinas (Epitríquias), 469
Nódulo Fibropruriginoso, 470
Fibroma, 471
Fibrossarcoma, 472
Dermatofibrose Nodular, 474
Hemangioma, 475
Hemangiossarcoma, 476
Hemangiopericitoma, 477
Lipoma, 478
Lipossarcoma, 480
Mastocitoma, 481
Linfoma não Epiteliotrópico (Linfossarcoma), 485
Linfoma Epiteliotrópico (Micose Fungoide), 487
Plasmocitoma Cutâneo, 490
Histiocitoma Cutâneo, 491
Histiocitose Cutânea, 493
Histiocitose Sistêmica, 495
Histiocitose Maligna, 497
Melanocitoma e Melanoma Cutâneo, 498
Tumor Venéreo Transmissível, 500
Nevo Colagenoso, 501
Cisto Folicular - Cisto de Inclusão Epidérmica (Cisto Infundibular), 502
Cornos Cutâneos, 504
Pólipos Cutâneos (Papiloma Fibrovascular), 506
Calcinose Circunscrita, 507

15 | Dermatologia de Aves e Animais Exóticos, 508
Cheryl Greenacre

Acaríase, 509
Pediculose, 512
Parasitas Subcutâneos, 513
Miíase e Infestação por Pulgas e Carrapatos, 514
Sífilis Bacteriana em Coelhos (*Treponema cuniculi*), 515
Pododermatite Ulcerativa (Jarretes Doloridos em Coelhos; *Bumblefoot* em Aves), 517
Micobacteriose — Aves, 520
Dermatite Bacteriana — Aves, Furões, Tartarugas, 521
Dermatite Bacteriana — Cobaias (Saco Anal), 523
Sepse *versus* Ecdise em Répteis, 524
Abscesso Auricular (Orelha) — Tartarugas, 526
Doença de ico e Pernas em Psitacídeos — Aves, 527

Papilomavírus — Furões (Digital), Coelhos (Oral/Retal), Coelhos (Facial), *529*
Massas Papilomatosas Cloacais ou Orais — Aves, *530*
Doença de Corpúsculos de Inclusão Viral — Serpentes, *532*
Dermatite Fúngica (Dermatofitose) — Chinchila, *533*
Granuloma Fúngico — Tartarugas, *534*
Dermatite Fúngica (*Chrysosporium* spp.) — *Bearded Dragon* (Dragões-Barbudos, Pogona), *535*
Mastocitoma — Furões, *536*
Tumor Cortical Adrenal — Furões, *537*
Adenoma e Adenocarcinoma da Glândula Apócrina do Prepúcio — Furões, *539*
Fibroadenoma Mamário — Rato, Camundongo, *540*
Tricoblastoma (Tumor Basocelular) — Coelho, Cobaia, *541*
Bolsas Guturais de Hamsters, *542*
Tumor da Glândula Odorífera Ventral — Gerbils, *543*
Carcinoma Espinocelular — Aves, Tartarugas, *544*
Lipoma — Aves, *545*
Xantoma — Aves, *546*
Hipertrofia Marrom da Região das Narinas (Cera) — Periquitos-Australianos (Periquitos), *547*
Hematoma — Aves, *548*
Trauma por Mordedura — Aves, *549*
Necrose por Enrofloxacina Injetável, *550*
Ruptura do Saco Aéreo — Aves, *551*
Síndrome de Constrição Digital — Aves, *552*
Hérnia — Aves, *553*
Prolapso de Cloaca — Aves, *554*
Trauma por Mordedura — Serpentes, Iguanas, *555*
Reparo do Casco — Jabutis, Cágados e Tartarugas, *556*
Deficiência de Vitamina A — Aves, Tartarugas, *558*
Ovário Cístico — Cobaias, *560*
Crescimento Excessivo de Bico — Aves, *561*
Avulsão de Penas, Lesão por Mastigação e Automutilação — Aves, *562*
Cisto de Penas — Aves, *564*
Foliculite da Crista — Galinhas, *565*
Excesso de Queratina — Patas de Cobaias, *566*
Glândulas do Quadril — Hamsters, *567*
Anointing — Ouriço, *568*
Lágrimas Porfirínicas — Rato, *569*
Rinorreia ou Irritação por Porfirina — Gerbils, *570*
Aplicação Incorreta de Vacinas — Aves, *571*
Variedades Alopécicas, *572*
Tatuagem — Furões, Coelhos, Aves, *573*

16 | Imagens Pré-tratamento e de Resposta Pós-tratamento, *575*

Apêndice A | Terapia com Xampus Antimicrobianos, Antisseborreicos e Antipruriginosos, *608*

Apêndice B | Fármacos de Administração Sistêmica, *611*

Índice, *621*

Dermatologia de Pequenos Animais
Atlas Colorido e Guia Terapêutico

CAPÍTULO | 1

Diagnósticos Diferenciais

- Perguntas Essenciais
- Dez Padrões Clínicos
- Quais São as Infecções?
- Por Que Estão Ali?
- Diagnósticos Diferenciais Conforme a Região Corpórea
- Doenças Limitadas Principalmente à Face
- Doenças da Despigmentação Nasal
- Doenças com Lesões Orais
- Dermatite da Margem da Orelha
- Hiperqueratose Nasodigital
- Pododermatite Interdigital
- Doenças das Unhas
- Doenças dos Coxins
- Diagnósticos Diferenciais Conforme as Lesões Primárias e Secundárias
- Doenças Vesiculares e Pustulares
- Doenças Erosivas e Ulcerativas
- Pápulas
- Dermatite Miliar
- Placas
- Cilindros Foliculares
- Colaretes Epidérmicos
- Comedões
- Liquenificação
- Doenças Alopécicas Inflamatórias ou Pruriginosas
- Doenças Alopécicas não Inflamatórias ou não Pruriginosas
- Celulite e Lesões Drenantes
- Doenças Nodulares
- Doenças Pruriginosas
- Doenças Seborreicas
- Hiperpigmentação
- Hipopigmentação
- Predisposições Raciais de Algumas Doenças Cutâneas em Cães e Gatos

Quase todos os pacientes em dermatologia apresentam uma doença primária ou subjacente que causa infecções secundárias. Essas infecções devem ser eliminadas e prevenidas, mas rapidamente recidivam, a não ser que a doença primária seja identificada e controlada.

A maioria dos casos cutâneos vistos na prática veterinária pode ser tratada de forma eficaz se duas perguntas essenciais forem respondidas: (1) Quais são as infecções secundárias? e (2) Por que essas infecções secundárias estão ali?

Perguntas Essenciais

1. Quais são as infecções?
    - Foliculite
        - Piodermite
        - *Demodex*
        - Dermatófito
    - Pododermatite
        - Bacteriana
        - Levedura
    - Otite
        - Bacteriana
        - Levedura
    - Dermatite por leveduras de *Malassezia*
2. Por que estão ali?
    - Alergias
        - Atopia
        - Alergia alimentar
        - Sarna
    - Endocrinopatia
        - Hipotireoidismo
        - Hiperadrenocorticismo

Depois que a origem da dermatose de um paciente for conhecida, basta fazer o acompanhamento terapêutico para resolver o problema. O reconhecimento dos padrões básicos permite uma abordagem prática à maioria das doenças cutâneas comuns.

Dez Padrões Clínicos

Quais são as infecções secundárias? (sempre secundárias)

1. **Foliculite:** A foliculite é o "padrão" mais comum de doença a mimetizar outros padrões. No entanto, é comum que seja concomitante a outros padrões de doença (por exemplo, dermatite por leveduras). Os *principais* diferenciais a serem considerados em casos de foliculite são a piodermite estafilocócica superficial ou foliculite bacteriana, a demodicidose e a dermatofitose. A piodermite é a causa mais provável no cão; a demodicidose vem logo a seguir, quando não é um fator concomitante. A demodicidose de aparecimento juvenil pode afetar o paciente de forma simétrica. Uma boa regra geral é considerar todos os pacientes dermatológicos como portadores de foliculite até que se consiga provar o contrário e, então, procurar por doenças subjacentes predisponentes (p. ex., alergia, endocrinopatia, distúrbio ou defeito de cornificação).

2. **Pododermatite:** Sempre raspe a superfície podal dorsal em caso de alopecia, já que a pododermatite pode ser causada por demodicidose e por doença cutânea alérgica; os corticosteroides não são adequados ao tratamento da demodicidose. As bolhas hemorrágicas são manifestações de piodermite profunda; portanto, devem ser submetidas à cultura. A lesão nos coxins geralmente é uma indicação para a realização de biópsia. A amputação do dígito P3

raramente é necessária para estabelecer o diagnóstico de onicodistrofia lupoide simétrica, já que o histórico e os achados clínicos típicos são suficientes para um firme diagnóstico presuntivo.
- *Uma única pata:* trauma, corpo estranho, infecção (p. ex., bactérias, levedura), demodicidose localizada, corno cutâneo, neoplasia, fístula pedal arteriovenosa
- *Múltiplas patas:* infecção (p. ex., bactérias, levedura, ancilóstomos, cinomose, leishmaniose), demodicidose generalizada, doença cutânea alérgica, doença da laceração dos coxins, comedões interdigitais palmares ou plantares e cistos foliculares, dermatose autoimune ou imunemediada (p. ex., pênfigo foliáceo, vasculite, onicodistrofia lupoide simétrica ou onicomadese), dermatomiosite, dermatose metabólica (p. ex., síndrome hepatocutânea, dermatose responsiva a zinco, hiperqueratose nasodigital) e, às vezes, neoplasias (p. ex., linfoma cutâneo, carcinoma subungueal de pequenas células ou melanoma em cães muito pigmentados)

3. **Otite:** Uma vez que a orelha é apenas uma extensão da pele, o bom exame dermatológico da pele pode dar pistas (mostrar outros "padrões") sobre as possíveis causas de doença nas orelhas. A resolução da otite externa é possível se as causas primárias forem identificadas e tratadas. Da mesma maneira, a citologia ótica deve ser usada em todos os casos para, a princípio, determinar a presença de infecção(ões), assim como para monitorar a resposta à terapia durante novos exames. Os tratamentos antimicrobianos tópicos corretamente administrados (volume e duração) são muito mais eficazes nos canais infectados do que a terapia sistêmica. Os canais rígidos e palpáveis (ossificados) geralmente não são passíveis de resolução médica e é melhor removê-los (ablação total do canal auditivo e osteotomia da bula timpânica).

   Há acometimento do pavilhão auricular ou do canal auditivo?
   - *Pavilhões auriculares:* trauma, hematoma aural, sarna sarcóptica, hipersensibilidade a picadas ou ferroadas de insetos, doença alérgica cutânea ou auricular, seborreia ou dermatose na margem da orelha, vasculite ou outras dermatoses autoimunes, neoplasia
   - *Otite externa:* facetas e diferenciais (ilustração adiante)

4. **Dermatite por leveduras de *Malassezia*:** O padrão é característico das leveduras da espécie *Malassezia*, mas qualquer doença cutânea pruriginosa crônica pode ter aparência similar, incluindo foliculite (piodermite superficial, demodicidose, dermatofitose), ectoparasitismo e doença cutânea alérgica. A dermatite por leveduras é muitas vezes subestimada como causa da doença cutânea pruriginosa. A forma favorita do autor para encontrar as leveduras é com o uso de citologia com fita de acetato. O achado de uma única levedura em lesões representativas é significativo (hipersensibilidade a leveduras?) e justifica o tratamento tópico ou sistêmico (ou ambos) com base na gravidade do prurido. No entanto, se a citologia for "negativa" para leveduras na presença deste padrão, assuma sua presença, institua o tratamento adequado e procure doenças subjacentes predisponentes (p. ex., alergia, endocrinopatia, defeito de cornificação).

   Por que estão ali? (pergunta essencial para a prevenção de recidivas das infecções)

5. **Prurido (alergias, ácaros, pulgas):** Na presença de prurido, *sempre* comece excluindo infecções e parasitas! Muitas vezes, o prurido é reavaliado após o controle de microrganismos, antes da determinação da "próxima etapa". A dermatite atópica (AD) é um diagnóstico clínico com base na exclusão de outras causas de prurido; os "exames para alergia" *não* a diagnosticam. Caso você observe eritrodermia pruriginosa, dermatite esfoliativa, placas, nódulos e despigmentação acompanhados ou não por lesões na pele glabra, considere a presença de linfoma cutâneo de células T (CTCL) e a realização de biópsia.

   Padrões de distribuição e diagnósticos diferenciais do prurido:
   - *Dorso:* pediculose, queiletielose e dermatite por alergia a saliva das pulgas (FAD) acompanhadas ou não por AD em Terriers
   - *Face, orelhas, patas, axilas, região inguinal e períneo:* reação cutânea adversa a alimentos (CAFR), AD
   - *Margens da orelha, cotovelos, jarretes e tronco ventral:* sarna sarcóptica
   - *Área posterior do corpo ou períneo:* saculite anal, tricuríase, FAD, CAFR, AD, distúrbio psicocutâneo
   - *Regiões corpóreas com poucos pelos:* dermatite alérgica de contato (rara)

6. **Alopecia não pruriginosa (endócrina):** *Sempre* exclua a foliculite na presença de alopecia (principalmente quando há outras lesões típicas), já que é seu motivo mais comum e, de modo geral, uma característica resultante de outras doenças dentro do padrão de "alopecia simétrica não pruriginosa". Considere uma endocrinopatia como causa da infecção recidivante quando o prurido se resolve com o controle da infecção. Exclua a dermatose responsiva à castração, o hipotireoidismo e o hiperadrenocorticismo antes de considerar o diagnóstico de alopecia X. Muitas doenças alopécicas apresentam predileções raciais; consulte a lista destas associações no texto.
   - *Endocrinopatia:* hipotireoidismo, hiperadrenocorticismo, dermatoses relacionadas a hormônios sexuais
   - *Displasias foliculares:* alopecia com diluição de cor, alopecia folicular de pelos pretos, alopecia recorrente do flanco (CRFA), alopecia folicular relacionada à raça
   - *Interrupção do ciclo piloso:* Alopecia X, CRFA, eflúvios, alopecia canina em padrão ou não

7. **Doença cutânea autoimune ou imunemediada:** Síndrome hepatocutânea, dermatose responsiva a zinco, dermatomiosite, dermatite eosinofílica com edema (síndrome de Well), piodermite mucocutânea e algumas formas de dermatofitose podem mimetizar esse padrão de doença. A biópsia de pele é útil ao diagnóstico correto da doença, possibilitando oferecer um prognóstico razoável ao proprietário e o desenvolvimento de um plano terapêutico individualizado ao paciente (algumas doenças autoimunes ou imunemediadas não requerem a administração sistêmica de glicocorticoides).

   Padrões de distribuição e diagnósticos diferenciais das dermatoses autoimunes ou imunemediadas:
   - *Face, pavilhões auriculares ou plano nasal:* pênfigo foliáceo, pênfigo eritematoso, lúpus eritematoso discoide, vasculite, síndrome uveodermatológica, reação a fármacos, vitiligo
   - *Cavidade oral +/- outras áreas do corpo:* pênfigo vulgar, dermatose com bolhas subepidérmicas, lúpus eritematoso sistêmico, vasculite, eritema multiforme, reação a fármacos
   - *Coxins e outros locais do corpo:* basicamente, quaisquer das doenças já mencionadas

8. **Defeitos de queratinização:** Exclua os motivos *secundários* para o distúrbio de descamação antes de considerar os *primários*. Alguns defeitos hereditários de cornificação são

tardios, não sendo reconhecidos até que o cão tenha 2 a 5 anos de idade. Os cilindros foliculares são típicos de um defeito de cornificação.
- *Distúrbios primários de descamação*: seborreia primária (geralmente em Spaniels e Terriers), ictiose, síndrome dos comedões em Schnauzers, seborreia ou dermatose na margem da orelha, paraqueratose nasal dos Retrievers do Labrador, hiperplasia da glândula da cauda, hiperqueratose nasodigital
- *Distúrbios secundários de descamação*: ambientais, nutricionais, foliculite, dermatite ou otite por *Malassezia*, ectoparasitismo, leishmaniose, doença cutânea alérgica, endocrinopatia, displasias foliculares, interrupção do ciclo piloso, adenite sebácea, dermatoses autoimunes ou imunomediadas, dermatoses metabólicas (p. ex., síndrome hepatocutânea, dermatose responsiva a zinco, dermatose responsiva à vitamina A), neoplasia

9. **Massas, aumentos de volume e tratos drenantes:** Use luvas ao observar esse padrão de doença, porque alguns agentes infecciosos são transmissíveis a seres humanos. As etiologias infecciosas devem ser excluídas na presença dessas lesões. A dermatite acral por lambedura (granuloma por lambedura) é uma forma de piodermite profunda; a cultura de tecido (derme profunda com remoção da epiderme) auxilia o diagnóstico.
- *Inflamatórios infecciosos*: bacterianos, bacterianos atípicos, micobacterianos, fúngicos, oomicetos, parasitários
- *Inflamatórios não infecciosos*: cisto, xantoma, higroma, histiocitose cutânea, síndrome de piogranuloma ou granuloma, paniculite nodular estéril, fístula perianal
- *Neoplasias*: benignas, malignas
- *Deposição mineral*: calcinose circunscrita, calcinose cútis

10. **Apresentações atípicas:** Comumente, este padrão é uma manifestação incomum de um "padrão" já mencionado ou é formado pela sobreposição de diversos padrões. Após a exclusão da "foliculite", a realização de biópsia de pele (± cultura) geralmente é justificada na presença de uma "apresentação atípica". Diversas biópsias de pele de lesões representativas ajudarão a categorizar melhor a doença – infecciosa, alérgica, autoimune ou imunomediada, anomalia endócrina ou folicular, defeito de cornificação, doença congênita ou neoplasia – desde que a técnica adequada seja usada e o patologista conheça o histórico do animal e os achados clínicos. O ideal é que um dermatopatologista faça a análise. A calcinose cutis é geralmente observada como uma apresentação atípica. Talvez seja melhor que o paciente com uma apresentação atípica seja examinado por um dermatologista.

Então, Qual é a Solução?

A vasta maioria dos cães com alergia ou doença endócrina tem ou terá uma infecção secundária por bactérias ou leveduras. A dermatite por leveduras é o diagnóstico mais comumente perdido na dermatologia clínica. De modo geral, a piodermite bacteriana é identificada, mas tende a ser erroneamente tratada com doses muito baixas de antibióticos, administrados por muito pouco tempo. Hoje, a otite é mais bem reconhecida e tratada do que no passado; porém, é raro que o tratamento da otite seja baseado nos tipos de microrganismos realmente documentados e em contagens relativas às avaliações de acompanhamento.

Quais São as Infecções?

Em *todos* os casos de dermatite, *todas as vezes* que você avaliar o paciente, pergunte-se: "Quais são as infecções?"

A não ser que você tenha visão microscópica, a resposta a esta pergunta exige o uso de citologia. Infelizmente, a maioria dos clínicos não realiza, de forma rotineira, a citologia cutânea e auricular para diagnóstico da dermatite; ao invés disso, os veterinários se baseiam em seu melhor palpite. Às vezes, isso pode funcionar (até mesmo um relógio quebrado está certo duas vezes ao dia); porém, há um método mais preciso. O uso da diarreia e do exame de fezes como comparação e modelo para o aperfeiçoamento funciona bem, já que tanto a citologia cutânea quanto os exames de fezes são realizados com microscópio, podendo facilmente identificar o tipo de infecção e podem ser feitos pela equipe técnica treinada.
- Então, por que seu médico faz os exames de fezes?
- Quando o exame de fezes é realizado (antes ou durante o exame pelo médico)?
- Quem faz o exame de fezes?
- O médico cobra pelo exame de fezes?

As respostas a essas perguntas devem ser as mesmas para a citologia cutânea: O banco mínimo de dados dermatológicos (exames parasitológicos por raspado cutâneo, esfregaços por impressão, preparações com fita e *swabs* óticos).

A solução prática para determinação do melhor método para responder à pergunta "Quais são as infecções?" é a instituição de um procedimento para formação de um banco mínimo de dados para que o diagnóstico de infecções seja realizado pelo técnico antes que o veterinário examine o paciente. Todo paciente da dermatologia deve ser submetido à citologia ótica, citologia cutânea (um esfregaço por impressão ou preparação com fita) e um raspado de pele a cada exame (na primeira consulta e em todas as subsequentes). A **técnica das três lâminas** (Figura 1-1) pode ser facilmente realizada e interpretada por um técnico antes que o veterinário faça a avaliação[1]; é exatamente assim que os exames de fezes são usados em pacientes

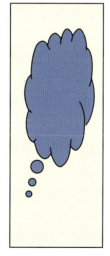

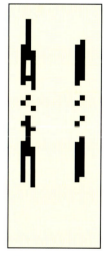

Raspado de pele | Citologia cutânea (cocos/levedura) | Citologia auricular

FIGURA 1-1 A Técnica das Três Lâminas. Exames parasitológicos por raspado cutâneo, citologia cutânea e *swabs* óticos.

---

[1] Nota da Revisão Científica - No Brasil, a figura do técnico é muito rara, o que não impede que o próprio médico veterinário realize tais exames, dada a simplicidade de realização e interpretação, associada à sua importância.

com diarreia na maioria das clínicas. A realização da avaliação citológica no começo da consulta dermatológica e, assim, a capacitação da equipe técnica para fazer a avaliação, otimiza a consulta e traz informações essenciais da maneira mais eficiente.

Quando um proprietário traz um animal com uma pequena área alopécica para a clínica, pode-se questionar a necessidade da citologia ótica mesmo na ausência de sinal de otite e quando a alopecia é o problema. No entanto, a técnica das três lâminas é ainda mais útil exatamente nesses casos. Se o cão apresentar prurido focal e também otite secundária (que o técnico identificou à técnica das três lâminas), o veterinário deve discutir isso de forma mais enfática e realizar exames para o diagnóstico de uma possível alergia. Se o paciente não tem otite, o prurido pode ser minimizado na esperança que seja um problema em curto prazo com tendência à resolução espontânea.

Da mesma maneira, não há desculpas para não tratar corretamente um paciente com demodicidose. As lesões causadas pela demodicidose podem ter aparência idêntica às lesões da foliculite causada pela piodermite bacteriana e pela dermatofitose. A aparência clínica não é um critério aceitável para confirmação ou exclusão do diagnóstico de demodicidose. Quando o técnico realiza o raspado de pele como parte da técnica das três lâminas, a demodicidose pode ser identificada e tratada de modo fácil e preciso.

Por Que Estão Ali?

As infecções são sempre secundárias à doença primária; porém, com enorme frequência, a doença primária não é avaliada ou tratada por três principais motivos: (1) apenas as infecções secundárias são tratadas, repetidas vezes, (2) a natureza da alergia é confusa e (3) há acesso a corticosteroides baratos, que retardam as repercussões.

Por que as infecções estão ali? Essa pergunta deve ser feita e respondida em cada paciente da dermatologia caso os desfechos não sejam satisfatórios.

A maioria dos pacientes da dermatologia tem alergia ou doença endócrina. Considerando a idade, o sexo e a raça do animal, a boa anamnese e o reconhecimento dos padrões únicos das lesões, uma lista priorizada de diagnósticos diferenciais pode ser formulada com rapidez.

Ao conhecer a maioria dos sintomas exclusivos e frequentes associados a cada doença alérgica, o clínico astuto pode determinar a alergia mais provável com aproximadamente 85% de precisão; essa taxa é similar aos resultados de muitos outros exames diagnósticos mais comuns.

Por exemplo, um cão que lambe as patas provavelmente é atópico. Se o proprietário relatar um padrão sazonal para o prurido podal, então você tem um diagnóstico razoavelmente preciso – FÁCIL.

Atopia: lambedura das patas; sazonal; o prurido geralmente começa entre 1 e 3 anos de idade

Alergia alimentar: dermatite perianal (eritema, alopecia, liquenificação); doença gastrointestinal; início com menos de 1 ano de idade ou mais de 5 anos de idade; raças de origem alemã

Dermatite alérgica à saliva das pulgas: a dermatite afeta predominantemente a região lombar (caudal à última costela)

Sarna: reflexo oto-podal positivo

Hipotireoidismo: cão de grande porte desproporcionalmente obeso para a ingestão de alimento e com pelame de má qualidade e áreas de alopecia nas regiões de fricção

Hiperadrenocorticismo: paciente com histórico longo de abuso de corticosteroides ou cão de porte pequeno com polifagia, poliúria (PU) e polidipsia (PD) e alopecia simétrica

NOTA DO AUTOR

A dermatologia clínica pode mesmo ser tão fácil? **Sim.** Infelizmente, a maioria de nós aprendeu dermatologia a partir da perspectiva de um engenheiro da NASA, determinado a resolver e eliminar todos os quadros possíveis, independentemente de sua raridade. Com base em qualquer padrão lógico, estatístico ou bom senso, a doença mais provável deve ser tratada antes. Não é lógico realizar exames diagnósticos ou diagnósticos terapêuticos para doenças raras ou improváveis no início do exame dermatológico, mas é exatamente assim que a maioria dos veterinários aprende a diagnosticar a atopia: "um diagnóstico de exclusão". Se o paciente lambe as patas de forma sazonal, o diagnóstico mais provável é a atopia.

Otimização da compreensão do proprietário e da adesão ao tratamento: Um grande problema enfrentado pelos veterinários durante o tratamento de um paciente alérgico é a falta de compreensão e capacidade de adesão aos protocolos de prevenção e tratamento a longo prazo pelo proprietário. Há muitas informações sobre psicologia cognitiva que podem otimizar os fatores humanos que limitam o sucesso do tratamento. Aqui estão algumas sugestões:

1. Peça para o proprietário preencher o formulário de histórico do paciente. Isso permite que o proprietário enfoque os detalhes da doença e dos sintomas cutâneos e o prepara para ouvir melhor e aceitar o diagnóstico e as informações que serão dadas pelo veterinário.
2. Tente evitar falar de forma desorganizada, em um fluxo impensado de ideias, ao discutir a alergia. Muitos de nós têm um discurso persuasivo "automático" sobre a alergia que apenas confunde o proprietário e não enfoca os problemas específicos de um determinado paciente.
3. Use ilustrações simplificadas e folhetos para organizar as fases de diagnóstico e tratamento da discussão sobre a alergia. Esses materiais trazem uma mensagem educacional e melhoram a compreensão do proprietário. Além disso, desenhe e escreva nesses folhetos e os dê ao proprietário, para que os consulte mais tarde. Isso aumenta a aceitação da mensagem e melhora a adesão ao tratamento.
4. Organize os exames diagnósticos e as opções terapêuticas em grupos com base na gravidade da doença apresentada pelo paciente e na resposta aos tratamentos anteriores (pacientes com doença branda precisam de a, b, c; pacientes com quadros moderadamente graves precisam de d, e, f; e pacientes em estado grave precisam de g, h, i).
5. Avalie o risco de infecções por *Staphylococcus aureus* resistente à meticilina (MRS) do paciente e familiares. As famílias suscetíveis ao contágio e ao desenvolvimento de zoonose por MRS devem estar dispostas a aceitar o tratamento médico agressivo para redução do risco. Todas as três espécies de MRS podem ser transmitidas de cães para seres humanos e de seres humanos para cães. Se os familiares tiverem histórico de MRS, considere o monitoramento agressivo do paciente

com culturas, porque os cães podem adquirir MRS de seres humanos. Se os familiares forem imunossuprimidos, monitore o paciente quanto à presença de MRS *pseudintermedius* e MRS *schleiferi,* que podem ser uma fonte de infecção contagiosa em seres humanos suscetíveis e com imunossupressão. Estes pacientes precisam ser submetidos aos exames diagnósticos e tratamentos mais agressivos possíveis para proteção de toda a família do contágio e da zoonose. Nessas famílias, evite o uso de corticosteroides ou antibióticos da classe das fluoroquinolonas, que podem aumentar o risco de MRS.

O texto continua na p. 12

CAPÍTULO 1 ■ Diagnósticos Diferenciais

O QUE ESTÁ FAZENDO MEU CÃO SE COÇAR TANTO?

Formulário de Avaliação

A anamnese cuidadosa pode nos ajudar a descobrir a fonte da coceira do seu cão com maior rapidez. Por favor, responda às seguintes perguntas para ajudar a orientar o processo diagnóstico.

Data _____ Nome do proprietário do animal _____
Nome do cão _____ Idade _____ Raça _____ Peso _____

AVALIAÇÃO FÍSICA

Marque quaisquer dos itens que descrevam seu cão e circule as áreas problemáticas no desenho.
- ❏ Perda de pelos
- ❏ Odor desagradável
- ❏ Inflamação ou vermelhidão
- ❏ Coceira/arranhões
- ❏ Otite (infecções de orelha)
- ❏ Lambedura/mordedura
- ❏ Lesões cutâneas (machucados)
- ❏ Alterações na pele (manchas de cor marrom-avermelhada, descoradas e/ou áreas espessadas e de aparência similar a couro)
- ❏ Outro _____

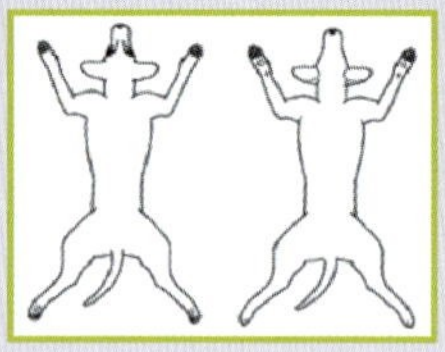

CIRCULE AS ÁREAS PROBLEMÁTICAS (coceira, perda de pelos, lesões etc)

- Seu cão já teve problemas de orelha? ❏ Sim ❏ Não
- Seu cão está com quaisquer sinais gastrointestinais crônicos, como diarreia ou vômitos? ❏ Sim ❏ Não

AVALIAÇÃO DE GRAVIDADE

Em uma escala de 0 a 10, classifique a gravidade dos sintomas do seu cão.

GRAVIDADE GERAL DA DOENÇA

0 (Sem sintomas) 1 2 3 4 5 6 7 8 9 10 (Grave)

GRAVIDADE DAS LESÕES DE PELE

0 (Sem lesões) 1 2 3 4 5 6 7 8 9 10 (Grave)

GRAVIDADE DA COCEIRA/LAMBEDURA/MORDEDURA

0 (Sem sinais) 1 2 3 4 5 6 7 8 9 10 (Grave)

AVALIAÇÃO DO APARECIMENTO E SAZONALIDADE

- Esta é a primeira vez que seu cão tem esses sintomas? ❏ Sim ❏ Não
  - Se não, em que idade os sintomas aconteceram pela primeira vez? ❏ < 1 ano ❏ 1-3 anos ❏ 4-7 anos ❏ Mais de 7 anos
  - Se não, ocorreu no mesmo período do ano nas outras vezes? ❏ Sim ❏ Não
  - Se não, em qual período do ano os sintomas ocorreram? _____
- Há quanto tempo os sintomas atuais acontecem? _____
- A coceira começou de forma gradual e, com o passar do tempo, piorou? ❏ Sim ❏ Não
- A coceira começou de repente, sem aviso? ❏ Sim ❏ Não
- O que aconteceu primeiro: um "machucado" ou a coceira? Ou foram simultâneos? ❏ Machucado primeiro ❏ Coceira primeiro ❏ Simultâneo

CONTROLE DE PARASITAS

- Seu cão recebe medicação preventiva para pulgas/verme do coração (dirofilária)? ❏ Sim ❏ Não
  - Se sim, qual(is) produto(s)? _____
- Em quais meses você dá a medicação preventiva? _____
- Quando foi a última vez em que você deu a medicação para controle de parasitas? _____

◊ NOVARTIS
ANIMAL HEALTH

FIGURA 1-2 Formulários de Anamnese e Informações (A-F) a Serem Preenchidos pelos Proprietários. *(Cortesia de Novartis Animal Health US, Inc.)* Novartis Animal Health agora é Elanco.

AVALIAÇÃO DO ESTILO DE VIDA

- Onde vive seu cão? ☐Dentro de casa ☐Fora de casa ☐Em ambos
  - Se fora de casa, descreva o ambiente: _____
- Há outros animais na sua casa? ☐Sim ☐Não
  - Se sim, esses animais têm os mesmos sintomas? ☐Sim ☐Não
  - Se estes animais são gatos, eles têm acesso à rua? ☐Sim ☐Não
- Você leva seu cão para passear ou viajar, leva-o para o adestramento ou treinamento ou para banho e tosa em pet shops? ☐Sim ☐Não
  - Se sim, qual foi a última vez em que você levou seu cão? _____
- Você levou seu cão para viajar? ☐Sim ☐Não
  - Se sim, quando e para onde? _____
- Você mudou de casa recentemente? ☐Sim ☐Não
- Você levou seu cão a um novo parque ou local de passeio? ☐Sim ☐Não
- Você usou algum xampu ou tratamento cutâneo tópico recentemente? ☐Sim ☐Não
- Alguma pessoa da sua casa apresenta sintomas? ☐Sim ☐Não

AVALIAÇÃO DIETÉTICA

- Qual ração você dá? _____
- Você sempre dá a mesma ração ou varia? ☐Sempre a mesma ☐Varia
- Você mudou a ração do seu cão recentemente? ☐Sim ☐Não
- Você dá petiscos comerciais para seu cão? ☐Sim ☐Não
- Você dá comida "caseira" para o seu cão? ☐Sim ☐Não

AVALIAÇÃO DE RELACIONAMENTO/COMPORTAMENTO

Indique se e como a coceira do seu cão afetou seu comportamento e seu relacionamento com você? (CIRCULE TODAS AS RESPOSTAS APROPRIADAS)

DORME DURANTE A NOITE
Sempre   Na maioria das vezes   Às vezes   Nunca

NÍVEL DE ATIVIDADE
Inativo   Muito menos ativo   Um pouco menos ativo   Sem mudança

COMPORTAMENTO SOCIAL
Não sociável   Muito menos sociável   Um pouco menos sociável   Sem mudança

MUDANÇAS NO RELACIONAMENTO
Menos passeios   Não dorme mais na mesma cama/mesmo quarto   Interage menos com a família

TRATAMENTOS ANTERIORES

- Seu cão já foi tratado por causa de coceira? ☐Sim ☐Não
- Indique os tratamentos anteriores administrados a seu cão: (MARQUE TODOS QUE SE APLIQUEM)
  ☐ Corticosteroides ☐ Xampus ☐ Sprays ☐ Pomadas ☐ Antibiótico ☐ Alimentos hipoalergênicos
  ☐ Ácidos graxos essenciais ☐ Anti-histamínicos ☐ Ilmunoterápicos
  ☐ Outro (ESPECIFIQUE) _____

Próximas Etapas

Exame Físico:
Uma avaliação física cuidadosa de seu cão nos ajudará a identificar doenças e problemas óbvios, como parasitas.

Exames Laboratoriais:
Swab de orelha – Para identificação de quaisquer infecções da orelha, inclusive leveduras e/ou bactérias.
Raspado de Pele/Avulsão de Pelos – Para detecção de ácaros *Demodex* ou *Scabieis*.
Esfregaço por Impressão/Preparação com Fita – Para detecção de outros parasitas e verificar a presença de leveduras e/ou bactérias.

NOVARTIS ANIMAL HEALTH

©2008 Novartis Animal Health US, Inc.

ATO080228A

FIGURA 1-2 *(Cont.)*

(Continua)

CAPÍTULO 1 ■ Diagnósticos Diferenciais

EXAME DERMATOLÓGICO

GRAVIDADE DA COCEIRA _____   **NOME DO ANIMAL** _____

1   2   3   4   5   6   7   8   9   10
Menor   Grave

① QUAIS SÃO AS INFECÇÕES?
Realize a Técnica das Três Lâminas durante o exame físico em múltiplos locais/lesões.

Lâmina 1 Raspado de pele (avulsão de pelos): _____ Positivo para _____ / ___Negativo
Lâmina 2 *Swab* de orelha: _____ Positivo para _____ / ___Negativo
Lâmina 3 Preparação com Fita/Esfregaço por Impressão: _____ Positivo para _____ / ___Negativo

- ○ Piodermite
- ○ *Demodex*
- ○ Dermatofitose (em caso de suspeita, confirme com cultura com DTM)
- ○ Otite (Cocos, Leveduras, Pseudomonas)
- ○ Pododermatite (Cocos, Leveduras)
- ○ Dermatite por Leveduras

② SINAIS ALÉRGICOS COMUNS[1]

A. DERMATITE LOMBAR
Alergia à Saliva das Pulgas: (padrão muito confiável)
1. Terço caudal do corpo
2. O uso de pente específico confirma a presença de pulgas ou de seus dejetos
3. Acometimento de múltiplos animais ou pessoas
4. Resposta variável a corticosteroides
5. Piora no outono e na primavera, mas pode ocorrer durante todo o ano

B. REFLEXO OTO-PODAL
Escabiose: (1-2 são bastante confiáveis)
1. O reflexo oto-podal positivo é 80% diagnóstico
2. Margem da orelha, porção distal dos membros, lateral do cotovelo, ventre
3. Resposta variável a corticosteroides
4. Confirmação pela resposta ao tratamento
5. Os exames parasitológicos por raspado cutâneo tendem a ser falso-negativos

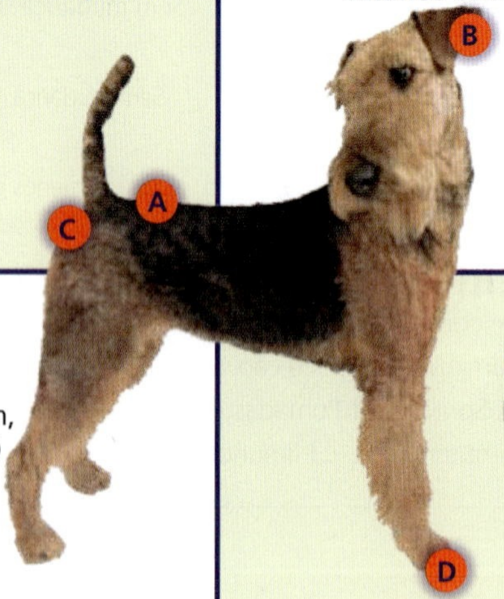

C. DERMATITE PERIANAL
Alergia Alimentar: (menos comum, mas 1-5 aumentam a probabilidade)
1. Dermatite perianal
2. Sintomas GI: mais de 3 evacuações por dia, diarreia, vômitos, flatulência
3. Aparecimento com menos de 1 ano de idade ou mais de 5 anos de idade
4. Labradores e raças de origem alemã podem ser predispostos
5. Resposta variável a corticosteroides

D. LAMBEDURA DAS PATAS
Dermatite Atópica:
(1-5 são bastante confiáveis)
1. Início aos 6 meses-3 anos de idade
2. Acometimento dos membros anteriores
3. Eritema da porção interna do pavilhão auricular
4. Vive em ambientes fechados
5. Descartar Escabiose (dermatite margem da orelha) e Alergia à Saliva das Pulgas (dermatite lombar)
6. Sintomas sazonais, que progridem à ocorrência durante todo o ano

Hipotireoidismo: (pode mimetizar a dermatite alérgica)
1. A infecção recidivante pode causar prurido
2. Letargia, ganho de peso, pelame seco, hipotricose
3. Não há prurido após a resolução das infecções

FIGURA 1-2 *(Cont.)*

Por Que Estão Ali?

 RECONHECIMENTO DE PADRÃO

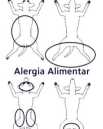
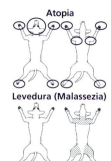
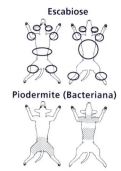

TRATAR AS EXACERBAÇÕES AGUDAS:

Causa	Tratamento Recomendado
Piodermite Bacteriana	
Infecções por Leveduras	
Otite	
Infestações por Pulgas	
Tratamento da Escabiose	
Terapia de "Crise" com Corticosteroides Corticosteroides Tópicos por Período Curto	

TRATAR, CONTROLAR E PREVENIR AS FUTURAS EXACERBAÇÕES:

Causa		Tratamento Recomendado
Atopia	Imunoterapia Vacina contra Alergia	
	Atopica® (Cápsulas de ciclosporina, USP) MODIFICADO)	
Reposição de Hormônios Tireoidianos, duas vezes ao dia		

EVITAR OS DESENCADEANTES:

Causa	Tratamento	Tratamento Recomendado
Bactérias Leveduras Pólens	**Banhos regulares** com xampu antimicrobiano. **Limpeza das áreas afetadas** (patas, face, etc.) sempre que possível.	
Otite	**Tratamento/Limpeza de Rotina das Orelhas**	
Pulgas e Parasitas Intestinais	Prevenção Durante Todo o Ano	
Desencadeantes Alimentares	Dieta restrita	
Ácaros da Poeira Doméstica	Desumidificação, troca da cama do cão, spray antialérgico (benzoato de benzila)	

PROMOVER A SAÚDE DA PELE E RESTAURAR A FUNÇÃO DE BARREIRA:

Causa	Tratamento Recomendado
Tratamento Recomendado	
Anti-histamínicos	
Hidratação, Condicionador Sem Enxague	

REMARCAR CONSULTA: _____

[1]Fonte: Keith Hnilica, DVM, MS, DACVD
[2]Fonte: R. S. Mueller DipACVD, FACVSc, S. V. Bettenay BVSc, FACVSc, and S. Shipstone BVSc, DipACVD, FACVSc: Value of the pinnal-pedal reflex in the diagnosis of canine scabies. *The Veterinary Record*, Vol 148, Issue 20, 621-623.
[3]Fonte: The ACVD task force on canine atopic dermatitis (XIV): clinical manifestations of canine atopic dermatites, 2001.
[4]Fonte: Craig Griffin, DVM, DACVD.
© 2011 Novartis Animal Health US, Inc. 3-Slide Technique é marca registrada da Novartis AG. ATO110020A

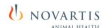

FIGURA 1-2 *(Cont.)* *(Continua)*

QUANTO SEU CÃO SE COÇA?
CARTÃO DE RELATÓRIO DIÁRIO DE COCEIRA

Acompanhe quanto seu cão se coça pelos próximos 30 dias. Avalie a gravidade do prurido em uma escala de 1-10, onde 1 é branda e 10 é mais grave. Traga este cartão em sua próxima consulta.

NOME DO ANIMAL: _____

PROPRIETÁRIO DO ANIMAL: _____

DATA DE INÍCIO: _____

	GRAVIDADE DA COCEIRA								
DIA 1	1 Branda	2	3	4	5	6	7	8	9	10 Grave
DIA 2	1	2	3	4	5	6	7	8	9	10
DIA 3	1	2	3	4	5	6	7	8	9	10
DIA 4	1	2	3	4	5	6	7	8	9	10
DIA 5	1	2	3	4	5	6	7	8	9	10
DIA 6	1	2	3	4	5	6	7	8	9	10
DIA 7	1	2	3	4	5	6	7	8	9	10
DIA 8	1	2	3	4	5	6	7	8	9	10
DIA 9	1	2	3	4	5	6	7	8	9	10
DIA 10	1	2	3	4	5	6	7	8	9	10
DIA 11	1	2	3	4	5	6	7	8	9	10
DIA 12	1	2	3	4	5	6	7	8	9	10
DIA 13	1	2	3	4	5	6	7	8	9	10
DIA 14	1	2	3	4	5	6	7	8	9	10
DIA 15	1	2	3	4	5	6	7	8	9	10

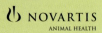

FIGURA 1-2 *(Cont.)*

	GRAVIDADE DA COCEIRA									
DIA 16	1 Branda	2	3	4	5	6	7	8	9	10 Grave
DIA 17	1	2	3	4	5	6	7	8	9	10
DIA 18	1	2	3	4	5	6	7	8	9	10
DIA 19	1	2	3	4	5	6	7	8	9	10
DIA 20	1	2	3	4	5	6	7	8	9	10
DIA 21	1	2	3	4	5	6	7	8	9	10
DIA 22	1	2	3	4	5	6	7	8	9	10
DIA 23	1	2	3	4	5	6	7	8	9	10
DIA 24	1	2	3	4	5	6	7	8	9	10
DIA 25	1	2	3	4	5	6	7	8	9	10
DIA 26	1	2	3	4	5	6	7	8	9	10
DIA 27	1	2	3	4	5	6	7	8	9	10
DIA 28	1	2	3	4	5	6	7	8	9	10
DIA 29	1	2	3	4	5	6	7	8	9	10
DIA 30	1	2	3	4	5	6	7	8	9	10

© 2010 Novartis Animal Health US, Inc. ATO100022A

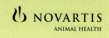

FIGURA 1-2 *(Cont.)*

Diagnósticos Diferenciais Conforme a Região Corpórea

Doenças Limitadas Principalmente à Face

Cães
Piodermite mucocutânea
Piodermite nasal
Piodermite mentoniana
Furunculose eosinofílica da face
Pênfigo eritematoso
Pênfigo foliáceo
Lúpus eritematoso discoide
Síndrome uveodermatológica
Celulite juvenil
Despigmentação nasal
Dermatomiosite familiar (precoce) canina

Gatos
Pênfigo eritematoso
Lúpus eritematoso discoide
Acne felina
Hipersensibilidade à picada de mosquito
Dermatite facial idiopática de gatos Persas
Úlcera indolente
Dermatite por herpesvírus ou vírus da rinotraqueíte felina
Dermatoses solares felinas

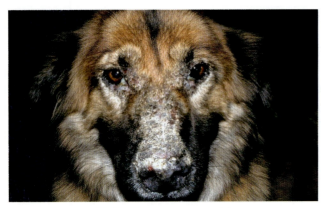

FIGURA 1-3 Dermatite Facial.

Doenças da Despigmentação Nasal

Cães
Dermatite de contato
Pênfigo eritematoso
Pênfigo foliáceo
Pênfigo vulgar
Penfigoide bolhoso
Lúpus eritematoso discoide
Lúpus eritematoso sistêmico
Lúpus eritematoso cutâneo vesicular
Síndrome uveodermatológica
Vitiligo
Neoplasia (linfoma cutâneo)

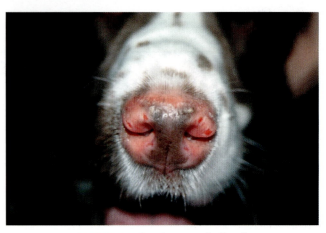

FIGURA 1-4 Despigmentação Nasal.

Doenças com Lesões Orais

Cães
Candidíase
Pênfigo vulgar
Penfigoide bolhoso
Lúpus eritematoso sistêmico
Lúpus eritematoso cutâneo vesicular
Granuloma eosinofílico
Reação cutânea a fármacos
Vasculite
Eritema multiforme ou necrólise epidérmica tóxica
Dermatite de contato
Linfoma epiteliotrópico
Melanoma
Carcinoma espinocelular

Gatos
Úlcera indolente
Granuloma eosinofílico
Pênfigo vulgar
Penfigoide bolhoso
Lúpus eritematoso sistêmico
Reação cutânea a fármacos
Dermatite de contato
Vasculite
Eritema multiforme ou necrólise epidérmica tóxica
Carcinoma espinocelular
Linfoma epiteliotrópico

Diagnósticos Diferenciais Conforme a Região Corpórea

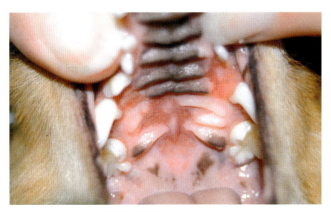

FIGURA 1-5 Lesões Orais.

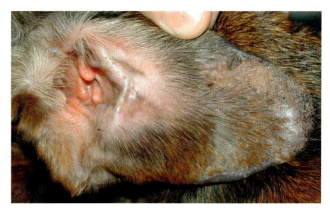

FIGURA 1-6 Dermatite da Margem da Orelha.

Dermatite da Margem da Orelha

Cães
Síndrome do granuloma leproide canino
Sarna
Dermatite por picada de mosca
Dermatite da margem da orelha
Vasculite
Pênfigo eritematoso
Pênfigo foliáceo
Pênfigo vulgar
Penfigoide bolhoso
Lúpus eritematoso discoide
Lúpus eritematoso sistêmico
Lúpus eritematoso cutâneo vesicular
Reações a fármacos
Dermatite solar
Carcinoma espinocelular

Gatos
Atopia
Alergia alimentar
Hipersensibilidade à picada de mosquito
Placa eosinofílica
Sarna felina
Vasculite
Pênfigo foliáceo
Pênfigo vulgar
Penfigoide bolhoso
Lúpus eritematoso sistêmico
Reações a fármacos
Dermatite solar
Carcinoma espinocelular

Hiperqueratose Nasodigital

Cães
Cinomose canina
Leishmaniose
Dermatose responsiva a zinco
Síndrome hepatocutânea
Hiperqueratose nasodigital idiopática
Paraqueratose nasal hereditária dos Retrievers do Labrador
Hiperqueratose familiar dos coxins
Pênfigo foliáceo
Lúpus eritematoso sistêmico
Corno cutâneo

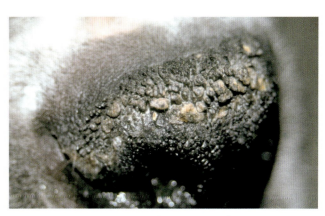

FIGURA 1-7 Queratose Nasal.

Pododermatite Interdigital

Cães
Infecções bacterianas
Malassezia
Dermatofitose
Demodicose
Trombiculíase
Dermatite causada por nematódeos
Dermatite por *Pelodera*
Atopia
Hipersensibilidade alimentar
Dermatite de contato
Piogranuloma interdigital
Neoplasia

Diagnósticos Diferenciais Conforme a Região Corpórea   (Cont.)

Gatos
Infecções bacterianas
Dermatofitose
Malassezia
Trombiculíase
Neoplasia

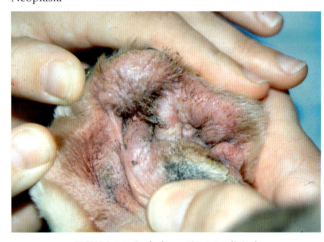

FIGURA 1-8 Pododermatite Interdigital.

Doenças das Unhas
Cães
Trauma
Infecções bacterianas
Dermatofitose
Leishmaniose
Vasculite
Onicodistrofia lupoide simétrica
Carcinoma espinocelular
Melanoma

Gatos
Trauma
Infecções bacterianas
Dermatofitose
Vasculite
Pênfigo foliáceo
Carcinoma espinocelular

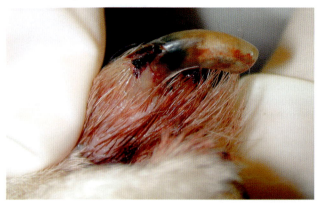

FIGURA 1-9 Doenças das Unhas.

Doenças dos Coxins
Cães
Dermatite de contato
Cinomose canina
Leishmaniose
Pênfigo foliáceo
Pênfigo vulgar
Penfigoide bolhoso
Lúpus eritematoso sistêmico
Lúpus eritematoso cutâneo vesicular
Vasculite
Síndrome hepatocutânea
Hiperqueratose familiar dos coxins
Hiperqueratose nasodigital idiopática
Dermatose responsiva a zinco
Corno cutâneo

Gatos
Pododermatite plasmocitária
Hipersensibilidade à picada de mosquito
Dermatite de contato
Pênfigo foliáceo
Pênfigo vulgar
Penfigoide bolhoso
Lúpus eritematoso sistêmico
Vasculite
Síndrome hepatocutânea

Corno Cutâneo

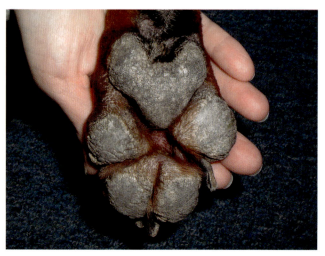

FIGURA 1-10 Doenças dos Coxins.

Diagnósticos Diferenciais Conforme as Lesões Primárias e Secundárias

Doenças Vesiculares e Pustulares

(Lesões incomuns, mas específicas, associadas à foliculite ou a doenças cutâneas autoimunes)

Cães
Piodermite mentoniana
Piodermite superficial
Impetigo
Dermatofitose
Dermatite de contato
Pênfigo foliáceo
Pênfigo eritematoso
Pênfigo vulgar
Penfigoide bolhoso
Lúpus eritematoso sistêmico
Lúpus eritematoso cutâneo vesicular
Reação cutânea a fármacos
Epidermólise bolhosa
Dermatomiosite familiar canina
Dermatose pustular subcórnea
Pustulose eosinofílica estéril

Gatos
Piodermite superficial
Impetigo
Dermatofitose
Dermatite de contato
Pênfigo foliáceo
Pênfigo eritematoso
Pênfigo vulgar
Reação cutânea a fármacos
Epidermólise bolhosa

Doenças Erosivas e Ulcerativas

(Lesões incomuns e não específicas que, de modo geral, ocorrem após pústulas ou vesículas, geralmente causadas por infecção ou doenças cutâneas autoimunes)

Cães
Piodermite mucocutânea
Dermatite piotraumática
Piodermite profunda
Candidíase
Prototecose
Blastomicose
Criptococose
Dermatite por picada de mosca
Febre maculosa
Leishmaniose cutânea
Neosporose
Pênfigo vulgar
Penfigoide bolhoso
Lúpus eritematoso sistêmico
Lúpus eritematoso cutâneo vesicular
Vasculite
Eritema multiforme ou necrólise epidérmica tóxica
Reação cutânea a fármacos
Epidermólise bolhosa
Dermatomiosite familiar canina
Fístula perianal
Neoplasia

Gatos
Dermatite piotraumática
Candidíase
Esporotricose
Blastomicose
Calicivírus felino
Vírus da rinotraqueíte felina
Leishmaniose cutânea
Neosporose
Pênfigo vulgar
Vasculite
Eritema multiforme ou necrólise epidérmica tóxica
Reação cutânea a fármacos
Epidermólise bolhosa
Placa eosinofílica
Úlcera indolente
Pododermatite plasmocitária
Dermatose ulcerativa idiopática
Dermatose solar felina
Neoplasia

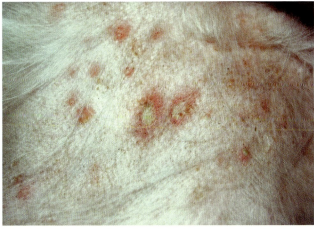

FIGURA 1-11 Vesículas e Pústulas.

Diagnósticos Diferenciais Conforme as Lesões Primárias e Secundárias *(Cont.)*

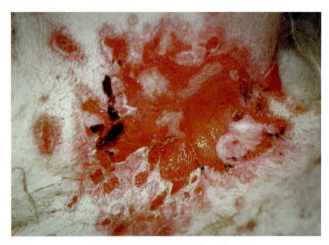

FIGURA 1-12 Erosão Ulcerativa.

Pápulas

(Lesões não específicas causadas por um infiltrado celular)

Cães

Piodermite mentoniana
Piodermite superficial
Impetigo
Dermatofitose
Escabiose canina
Queiletielose
Ácaros de orelha
Trombiculíase
Pediculose
Atopia
Dermatite alérgica à saliva das pulgas
Alergia alimentar
Dermatite de contato
Pênfigo foliáceo
Pênfigo eritematoso
Pênfigo vulgar
Penfigoide bolhoso
Lúpus eritematoso sistêmico
Lúpus eritematoso cutâneo vesicular
Reação cutânea a fármacos
Epidermólise bolhosa
Dermatomiosite familiar canina
Dermatose pustular subcórnea
Pustulose eosinofílica estéril
Calcinose cútis
Carcinoma espinocelular
Neoplasia em estágio inicial

Gatos

Piodermite superficial
Dermatofitose
Demodicidose
Escabiose canina
Queiletielose
Ácaros de orelha
Trombiculíase
Pediculose
Infecção pelo vírus da imunodeficiência felina (FIV)
Atopia
Hipersensibilidade alimentar
Dermatite por alergia à saliva das pulgas
Dermatite de contato
Reação cutânea a fármacos
Pênfigo foliáceo
Pênfigo eritematoso
Pênfigo vulgar
Reação cutânea a fármacos
Epidermólise bolhosa
Carcinoma espinocelular
Neoplasia em estágio inicial

Dermatite Miliar

Gatos

Piodermite superficial
Dermatofitose
Demodicidose
Queiletielose
Ácaros de orelha
Atopia
Hipersensibilidade alimentar
Dermatite por alergia à saliva das pulgas
Pênfigo foliáceo
Lúpus
Reação cutânea a fármacos
Infecção pelo FIV

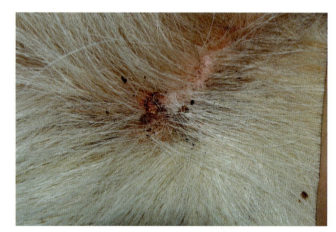

FIGURA 1-13 Dermatite Miliar.

Placas

(Lesões maiores, geralmente formadas por numerosas pápulas coalescentes)

Cães

Dermatofitose
Dermatite de contato
Reação cutânea a fármacos

Calcinose cútis
Carcinoma espinocelular
Neoplasia em estágio inicial

Gatos

Dermatofitose
Demodicidose
Queiletielose
Ácaros de orelha
Trombiculíase
Infecção pelo FIV
Dermatite de contato
Reação cutânea a fármacos
Carcinoma espinocelular

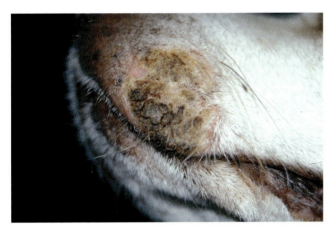

FIGURA 1-14 Placa.

Cilindros Foliculares

(Lesões específicas geralmente associadas a defeitos da queratinização primária)

Cães

Seborreia primária
Dermatose responsiva à vitamina A
Adenite sebácea

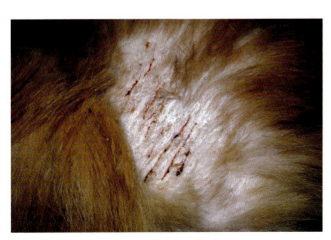

FIGURA 1-15 Escoriação.

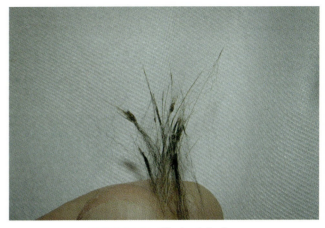

FIGURA 1-16 Cilindro Folicular.

Coiaretes Epidérmicos

(Lesões específicas que se desenvolvem após pústulas ou vesículas e geralmente associadas à foliculite)

Cães

Piodermite superficial
Impetigo
Demodicidose
Dermatofitose
Pênfigo foliáceo

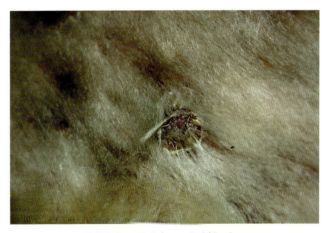

FIGURA 1-17 Colarete Epidérmico.

Comedões

(Lesões específicas causadas pela obstrução de folículos pilosos)

Cães

Piodermite mentoniana
Demodicidose
Dermatofitose
Hiperadrenocorticismo
Síndrome de comedões em Schnauzer
Dermatose responsiva à vitamina A
Raças alopécicas
Alopecia com diluição de cor
Displasias foliculares

Diagnósticos Diferenciais Conforme as Lesões Primárias e Secundárias *(Cont.)*

Gatos
Acne felina

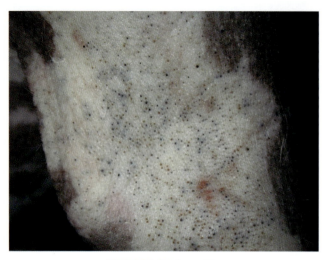

FIGURA 1-18 Comedão.

Liquenificação
(Lesão característica da dermatite por leveduras em cães, mas que também pode ser causada por doenças inflamatórias crônicas)

Cães
Malasseziose
Inflamação crônica
Infecções parasitárias
Hipersensibilidades
Distúrbios da queratinização

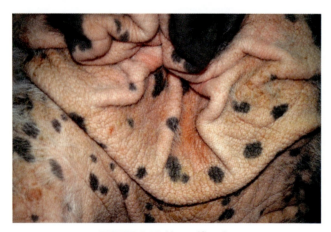

FIGURA 1-19 Liquenificação.

Doenças Alopécicas Inflamatórias ou Pruriginosas
(Lesões não específicas causadas por qualquer dermatite inflamatória)

Cães
Piodermite superficial
Piodermite mucocutânea
Dermatite piotraumática
Malasseziose
Escabiose canina
Queiletielose
Ácaros de orelha
Trombiculíase
Pediculose
Dermatite causada por nematódeos
Dermatite por *Pelodera*
Atopia
Hipersensibilidade alimentar
Dermatite por alergia à saliva das pulgas
Dermatite de contato
Pênfigo foliáceo
Dermatite acral por lambedura
Dermatose pustular subcórnea
Pustulose eosinofílica estéril
Síndrome hepatocutânea

Gatos
Piodermite superficial
Dermatite piotraumática
Malasseziose
Sarna notoédrica
Queiletielose
Ácaros de orelha
Trombiculíase
Pediculose
Atopia
Hipersensibilidade alimentar
Dermatite por alergia à saliva das pulgas
Dermatite de contato
Dermatite facial idiopática de gatos persas
Alopecia psicogênica
Foliculite mural linfocítica felina
Placa eosinofílica
Dermatose ulcerativa idiopática
Alopecia paraneoplásica felina
Síndrome hepatocutânea

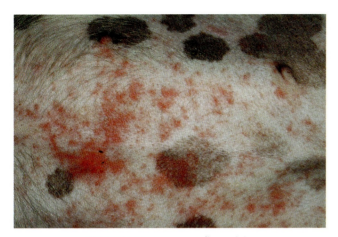

FIGURA 1-20 Alopecia Inflamatória.

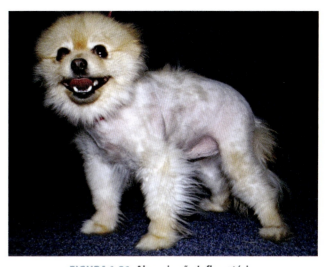

FIGURA 1-21 Alopecia não Inflamatória.

Doenças Alopécicas não Inflamatórias ou não Pruriginosas

(Lesões relativamente específicas associadas a doenças endócrinas ou displasias foliculares)

Cães

Hiperadrenocorticismo
Hipotireoidismo
Desequilíbrio de hormônios sexuais
Alopecia X
Alopecia recorrente do flanco
Hipotricose congênita
Alopecia com diluição de cor
Displasia folicular de pelos pretos
Alopecia canina em padrão
Síndrome da alopecia idiopática da coxa dos Greyhounds
Eflúvio anágeno e telógeno
Alopecia pós-tosa
Alopecia por tração
Reação à injeção
Alopecia areata

Gatos

Alopecia alérgica
Hiperadrenocorticismo
Hipotricose congênita
Alopecias pré-auriculares e do pavilhão auricular em felinos
Eflúvio anágeno e telógeno
Reação à injeção
Alopecia areata
Foliculite mural linfocítica felina

Celulite e Lesões Drenantes

(Lesões não específicas causada por infiltrados celulares graves; de modo geral, são associadas a infecções ou neoplasias)

Cães

Piodermite profunda
Actinomicose
Nocardiose
Micobacterioses oportunistas
Tuberculose
Pitiose
Lagenidiose
Zigomicose
Blastomicose
Coccidioidomicose
Celulite juvenil
Blefarite
Fístula perianal

Gatos

Abscesso subcutâneo
Actinomicose
Infecção por bactérias de parede celular deficiente (formas L)
Nocardiose
Micobacterioses oportunistas
Tuberculose
Peste Bubônica
Feoifomicose
Pitiose
Lagenidiose
Esporotricose
Zigomicose
Blastomicose
Coccidioidomicose
Blefarite
Doença do saco anal

Diagnósticos Diferenciais Conforme as Lesões Primárias e Secundárias *(Cont.)*

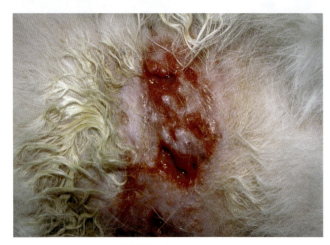

FIGURA 1-22 Celulite.

Doenças Nodulares

(Lesões não específicas causadas por qualquer infiltrado celular; de modo geral, são associadas a neoplasias ou infecções)

Cães

Botriomicose
Actinomicose
Nocardiose
Micobacterioses oportunistas
Abscesso subcutâneo
Tuberculose
Síndrome do granuloma leproide canino
Dermatofitose
Micetoma eumicótico
Feoifomicose
Prototecose
Pitiose
Lagenidiose
Esporotricose
Zigomicose
Blastomicose
Coccidioidomicose
Histoplasmose
Cuterebra
Dracunculíase
Papilomatose viral
Leishmaniose
Neosporose cutânea
Lúpus eritematoso sistêmico
Lúpus eritematoso cutâneo vesicular
Lúpus eritematoso vesicular cutâneo
Paniculite nodular estéril
Granuloma e piogranuloma estéril idiopático
Hiperplasia da glândula da cauda
Dermatite acral por lambedura
Calo
Higroma
Granuloma eosinofílico

Dermatose solar canina
Neoplasias
Dermatofibrose nodular
Nódulo fibropruriginoso
Nevo colagenoso
Cisto folicular – cisto de inclusão intraepidérmica
Calcinose circunscrita

Gatos

Botriomicose
Actinomicose
Nocardiose
Micobacterioses oportunistas
Abscesso subcutâneo
Lepra felina
Peste Bubônica
Tuberculose
Dermatofitose
Micetoma eumicótico
Feoifomicose
Prototecose
Pitiose
Lagenidiose
Esporotricose
Zigomicose
Blastomicose
Coccidioidomicose
Criptococose
Histoplasmose
Cuterebra
Dracunculíase
Varíola felina
Papilomatose viral
Leishmaniose
Neosporose cutânea
Paniculite nodular estéril
Granuloma eosinofílico
Neoplasias
Cisto folicular – cisto de inclusão intraepidérmica

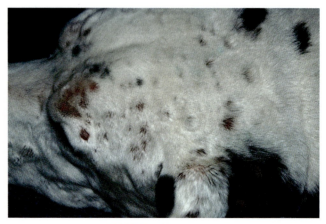

FIGURA 1-23 Nódulos.

Doenças Pruriginosas

(Sintomas não específicos causados por qualquer dermatite inflamatória; algumas doenças apresentam padrões característicos com maior relevância clínica)

Cães

Piodermite superficial
Malasseziose
Escabiose canina
Queiletielose
Ácaros de orelha
Trombiculíase
Pediculose
Dermatite causada por nematódeos
Dermatite por Pelodera
Atopia
Hipersensibilidade alimentar
Dermatite por alergia à saliva das pulgas
Dermatite de contato
Pênfigo foliáceo
Dermatite acral por lambedura
Dermatose pustular subcórnea
Pustulose eosinofílica estéril
Síndrome hepatocutânea
Linfoma cutâneo

Gatos

Piodermite superficial
Malasseziose
Sarna notoédrica
Queiletielose
Ácaros de orelha
Trombiculíase
Pediculose
Atopia
Hipersensibilidade alimentar
Dermatite por alergia à saliva das pulgas
Dermatite de contato
Dermatite facial idiopática de gatos persas
Alopecia psicogênica
Foliculite mural linfocítica felina
Placa eosinofílica
Dermatose ulcerativa idiopática
Alopecia paraneoplásica felina
Síndrome hepatocutânea

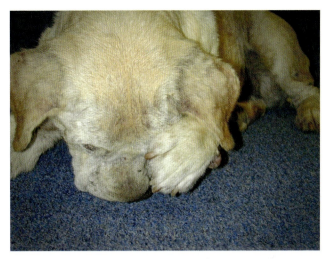

FIGURA 1-24 Prurido.

Doenças Seborreicas

(Lesões não específicas geralmente secundárias a uma doença dermatológica primária, mas que podem ser causadas por um defeito de queratinização primária)

Cães

Piodermite superficial
Malasseziose
Dermatofitose
Demodicidose
Escabiose canina
Queiletielose
Pediculose
Leishmaniose
Hipersensibilidade alimentar
Pênfigo foliáceo
Pênfigo eritematoso
Lúpus eritematoso sistêmico
Reação cutânea a fármacos
Hiperadrenocorticismo
Hipotireoidismo
Desequilíbrios de hormônios sexuais
Seborreia primária canina
Dermatose responsiva à vitamina A
Ictiose
Displasia epidérmica de West Highland White Terriers
Adenite sebácea
Hiperplasia da glândula da cauda
Dermatose responsiva a zinco
Síndrome hepatocutânea
Seborreia da margem canina em cães
Neoplasia

CAPÍTULO 1 ■ Diagnósticos Diferenciais

Diagnósticos Diferenciais Conforme as Lesões Primárias e Secundárias   (Cont.)

Gatos
Piodermite superficial
Dermatofitose
Malasseziose
Demodicidose
Sarna notoédrica
Queiletielose
Ácaro do pelo de gatos
Pediculose
Pênfigo foliáceo
Pênfigo eritematoso
Lúpus eritematoso sistêmico
Reação cutânea a fármacos
Síndrome hepatocutânea
Hiperplasia da glândula da cauda
Dermatite facial idiopática de gatos Persas
Neoplasia

Hiperpigmentação
(Alteração comum, geralmente não específica, causada pela inflamação prolongada)

Cães
Lentigo
Trauma crônico
Inflamação crônica
Alergia
Pós-infecção
Hiperadrenocorticismo
Alopecia causada por hormônios sexuais
Alopecia X
Alopecia recorrente do flanco
Melanoma

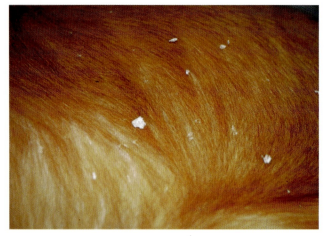

FIGURA 1-25 Seborreia.

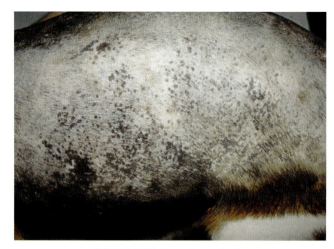

FIGURA 1-27 Hiperpigmentação.

Hipopigmentação
(Lesão incomum)
Doença cutânea autoimune
Vitiligo
Síndrome uveodermatológica

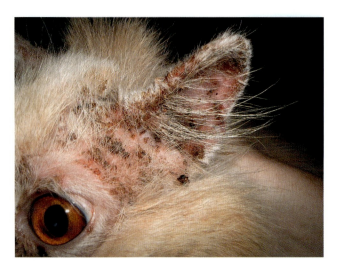

FIGURA 1-26 Crosta.

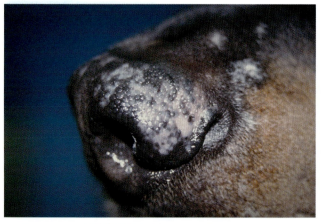

FIGURA 1-28 Hipopigmentação.

Predisposições Raciais de Algumas Doenças Cutâneas em Cães e Gatos

Raça de Cão	Doença Cutânea
Galgo Afegão (Afghan Hound)	Hipotireoidismo
Airedale Terrier	Alopecia recorrente do flanco; hipotireoidismo; melanoma
Akita	Pênfigo foliáceo; adenite sebácea; síndrome uveodermatológica
Malamute do Alasca	Alopecia X ou interrupção do ciclo piloso; displasia folicular; alopecia pós-tosa; dermatose responsiva a zinco
Buldogue Americano	Doença cutânea alérgica; ictiose; dermatose solar; carcinoma espinocelular
American Staffordshire Bull Terrier	Doença cutânea alérgica; demodicidose
Basset Hound	Doença cutânea alérgica; intertrigo; dermatite por *Malassezia*; otite, defeitos da queratinização primária
Bearded Collie	Displasia folicular de pelos pretos; onicodistrofia lupoide; pênfigo foliáceo
Pastor de Beauce	Dermatomiosite
Pastor Belga	Vitiligo
Bernese Mountain Dog	Histiocitose cutânea ou sistêmica; sarcoma histiocítico maligno
Borzoi	Hipotireoidismo
Boston Terrier	Doença cutânea alérgica; demodicidose; hiperadrenocorticismo; mastocitoma; alopecia em padrão; dermatose responsiva a zinco
Bouvier de Flandres	Alopecia recorrente do flanco
Boxer	Doença cutânea alérgica; piodermite mentoniana, acne ou foliculite; demodicidose; alopecia recorrente do flanco; bolha hemorrágica interdigital, furunculose ou cisto pedal; histiocitoma; hiperadrenocorticismo; hipotireoidismo; mastocitoma; alopecia em padrão; tumor de células de Sertoli
Bulmastife	Calo; bolha hemorrágica interdigital ou cisto
Bull Terrier	Doença cutânea alérgica; demodicidose; bolha hemorrágica interdigital ou furunculose ou cisto pedal; acrodermatite letal; dermatose solar; carcinoma espinocelular
Cairn Terrier	Ictiose
Cavalier King Charles Spaniel	Ictiose; dermatite por *Malassezia*; otite média secretora primária; distúrbios de queratinização e seborreia
Chesapeake Bay Retriever	Doença cutânea alérgica; displasia folicular
Chihuahua	Alopecia com diluição de cor; demodicidose; alopecia em padrão; alopecia em sítio de injeção; vasculopatia do pavilhão auricular
Cão de Crista Chinês	Hipotricose congênita; comedões císticos
Chow Chow	Doença cutânea alérgica; alopecia X ou interrupção do ciclo piloso; alopecia com diluição de cor; demodicidose; hipotireoidismo; pênfigo foliáceo; alopecia pós-tosa
Cocker Spaniel	Doença cutânea alérgica; hipotireoidismo; intertrigo (prega labial); dermatite por *Malassezia*; melanoma; otite externa; plasmocitoma; defeitos da queratinização primária; adenoma sebáceo; dermatose responsiva à vitamina A
Collie	Histiocitose cutâneo; lúpus cutâneo ou sistêmico; dermatomiosite; pênfigo eritematoso
Curly Coated Retriever	Displasia folicular
Dachshund	Alopecia com diluição de cor; dermatose da margem da orelha; hiperadrenocorticismo; celulite juvenil; dermatite por *Malassezia*; onicodistrofia; alopecia em padrão; vasculopatia do pavilhão auricular; paniculite nodular estéril; síndrome do piogranuloma estéril; calo no esterno
Dálmata	Doença cutânea alérgica; surdez associada à cor do pelame; dermatose solar; carcinoma espinocelular
Doberman Pinscher	Dermatite acral por lambedura; piodermite mentoniana, acne ou foliculite; erupções cutâneas causadas por fármacos; alopecia com diluição de cor; demodicidose; displasia folicular; hipotireoidismo; bolha hemorrágica interdigital, furunculose ou cisto pedal; pênfigo foliáceo; vitiligo
Dogue de Bordeaux	Demodicidose; hiperqueratose dos coxins

(Continua)

Predisposições Raciais de Algumas Doenças Cutâneas em Cães e Gatos (Cont.)

Raça de Cão	Doença Cutânea
Buldogue Inglês	Doença cutânea alérgica; alopecia recorrente do flanco; piodermite mentoniana, acne ou foliculite; demodicidose; bolha hemorrágica interdigital ou cisto; intertrigo; dermatite por *Malassezia*
Springer Spaniel Inglês	Síndrome de mutilação acral; intertrigo; dermatite em forma de psoríase liquenoide; dermatite por *Malassezia*; otite externa; seborreia primária
Flat-coated Retriever	Sarcoma histiocítico maligno
Spaniel Francês	Síndrome de mutilação acral
Fox Terrier	Doença cutânea alérgica; demodicidose; dermatomiosite; vasculopatia
Pastor Alemão	Dermatite acral por lambedura; doença cutânea alérgica; calcinose circunscrita; lúpus cutâneo ou sistêmico; dermatomiosite; furunculose eosinofílica facial; piodermite (profunda) do Pastor Alemão; onicodistrofia lupoide; fístula de metatarso; piodermite mucocutânea; pitiose; dermatofibrose nodular; fístula perianal; vasculopatia
Braco Alemão de Pelo Curto	Síndrome de mutilação acral; lúpus cutâneo
Golden Retriever	Doença cutânea alérgica; dermatite acral por lambedura; histiocitose cutânea ou sistêmica; linfoma cutâneo; ictiose; hipotireoidismo; celulite juvenil; despigmentação nasal; alopecia pós-tosa; dermatite piotraumática ou foliculite
Setter Gordon	Displasia folicular de pelos pretos; celulite juvenil; onicodistrofia lupoide
Dogue Alemão	Dermatite acral por lambedura; piodermite mentoniana, acne ou foliculite; calcinose circunscrita; calo; alopecia com diluição de cor; demodicidose; higroma; hipotireoidismo; bolha hemorrágica interdigital ou cisto
Greyhound	Alopecia com diluição de cor; queratose do coxim plantar (calo); hemangioma; alopecia em padrão; dermatose solar; vasculopatia
Havanese	Adenite sebácea
Setter Irlandês	Dermatite acral por lambedura; doença cutânea alérgica; hipotireoidismo; ictiose; seborreia primária
Terrier Irlandês	Hiperqueratose dos coxins
Cão D'água Irlandês	Displasia folicular
Jack Russell Terrier	Doença cutânea alérgica; demodicidose; dermatomiosite; ictiose; vasculopatia
Keeshond	Alopecia X ou interrupção do ciclo piloso; melanoma; alopecia pós-tosa
Kerry Blue Terrier	Queratose do coxim plantar (calo); tumores do folículo piloso; espiculose
Labrador Retrivier	Dermatite acral por lambedura; doença cutânea alérgica; hipotireoidismo; bolha hemorrágica interdigital, cisto ou furunculose pedal; despigmentação nasal; hiperqueratose nasal; paraqueratose nasal; dermatite piotraumática; histiocitose sistêmica
Lhasa Apso	Doença cutânea alérgica; intertrigo; dermatite por *Malassezia*; alopecia em sítio de injeção
Maltês	Doença cutânea alérgica; alopecia em sítio de injeção; alopecia por tração
Manchester Terrier	Alopecia em padrão
Pinscher Miniatura	Alopecia em padrão; vasculopatia do pavilhão auricular; vitiligo
Terra Nova	Dermatite por *Malassezia*; hipotireoidismo; pênfigo foliáceo; dermatite piotraumática
Norfolk Terrier	Doença cutânea alérgica; ictiose; vasculopatia
Elkhound Norueguês	Alopecia X ou interrupção do ciclo piloso; ceratoacantoma; alopecia pós-tosa
Old English Sheepdog	Doença cutânea alérgica; demodicidose
Pequinês	Alopecia em sítio de injeção; intertrigo
Pointer	Síndrome de mutilação acral
Lulu da Pomerânia	Alopecia X ou interrupção do ciclo piloso; Alopecia em sítio de injeção
Poodle	Doença cutânea alérgica; alopecia X ou interrupção do ciclo piloso; hiperadrenocorticismo; hipotireoidismo; alopecia em sítio de injeção; otite externa; melanoma; adenite sebácea

Predisposições Raciais de Algumas Doenças Cutâneas em Cães e Gatos

Raça de Cão	Doença Cutânea
Cão D'água Português	Displasia folicular
Pug	Doença cutânea alérgica; demodicidose; intertrigo
Rhodesian Ridgeback	Cisto dermoide
Rottweiler	Dermatite acral por lambedura; calcinose cútis; onicodistrofia lupoide; sarcoma histiocítico maligno; histiocitose sistêmica; vasculopatia; vitiligo
São Bernardo	Dermatite acral por lambedura; intertrigo; calo; arterite dérmica; higroma; dermatite piotraumática
Samoieda	Alopecia X ou interrupção do ciclo piloso; displasia folicular; adenite sebácea; síndrome uveodermatológica
Schipperke	Pênfigo foliáceo
Schnauzer	Doença cutânea alérgica; aurotriquia; alopecia recorrente do flanco; síndrome de comedões; erupções cutâneas causadas por fármacos; hiperadrenocorticismo; hipotireoidismo; onicodistrofia lupoide; melanoma
Terrier Escocês	Doença cutânea alérgica; linfoma cutâneo; hiperadrenocorticismo; melanoma; vasculopatia
Shar Pei	Doença cutânea alérgica; mucinose cutânea; demodicidose; hipotireoidismo; intertrigo; otite externa; vasculopatia
Pastor de Shetland	Doença cutânea alérgica; erupções cutâneas causadas por fármacos; histiocitose cutânea; lúpus cutâneo ou sistêmico; dermatomiosite; tumor de células de Sertoli
Shih Tzu	Doença cutânea alérgica; demodicidose; intertrigo; dermatite por *Malassezia*; adenoma sebáceo
Husky Siberiano	Alopecia X ou interrupção do ciclo piloso; granuloma eosinofílico (oral); displasia folicular; alopecia pós-tosa; síndrome uveodermatológica; dermatose responsiva a zinco
Silky Terrier	Alopecia com diluição de cor; alopecia em sítio de injeção; dermatite por *Malassezia*
Vizsla	Adenite sebácea
Weimaraner	Alopecia com diluição de cor; mastocitoma; melanoma; alopecia em padrão
Welsh Corgi	Dermatomiosite
West Highland White Terrier	Doença cutânea alérgica; demodicidose; ictiose; dermatite por *Malassezia*; seborreia primária
Whippet	Alopecia com diluição de cor; hemangioma; onicodistrofia lupoide; alopecia em padrão
Yorkshire Terrier	Doença cutânea alérgica; demodicidose; dermatofitose; displasia folicular; alopecia em sítio de injeção; melanoderma e alopecia; alopecia do pavilhão auricular; alopecia por tração
Raça de Gato	**Doença Cutânea**
Abissínio	Alopecia psicogênica
Sagrado da Birmânia	Hipotricose congênita
Devon Rex	Hipotricose congênita; dermatite por *Malassezia*
Himalaio	Dermatofitose
Orange	Lentigo
Persa	Dermatofitose; dermatite facial idiopática
Siamês	Leucotriquia periocular; alopecia do pavilhão auricular; alopecia psicogênica
Sphynx	Doença cutânea alérgica; displasia folicular; dermatite por *Malassezia*

CAPÍTULO 1 ■ Diagnósticos Diferenciais

Predisposições Raciais de Algumas Doenças Cutâneas em Cães e Gatos (Cont.)

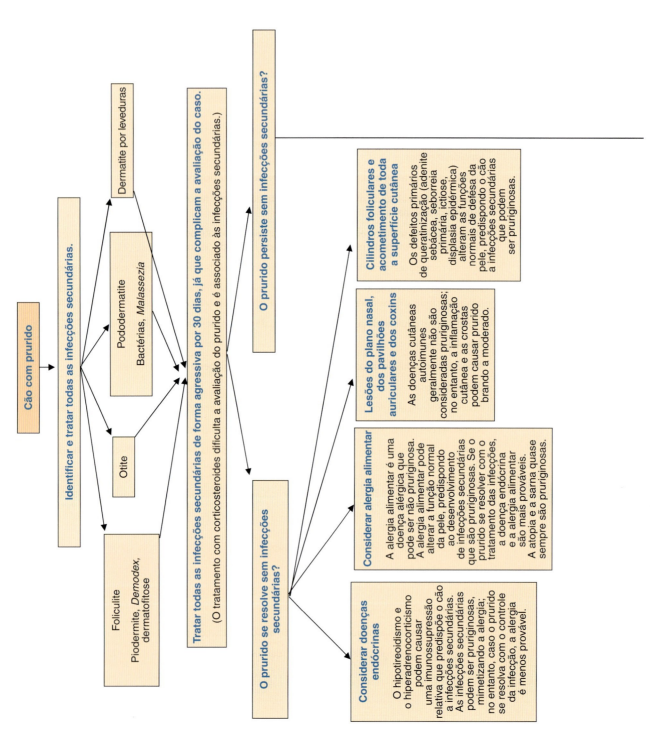

FIGURA 1-29 Algoritmo para Diagnóstico de Prurido em Cão. *GI*, Gastrointestinal.

Predisposições Raciais de Algumas Doenças Cutâneas em Cães e Gatos

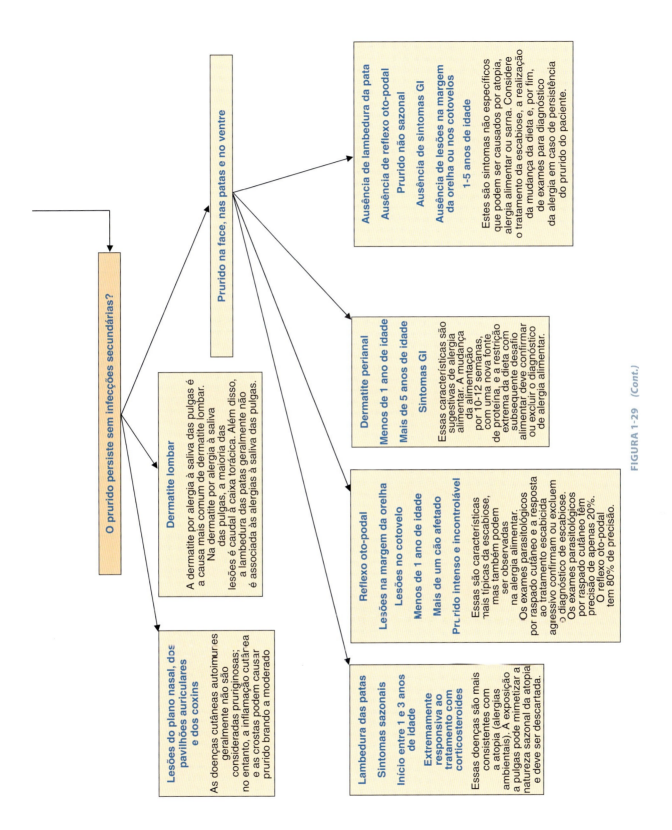

FIGURA 1-29 (Cont.)

CAPÍTULO 1 ■ Diagnósticos Diferenciais

Predisposições Raciais de Algumas Doenças Cutâneas em Cães e Gatos (Cont.)

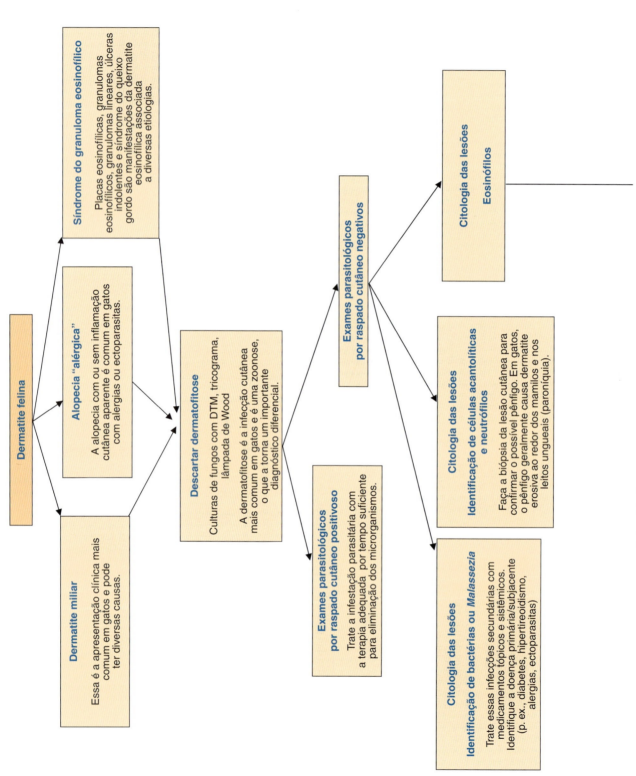

FIGURA 1-30 Algoritmo para Diagnóstico de Prurido em Gato.

Predisposições Raciais de Algumas Doenças Cutâneas em Cães e Gatos

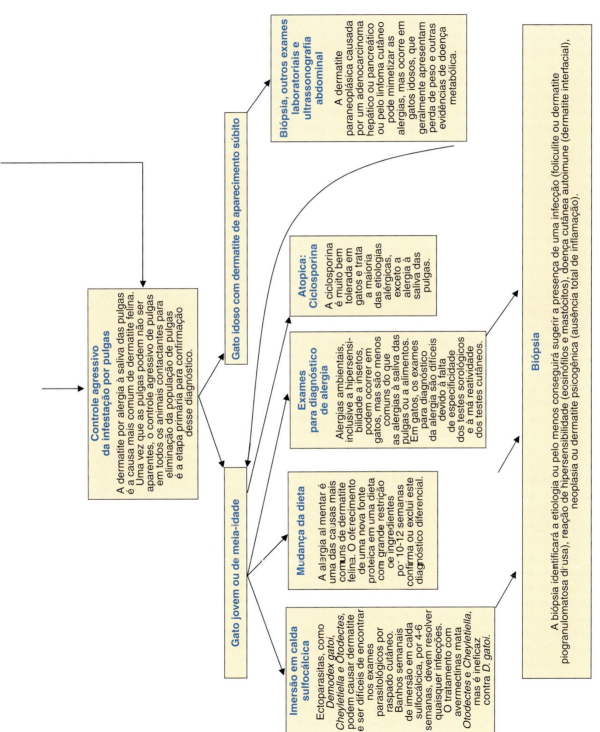

FIGURA 1-30 (Cont.)

Técnicas Diagnósticas

- Exames Diagnósticos
- Exames Parasitológicos por Raspado Cutâneo
- Citologia Cutânea
- Preparações com Fita de Acetato
- *Swabs* Óticos
- Culturas de Fungos com Meio para Detecção de Dermatófitos
- Tricoscopia
- Exame com Lâmpada de Wood
- Biópsia
- Culturas
- Ensaios de Reação em Cadeia da Polimerase
- Sorologia
- Técnicas de Imunocoloração
- Diascopia
- Exames para Diagnóstico de Alergia
- Teste de Contato (*Patch Test*)
- Diagnóstico Terapêutico

Exames Diagnósticos

O banco mínimo de dados para o diagnóstico dermatológico inclui exames parasitológicos por raspado cutâneo, *swabs* óticos e citologia cutânea. O objetivo deve ser identificar todas as infecções secundárias (p. ex., piodermite, demodicidose, dermatofitose, otite, dermatite por *Malassezia*, pododermatite infecciosa) e, então, formular um plano diagnóstico para identificação e controle da doença subjacente ou primária (p. ex., alergias, endocrinopatias, defeitos de queratinização e doenças cutâneas autoimunes) (Quadro 2-1).

Exames Parasitológicos por Raspado Cutâneo

Os exames parasitológicos por raspado cutâneo são os exames diagnósticos dermatológicos mais comuns (primeira lâmina na técnica das três lâminas). Esses exames relativamente simples e rápidos podem ser usados para identificar muitos tipos de infecções parasitárias (Tabela 2-1). Embora nem sempre sejam diagnósticos, sua relativa facilidade e baixo custo fazem com que sejam exames essenciais no banco mínimo de dados para o diagnóstico dermatológico.

Muitos clínicos reutilizam lâminas de bisturi ao realizar exames parasitológicos por raspado cutâneo; porém, essa prática deve ser interrompida devido ao maior conhecimento sobre doenças transmissíveis (p. ex., *Bartonella*, *Rickettsia*, vírus da leucemia felina [FeLV], vírus da imunodeficiência felina [FIV], herpes, papilomavírus).

Procedimento

Raspados Superficiais de Pele (para Sarcoptes, Notoedres, Demodex gatoi, Cheyletiella, Otodectes e Ácaros de Colheita). A lâmina de bisturi sem corte ou espátula dérmica é colocada perpendicularmente à pele e é usada com pressão moderada para fazer o raspado na direção do crescimento do pelo. Se a área for revestida por pelos, pode ser necessário realizar a tricotomia em uma pequena janela para acessar a pele. Na tentativa de encontrar os relativamente poucos ácaros sarcópticos que podem estar presentes em um cão, áreas maiores (2,5-5 cm) são raspadas. A aplicação direta de óleo mineral na pele a ser raspada ajuda a deslocar os *debris* e facilita a coleta do material raspado. Uma vez que esses ácaros não vivem em porções profundas da pele, não é necessário visualizar o gotejamento capilar ou sangue. Os sítios mais produtivos para coleta de ácaros sarcópticos incluem a margem da orelha e a lateral dos cotovelos. Alguns relatos sugerem que *Demodex gatoi* em gatos pode ser mais facilmente encontrado na região lateral do ombro. De modo geral, várias lâminas são necessárias para espalhar o material coletado em uma camada fina o suficiente para o exame microscópico.

Raspados Profundos de Pele (para Demodex spp., exceto *D. gatoi).* A lâmina de bisturi sem corte ou espátula dérmica é colocada perpendicularmente à pele e é usada com pressão moderada para fazer o raspado na direção do crescimento do pelo. Se a área for revestida por pelos (de modo geral, áreas de alopecia causada pela foliculite são escolhidas), pode ser necessário realizar a tricotomia em uma pequena janela para acessar a pele. Após vários raspados, a pele deve ficar rosada, com visualização dos capilares e gotejamento de sangue. Isso assegura que o material coletado provém de áreas profundas o suficiente para permitir a obtenção dos ácaros *Demodex* dos folículos. A maioria das pessoas também aperta (pinça) a pele para a expressão dos ácaros das áreas profundas no interior dos folículos para uma região mais superficial, facilitando sua coleta. Se o raspado não for acompanhado por uma pequena quantidade de sangue, os ácaros podem ter continuado no folículo, gerando um achado falso-negativo. Em algumas situações (em Shar Peis ou em casos de inflamação profunda com escarificação), pode ser impossível realizar o raspado em profundidade suficiente para coleta de *Demodex*. Esses casos são poucos em número, mas requerem biópsia para a identificação dos ácaros nos folículos pilosos. A avulsão

Exames Parasitológicos por Raspado Cutâneo

de pelos de uma área de pele lesionada pode ser usada para ajudar o encontro dos ácaros foliculares. Essa técnica é bastante útil em áreas ou situações em que a realização do raspado de pele seria difícil: ao redor dos olhos ou em filhotes agitados.

Independentemente da técnica de coleta empregada, toda a lâmina deve ser analisada à procura dos ácaros em baixo aumento (geralmente com a objetiva ×10). A análise de toda a lâmina assegura que, na presença de apenas um ou dois ácaros (como normalmente ocorre na sarna), seu achado seja mais provável. Abaixar o condensador do microscópio pode aumentar o contraste dos ácaros, melhorando sua visibilidade. (Lembre-se de subir o condensador antes de olhar células ou bactérias em lâminas coradas.)

QUADRO 2-1 Quais São as Infecções?

Em todos os casos de dermatite, todas as vezes que você avaliar o paciente, pergunte-se: "Quais são as infecções?"

O uso da diarreia e do exame de fezes como comparação funciona bem, já que tanto a citologia cutânea quanto os exames de fezes são realizados com microscópio, podem facilmente identificar o tipo de infecção e podem ser feitos pela equipe técnica treinada. Então, por que seu médico faz os exames de fezes? Quando o exame de fezes é realizado (antes ou durante o exame pelo médico)? Quem faz o exame de fezes? O médico cobra pelo exame de fezes? As respostas a essas perguntas devem ser as mesmas para a citologia cutânea (exames parasitológicos por raspado cutâneo, esfregaços por impressão, preparações com fita e *swabs* óticos).

A solução prática para determinação do melhor método para responder à pergunta "Quais são as infecções?" é a instituição de um procedimento para formação de um banco mínimo de dados para que o diagnóstico de infecções seja realizado pelo técnico antes que o veterinário examine o paciente. Todo paciente da dermatologia deve ser submetido à citologia ótica, citologia cutânea (um esfregaço por impressão ou preparação com fita) e um raspado de pele a cada exame (na primeira consulta e em todas as subsequentes). Essa técnica das três lâminas pode ser realizada e interpretada por um técnico antes que o veterinário faça a avaliação; é exatamente assim que os exames de fezes são usados em pacientes com diarreia na maioria das clínicas.

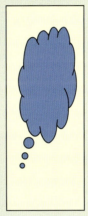
Exame parasitológico por raspado cutâneo

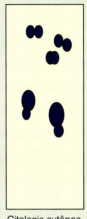
Citologia cutânea (cocos/levedura)

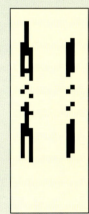
Citologia auricular

FIGURA 2-1 A Técnica das Três Lâminas. Exames parasitológicos por raspado cutâneo, citologia cutânea e *swabs* óticos.

TABELA 2-1 Diagnóstico de Parasitas Cutâneos Comuns

Ácaro	Exame Diagnóstico	Precisão	Outros Exames	Exames Complementares
Demodex canis	Raspado profundo	Alta	As biópsias podem ser necessárias em lesões extremamente espessadas	
Demodex cati	Raspado profundo	Alta		
Demodex gatoi	Raspado superficial	Baixa. A observação dos ácaros pode ser difícil	Tratamento de imersão em calda sulfocálcica, resposta ao tratamento	
Sarcoptes	Raspado superficial	Baixa (apenas 20%)	Resposta ao tratamento	Reflexo oto-podal (80%)
Otodectes	Preparação ótica com óleo mineral, raspado superficial	Alta		
Cheyletiella	Pente para detecção de pulgas, preparação com fita, raspado superficial, vácuo	Moderada	As técnicas de coleta a vácuo são preferidas por alguns veterinários	Possível identificação dos ácaros por flotação fecal
Piolhos	Preparação com fita (geralmente visíveis a olho nu)	Alta		
Notoedres cati	Raspado superficial	Alta		
Trombicula	Raspado específico da lesão focal	Moderada		

CAPÍTULO 2 ■ Técnicas Diagnósticas

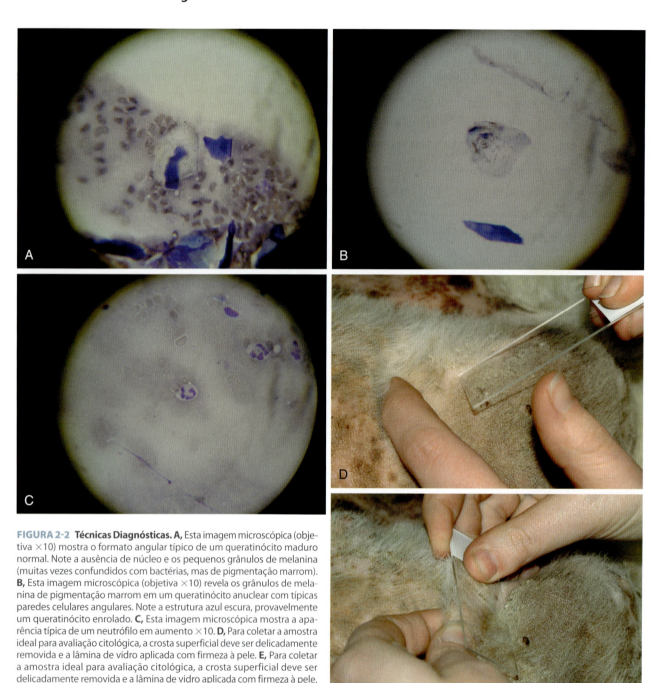

FIGURA 2-2 Técnicas Diagnósticas. A, Esta imagem microscópica (objetiva ×10) mostra o formato angular típico de um queratinócito maduro normal. Note a ausência de núcleo e os pequenos grânulos de melanina (muitas vezes confundidos com bactérias, mas de pigmentação marrom). **B,** Esta imagem microscópica (objetiva ×10) revela os grânulos de melanina de pigmentação marrom em um queratinócito anuclear com típicas paredes celulares angulares. Note a estrutura azul escura, provavelmente um queratinócito enrolado. **C,** Esta imagem microscópica mostra a aparência típica de um neutrófilo em aumento ×10. **D,** Para coletar a amostra ideal para avaliação citológica, a crosta superficial deve ser delicadamente removida e a lâmina de vidro aplicada com firmeza à pele. **E,** Para coletar a amostra ideal para avaliação citológica, a crosta superficial deve ser delicadamente removida e a lâmina de vidro aplicada com firmeza à pele. Observação: pode ser mais fácil coletar a amostra se a pele for ligeiramente elevada por pinçamento ou tracionada em um montículo.

 NOTA DO AUTOR

Não há desculpas para não tratar o paciente com demodicidose da maneira correta. As lesões causadas pela demodicidose podem ser idênticas às lesões da foliculite causada pela piodermite bacteriana e pela dermatofitose. A aparência clínica não é um critério aceitável para confirmar ou descartar o diagnóstico de demodicidose. Quando o técnico realiza o raspado de pele como parte da detecção de infecções, na chamada técnica das três lâminas, a demodicidose pode ser identificada e tratada de forma fácil e precisa.

Citologia Cutânea

A citologia cutânea é a segunda técnica diagnóstica dermatológica mais usada (segunda lâmina na técnica das três lâminas). Seu objetivo é ajudar o clínico a identificar bactérias ou fungos (levedura) e avaliar os tipos celulares infiltrantes, células neoplásicas ou células acantolíticas (típicas do complexo do pênfigo).

Procedimento

Esfregaço de Impressão Direta. O exsudato úmido é coletado de pústulas, erosões, úlceras ou lesões drenantes. Alternativamente, crostas ou a borda principal de um colarete epidérmico

Citologia Cutânea

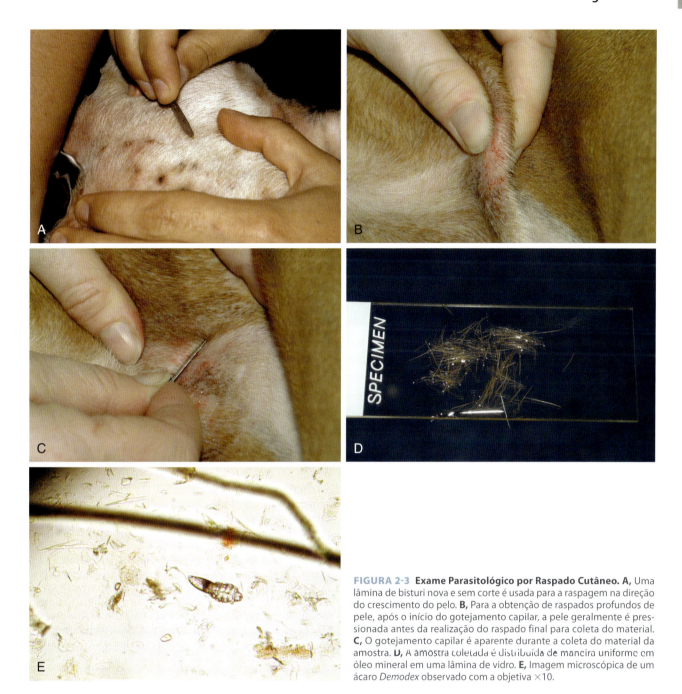

FIGURA 2-3 **Exame Parasitológico por Raspado Cutâneo. A,** Uma lâmina de bisturi nova e sem corte é usada para a raspagem na direção do crescimento do pelo. **B,** Para a obtenção de raspados profundos de pele, após o início do gotejamento capilar, a pele geralmente é pressionada antes da realização do raspado final para coleta do material. **C,** O gotejamento capilar é aparente durante a coleta do material da amostra. **D,** A amostra coletada é distribuída de maneira uniforme em óleo mineral em uma lâmina de vidro. **E,** Imagem microscópica de um ácaro *Demodex* observado com a objetiva ×10.

podem ser elevadas, revelando a superfície inferior úmida. As lesões papulares podem ser traumatizadas com o canto de uma lâmina de vidro ou com uma agulha e, então, comprimidas para expressão do fluido. A amostra da dermatite por leveduras pode ser obtida pela colocação repetida da lâmina nas lesões liquenificadas ou pelo uso de uma lâmina seca de bisturi para coleta do material que, então, é posto em uma lâmina seca de vidro. Independentemente da técnica usada, espera-se a secagem do exsudato úmido coletado na lâmina. A lâmina é, então, corada com coloração comercial de citologia (p. ex., coloração modificada de Wright [panótico rápido é a mais comum]) e delicadamente enxaguada. Uma objetiva de baixo aumento é usada para analisar a lâmina e permitir a seleção das áreas ideais, ricas em basofilia, para exame mais cuidadoso. A objetiva de maior aumento (×40 ou, preferencialmente, ×100 com imersão em óleo) é usada para a identificação de cada tipo celular, além de bactérias ou fungos.

Método do Aspirado com Agulha Fina. Uma agulha (calibre 22-25) e uma seringa de 6 mL devem ser usadas para aspirar a massa. A área deve ser limpa, se necessário, com álcool ou clorexidina. A lesão é, então, imobilizada. O clínico deve inserir a agulha no nódulo em direção ao centro da lesão, puxar o êmbolo para aplicar a sucção, soltar e redirecionar, puxar novamente o êmbolo e parar em caso de visualização de sangue no canhão da agulha, pois isso dilui a amostra celular. A pressão negativa deve ser liberada antes da remoção da agulha da lesão. Uma técnica alternativa é feita com a inserção repetida da agulha, sem a seringa, na lesão, com redirecionamento por várias vezes. Essa última técnica (sem pressão negativa), que reduz a frequência de diluição inadvertida da amostra com sangue, funciona melhor em massas macias. Após a coleta da amostra, o material é expresso em uma lâmina de microscopia, soprando a seringa cheia de ar pela agulha para espalhar as células na lâmina. O material é delicadamente esfregado para adelgaçar os agregados de células antes da coloração e, por fim, a amostra deve ser processada com a coloração citológica. A lâmina deve ser analisada em baixo aumento ($\times 4 - \times 10$) para revelar a área adequada ao exame mais cuidadoso. A objetiva de maior aumento ($\times 40$) pode ser usada para revelar o tipo celular infiltrante e a presença de atipia celular.

>
> **NOTA DO AUTOR**
> As infecções são sempre secundárias à doença primária; porém, com enorme frequência, a doença primária não é avaliada ou tratada por três principais motivos:
> 1. Apenas as infecções secundárias são tratadas, repetidas vezes.
> 2. A natureza da alergia é confusa.
> 3. Há acesso a corticosteroides baratos, que retardam as repercussões.

Preparações com Fita de Acetato

As preparações com fita são usadas na avaliação de diversas doenças. A técnica básica utiliza fita transparente (dupla-face ou não) para coleta da amostra de pelos ou *debris* cutâneos superficiais.

Preparações com Fita para Detecção de Ácaros

As preparações com fita podem ser um método eficaz para coleta e apreensão de *Cheyletiella* e piolhos para exame microscópico. Os ácaros geralmente são grandes o suficiente para serem vistos, de modo que um pedaço de fita pode ser usado para captura da amostra. A fita impede que as criaturas escapem.

Preparações com Fita para Análise dos Pelos (Tricoscopia)

A fita é usada para prender a amostra de pelo na lâmina de vidro. A amostra é examinada com baixo aumento (objetiva $\times 4 - \times 10$). (Veja mais informações sobre as técnicas de análise na seção "Tricoscopia".) O óleo pode ser o melhor meio para uso com a tricoscopia.

Preparações com Fita para Detecção de Leveduras

As preparações com fita para análise da dermatite por leveduras são os métodos mais eficientes e eficazes para identificação das infecções cutâneas por *Malassezia*. Uma amostra da lesão liquenificada (pele de elefante na porção ventral do pescoço ou ventre) ou da pele podal eritematosa úmida é obtida por meio da repetida aplicação do lado adesivo da fita na lesão. A fita é, então, aderida à lâmina de vidro (com o lado adesivo para baixo) e processada com a coloração citológica (apenas a última coloração azul escura é necessária). A fita funciona como uma lamínula e pode ser examinada em maior aumento ($\times 100$ com imersão em óleo) para visualização de *Malassezia*. Essa técnica

é útil, mas resultados falso-negativos são comuns em todas as técnicas de coleta de leveduras.

Swabs Óticos

Triagem

Os *swabs* óticos são úteis para determinar se um canal auditivo de aparência normal apresenta exsudato em regiões profundas da orelha (terceira lâmina na técnica das três lâminas). Se um *swab* de algodão for usado para a coleta delicada da amostra e ficar relativamente limpo, é mais provável que a orelha seja normal. Se a amostra apresentar um exsudato ceruminoso negro, uma preparação com óleo mineral deve ser realizada para identificação de quaisquer ácaros (p. ex., *Otodectes* ou *Demodex* spp.). Se a amostra for marrom clara ou apresentar um exsudato purulento, a citologia deve ser realizada para identificação de bactérias ou leveduras.

Ácaros

O óleo mineral pode ser usado para dissolver o material ceruminoso negro coletado de um *swab* ótico. O *swab* deve ser agitado no óleo para remoção do exsudato e fazer com que a amostra seja passível de exame. Toda a lâmina deve ser examinada em baixo aumento (objetiva $\times 4$ ou $\times 10$) para identificação de quaisquer ácaros. De modo geral, os ácaros *Otodectes* são fáceis de visualizar, mas abaixar o condensador e analisar toda a lâmina pode dar maior certeza do diagnóstico ao clínico.

Bactérias e Leveduras

A citologia ótica é usada para identificação da otite externa secundária causada por leveduras e bactérias. Os *debris* são coletados com um *swab* de algodão. Uma técnica fácil e rápida é rolar o *swab* da orelha direita no lado direito da lâmina e, então, o *swab* da orelha esquerda no lado esquerdo da lâmina, assumindo que a lâmina foi marcada para identificar a direção. Se o material for muito ceruminoso, a ponta da lâmina deve ser aquecida para ajudar a derreter o cerúmen e permitir a penetração da coloração na amostra. A amostra deve ser processada com coloração citológica (coloração modificada de Wright [panótico rápido]) e, então, examinada em baixo aumento (objetiva $\times 10$), para que a área celular com maior probabilidade de apresentar microrganismos possa ser identificada. Então, a objetiva de maior aumento $\times 40$ ou $\times 100$ com imersão em óleo) deve ser usada para identificar os microrganismos causadores da otite secundária.

>
> **NOTA DO AUTOR**
> Quando um proprietário traz um animal com uma pequena área alopécica para a clínica, pode-se questionar a necessidade da citologia ótica mesmo na ausência de sinal de otite e quando a alopecia é o problema. No entanto, a técnica das três lâminas é ainda mais útil exatamente nesses casos. Se o cão apresentar prurido focal e também otite secundária (que o técnico identificou à técnica das três lâminas), o veterinário deve discutir isso de forma mais enfática e realizar exames para o diagnóstico de uma possível alergia. Se o paciente não tem otite, o prurido pode ser minimizado na esperança que seja um problema em curto prazo com tendência à resolução espontânea.

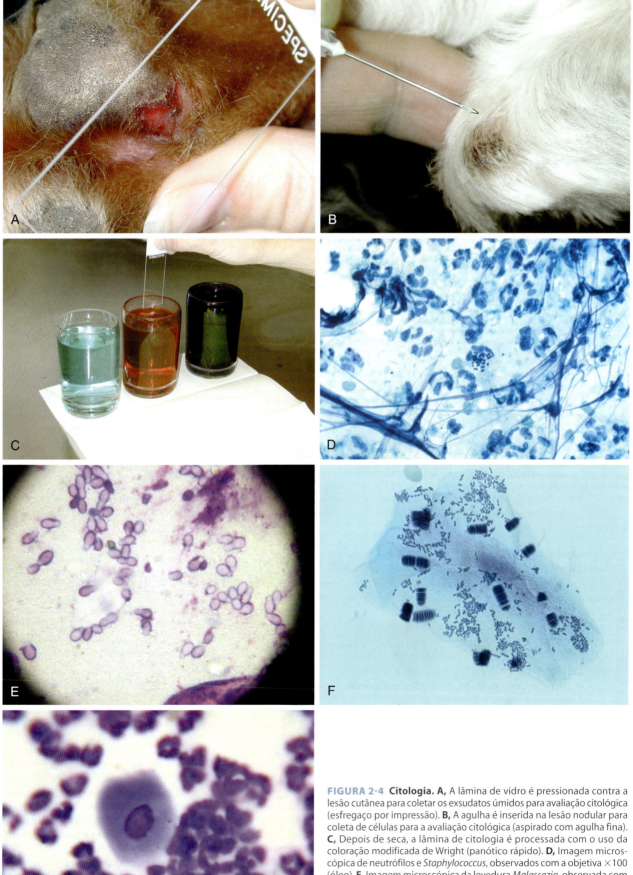

FIGURA 2-4 Citologia. A, A lâmina de vidro é pressionada contra a lesão cutânea para coletar os exsudatos úmidos para avaliação citológica (esfregaço por impressão). **B,** A agulha é inserida na lesão nodular para coleta de células para a avaliação citológica (aspirado com agulha fina). **C,** Depois de seca, a lâmina de citologia é processada com o uso da coloração modificada de Wright (panótico rápido). **D,** Imagem microscópica de neutrófilos e *Staphylococcus*, observados com a objetiva ×100 (óleo). **E,** Imagem microscópica da levedura *Malassezia*, observada com a objetiva ×100 (óleo). **F,** Imagem microscópica de um queratinócito, grânulos de melanina e *Simonsiella*, observados com a objetiva ×100 (óleo). A *Simonsiella* é uma bactéria oral comum; sua presença sugere que o paciente se lambeu (prurido). **G,** Imagem microscópica de neutrófilos e células acantolíticas, observados com a objetiva ×100 (óleo). As células acantolíticas são sugestivas de pênfigo.

CAPÍTULO 2 ■ Técnicas Diagnósticas

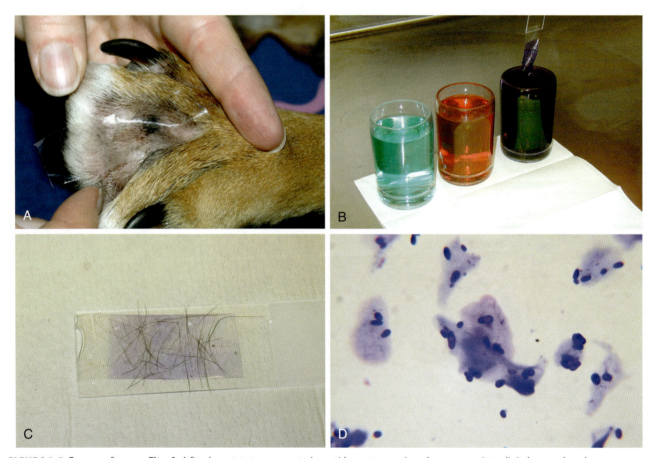

FIGURA 2-5 Preparações com Fita. A, A fita de acetato transparente é repetidamente pressionada no espaço interdigital para coleta de uma amostra superficial. **B,** A fita é processada com a coloração modificada de Wright (panótico rápido), com omissão da primeira solução alcoólica azul clara, que dissolve o adesivo da fita. **C,** Após o processamento, o material da amostra é facilmente visível sob a fita. **D,** Imagem microscópica de *Malassezia* e queratinócitos, observados com a objetiva ×100 (óleo).

> **NOTA DO AUTOR**
>
> A citologia ótica é necessária para a identificação do tipo de infecção secundária presente, de modo a possibilitar a escolha da melhor terapia medicamentosa. Além disso, a citologia ótica auxilia a avaliação da resposta do paciente ao tratamento, principalmente quando a resolução da otite não foi completa. Nesses casos, a citologia ótica pode ser usada para determinar a melhora do número e da combinação de microrganismos. Essa determinação é crucial à prevenção da interrupção prematura ou mudança dos tratamentos, o que pode aumentar a resistência antimicrobiana.

Culturas de Fungos com Meio para Detecção de Dermatófitos

As culturas fúngicas com meio de cultura para detecção de dermatófitos (DTM) são usadas para isolar e identificar esses microrganismos. O DTM é feito com ingredientes especiais que inibem o crescimento bacteriano e adquirem cor vermelha quando há crescimento de dermatófitos. Alternativamente, há placas comerciais para cultura com atributos únicos; porém, as culturas com DTM continuam a ser a técnica costumeira.

Procedimento

A área a ser submetida à coleta da amostra geralmente é limpa com a aplicação cuidadosa de álcool aos pelos e à pele. O álcool deve secar antes da coleta da amostra. Amostras de pelos, crostas ou descamações são coletadas da pele lesionada com o uso de uma pinça estéril. O uso da lâmpada de Wood para coleta dos pelos fluorescentes pode aumentar a precisão diagnóstica. O material coletado deve ser cuidadosamente colocado no DTM, com cuidado para não cobrir a amostra com o meio. A manutenção do meio em temperatura ambiente antes da colocação da amostra ajuda a estimular o crescimento fúngico. As placas de cultura fúngica com tampa grande removível ou do tipo *flip-up* (p. ex., placa de Petri comum) facilitam muito a deposição da amostra. Em animais sem lesões (p. ex., aqueles com infecções resolvidas ou portadores subclínicos), uma escova de dentes nova pode ser usada para escovar todo o pelame. A amostra coletada é, então, distribuída na placa de cultura. As unhas podem ser cultivadas por meio do corte da unha afetada e moída ou raspada em sua superfície para produção de pequenas partículas que são depositadas no meio. Os dermatófitos crescem na estrutura de queratina da unha, provocando onicodistrofia distinta.

As placas de cultura com DTM devem ser examinadas diariamente por 2 a 3 semanas. Na presença de dermatófitos, o meio muda de cor assim que a colônia algodonosa, de cor branca ou amarelada, for visível. Alguns contaminantes (geralmente

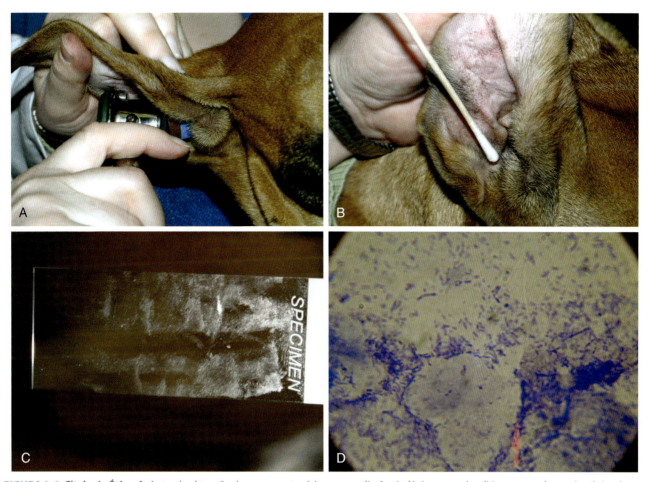

FIGURA 2-6 Citologia Ótica. A, Antes da obtenção de uma amostra ótica para avaliação citológica, o canal auditivo e a membrana timpânica devem ser submetidos à inspeção visual. **B,** Um *swab* de algodão é usado para obtenção da amostra dos exsudatos do canal auditivo. **C,** Os exsudatos coletados no *swab* são esfregados na lâmina. A amostra da orelha esquerda foi colocada na metade esquerda da lâmina e a amostra da orelha direita, no lado direito da lâmina. **D,** Imagem microscópica da citologia ótica, mostrando numerosos neutrófilos e bactérias mistas, observados com a objetiva ×10.

de cor preta, cinza e verde) podem fazer o meio ficar vermelho, mas apenas depois do crescimento por vários dias. Se a placa de cultura não for avaliada diariamente, é impossível determinar quando houve a mudança de cor em relação ao aparecimento da colônia fúngica.

Depois do crescimento das colônias de fungos por vários dias, começa a produção de macroconídias. A manutenção da cultura em ambiente aquecido e úmido facilita a formação de conídias. Uma amostra das macroconídias deve ser obtida e examinada ao microscópio para identificação da espécie de dermatófito. A fita de acetato transparente é colocada sobre a superfície da colônia fúngica algodonosa de cor branca ou amarelada para ser avaliada. A fita é, então, aderida à lâmina de vidro e uma gota da coloração citológica é aplicada. As macroconídias geralmente são aparentes com objetiva de baixo aumento (×10). Isso é muito importante em cães, já que a identificação de *Microsporum canis* pode indicar a presença de um gato infectado assintomático no ambiente imediato. A identificação de *Trichophyton* ou *Microsporum gypseum* sugere a existência de uma fonte ambiental para a infecção por dermatófitos (que não um gato infectado).

Algumas espécies fúngicas que causam infecção profunda ou celulite (p. ex., blastomicose, pitiose, histoplasmose, coccidioidomicose) representam um risco zoonótico quando cultivadas na clínica. Em caso de suspeita de tais espécies, as amostras de *swab* e tecido devem ser enviadas para cultivo em laboratórios bem equipados de microbiologia.

> **NOTA DO AUTOR**
>
> As macroconídias são obtidas *apenas* da colônia da placa de cultura e não podem ser recuperadas a partir dos pelos ou da pele. As estruturas similares a macroconídias encontradas na pele ou nos pelos geralmente são pólens ou outras espécies de bolor, e não macroconídias de dermatófitos.

Tricoscopia

A tricoscopia é usada para visualização dos pelos quanto a evidências de prurido, infecção fúngica e defeitos de pigmentação e para avaliação da fase do crescimento (para análise das pontas, das raízes e das hastes dos pelos).

Procedimento

Uma pequena quantidade de pelos a ser examinada é removida. Fita ou óleo mineral é usado para prender a amostra de pelo na lâmina de vidro. A amostra é examinada com objetiva de baixo aumento (×4 ou ×10).

Pontas dos Pelos. As pontas dos pelos geralmente são avaliadas para determinação se o paciente apresenta prurido (principalmente gatos) ou se a causa da perda de pelo é atraumática (p. ex., doença endócrina, displasia folicular). Nos animais com prurido, as pontas dos pelos se quebram, deixando uma extremidade que pode ser facilmente detectada. Essa determinação é bastante útil em pacientes felinos quando os proprietários não estão convencidos de que o paciente apresenta prurido, devido à sua natureza reservada (observada em alguns gatos).

Raízes dos Pelos. As raízes dos pelos podem ser examinadas para a identificação de pelos anágenos e telógenos na tentativa de determinar se o ciclo dos folículos pilosos é normal. Na maioria das raças, o maior número de pelos está no estágio telógeno, mas alguns pelos anágenos devem ser passíveis de identificação. Nas raças com períodos prolongados de crescimento (p. ex., Poodle), a maioria dos pelos pode estar no estágio anágeno, com relativamente poucos pelos no estágio telógeno. Durante o eflúvio telógeno, todos os pelos removidos estão no estágio telógeno.

Hastes dos Pelos. Os dermatófitos ectotrix podem, às vezes, ser visualizados em pacientes com dermatofitose. A identificação de esporos ectotrix pode ser difícil e o uso de hidróxido de potássio (KOH) e coloração citológica pode ser necessário para ajudar a dissolução do excesso de queratina. Na presença de fungos ectotrix, o córtex do pelo apresenta aumento de volume e danos, e, se o pelo estiver partido, as extremidades têm aparência desordenada (como uma vassoura). Os microrganismos (pequenas estruturas esféricas) podem estar agrupados ao redor da região danificada da haste do pelo. As hastes dos pelos podem ser examinadas quanto ao acúmulo de pigmentos, que sugere o diagnóstico de alopecia com diluição de cor e displasia folicular. Ovos de ectoparasitas grudados à haste do pelo podem ser visíveis em animais com pediculose e queiletielose. Outras anomalias da haste do pelo foram relatadas, mas são extremamente raras.

Exame com Lâmpada de Wood

A lâmpada de Wood é uma luz ultravioleta (UV) especial com comprimento de onda de 340 a 450 mm (o espectro UVA que não danifica a pele ou os olhos). Essa combinação única faz com que os metabólitos de triptofano, produzidos por algumas cepas de *M. canis*, fluoresçam em cor verde-maçã brilhante. Infelizmente, nem todas as cepas

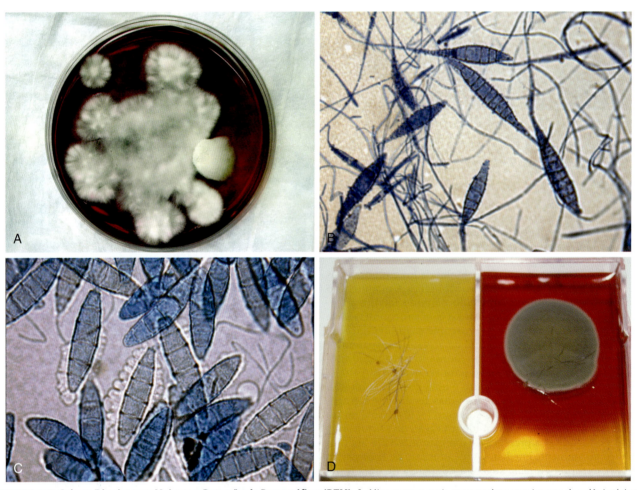

FIGURA 2-7 Cultura Fúngica com Meio para Detecção de Dermatófitos (DTM). A, *Microsporum canis*, mostrando o crescimento da colônia típica, branca e algodonosa, e a mudança para a cor vermelha. A cor vermelha deve se desenvolver assim que o crescimento da colônia passar a ser visível. **B,** Imagem microscópica de *M. canis* à objetiva ×10. Note as seis ou mais divisões celulares. **C,** Imagem microscópica de *M gypsum* à objetiva ×10. Note as seis ou menos divisões celulares. **D,** Crescimento de contaminante fúngico no meio DTM. A colônia pigmentada descarta o diagnóstico de infecção por dermatófitos. A mudança para a cor vermelha ocorreu bem depois do crescimento da colônia pigmentada por vários dias. Os dermatófitos causam a mudança da cor vermelha assim que o crescimento da colônia passar a ser visível.

de *Microsporum* produzem esse pigmento, fazendo com que a lâmpada de Wood seja útil em apenas aproximadamente 50% dos casos de infecção por *M. canis*. Essa técnica não pode ser usada na identificação de espécies de *Trichophyton* ou *M. gypseum*.

É importante esperar a fonte de luz esquentar para a produção do comprimento de onda adequado. É também bom deixar que seus próprios olhos se acomodem ao escuro para a melhor avaliação. Muitos resultados falso-positivos podem ser observados devido à fluorescência da descamação e de determinados medicamentos tópicos. Na verdadeira infecção por dermatófitos, há uma fluorescência verde-maçã nas raízes das hastes dos pelos. Todas as suspeitas de infecções por dermatófitos devem ser confirmadas pela cultura fúngica.

Biópsia

A avaliação da biópsia cutânea pode ser frustrante para o clínico e o patologista. O clínico pode melhorar a confiança diagnóstica das biópsias de pele por meio da escolha adequada das lesões para biópsia, do uso dos serviços de um dermatopatologista e do fornecimento de uma lista completa de diagnósticos clínicos diferenciais para o patologista.

A biópsia cutânea pode dar a maior quantidade de informações no menor período. Mesmo se a histopatologia cutânea não possa identificar a causa exata da lesão, o patologista deve ser capaz de classificar as alterações cutâneas em uma de seis categorias gerais:

1. Neoplasia.
2. Infecção (p. ex., foliculite, celulite).
3. Evento imunomediado (p. ex., doença autoimune, vasculite, reação a fármacos).
4. Distúrbio endócrino (p. ex., hipotireoidismo, hiperadrenocorticismo, displasia folicular).
5. Defeito de queratinização (p. ex., seborreia primária, adenite sebácea, ictiose).
6. Alergia.

Os clínicos podem melhorar a eficiência diagnóstica da biópsia cutâneas fazendo o seguinte:

1. Obter várias biópsias de pele de diferentes lesões representativas que mostrem a evolução da doença. Uma amostra de biópsia deve ser coletada de tudo o que pareça diferente.
2. Dar uma lista detalhada de diagnósticos diferenciais baseados nas lesões clínicas, nos padrões e nas respostas ao tratamento para o patologista.
3. Insistir para que o laudo da histopatologia inclua uma descrição meticulosa dos cortes de pele, assim como uma discussão sobre como esses achados confirmam ou excluem os diagnósticos diferenciais dados pelo veterinário que solicitou o exame.
4. Usar um serviço de dermatopatologia apresenta a vantagem do interesse especial e o treinamento dos patologistas que prestam esses serviços (listas disponíveis em itchnot.com ou VIN).

Escolha da Lesão

As lesões cutâneas primárias (p. ex., pústulas, vesículas, petéquias, máculas eritematosas, pápulas) são preferidas para a obtenção de amostras. As lesões secundárias (p. ex., crosta, alopecia, descamação, úlceras, erosões) podem ser utilizadas, mas geralmente têm impacto diagnóstico menor. Uma boa estratégia é a obtenção de amostras de vários locais (pelo menos três), abarcando todos os tipos de lesão. De modo geral, as amostras para biópsia devem ser obtidas de todas as áreas com aparência diferente.

O focinho e os coxins são áreas particularmente dolorosas para a coleta de amostras de biópsia; porém, essas áreas são frequentemente afetadas por doenças cutâneas autoimunes e devem ser incluídas dentre as amostras. Sedação profunda ou anestesia geral pode ser necessária à coleta de amostras de biópsias do focinho ou dos coxins. As áreas de sustentação de peso dos coxins devem ser evitadas.

Procedimento

Após a escolha das áreas a serem submetidas à biópsia, as lesões não devem sofrer traumas. As áreas escolhidas não devem ser limpas ou preparadas, já que isto removeria a crosta superficial e a descamação que pode ser essencial à determinação do diagnóstico. Um anestésico local (p. ex., lidocaína, articaína, novocaína) pode ser injetado no tecido subcutâneo, com cuidado para que a injeção não seja muito superficial. A lidocaína pode diminuir a viabilidade de alguns microrganismos infecciosos; portanto, seu uso na obtenção de amostras de biópsia destinadas à cultura mista de tecido deve ser evitado.

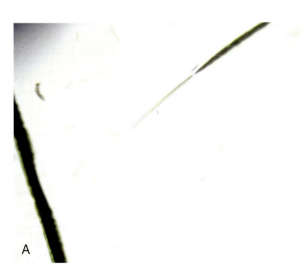

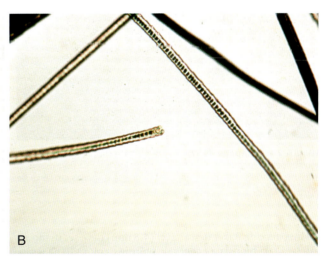

FIGURA 2-8 Tricoscopia. A, Imagem microscópica de uma ponta de pelo normalmente afunilada, observada com a objetiva ×10. **B,** Imagem microscópica de uma ponta partida de pelo (indicativa de prurido), observada com a objetiva ×10.

Continua

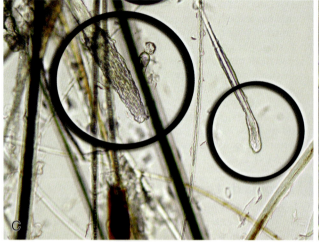
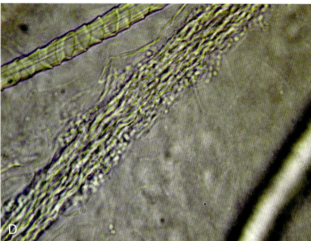
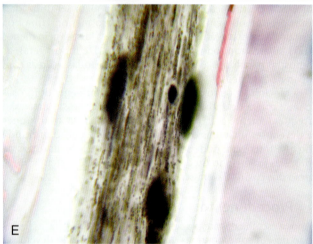

FIGURA 2-8 *continuação* **C,** Imagem microscópica de uma raiz de pelo telógeno (*esquerda,* raiz com formato em ponta de lança) e de uma raiz de pelo anágeno (*direita,* raiz arredondada e inclinada), observadas com a objetiva ×10. **D,** Imagem microscópica de um pelo infectado com dermatófito. Pelo de formato irregular com microrganismos ectotrix em formato de contas, observado com a objetiva ×100 (óleo). **E,** Imagem microscópica do acúmulo de pigmentos (como visto na alopecia com diluição de cor ou na displasia folicular de pelos pretos) à objetiva ×100 (óleo).

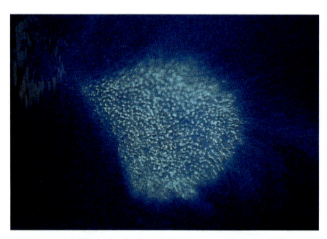

FIGURA 2-9 Lâmpada de Wood. Exame com lâmpada de Wood de pelos infectados com dermatófitos, mostrando a típica fluorescência verde-maçã. Apenas *Microsporum canis* fluoresce e apenas em cerca de metade dos casos.

Um *punch* de Baker descartável (4-8 mm) deve ser usado na realização da biópsia. O *punch* de biópsia é colocado na lesão, com aplicação de pressão moderada enquanto é retorcido. Ao penetrar a espessura completa da pele, o *punch* é removido, deixando a amostra de pele ligada à gordura subcutânea. Com muito cuidado para não traumatizar a amostra de pele, uma pinça deve ser usada para apreensão da amostra pela gordura profunda. (Isso impede que a pinça marque a epiderme, o que diminui o potencial diagnóstico da amostra.) A gordura subcutânea pode ser seccionada para liberar a biópsia da amostra de pele. Se a pele for muito delgada ou se for essencial que o patologista possa orientar os cortes, a amostra deve ser colocada em um substrato firme (um pedaço de ficha pautada ou de um abaixador de língua). A amostra deve ser enviada em formalina a 10%.

Um método alternativo requer o uso de bisturi para obtenção de uma amostra excisional de biópsia por meio da clássica abordagem de excisão elíptica. Essa é a técnica preferida para lesões extensas.

A amostra de unhas pode ser obtida por meio de duas técnicas. Se a unha for mole, um *punch* de Baker de 8 mm pode ser usado para coletar a amostra da porção lateral da unha, do leito ungueal e da base da unha. Essa técnica funciona apenas quando a unha é mole o suficiente para ser cortada. Quando a unha é dura (o estado mais normal), a amputação da terceira falange é necessária. Obviamente, essa não é a técnica ideal de coleta de amostra, já que muitos proprietários relutam bastante em permitir uma amputação digital. De modo geral, um paradígito pode ser coletado para minimizar o impacto da amputação diagnóstica.

Após a remoção da amostra, a ferida deve ser fechada com sutura ou grampos cutâneos.

NOTA DO AUTOR

Com muita frequência, as biópsias são usadas para excluir diagnósticos diferenciais, ao invés de confirmar um diagnóstico. É importante centralizar o *punch* de biópsia sobre a lesão. Não obtenha amostras com metade do tecido normal e metade com o tecido anormal, pois isso pode gerar resultados falso-negativos quando o patologista seccionar o tecido.

Culturas

As culturas bacterianas e fúngicas são uma parte importante do diagnóstico em dermatologia. Quaisquer lesões com aparência de celulite profunda, principalmente aquelas com tratos drenantes, devem ser submetidas à cultura para detecção de bactérias e fungos. Nódulos e tumores devem ser cultivados quando a lista de diagnósticos diferenciais inclui causas infecciosas.

Procedimento

Swabs e tubos de cultura são úteis à coleta de exsudatos úmidos para cultura.

1. Vesículas ou pústulas podem ser aspiradas para coleta de amostras limpas.
2. Amostras de crostas e colaretes epidérmicos podem ser obtidas por meio da remoção da crosta ou descolamento da borda dos colaretes e realização de *swab* do sítio da amostra fresca.
3. A melhor forma para obtenção de amostras de nódulos para cultura é a técnica da biópsia de pele.
4. As lesões purulentas superficiais devem ser limpas antes da coleta da amostra para cultura. Todo o exsudato purulento superficial deve ser removido e a lesão limpa com soro fisiológico sem conservantes ou água. Essa técnica de limpeza ajuda a reduzir o número de microrganismos contaminantes na amostra. O exsudato fresco pode, então, ser expresso e coletado com *swab* para envio ao laboratório de microbiologia.
5. As culturas óticas devem ser obtidas antes da realização de quaisquer procedimentos de lavagem ou limpeza e são bastante importantes em doenças bolhosas.
6. Nas culturas de pele profunda, a técnica preferida é o procedimento estéril de biópsia para coleta de um pedaço de pele para envio ao laboratório de microbiologia. A pele deve ser submetida ao preparo cirúrgico e bem irrigada com soro fisiológico sem conservantes ou água. Isso impede que a solução desinfetante mate os microrganismos patogênicos. Após a coleta, a amostra de pele deve ser colocada em um *swab* de cultura ou recipiente estéril (com uma gota de soro fisiológico sem conservantes), refrigerada e enviada até o dia seguinte. Deve-se ter cuidado para não congelar as amostras de pele destinadas à cultura, pois isso diminui a precisão da técnica. O laboratório deve, então, realizar a cultura mista de tecido para isolamento dos microrganismos na derme.

NOTA DO AUTOR

Em uma lesão com trato drenante, não faça apenas o *swab*, pois isso leva à detecção somente dos microrganismos superficiais, e não da infecção mais profunda.

Ensaios de Reação em Cadeia da Polimerase

Os ensaios de reação em cadeia da polimerase (PCR) usam métodos laboratoriais para amplificação do DNA em uma amostra. A PCR é muitas vezes mais sensível e específica do que outros exames diagnósticos para a identificação de vírus, bactérias e fungos. No futuro, a PCR será uma ferramenta poderosa para o diagnóstico da maioria das infecções cutâneas. Hoje, a maioria dos laboratórios diagnósticos realiza a detecção por PCR de micobactérias, dermatófitos e alguns fungos responsáveis por micoses profundas. Devido à rápida evolução dessa tecnologia, recomenda-se que o clínico entre em contato com o laboratório de diagnóstico para saber a disponibilidade dos exames e as exigências relativas à amostra.

Sorologia

A detecção de anticorpos contra determinados agentes infecciosos pode trazer informações úteis acerca da exposição do paciente, a presença de infecção ativa e a resolução de algumas doenças causadas por fungos, riquétsias e protozoários. Esse exame diagnóstico pode ser muito importante na identificação de doenças causadas por riquétsias e *Cryptococcus*.

Técnicas de Imunocoloração

A imunofluorescência direta é um método único para o diagnóstico de doenças cutâneas autoimunes. A imunofluorescência direta é usada na dermatologia veterinária há mais de 30 anos, mas a precisão e capacidade de replicação dos resultados desse exame diagnóstico foram questionadas. A região corpórea escolhida pode ter grande influência sobre os resultados da imunofluorescência direta; 11% a 78% das amostras normais de coxim ou focinho apresentam resultados falso-positivos. Além disso, a reprodutibilidade de amostras duplicadas pode ser baixa dependendo do laboratório de diagnóstico. Técnicas recentemente desenvolvidas, incluindo o uso de imunoperoxidase e anticorpos monoclonais, parecem gerar resultados mais precisos; porém, seu uso é limitado.

Procedimento

As amostras de pele são coletadas por meio das técnicas tradicionais de biópsia. Em caso de realização de imunofluorescência, é necessário o uso de conservante de Michel. Devido à necessidade de meios especiais, a imunofluorescência foi menos favorecida por muitos clínicos e laboratórios de diagnóstico. A técnica com imunoperoxidase tem o mesmo valor diagnóstico, mas pode ser realizada em tecidos fixados com formalina, eliminando a necessidade de preservação das amostras de biópsia em conservante de Michel. O clínico deve entrar em contato com laboratório de diagnóstico para saber a disponibilidade de realização do exame e os requerimentos relativos à amostra.

Diascopia

A diascopia é uma técnica simples, em que uma lâmina de vidro é colocada sobre uma lesão eritematosa com pressão moderada. A pele sob a lâmina fica branca (por saída do sangue de seu interior) ou continua eritematosa. Esse exame auxilia a diferenciação entre o eritema por vasodilatação e a vasculite purpúrea ou equimoses. As lesões urticariantes são causadas pela dilatação de vasos sanguíneos, que provoca o extravasamento de fluido, mas não de hemácias; portanto, essas lesões vermelhas ficam brancas quando pressionadas. As equimoses

CAPÍTULO 2 ■ Técnicas Diagnósticas

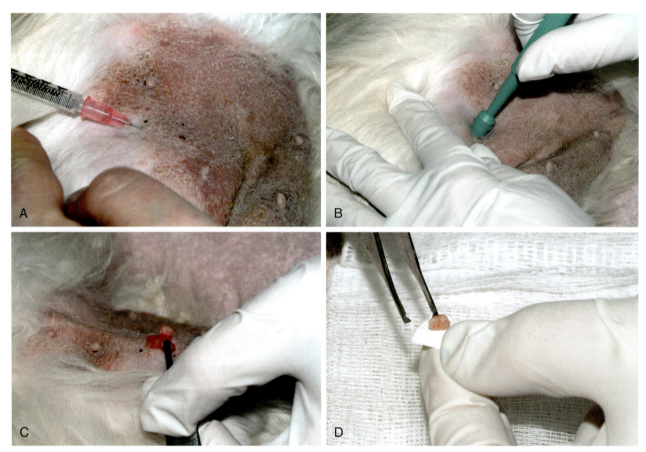

FIGURA 2-10 Biópsia. A, O anestésico local é injetado no tecido subcutâneo abaixo do sítio de biópsia. A pele não é cirurgicamente preparada pois isso poderia remover possíveis crostas ou outras lesões superficiais diagnósticas. **B,** Um *punch* de biópsia de Baker descartável é usado com pressão moderada para obtenção da amostra. **C,** O clínico solta a amostra de pele do tecido subcutâneo, apreendendo-o, retraindo a amostra e seccionando a gordura subcutânea. A pele em si não deve ser pinçada, já que isso danifica as estruturas epidérmicas. **D,** Depois de separada, a amostra de pele é colocada em uma superfície rígida (p. ex., pedaço de abaixador de língua, ficha pautada, papelão) para que não se enrole e colocada em formalina.

(típicas da vasculite) são causadas pelo extravasamento de hemácias dos vasos. Essas lesões eritematosas não ficam brancas porque as células estão localizadas na derme.

Exames para Diagnóstico de Alergia

Exame Sorológico

Os níveis séricos de imunoglobulinas aumentam em cães alérgicos, possibilitando a identificação e medida dos títulos de anticorpos antígeno-específicos. Diversas empresas comercializam esses exames, que podem ser facilmente realizados em qualquer ambiente clínico. De modo geral, não é necessário interromper o tratamento com medicamentos que poderiam interferir com os testes intradérmicos tradicionais para detecção de alergia; porém, uma vez que esses exames medem um componente da resposta imunológica, os anti-inflamatórios podem alterar os resultados. A interrupção do tratamento com todos os medicamentos com corticosteroides, como necessário antes da realização dos testes intradérmicos para detecção de alergia, deve ser considerada antes da coleta da amostra de soro do paciente. Algumas empresas incluem a interrupção do tratamento com corticosteroides em seus requerimentos de preparo do paciente.

Testes Cutâneos

Por muitos anos, os testes intradérmicos para detecção de alergia foram considerados o padrão ouro para o diagnóstico e o tratamento da atopia canina, por meio da seleção de

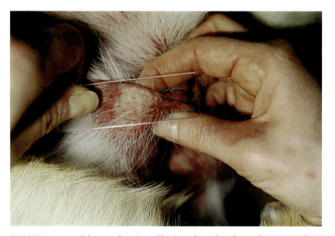

FIGURA 2-11 Diascopia. Uma lâmina de vidro é usada para aplicar pressão a uma lesão eritematosa. Se a lesão for causada por vasodilatação (urticária), ficará branca. Se as lesões forem petéquias ou equimoses (causadas pelo extravasamento do sangue de um vaso [vasculite]), continuarão eritematosas (ou seja, não ficarão descoradas).

alérgenos para inclusão na vacina imunoterápica, e continua a ser o método primário usado pela maioria dos dermatologistas veterinários. Os testes intradérmicos para detecção de alergia permitem a análise no local em que a resposta alérgica está ocorrendo, a pele. A maioria dos animais tolera bem o procedimento, e os resultados são imediatamente disponibilizados.

Os animais devem ser sedados para minimizar a ansiedade ou o estresse; o tratamento com anti-histamínicos deve ser interrompido 10 a 14 dias antes do exame e a administração de todos os corticosteroides, pelo menos 4 semanas antes. Os antígenos usados devem ser armazenados e mantidos com cuidado, assegurando a alta qualidade dos materiais do teste e o estoque adequado de antígenos para formulação da vacina imunoterápica. De modo geral, pelo menos 40 alérgenos devem ser incluídos para incorporação de um espectro suficientemente grande de alérgenos regionais no teste.

Procedimento

A administração de todos os medicamentos que contenham corticosteroides ou anti-histamínicos é interrompida. O paciente é sedado para evitar estresse excessivo e liberação de cortisol. Uma área na porção lateral do tórax é tricotomizada com lâmina #40. A pele não deve ser traumatizada ou limpa. Um marcador permanente é usado para indicar os sítios de injeção. Uma seringa especial é usada para a administração intradérmica de 0,05 a 0,1 mL de cada alérgeno, que foi pré-diluído a 1.000 a 1.500 unidades de nitrogênio proteico (PNUs) (para a maioria dos alérgenos). O teste deve ser realizado em uma janela de 30 minutos; depois deste período, as primeiras injeções devem estar prontas para a leitura. Cada sítio de injeção é avaliado quanto à presença de eritema e aumento de volume. Controles com histamina e soro fisiológico são usados para ajudar a determinar a gama de reatividade, e uma escala de 0 a 4 é usada para determinar a reatividade relativa de cada sítio de injeção. O bom resultado positivo deve ter aparência similar a uma picada de abelha, com bordas bem demarcadas na margem periférica da reação. As reações negativas podem ter certo aumento de volume perceptível, causado pelo volume injetado de fluido, mas não há eritema e a distinta borda bem demarcada à palpação.

Qual é o Melhor Exame?

Poucos estudos clínicos compararam diretamente as taxas de respostas dos pacientes à imunoterapia com base em cada exame para detecção de alergia. As limitadas informações existentes sugerem que a taxa média de resposta à vacina imunoterápica com base em exames sorológicos para detecção de alergia é de cerca de 60% (55%-60% dos cães tratados apresentam respostas boas a excelentes); porém, se a vacina imunoterápica é baseada nos testes intradérmicos para detecção de alergia, cerca de 75% (50%-86%) dos cães tratados apresentam respostas boas a excelentes. Talvez o exame ideal para detecção de alergia combine as informações dadas pelos testes intradérmicos e exames sorológicos, gerando uma representação mais completa da doença alérgica do cão. De fato, alguns dermatologistas veterinários começaram a realizar os dois métodos em todos os animais com suspeita de atopia.

Teste de Contato (*Patch Test*)

O teste de contato (*patch test*) é o método de escolha para identificação de alérgenos em seres humanos; porém, devido às limitações das espécies veterinárias e à dermatite artificial criada pelas bandagens oclusivas necessárias, sua realização em animais é extremamente problemática e não confiável.

Diagnóstico Terapêutico

Os diagnósticos terapêuticos geralmente são necessários para eliminar algumas causas das lesões de um paciente.

Pulgas

A dermatite por alergia à saliva das pulgas é uma das doenças cutâneas mais comuns em animais. Muitos proprietários são extremamente eficazes na remoção de pulgas e seus dejetos por meio da escovação, dificultando a comprovação da infestação pelo clínico. Portanto, cães com dermatite lombar e todos os gatos com prurido devem ser agressivamente tratados para uma possível dermatite por alergia à saliva das pulgas. Hoje, o único produto que pode matar as pulgas adultas com rapidez suficiente para interromper a reação alérgica no paciente tratado é o nitempiram (Capstar®)[1] administrado a cada 24 a 48 horas por 1 mês. Uma vez que o nitempiram mata apenas pulgas e míiase, qualquer melhora da dermatite do paciente seria decorrente da prevenção da injeção da saliva da pulga. Outros adulticidas, como fipronil, imidacloprid e selamectina, funcionam bem, mas podem levar vários meses para a produção de melhora significativa e requerem o tratamento agressivo de todos os animais. Devido à escovação e às limitações de cada produto, os tratamentos devem ser aplicados a cada 2 a 3 semanas em animais alérgicos à saliva das pulgas. Em ambientes muito infestados, a redução do número de novas pulgas pode levar várias semanas. Os proprietários podem perceber isso como falta de eficácia, embora, na verdade, seja causado pela presença de grandes números de pulgas no estágio de pupa.

Demodex Felino

A demodicidose felina causada por *D. gatoi* está emergindo como uma dermatose alopécica contagiosa e pruriginosa, principalmente no sul dos Estados Unidos. *D. gatoi* pode ser difícil de encontrar. Portanto, o diagnóstico terapêutico, composto pela aplicação semanal de banhos de calda sulfocálcica por 4 a 6 semanas, é necessário para a eliminação de *D. gatoi* como possível causa. Tratamentos alternativos não parecem eficazes contra este parasita.

Sarna

Os ácaros sarcoptiformes (p. ex., scabies, *Notoedres, Cheyletiella*) são incomuns, mas suas taxas de infecção apresentam variação regional. A maioria dos ácaros é facilmente encontrada em exames parasitológicos por raspado cutâneo; porém, em alguns casos, os ácaros podem ser difíceis de encontrar. O diagnóstico terapêutico com um acaricida eficaz auxilia a eliminar essa causa como diagnóstico diferencial.

Diagnósticos Alimentares

Hoje, a restrição da dieta é a única forma de confirmar ou eliminar a dermatite por alergia alimentar como causa do prurido. Nenhum método *in vitro* é bem correlacionado à doença clínica. Rações comerciais com limitação de ingredientes são balanceadas e adequadas ao manejo em longo prazo. Se o paciente se recusar a comer as diversas rações comercializadas, uma dieta feita em casa geralmente pode ser usada com sucesso. Durante uma fase de teste de 12 semanas, o paciente deve receber uma dieta simples, composta por um ou dois ingredientes. É importante que o paciente não receba quaisquer petiscos ou tenha acesso à caça. Após o término desse período de 12 semanas, o paciente deve ser avaliado quanto à melhora total. De modo geral, é melhor confirmar

---

[1] Nota da Revisão Científica - atualmente há no mercado brasileiro outras moléculas de ação rápida além do nitempiram.

CAPÍTULO 2 ■ Técnicas Diagnósticas

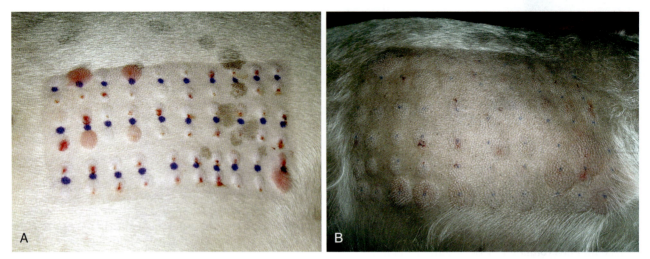

FIGURA 2-12 Teste Cutâneo para Alergia. A, Um teste cutâneo reativo para alergia. As reações positivas são vergões eritematosos bem demarcadas, com aparência de picadas de abelha. **B,** Note que as lesões são menos aparentes na pele pigmentada.

ou excluir a alergia alimentar de forma definitiva por meio do desafio do paciente com a dieta anterior. O paciente com alergia alimentar deve apresentar melhora durante a dieta por 12 semanas e recidivar em horas a dias após a exposição a seu alimento anterior. Depois de determinar a alergia a um determinado alimento, deve-se fazer a transição a uma dieta balanceada para controle em longo prazo. Uma dieta balanceada pode ser obtida por meio da adição de suplementos aos alimentos preparados em casa ou por meio da escolha de uma ração comercial preparada com ingredientes que foram usados com sucesso no controle da alergia.

Se o proprietário e o paciente não puderem seguir a dieta com restrição de ingredientes por 12 semanas, a simples retirada de todos os produtos à base de carne, laticínios e frango da alimentação pode levar à melhora significativa sem a dificuldade extrema da dieta estrita de eliminação.

CAPÍTULO | 3

Doenças Cutâneas Bacterianas

- Piodermite Canina
- Dermatite Piotraumática (Dermatite Úmida Aguda, *Hot Spots*)
- Impetigo (Dermatite Pustular Superficial)
- Piodermite Superficial (Foliculite Bacteriana Superficial)
- Piodermite Profunda
- Piodermite do Queixo (Acne Canina)
- Dermatite das Pregas Cutâneas (Intertrigo, Piodermite das Pregas Cutâneas)
- Piodermite Mucocutânea
- Piodermite Nasal (Foliculite e Furunculose Nasal)
- Pododermatite Bacteriana
- Furunculose Podal Canina (Bolhas Interdigitais, Piogranuloma Interdigital)
- Abscesso Subcutâneo (Abscesso por Briga ou Mordedura em Cães e Gatos)
- Botriomicose (Pseudomicetoma Bacteriano, Granuloma Bacteriano Cutâneo)
- Infecção por Bactérias de Parede Celular Deficiente (Formas L)
- Actinomicose
- Nocardiose
- Micobacterioses Oportunistas (Granuloma Micobacteriano Atípico, Paniculite Micobacteriana)
- Síndrome de Lepra Felina
- Síndrome do Granuloma Leproide Canino (Lepra Canina)
- Tuberculose
- Peste Bubônica

Piodermite Canina

A piodermite, uma infecção cutânea bacteriana piogênica, é uma das doenças cutâneas mais comuns em cães. Embora *Staphylococcus pseudintermedius* seja a bactéria recuperada com maior prevalência na piodermite canina, outras espécies estafilocóccicas foram isoladas, incluindo *S. schleiferi*, *S. aureus* e *S. lugdunensis*. A piodermite é quase sempre secundária a uma doença subjacente, principalmente a demodicidose, a doença cutânea alérgica e as endocrinopatias (Quadro 3-1). Consequentemente, se a causa subjacente não for identificada e corrigida, haverá recidiva da piodermite.

A piodermite tende a afetar a pele revestida por pelos, submetida a traumas repetidos (p. ex., prurido, pontos de pressão), dobras e pregas cutâneas, e a pele do tronco, e, de modo geral, distribui-se de forma assimétrica pelo corpo. O prurido pode ou não ser uma característica do quadro clínico. A classificação da doença é baseada na profundidade da infecção bacteriana, que é associada às características da lesão e às apresentações clínicas reconhecidas. O reconhecimento do tipo de piodermite (de superfície, superficial ou profunda), junto com a confirmação citológica da presença de bactérias, permite o estabelecimento do diagnóstico e de um plano terapêutico rudimentar (Tabela 3-1). A terapia antimicrobiana sistêmica empírica pode, então, ser prescrita, quando necessário, na maioria dos primeiros episódios de piodermite (Tabela 3-2). A foliculite bacteriana superficial (SBF) é a apresentação mais comum da piodermite em cães, bem à frente das demais.

As infecções resistentes a antimicrobianos são problemas emergentes em saúde. Os estafilococos que adquiriram o gene *mecA* são classificados como resistentes à meticilina (sinônimo de oxacilina), indicando resistência a penicilinas, cefalosporinas e carbapenems. De modo geral, os estafilococos resistentes à meticilina (MRS) também adquirem resistência a outros antimicrobianos. Em medicina veterinária, os MRS estão ficando mais comuns devido a motivos como a exposição repetida a antibióticos sistêmicos (principalmente fluoroquinolonas), a administração subterapêutica de antibióticos sistêmicos (dose ou duração), o tratamento prolongado com corticosteroides, a não identificação e tratamento da causa subjacente da infecção de repetição e o contato do paciente com profissionais de saúde e instituições de saúde humana.

O *S. pseudintermedius* resistente à meticilina (MRSP) é uma possível zoonose, mas as infecções humanas parecem ser raras em pessoas saudáveis; porém, os humanos **imunossuprimidos** devem ser considerados mais suscetíveis à infecção por MRS. A transmissão de *S. aureus* resistente à meticilina (MRS) ocorre principalmente de seres humanos para animais (zoonose reversa), mas esses animais podem, então, abrigar uma possível zoonose. Devido à possibilidade de zoonose (reversa), os veterinários devem instituir boas práticas de controle de infecção em cada caso de piodermite (p. ex., lavagem das mãos, limpeza e desinfecção) e aumentar a intensidade dessas medidas após a documentação de MRS no paciente (p. ex., usar luvas, vestimentas protetoras, separar o paciente com MRS do restante dos pacientes do hospital). Se os familiares ou seres humanos em contato próximo com o paciente apresentarem **imunossupressão**, o veterinário deve ser agressivo na avaliação do risco de zoonose e contágio, solicitar culturas do paciente para identificação de MRS, discutir o isolamento do paciente de humanos suscetíveis e assim por diante.

CAPÍTULO 3 ■ Doenças Cutâneas Bacterianas

Piodermite Canina (Cont.)

QUADRO 3-1 Causas de Piodermite Secundária Superficial e Profunda

- Ectoparasitismo (p. ex., demodicidose, escabiose, pulgas)
- Doença cutânea alérgica (p. ex., hipersensibilidade a pulgas, atopia, alergia alimentar)
- Endocrinopatia (p. ex., hipotireoidismo, hiperadrenocorticismo, desequilíbrio de hormônios sexuais)
- Distúrbios de queratinização e seborreia
- Terapia imunossupressora (p. ex., glicocorticoides, progestágenos, quimioterapia citotóxica)
- Trauma (p. ex., mordedura, ferida penetrante, esfregação agressiva durante o banho)
- Displasias foliculares (p. ex., alopecia com diluição de cor)
- Outras doenças cutâneas

As piodermites causadas por MRS são clinicamente indistinguíveis daquelas provocadas por estafilococos oportunistas sensíveis a antibióticos. Portanto, a anamnese do paciente, combinada aos achados clínicos e citológicos, traz pistas sugestivas de uma infecção resistente a antimicrobianos (Quadro 3-2). Na presença de evidências de uma dessas infecções, a realização de cultura bacteriana (incluindo a determinação da espécie de bactéria) e antibiograma é indicada caso se acredite que a administração de antibióticos sistêmicos é justificada pela extensão e gravidade da piodermite e por fatores inerentes ao paciente. Após a documentação da piodermite por MRS à cultura, medidas simples de higiene podem ser oferecidas ao proprietário para ajudar a diminuir o medo e melhorar o cuidado do paciente (Quadro 3-3). Nesse momento, a triagem de rotina para detecção de MRS em animais clinicamente saudáveis não é necessária ou recomendada, a não ser que existam implicações para o paciente ou a saúde humana.

Os tratamentos tópicos da piodermite incluem o uso de xampus, *mousses* ou espumas, *sprays*, enxaguantes, pomadas, cremes, géis e lenços antibacterianos; os ingredientes ativos geralmente incluem, mas não são limitados a, clorexidina 2% a 4% (também em combinação com o miconazol), peróxido de benzoíla, etil lactato, hipoclorito de sódio e produtos à

TABELA 3-1 Esquema de Classificação da Piodermite Canina

Profundidade da Infecção ou Piodermite	Características da Lesão	Doenças Reconhecidas	Plano Terapêutico Geral
Superfície: infecção das camadas mais externas da pele	Eritema, exsudato superficial, crostas, erosões, escoriações, placas com elevação discreta	• Dermatites piotraumáticas, intertrigo	• De modo geral, requer apenas terapia tópica para remoção de bactérias e do excesso de sebo até a resolução clínica. • Medicamentos tópicos podem ser usados como terapia de manutenção quando a infecção for controlada.
Superficial: infecção do epitélio folicular e interfolicular	Máculas eritematosas, pápulas, pústulas, pápulas com crostas, descamação, crostas, colaretes epidérmicos, erosões, escoriações, hiperpigmentação, liquenificação, alopecia irregular	• Impetigo • Foliculite superficial bacteriana • Piodermite de disseminação superficial (piodermite superficial esfoliativa) • Piodermite mucocutânea	• Podem precisar apenas de terapia tópica para as lesões focais. • Se justificado, antibióticos sistêmicos são prescritos por no mínimo 3 semanas e devem ser administrados por 1 semana após a resolução clínica. • A terapia tópica adjunta acelera o tempo até a resolução. • Infecções altamente resistentes a antimicrobianos precisam de uma combinação de diferentes tratamentos tópicos a cada 24-48 horas por 1 semana após a resolução clínica. • A identificação da causa subjacente reduz a frequência da recidiva de piodermite no futuro.
Profunda: infecção da derme, da subcútis ou tecido mole mais profundo	Nódulos, placas, furúnculos, bolhas hemorrágicas, aumento de volume, flutuante a firme, de tecido mole, tratos drenantes, tecido desvitalizado, pele gelatinosa, úlceras, necrose, escoriação alopecia, hiperpigmentação, espessamento cutâneo	• Piodermite profunda (nasal, mento, ponto de pressão, podal e piotraumática) • Furunculose pós-tosa • Celulite • Dermatite acral por lambedura (granuloma por lambedura)	• Os antibióticos sistêmicos devem ser escolhidos com base no antibiograma da cultura de tecido, com continuação do tratamento por pelo menos 2 semanas após a resolução clínica (total de 6-12+ semanas). • A terapia tópica adjunta acelera o tempo até a resolução.

TABELA 3-2 Terapia Antimicrobiana Sistêmica para Infecções Cutâneas Bacterianas

Terapia Antimicrobiana Empírica de Primeira Linha

Amoxicilina + clavulanato	13-25 mg/kg VO a cada 8-12 horas
Cefadroxil	22 mg/kg VO a cada 8-12 horas
Cefpodoxima proxetil	5-10 mg/kg VO a cada 24 horas
Cefalexina	30 mg/kg VO a cada 12 horas
Cefovecina	8 mg/kg SC a cada 2 semanas
Lincomicina	15-25 mg/kg VO a cada 12 horas
Ormetoprima–sulfadimetoxina	55 mg/kg VO a cada 24 horas no dia 1; então, 27,5 mg/kg VO a cada 24 horas
Trimetoprima–sulfadiazina ou sulfametoxazol	15-30 mg/kg VO a cada 12 horas

Terapia Antimicrobiana de Segunda Linha Determinada pela Cultura

Amicacina	15-30 mg/kg SC, IM ou IV a cada 24 horas
Cloranfenicol	40-50 mg/kg VO a cada 8 horas
Clindamicina*	11 mg/kg VO a cada 12 horas
Doxiciclina	5-10 mg/kg VO a cada 12 horas; 10 mg/kg VO a cada 24 horas
Enrofloxacina	10-20 mg/kg VO a cada 24 horas
Gentamicina	9-14 mg/kg SC, IM ou IV a cada 24 horas
Marbofloxacina	2,75-5,5 mg/kg VO a cada 24 horas
Minociclina	10 mg/kg VO a cada 12 horas
Orbifloxacina	7,5 mg/kg VO a cada 24 horas
Pradofloxacina	3 mg/kg VO a cada 24 horas
Rifampicina	5-10 mg/kg VO a cada 12-24 horas

Terapia Antimicrobiana de Último Recurso

Linezolida, Teicoplanina, Vancomicina	Bastante desencorajados, porque esses antibióticos são fármacos de último recurso em seres humanos. Recomenda-se consultar um especialista

*A realização do teste D é necessária para determinar a suscetibilidade à clindamicina dos estafilococos que são resistentes à eritromicina. *IM*, Via intramuscular; *IV*, via intravenosa; *SC*, via subcutânea.

QUADRO 3-2 Indicações para Realização da Cultura Bacteriana de Amostra de Pele

- Familiar humano com imunocomprometimento ou imunossupressão e mais suscetível ao contágio zoonótico por estafilococos resistentes à meticilina
- Ausência de resposta à terapia empírica sistêmica adequadamente prescrita
- Presença de lesões profundas (p. ex., nódulos e tratos drenantes)
- Administração de antibióticos sistêmicos nos últimos 30 dias
- Prescrição prévia de tratamentos antibióticos sistêmicos repetidos
- Presença de episódios recorrentes de piodermite superficial (p. ex., pápulas, pústulas, crostas, colaretes ou alopecia irregular)
- Diagnóstico prévio de infecção bacteriana resistente (p. ex., infecção estafilocóccica resistente à meticilina)
- Um indivíduo da casa do paciente foi diagnosticado com *Staphylococcus aureus* resistente à meticilina ou uma infecção bacteriana resistente ou ainda é profissional de saúde humana ou trabalha em instituições de saúde humana
- O paciente foi recentemente hospitalizado ou submetido a implante de dispositivo médico permanente
- Predominância de bactérias de formato bastonete à citologia cutânea de lesões superficiais ou profundas

As lesões primárias (p. ex., pústulas, nódulos) são as preferidas para a cultura. O material purulento pode ser aspirado da pústula e transferido para um tubo de cultura. A melhor forma de obtenção asséptica dos nódulos profundos para cultura é através da biópsia em cunha elíptica. Quando necessário, amostras da pele abaixo das crostas aderentes ou do perímetro em expansão de um colarete epidérmico podem ser obtidas com um *swab* e colocação do material em um tubo de cultura. O laboratório de referência deve ser notificado acerca do(s) tipo(s) de cultura solicitado(s) (p. ex., cultura aeróbica, anaeróbica, micobacteriana, fúngica).

---

base de prata. De modo geral, as formulações tópicas que não são enxaguadas têm maior efeito terapêutico. Devido ao seu uso de rotina em casos humanos de MRS, a pomada tópica de mupirocina deve ser evitada na piodermite canina por MRS a não ser nos casos de insucesso de outros tratamentos tópicos e não haja outras opções terapêuticas adequadas com base nos resultados da cultura e do antibiograma. Embora não sejam antibacterianos em si, os cremes tópicos de ceramida podem ajudar a melhorar a função de barreira da pele, principalmente em cães atópicos, limitando, assim, a chance de recidiva da doença. Quando a antibioticoterapia sistêmica é considerada necessária, os antimicrobianos adequados, em dose correta, devem ser prescritos (Tabelas 3-1 e 3-2). O uso de glicocorticoides é desencorajado durante o tratamento da piodermite, já que esses fármacos alteram o quadro clínico observado pelo proprietário e pelo veterinário. Se o cão apresentar prurido intenso, a administração de oclacitinib deve ser considerada (3-7 dias) em favor dos glicocorticoides. Independentemente da presença de resistência à meticilina, os pacientes devem ser novamente examinados pouco antes do fim do tratamento para assegurar a resolução clínica da piodermite ou sua ausência. A piodermite superficial por MRS geralmente pode ser tratada de forma eficaz com o uso diário ou em dias alternados de tratamentos tópicos e, quando possível, administração de antibióticos sistêmicos; no entanto, a resolução clínica dessas infecções pode demorar mais.

Piodermite Canina *(Cont.)*

QUADRO 3-3 Recomendações Simples de Higiene para Proprietários de Cães com Infecções Resistentes à Meticilina

- Não deixe crianças pequenas e pessoas com imunocomprometimento ou imunossupressão (pacientes com câncer, HIV/AIDS, tratados com fármacos imunossupressores, diabéticos) entrarem em contato com o animal acometido.
- Use luvas durante o tratamento tópico das feridas do animal acometido.
- Quaisquer feridas drenantes do animal acometido devem ser mantidas cobertas.
- Cubra e proteja feridas pessoais.
- Não permita que o animal acometido lamba a face ou as feridas de seres humanos.
- Não compartilhe a mesma cama com o animal acometido.
- Não compartilhe toalhas ou roupas de cama com o animal acometido.
- Em intervalos regulares, lave (com detergente) a cama do animal acometido e deixe-a secar ao sol. Separe-a de roupas e lençóis humanos.
- Não permita que o animal acometido atue como "terapeuta animal" em instituições de saúde humana.
- Na tentativa de limitar a disseminação da infecção, tente evitar o uso de hoteizinhos e parques públicos até que o animal acometido esteja curado da infecção.
- Consulte seu médico caso qualquer dos seres humanos contactuantes desenvolva lesões ou feridas cutâneas (p. ex., pústulas, bolhas, aumentos de volume) ou tenha dúvidas sobre sua saúde pessoal.
- Realize o tratamento antibiótico completo prescrito para seu animal e leve-o às consultas de acompanhamento. Em caso de prescrição de tratamentos tópicos, use-os da maneira recomendada, lembrando de lavar suas mãos após a administração.
- Alterações médicas ou cirúrgicas subjacentes responsáveis pela infecção bacteriana devem ser detectadas e tratadas para resolução final da infecção (e prevenção de recidivas).
- Lave as mãos ou higienize-as com produtos à base de álcool após a manipulação do animal acometido e seus comedouros/bebedouros, gaiolas/caixas de transporte e brinquedos. Além disso, lave suas mãos antes e depois de usar o banheiro. Lembre-se de tudo o que os mais velhos ensinaram sobre lavar as mãos (p. ex., lave as mãos antes de preparar alimentos, use sabão, evite respingos, esfregue delicadamente todas as superfícies de suas mãos enquanto canta "Parabéns a Você" duas vezes, seque suas mãos).
- Regularmente colete as fezes (cães) ou limpe a caixa de areia (gatos) do animal acometido e descarte no lixo.
- Para mais informações sobre o uso de palavras-chaves sobre *Staphylococcus pseudintermedius* resistentes à meticilina e *S. aureus* resistente à meticilina, veja www.wormsandgermsblog.com, www.bsava.com e www.thebellamossfoundation.com.

Dermatite Piotraumática (Dermatite Úmida Aguda, *Hot Spots*)

Características

A dermatite piotraumática é uma infecção cutânea bacteriana superficial aguda e de desenvolvimento rápido que é secundária a um trauma autoinfligido. A lesão é criada quando o paciente lambe, morde, arranha ou esfrega uma área de seu corpo em resposta a estímulos pruriginosos ou dolorosos (Quadro 3-4). Este problema geralmente é sazonal e fica mais comum na presença de calor e umidade. As pulgas são os estímulos desencadeantes mais comuns. A dermatite piotraumática é comum em cães, principalmente em raças de pelame denso e longo. É raramente observada em gatos.

A dermatite piotraumática é uma área de eritema, alopecia e erosão úmida de pele, com prurido agudo e expansão rápida, com margens bem demarcadas. As lesões geralmente são únicas, mas podem ser múltiplas e tendem a ser dolorosas. As lesões são mais frequentes no tronco, na base da cauda, na porção lateral da coxa, no pescoço e na face. A piodermite superficial geralmente é disseminada.

Principais Diagnósticos Diferenciais

Os diagnósticos diferenciais incluem piodermite superficial, demodicidose e dermatofitose.

Diagnóstico

1. Anamnese, achados clínicos; descarte outros diagnósticos diferenciais.
2. Citologia (esfregaços por impressão): inflamação supurativa e bactérias mistas.

Tratamento e Prognóstico

1. A causa subjacente (Quadro 3-4) deve ser identificada e tratada.
2. O controle agressivo de pulgas deve ser instituído.
3. A lesão deve ser tricotomizada e limpa, com o paciente sedado, caso necessário.
4. Um agente secante ou adstringente tópico (p. ex., acetato de alumínio a 5%) deve ser aplicado a cada 8 a 12 horas por 2 a 7 dias. O uso de produtos contendo álcool deve ser evitado.
5. Se o prurido for brando, um analgésico tópico (p. ex., lidocaína, cloridrato de pramoxina) ou um creme ou solução contendo corticosteroide também deve ser aplicado a cada 8 a 12 horas por 5 a 10 dias.
6. Se o prurido for grave, a administração por curto prazo de oclacitinib (Apoquel®) ou de corticosteroides, como fosfato sódico de dexametasona injetável (até 0,1 mg/kg por via subcutânea [SC] ou intramuscular [IM]) ou prednisona (0,5-1 mg/kg por via oral [VO]), feita a cada 24 horas por 5 a 10 dias, pode ajudar.
7. Se a lesão central for cercada por pápulas ou pústulas, a antibioticoterapia sistêmica também deve ser instituída e continuar por 3 a 4 semanas (Tabela 3-2).
8. O prognóstico é bom em caso de possibilidade de correção ou controle da causa subjacente.

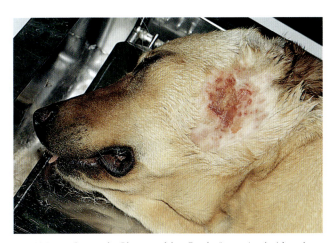

FIGURA 3-1 **Dermatite Piotraumática.** Esta lesão erosiva úmida na base da orelha é característica de um *hot spot*.

 NOTA DO AUTOR

A administração de antibióticos da classe das fluoroquinolonas pode ser indicada, mas provavelmente aumenta o risco de resistência à meticilina.

QUADRO 3-4 Causas de Dermatite Piotraumática

- Pulgas
- Outros parasitas (p. ex., pediculose, queiletielose, escabiose)
- Hipersensibilidade (p. ex., atopia, alimentar, picada de pulga)
- Doença do saco anal
- Otite externa
- Foliculite (p. ex., bacteriana, *Demodex* spp., dermatofítica)
- Trauma (p. ex., feridas de menor gravidade, corpo estranho)
- Dermatite de contato

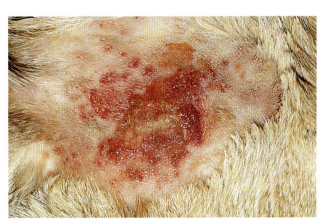

FIGURA 3-2 **Dermatite Piotraumática.** Ampliação da foto do cão mostrado na Figura 3-1. A superfície erosiva úmida da lesão é aparente. O perímetro papular sugere uma piodermite superficial em expansão.

Dermatite Piotraumática *(Cont.)*

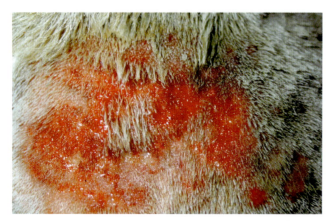

FIGURA 3-3 Dermatite Piotraumática. Ampliação do *hot spot*, mostrando a lesão erosiva com a exsudato seroso úmido.

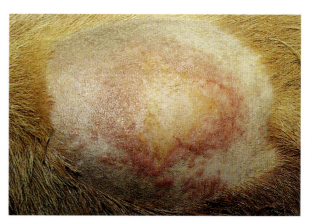

FIGURA 3-4 Dermatite Piotraumática. Uma lesão superficial em estágio inicial (após a tosa) na região lombar de um cão com dermatite por alergia a pulgas. O perímetro papular sugere uma foliculite bacteriana em expansão.

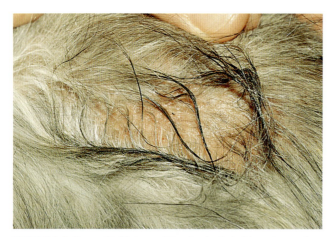

FIGURA 3-5 Dermatite Piotraumática. Esta lesão úmida se desenvolveu de forma aguda no dorso deste gato com alergia à saliva das pulgas.

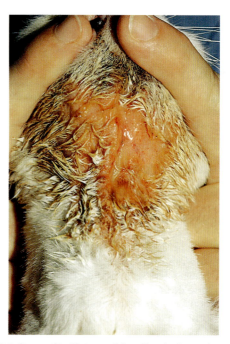

FIGURA 3-6 Dermatite Piotraumática. Uma lesão erosiva grave com exsudato na porção ventral do pescoço de um gato com alergia alimentar.

Impetigo (Dermatite Pustular Superficial)

Características

O impetigo é uma infecção bacteriana superficial da pele glabra que pode ser associada a uma doença predisponente ou outros fatores subjacentes, como endoparasitismo, ectoparasitismo, desnutrição ou más condições sanitárias. É comumente observado em cães jovens antes da puberdade.

O impetigo é caracterizado por pequenas pústulas, pápulas e crostas não foliculares que são limitadas à pele inguinal e axilar. As lesões não são dolorosas ou pruriginosas.

Principais Diagnósticos Diferenciais

Os diagnósticos diferenciais incluem demodicidose, piodermite superficial, dermatofitose, picadas de inseto e escabiose em estágio inicial.

Diagnóstico

1. Idade, sexo e raça, histórico, achados clínicos; descarte outros diagnósticos diferenciais.
2. Citologia (pústula): neutrófilos e cocos bacterianos.
3. Dermato-histopatologia: pústulas subcórneas não foliculares que contêm neutrófilos e cocos bacterianos.
4. Cultura bacteriana: *Staphylococcus*.

Tratamento e Prognóstico

1. Quaisquer fatores predisponentes (má higiene e nutrição) devem ser identificados e corrigidos.
2. As áreas afetadas devem ser limpas a cada 24 a 48 horas por 7 a 10 dias com um xampu antibacteriano com clorexidina.
3. Na presença de um baixo número de lesões, a pomada ou creme tópico de mupirocina ou neomicina deve ser aplicada a cada 12 horas por 7 a 10 dias.
4. Se não houver resolução das lesões com a terapia tópica, os antibióticos sistêmicos adequados devem ser administrados por 3 semanas, com continuação do tratamento por 1 semana após a resolução clínica completa (Tabela 3-2).
5. O prognóstico é bom.

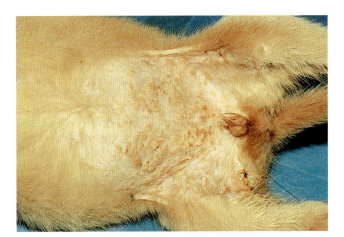

FIGURA 3-7 **Impetigo.** As numerosas pústulas e crostas superficiais no abdômen deste filhote de cão são típicas dessa doença.

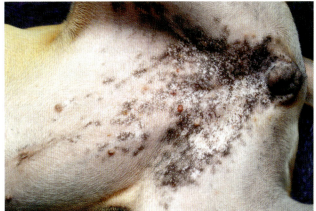

FIGURA 3-8 **Impetigo.** Lesões mais crônicas, demonstradas pelas máculas hiperpigmentadas no abdômen de um filhote de cão. Note que a dermatite papular ainda é aparente.

Piodermite Superficial (Foliculite Bacteriana Superficial)

Características

A piodermite superficial é uma infecção bacteriana superficial com acometimento dos folículos pilosos e da epiderme adjacente. A infecção é quase sempre secundária a uma causa subjacente; as alergias e as doenças endócrinas são as causas mais comuns (Quadro 3-5). A piodermite superficial é uma das doenças cutâneas mais comuns em cães, mas é rara em gatos.

A piodermite superficial é caracterizada por áreas focais, multifocais ou generalizadas de pápulas, pústulas, crostas, descamações e/ou colaretes epidérmicos ou áreas circunscritas de eritema e alopecia que podem apresentar centros hiperpigmentados. Os cães de pelo curto geralmente apresentam uma alopecia irregular difusa, pequenos tufos de pelo que se destacam ou descoloração marrom-avermelhada de pelos brancos. Essas lesões geralmente são confundidas com a urticária. Em cães de pelo longo, os sintomas podem ser insidiosos e incluir opacidade do pelame, descamações e perda excessiva de pelos. Em raças de pelos curtos ou longos, as lesões cutâneas primárias geralmente são obscurecidas por pelos remanescentes, mas podem ser facilmente observadas após a tricotomia da área afetada. O prurido é variável, de nulo a intenso. A infecção bacteriana secundária à doença endócrina pode causar prurido, mimetizando, assim, uma doença cutânea alérgica.

S. pseudintermedius (anteriormente chamado *Staphylococcus intermedius*) é a bactéria mais comumente isolada da piodermite canina e, de modo geral, é limitada a cães. *S. schleiferi* é uma espécie bacteriana que infecta cães e seres humanos e passou a ser um isolado canino comum em pacientes com infecção crônica e exposição prévia a antibióticos. *S. pseudintermedius* e *S. schleiferi* podem desenvolver resistência à meticilina, principalmente em caso de administração prévia de doses subterapêuticas de antibióticos ou de antibióticos da classe das fluoroquinolonas. Além disso, *Staphylococcus aureus* resistente à meticilina (MRS humano) vem se tornando mais comum entre as espécies veterinárias. Todos os três tipos de *Staphylococcus* podem ser zoonóticos, passando de humanos a cães e de cães a humanos; indivíduos imunossuprimidos são mais suscetíveis.

QUADRO 3-5 Causas de Piodermite Superficial e Profunda Secundária

- Demodicidose, escabiose, *Pelodera* spp.
- Hipersensibilidade (p. ex., atopia, alimentar, picada de pulga)
- Endocrinopatia (p. ex., hipotireoidismo, hiperadrenocorticismo, desequilíbrio de hormônios sexuais)
- Terapia imunossupressora (p. ex., glicocorticoides, progestágenos, fármacos citotóxicos)
- Doenças autoimunes e imunemediadas
- Trauma ou ferida por mordedura
- Outras doenças cutâneas

Principais Diagnósticos Diferenciais

Os diagnósticos diferenciais incluem demodicidose, dermatofitose, escabiose e doenças cutâneas autoimunes.

Diagnóstico

1. Descarte outros diagnósticos diferenciais.
2. Citologia (pústula, impressão de pele): neutrófilos e cocos bacterianos.
3. Dermato-histopatologia: microabscessos epidérmicos, dermatite superficial não específica, perifoliculite e foliculite. A observação de bactérias intralesionais pode ser difícil.
4. Cultura bacteriana: *Staphylococcus*.

Tratamento e Prognóstico

1. A causa subjacente deve ser identificada e controlada.
2. O MRSP é uma possível zoonose que rapidamente está se tornando um grave problema médico, ético e legal em medicina veterinária. As infecções parecem ser raras em humanos saudáveis; porém, pessoas imunocomprometidas devem ser consideradas mais suscetíveis à infecção por MRS. A transmissão de MRS ocorre principalmente de seres humanos para animais (zoonose reversa), mas esses animais podem, então, abrigar uma possível zoonose. Os veterinários devem instituir boas práticas de controle de infecção em cada caso de piodermite (p. ex., lavagem das mãos, limpeza e desinfecção) e aumentar a intensidade dessas medidas após a documentação de MRS no paciente (p. ex., usar luvas, vestimentas protetoras, separar o paciente com MRS do restante dos pacientes do hospital). Se os familiares ou seres humanos em contato próximo com o paciente apresentarem imunossupressão, o veterinário deve ser agressivo na avaliação do risco de zoonose e contágio, solicitar culturas do paciente para identificação de MRS, discutir o isolamento do paciente de humanos suscetíveis, manter cobertas quaisquer feridas drenantes abertas no animal acometido, manter feridas pessoais cobertas e protegidas, não permitir que o animal acometido lamba a face ou as feridas de seres humanos, não permitir que o animal acometido compartilhe a cama dos seres humanos e não permitir o uso compartilhado de toalhas ou lençóis com o animal acometido.
3. A administração de antibióticos sistêmicos (por, no mínimo, 3-4 semanas) deve ser realizada e continuar por 1 semana após a resolução clínica e citológica completa (Tabela 3-2).
4. Os banhos concomitantes a cada 2 a 7 dias com um xampu antibacteriano com clorexidina ou peróxido de benzoíla auxiliam o tratamento.
5. Em caso de recidiva das lesões nos primeiros 7 dias da interrupção da administração de antibióticos, a duração da terapia foi inadequada e a antibioticoterapia deve ser reinstituída por um período maior; deve-se tentar melhorar a identificação e o controle da doença subjacente.
6. Em caso de ausência de resolução completa das lesões durante a antibioticoterapia ou se não houver resposta aos antibióticos, deve-se assumir a ocorrência de resistência aos fármacos e solicitar a realização de cultura bacteriana e antibiograma.

7. Em caso de suspeita ou confirmação de resistência a antibióticos, banhos frequentes (até diariamente) e a aplicação frequente de soluções tópicas de clorexidina combinada à administração simultânea de duas diferentes classes de antibióticos em dose altas parecem produzir os melhores resultados. O monitoramento da infecção com citologia e culturas com antibiogramas é importante para determinação do momento de interrupção dos tratamentos. A interrupção prematura da terapia, a incapacidade de controle completo da doença primária e o uso de antibióticos da classe das fluoroquinolonas tendem a perpetuar a infecção resistente.
8. O prognóstico é bom em caso de possibilidade de identificação e correção ou controle da causa subjacente.

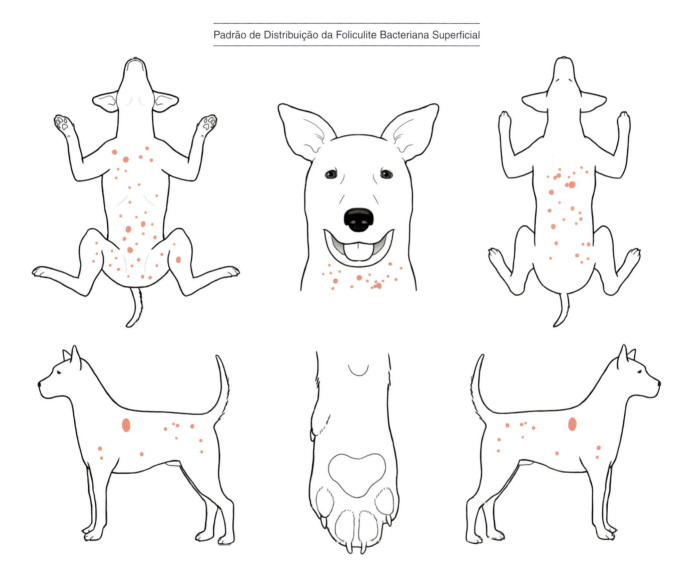

Padrão de Distribuição da Foliculite Bacteriana Superficial

CAPÍTULO 3 ■ Doenças Cutâneas Bacterianas

Piodermite Superficial (Cont.)

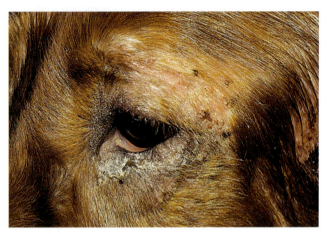

FIGURA 3-9 Piodermite Superficial. A alopecia, as pápulas e as crostas ao redor do olho deste Setter Irlandês alérgico são típicas da foliculite bacteriana.

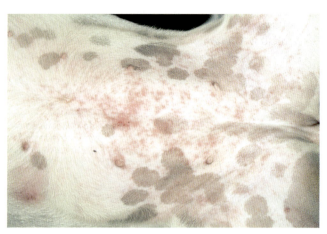

FIGURA 3-10 Piodermite Superficial. Erupção papular no abdômen de um cão alérgico, causada por *Staphylococcus schleiferi* resistente a múltiplas medicações. A erupção papular típica da piodermite persistiu apesar da antibioticoterapia em alta dose, sugerindo a natureza resistente a antibióticos do microrganismo.

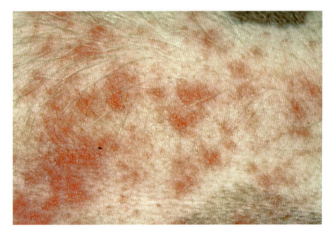

FIGURA 3-11 Piodermite Superficial. Ampliação da erupção papular da Figura 3-10.

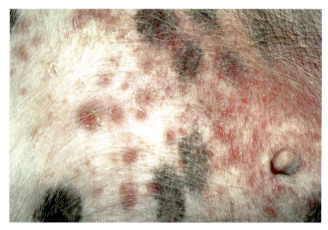

FIGURA 3-12 Piodermite Superficial. Esta dermatite papular forma lesões coalescentes, como demonstrado pela placa eritematosa. Note os colaretes epidérmicos em estágio inicial associados a algumas pápulas.

NOTA DO AUTOR

A piodermite superficial é uma das doenças cutâneas mais comuns em cães e quase sempre tem uma causa subjacente (alergias ou doenças endócrinas).

A adesão ao tratamento com cefpodoxima, ormetoprima-sulfadimetoxina e Convenia® é mais consistente; portanto, esses fármacos parecem ajudar a reduzir o desenvolvimento de resistência quando usados em doses altas.

MRS, MRSS e MRSP são problemas emergentes em algumas regiões dos Estados Unidos.

Os fatores de risco mais prováveis incluem a exposição prévia a antibióticos da classe das fluoroquinolonas, a administração de antibióticos em doses subterapêuticas e o tratamento conçomitante com corticosteroides.

Os banhos e tratamentos tópicos diários podem ser muito benéficos à resolução da infecção.

Maximize a dose de antibióticos e considere o uso simultâneo de dois antibióticos para prevenção do desenvolvimento de maior resistência.

Pratique a boa higiene (lavagem das mãos) para prevenção da ocorrência de zoonoses.

Considere a realização de triagem dos cães que visitam humanos idosos ou doentes para prevenção da ocorrência de zoonoses. As culturas de focinho, lábios, orelhas, axilas e áreas perianais são as melhores na triagem de pacientes para detecção de MRS.

O texto continua na p. 60

Piodermite Superficial

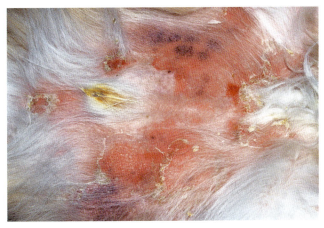

FIGURA 3-13 Piodermite Superficial. Dermatite eritematosa grave, com grandes colaretes epidérmicos, causada pela infecção resistente a múltiplos fármacos.

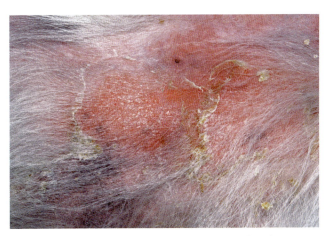

FIGURA 3-14 Piodermite Superficial. Ampliação da foto do cão mostrado na Figura 3-13. A dermatite eritematosa com formação de colaretes epidérmicos é aparente.

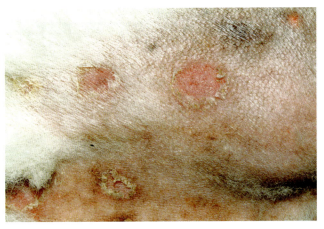

FIGURA 3-15 Piodermite Superficial. Colaretes epidérmicos mais típicos em um cão com piodermite em resolução.

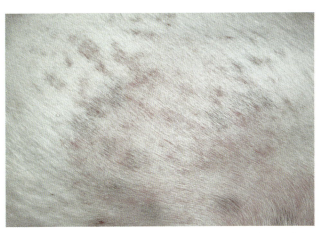

FIGURA 3-16 Piodermite Superficial. Esta textura irregular do pelame é um achado característico em raças de pelo curto com piodermite.

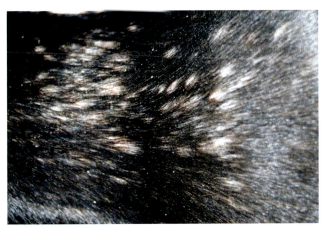

FIGURA 3-17 Piodermite Superficial. A alopecia irregular é típica da piodermite em raças de pelo curto.

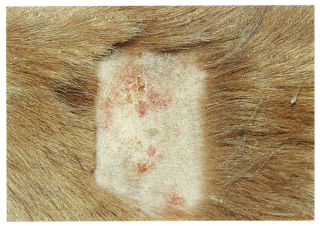

FIGURA 3-18 Piodermite Superficial. As pápulas e crostas focais causadas pela piodermite podem ser escondidas pelo pelame denso. Parte do pelame foi removida para revelar estas lesões.

CAPÍTULO 3 ■ Doenças Cutâneas Bacterianas

Piodermite Superficial *(Cont.)*

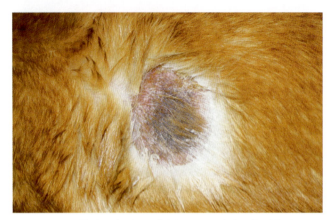

FIGURA 3-19 Piodermite Superficial. Esta grande área focal de alopecia, eritema e hiperpigmentação com novo crescimento central de pelo tende a ser erroneamente diagnosticada como dermatofitose.

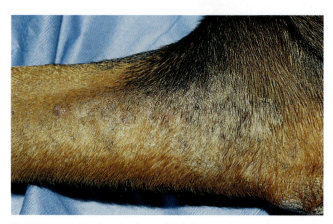

FIGURA 3-20 Piodermite Superficial. A alopecia parcial e a erupção papular branda no membro anterior deste cão foram causadas por uma foliculite bacteriana secundária associada ao hipotireoidismo.

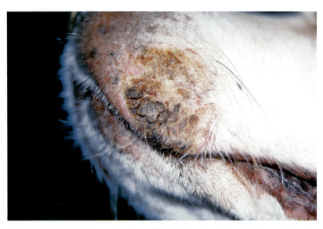

FIGURA 3-21 Piodermite Superficial. Esta área focal de liquenificação com formação de crostas aderentes no lábio superior de um cão respondeu ao tratamento tópico com mupirocina. *(Cortesia de L. Frank.)*

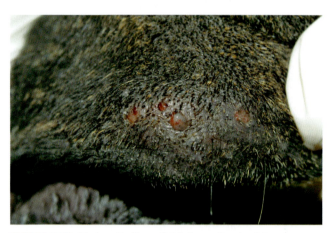

FIGURA 3-22 Piodermite Superficial. Dermatite alopécica com exsudato purulento no lábio de um cão. Note como a pigmentação normal do cão mascara a dermatite papular.

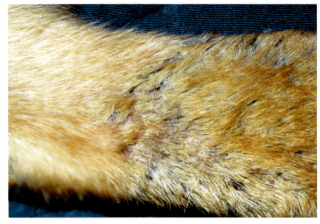

FIGURA 3-23 Piodermite Superficial. A dermatite papular com crostas causou o embaraçamento dos pelos neste cão de pelame médio. Em raças de pelame espesso, pode ser difícil ver as lesões cutâneas subjacentes.

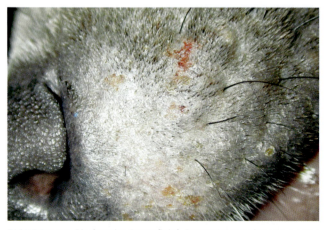

FIGURA 3-24 Piodermite Superficial. Dermatite papular com crostas com alopecia no focinho de um cão.

Piodermite Superficial 57

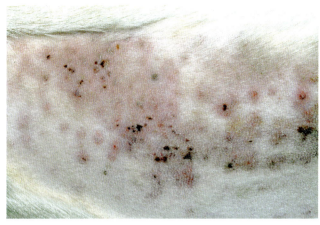

FIGURA 3-25 Piodermite Superficial. Lesões puntiformes e multifocais no dorso são características típicas da foliculite e da furunculose pós--banho.

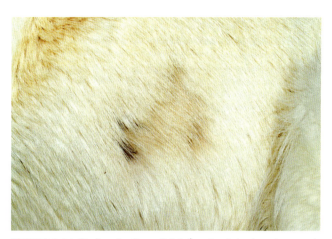

FIGURA 3-26 Piodermite Superficial. Área focal de alopecia causada por foliculite em um cão alérgico. A realização de citologia cutânea é necessária.

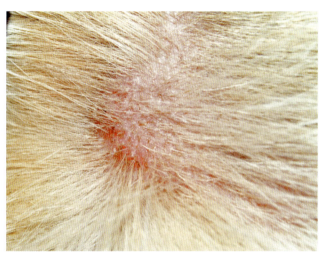

FIGURA 3-27 Piodermite Superficial. Eritema causado por infecção secundária em um cão alérgico. A lesão é indistinguível da infecção por *Demodex*, dermatófitos ou leveduras.

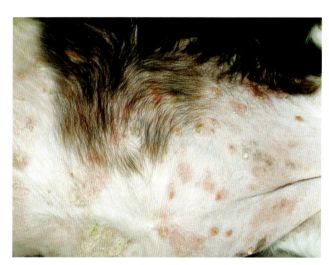

FIGURA 3-28 Piodermite Superficial. Múltiplas pápulas, crostas e colaretes epidérmicos em um cão com hipotireoidismo.

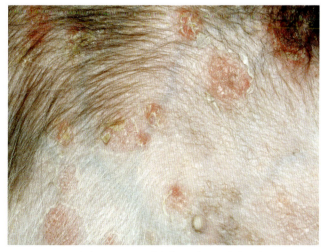

FIGURA 3-29 Piodermite Superficial. Ampliação da foto do cão mostrado na Figura 3-28. A erupção papular com formação de crostas é aparente.

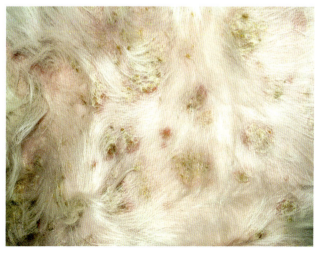

FIGURA 3-30 Piodermite Superficial. Grave erupção papular com dermatite descamativa em um cão alérgico.

CAPÍTULO 3 ■ Doenças Cutâneas Bacterianas

Piodermite Superficial (Cont.)

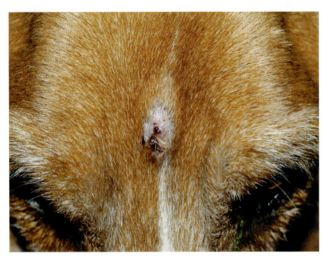

FIGURA 3-31 **Piodermite Superficial.** Uma lesão incomum por piodermite na cabeça de um cão com alergias.

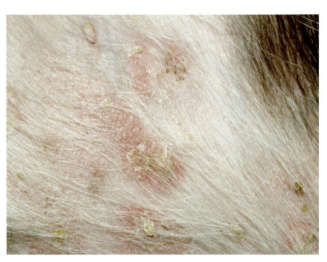

FIGURA 3-32 **Piodermite Superficial.** Dermatite eritematosa grave sem a típica erupção papular descamativa, que é mais típica da piodermite.

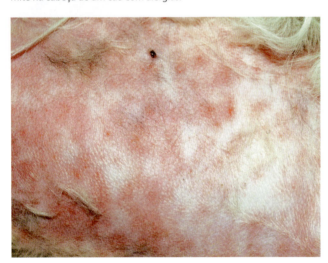

FIGURA 3-33 **Piodermite Superficial.** Mesmo cão mostrado na Figura 3-32. Lesões maculares eritematosas sem erupção papular são aparentes.

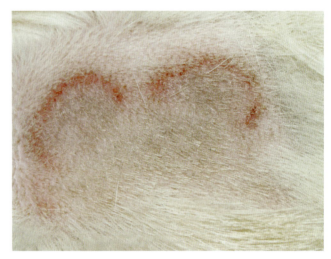

FIGURA 3-34 **Piodermite Superficial.** Lesões eritematosas de formato atípico em um cão alérgico. A citologia cutânea identificou cocos e o paciente respondeu aos antibióticos orais administrados por 3 semanas.

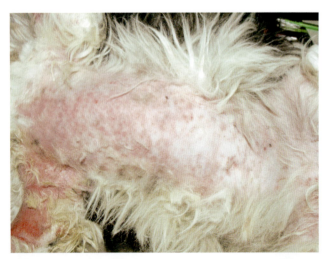

FIGURA 3-35 **Piodermite Superficial.** Dermatite generalizada em um cão alérgico. A inflamação grave é similar à síndrome da pele escaldada estafilocócica em seres humanos.

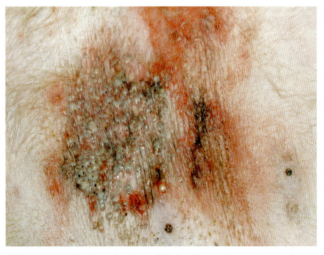

FIGURA 3-36 **Piodermite Superficial.** Inflamação grave causada por infecção bacteriana secundária. Comedões e pústulas são visíveis.

Piodermite Superficial

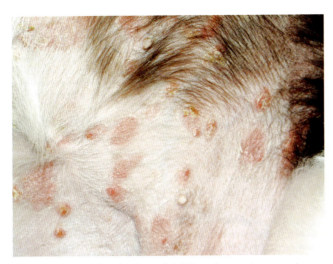

FIGURA 3-37 **Piodermite Superficial.** Erupção papular com colaretes epidérmicos típicos da foliculite em um cão alérgico.

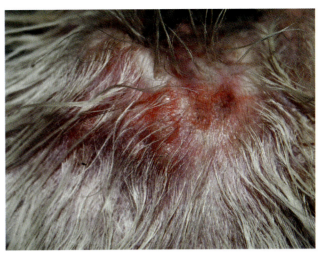

FIGURA 3-38 **Piodermite Superficial.** Graves lesões eritematosas associadas a uma infecção bacteriana agressiva.

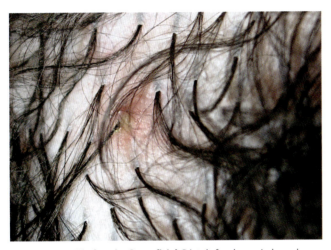

FIGURA 3-39 **Piodermite Superficial.** Pústula focal associada ao desenvolvimento de uma infecção bacteriana.

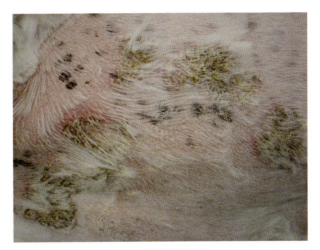

FIGURA 3-40 **Piodermite Superficial.** Descamação grave típica das infecções bacterianas crônicas e recidivantes.

CAPÍTULO 3 ■ Doenças Cutâneas Bacterianas

Piodermite Profunda

Características

A piodermite profunda é uma infecção bacteriana superficial ou folicular que acomete os folículos pilosos e provoca furunculose e celulite. Seu desenvolvimento é geralmente precedido por um histórico de doença cutânea superficial crônica e é quase sempre associada a algum fator predisponente (Quadro 3-5). A piodermite profunda é comum em cães e rara em gatos.

S. pseudintermedius (anteriormente chamado *S. intermedius*) é a bactéria mais comumente isolada da piodermite canina e geralmente é limitada a cães. *S. schleiferi* é uma espécie bacteriana em cães e seres humanos que está emergindo como um isolado canino comum em pacientes com infecção crônica e exposição prévia a antibióticos. *S. pseudintermedius* e *S. schleiferi* podem desenvolver resistência à meticilina, principalmente em caso de administração prévia de doses subterapêuticas de antibióticos ou de antibióticos da classe das fluoroquinolonas. Além disso, MRS humano é cada vez mais comum entre as espécies veterinárias. Todos os três tipos de *Staphylococcus* podem ser zoonóticos, passando de humanos a cães e de cães a humanos; indivíduos imunossuprimidos são mais suscetíveis.

A piodermite profunda se manifesta como lesões cutâneas focais, multifocais ou generalizadas caracterizadas por pápulas, pústulas, celulite, descoloração tecidual, alopecia, bolhas hemorrágicas, erosões, úlceras e crostas, assim como trajetos fistulosos drenantes serossanguinolentos a purulentos. As lesões geralmente são pruriginosas ou dolorosas. As lesões tendem a acometer o tronco e pontos de pressão, mas podem surgir em qualquer local do corpo. A linfadenomegalia é comum. Se o animal também apresentar sepse, outros sintomas incluem febre, anorexia e depressão.

A furunculose pós-tosa é uma piodermite profunda de aparecimento agudo recém-reconhecida que ocorre dias após a imersão em água ou a exposição a produtos de higiene (p. ex., xampu, escovação). Maculopápulas eritematosas, pústulas, furúnculos, crostas hemorrágicas, pequenas úlceras e tratos drenantes de distribuição dorsal no pescoço e no tronco são típicos. Letargia, febre e dor na pele lesionada são observadas com frequência. *Pseudomonas aeruginosa* parece ser o isolado mais comum, mas a cultura bacteriana e o antibiograma devem ser realizados para documentação do patógeno e auxílio ao tratamento medicamentoso.

Principais Diagnósticos Diferenciais

Os diagnósticos diferenciais incluem demodicidose, infecção fúngica, actinomicose, nocardiose, micobacteriose, neoplasia e doenças autoimunes cutâneas.

Diagnóstico

1. Descarte outros diagnósticos diferenciais.
2. Citologia (esfregaços por impressão, exsudato): inflamação supurativa a piogranulomatosa com cocos ou bastonetes bacterianos.
3. Dermato-histopatologia: foliculite, furunculose, celulite e paniculite supurativas a piogranulomatosas profundas. A observação de bactérias intralesionais pode ser difícil.
4. Cultura bacteriana: o patógeno primário geralmente é *Staphylococcus*, mas às vezes, *Pseudomonas* é isolada. Infecções mistas por bactérias Gram-positivas e Gram-negativas também são comuns.

Tratamento e Prognóstico

1. Qualquer causa subjacente deve ser identificada e corrigida (Quadro 3-5).
2. O MRSP é uma possível zoonose que rapidamente está se tornando um grave problema médico, ético e legal em medicina veterinária. As infecções parecem ser raras em humanos saudáveis; porém, pessoas imunocomprometidas devem ser consideradas mais suscetíveis à infecção por MRS. A transmissão de MRS ocorre principalmente de seres humanos para animais (zoonose reversa), mas esses animais podem, então, abrigar uma possível zoonose. Os veterinários devem instituir boas práticas de controle de infecção em cada caso de piodermite (p. ex., lavagem das mãos, limpeza e desinfecção) e aumentar a intensidade dessas medidas após a documentação de MRS no paciente (p. ex., luvas, vestimentas protetoras, separar o paciente com MRS do restante dos pacientes do hospital). Se os familiares ou seres humanos em contato próximo com o paciente apresentarem imunossupressão, o veterinário deve ser agressivo na avaliação do risco de zoonose e contágio, solicitar culturas do paciente para identificação de MRS, discutir o isolamento do paciente de humanos suscetíveis, manter cobertas quaisquer feridas drenantes abertas no animal acometido, manter feridas pessoais cobertas e protegidas, não permitir que o animal acometido lamba a face ou as feridas de seres humanos, não permitir que o animal acometido compartilhe a cama dos seres humanos e não permitir o uso compartilhado de toalhas ou lençóis com o animal acometido.
3. As crostas devem ser amolecidas e o exsudato, diariamente removido com compressas ou banhos de imersão com água morna com solução de clorexidina. Se banhos de imersão não forem possíveis, o tratamento com xampu pode ser eficaz.
4. A administração sistêmica de antibióticos deve ser realizada por um período longo (no mínimo, por 6-8 semanas) e continuar por 2 semanas após a resolução clínica completa (Tabela 3-2). Os antibióticos devem ser escolhidos conforme os resultados do antibiograma, já que o desenvolvimento de resistência é comum.
5. Em caso de ausência de resolução completa das lesões durante a antibioticoterapia ou se não houver resposta aos antibióticos, deve-se assumir a ocorrência de resistência aos fármacos e deve-se solicitar a realização de cultura bacteriana e antibiograma.
6. Em caso de suspeita ou confirmação de resistência a antibióticos, banhos frequentes (até diariamente) e aplicação frequente de soluções tópicas de clorexidina, combinadas à administração simultânea de duas diferentes classes de antibióticos em dose altas, parecem produzir os melhores resultados. O monitoramento da infecção com citologia e culturas com antibiogramas é importante para determinação do momento em que os tratamentos podem ser interrompidos. A interrupção prematura da terapia, a incapacidade de controle completo a doença primária e o uso de antibióticos da classe das fluoroquinolonas tendem a perpetuar a infecção resistente.
7. O prognóstico é bom, mas, em casos graves ou crônicos, a fibrose, a escoriação e a alopecia podem ser sequelas permanentes.

Piodermite Profunda 61

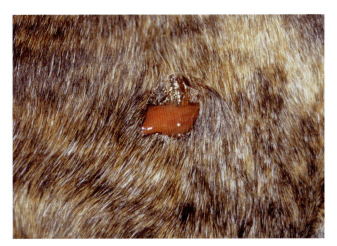

FIGURA 3-41 Piodermite Profunda. Exsudato purulento de uma lesão ulcerativa profunda e trato drenante.

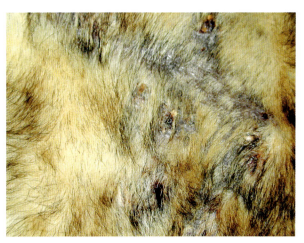

FIGURA 3-42 Piodermite Profunda. Alopecia irregular com lesões descamativas focais recobrindo úlceras e tratos drenantes. Note que a piodermite profunda (celulite) afeta uma grande região da pele, ao invés de pápulas ou pústulas discretas, típicas da piodermite superficial.

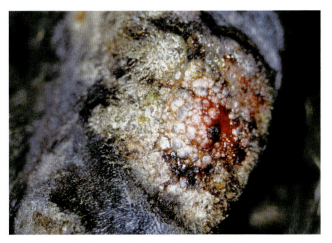

FIGURA 3-43 Piodermite Profunda. Esta área focal de alopecia e liquenificação mostra uma úlcera e um trato drenante típicos da piodermite profunda. Note que liquenificação é causada pela cronicidade da lesão.

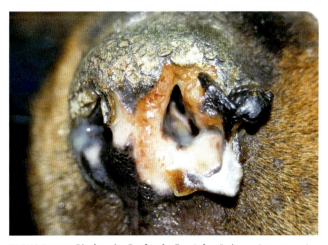

FIGURA 3-44 Piodermite Profunda. Esta infecção bacteriana agressiva causou necrose de grandes áreas da pele, o que sugere o diagnóstico de fasciíte necrótica. Numerosas espécies bacterianas, incluindo *Staphylococcus aureus* resistente à meticilina, foram isoladas à cultura.

CAPÍTULO 3 ▪ Doenças Cutâneas Bacterianas

Piodermite Profunda *(Cont.)*

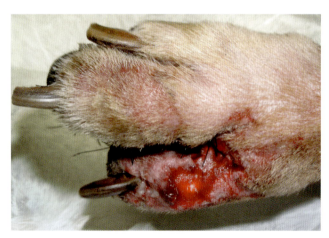

FIGURA 3-45 Piodermite Profunda. Dermatite eritematosa difusa da pata. O dedo medial é o sítio de uma cirurgia anterior; subsequentemente, apresentou uma infecção por *Pseudomonas*. Note que a dermatite do tecido adjacente é causada por uma infecção oportunista no sítio cirúrgico.

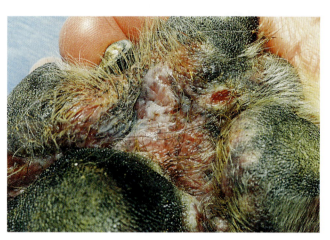

FIGURA 3-46 Piodermite Profunda. Grave dermatite interdigital (alopecia, eritema, liquenificação) com um exsudato úmido e trato drenante típicos da piodermite profunda.

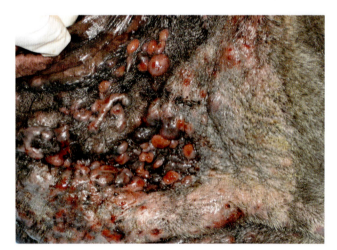

FIGURA 3-47 Piodermite Profunda. Grave liquenificação e celulite causada por infecções bacterianas crônicas.

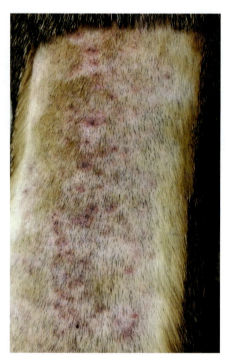

FIGURA 3-48 Piodermite Profunda. Celulite multifocal profunda no dorso de um cão com foliculite e furunculose pós-banho.

Piodermite do Queixo (Acne Canina)

Características

A piodermite do queixo (mentoniana) é uma infecção bacteriana que não é a acne verdadeira, mas sim uma furunculose traumática. Pelos curtos e duros são forçados para trás no folículo piloso, criando uma reação estéril de corpo estranho que, subsequentemente, pode ser infectada. Essa lesão pode ser induzida por trauma ao queixo (p. ex., causada por deitar em pisos duros, fricção com brinquedos mordedores). A piodermite mentoniana é comum em cães de raças de pelos curtos, principalmente quando jovens (3 a 12 meses de idade).

A piodermite mentoniana se manifesta como comedões, pápulas, pústulas e bolhas não dolorosas e não pruriginosa ou como tratos drenantes ulcerativos com secreção serossanguinolenta no mento ou focinho. De modo geral, o pelo pode ser expresso das lesões com pressão delicada.

Principais Diagnósticos Diferenciais

Os diagnósticos diferenciais incluem demodicidose, dermatofitose, celulite juvenil em estágio inicial e dermatite de contato.

Diagnóstico

1. Idade, sexo e raça, histórico, achados clínicos; descarte outros diagnósticos diferenciais.
2. Citologia (pústulas, exsudato, esfregaço por impressão cutânea): inflamação supurativa e cocos bacterianos.
3. Dermato-histopatologia: hiperqueratose folicular, foliculite ou furunculose. A observação de bactérias intralesionais pode ser difícil.
4. Cultura bacteriana: o patógeno primário geralmente é *Staphylococcus*. Infecções bacterianas mistas são possíveis.

Tratamento e Prognóstico

1. Trauma e pressão ao queixo devem ser minimizados.
2. Em lesões brandas, a área deve ser esfoliada com peróxido de benzoíla ou xampu de clorexidina na direção do crescimento do pelo. Essa esfoliação mecânica para remoção de pelos "encravados" é importante para a prevenção de futuras lesões e aceleração da resolução.
3. Uma pomada de mupirocina ou um gel de peróxido de benzoíla deve ser aplicado a cada 24 horas até a resolução das lesões e, então, a cada 3 a 7 dias, conforme necessário para o controle.
4. Em lesões moderadas a graves, além do tratamento tópico, a administração sistêmica de antibióticos deve ser realizada (por, no mínimo, 4-6 semanas) e continuar por 2 semanas após a resolução clínica e citológica completa (Tabela 3-2).
5. Uma fita adesiva (Elasticon®) pode ser usada para remoção dos pelos "encravados" em um processo fácil e divertido.
6. O prognóstico é bom. Em muitos cães, a resolução das lesões é permanente; porém, em alguns cães requer a instituição de terapia tópica vitalícia de rotina para controle.

> **NOTA DO AUTOR**
>
> A causa da piodermite mentoniana é desconhecida, mas o enfoque na remoção dos pelos "encravados" parece ser bem eficaz na prevenção da recidiva; porém, as infecções ativas devem ser tratadas com medicamentos tópicos e de administração oral. As bolhas interdigitais podem ter uma causa subjacente similar.

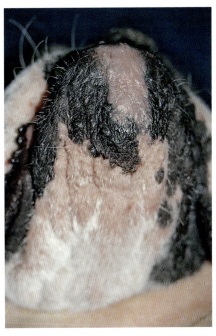

FIGURA 3-49 Piodermite do Queixo. Lesões eritematosas papulares com alopecia no queixo de um Buldogue Inglês.

Piodermite do Queixo *(Cont.)*

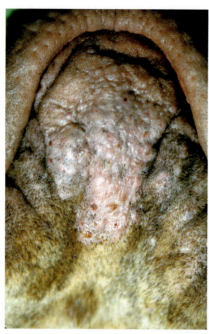

FIGURA 3-50 Piodermite do Queixo. Dermatite alopécica papular no queixo. Note os grandes folículos dilatados associados a cada pápula.

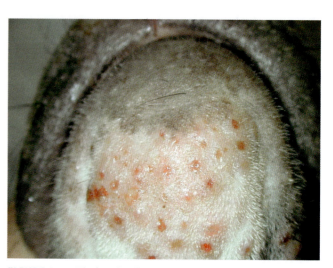

FIGURA 3-52 Piodermite do Queixo. Grave dermatite papular com crostas e alopecia. Note que o exsudato purulento sugere a presença de infecção profunda.

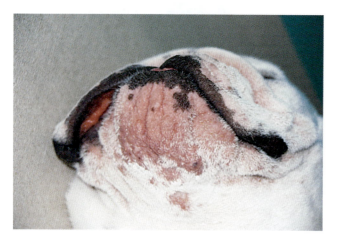

FIGURA 3-51 Piodermite do Queixo. Lesões eritematosas papulares brandas com alopecia no queixo de um Buldogue Inglês.

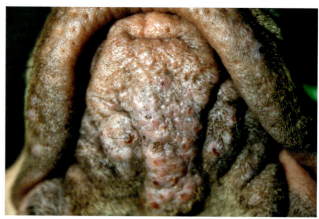

FIGURA 3-53 Piodermite do Queixo. Grave dermatite papular com alopecia no queixo e no lábio superior.

Dermatite das Pregas Cutâneas (Intertrigo, Piodermite das Pregas Cutâneas)

Características

A dermatite da prega cutânea é uma infecção cutânea bacteriana superficial comum que ocorre em cães com excesso de pregas cutâneas. A infecção acomete as pregas faciais de raças braquicefálicas, as pregas labiais de cães com grandes dobras labiais, as pregas caudais de raças braquicefálicas com caudas em "saca-rolha", as pregas vulvares de fêmeas com vulvas com recesso discreto e as pregas cutâneas de cães com excesso de pregas no tronco ou nos membros. A obesidade é um fator contribuinte comum; quando tratada, a gravidade e a recidiva da dermatite da prega cutânea geralmente melhoram muito.

Dermatite da prega facial: pregas faciais eritematosas não dolorosas e não pruriginosas que também podem ter odor desagradável. A presença concomitante de queratite traumática ou ulceração de córnea é comum.

Dermatite da prega labial: o hálito fétido causado pelo acúmulo de saliva na(s) prega(s) labial(s) inferior(es) macerada(s) e eritematosa(s) geralmente é a queixa principal. A presença concomitante de cálculos dentários, gengivite e salivação excessiva pode aumentar a halitose.

Dermatite da prega da cauda: a pele sob a cauda é macerada, eritematosa e tem odor desagradável.

Dermatite da prega vulvar: os sintomas incluem eritema, maceração e odor desagradável das pregas vulvares, lambedura excessiva da vulva e dor à micção. Uma infecção secundária do trato urinário pode estar presente, provocando infecção da prega cutânea (descendente) ou do trato urinário (ascendente).

Dermatite de pregas corpóreas: pregas eritematosas, seborreicas, geralmente de odor desagradável e, às vezes, com prurido brando das pregas do tronco ou dos membros.

Principais Diagnósticos Diferenciais

Os diagnósticos diferenciais incluem piodermite superficial, dermatite por *Malassezia*, demodicidose e dermatofitose. No caso da dermatite da prega vulvar, o diagnóstico diferencial também inclui a lesão causada por urina e a cistite ou vaginite primária.

Diagnóstico

1. Idade, sexo e raça, histórico, achados clínicos; descarte outros diagnósticos diferenciais.
2. Citologia (esfregaços por impressão): presença de bactérias mistas e, talvez, de leveduras.
3. Urinálise (cistocentese): bacteriúria em cães com dermatite da prega vulvar que apresentam infecção secundária do trato urinário.

Tratamento e Prognóstico

1. Em caso de obesidade, um programa de redução do peso deve ser instituído.
2. Lenços de limpeza (p. ex., lenços sem álcool para acne, lenços de bebê, compressas de clorexidina, outros lenços antimicrobianos) usados a cada 12 a 72 horas são bastante eficazes.
3. Alternativamente, a terapia tópica de rotina pode ser usada para controle do problema de pele. Em casos de dermatite facial, caudal, labial ou da prega vulvar, a área afetada deve ser limpa a cada 1 a 3 dias, conforme necessário, com um xampu antibacteriano com clorexidina, peróxido de benzoíla ou etil lactato.
4. A aplicação tópica de um creme, pomada, solução ou *spray* de antibiótico a cada 24 horas nos primeiros 5 a 7 dias de terapia pode ajudar a resolução da doença.
5. Qualquer doença concomitante (p. ex., úlceras de córnea, doença odontológica, gengivite, infecção do trato urinário) deve ser tratada.
6. A excisão cirúrgica dos excessos de pregas faciais, labiais ou vulvares ou a amputação da cauda nos casos de dermatite da prega da cauda geralmente é curativa.
7. O prognóstico é bom, mas a administração vitalícia da terapia tópica de manutenção pode ser necessária se a correção cirúrgica não for realizada.

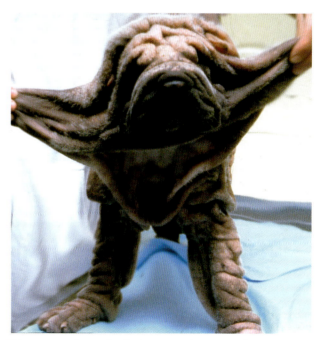

FIGURA 3-54 Dermatite das Pregas Cutâneas. Um Shar Pei com suas rugas distintas que predispõem esta raça ao desenvolvimento de dermatite da prega cutânea.

CAPÍTULO 3 ■ Doenças Cutâneas Bacterianas

Dermatite das Pregas Cutâneas *(Cont.)*

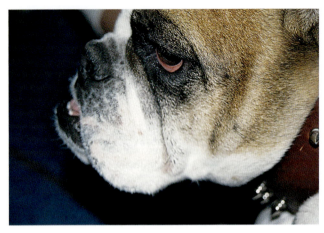

FIGURA 3-55 Dermatite das Pregas Cutâneas. Um Boxer adulto com uma prega cutânea facial profunda. A dermatite não era aparente até o exame da prega cutânea.

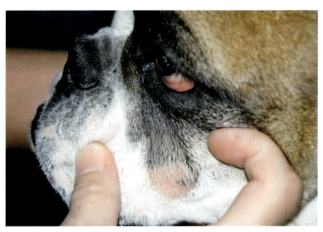

FIGURA 3-56 Dermatite das Pregas Cutâneas. Ampliação da foto do cão mostrado na Figura 3-55. A prega cutânea foi retraída, revelando a dermatite eritematosa úmida.

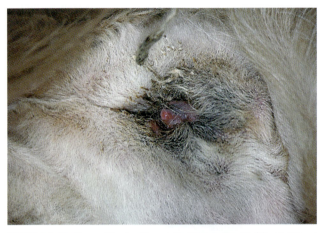

FIGURA 3-57 Dermatite das Pregas Cutâneas. Uma Golden Retriever adulta com dermatite da prega vulvar. A dermatite não era aparente até a retração da prega cutânea.

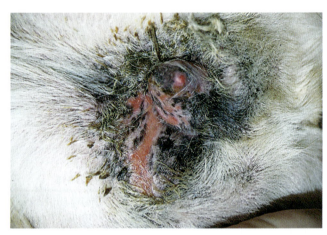

FIGURA 3-58 Dermatite das Pregas Cutâneas. Ampliação da foto do cão mostrado na Figura 3-57. A prega cutânea foi retraída, revelando a dermatite gravemente erosiva e úmida.

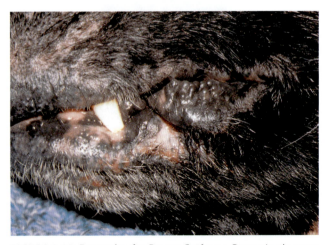

FIGURA 3-59 Dermatite das Pregas Cutâneas. Dermatite da prega labial. A lesão inflamada não era aparente até a retração da prega.

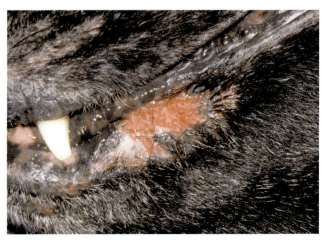

FIGURA 3-60 Dermatite das Pregas Cutâneas. Mesmo cão mostrado na Figura 3-59. A prega labial foi retraída, revelando a dermatite erosiva úmida causada por uma infecção bacteriana superficial.

Dermatite das Pregas Cutâneas

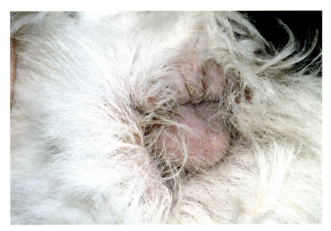

FIGURA 3-61 **Dermatite das Pregas Cutâneas.** Dermatite perivulvar causada por bactérias e leveduras superficiais.

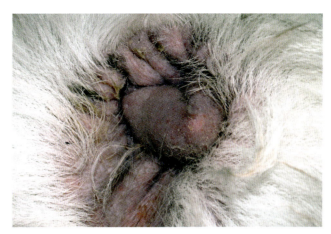

FIGURA 3-62 **Dermatite das Pregas Cutâneas.** Mesmo cão mostrado na Figura 3-61. O tecido perivulvar foi retraído, revelando uma grande área de pele alopécica, eritematosa e liquenificada. Essa dermatite foi causada por uma infecção bacteriana e leveduriforme superficial.

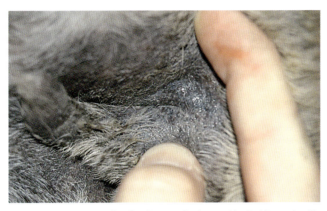

FIGURA 3-63 **Dermatite das Pregas Cutâneas.** Um Buldogue Inglês adulto com dermatite da prega da cauda. As pregas cutâneas profundas associadas à cauda desta raça são sítios comuns de infecção.

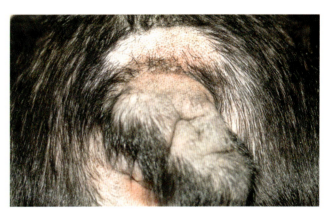

FIGURA 3-64 **Dermatite das Pregas Cutâneas.** Dermatite da prega da cauda.

Piodermite Mucocutânea

Características

A piodermite mucocutânea é uma infecção bacteriana das junções mucocutâneas. É incomum em cães; o Pastor Alemão e seus mestiços talvez sejam predispostos, indicando uma possível associação às síndromes ulcerativas dessa raça (piodermite mucocutânea, fístula perianal, ulceração do metatarso).

As lesões são caracterizadas por aumento de volume, eritema e formação de crostas na junção mucocutânea e, de modo geral, são bilaterais e, às vezes, simétricas. As áreas afetadas podem ser dolorosas ou pruriginosas e sofrer autotraumatismo; essas áreas podem apresentar exsudação, erosão, ulceração, fissura e despigmentação. As margens dos lábios, principalmente nas comissuras, são acometidas com maior frequência.

Principais Diagnósticos Diferenciais

Os diagnósticos diferenciais incluem piodermite superficial, dermatite da prega labial, doença autoimunes cutâneas, demodicidose, dermatofitose, dermatite por *Malassezia*, candidíase e linfoma epiteliotrópico.

Diagnóstico

1. Anamnese, achados clínicos; descarte outros diagnósticos diferenciais.
2. Citologia (esfregaço por impressão): cocos ou bastonetes bacterianos.
3. Dermato-histopatologia: hiperplasia epidérmica, pústulas epidérmicas superficiais, formação de crostas e dermatite liquenoide com preservação da membrana basal. Os infiltrados dérmicos tendem a ser compostos principalmente por plasmócitos, com números variáveis de linfócitos, neutrófilos e macrófagos.

Tratamento e Prognóstico

1. Em lesões brandas a moderadas, as áreas afetadas devem ser tricotomizadas e limpas com xampu com clorexidina.
2. Uma pomada ou creme tópico de mupirocina deve ser aplicada a cada 12 a 24 horas por 1 semana e, então, a cada 3 a 7 dias como terapia de manutenção, conforme necessário.
3. Nas lesões graves, além da terapia tópica, os antibióticos sistêmicos adequados devem ser administrados por 3 a 6 semanas (Tabela 3-2).
4. O prognóstico é bom se uma doença subjacente primária (p. ex., alergia, endocrinopatia) puder ser identificada e controlada, mas a terapia vitalícia de manutenção geralmente é necessária. Se aplicados com regularidade, os antibióticos tópicos podem manter a remissão.

> **NOTA DO AUTOR**
>
> A piodermite mucocutânea deve ser diferenciada do lúpus eritematoso discoide (DLE), já que ambos têm aparência clínica similar e podem causar alterações histopatológicas similares.
>
> Essa síndrome pode ser tão dolorosa que os antibióticos sistêmicos são mais benéficos em comparação à terapia antibacteriana tópica.

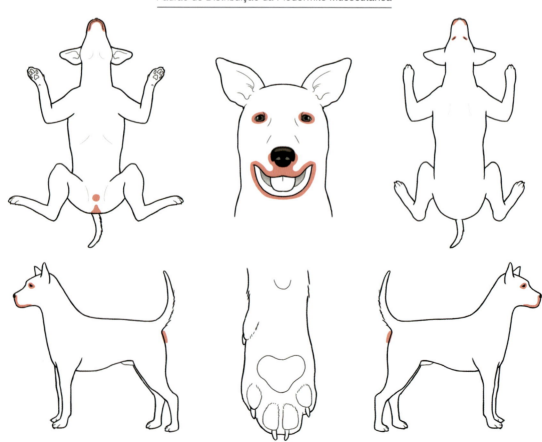

Padrão de Distribuição da Piodermite Mucocutânea

Piodermite Mucocutânea

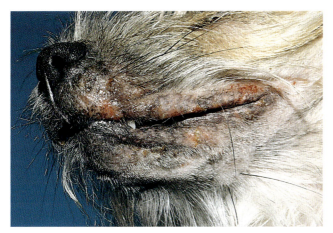

FIGURA 3-65 **Piodermite Mucocutânea.** A dermatite perioral aguda neste Terrier causou prurido intenso. Alopecia, eritema e erosões são visíveis ao redor da junção mucocutânea.

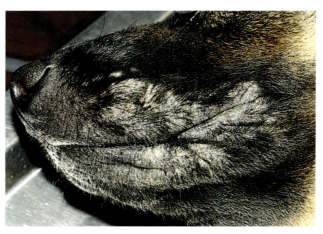

FIGURA 3-66 **Piodermite Mucocutânea.** A alopecia é a principal lesão neste Pastor Alemão com dermatite perioral.

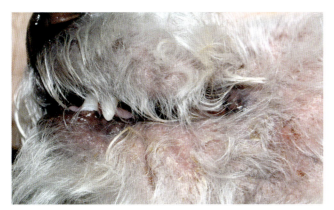

FIGURA 3-67 **Piodermite Mucocutânea.** Esta dermatite eritematosa com crostas foi causada por uma dermatite concomitante por bactérias e *Malassezia*.

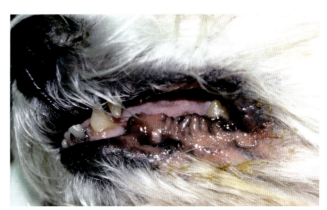

FIGURA 3-68 **Piodermite Mucocutânea.** Dermatite eritematosa alopécica com exsudato úmido predominantemente no lábio inferior.

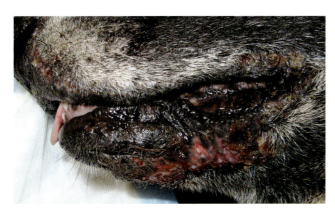

FIGURA 3-69 **Piodermite Mucocutânea.** Grave celulite ulcerativa nas junções mucocutâneas de um cão. Com o agravamento da doença, as lesões se expandiram de forma lateral, com o desenvolvimento de erosões e úlceras.

Piodermite Nasal (Foliculite e Furunculose Nasal)

Características

A piodermite nasal é uma infecção cutânea bacteriana facial que pode ser secundária a traumas ou picadas de inseto. Essa doença pode ser fortemente associada à furunculose eosinofílica, já que ambas têm progressão e aparência clínica muito similar. É incomum em cães e rara em gatos.

A piodermite nasal provoca pápulas, pústulas, eritema, alopecia, formação de crostas, aumento de volume, erosões ou fístulas ulcerativas na ponte nasal. As lesões podem ser dolorosas.

Principais Diagnósticos Diferenciais

Os diagnósticos diferenciais incluem furunculose eosinofílica da face (cão), demodicidose, dermatofitose, doenças autoimunes cutâneas, dermatomiosite, dermatite solar nasal e hipersensibilidade à picada de mosquito (gato).

Diagnóstico

1. Descarte outros diagnósticos diferenciais.
2. Citologia (exsudato, esfregaço por impressão): inflamação supurativa com cocos ou bastonetes bacterianos.
3. Dermato-histopatologia: perifoliculite, foliculite, furunculose ou celulite. A observação de bactérias intralesionais pode ser difícil.
4. Cultura bacteriana: o patógeno primário geralmente é *Staphylococcus*, mas infecções bacterianas mistas também são comuns.

Tratamento e Prognóstico

1. Compressas tópicas suaves com água morna e xampu de clorexidina devem ser usadas a cada 24 horas por 7 a 10 dias para remoção das crostas.
2. A administração sistêmica de antibióticos deve ser realizada (por, no mínimo, 3-6 semanas) e continuar por 2 semanas após a resolução clínica completa (Tabela 3-2).
3. O prognóstico é bom, mas a escoriação pode ser uma sequela permanente em alguns cães.

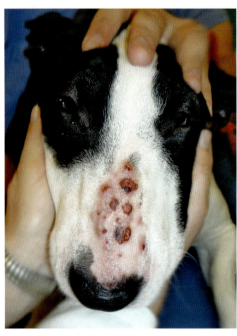

FIGURA 3-70 Piodermite Nasal. Erupção papular eritematosa com alopecia na porção dorsal do focinho. Note que as lesões estão na pele revestida por pelos, diferentemente do observado na doença cutânea autoimune, que afeta o plano nasal.

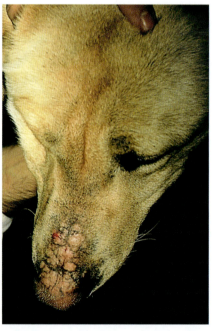

FIGURA 3-71 Piodermite Nasal. Alopecia, eritema e aumento de volume papular no plano nasal de um cão. Note a semelhança à furunculose eosinofílica da face. *(Cortesia de D. Angarano.)*

Pododermatite Bacteriana

Características

A pododermatite bacteriana é uma infecção bacteriana profunda das patas que quase sempre é secundária a algum fator subjacente (Quadro 3-6). É comum em cães e rara em gatos.

Uma ou mais patas podem apresentar eritema, pústulas, pápulas, nódulos, bolhas hemorrágicas, fístulas, úlceras, alopecia ou aumento de volume interdigital. Prurido (lambedura, mordedura), dor ou claudicação podem ser observados. A linfadenomegalia regional é comum. Ocasionalmente, há edema depressível do metatarso ou metacarpo associado. As lesões se resolvem de forma espontânea, são intermitentes ou persistem indefinidamente.

Principais Diagnósticos Diferenciais

Os diagnósticos diferenciais incluem demodicidose, pododermatite por *Malassezia*, dermatofitose, actinomicose, nocardiose, micobacteriose, infecção fúngica profunda, doenças autoimunes cutâneas, furunculose podal canina e neoplasia.

Diagnóstico

1. Descarte outros diagnósticos diferenciais.
2. Citologia (esfregaço por impressão, exsudato): inflamação supurativa a piogranulomatosa com cocos ou bastonetes bacterianos.
3. Dermato-histopatologia: perifoliculite supurativa a piogranulomatosa, foliculite, furunculose e dermatite nodular ou piogranulomatosa difusa. A observação de bactérias intralesionais pode ser difícil.
4. Cultura bacteriana: o patógeno primário geralmente é *Staphylococcus*. Infecções bacterianas mistas também são comuns.

Tratamento e Prognóstico

1. Qualquer causa subjacente deve ser identificada e corrigida (Quadro 3-6).
2. O MRSP é uma possível zoonose que rapidamente está se tornando um grave problema médico, ético e legal em medicina veterinária. As infecções parecem ser raras em humanos saudáveis; porém, pessoas com imunocomprometimento devem ser consideradas mais suscetíveis à infecção por MRS. A transmissão de MRS ocorre principalmente de seres humanos para animais (zoonose reversa), mas esses animais podem, então, abrigar uma possível zoonose. Os veterinários devem instituir boas práticas de controle de infecção em cada caso de piodermite (p. ex., lavagem das mãos, limpeza e desinfecção), e aumentar a intensidade dessas medidas após a documentação de MRS no paciente (p. ex., luvas, vestimentas protetoras, separar o paciente com MRS do restante dos pacientes do hospital). Se os familiares ou seres humanos em contato próximo com o paciente apresentarem imunossupressão, o veterinário deve ser agressivo na avaliação do risco de zoonose e contágio, solicitar culturas do paciente para identificação de MRS, discutir o isolamento do paciente de humanos suscetíveis, manter cobertas quaisquer feridas drenantes abertas no animal acometido, manter feridas pessoais cobertas e protegidas, não permitir que o animal acometido lamba a face ou as feridas de seres humanos, não permitir que o animal acometido compartilhe a cama dos seres humanos e não permitir o uso compartilhado de toalhas ou lençóis com o animal acometido.
3. A administração sistêmica de antibióticos deve ser realizada por um período longo e continuar por 2 semanas após a resolução clínica completa. O antibiótico deve ser escolhido conforme os resultados do antibiograma, já que o desenvolvimento de resistência é comum (Tabela 3-2).
4. Lenços de limpeza (lenços sem álcool para acne, lenços de bebê, compressas de clorexidina ou outros lenços antimicrobianos) usados a cada 12 a 72 horas são bastante eficazes.
5. Nas bolhas interdigitais, a remoção cirúrgica do folículo piloso rompido e do pelo "encravado" com um *punch* de biópsia ou *laser* acelera a resolução. Nas bolhas em desenvolvimento, a aplicação tópica de dimetil sulfóxido (DMSO) combinado à enrofloxacina (de modo a produzir uma solução com 10 mg/mL) e a um corticosteroide (dexametasona, para produzir uma solução com 0,1 mg/mL) deve ser feita a cada 12 a 72 horas até a resolução das lesões. Para prevenção de recidivas, as patas devem ser limpas ou esfoliadas na direção do crescimento do pelo para remoção de quaisquer pelos "encravados".
6. Entre as terapias tópicas adjuntas que podem ser eficazes, estão as imersões diárias das patas, por 10 a 15 minutos em solução de clorexidina a 0,025%, solução de iodopovidona a 0,4% ou sulfato de magnésio (30 g/L água) pelos primeiros 5 a 7 dias. Alternativamente, a lavagem das patas com xampu antibacteriano ou a limpeza cirúrgica realizada a cada 1 a 7 dias, conforme necessário, pode auxiliar o tratamento.
7. O trauma cutâneo deve ser minimizado pela manutenção do cão em ambientes internos, com passeios em coleira e ausência de acesso a superfícies ásperas.
8. A podoplastia de fusão, em que há remoção de todo o tecido doente e fusão dos dedos, é uma alternativa cirúrgica radical disponível em casos graves.
9. O prognóstico é bom a reservado, dependendo da possibilidade de identificação e correção da causa subjacente. Nos casos graves e crônicos, a fibrose e a escoriação permanentes podem contribuir para futuras recidivas nas patas predispostas à lesão traumática.

QUADRO 3-6 Causas de Pododermatite Bacteriana Secundária

- Corpo estranho (p. ex., material vegetal, farpas de madeira, espinhos)
- Parasitas (p. ex., demodicidose, carrapatos, *Pelodera*, dermatite causada por nematódeos)
- Fungos
- Hipersensibilidade (p. ex., alimentar, atopia)
- Endocrinopatia (p. ex., hipotireoidismo, hiperadrenocorticismo)
- Trauma (p. ex., pedras, detritos, arbustos espinhosos, pisos aramados, queimaduras)
- Doenças cutâneas autoimunes e imunomediadas

CAPÍTULO 3 ■ Doenças Cutâneas Bacterianas

Pododermatite Bacteriana *(Cont.)*

NOTA DO AUTOR

As bolhas interdigitais são comuns em raças de pelo curto.

As lesões ativas devem ser removidas e a infecção deve ser tratada com base nos resultados da citologia e das culturas possíveis.

O aparecimento de uma nova bolha pode ser prevenido por meio da limpeza ou esfoliação frequente do espaço interdigital na direção do crescimento do pelo, para remoção e prevenção de pelos "encravados".

Os pacientes com bolhas interdigitais geralmente apresentam piodermite mentoniana concomitante, que provavelmente é causada por um mecanismo similar.

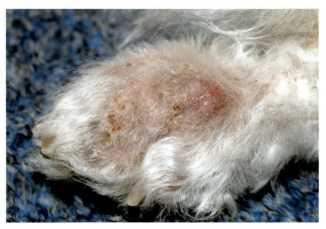

FIGURA 3-74 Pododermatite Bacteriana. Alopecia e dermatite papular com crostas, originárias no espaço interdigital e com progressão à superfície dorsal da pata. Esta infecção bacteriana foi secundária a uma alergia subjacente. Note a semelhança da lesão à dermatite por leveduras.

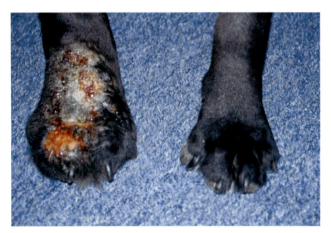

FIGURA 3-72 Pododermatite Bacteriana. Grave aumento de volume com alopecia, úlceras e lesões drenantes, afetando apenas uma pata. A infecção piorou de forma progressiva ao longo de várias semanas.

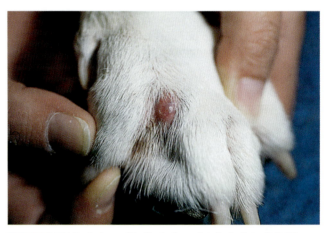

FIGURA 3-75 Pododermatite Bacteriana. Esta bolha interdigital (furunculose podal) foi observada apenas quando os dedos foram separados e o espaço interdigital, examinado.

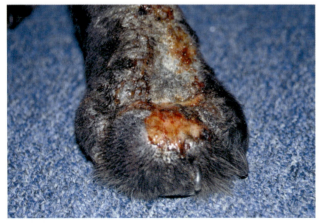

FIGURA 3-73 Pododermatite Bacteriana. Ampliação da foto do cão mostrado na Figura 3-72. Aumento de volume e drenagem do tecido profundo, acompanhados por alopecia e úlceras descamativas, são observados.

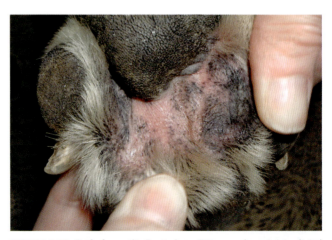

FIGURA 3-76 Pododermatite Bacteriana. Eritema e alopecia interdigital em um cão alérgico. A infecção bacteriana é secundária a uma alergia subjacente e à subsequente lambedura das patas, que criam um ambiente persistentemente úmido.

Pododermatite Bacteriana 73

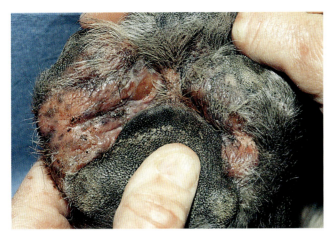

FIGURA 3-77 Pododermatite Bacteriana. Grave aumento de volume com alopecia, eritema e erosões. A infecção foi secundária à dermatite alérgica.

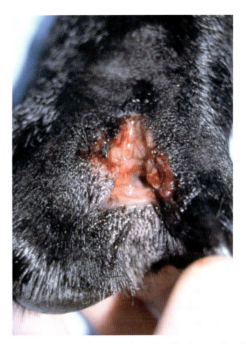

FIGURA 3-78 Pododermatite Bacteriana. Esta fístula interdigital crônica e o trato drenante (furunculose podal) foram causados pela penetração de um corpo estranho vegetal.

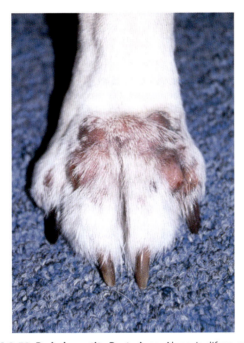

FIGURA 3-79 Pododermatite Bacteriana. Alopecia difusa, eritema e aumento de volume com acometimento da maioria da superfície cutânea. Este caso grave também apresentava múltiplas erosões e lesões drenantes ao redor do leito ungueal e no espaço interdigital.

Furunculose Podal Canina (Bolhas Interdigitais, Piogranuloma Interdigital)

Características

A etiopatogênese não foi esclarecida, mas, segundo uma hipótese, a furunculose podal estéril é uma resposta persistente, imunomediada e inflamatória à queratina e aos triglicérides liberados após o rompimento de folículos pilosos, glândulas sebáceas e panículo. Acredita-se que a doença se desenvolva após a resolução de uma furunculose (p. ex., mecânica, infecciosa, parasitária, alérgica). É incomum em cães, com possível predisposição de raças de pelo curto.

A furunculose podal canina se manifesta como pápulas eritematosas únicas a múltiplas; nódulos firmes a flutuantes; ou bolhas em uma ou mais patas, nas áreas interdigitais. As lesões podem ser dolorosas ou pruriginosas, ulcerar e desenvolver tratos drenantes com exsudatos serossanguinolentos ou purulentos; com a cronicidade, podem sofrer fibrose. As lesões se resolvem de forma espontânea, são intermitentes ou persistem indefinidamente. A linfoadenopatia regional é comum, mas sinais sistêmicos de doença não são observados. Infecções bacterianas e leveduriformes secundárias são comuns.

As bolhas interdigitais são um problema comum em raças de pelo curto. Sua gravidade e recidiva geralmente pioram na presença de uma doença subjacente pruriginosa, como a atopia. Embora a causa seja desconhecida, os pelos curtos que são forçados pelo folículo, criando um furúnculo estéril que, subsequentemente, apresenta uma infecção secundária, parecem ser um importante componente da doença. Os pelos "encravados" são uma importante característica no desenvolvimento das bolhas interdigitais.

Principais Diagnósticos Diferenciais

Os diagnósticos diferenciais incluem pododermatite bacteriana, demodicidose, dermatofitose, infecções bacterianas e fúngicas profundas (celulite), doenças autoimunes cutâneas e neoplasia.

Diagnóstico

1. Baseado na anamnese e nos achados clínicos; descarte outros diagnósticos diferenciais.
2. Citologia (aspirado de nódulos ou bolhas não rompidas): inflamação (pio)granulomatosa sem microrganismos, a não ser na presença de infecções secundárias.
3. Dermato-histopatologia: dermatite (pio)granulomatosa multifocal, nodular a difusa. As colorações especiais não revelam agentes infecciosos, a não ser na presença de infecções secundárias.
4. Culturas microbianas (amostras de biópsia): negativas para bactérias, micobactérias e fungos.

Tratamento e Prognóstico

1. O clínico deve se certificar que a causa desencadeadora da furunculose (p. ex., alergia alimentar, ambiente úmido, más condições sanitárias do canil, fricção em raças de pelo curto) foi identificada e corrigida.
2. Se as lesões drenantes apresentarem infecção secundária, os medicamentos antibióticos ou antifúngicos adequados devem ser administrados por, no mínimo, 4 a 6 semanas.
3. Nas lesões solitárias, a excisão cirúrgica ou a ablação com *laser* pode ser curativa.
4. Lenços de limpeza (lenços sem álcool para acne, lenços de bebê, compressas de clorexidina ou outros lenços antimicrobianos) usados a cada 12 a 72 horas são bastante eficazes. Nas bolhas interdigitais, a remoção cirúrgica do folículo piloso rompido e do pelo "encravado" com um *punch* de biópsia ou *laser* acelera a resolução. Nas bolhas em desenvolvimento, o DMSO tópico combinado à enrofloxacina (de modo a produzir uma solução com 10 mg/mL) e a um corticosteroide (dexametasona, para produzir uma solução com 0,1 mg/mL) deve ser aplicado a cada 12 a 72 horas até a resolução das lesões. Para prevenção de recidivas, as patas devem ser limpas ou esfoliadas na direção do crescimento do pelo para remoção de quaisquer pelos "encravados".
5. Alternativamente, o tratamento com uma combinação de tetraciclina e niacinamida pode ser eficaz em alguns cães. A resposta benéfica deve ser observada nas primeiras 6 semanas após a instituição do tratamento. Administre 500 mg de cada fármaco (cães > 10 kg) ou 250 mg de cada fármaco (cães ≤ 10 kg) VO a cada 8 horas até a resolução das lesões (aproximadamente 2-3 meses) (Tabela 8-2). Então, administre cada fármaco a cada 12 horas por 4 a 6 semanas e, subsequentemente, tente diminuir frequência para a cada 24 horas para a manutenção. Relatos sugerem que a doxiciclina, em dose de 10 mg/kg, deve ser administrada a cada 12 horas até a observação de resposta; a seguir, a dosagem deve ser reduzida até a menor dose eficaz (a doxiciclina pode ser substituída por tetraciclina).
6. Relatos sugerem que o tratamento com ciclosporina em dose de 5 mg/kg VO administrada a cada 24 horas pode ser eficaz em alguns cães. Quando houver resolução clínica (geralmente em 6 semanas), a dosagem de ciclosporina deve ser gradualmente reduzida até a menor dose eficaz, administrada diariamente ou em dias alternados, que mantenha a remissão. A adição de cetoconazol (5-11 mg/kg/dia VO com alimento) ao esquema pode permitir a maior redução da dose de ciclosporina.
7. Nas lesões graves, não cirúrgicas ou múltiplas, o tratamento com glicocorticoides pode ser eficaz. A prednisona ou prednisolona, em dose de 2 a 4 mg/kg VO, deve ser administrada a cada 24 horas. A melhora significativa deve ser observada em 1 a 2 semanas. Após a resolução das lesões (≈ 2-3 semanas), a dosagem de corticosteroide deve ser gradualmente reduzida à menor dose em dias alternados que mantenha a remissão. Em alguns cães, o tratamento com corticosteroide pode, por fim, ser interrompido. As infecções secundárias são comuns e devem ser tratadas de forma agressiva.
8. O prognóstico é bom a moderado. A terapia medicamentosa vitalícia pode ser necessária à manutenção da remissão, e a fibrose interdigital pode ser uma sequela permanente em casos crônicos.

Furunculose Podal Canina

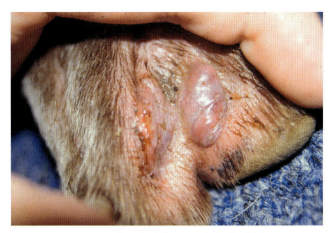

FIGURA 3-80 Furunculose Podal. A grande bolha flácida no espaço interdigital é típica desta doença.

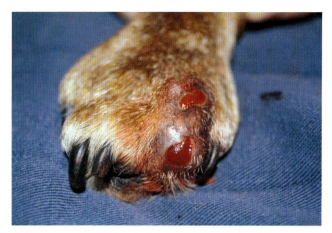

FIGURA 3-81 Furunculose Podal. O grave aumento de volume do tecido interdigital com ulceração foi causado pela furunculose traumática e por infecções bacterianas recidivantes subsequentes.

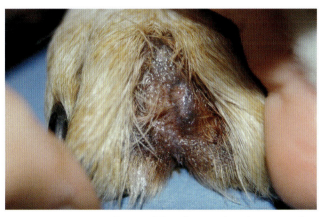

FIGURA 3-82 Furunculose Podal. Bolha interdigital com exsudato úmido e hematoma do tecido adjacente.

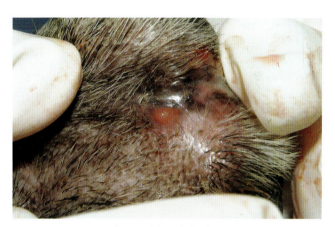

FIGURA 3-83 Furunculose Podal. Os dedos foram separados, revelando o espaço interdigital, que parece apresentar um hematoma. A pele parece delgada, com uma área focal de exsudato identificando um abscesso focal.

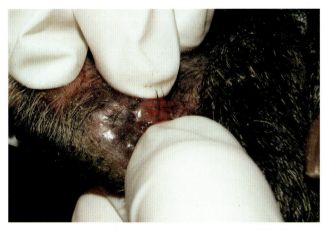

FIGURA 3-84 Furunculose Podal. O clínico pressiona, delicadamente, os aspectos laterais da lesão para demonstrar a presença de um pelo no interior do abscesso. Esta técnica não é recomendada, já que a ruptura interna da lesão pode piorar a celulite e a escoriação.

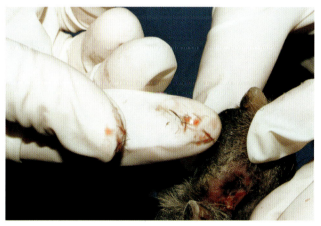

FIGURA 3-85 Furunculose Podal. O material expresso inclui um exsudato com numerosos pelos. Estes pelos agem como um corpo estranho e formam um nicho para infecções secundárias recidivantes.

CAPÍTULO 3 ■ Doenças Cutâneas Bacterianas

Furunculose Podal Canina *(Cont.)*

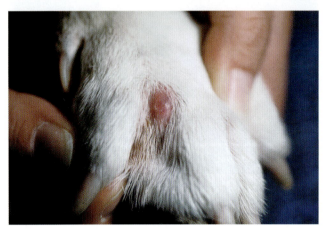

FIGURA 3-86 Furunculose Podal. Uma pequena bolha interdigital.

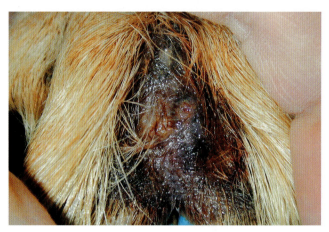

FIGURA 3-87 Furunculose Podal. O tecido interdigital é afetado por um grave infiltrado piogranulomatoso que provocou celulite.

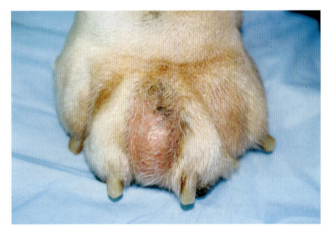

FIGURA 3-88 Furunculose Podal. Grave aumento de volume do espaço interdigital causado por uma inflamação crônica.

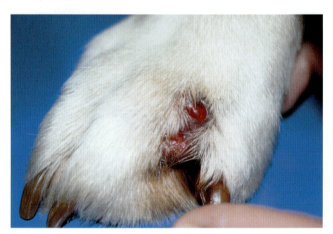

FIGURA 3-89 Furunculose Podal. Uma bolha interdigital focal se rompeu e libera exsudato purulento.

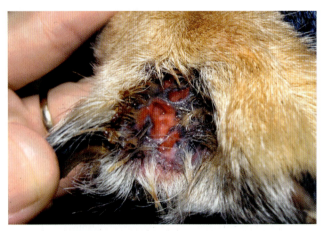

FIGURA 3-90 Furunculose Podal. Grave celulite interdigital com a trato ulcerativo profundo.

Abscesso Subcutâneo (Abscesso por Briga ou Mordedura em Cães e Gatos)

Características

A doença ocorre quando a microflora bacteriana oral normal é inoculada na pele por meio de feridas perfurantes. Um histórico de briga recente entre gatos ou cães geralmente pode ser documentado. Os abscessos subcutâneos são comuns em cães e gatos, principalmente entre gatos machos não castrados.

Os abscessos subcutâneos são caracterizados por aumentos de volume ou abscessos localizados, geralmente dolorosos, com uma ferida perfurante recoberta por crosta que pode liberar material purulento. As lesões são mais comumente encontradas na base da cauda, no ombro, no pescoço, na face ou nos membros. A linfadenomegalia regional é comum. Os animais podem apresentar febre, anorexia e depressão.

Principais Diagnósticos Diferenciais

Os diagnósticos diferenciais incluem abscesso causado por um corpo estranho, outras bactérias (p. ex., actinomicose, nocardiose, micobacteriose) ou neoplasia.

Diagnóstico

1. Anamnese, achados clínicos.
2. Citologia (exsudato): inflamação supurativa com população bacteriana mista.
3. A análise por reação em cadeia de polimerase (PCR), quando disponível, pode simplificar o diagnóstico.

Tratamento e Prognóstico

1. O abscesso deve ser tricotomizado, lancetado e limpo com solução de clorexidina a 0,025%.
2. A administração sistêmica de antibióticos deve ser realizada por 7 a 10 dias ou até a cicatrização completa das lesões. Os antibióticos eficazes incluem os seguintes:
   - Amoxicilina, 20 mg/kg VO, SC ou IM a cada 8 a 12 horas (gatos)
   - Amoxicilina com clavulanato, 22 mg/kg VO a cada 8 a 12 horas
   - Clindamicina, 10 mg/kg VO ou IM a cada 12 horas
   - Cefovecina sódica (Convenia), 8 mg/kg SC
3. O prognóstico é bom. A castração dos gatos machos é uma boa medida preventiva.

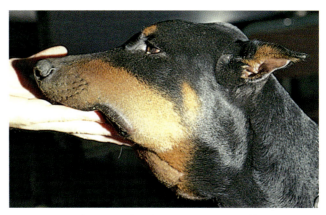

FIGURA 3-91 **Abscesso Subcutâneo.** O aumento de volume submandibular neste Doberman foi causado por um extenso abscesso subcutâneo. *(Cortesia de D. Angarano.)*

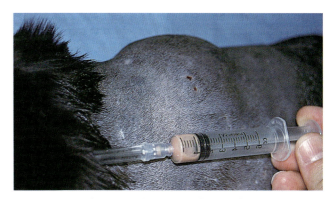

FIGURA 3-92 **Abscesso Subcutâneo.** Abscesso felino causado por uma mordedura de gato. A seringa contém material purulento aspirado do abscesso.

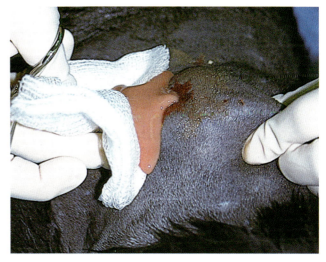

FIGURA 3-93 **Abscesso Subcutâneo.** Mesmo gato mostrado na Figura 3-92. O abscesso foi lancetado e o material purulento é facilmente retirado.

CAPÍTULO 3 ■ Doenças Cutâneas Bacterianas

Abscesso Subcutâneo (Cont.)

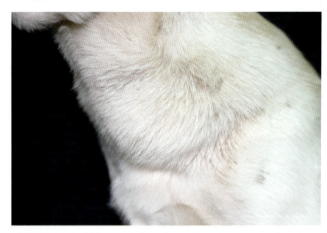

FIGURA 3-94 Abscesso Subcutâneo. Grande aumento de volume subcutâneo no pescoço, típico de um abscesso.

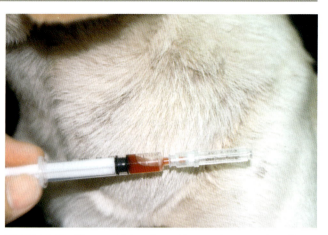

FIGURA 3-95 Abscesso Subcutâneo. Mesmo cão mostrado na Figura 3-94. A seringa contém fluido aspirado da massa. Note que o fluido serossanguinolento é mais típico de um seroma.

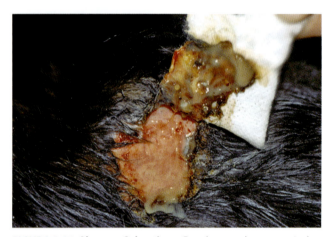

FIGURA 3-96 Abscesso Subcutâneo. Exsudato purulento que recobre uma grande úlcera no dorso de um gato. A pele necrótica acima do abscesso foi debridada e foi colocada na gaze.

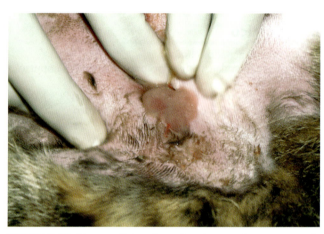

FIGURA 3-97 Abscesso Subcutâneo. Exsudato purulento expresso de um abscesso na região inguinal de um gato.

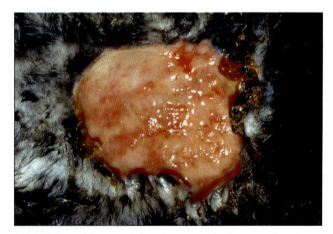

FIGURA 3-98 Abscesso Subcutâneo. Grande úlcera no tórax de um gato, revestida por um exsudato purulento. A pele sobrejacente necrosou e foi removida.

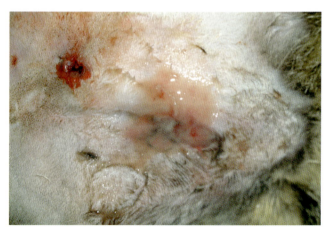

FIGURA 3-99 Abscesso Subcutâneo. A abundância de exsudato purulento é típica dos abscessos felinos.

Botriomicose (Pseudomicetoma Bacteriano, Granuloma Bacteriano Cutâneo)

Características

A botriomicose é um tipo incomum de infecção cutânea onde as bactérias formam grânulos teciduais macroscópicos ou microscópicos. A infecção pode ser uma sequela de uma lesão penetrante, reação de corpo estranho ou ferida por mordedura. A botriomicose é incomum em cães e gatos.

Botriomicose é observado como nódulos firmes, únicos a múltiplos, não dolorosos e geralmente não pruriginosos, com fístulas drenantes. A secreção purulenta pode conter pequenos grânulos brancos (colônias macroscópicas de bactérias). As lesões se desenvolvem lentamente e podem ocorrer em qualquer local do corpo.

Principais Diagnósticos Diferenciais

Os diagnósticos diferenciais incluem actinomicose, nocardiose, micobacteriose, infecção fúngica profunda, neoplasia e reação de corpo estranho.

Diagnóstico

1. Citologia (exsudato): inflamação supurativa que pode conter grânulos compostos por densas colônias bacterianas.
2. Dermato-histopatologia: dermatite e paniculite pio(granulomatosa) nodular a difusa com grânulos teciduais compostos por bactérias.
3. Cultura bacteriana: o agente etiológico geralmente é *Staphylococcus*, mas, às vezes, outras bactérias, como *Pseudomonas* ou *Proteus*, são isoladas.
4. A análise por PCR, quando disponível, pode simplificar o diagnóstico.

Tratamento e Prognóstico

1. Os nódulos devem ser submetidos à excisão cirúrgica; a administração sistêmica de antibióticos deve ser realizada por um período longo (no mínimo de 4 semanas) com base nos resultados do antibiograma. Sem a cirurgia, a antibioticoterapia isolada raramente é eficaz.
2. O prognóstico é bom com a terapia cirúrgica e medicamentosa combinada.

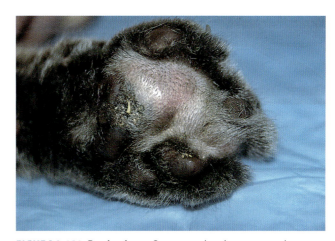

FIGURA 3-101 Botriomicose. O aumento de volume na pata deste gato foi associado a dor moderada e claudicação. A crosta revestia um trato profundo com drenagem periódica de exsudato purulento.

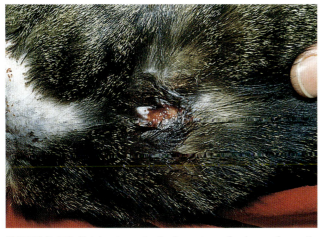

FIGURA 3-100 Botriomicose. Lesão drenante profunda com formação de crosta superficial no dorso de um gato.

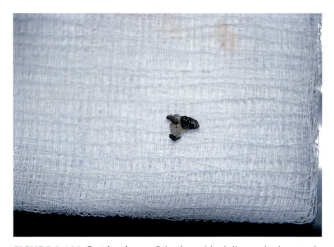

FIGURA 3-102 Botriomicose. Grânulo tecidual dissecado da pata do gato mostrado na Figura 3-101.

Infecção por Bactérias de Parede Celular Deficiente (Formas L)

Características

A infecção por bactérias de parede celular deficiente (formas L) é a infecção cutânea causada pela contaminação de feridas por mordedura ou incisões cirúrgicas. É incomum em gatos e rara em cães.

A infecção por bactérias de parede celular deficiente (formas L) é caracterizada por celulite e sinovite drenante e por disseminação persistente que geralmente começam nos membros. O paciente também apresenta febre. A poliartrite pode também ser observada.

Principais Diagnósticos Diferenciais

Os diagnósticos diferenciais incluem outras infecções bacterianas (p. ex., actinomicose, nocardiose, micobacteriose) e fúngicas profundas e neoplasias.

Diagnóstico

1. Descarte outros diagnósticos diferenciais.
2. Citologia (exsudato): inflamação piogranulomatosa. As formas L não podem ser visualizadas, mas cocos e bastonetes bacterianos contaminantes podem estar presentes.
3. Dermato-histopatologia (não diagnóstica): dermatite piogranulomatosa.
4. Radiografia: aumento de volume do tecido mole periarticular e proliferação perióstea.
5. Cultura bacteriana: As formas L não podem ser cultivadas a não ser que um meio especial seja usado. Bactérias contaminantes geralmente são isoladas.
6. Microscopia eletrônica (amostras de biópsia): microrganismos pleomórficos com parede celular deficiente são encontrados nos fagócitos.
7. A análise por PCR, quando disponível, pode simplificar o diagnóstico.

Tratamento e Prognóstico

1. Os antibióticos geralmente usados no tratamento de outras infecções bacterianas não são eficazes.
2. A tetraciclina, em dose de 22 mg/kg VO, deve ser administrada a cada 8 horas; alternativamente, a doxiciclina, em dose de 5 a 10 mg/kg VO, deve ser administrada a cada 12 horas. O tratamento deve continuar por pelo menos 1 semana após a resolução clínica completa.
3. O prognóstico é bom. Nos casos graves, porém, artrite crônica pode ser uma sequela permanente.

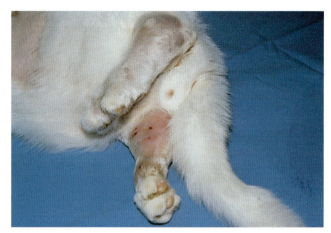

FIGURA 3-103 Infecção por Bactérias de Parede Celular Deficiente (Formas L). Celulite difusa com múltiplo tratos drenantes. A confirmação desse diagnóstico pode ser difícil e exigir técnicas laboratoriais especiais. *(Cortesia de University of Florida; material de caso.)*

Actinomicose

Características

A actinomicose é a doença que ocorre quando *Actinomyces*, uma bactéria normalmente não patogênica encontrada na cavidade oral, é inoculada no tecido de forma acidental. Um histórico de ferida por mordedura ou lesão penetrante no sítio de infecção geralmente pode ser documentado. A actinomicose é uma causa incomum de doença cutânea em gatos e cães; a maior incidência é observada em cães que vivem em ambientes externos e de caça.

Cães

A actinomicose provoca aumentos de volume e abscessos subcutâneos, firmes a flutuantes, que podem apresentar fístulas ou úlceras. A secreção é serossanguinolenta a purulenta, geralmente tem odor desagradável e pode conter grânulos marrom-amarelados (colônias macroscópicas de actinomicetos). As áreas cervicais, mandibulares e submandibulares ventrais e laterais são acometidas com maior frequência. A perda de peso progressiva e crônica e a febre sugerem o acometimento concomitante da cavidade torácica ou abdominal.

Gatos

O piotórax e os abscessos subcutâneos com exsudato serossanguinolento a purulento de odor desagradável são as apresentações mais comuns da actinomicose em gatos.

Principais Diagnósticos Diferenciais

Os diagnósticos diferenciais incluem outras infecções bacterianas e fúngicas profundas e neoplasias.

Diagnóstico

1. Descarte outros diagnósticos diferenciais.
2. Citologia (exsudato): inflamação supurativa a piogranulomatosa com população mista de bactérias, inclusive *Actinomyces*. Os actinomicetos são observados individualmente ou em agregados como microrganismos Gram-positivos, não álcool-acidorresistentes, em formato de contas e filamentosos, com ramificações ocasionais. A visualização dos microrganismos pode ser difícil.
3. Dermato-histopatologia: dermatite piogranulomatosa ou supurativa nodular a difusa e paniculite que podem conter grânulos teciduais compostos por microrganismos filamentosos Gram-positivos **não álcool-acidorresistentes**. A visualização dos microrganismos pode ser difícil.
4. Cultura bacteriana anaeróbica (aspirado percutâneo profundo ou amostra da biópsia inoculada diretamente em meio anaeróbico para transporte [evitar a refrigeração]): de modo geral, há isolamento de uma população bacteriana mista, que pode não incluir *Actinomyces* porque o crescimento dessa bactéria é fastidioso e sua cultura é difícil.
5. A análise por PCR, quando disponível, pode simplificar o diagnóstico.

Tratamento e Prognóstico

1. A excisão cirúrgica ampla e o debridamento tissular devem ser realizados para remoção da maior quantidade possível de tecido doente. A cirurgia pode disseminar a infecção pelos planos teciduais.
2. A administração sistêmica de antibióticos deve ser realizada por um período longo (de vários meses) e continuar por diversas semanas após a resolução clínica completa.
3. O antibiótico de escolha é a penicilina G potássica (de administração SC, IM, intravenosa [IV]) ou a penicilina V potássica (VO); a dosagem recomendada é de pelo menos 60.000 unidades/kg a cada 8 horas.
4. Os fármacos alternativos que podem ser eficazes incluem os seguintes:
   - Clindamicina, 5 a 10 mg/kg VO a cada 12 horas
   - Eritromicina, 10 mg/kg VO a cada 8 horas
   - Minociclina, 5 a 25 mg/kg IV ou VO a cada 12 horas
   - Amoxicilina, 20 a 40 mg/kg IM, SC ou VO a cada 6 horas
5. O prognóstico de cura é reservado. Essa doença não é considerada contagiosa a outros animais ou seres humanos.

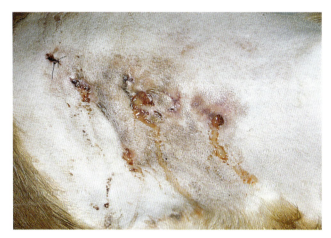

FIGURA 3-104 Actinomicose. Celulite difusa com múltiplo tratos drenantes na região lombar deste cão, com persistência por vários meses.

Actinomicose (Cont.)

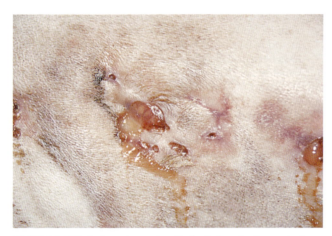

FIGURA 3-105 Actinomicose. Ampliação da foto do cão mostrado na Figura 3-104. Tratos drenantes profundos com descoloração tecidual, típicos da celulite, são aparentes.

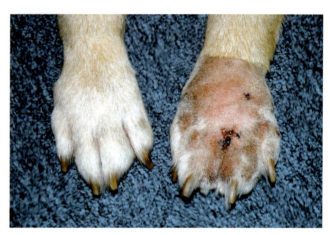

FIGURA 3-106 Actinomicose. Grave aumento de volume com eritema e um trato drenante na pata de um cão adulto. Note que uma amostra de pele e tecido subcutâneo foi obtida para histopatologia e cultura mista de tecido (bacteriana e fúngica).

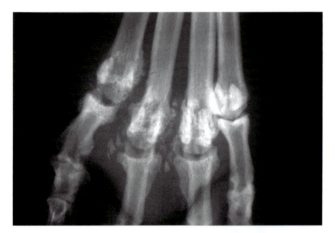

FIGURA 3-107 Actinomicose. Mesmo cão mostrado na Figura 3-106. A radiografia da pata mostrou alterações ósseas consistentes com o diagnóstico de celulite e osteomielite.

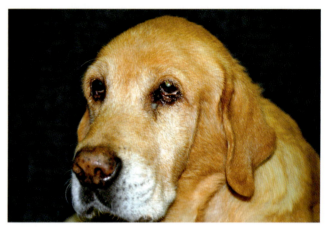

FIGURA 3-108 Actinomicose. Mesmo cão mostrado na Figura 3-106. A expressão facial triste foi causada pelo hipotireoidismo subjacente, que provavelmente predispôs o cão ao desenvolvimento de actinomicose.

Nocardiose

Características

A nocardiose é uma doença cutânea que ocorre quando *Nocardia*, um saprófita do solo, é acidentalmente inoculado em uma ferida perfurante da pele. É incomum em cães e gatos.

A nocardiose provoca nódulos localizados, celulite e abscessos, com ulcerações e trajetos fistulosos com secreção serossanguinolenta. As lesões geralmente ocorrem nos membros, nas patas ou no abdômen. A linfadenomegalia periférica é comum.

Principais Diagnósticos Diferenciais

Os diagnósticos diferenciais incluem outras infecções bacterianas e fúngicas profundas e neoplasias.

Diagnóstico

1. Descarte outros diagnósticos diferenciais.
2. Citologia (exsudato): inflamação supurativa a piogranulomatosa com microrganismos filamentosos ramificados Gram-positivos isolados ou em agregados frouxos, parcialmente álcool-acidorresistentes e em formato de contas.
3. Dermato-histopatologia: dermatite nodular ou piogranulomatosa difusa e paniculite, com microrganismos ramificados e em formato de contas Gram-positivos, parcialmente álcool-acidorresistentes no interior das lesões e que podem formar grânulos teciduais.
4. Cultura bacteriana: *Nocardia*. A análise por PCR, quando disponível, pode simplificar o diagnóstico.

Tratamento e Prognóstico

1. O clínico deve realizar a drenagem, o debridamento e a excisão cirúrgica da maior quantidade possível de tecido doente. A cirurgia pode disseminar a infecção pelos planos teciduais.
2. A administração sistêmica de antibióticos deve ser realizada por um período longo (semanas a meses) e continuar por pelo menos 4 semanas após a resolução clínica completa. A escolha do antibiótico deve ser baseada, se possível, nos resultados do antibiograma.
3. Os antibióticos que podem ser empiricamente eficazes incluem os seguintes:
   - Sulfadiazina, 80 mg/kg VO a cada 8 horas ou 110 mg/kg VO a cada 12 horas
   - Sulfametizol, 50 mg/kg VO a cada 8 horas
   - Sulfisoxazol, 50 mg/kg VO a cada 8 horas
   - Trimetoprima-sulfadiazina, 15 a 30 mg/kg VO ou SC a cada 12 horas
   - Ampicilina, 20 a 40 mg/kg IV, IM, SC ou VO a cada 6 horas
   - Eritromicina, 10 mg/kg VO a cada 8 horas
   - Minociclina, 5 a 25 mg/kg VO ou IV a cada 12 horas
4. O prognóstico de cura é reservado. Essa doença não é considerada contagiosa a outros animais ou seres humanos.

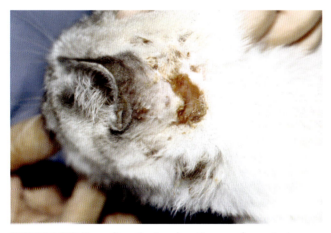

FIGURA 3-109 Nocardiose. Lesões ulcerativas com formação de crostas com um exsudato purulento na cabeça e na base da orelha de um gato adulto.

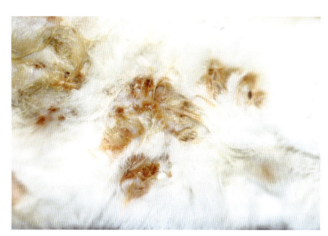

FIGURA 3-110 Nocardiose. Mesmo gato mostrado na Figura 3-109. Múltiplas lesões drenantes ulcerativas no abdômen. Note a semelhança das lesões e da localização com as micobacterioses oportunistas em gatos.

CAPÍTULO 3 ■ Doenças Cutâneas Bacterianas

Nocardiose (Cont.)

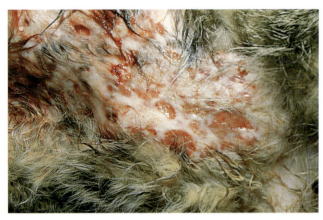

FIGURA 3-111 Nocardiose. Numerosas lesões drenantes ulcerativas no abdômen de um gato adulto. As lesões e a localização são típicas da nocardiose e das micobacterioses oportunistas em gatos.

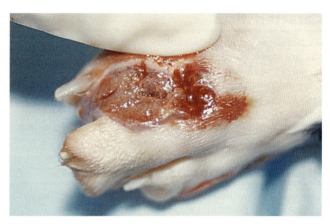

FIGURA 3-112 Nocardiose. A lesão ulcerativa profunda na superfície dorsal da pata deste cão se desenvolveu ao longo de vários meses. Tratos profundos com proliferação tecidual podem ser observados em qualquer infecção bacteriana ou fúngica agressiva.

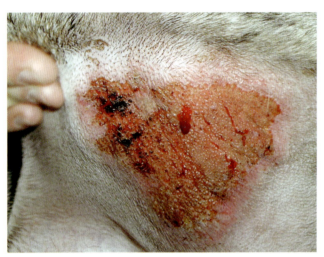

FIGURA 3-113 Nocardiose. Área focal de dermatite erosiva com lesões drenantes na área inguinal de um Dogue Alemão adulto. Devem-se usar luvas durante o exame de qualquer lesão drenante.

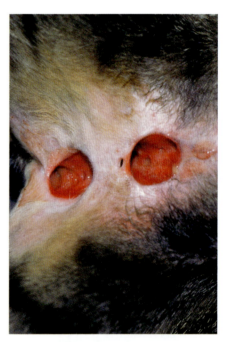

FIGURA 3-114 Nocardiose. Grandes úlceras abertas no abdômen. *(Cortesia de L. Schmeitzel.)*

Micobacterioses Oportunistas (Granuloma Micobacteriano Atípico, Paniculite Micobacteriana)

Características

A micobacteriose oportunista é uma infecção cutânea profunda que ocorre quando micobactérias saprofíticas, normalmente encontradas no solo e na água, são inadvertidamente inoculadas na pele por meio de feridas perfurantes. A maioria dos casos é causada por micobactérias que crescem rapidamente em meios de cultura. As micobacterioses oportunistas são incomuns em gatos e raras em cães; animais obesos podem ser predispostos.

As micobacterioses oportunistas provocam a formação de subcutâneos nódulos, abscessos e celulites alopécicas crônicas, de desenvolvimento lento e que não cicatrizam com depressões focais de cor púrpura entremeadas a úlceras e fístulas puntiformes com secreção serossanguinolenta ou purulenta. As lesões podem aparecer em qualquer local do corpo, mas, em gatos, o tecido adiposo da área inguinal e abdominal caudal é acometido com maior frequência. A área infectada apresenta aumento gradual de tamanho e profundidade e pode, por fim, acometer toda a porção ventral do abdômen e os flancos ou membros adjacentes. Pode haver linfadenomegalia regional. Os gatos afetados podem apresentar depressão, febre ou anorexia; também podem perder peso e relutar à movimentação. A disseminação extensa a órgãos internos e linfonodos é rara.

Principais Diagnósticos Diferenciais

Os diagnósticos diferenciais incluem outras infecções bacterianas ou fúngicas profundas e neoplasias.

Diagnóstico

1. Descarte outros diagnósticos diferenciais.
2. Citologia (exsudato): neutrófilos e macrófagos. Bacilos intracelulares, álcool-acidorresistentes, com pouca ou nenhuma reatividade às colorações de rotina, podem ser observados, mas geralmente são difíceis de encontrar.
3. Dermato-histopatologia: dermatite nodular ou piogranulomatosa difusa e paniculite. Os bacilos intralesionais álcool-acidorresistentes podem ser difíceis de encontrar.
4. Cultura micobacteriana: os microrganismos causadores incluem M. fortuitum, M. chelonei, M. smegmatis, M. phlei, M. xenopi, M. thermoresistibile e M. visibilis. Esses microrganismos são cultivados com facilidade, diferentemente daqueles que causam a lepra felina e canina, mas as culturas podem ser negativas.
5. A análise por PCR, quando disponível, pode simplificar o diagnóstico.

Tratamento e Prognóstico

1. A excisão cirúrgica radical ou debridamento extenso dos tecidos infectados, seguido pela reconstrução da ferida, deve ser realizado, se possível. A cirurgia pode disseminar a infecção pelos planos teciduais.
2. A terapia antimicrobiana sistêmica deve ser administrada por um período longo (3-6 meses) e continuar por 1 a 2 meses após a resolução clínica completa. A escolha dos antimicrobianos deve ser baseada, se possível, nos resultados do antibiograma.
3. Os fármacos que podem ser empiricamente eficazes incluem os seguintes:
    - Doxiciclina ou minociclina, 5 a 12,5 mg/kg VO a cada 12 horas ou 25 a 50 mg/gato VO a cada 8 a 12 horas, imediatamente antes das refeições
    - Marbofloxacina, 2,75 a 5,5 mg/kg VO a cada 12 horas
    - Enrofloxacina, 5 a 15 mg/kg VO a cada 12 horas ou 25 a 75 mg/gato VO a cada 24 horas (pode causar toxicidade retiniana em gatos)
    - Ciprofloxacina, 62,5 a 125 mg/gato VO a cada 12 horas
    - Pradofloxacina (gatos), 7,5 mg/kg VO a cada 24 horas
    - Claritromicina, 5 a 10 mg/kg VO a cada 12 horas
    - Clofazimina, 8 mg/kg VO a cada 24 horas
4. A aplicação de DMSO tópico com enrofloxacina (de modo a produzir uma solução com 10 mg/mL) a cada 12 a 24 horas pode ser eficaz.
5. A doxiciclina deve ser usada profilaticamente após lesões penetrantes em gatos e cães obesos para ajudar a prevenção de infecção micobacteriana secundária.
6. O prognóstico de cura completa é moderado a reservado, embora a terapia medicamentosa prolongada geralmente confine a infecção de forma suficiente para que o animal tenha uma vida normal. Essa doença não é considerada contagiosa a outros animais ou seres humanos.

CAPÍTULO 3 ■ Doenças Cutâneas Bacterianas

Micobacterioses Oportunistas (Cont.)

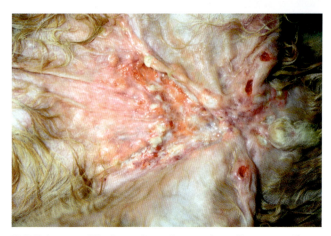

FIGURA 3-115 Micobacterioses Oportunistas. Numerosas úlceras e tratos drenantes no abdomen de um gato. Múltiplos nódulos e um exsudato purulento aderente podem ser observados. Os nódulos podem servir como nicho residual para a recidiva da infecção. Note a semelhança com a nocardiose.

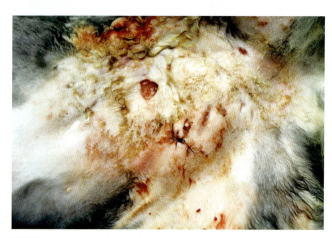

FIGURA 3-116 Micobacterioses Oportunistas. Múltiplas lesões ulcerativas no abdômen de um gato adulto.

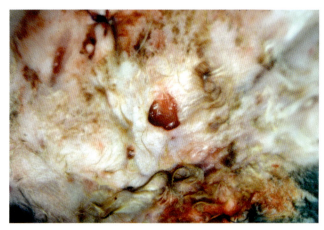

FIGURA 3-117 Micobacterioses Oportunistas. Grande úlcera não cicatrizada com exsudato purulento e um trato profundo.

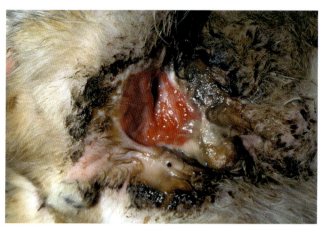

FIGURA 3-118 Micobacterioses Oportunistas. Ampliação da foto do gato mostrado na Figura 3-117. Lesões ulcerativas são aparentes.

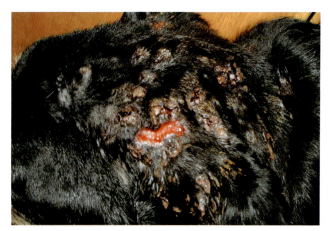

FIGURA 3-119 Micobacterioses Oportunistas. Grave celulite provocando ulceração e formação de crostas na cabeça de um cão adulto.

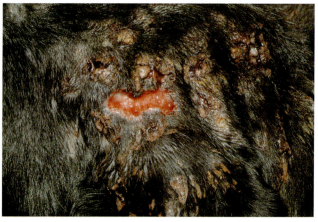

FIGURA 3-120 Micobacterioses Oportunistas. Mesmo cão mostrado na Figura 3-119. A ulceração profunda causada pela celulite é mais aparente.

Micobacterioses Oportunistas

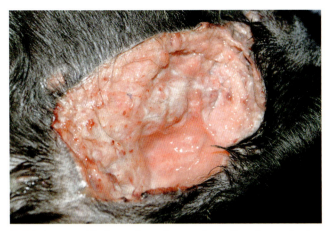

FIGURA 3-121 Micobacterioses Oportunistas. Uma úlcera não cicatrizada profunda e aberta é o resultado de uma infecção prolongada. Note a semelhança com uma neoplasia.

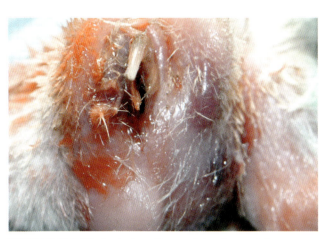

FIGURA 3-122 Micobacterioses Oportunistas. Grave celulite com acometimento do leito ungueal. O aumento de volume e o grave hematoma indicam a profundidade e a gravidade da infecção.

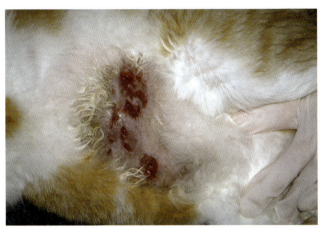

FIGURA 3-123 Micobacterioses Oportunistas. Lesões drenantes profundas em um gato com infecção crônica. Os múltiplos tratos drenantes são típicos das infecções bacterianas e fúngicas profundas em gatos.

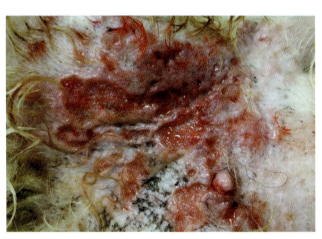

FIGURA 3-124 Micobacterioses Oportunistas. Grave celulite e tratos drenantes no ventre de um gato.

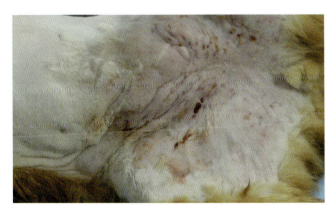

FIGURA 3-125 Micobacterioses Oportunistas. Celulite expansiva no abdômen de um gato infectado. Os nódulos expansivos demonstram a natureza disseminada da infecção.

Síndrome de Lepra Felina

Características

Acredita-se que a lepra felina seja causada por duas diferentes espécies micobacterianas — *Mycobacterium lepraemurium* e outra espécie que ainda não foi nomeada. Presume-se que *M. lepraemurium*, o agente da lepra em ratos, é transmitido aos gatos por meio de mordeduras de ratos infectados. O nicho ambiental da nova espécie micobacteriana, que se acredita ser um saprófito oportunista, ainda não foi determinado. A lepra felina foi relatada no oeste dos Estados Unidos, no oeste do Canadá, na Holanda, na Austrália, na Nova Zelândia e na Grã-Bretanha. Enquanto os casos provocados por *M. lepraemurium* foram limitados principalmente às áreas costais temperadas e às cidades litorâneas, as infecções causadas pela nova espécie micobacteriana tendem a ocorrer em áreas rurais e semirrurais. A síndrome da lepra felina é incomum em gatos; a maior incidência de *M. lepraemurium* foi observada em gatos adultos com menos de 4 anos de idade. A maior incidência da nova infecção micobacteriana foi documentada em gatos com mais de 9 anos de idade com imunocomprometimento decorrente de uma doença subjacente, como a infecção prolongada pelo vírus da imunodeficiência felina (FIV), a insuficiência renal crônica ou a idade avançada.

As infecções por *M. lepraemurium* são caracterizadas nódulos cutâneos e subcutâneos de progressão rápida, disseminação local, não dolorosos, elevados, de consistência macia e similares a tumores. As lesões têm de poucos milímetros a 4 cm de diâmetro; as lesões maiores geralmente são ulceradas. As lesões podem ocorrer em qualquer local do corpo, mas geralmente começam como um nódulo único ou um grupo de nódulos na cabeça ou nos membros. O acometimento cutâneo disseminado tende a ocorrer em 2 meses e pode haver linfadenomegalia regional. Apesar do rápido desenvolvimento de lesões cutâneas generalizadas, não há disseminação a órgãos internos.

A infecção pela nova espécie micobacteriana geralmente começa com nódulos subcutâneos e cutâneos localizados na cabeça, na cauda ou nos membros que são firmes e não dolorosos e que não apresentam úlceras. Essas lesões progridem de forma lenta por meses ou anos, até se tornarem generalizadas; ocasionalmente, há disseminação aos órgãos internos.

Principais Diagnósticos Diferenciais

Os diagnósticos diferenciais incluem outras infecções bacterianas e fúngicas profundas e neoplasias.

Diagnóstico

1. Descarte outros diagnósticos diferenciais.
2. Citologia (aspirado, impressão tecidual): neutrófilos e macrófagos, alguns com bacilos álcool-acidorresistentes intracelulares que não reagem às colorações de rotina.
3. Dermato-histopatologia: dermatite (pio)granulomatosa e paniculite difusa com bacilos álcool-acidorresistentes intracelulares e extracelulares. Enquanto as lesões causadas por *M. lepraemurium* tendem a apresentar regiões de necrose caseosa com números pequenos a moderados de bacilos álcool-acidorresistentes, as lesões provocadas pela nova espécie não possuem necrose caseosa e contêm grandes números de bacilos álcool-acidorresistentes.
4. Técnica de PCR (biópsia de pele): detecção de DNA de *M. lepraemurium* ou da nova micobactéria.
5. Cultura micobacteriana: geralmente é negativa, já que os microrganismos causadores são fastidiosos e de difícil crescimento.

Tratamento e Prognóstico

1. A excisão cirúrgica completa é o tratamento de escolha nos casos de infecção por *M. lepraemurium*. A cirurgia pode disseminar a infecção pelos planos teciduais.
2. Se a excisão completa não for possível, o tratamento com clofazimina em dose de 8 a 10 mg/kg VO a cada 24 horas (25 mg/gato VO a cada 24 horas) ou 50 mg/gato VO a cada 48 horas pode ser eficaz. A terapia é administrada por um período longo e é mantida por 2 a 3 meses após a resolução clínica completa.
3. A excisão cirúrgica completa raramente é possível nas infecções causadas pela nova espécie micobacteriana. O tratamento medicamentoso de escolha é a combinação de claritromicina, em dose de 62,5 mg/gato VO a cada 12 horas, e rifampicina, em dose de 10 a 15 mg/kg VO a cada 24 horas. A terapia deve ser mantida por vários meses e se estender por pelo menos 2 meses após a resolução clínica completa.
4. O prognóstico é melhor caso as lesões possam ser submetidas à excisão completa. A lepra felina não é considerada contagiosa a outros animais ou seres humanos.

Síndrome de Lepra Felina

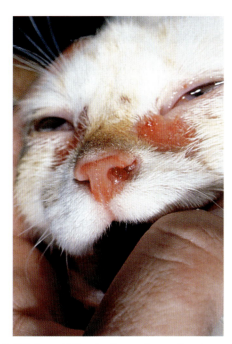

FIGURA 3-126 Lepra Felina. Lesões erosivas na face de um gato infectado com *Mycobacterium lepraemurium*. *(Cortesia de A. Yu.)*

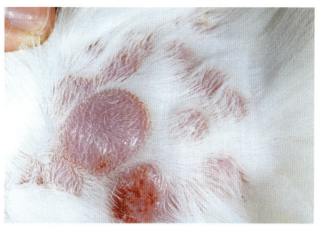

FIGURA 3-127 Lepra Felina. Múltiplas lesões eritematosas alopécicas no corpo de um gato infectado com *Mycobacterium lepraemurium*. *(Cortesia de A. Yu.)*

Síndrome do Granuloma Leproide Canino (Lepra Canina)

Características

A síndrome do granuloma leproide canino é uma doença micobacteriana cutânea de cães. Sua causa e patogênese não foram completamente elucidadas, mas acredita-se que uma micobactéria ambiental de espécie ainda não determinada seja inoculada no tecido subcutâneo por insetos sugadores. A doença micobacteriana mais comum em cães na Austrália também foi relatada na Nova Zelândia, no Brasil, no Zimbábue e nos estados da Califórnia e da Flórida dos Estados Unidos. A incidência da doença é maior em cães de pelo curto; Boxers e seus mestiços podem ser predispostos.

A síndrome do granuloma leproide canino provoca nódulos subcutâneos únicos ou múltiplos, bem circunscritos e firmes com diâmetro entre 2 mm e 5 cm. As lesões são não dolorosas e não pruriginosas, às vezes são alopécicas e podem apresentar úlceras caso muito extensas. Os nódulos são mais comumente encontrados na cabeça e nas pregas dorsais da orelha, mas podem aparecer em qualquer local do corpo. Os cães afetados parecem saudáveis e não apresentam doença sistêmica.

Principais Diagnósticos Diferenciais

Os diagnósticos diferenciais incluem outras infecções bacterianas e fúngicas profundas, granulomas não infecciosos (p. ex., suturas esquecidas após cortes de orelha) e neoplasias.

Diagnóstico

1. Descarte outros diagnósticos diferenciais.
2. Citologia (aspirado): numerosos macrófagos com números variáveis de linfócitos, plasmócitos e neutrófilos. Números baixos a moderados de bacilos álcool-acidorresistentes de comprimento médio, que não se coram com métodos de rotina, podem ser observados no meio extracelular ou no interior de macrófagos.
3. Dermato-histopatologia: dermatite piogranulomatosa e paniculite com bacilos álcool-acidorresistentes intracelulares e extracelulares.
4. Técnica de PCR (biópsia de pele): detecção da sequência de DNA da nova espécie micobacteriana, que não foi encontrada em granulomas micobacterianos de qualquer espécie animal que não a canina ou seres humanos.
5. Cultura micobacteriana: negativa, já que os requerimentos de crescimento desse microrganismo fastidioso ainda não foram determinados.

Tratamento e Prognóstico

1. A síndrome do granuloma leproide canino tende a ser uma doença autolimitante e as lesões geralmente regridem de forma espontânea em 3 a 4 semanas.
2. Em caso de persistência das lesões, em baixo número, a excisão cirúrgica agressiva é o tratamento de escolha.
3. Nas lesões graves, refratárias, crônicas e desfigurantes, o tratamento medicamentoso de escolha é a combinação de rifampicina, em dose de 10 a 15 mg/kg VO a cada 24 horas, e claritromicina, em dose de 15 a 25 mg/kg VO, a cada 8 a 12 horas. O tratamento deve continuar por, no mínimo, 4-8 semanas, até a resolução das lesões.
4. Alternativamente, a combinação de rifampicina, em dose de 10 a 15 mg/kg VO a cada 24 horas, e doxiciclina, em dose de 5 a 10 mg/kg VO a cada 12 horas, pode ser eficaz.
5. A aplicação tópica de pomada de clofazimina (preparada por meio da mistura do líquido corado extraído de 40 cápsulas esmagadas de 50 mg de clofazimina com 100 g vaselina) pode ser um bom adjunto à terapia sistêmica.
6. O prognóstico é bom, já que a doença tende a ser autolimitante e geralmente se resolve de forma espontânea. Pequenas cicatrizes hiperpigmentadas são possíveis sequelas nos locais dos granulomas piores. Essa doença não é considerada contagiosa a outros animais ou seres humanos.

Síndrome do Granuloma Leproide Canino

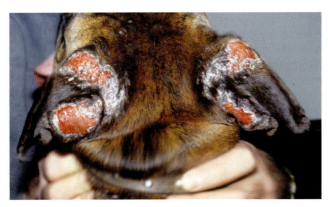

FIGURA 3-128 **Síndrome Granulomatosa Leproide Canina.** Múltiplos granulomas erosivos alopécicos nos pavilhões auriculares de um cão. *(Cortesia de R. Malik.)*

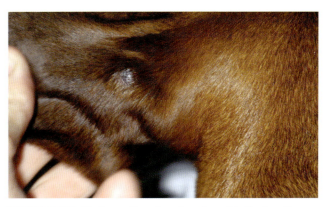

FIGURA 3-129 **Síndrome Granulomatosa Leproide Canina.** Um granuloma focal no pavilhão auricular. *(Cortesia de R. Malik.)*

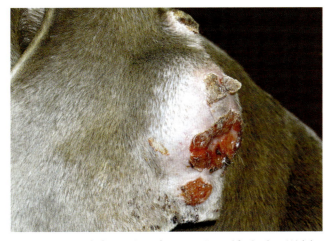

FIGURA 3-130 **Síndrome Granulomatosa Leproide Canina.** Nódulos ulcerados e com formação de crostas no pavilhão auricular de um cão.

Tuberculose

Características

Na tuberculose (TB), as micobactérias são transmitidas aos animais pelo contato próximo com proprietários infectados ou pelo consumo de leite ou carne contaminada. A TB raramente ocorre em cães e gatos; as maiores incidências são relatadas em áreas de tuberculose endêmica.

A tuberculose se manifesta como nódulos, placas, abscessos e úlceras dérmicas únicas ou múltiplas, não cicatrizadas, com exsudato espesso e purulento. As lesões são observadas na cabeça, no pescoço e nos membros. Sintomas concomitantes de acometimento sistêmico (p. ex., febre, anorexia, depressão, perda de peso, linfadenomegalia, tosse, dispneia, vômitos, diarreia) geralmente são observados.

Principais Diagnósticos Diferenciais

Os diagnósticos diferenciais incluem outras infecções bacterianas e fúngicas profundas e neoplasias.

Diagnóstico

1. Descarte outros diagnósticos diferenciais.
2. Citologia (exsudato): neutrófilos e macrófagos, alguns contendo bacilos álcool-acidorresistentes que não se coram com métodos de rotina.
3. Dermato-histopatologia: dermatite nodular ou piogranulomatosa difusa com poucos a muitos bacilos álcool-acidorresistentes intracelulares.
4. Cultura micobacteriana: os microrganismos causadores incluem M. tuberculosis, M. bovis, variante M. tuberculosis-M. bovis e complexo M. avium.
5. A análise por PCR, quando disponível, pode simplificar o diagnóstico.

Tratamento e Prognóstico

1. Os órgãos de saúde pública devem ser notificados para orientação. O órgão fará as recomendações com base nas circunstâncias do caso.
2. Se o proprietário recusar a eutanásia, a quimioterapia prolongada (6-12 meses) pode ser eficaz em alguns animais.
3. Na infecção por M. tuberculosis, as terapias que podem ser eficazes incluem as seguintes:
   Em cães e gatos, a combinação de isoniazida, em dose de 10 a 20 mg/kg VO a cada 24 horas, e etambutol, em dose de 15 mg/kg IM a cada 24 horas
   Em cães, a combinação de pirazinamida, em dose de 15 a 40 mg/kg VO a cada 24 horas, e rifampicina, em dose de 10 a 20 mg/kg a cada 12 a 24 horas
4. Nas infecções por M. bovis em gatos, as lesões localizadas devem ser submetidas à excisão cirúrgica e o paciente deve receber rifampicina em dose de 4 mg/kg VO a cada 24 horas.
5. Nas infecções pela variante M. tuberculosis-M. bovis em gatos, a combinação de rifampicina, em dose de 10 a 20 mg/kg VO a cada 24 horas, enrofloxacina, em dose de 5 a 10 mg/kg VO a cada 12 a 24 horas, e claritromicina, em dose de 5 a 10 mg/kg VO a cada 12 horas.
6. Nas infecções causadas pelo complexo M. avium em cães e gatos, a combinação de doxiciclina, em dose de 10 mg/kg VO a cada 12 horas, ou clofazimina, em dose de 4 mg/kg VO a cada 24 horas, enrofloxacina, em dose de 5 a 10 mg/kg VO a cada 12 a 24 horas, e claritromicina, em dose de 5 mg/kg VO a cada 12 horas.
7. O prognóstico é reservado. A tuberculose é contagiosa a outros animais e seres humanos.

Peste Bubônica

Características

A peste bubônica é uma doença bacteriana zoonótica causada por *Yersinia pestis*. Os cães parecem ser resistentes, mas os gatos são suscetíveis. A peste bubônica se desenvolve quando os gatos ingerem roedores infectados (reservatórios naturais) ou são picados por pulgas de roedores infectados (vetores). A peste bubônica é incomum em gatos, com as maiores incidências relatadas em áreas endêmicas do sudoeste e do oeste dos Estados Unidos.

A peste bubônica é uma doença aguda e geralmente fatal caracterizada por febre, desidratação, linfadenomegalia e abscedação de linfonodos (bubo). O bubo pode fistular e liberar um exsudato espesso e purulento. Os linfonodos submandibulares, retrofaríngeos e cervicais são acometidos com maior frequência.

Principais Diagnósticos Diferenciais

Os diagnósticos diferenciais incluem os abscessos subcutâneos causados por outras bactérias.

Diagnóstico

1. Citologia (exsudato, aspirado de linfonodo): inflamação supurativa com pequenos cocobacilos bipolares Gram-negativos.
2. Sorologia: aumento de quatro vezes no título de anticorpos contra *Y. pestis* em amostras seriadas de soro obtidas com 10 a 14 dias de intervalo.
3. Ensaio de fluorescência direta com anticorpo ou técnica de PCR (exsudato, aspirado de linfonodo): detecção de antígeno de *Y. pestis*.
4. Cultura bacteriana: isolamento de *Y. pestis*.
5. A análise por PCR, quando disponível, pode simplificar o diagnóstico.

Tratamento e Prognóstico

1. Condições sanitárias estritas devem ser mantidas porque o pus, a saliva, os tecidos e as gotículas respiratórias infectadas são altamente contagiosos para seres humanos e outros animais. Se possível, os animais suspeitos devem ser mantidos em isolamento. Ao manipular animais e amostras suspeitas, o clínico deve usar luvas, avental e máscara cirúrgica. Os desinfetantes de rotina devem ser usados na limpeza de mesas e gaiolas, e todos os materiais contaminados (p. ex., compressas de gaze) devem ser colocados em sacos plásticos duplos e incinerados.
2. A antibioticoterapia deve ser imediatamente instituída em todos os casos suspeitos. Para minimizar a probabilidade de contaminação dos cuidadores pela manipulação de um animal infectado, a administração parenteral, e não oral, é recomendada. O tratamento (por, no mínimo, 3 semanas) deve ser mantido bem além da recuperação clínica completa.
3. O antibiótico de escolha é a gentamicina, em dose de 2 a 4 mg/kg por via IM ou SC a cada 12 a 24 horas.
4. Os antibióticos alternativos que podem ser eficazes incluem os seguintes:
    - Cloranfenicol, em dose de 15 mg/kg SC a cada 12 horas
    - Trimetoprima-sulfadiazina, em dose de 15 mg/kg IM ou IV a cada 12 horas
5. O animal deve ser tratado de forma agressiva para rapidamente matar e prevenir a disseminação de pulgas (vetores). O controle agressivo de pulgas deve ser usado na prevenção em longo prazo.
6. Os abscessos devem ser lancetados e lavados com solução de clorexidina a 0,025%.
7. Os animais expostos e assintomáticos devem ser submetidos ao tratamento profilático com tetraciclina, em dose de 20 mg/kg VO a cada 8 horas por 7 dias.
8. O prognóstico é mau a não ser que a antibioticoterapia seja iniciada logo no início da progressão da doença. A peste bubônica é contagiosa a outros animais e seres humanos.

CAPÍTULO | 4

Doenças Cutâneas Fúngicas

- Malasseziose (Dermatite por *Malassezia*)
- Candidíase (Candidose, Sapinho)
- Dermatofitose
- Granulomas Dermatofíticos e Pseudomicetomas (Granulomas de Majocchi)
- Feoifomicose (Cromomicose)
- Prototecose
- Pitiose
- Zigomicose (Mucormicose, Entomoftoromicose)
- Lagenidiose
- Esporotricose
- Blastomicose
- Coccidioidomicose
- Criptococose
- Histoplasmose

Malasseziose (Dermatite por *Malassezia*)

Características

Malassezia pachydermatis é uma levedura normalmente encontrada em baixos números nos canais auditivos externos, nas áreas periorais, nas regiões perianais e nas pregas cutâneas úmidas. A doença cutânea ocorre em cães após o desenvolvimento de uma reação de hipersensibilidade aos microrganismos ou o crescimento cutâneo excessivo das leveduras. Em cães, o crescimento excessivo de *Malassezia* é quase sempre associado a uma causa subjacente, como atopia, alergia alimentar, endocrinopatia, distúrbio de queratinização, doença metabólica ou tratamento prolongado com corticosteroides. Em gatos, a doença cutânea é causada pelo crescimento excessivo de *Malassezia*, que pode ser secundário a uma doença subjacente (p. ex., infecção pelo vírus da imunodeficiência felina, diabetes mellitus, um tumor maligno interno). Em especial, a dermatite generalizada por *Malassezia* pode ocorrer em gatos com dermatose associada ao timoma ou alopecia paraneoplásica. A malasseziose é comum em cães, principalmente entre West Highland White Terriers, Dachshunds, Setters Ingleses, Basset Hounds, Cocker Spaniels Americanos, Shih Tzus, Springer Spaniels e Pastores Alemães. Essas raças podem ser predispostas à infecção. A malasseziose é rara em gatos.

Cães

Há prurido moderado a grave, com alopecia regional ou generalizada, escoriações, eritema e seborreia. Com a cronicidade, a pele acometida pode apresentar liquenificação, hiperpigmentação e hiperqueratose (pele com textura de couro ou similar à de elefantes). Um odor corpóreo desagradável geralmente é observado. As lesões podem acometer os espaços interdigitais, a porção ventral do pescoço, as axilas, a região perineal ou as pregas dos membros. A paroníquia com secreção marrom escura nos leitos ungueais pode ser observada. A presença concomitante de otite externa por leveduras é comum.

Gatos

Os sintomas incluem otite externa com secreção ceruminosa preta; acne mentoniana crônica; alopecia; e eritema e seborreia multifocal a generalizada.

Principais Diagnósticos Diferenciais

Os diagnósticos diferenciais incluem outras causas de prurido e seborreia, como demodicidose, piodermite superficial, dermatofitose, ectoparasitas e alergias.

Diagnóstico

1. Descarte outros diagnósticos diferenciais.
2. Citologia (preparação com fita, esfregaço por impressão): o crescimento excessivo de leveduras é confirmado pelo achado dos microrganismos de formato redondo a oval com brotamento (). Nos casos de hipersensibilidade a leveduras, o achado dos microrganismos pode ser difícil.
3. Dermato-histopatologia: dermatite perivascular superficial a linfoistiocítica intersticial com leveduras e, ocasionalmente, pseudo-hifas na queratina. O número de microrganismos pode ser baixo e seu achado, difícil.
4. Cultura fúngica: *M. pachydermatis*.
5. Exame para detecção de alergia com diagnóstico de hipersensibilidade a *Malassezia*.

Tratamento e Prognóstico

1. Qualquer causa subjacente (alergias, endocrinopatia, defeito de queratinização) deve ser identificada e corrigida.
2. Nos casos brandos, a terapia tópica isolada geralmente é eficaz. O paciente deve ser banhado a cada 2 a 3 dias com xampu com cetoconazol a 2%, cetoconazol a 1%/clorexidina a 2%, miconazol a 2%, clorexidina a 2% a 4% ou

sulfeto de selênio a 1% (apenas em cães). Os xampus com dois ingredientes ativos têm maior eficácia. O tratamento deve continuar até a resolução das lesões e a ausência de microrganismos à citologia cutânea de acompanhamento (≈ 4 semanas).
3. O tratamento de escolha nos casos moderados a graves é o cetoconazol (cães) ou o fluconazol, em dose de 10 mg/kg por via oral (VO), com alimento, a cada 24 horas. O tratamento deve continuar até a resolução das lesões e a ausência de microrganismos à citologia cutânea de acompanhamento (≈ 4 semanas).
4. Alternativamente, o tratamento com terbinafina, em dose de 5 a 40 mg/kg VO a cada 12 horas, ou itraconazol (Sporanox®), em dose de 5 a 10 mg/kg VO a cada 24 horas, por 4 semanas, pode ser eficaz.
5. Protocolos de terapia pulsada com vários fármacos e esquemas foram publicados; porém, de modo geral, a resolução da infecção ativa é mais demorada.
6. O prognóstico é bom se a causa subjacente puder ser identificada e corrigida. Caso contrário, banhos regulares, uma ou duas vezes por semana, com xampu antifúngico, podem ser necessários para a prevenção de recidivas. Essa doença não é considerada contagiosa a outros animais ou seres humanos, à exceção de indivíduos imunocomprometidos.

NOTA DO AUTOR

Hoje, a dermatite por leveduras é o diagnóstico mais comumente não estabelecido por erro dos clínicos norte-americanos. Deve-se suspeitar de dermatite por *Malassezia* em qualquer paciente que apresente lesões com textura similar à do couro, em "pele de elefante", no ventre.

A citologia cutânea nem sempre é eficaz no achado de *Malassezia*; assim, o clínico precisa se basear nos padrões de lesão clínica para estabelecer o diagnóstico presuntivo.

A dermatite por leveduras provoca prurido intenso; os proprietários relatam nível de prurido igual a 10 na escala analógica visual de 0 a 10.

O texto continua na p. 103

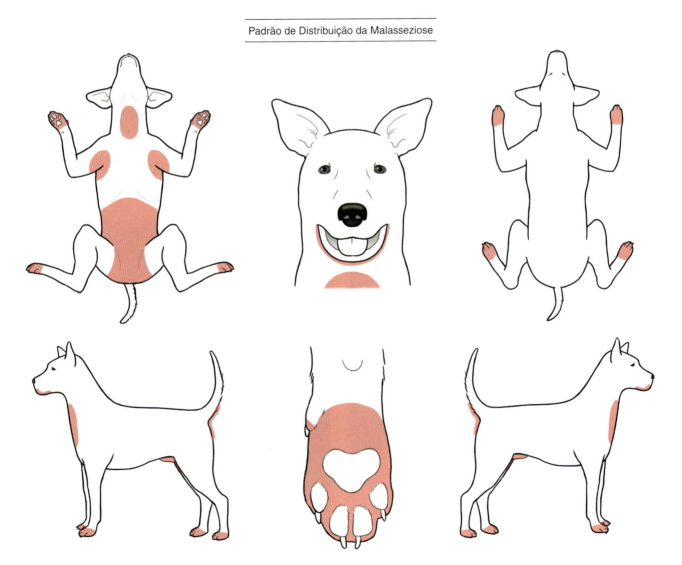

Padrão de Distribuição da Malasseziose

CAPÍTULO 4 ■ Doenças Cutâneas Fúngicas

Malasseziose (Cont.)

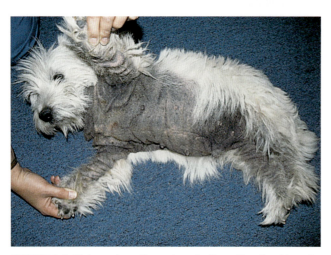

FIGURA 4-1 Malasseziose. Grave alopecia, liquenificação e hiperpigmentação em todo o ventre de um West Highland White Terrier. A infecção leveduriforme foi secundária à dermatite alérgica.

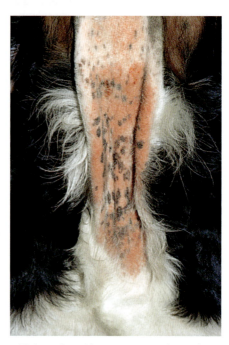

FIGURA 4-2 Malasseziose. Alopecia, eritema e liquenificação na porção ventral do pescoço de um cão alérgico.

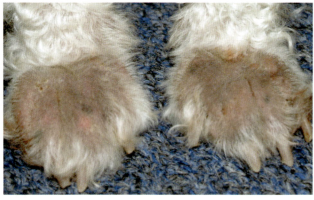

FIGURA 4-3 Malasseziose. A pododermatite causada por uma infecção leveduriforme secundária mostra a alopecia e a liquenificação típicas da dermatite por *Malassezia*.

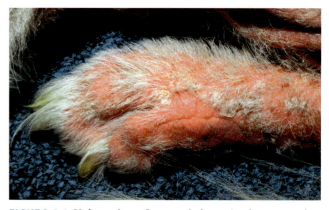

FIGURA 4-4 Malasseziose. Grave pododermatite demonstrando a intensa resposta inflamatória causada pela reação de hipersensibilidade à *Malassezia*. Grave eritema, alopecia e liquenificação são aparentes.

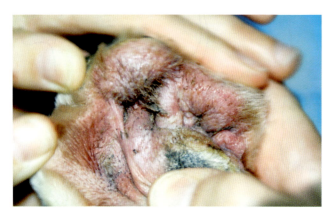

FIGURA 4-5 Malasseziose. A dermatite interdigital deste paciente foi causada por uma infecção secundária por *Malassezia*. A pele untuosa, alopécica e inflamada entre os coxins é típica da pododermatite leveduriforme.

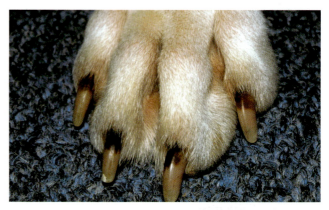

FIGURA 4-6 Malasseziose. A descoloração marrom ao redor da base das unhas é uma alteração única típica das infecções secundárias por *Malassezia*.

Malasseziose 97

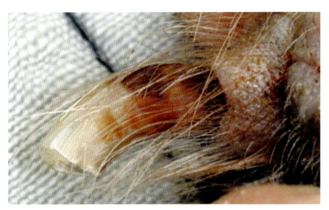

FIGURA 4-7 **Malasseziose.** A descoloração marrom causada pela infecção leveduriforme é mais pronunciada na base da unha e pode ser diferenciada da pigmentação normal da unha por seu padrão manchado e interrompido.

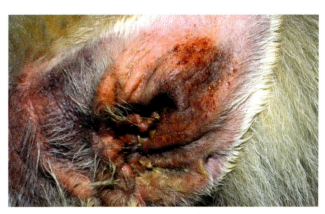

FIGURA 4-8 **Malasseziose.** A otite leveduriforme secundária é um achado comum em pacientes com uma doença alérgica ou endócrina primária subjacente. O canal auditivo e os pavilhões auriculares apresentam a alopecia, o eritema intenso e a liquenificação típicos da dermatite por *Malassezia*.

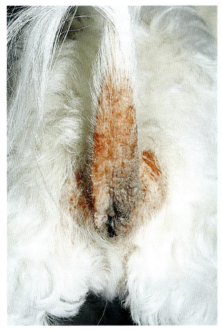

FIGURA 4-9 **Malasseziose.** Dermatite perianal causada por uma infecção leveduriforme secundária em um cão com alergia alimentar. A alopecia, o eritema e a liquenificação são característicos da dermatite por *Malassezia*.

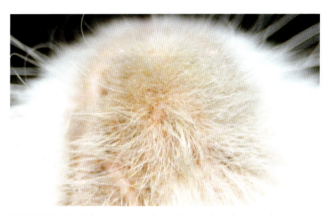

FIGURA 4-10 **Malasseziose.** A dermatite por leveduras pode causar as lesões típicas da acne felina. A alopecia com descoloração marrom e os comedões são aparentes.

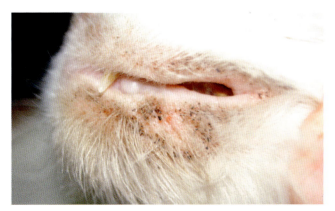

FIGURA 4-11 **Malasseziose.** Neste gato, a dermatite perioral foi causada por uma infecção secundária por *Malassezia*.

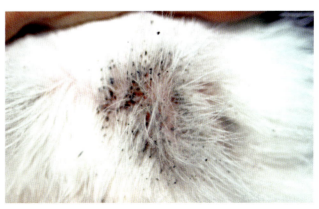

FIGURA 4-12 **Malasseziose.** A infecção leveduriforme secundária pode causar seborreia oleosa em gatos. O exsudato ceruminoso que aglomera a base dos pelos deste gato é típico da dermatite por *Malassezia* nesta espécie.

CAPÍTULO 4 ■ Doenças Cutâneas Fúngicas

Malasseziose (Cont.)

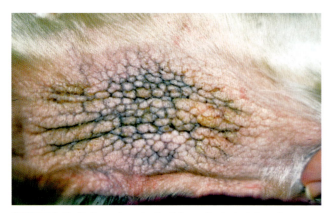

FIGURA 4-13 **Malasseziose.** Lesão típica em "pele de elefante", mostrando a alopecia, o eritema, a hiperpigmentação e a liquenificação causados pela dermatite por *Malassezia*.

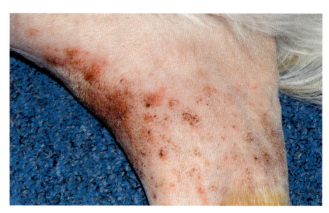

FIGURA 4-14 **Malasseziose.** Esta dermatite papular no antebraço de um cão alérgico foi causada por uma infecção leveduriforme secundária. A dermatite papular representa um padrão lesional incomum associado à dermatite por *Malassezia* e é mais típica da piodermite bacteriana.

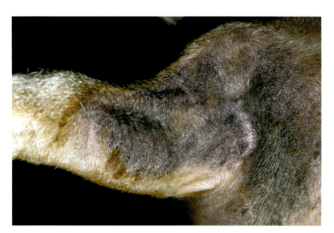

FIGURA 4-15 **Malasseziose.** Dermatite por leveduras do antebraço em forma mais típica do que a mostrada na Figura 4-14. A alopecia, a hiperpigmentação e a liquenificação ("pele de elefante") são bastante características da dermatite por leveduras.

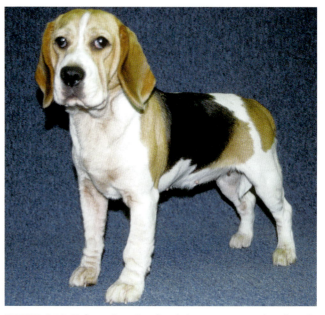

FIGURA 4-16 **Malasseziose.** Este Beagle jovem apresenta descoloração marrom do pelo das patas e do ventre. O pelo e a pele são untuosos, com o odor rançoso típico da infecção leveduriforme.

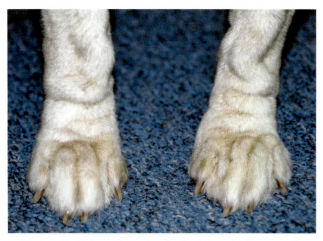

FIGURA 4-17 **Malasseziose.** Ampliação da foto do cão mostrado na Figura 4-16. A descoloração marrom das patas é aparente e representa uma das primeiras alterações causadas pela infecção por *Malassezia*.

Malasseziose

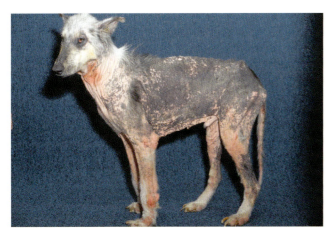

FIGURA 4-18 **Malasseziose.** Alopecia e liquenificação generalizada em um Collie adulto. A infecção leveduriforme foi secundária à dermatite alérgica.

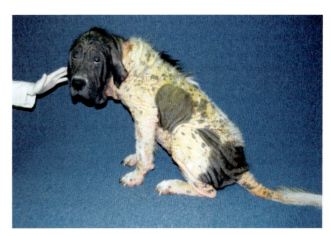

FIGURA 4-19 **Malasseziose.** Alopecia e liquenificação generalizada ("pele de elefante") típicas da dermatite por *Malassezia* em um cão com seborreia idiopática primária.

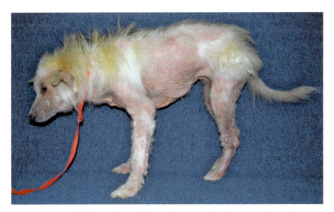

FIGURA 4-20 **Malasseziose.** Alopecia generalizada com eritema intenso causada por uma reação de hipersensibilidade a leveduras em um cão com dermatite grave por *Malassezia* secundária à alergia.

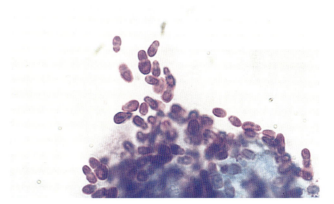

FIGURA 4-21 **Malasseziose.** Citologia de *Malassezia*, observada com a objetiva ×100 (óleo).

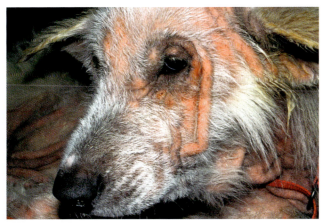

FIGURA 4-22 **Malasseziose.** Ampliação da foto do cão mostrado na Figura 4-20. Eritema intenso e alopecia, com liquenificação inicial causada pela reação de hipersensibilidade à levedura, são aparentes.

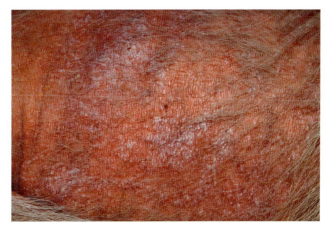

FIGURA 4-23 **Malasseziose.** Ampliação da foto do cão mostrado na Figura 4-20. Eritema intenso e alopecia causados pela reação de hipersensibilidade à levedura podem ser observados no tórax. Observação: a pele começa a apresentar a liquenificação típica da dermatite por *Malassezia*.

CAPÍTULO 4 ■ Doenças Cutâneas Fúngicas

Malasseziose (Cont.)

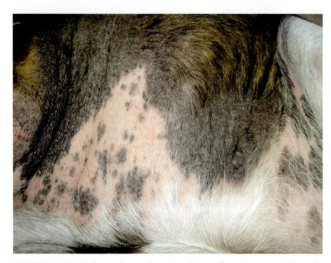

FIGURA 4-24 **Malasseziose.** Alopecia e liquenificação graves, típicas da dermatite por leveduras, no ventre de um cão alérgico.

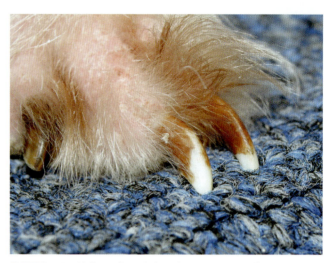

FIGURA 4-25 **Malasseziose.** A descoloração com manchas amarronzadas das unhas é um sintoma exclusivo da dermatite por leveduras.

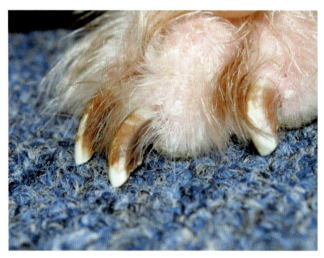

FIGURA 4-26 **Malasseziose.** A descoloração marrom das unhas é uma característica da dermatite por leveduras. Se a cor fosse decorrente da pigmentação natural, ela se estenderia a todo o comprimento da unha.

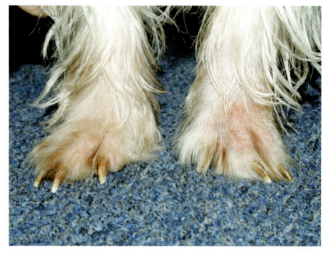

FIGURA 4-27 **Malasseziose.** Pododermatite grave em um cão com atopia. A infecção leveduriforme afeta a pele e as unhas neste cão.

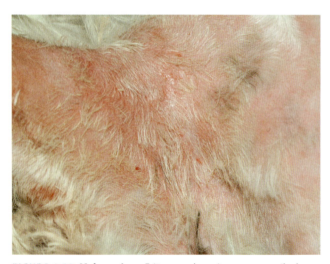

FIGURA 4-28 **Malasseziose.** Eritema e alopecia graves na axila de um cão. Note o exsudato úmido que começa a se formar.

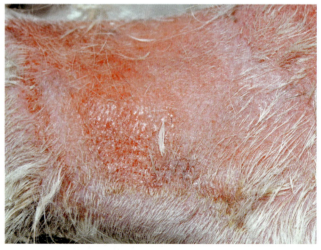

FIGURA 4-29 **Malasseziose.** Eritema e alopecia graves com formação de erosão. Esta lesão profunda não é típica das infecções por leveduras, mas foi diagnosticada por meio da citologia cutânea.

Malasseziose 101

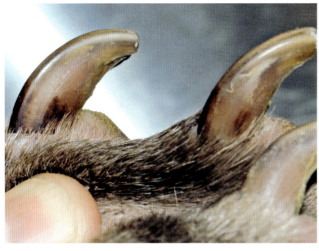

FIGURA 4-30 Malasseziose. A descoloração com manchas amarronzadas das unhas é um sintoma exclusivo da dermatite por leveduras.

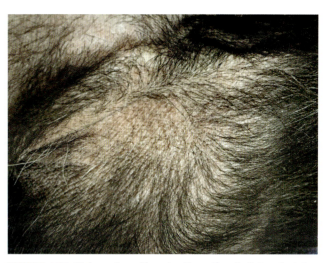

FIGURA 4-31 Malasseziose. Alopecia e liquenificação típicas das infecções por leveduras.

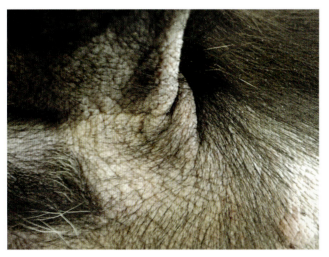

FIGURA 4-32 Malasseziose. Alopecia e liquenificação na axila de um paciente com dermatite alérgica.

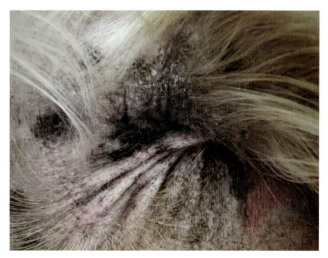

FIGURA 4-33 Malasseziose. Alopecia, liquenificação e hiperpigmentação na axila de um paciente com dermatite alérgica.

CAPÍTULO 4 ■ Doenças Cutâneas Fúngicas

Malasseziose (Cont.)

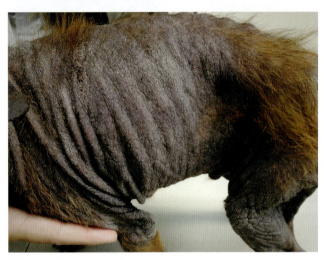

FIGURA 4-34 Malasseziose. Alopecia e liquenificação corpórea total causadas por infecções secundárias por leveduras associadas a uma doença metabólica primária.

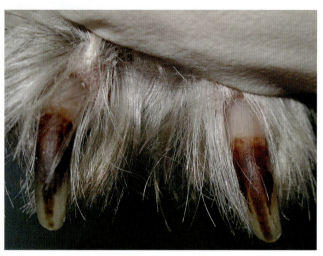

FIGURA 4-35 Malasseziose. A descoloração marrom das unhas é típica das infecções secundárias por leveduras. Note a zona clara (branca) causada pelo tratamento da infecção por *Malassezia*.

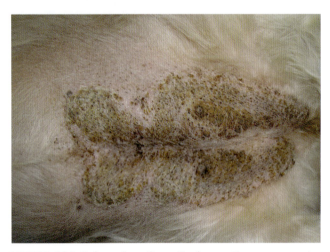

FIGURA 4-36 Malasseziose. Dermatite descamativa grave no ventre causada por *Malassezia*. Note os comedões ao redor da periferia da lesão descamativa.

Candidíase (Candidose, Sapinho)

Características

A candidíase é uma infecção cutânea oportunista decorrente do crescimento excessivo de *Candida*, um fungo dimórfico que faz parte da microflora normal da mucosa. O crescimento excessivo cutâneo geralmente é facilitado por um fator subjacente, como o dano causado por trauma crônico ou umidade, imunossupressão ou uso prolongado de fármacos citotóxicos ou antibióticos de amplo espectro. A candidíase é rara em cães e gatos.

O acometimento da mucosa é caracterizado por erosão ou úlceras superficiais das junções mucocutâneas ou úlceras mucosas únicas a múltiplas que não cicatrizam e são cobertas por placas de cor branca-acinzentada com margens eritematosas. O acometimento cutâneo é caracterizado por lesões descamativas, eritematosas, úmidas, erodidas e exsudativa, que não cicatrizam, na pele ou no leito ungueal.

Principais Diagnósticos Diferenciais

Os diagnósticos diferenciais incluem demodicidose, dermatite piotraumática, piodermite superficial, piodermite mucocutânea, outras infecções fúngicas, doenças autoimunes, vasculite, reações cutâneas a fármacos e linfossarcoma cutâneo.

Diagnóstico

1. Descarte outros diagnósticos diferenciais.
2. Citologia (esfregaço por impressão, exsudato): inflamação supurativa com numerosas leveduras em brotamento e raras pseudo-hifas.
3. Dermato-histopatologia: epidermite superficial, hiperqueratose paraqueratótica e leveduras em brotamento, associada a pseudo-hifas ou hifas verdadeiras ocasionais na queratina.
4. Cultura fúngica: *Candida* spp. Uma vez que *Candida* faz parte da microflora normal da mucosa, os resultados positivos da cultura fúngica devem ser confirmados à análise histológica.

Tratamento e Prognóstico

1. Qualquer causa subjacente deve ser identificada e corrigida.
2. Nas lesões cutâneas ou mucocutâneas localizadas, a área afetada deve ser tricotomizada e limpa. O paciente deve ser banhado a cada 2 a 3 dias com xampu com cetoconazol a 2%, cetoconazol a 1%/clorexidina a 2%, miconazol a 2% ou clorexidina a 2% a 4%. Os xampus com dois ingredientes ativos têm maior eficácia.
3. Um antifúngico tópico deve ser aplicado até a cicatrização das lesões (≈ 1–4 semanas). As terapias tópicas eficazes incluem as seguintes:
   - Creme, *spray* ou loção de miconazol a 1% a 2% a cada 12 a 24 horas
   - Creme, loção ou solução de clotrimazol a 1% a cada 6 a 8 horas
   - Creme de cetoconazol a 2% a cada 12 horas
   - Creme de terbinafina a 1% a cada 12 horas
4. Nas lesões orais ou generalizadas, medicamentos antifúngicos sistêmicos devem ser administrados (por, no mínimo, 4 semanas) e continuar por pelo menos 1 semana após a resolução clínica completa. As terapias eficazes incluem as seguintes:
   - Cetoconazol, 10 mg/kg VO com alimento a cada 24 horas
   - Fluconazol, 10 mg/kg VO a cada 24 horas
   - Terbinafina, 30 a 40 mg/kg VO a cada 24 horas
   - Itraconazol (Sporanox®, cápsulas), 5 a 10 mg/kg VO com alimento a cada 24 horas
5. O prognóstico é bom a moderado, dependendo da possibilidade de correção da causa subjacente. A candidíase não é contagiosa a outros animais ou seres humanos.

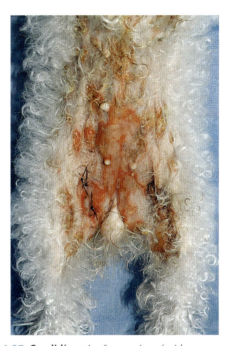

FIGURA 4-37 Candidíase. Lesões erosivas úmidas e superficiais no ventre de um cão. *(Cortesia de A. Yu.)*

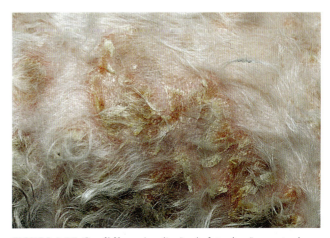

FIGURA 4-38 Candidíase. Ampliação da foto do cão mostrado na Figura 4-37. Eritema e formação de crostas no abdômen. *(Cortesia de A. Yu.)*

Dermatofitose

Características

A dermatofitose é uma infecção das hastes dos pelos e do estrato córneo causada por fungos queratinofílicos. É comum em cães e gatos, com maiores incidências relatadas em filhotes, animais imunocomprometidos e gatos de pelo longo. Gatos Persas e cães das raças Yorkshire e Jack Russell Terrier parecem ser predispostos.

O acometimento cutâneo pode ser localizado, multifocal ou generalizado. O prurido, se presente, geralmente é mínimo a brando, mas, ocasionalmente, pode ser intenso. As lesões geralmente incluem áreas de alopecia circular, irregular ou difusa com descamação variável. Os pelos remanescentes podem parecer menores ou quebrados. Outros sintomas em cães e gatos incluem eritema, pápulas, crostas, seborreia e paroníquia ou onicodistrofia em um ou mais dedos. Raramente, os gatos apresentam dermatite miliar ou nódulos dérmicos (veja "Granulomas Dermatofíticos e Pseudomicetomas"). Outras manifestações cutâneas em cães incluem foliculite e furunculose facial, similar à piodermite nasal, quérions (nódulos exsudativos e alopécicos de desenvolvimento agudo) nos membros ou na face e nódulos dérmicos no tronco (veja "Granulomas Dermatofíticos e Pseudomicetomas"). Os estados de portador assintomático (infecção subclínica) são comuns em gatos, principalmente entre as raças de pelo longo. A doença assintomática, embora rara em cães, foi relatada em Yorkshire Terriers.

Principais Diagnósticos Diferenciais

Cães

Os diagnósticos diferenciais em cães incluem demodicidose e piodermite superficial. Na presença de nódulos, neoplasias e dermatite acral por lambedura devem ser incluídas no diagnóstico diferencial.

Gatos

Os diagnósticos diferenciais em gatos incluem parasitas, alergias e alopecia psicogênica felina.

Diagnóstico

1. Descarte outros diagnósticos diferenciais.
2. Exame com luz ultravioleta (lâmpada de Wood): na infecção por algumas cepas de *Microsporum canis*, os pelos fluorescem em cor verde-amarelada. Este é um exame fácil de triagem, mas resultados falso negativos e falso positivos são comuns.
3. Tricograma (pelos ou descamações em preparação de hidróxido de potássio): procure pela infiltração das hastes dos pelos por hifas e artrósporos. Os elementos fúngicos geralmente são difíceis de encontrar.
4. Dermato-histopatologia: achados variáveis, que podem incluir perifoliculite, foliculite, furunculose, dermatite superficial ou intersticial perivascular, ortoqueratose ou paraqueratose epidérmica e folicular ou epidermite supurativa; hifas e artrósporos fúngicos no estrato córneo ou nas hastes dos pelos.
5. Cultura fúngica: *Microsporum* ou *Trichophyton* spp.
6. A análise por reação em cadeia da polimerase (PCR), hoje disponível no IDEXX, pode acelerar o diagnóstico, mas deve ser interpretada com os achados clínicos.

> **NOTA DO AUTOR**
>
> As macroconídias são observadas *apenas* nas colônias das placas de cultura e não podem ser recuperadas de pelos ou da pele. As estruturas similares a macroconídias encontradas na pele ou nos pelos geralmente são partículas de pólen ou outras espécies de bolor e não macroconídias de dermatófitos.

Tratamento e Prognóstico

1. Se a lesão for focal, uma margem ampla deve ser tricotomizada ao seu redor e a medicação antifúngica tópica deve ser aplicada a cada 12 horas até a resolução da lesão. (Alguns dermatologistas acreditam que a tosa dissemina as lesões no animal e aumenta a contaminação do ambiente.) Os medicamentos tópicos eficazes para tratamento localizado incluem os produtos que contém o seguinte:
   - Creme de terbinafina
   - Creme, loção ou solução de clotrimazol
   - Creme de enilconazol
   - Creme de cetoconazol
   - Creme, spray ou loção de miconazol
2. Em caso de má resposta ao tratamento localizado, o animal deve ser submetido ao tratamento para dermatofitose generalizada.
3. Na doença generalizada: um enxaguante ou banho de imersão com antifúngico tópico deve ser aplicado em todo o corpo uma ou duas vezes por semana (por, no mínimo, 4-6 semanas) até que os resultados da cultura fúngica de acompanhamento sejam negativos. O banho com xampu com clorexidina e miconazol (ou cetoconazol) imediatamente antes do banho de imersão com antifúngico pode ajudar. Enquanto os cães com dermatofitose generalizada podem ser curados com a terapia tópica isolada, os gatos quase sempre precisam de terapia sistêmica concomitante. Soluções antifúngicas tópicas eficazes incluem as seguintes:
   - Solução de enilconazol a 0,2%
   - Calda sulfocálcica a 2% a 4%
4. Nos gatos e cães com dermatofitose não responsiva à terapia tópica isolada, o tratamento tópico para a infecção generalizada deve ser combinado à terapia antifúngica sistêmica prolongada e continuar por até 3 a 4 semanas após a obtenção de resultados negativos à cultura fúngica de acompanhamento. A duração média da terapia é de 8 a 12 semanas. Fármacos antifúngicos sistêmicos eficazes incluem os seguintes:
   - Terbinafina, 30 a 40 mg/kg VO a cada 12 horas
   - Cetoconazol, 10 mg/kg VO a cada 24 horas com alimento (apenas em cães)
   - Fluconazol, 10 mg/kg VO a cada 24 horas com alimento
   - Itraconazol (Sporanox®, cápsulas), 5 a 10 mg/kg VO a cada 24 horas com alimento

Fármacos antifúngicos sistêmicos menos eficazes incluem os seguintes:
- Griseofulvina micronizada, pelo menos 50 mg/kg/dia VO com alimento gorduroso
- Griseofulvina ultramicronizada, 5 a 10 mg/kg/dia VO com alimento gorduroso

5. Alternativamente, a terapia pulsada pode ser quase tão eficaz, e múltiplos protocolos foram publicados usando diversos fármacos. Os tratamentos pulsados devem ser mantidos até que os resultados de duas culturas fúngicas consecutivas de acompanhamento, realizadas com 2 a 4 semanas de intervalo, sejam negativos.
6. Todos os animais infectados, incluindo portadores assintomáticos, devem ser identificados e tratados. Gatos e cães expostos e não infectados devem ser submetidos ao tratamento profilático semanal com enxaguante ou banho de imersão com antifúngico tópico pelo mesmo período que os animais infectados.
7. O ambiente deve ser meticulosamente limpo, com remoção de todos os materiais contaminados, e a área deve ser desinfetada com hipoclorito de sódio (o uso de aspiradores de pó pode aumentar a contaminação do ambiente) (Quadros 4-1 e 4-2).
8. Nas infecções endêmicas em casas com múltiplos animais, gatis ou canis, o tratamento deve ser realizado de acordo com as recomendações descritas no Quadro 4-3.
9. O lufenuron não apresentou eficácia consistente no tratamento ou na prevenção da infecção.
10. O prognóstico geralmente é bom, à exceção dos casos de infecção endêmica em casas com múltiplos gatos e gatis. O prognóstico de cura também é mais reservado em animais com doenças imunossupressoras subjacentes. A dermatofitose é contagiosa a outros animais e seres humanos.

NOTA DO AUTOR

O *Microsporum canis* é uma das doenças zoonóticas mais comuns em medicina veterinária.

Gatos filhotes adotados devem ser submetidos a exames para detecção da infecção durante a primeira consulta veterinária.

Os animais com infecção crônica provavelmente contaminaram a casa e, assim, há necessidade de limpeza e desinfecção agressiva do ambiente.

Até mesmo as infecções prolongadas e graves podem ser resolvidas com o tratamento agressivo e persistente.

A interrupção do tratamento *deve* ser baseada nos resultados negativos da cultura.

O texto continua na p. 114

QUADRO 4-1 Descontaminação Ambiental nos Casos de Dermatofitose

1. Isole o(s) animal(is) infectado(s) em uma parte da casa por pelo menos os 2 primeiros meses de tratamento (de preferência, em um quarto não acarpetado e que possa ser limpo com facilidade) e limpe esta área com frequência. Remova os sapatos e use sacos de plásticos descartáveis sobre as roupas ao entrar no ambiente ou coloque as roupas contaminadas em um saco plástico até a lavagem.
2. Se possível, destrua todas as coleiras, camas, cobertores, arranhadores, torres para gatos e escovas. Caso contrário, as camas e cobertas dos animais devem ser diariamente lavadas em água e hipoclorito de sódio (1 xícara/máquina de lavar com volume máximo de água).
3. Tire o pó de todas as superfícies e bordas com panos descartáveis ou rolinhos adesivos com folhas descartáveis.
4. Aspire todas as áreas com carpetes. O uso de rotina de um aspirador sem saco para coleta de pó e equipado com filtro HEPA é melhor; esvazie e desinfete o recipiente após cada uso. Ao usar aspirador de pó com saco descartável, troque-o e desinfete o aparelho (com panos de limpeza) em ambiente externo após cada uso. Considere comprar um aspirador de pó de preço baixo que possa ser descartado ao final do tratamento. De preferência, limpe o carpete com vapor uma vez e, então, a seguir, com o aspirador de pó a cada 1 a 2 dias.
5. Limpe meticulosamente, com o aspirador de pó, tapetes, cortinas e móveis estofados com a maior frequência possível.
6. Todas as superfícies não porosas (p. ex., assoalhos, bancadas, peitoris de janelas, veículos de transporte) e tecidos (quando adequado) devem ser meticulosamente limpos (p. ex., água e sabão, panos descartáveis) e, então, desinfetados com produto em *spray*. Os desinfetantes devem ser aplicados com 3 a 5 *sprays* em distância de 10 a 13 cm. As áreas levemente saturadas não devem ser enxaguadas por 10 minutos, permitindo a ação antifúngica máxima.
7. Gaiolas, caixas de transporte e automóveis devem ser limpos com aspirador de pó e desinfetados.
8. Tecidos que apenas podem ser lavados a seco (incluindo cortinas) devem ser enviados à lavanderia. Mantenha os tecidos limpos cobertos com plástico até o término da descontaminação do ambiente interno.
9. Todo o sistema de ventilação do ar-condicionado deve ser limpo com aspirador de pó e desinfetado. Uma empresa pode ser contratada para limpeza de caldeiras de calefação. Os filtros de ar devem ser trocados duas vezes ao mês ou com frequência maior.
10. Os esporos de fungos não gostam de luz ultravioleta (luz solar); assim, coloque gaiolas, caixas de transporte e outros materiais para tomar sol em um ambiente externo após a limpeza e a desinfecção.
11. Considere o uso de um desumidificador portátil no ambiente em que ficam os gatos.
12. Use luvas ao limpar ambientes internos. Considere também o uso de máscara e óculos de proteção.

Dermatofitose (Cont.)

QUADRO 4-2 Desinfetantes Úteis

Solução de hipoclorito de sódio a 6%: Use em diluição 1:10
Hipoclorito de sódio a 1,84%
Amônia quaternária a 0,3%
Ácido láctico a 3,2%
Peróxido de hidrogênio a 0,5%

QUADRO 4-3 Tratamento da Dermatofitose em Casas com Múltiplos Animais, Gatis e Canis

1. Solicite culturas de todos os animais para determinação da extensão e da localização das infecções.
2. Solicite culturas do ambiente (gaiolas, bancadas, móveis, assoalhos, ventiladores, aparelhos de ar-condicionado e assim por diante) para mapear as áreas infectadas a serem desinfetadas.
3. Trate todos os animais infectados com antifúngicos sistêmicos até que cada animal apresente duas culturas fúngicas negativas com intervalo de pelo menos 1 mês.
4. Trate todos os animais infectados e expostos com calda sulfocálcica tópica a 2% a 4% a cada 3 a 7 dias para prevenção de contágios e zoonoses. Continue até que todos os animais tenham duas culturas fúngicas negativas com intervalo de pelo menos 1 mês. Não tose gatos, já que isso contamina o aparelho e o ambiente e piora o risco de contágio.
5. Descarte todo o material infectado. Remova entulhos dos canis ou gatis ou outras áreas infectadas.
6. Limpe e desinfete todas as áreas superficiais a cada 3 dias. Continue até que todos os animais tenham duas culturas fúngicas negativas com intervalo de pelo menos 1 mês. O enilconazol como um desinfetante ambiental é muito eficaz, mas seu uso é aprovado apenas em granjas dos Estados Unidos. O hipoclorito de sódio de uso doméstico (hipoclorito de sódio a 5%) diluído em proporção 1:10 em água é um desinfetante ambiental eficaz e barato.

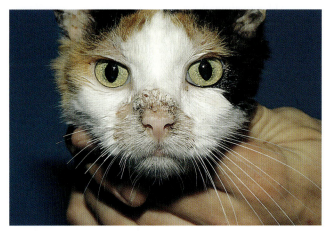

FIGURA 4-39 Dermatofitose. Alopecia focal e formação de crostas no focinho de um gato, causadas por *Microsporum canis*. *(Cortesia de J. MacDonald.)*

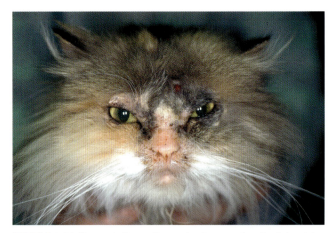

FIGURA 4-40 Dermatofitose. Dermatite descamativa alopécica típica da dermatofitose na face de um gato.

Dermatofitose

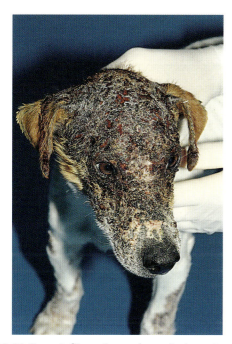

FIGURA 4-41 Dermatofitose. A grave formação de crostas em toda a cabeça deste Jack Russell Terrier foi causada por uma infecção por *Trichophyton*. A furunculose provocou grave celulite com subsequente escoriação. *(Cortesia de J. MacDonald.)*

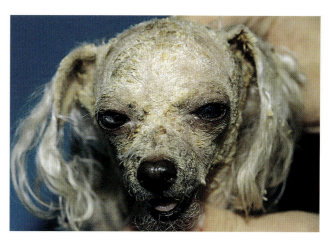

FIGURA 4-42 Dermatofitose. Alopecia generalizada, descamação e formação de crostas em um Poodle Toy.

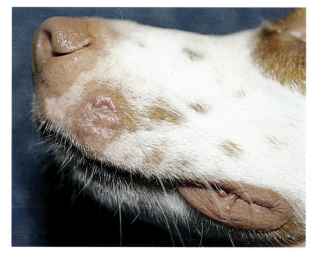

FIGURA 4-43 Dermatofitose. Alopecia focal e eritema no focinho de um Brittany.

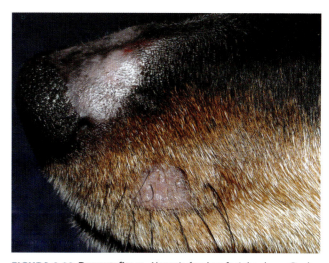

FIGURA 4-44 Dermatofitose. Alopecia focal no focinho de um Dachshund. Esta é a localização típica em cães que costumam cavar o solo.

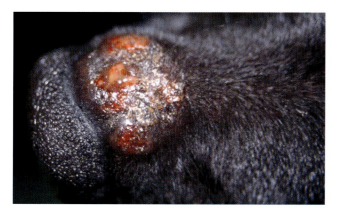

FIGURA 4-45 Dermatofitose. Esta reação inflamatória intensa é típica de um quérion.

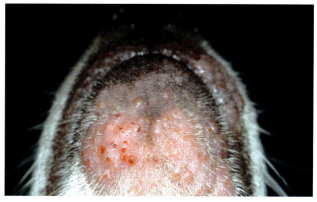

FIGURA 4-46 Dermatofitose. Alopecia e eritema no queixo de um cão que costumava cavar a terra. Note a semelhança à piodermite bacteriana mentoniana.

CAPÍTULO 4 ■ Doenças Cutâneas Fúngicas

Dermatofitose (Cont.)

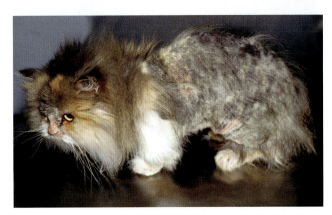

FIGURA 4-47 Dermatofitose. Dermatite descamativa alopécica generalizada em um Persa com dermatofitose crônica.

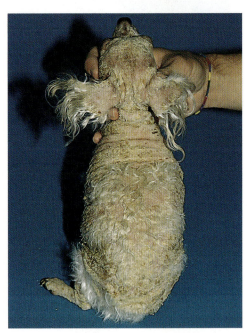

FIGURA 4-48 Dermatofitose. Mesmo cão mostrado na Figura 4-42. Alopecia generalizada e formação de crostas em toda a superfície cutânea dorsal.

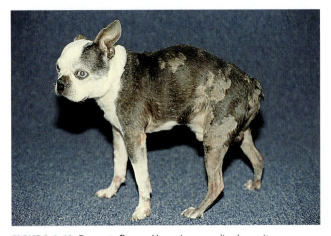

FIGURA 4-49 Dermatofitose. Alopecia generalizada e eritema em um Boston Terrier. As áreas bem-demarcadas de dermatite são típicas da dermatofitose.

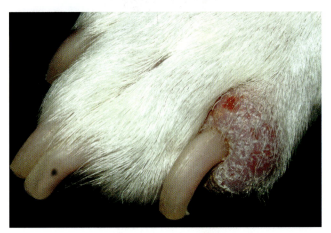

FIGURA 4-50 Dermatofitose. A alopecia e o eritema da lateral do dedo são típicos das infecções do leito ungueal causadas por dermatófitos.

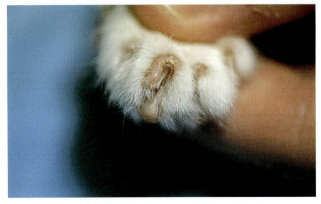

FIGURA 4-51 Dermatofitose. Paroníquia em um gato causada por *Microsporum canis*. O leito ungueal é eritematoso e alopécico.

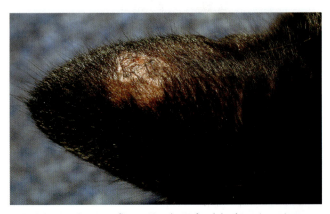

FIGURA 4-52 Dermatofitose. Uma lesão focal de alopecia e eritema no pavilhão auricular de um gato de pelo curto.

Dermatofitose

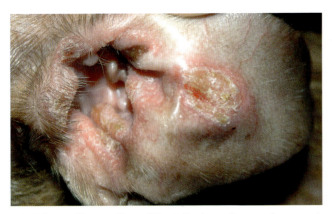

FIGURA 4-53 **Dermatofitose.** Eritema focal com descamação nos pavilhões auriculares e no canal auditivo externo de um cão. Essas lesões podem ser confundidas com aquelas geralmente observadas nas doenças cutâneas autoimunes.

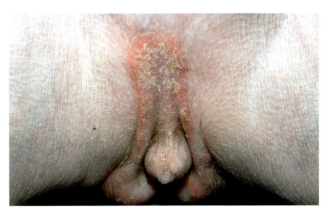

FIGURA 4-54 **Dermatofitose.** Dermatite eritematosa na prega cutânea da vulva.

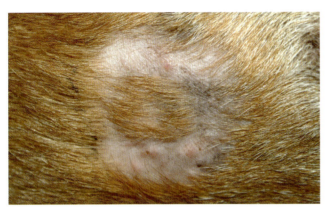

FIGURA 4-55 **Dermatofitose.** Esta lesão alopécica focal se expandiu de forma lenta e apresentou novo crescimento de pelos em sua porção central. Esta lesão "clássica" da dermatofitose é incomum nas nossas espécies veterinárias.

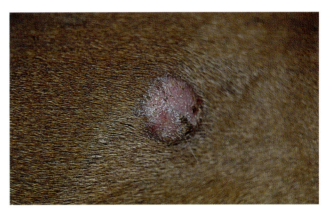

FIGURA 4-56 **Dermatofitose.** Este nódulo eritematoso alopécico, típico de um quérion, foi observado no flanco de um Boxer e causado por *Microsporum canis*.

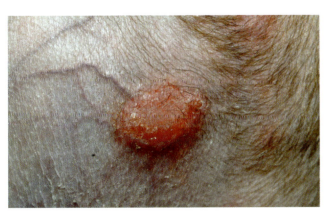

FIGURA 4-57 **Dermatofitose.** O eritema extenso associado a esta dermatite focal é causado por uma reação imune intensa.

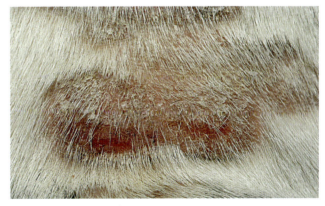

FIGURA 4-58 **Dermatofitose.** Alopecia e eritema causados por *Microsporum canis* em um cão. Note o eritema intenso e a demarcação típicos da dermatofitose.

CAPÍTULO 4 ■ Doenças Cutâneas Fúngicas

Dermatofitose (Cont.)

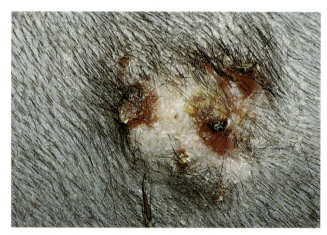

FIGURA 4-59 Dermatofitose. Um nódulo focal com alopecia e formação de crostas, causado por *Trichophyton mentagrophytes*.

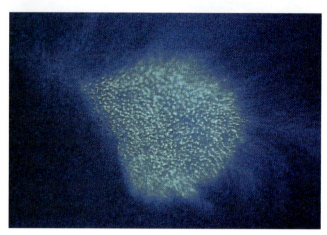

FIGURA 4-60 Dermatofitose. Resultado positivo ao exame com lâmpada de Wood em um gato com *Microsporum canis*. Note o brilho verde-maçã associado à raiz de cada pelo.

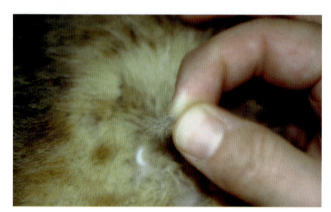

FIGURA 4-61 Dermatofitose. O pelo é facilmente removido das lesões da foliculite. Observação: O indivíduo deve usar luvas ao lidar com uma infecção zoonótica.

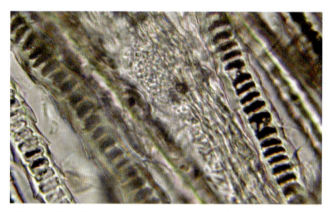

FIGURA 4-62 Dermatofitose. Exame microscópico de um tricograma, mostrando um pelo infectado com fungo ectotrix, observado com a objetiva ×10.

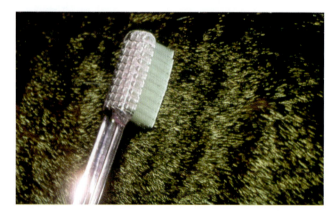

FIGURA 4-63 Dermatofitose. Uma nova escova de dentes pode ser usada para coletar pelos de um paciente sem lesões cutâneas (técnica da escova de dentes de McKinsey). Os pelos devem, então, ser dispersos no meio de cultura para detecção de dermatófitos.

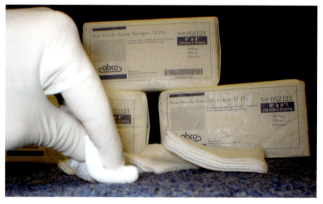

FIGURA 4-64 Dermatofitose. Uma gaze dobrada pode ser usada no pelame de um paciente ou na superfície para coletar o material que, então, pode ser disperso no meio de cultura para detecção de dermatófitos. Observação: O indivíduo aprendeu a importância do uso de luvas ao lidar com uma doença zoonótica.

Dermatofitose 111

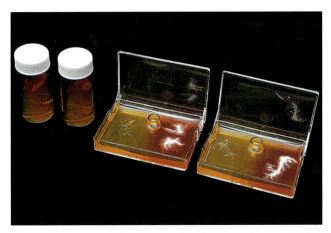

FIGURA 4-65 **Dermatofitose.** Meio de cultura para detecção de dermatófitos, mostrando o típico crescimento de colônia branca associado a uma mudança imediata para a cor vermelha.

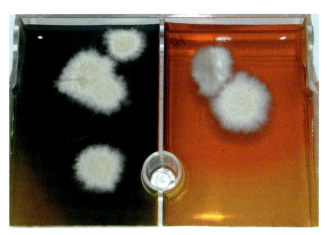

FIGURA 4-66 **Dermatofitose.** Ampliação da foto do meio de cultura para detecção de dermatófitos, mostrando o típico crescimento de colônia branca e a mudança para a cor vermelha. Este achado é sugestivo de dermatofitose, mas o exame microscópico deve ser realizado para identificação de *Microsporum canis.*

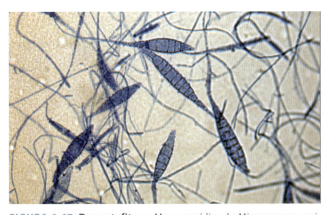

FIGURA 4-67 **Dermatofitose.** Macroconídias de *Microsporum canis* observadas com a objetiva ×10. Note as extremidades pontudas e as seis ou mais divisões.

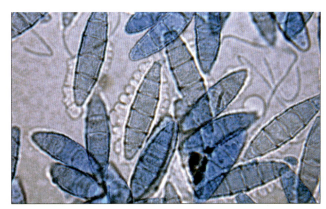

FIGURA 4-68 **Dermatofitose.** Macroconídias de *Microsporum gypseum* observadas com a objetiva ×40. Note o formato mais ovoide com seis ou menos divisões.

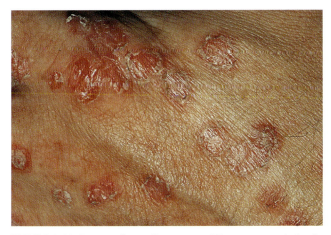

FIGURA 4-69 **Dermatofitose.** Zoonose por *Microsporum canis.* A mão desta pessoa apresenta as típicas lesões circulares intensamente eritematosas causadas por dermatófitos.

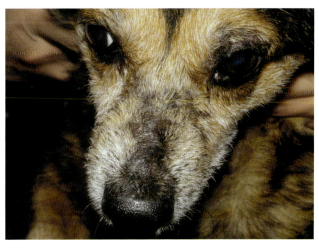

FIGURA 4-70 **Dermatofitose.** Alopecia e hiperpigmentação na face de um cão com dermatofitose crônica.

CAPÍTULO 4 ■ Doenças Cutâneas Fúngicas

Dermatofitose (Cont.)

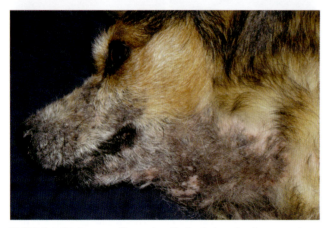

FIGURA 4-71 Dermatofitose. Ampliação da foto do cão mostrado na Figura 4-70. A dermatite alopécica hiperpigmentada se expandiu pelo pescoço e membros deste cão.

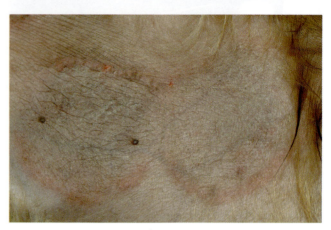

FIGURA 4-72 Dermatofitose. Áreas simétricas de alopecia e eritema no abdômen de um cão. A lesão simétrica, em "beijo", é causada pelo contato da pele de ambos os lados da linha média ventral quando o paciente fica em estação.

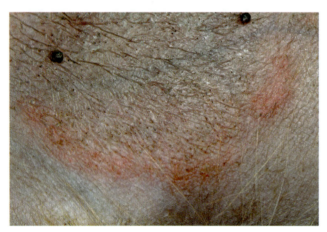

FIGURA 4-73 Dermatofitose. Mesmo cão mostrado na Figura 4-72. A ampliação da lesão mostra a alopecia e o eritema típicos da foliculite.

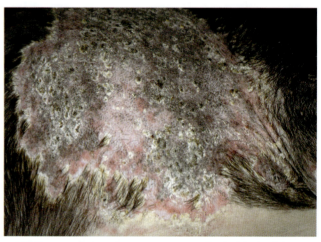

FIGURA 4-74 Dermatofitose. Dermatite descamativa e celulite em expansão causadas pela disseminação da infecção fúngica. A ausência de um padrão específico é típica de doenças infecciosas.

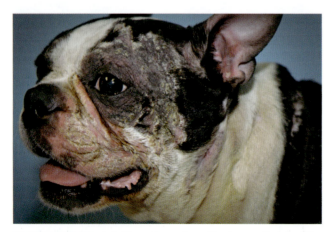

FIGURA 4-75 Dermatofitose. Grave dermatite descamativa alopécica expansiva com acometimento de toda a face e da cabeça, causada pela disseminação da infecção fúngica.

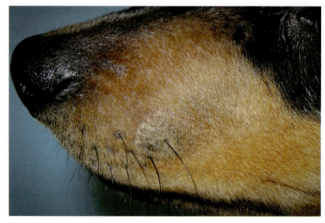

FIGURA 4-76 Dermatofitose. Área focal de dermatite descamativa na lateral do focinho de um Dachshund.

Dermatofitose

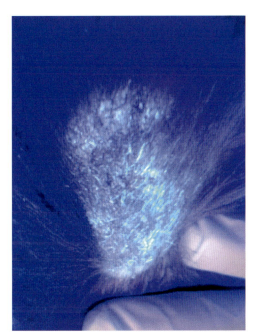

FIGURA 4-77 **Dermatofitose.** Fluorescência positiva em pelos infectados, típica do resultado positivo ao exame com lâmpada de Wood. Observação: Muitos resultados falso positivos e falso negativos são possíveis.

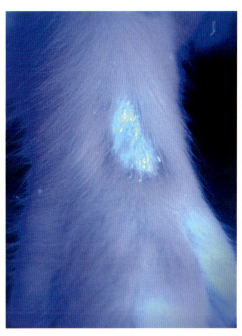

FIGURA 4-78 **Dermatofitose.** Fluorescência positiva nos pelos infectados da pata de um gato, típica do resultado positivo ao exame com lâmpada de Wood. Observação: Muitos resultados falso positivos e falso negativos são possíveis.

Granulomas Dermatofíticos e Pseudomicetomas (Granulomas de Majocchi)

Características

Os granulomas dermatofíticos e pseudomicetomas são formas incomuns de dermatofitose onde os fungos dermatofílicos formam hifas na derme e no tecido subcutâneo. Essas lesões são incomuns em gatos, com relatos limitados a gatos Persas. São raras em cães, com incidência maior em Yorkshire Terrier. Os nódulos e massas dérmicas ou subcutâneas, que são firmes, não dolorosos e não pruriginosos, podem ulcerar e formar tratos drenantes. As lesões são encontradas com maior frequência no tronco, nos flancos ou na cauda. A observação de dermatofitose superficial concomitante é comum. Pode haver linfadenomegalia periférica.

Principais Diagnósticos Diferenciais

Os diagnósticos diferenciais incluem outras infecções fúngicas e bacterianas, reação de corpo estranho e neoplasia.

Diagnóstico

1. Citologia (exsudato, aspirado): inflamação (pio)granulomatosa com elementos fúngicos.
2. Dermato-histopatologia: dermatite e paniculite pio(granulomatosa) nodular a difusa com hifas septadas amplas e hialinas; cadeias de pseudo-hifas e células similares a clamidósporos (pseudomicetoma); ou hifas fúngicas disseminadas de forma difusa pelo tecido (granuloma). Grânulos teciduais não devem ser observados.
3. Cultura fúngica (exsudato, aspirado, amostra da biópsia): apenas *M. canis* foi isolado de gatos. *M. canis* e *Trichophyton mentagrophytes* foram isolados de cães.
4. A análise por PCR, hoje disponível no IDEXX, pode simplificar o diagnóstico.

Tratamento e Prognóstico

1. Lesões devem ser submetidas à excisão cirúrgica, se possível.
2. A terapia antifúngica sistêmica deve ser administrada por um período longo (semanas a meses) e continuar por pelo menos 1 mês após a resolução clínica completa.
3. Fármacos antifúngicos sistêmicos eficazes incluem os seguintes:
   - Terbinafina, 30 a 40 mg/kg VO a cada 12 horas
   - Cetoconazol, 10 mg/kg VO a cada 24 horas com alimento (cães)
   - Fluconazol, 10 mg/kg VO a cada 24 horas com alimento
   - Itraconazol (Sporanox®, cápsulas), 5 a 10 mg/kg VO a cada 24 horas com alimento
4. A combinação da excisão cirúrgica com a terapia antifúngica sistêmica é mais eficaz do que o uso isolado de qualquer uma dessas modalidades.

5. O prognóstico é moderado a mau, já que a resistência a fármacos e as recidivas são comuns. Os animais acometidos podem ser contagiosos e causar dermatofitose superficial em outros animais e em seres humanos.

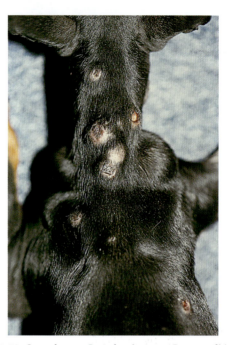

FIGURA 4-79 Granuloma e Pseudomicetoma Dermatofítico. Múltiplos nódulos com tratos drenantes no dorso de um cão infectado com *Trichophyton mentagrophytes*.

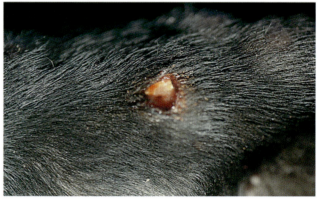

FIGURA 4-80 Granuloma e Pseudomicetoma Dermatofítico. Ampliação da foto do cão mostrado na Figura 4-79. Este granuloma nodular com uma úlcera central periodicamente drenava um exsudato purulento.

Feoifomicose (Cromomicose)

Características
Na feoifomicose, as lesões cutâneas são causadas por diversos fungos saprofíticos ubíquos que vivem no solo, mas que, em caso de implante traumático na pele, formam hifas pigmentadas sem grânulos teciduais. A feoifomicose é incomum em gatos e rara em cães.

Gatos
De modo geral, os gatos apresentam um nódulo, abscesso ou lesão cística subcutânea solitária, firme a flutuante, com possível ulceração e exsudação. A lesão é mais comum na porção distal dos membros ou na face. A disseminação é rara.

Cães
Nódulos subcutâneos únicos a múltiplos, mal circunscritos, geralmente com são ulceração e, às vezes, necrose. As lesões são mais comuns nos membros e tendem a ser associadas à osteomielite subjacente. Pode haver disseminação.

Principais Diagnósticos Diferenciais
Os diagnósticos diferenciais incluem outras infecções fúngicas e bacterianas, reação de corpo estranho e neoplasia.

Diagnóstico
1. Citologia (exsudato, aspirado): inflamação (pio)granulomatosa. A observação de hifas fúngicas pigmentadas pode ser difícil.
2. Dermato-histopatologia: dermatite e paniculite pio(granulomatosa) nodular a difusa, com hifas pigmentadas de parede espessa e ramificadas ou não de diâmetros variáveis e aumentos de volume leveduriformes.
3. Cultura fúngica: os microrganismos causadores incluem *Alternaria, Bipolaris, Cladosporium (Xylohypha), Curvularia, Exophiala, Monilia, Ochroconis, Phialemonium, Phialophora, Pseudomicrodochium, Scolebasidium, Stemphilium* e *Fonsecaea* spp. Uma vez que esses fungos são contaminantes ambientais comuns, os resultados positivos da cultura fúngica devem ser confirmados à análise histológica.
4. A análise por PCR, quando disponível, pode simplificar diagnóstico.

Tratamento e Prognóstico
1. A ampla excisão cirúrgica deve ser realizada, se possível.
2. A terapia antifúngica sistêmica deve ser administrada por um período longo (semanas a meses) e continuar por pelo menos 1 mês após a resolução clínica completa. A medicação antifúngica deve ser escolhida, se possível, conforme os resultados da análise de sensibilidade *in vitro*.

Entre os fármacos a serem considerados, incluem-se os seguintes:
- Terbinafina, 30 a 40 mg/kg VO a cada 12 horas
- Cetoconazol, 10 mg/kg VO a cada 24 horas com alimento (cães)
- Fluconazol, 10 mg/kg VO a cada 24 horas com alimento
- Itraconazol (Sporanox®, cápsulas), 5 a 10 mg/kg VO a cada 24 horas com alimento

3. O prognóstico é bom para as lesões locais e mau para a doença disseminada. A feoifomicose não é contagiosa a outros animais ou seres humanos.

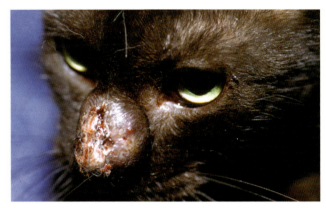

FIGURA 4-81 Feoifomicose. O aumento de volume, a alopecia, a formação de crostas e o exsudato purulento no focinho deste gato foram causados por um fungo pigmentado. Note a semelhança com as infecções por *Cryptococcus*.

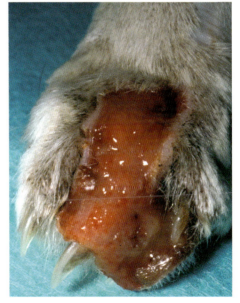

FIGURA 4-82 Feoifomicose. Grave ulceração e destruição tecidual na pata de um gato. *(Cortesia de D. Angarano.)*

Prototecose

Características

Prototheca spp. são algas aclorofílicas saprofíticas encontradas principalmente na Europa, Ásia e América do Norte (principalmente no sudeste dos Estados Unidos). As espécies de *Prototheca* podem causar infecção através do trato gastrointestinal (GI) ou contato com a pele ou a mucosa lesionada. A prototecose é rara em cães e gatos; as incidências maiores são relatadas em animais imunossuprimidos.

Gatos

A infecção provoca grandes nódulos cutâneos firmes, mais comumente encontrados na porção distal dos membros, na cabeça ou na base da cauda.

Cães

Em cães, a infecção se manifesta como uma doença disseminada com acometimento de múltiplos órgãos. Os sinais podem incluir prostração, diarreia sanguinolenta; perda de peso; sinais do sistema nervoso central (SNC); lesões oculares; e nódulos crônicos, úlceras exsudativas e exsudatos com crostas no tronco, nos membros, no focinho e em junções mucocutâneas.

Principais Diagnósticos Diferenciais

Os diagnósticos diferenciais incluem outras infecções fúngicas e bacterianas e neoplasias.

Diagnóstico

1. Citologia (exsudato, aspirados de tecido): inflamação (pio)granulomatosa com numerosos microrganismos intracelulares da espécie *Prototheca* (esférulas de formato redondo a oval e poliédricas de tamanho variável e que geralmente contêm endosporos).
2. Dermato-histopatologia: dermatite e paniculite (pio)granulomatosa nodular a difusa, com grandes números de *Prototheca*.
3. Cultura fúngica: *Prototheca* spp.
4. A análise por PCR, quando disponível, pode simplificar o diagnóstico.

Tratamento e Prognóstico

1. A ampla excisão cirúrgica das lesões localizadas é o tratamento de escolha.
2. A terapia antifúngica sistêmica geralmente é ineficaz; porém, os seguintes protocolos foram propostos:
   - Historicamente, a combinação de anfotericina B, em dose de 0,25 a 0,5 mg/kg (cães) ou de 0,25 mg/kg (gatos) por via intravenosa (IV) três vezes por semana até a dose cumulativa de 8 mg/kg (cães) ou 4 mg/kg (gatos) mais tetraciclina em dose de 22 mg/kg VO a cada 8 horas
   - O tratamento com anfotericina em complexo lipídico (anfotericina lipossomal) demonstrou boa eficácia com maior segurança
   - Cetoconazol, 10 a 15 mg/kg VO com alimento a cada 12 a 24 horas
   - Fluconazol, 10 mg/kg VO ou IV a cada 12 horas
   - Terbinafina, 30 a 40 mg/kg VO a cada 12 a 24 horas
   - Itraconazol (Sporanox®, cápsulas), 5 a 10 mg/kg VO com alimento a cada 12 horas
3. O prognóstico é mau em caso de doença disseminada ou lesões não passíveis de ressecção cirúrgica. A prototecose não é contagiosa a outros animais ou seres humanos.

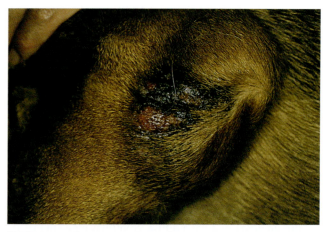

FIGURA 4-83 Prototecose. Lesões drenantes ulceradas focais no cotovelo de um cão sem raça definida. *(Cortesia de K. Boyanowski.)*

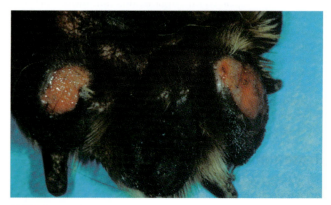

FIGURA 4-84 Prototecose. Mesmo cão mostrado na Figura 4-83. Ulceração dos coxins. *(Cortesia de K. Boyanowski.)*

Pitiose

Características

Pythium insidiosum é um protozoário que apresenta características fúngicas nos tecidos. Esse microrganismo aquático patogênico provoca doença ao entrar na pele ou na mucosa danificada. É encontrado em pântanos subtropicais e tropicais da Ásia, da Austrália e do Japão e em partes da América Central e da América do Sul. Nos Estados Unidos, é encontrado principalmente no Golfo do México, nos estados do Alabama, Flórida, Louisiana e Texas. No entanto, a pitiose também foi descrita em animais de áreas mais a oeste, como o Arizona, e norte, como Indiana. A pitiose é incomum em cães, com incidências maiores em cães machos de grande porte, principalmente cães de caça e Pastores Alemães. A doença é rara em gatos, dos quais os indivíduos jovens talvez sejam mais predispostos.

Cães

Em cães, a pitiose pode provocar doença cutânea ou GI. As lesões cutâneas são nódulos com prurido variável que coalescem em grandes massas ulceradas e fistulosas esponjosas, proliferativas, de crescimento rápido e localmente invasivas. O exsudato drenante é serossanguinolento ou purulento. As lesões podem ser observadas em qualquer local do corpo, mas são mais comuns nos membros, no períneo, na base da cauda, na porção ventral do pescoço e na cabeça. A doença GI é caracterizada por perda progressiva de peso, vômitos, regurgitação ou diarreia decorrentes da gastrite, esofagite ou enterite granulomatosa e infiltrativa.

Gatos

Nos gatos, apenas a doença cutânea é observada. As lesões são caracterizadas por um ou mais nódulos drenantes, placas ulceradas ou massas subcutâneas, geralmente com alta invasão local, nos membros, nas patas, na área inguinal, na base da cauda ou na face.

Principais Diagnósticos Diferenciais

Os diagnósticos diferenciais incluem reação de corpo estranho, neoplasia, infecção bacteriana profunda e outras infecções fúngicas (principalmente zigomicose e lagenidiose).

Diagnóstico

1. Citologia (exsudato). inflamação granulomatosa que pode conter eosinófilos, mas elementos fúngicos geralmente não são encontrados.
2. Dermato-histopatologia: dermatite e paniculite granulomatosa nodular a difusa, com focos de necrose e acúmulo de eosinófilos. Colorações fúngicas especiais geralmente são necessárias para a visualização das hifas amplas, ocasionalmente septadas e de ramificação irregular.
3. Imunoistoquímica (amostra de tecido): detecção de antígenos de *P. insidiosum*.
4. Ensaio de imunoabsorção ligado à enzima (ELISA) ou Análise por Western imunoblot para detecção de anticorpos séricos anti-*P. insidiosum*.
5. Técnica de PCR (amostra de tecido) para detecção de DNA de *P. insidiosum*.
6. Cultura fúngica: *P. insidiosum*. Observação: O microrganismo pode não crescer a não ser que um meio fúngico especial seja usado.

Tratamento e Prognóstico

1. A excisão cirúrgica ampla e completa ou a amputação do membro acometido é o tratamento tradicional de escolha. Para monitoramento de recidivas, o título de anticorpos séricos anti-*P. insidiosum* deve ser acompanhado por sorologia por ELISA antes e a cada 2 a 3 meses após a cirurgia por até 1 ano.
2. A terapia antifúngica sistêmica prolongada (por vários meses), com base nos resultados do antibiograma, pode ser tentada, mas o tratamento medicamentoso é eficaz em menos de 25% dos casos. O tratamento deve continuar até a normalização dos títulos de anticorpos séricos anti-*Pythium* ao ELISA de acompanhamento.
3. O itraconazol (Sporanox®, cápsulas), em dose de 10 mg/kg VO, deve ser administrado com alimento a cada 24 horas por pelo menos 3 a 6 meses; em cães, outra opção é a administração de anfotericina B complexo lipídico em dose de 2 a 3 mg/kg IV a cada 48 horas até a dose cumulativa de 24 a 27 mg/kg.
4. Alternativamente, o tratamento prolongado combinado com itraconazol (Sporanox) (10 mg/kg VO com alimento a cada 24 horas) e terbinafina (30-40 mg/kg VO a cada 12-24 horas) pode ser mais eficaz em cães e gatos do que a administração isolada de itraconazol ou anfotericina B.
5. O prognóstico é mau se a doença for crônica e a excisão cirúrgica completa não for possível. A pitiose não é contagiosa a outros animais ou seres humanos.

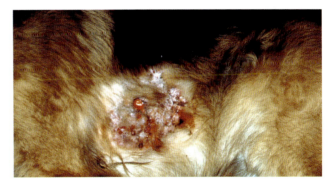

FIGURA 4-85 Pitiose. Múltiplas lesões nodulares com tratos drenantes na porção lateral do tórax de um Pastor Alemão adulto.

CAPÍTULO 4 ■ Doenças Cutâneas Fúngicas

Pitiose (Cont.)

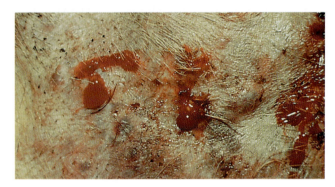

FIGURA 4-86 Pitiose. Ampliação da foto do cão mostrado na Figura 4-85. Estas lesões nodulares drenantes são típicas da celulite infecciosa.

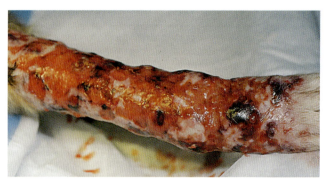

FIGURA 4-87 Pitiose. Grave ulceração e celulite com múltiplo tratos drenantes em todo o membro distal de um cão. A infecção progrediu de forma gradual pelo membro ao longo de várias semanas. *(Cortesia de M. Singer.)*

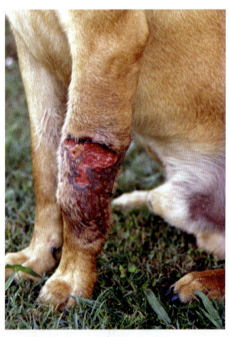

FIGURA 4-88 Pitiose. Grave aumento de volume com erosões e tratos drenantes na porção distal do membro de um cão com pitiose. *(Cortesia de A. Grooters.)*

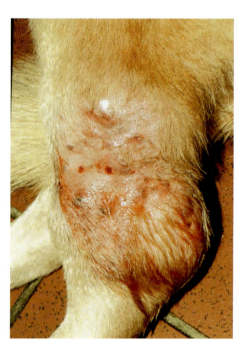

FIGURA 4-89 Pitiose. Aumento de volume profundo com alopecia, pápulas, nódulos e múltiplos tratos drenantes na porção proximal do membro posterior de um cão. *(Cortesia de D. Angarano.)*

Zigomicose (Mucormicose, Entomoftoromicose)

Características

Os zigomicetos são fungos saprofíticos, ambientais e ubíquos. Os microrganismos podem entrar no corpo por meio do trato respiratório ou GI ou ainda por inoculação em feridas. A zigomicose é rara em cães e gatos. A doença é geralmente fatal, com acometimento GI, respiratório ou disseminado. As lesões cutâneas são caracterizadas por nódulos ulcerados com exsudação ou feridas que não cicatrizam.

Principais Diagnósticos Diferenciais

Os diagnósticos diferenciais incluem outras infecções fúngicas (principalmente a pitiose e a lagenidiose), infecções bacterianas profundas e neoplasias.

Diagnóstico

1. Citologia (exsudato): inflamação (pio)granulomatosa com elementos fúngicos.
2. Dermato-histopatologia: dermatite e paniculite pio(granulomatosa) nodular a difusa, com numerosas hifas amplas, ocasionalmente septadas e de ramificação irregular com lados não paralelos.
3. Cultura fúngica: os microrganismos causadores incluem *Absidia, Basidiobolus, Conidiobolus, Mortierella, Mucor* e *Rhizopus* spp. Uma vez que esses fungos são contaminantes ambientais comuns, os resultados positivos da cultura fúngica devem ser confirmados à análise histológica.

Tratamento e Prognóstico

1. A ampla excisão ou remoção cirúrgica é indicada.
2. A terapia antifúngica sistêmica prolongada (por semanas a meses) deve ser administrada e continuar por pelo menos 1 mês após a resolução clínica completa. A terapia antifúngica deve ser escolhida, se possível, conforme os resultados da análise de sensibilidade *in vitro*.
3. Enquanto os resultados da análise de sensibilidade *in vitro* ainda não são conhecidos, o tratamento com anfotericina B, em dose de 0,5 mg/kg (cães) ou 0,25 mg/kg (gatos) por via IV deve ser administrado três vezes por semana até a dose cumulativa de 8 a 12 mg/kg (cães) ou 4 a 6 mg/kg (gatos).
4. O tratamento com antifúngicos orais geralmente é ineficaz:
   - Terbinafina, 30 a 40 mg/kg VO a cada 12 a 24 horas
   - Cetoconazol, 10 mg/kg VO a cada 24 horas com alimento (cães)
   - Fluconazol, 10 mg/kg VO a cada 24 horas com alimento
   - Itraconazol (Sporanox®, cápsulas), 5 a 10 mg/kg VO a cada 24 horas com alimento
5. O prognóstico é mau caso a excisão cirúrgica completa não seja possível. Essa doença não é considerada contagiosa a outros animais ou seres humanos.

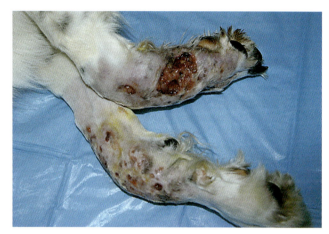

FIGURA 4-90 Zigomicose. Grave aumento de volume e ulceração com múltiplas lesões drenantes nos membros distais de um cão infectado com *Basidiobolus*.

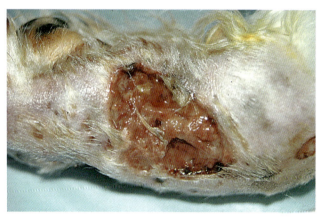

FIGURA 4-91 Zigomicose. Ampliação da foto do cão mostrado na Figura 4-90. Grave destruição tecidual na porção dorsal do carpo.

Lagenidiose

Características

Lagenidium spp. são oomicetos aquáticos que normalmente parasitam outros fungos, algas, nematódeos e crustáceos. Recentemente, *Lagenidium* spp. foram reconhecidos como causa de doença cutânea em cães do sudeste dos Estados Unidos. A lagenidiose é rara em cães, com incidências maiores relatadas em indivíduos jovens ou de meia-idade que nadam com frequência em lagos ou açudes. As lesões cutâneas tendem a ser progressivas e localmente invasivas e são caracterizadas por firmes nódulos dérmicos a subcutâneos ou massas edematosas e ulceradas, com áreas de necrose e numerosos trajetos fistulosos com exsudato hemorrágico a mucopurulento. As lesões são mais comuns nos membros e no tronco. A linfoadenopatia regional geralmente é observada. A disseminação a sítios distantes, como grandes vasos, pulmões e mediastino é comum e pode levar ao choque hemorrágico.

Principais Diagnósticos Diferenciais

Os diagnósticos diferenciais incluem reação de corpo estranho, neoplasia, infecção bacteriana profunda e outras infecções fúngicas por oomicetos (principalmente a pitiose e a zigomicose).

Diagnóstico

1. Citologia (exsudato): inflamação granulomatosa que pode conter eosinófilos e elementos fúngicos.
2. Dermato-histopatologia: dermatite e paniculite (pio)granulomatosa eosinofílica nodular a difusa, com focos de necrose e supuração. Hifas fúngicas amplas, ocasionalmente septadas e de ramificação irregular são encontradas no meio intracelular (em células gigantes) e extracelular (em áreas de inflamação ou necrose).
3. Análise por Western imunoblot: detecção de anticorpos séricos anti-*Lagenidium*.
4. Técnica de PCR (amostra de tecidos): detecção de DNA de *Lagenidium*.
5. Cultura fúngica: *Lagenidium* spp. Observação: O microrganismo pode não crescer a não ser que um meio fúngico especial seja usado.
6. Radiografia e ultrassonografia: lesões torácicas e abdominais nos casos com disseminação.

Tratamento e Prognóstico

1. A excisão cirúrgica ampla e completa ou a amputação do membro acometido é o tratamento de escolha.
2. A terapia antifúngica sistêmica prolongada pode ser tentada, mas os tratamentos com itraconazol e anfotericina B geralmente são ineficazes.
3. O prognóstico é mau caso a excisão cirúrgica completa não seja possível. A lagenidiose não é contagiosa a outros animais ou seres humanos.

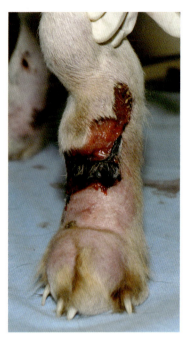

FIGURA 4-92 Lagenidiose. Dermatite ulcerativa em um macho mestiço de Retriever do Labrador de 1 ano de idade. *(Cortesia de Grooters AM: Pythiosis, lagenidiosis, and zygomycosis in small animals. Vet Clin Small Anim Pract 33:695–720, 2003.)*

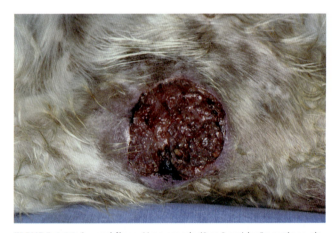

FIGURA 4-93 Lagenidiose. Uma grande (9 × 9 cm) lesão cutânea elevada, ulcerada e exsudativa causada pela infecção por *Lagenidium* spp. na porção ventral do abdômen de uma fêmea castrada de Springer Spaniel de 6 anos de idade. *(Cortesia de Grooters AM: Pythiosis, lagenidiosis, and zygomycosis in small animals. Vet Clin Small Anim Pract 33:695–720, 2003.)*

Esporotricose

Características

Sporothrix schenckii é um fungo dimórfico e saprófito ambiental que pode ser encontrado em todo o mundo. A infecção ocorre após a inoculação dos microrganismos no tecido por meio de feridas perfurantes. A esporotricose é incomum a rara em cães e gatos; as incidências maiores são relatadas em cães de caça e gatos machos não castrados com acesso a áreas externas.

Cães

As lesões cutâneas são caracterizadas por múltiplos nódulos firmes não dolorosos e não pruriginosos, que podem apresentar ulceração, exsudação purulenta e formação de crostas. As lesões são mais comumente encontradas na cabeça, no tronco ou na porção distal dos membros. Na porção distal dos membros, os nódulos podem se disseminar pelos vasos linfáticos ascendentes, levando à formação de novos nódulos ulcerados e exsudativos. A linfadenomegalia regional é comum. A disseminação é rara.

Gatos

As lesões cutâneas podem incluir feridas perfurantes sem cicatrização, abscessos, celulite, nódulos com crostas, ulcerações, tratos drenantes purulentos e, às vezes, necrose tecidual. As lesões geralmente ocorrem na cabeça, na porção distal dos membros ou na base da cauda. Concomitantemente, pode haver letargia, depressão, anorexia e febre. A disseminação é comum.

Principais Diagnósticos Diferenciais

Os diagnósticos diferenciais incluem outras infecções fúngicas e bacterianas e neoplasias.

Diagnóstico

1. Citologia (exsudato, tecido aspirado): inflamação supurativa ou (pio)granulomatosa. As leveduras de formato redondo, oval ou de charuto, no meio intracelular e extracelular, são facilmente observadas em gatos, mas não em cães.
2. Dermato-histopatologia: dermatite supurativa ou (pio)granulomatosa nodular a difusa. As leveduras, que podem ser similares a criptococos, são facilmente observadas em gatos, mas não em cães.
3. Imunofluorescência: detecção de antígeno de *Sporothrix* em tecidos ou exsudatos.
4. Cultura fúngica: É fácil cultivar *S. schenckii* a partir de amostras obtidas de gatos infectados, mas pode ser difícil isolar o microrganismo de cães infectados (as culturas fúngicas são altamente infecciosas).
5. A análise por PCR, quando disponível, pode simplificar o diagnóstico.

Tratamento e Prognóstico

1. A terapia antifúngica sistêmica prolongada (por semanas a meses) deve ser administrada e continuar por pelo menos 1 mês após a resolução clínica completa.
2. Os tratamentos incluem os seguintes:
   - Cetoconazol 5 a 15 mg/kg VO com alimento a cada 12 a 24 horas
   - Fluconazol, 10 mg/kg VO com alimento a cada 24 horas
   - Terbinafina, 30 a 40 mg/kg VO a cada 12-24 horas
   - Itraconazol (Sporanox®, cápsulas), 5 a 10 mg/kg VO com alimento a cada 12 a 24 horas
   - Em gatos, o fármaco de escolha é o itraconazol (Sporanox®)
3. Terapias históricas incluem as seguintes:
   - Em cães, o tratamento tradicional é o iodeto de potássio supersaturado em dose de 40 mg/kg VO com alimento a cada 8 horas
   - Em gatos, iodeto de potássio supersaturado em dose de 20 mg/kg VO com alimento a cada 12 horas
4. O prognóstico é moderado a bom, mas recidivas podem ocorrer. Nenhum caso de transmissão da doença de cães a seres humanos foi relatado, mas gatos infectados são altamente contagiosos para seres humanos. Boas práticas de higiene e luvas devem ser usadas durante a manipulação do paciente.

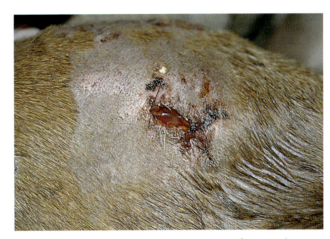

FIGURA 4-94 Esporotricose. Lesões drenantes com formação de crostas no joelho com aumento de volume de um cão.

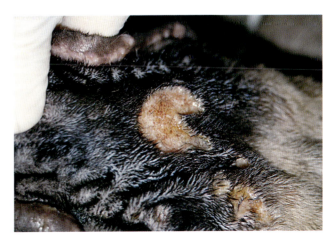

FIGURA 4-95 Esporotricose. Mesmo cão mostrado na Figura 4-94. Lesão erosiva com drenagem purulenta na porção ventral do pescoço.

CAPÍTULO 4 ■ Doenças Cutâneas Fúngicas

Esporotricose *(Cont.)*

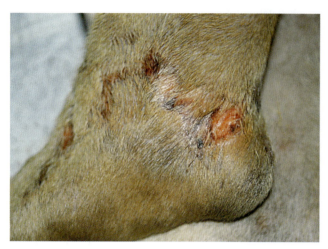

FIGURA 4-96 Esporotricose. Mesmo cão mostrado na Figura 4-94. Estas múltiplas lesões descamativas no jarrete periodicamente apresentavam exsudato purulento.

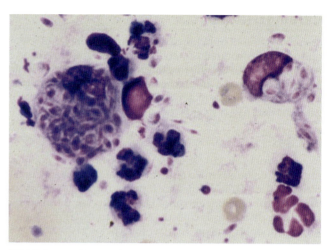

FIGURA 4-97 Esporotricose. Imagens microscópicas de *Sporothrix*, observadas com a objetiva ×100 (óleo). Note os microrganismos ovoides, em formato de "charuto", no meio intracelular.

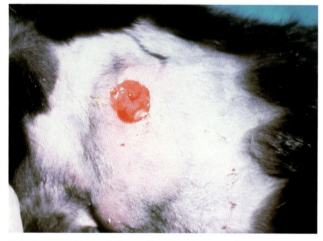

FIGURA 4-98 Esporotricose. Uma grande massa flutuante com uma lesão ulcerativa central na porção lateral do tórax de um gato. *(Cortesia de D. Angarano.)*

Blastomicose

Características

A blastomicose é causada pela inalação de conídias de *Blastomyces dermatitidis*, um fungo dimórfico e saprófito ambiental. *B. dermatitidis* é encontrado em solos úmidos, ácidos ou arenosos, principalmente na América do Norte, ao longo dos rios Ohio, Mississippi, Missouri, St. Lawrence e Tennessee; nos estados norte-americanos do Meio Atlântico Sul; e ao sul da região dos Grandes Lagos. Após a inalação, há o estabelecimento de uma infecção pulmonar que se dissemina para os linfonodos, os olhos, a pele, os ossos e outros órgãos. Raramente, a inoculação direta pode causar doença cutânea localizada, mas a blastomicose cutânea é, mais comumente, um sinal de doença disseminada. A blastomicose é rara em gatos e incomum em cães, com incidências maiores relatadas em cães machos, jovens, de grande porte e com acesso a áreas externas, principalmente Hounds e raças de esporte.

As lesões cutâneas incluem abscessos subcutâneos discretos e massas ulceradas, proliferativas e firmes com trajetos fistulosos e exsudato serossanguinolento a purulento. As lesões podem ser encontradas em qualquer local do corpo, mas são mais comuns na face, no plano nasal e nos leitos ungueais. Os sintomas não específicos incluem anorexia, perda de peso e febre. Outros sintomas, dependendo dos órgãos acometidos, podem incluir intolerância a exercício, tosse, dispneia, linfadenomegalia, uveíte, descolamento de retina, glaucoma, claudicação e sinais relativos ao SNC.

Principais Diagnósticos Diferenciais

Os diagnósticos diferenciais incluem outras infecções fúngicas e bacterianas, neoplasias e reação de corpo estranho.

Diagnóstico

1. Citologia (exsudato, tecido aspirado): inflamação supurativa ou piogranulomatosa com grandes leveduras redondas, com brotamento em base ampla e paredes celulares espessas, refringente e de contorno duplo.
2. Dermato-histopatologia: dermatite supurativa a (pio)granulomatosa nodular a difusa com grandes leveduras de parede dupla e espessa e brotamento em base ampla.
3. Imunodifusão em gel de ágar: detecção de anticorpos séricos contra *B. dermatitidis*; no início da infecção, os resultados do exame podem ser negativos.
4. Cultura fúngica (não necessária à confirmação do diagnóstico a não ser que a citologia e a histopatologia não consigam revelar o microrganismo [envie a um laboratório de diagnóstico, porque as culturas fúngicas são altamente infecciosas]): *B. dermatitidis*.
5. Radiografia: alterações pulmonares em caso de acometimento desses órgãos; lesões osteolíticas em casos de acometimento de ossos longos.
6. A análise por PCR, quando disponível, pode simplificar o diagnóstico.

Tratamento e Prognóstico

1. A terapia antifúngica sistêmica prolongada (por, no mínimo, 2-3 meses) deve ser administrada e continuar por 1 mês após a resolução clínica completa.
2. O fármaco de escolha é o itraconazol (Sporanox®, cápsulas). Em gatos, 5 mg/kg VO devem ser administrados com alimento a cada 12 horas. Em cães, 5 mg/kg devem ser administrados VO com alimento a cada 12 horas por 5 dias; a seguir, a dose é de 5 mg/kg VO com alimento a cada 24 horas.
3. As terapias alternativas incluem as seguintes:
    - Fluconazol, 5 a 10 mg/kg VO ou IV a cada 24 horas
    - Historicamente, a anfotericina B em dose de 0,5 mg/kg (cães) ou 0,25 mg/kg (gatos) por via IV, três vezes por semana, até a dose cumulativa de 8 a 12 mg/kg (cães) ou 4 a 6 mg/kg (gatos) é administrada
    - O tratamento com anfotericina em complexo lipídico (anfotericina lipossomal) demonstrou boa eficácia com maior segurança. A anfotericina B complexo lipídico (cães) é administrada em dose de 1 mg/kg IV três vezes por semana até a dose cumulativa de 12 mg/kg
4. O prognóstico é bom a não ser na presença de acometimento grave do SNC e dos pulmões. Independentemente da terapia usada, aproximadamente 20% dos cães apresentam recidiva em 1 ano de tratamento devido à interrupção prematura da terapia ou o uso de medicamentos manipulados; porém, esses animais geralmente respondem ao novo tratamento com itraconazol (Sporanox®). Os animais infectados (por leveduras) não são considerados contagiosos a outros animais ou seres humanos, mas as culturas fúngicas (forma miceliana) são altamente infecciosas.

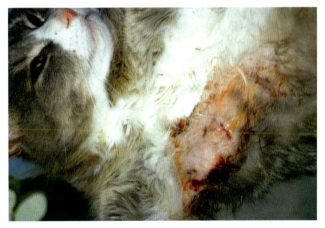

FIGURA 4-99 Blastomicose. Uma grande massa (3 cm) com múltiplos tratos drenantes na região axilar de um gato.

CAPÍTULO 4 ■ Doenças Cutâneas Fúngicas

Blastomicose (Cont.)

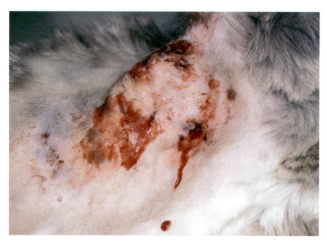

FIGURA 4-100 **Blastomicose.** Ampliação da foto do gato mostrado na Figura 4-99. Há exsudação de pus tingido com sangue dos múltiplos tratos drenantes da massa axilar apresentada por este gato.

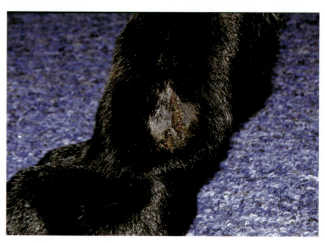

FIGURA 4-101 **Blastomicose.** Uma pequena massa (2 cm) com alopecia e ulcerações no carpo. Note a semelhança com o granuloma acral por lambedura.

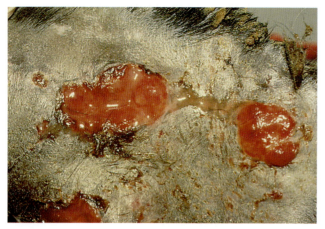

FIGURA 4-102 **Blastomicose.** Celulite com tratos drenantes com acometimento de todo o pavilhão auricular. *(Cortesia de D. Angarano.)*

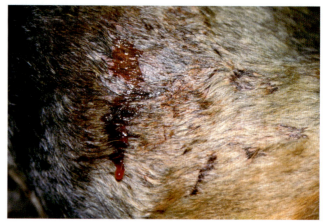

FIGURA 4-103 **Blastomicose.** Múltiplos tratos drenantes no flanco de um cão com blastomicose disseminada.

Blastomicose

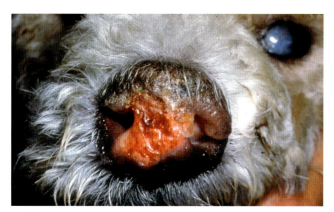

FIGURA 4-104 Blastomicose. Grave aumento de volume e ulceração do plano nasal causados pela blastomicose. Estas lesões podem ser confundidas com uma doença cutânea autoimune. *(Cortesia de L. Schmeitzel.)*

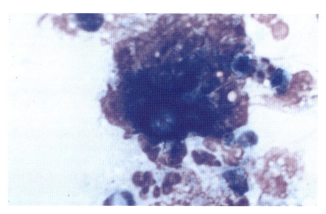

FIGURA 4-105 Blastomicose. Imagem microscópica do agente etiológico da blastomicose, observada com a objetiva ×100 (óleo). A levedura grande, com parede celular espessa e brotamento em base ampla, é visível no material corado aglomerado.

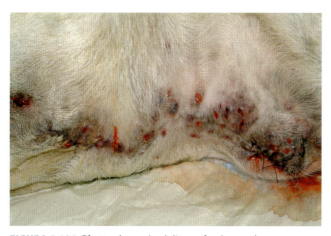

FIGURA 4-106 Blastomicose. A celulite profunda com drenagem purulenta no ventre é típica da infecção fúngica profunda.

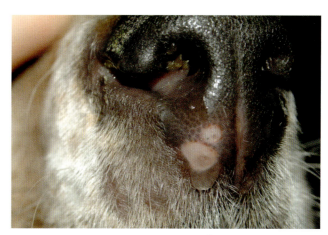

FIGURA 4-107 Blastomicose. Esta área focal de despigmentação no plano nasal pode ser confundida com uma doença cutânea autoimune; porém, esta não é a aparência estratificada normal das regiões não acometidas do plano nasal e há aumento de volume focal da lesão, sugerindo uma doença infiltrativa.

Coccidioidomicose

Características

Coccidioides immitis é um fungo dimórfico e saprófito do solo que é endêmico em áreas desérticas no sudoeste dos Estados Unidos, no México, na América Central e em parte da América do Sul. Embora as lesões cutâneas primárias decorrentes da inoculação direta sejam raras, os microrganismos geralmente são inalados, com o estabelecimento de uma infecção pulmonar que pode se disseminar para os linfonodos, os olhos, a pele, os ossos e outros órgãos. A coccidioidomicose é rara em gatos e incomum em cães, com incidências maiores em cães jovens, de porte médio a grande e com acesso a áreas externas.

As lesões cutâneas em cães incluem nódulos ulcerados, abscessos subcutâneos e tratos drenantes sobre os sítios de infecção em ossos longos. A linfadenomegalia regional é comum. Em gatos, massas, abscessos e lesões drenantes subcutâneas ocorrem sem acometimento ósseo subjacente. A linfadenomegalia regional pode ser observada.

Outros sinais em cães e gatos incluem anorexia, perda de peso, febre e depressão. Dependendo dos órgãos infectados, tosse, dispneia, taquipneia, claudicação por aumentos de volume ósseos dolorosos e doença ocular podem ser observados.

Principais Diagnósticos Diferenciais

Os diagnósticos diferenciais incluem outras infecções fúngicas e bacterianas, reação de corpo estranho e neoplasias.

Diagnóstico

1. Citologia (exsudato, tecido aspirado): inflamação supurativa a (pio)granulomatosa. Os fungos são raramente observados.
2. Dermato-histopatologia: dermatite e paniculite supurativa ou (pio)granulomatosa nodular a difusa, com poucas a várias estruturas redondas grandes e de parede dupla (esférulas) que contêm endosporos.
3. Sorologia: detecção de anticorpos contra *C. immitis* por precipitina, fixação de complemento, aglutinação em látex ou ELISA. Resultados falso positivos e falso negativos podem ocorrer (p. ex., os títulos podem ser negativos no início da doença e títulos baixos são comuns em animais saudáveis que vivem em áreas endêmicas).
4. Cultura fúngica (envie a um laboratório de diagnóstico porque as culturas fúngicas são altamente infecciosas): *C. immitis*.
5. Radiografia: as alterações pulmonares são comuns. Há desenvolvimento de lesões osteolíticas em caso de acometimento ósseo.
6. A análise por PCR, quando disponível, pode simplificar o diagnóstico.

Tratamento e Prognóstico

1. A terapia antifúngica sistêmica deve ser administrada por um período longo (por, no mínimo, 1 ano em caso de doença disseminada) e continuar por pelo menos 2 meses após a resolução completa das lesões clínicas e radiográficas. O tratamento deve também ser mantido até que os títulos de anticorpos séricos contra *C. immitis* sejam negativos.
2. As terapias eficazes incluem as seguintes:
   - Cetoconazol (cães), 5 a 10 mg/kg VO com alimento a cada 12 horas
   - Itraconazol (Sporanox®, cápsulas), 5 a 10 mg/kg VO com alimento a cada 12 horas
   - Fluconazol, 10 mg/kg VO a cada 12 horas
   - A terbinafina, em dose de 30 a 40 mg/kg VO a cada 12 a 24 horas, pode ser eficaz
3. O prognóstico é imprevisível e as recidivas são comuns. Nos casos de recidiva, a reinstituição do tratamento até a resolução das lesões, seguida pela terapia prolongada em dose baixa, pode ser necessária à manutenção da remissão. Os animais infectados (por leveduras) não são considerados contagiosos a outros animais ou seres humanos, mas as culturas fúngicas (forma miceliana) são altamente infecciosas.

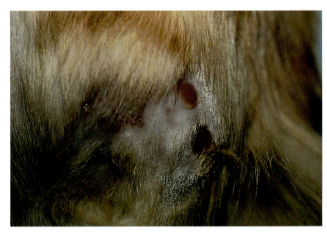

FIGURA 4-108 Coccidioidomicose. Múltiplos tratos drenantes no ísquio de um gato infectado. *(Cortesia de A. Wolf.)*

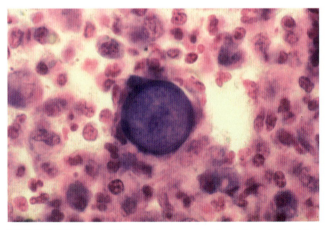

FIGURA 4-109 Coccidioidomicose. Imagem microscópica de *Coccidioides*, observada com a objetiva ×100 (óleo). *(Cortesia de A. Wolf.)*

Criptococose

Características

Cryptococcus neoformans é um fungo saprofítico ambiental que pode ser encontrado em todo o mundo. A criptococose ocorre quando os microrganismos inalados estabelecem uma infecção na cavidade nasal, nos seios paranasais ou nos pulmões. A seguir, pode haver disseminação para a pele, os olhos, o SNC e outros órgãos. A criptococose é incomum em gatos. É rara em cães, com incidências maiores relatadas em adultos jovens.

Gatos

O trato respiratório superior é mais comumente acometido, com espirros, obstrução nasal por secreção, rinorreia, massa nasal ou um aumento de volume subcutâneo firme na ponte nasal. O acometimento cutâneo é caracterizado por múltiplas pápulas e nódulos não dolorosos que podem ulcerar. A linfadenomegalia regional é comum. Sinais relacionados ao SNC (sinais neurológicos variáveis) e doença ocular (pupilas fixas e dilatadas; cegueira) são também geralmente observados.

Cães

Em cães, a doença é principalmente neurológica ou oftálmica. O acometimento do trato respiratório superior também é frequente. Ocasionalmente, há úlceras cutâneas, principalmente no focinho e nos lábios, na cavidade oral ou ao redor dos leitos ungueais.

Principais Diagnósticos Diferenciais

Os diagnósticos diferenciais incluem outras infecções fúngicas e bacterianas e neoplasias.

Diagnóstico

1. Citologia (exsudato, aspirados de tecido): inflamação (pio) granulomatosa com leveduras delgadas, com brotamento e paredes finas cercadas por cápsulas transparentes, refringentes e de tamanho variável.
2. Dermato-histopatologia: dermatite e paniculite pio(granulomatosa) nodular a difusa, com numerosos microrganismos ou vacúolos na derme e na subcútis, que são causados pelos grandes números de microrganismos.
3. ELISA ou aglutinação em latex: detecção sérica de antígeno capsular criptocóccico. Nas infecções localizadas, os resultados dos exames podem ser negativos.
4. Cultura fúngica: *C. neoformans*.
5. A análise por PCR, quando disponível, pode simplificar o diagnóstico.

Tratamento e Prognóstico

1. As lesões cutâneas devem ser, se possível, submetidas à excisão cirúrgica.
2. A terapia antifúngica sistêmica deve ser administrada por um período longo (vários meses) e continuar por pelo menos 1 mês após a resolução clínica completa. O tratamento também deve ser mantido até que os títulos séricos de antígeno criptocóccico sejam negativos.
3. Fármacos eficazes incluem os seguintes:
    - Itraconazol (Sporanox,® cápsulas), 5 a 10 mg/kg VO, administrado com alimento a cada 12 a 24 horas
    - Fluconazol, 5 a 15 mg/kg VO a cada 12 a 24 horas
    - Cetoconazol, 5 a 10 mg/kg VO com alimento a cada 12 a 24 horas
    - Terbinafina, 30 a 40 mg/kg VO a cada 12 a 24 horas
    - Anfotericina B 0,5 a 0,8 mg/kg (em soro fisiológico a 0,45%/dextrose a 2,5%, 400 mL para gatos, 500 mL para cães < 20 kg e 1.000 mL para cães > 20 kg), por via subcutânea, duas a três vezes por semana, até a dose cumulativa de 8 a 26 mg/kg. Concentrações de anfotericina B acima de 20 mg/L podem causar irritação local
4. Em gatos, o prognóstico é moderado a bom, exceto na presença de acometimento do SNC. O prognóstico em gatos com acometimento do SNC e em cães é mau. Os animais infectados e as culturas não são considerados contagiosos a outros animais ou seres humanos.

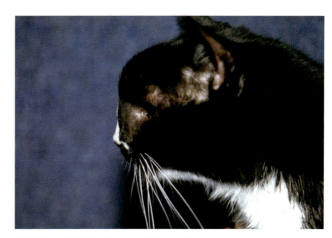

FIGURA 4-110 Criptococose. O dramático aumento de volume da ponte nasal deste gato adulto é típico das infecções criptocóccicas.

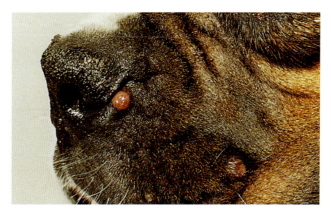

FIGURA 4-111 Criptococose. Este nódulo ulcerado focal foi causado por *Cryptococcus*. *(Cortesia de D. Angarano.)*

Criptococose (Cont.)

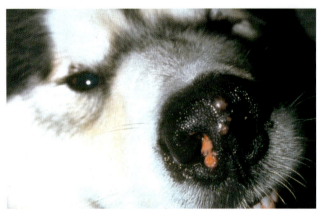

FIGURA 4-112 Criptococose. Múltiplos nódulos e lesões ulceradas no focinho. *(Cortesia de L. Frank.)*

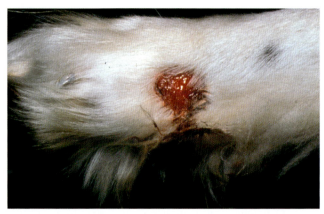

FIGURA 4-113 Criptococose. Uma lesão ulcerada na lateral do dedo com um trato drenante. *(Cortesia de L. Frank.)*

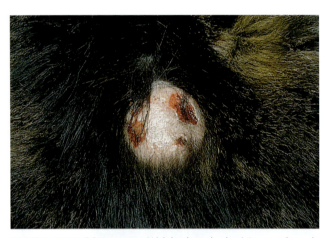

FIGURA 4-114 Criptococose. Nódulo ulcerado alopécico na cabeça de um gato adulto.

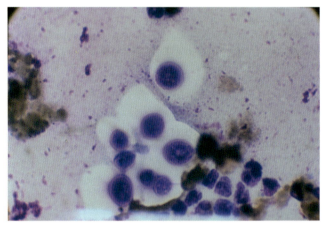

FIGURA 4-115 Criptococose. Imagem microscópica de *Cryptococcus*, observada com a objetiva ×100 (óleo). *(Cortesia de L. Frank.)*

Histoplasmose

Características

A histoplasmose é uma doença sistêmica causada por *Histoplasma capsulatum*, um fungo dimórfico e saprófita do solo. Após a inalação ou ingestão de conídias, há o estabelecimento da infecção nos pulmões ou no trato GI que, então, dissemina-se para outros sítios corpóreos. *H. capsulatum* é encontrado em todo o mundo, em áreas temperadas e subtropicais. Nos Estados Unidos, a doença é mais comum ao longo dos rios Mississippi, Missouri e Ohio. A histoplasmose é rara em cães e incomum em gatos, com incidências maiores relatadas em animais adultos jovens. O acometimento cutâneo é raro, mas múltiplos pequenos nódulos com ulceração e exsudação ou crostas foram relatados. Sintomas não específicos, como anorexia, depressão, perda de peso e febre, são típicos. Outros sintomas em cães e gatos podem incluir dispneia, taquipneia e doença ocular. Também podem ser observados claudicação em gatos e tosse, diarreia, icterícia e ascites em cães.

Principais Diagnósticos Diferenciais

Os diagnósticos diferenciais incluem outras infecções fúngicas e bacterianas e neoplasias.

Diagnóstico

1. Citologia (aspirados de tecido): inflamação (pio)granulomatosa com numerosas pequenas leveduras intracelulares com centros basofílicos.
2. Dermato-histopatologia: dermatite (pio)granulomatosa nodular a difusa com numerosas leveduras intracelulares. Colorações fúngicas especiais podem ser necessárias para a visualização dos microrganismos.
3. Radiografia: lesões pulmonares geralmente são observadas.
4. Cultura fúngica: envie a um laboratório de diagnóstico, porque as culturas fúngicas são altamente infecciosas: *H. capsulatum*.
5. A sorologia e a detecção de antígeno na urina auxiliam o diagnóstico clínico, mas requerem interpretação.
6. A análise por PCR, quando disponível, pode simplificar o diagnóstico.

Tratamento e Prognóstico

A terapia antifúngica sistêmica deve ser administrada por um período longo (por, no mínimo, 4-6 meses) e continuar por pelo menos 2 meses após a resolução clínica completa.
1. As terapias eficazes incluem as seguintes:
    - Cetoconazol (cães), 5 a 10 mg/kg VO com alimento a cada 12 horas
    - Fluconazol, 10 mg/kg VO a cada 12 horas
    - Terbinafina, 30 a 40 mg/kg VO a cada 12-24 horas
    - Itraconazol (Sporanox,® cápsulas) 10 mg/kg VO com alimento a cada 12 horas
    - Nos casos graves, uma resposta mais rápida pode ser conseguida com a combinação de itraconazol (Sporanox®) ou fluconazol e anfotericina B. Historicamente, a anfotericina B é administrada em dose de 0,25 mg/kg (gatos) ou 0,5 mg/kg (cães) por via IV, três vezes por semana, até a dose cumulativa de 4 a 8 mg/kg (gatos) ou 5 a 10 mg/kg (cães). O tratamento com anfotericina em complexo lipídico (anfotericina lipossomal) demonstrou boa eficácia com maior segurança.
2. O prognóstico é moderado a bom para a maioria dos gatos. O prognóstico é mau em gatos muito debilitados e cães com doença GI ou com sinais graves de doença disseminada. Os animais infectados (por leveduras) não são considerados contagiosos a outros animais ou seres humanos, mas as culturas fúngicas (forma miceliana) são altamente infecciosas.

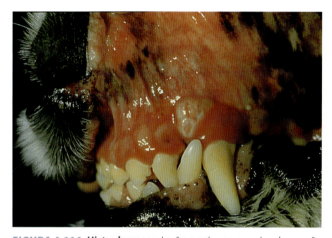

FIGURA 4-116 Histoplasmose. Lesão erosiva na gengiva de um cão adulto. *(Cortesia de L. Schmeitzel.)*

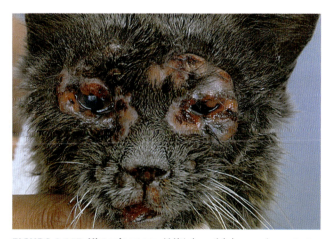

FIGURA 4-117 Histoplasmose. Múltiplos nódulos erosivos e tratos drenantes na face de um gato de 11 anos de idade. *(Cortesia de P. Branco.)*

Histoplasmose (Cont.)

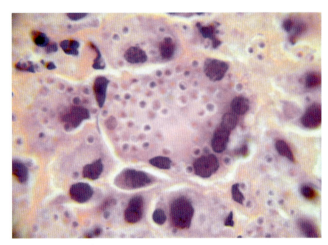

FIGURA 4-118 **Histoplasmose.** Imagem microscópica dos microrganismos intracelulares da histoplasmose no interior de uma célula gigante, observada com a objetiva ×100 (óleo).

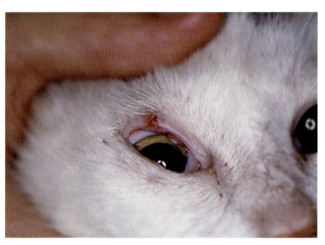

FIGURA 4-119 **Histoplasmose.** Pequeno nódulo na pálpebra de um gato. *(Cortesia de A. Grooters.)*

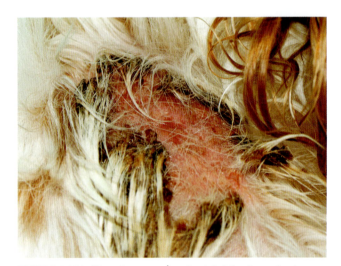

FIGURA 4-120 **Histoplasmose.** Área focal de infecção profunda, mostrando celulite, alopecia e formação de crostas.

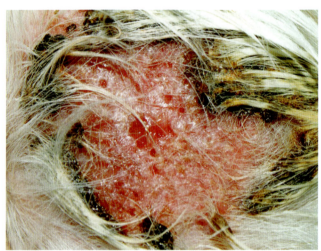

FIGURA 4-121 **Histoplasmose.** Ampliação da foto do cão mostrado na Figura 4-120. A celulite com drenagem é aparente.

Histoplasmose

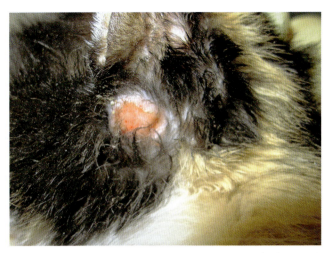

FIGURA 4-122 **Histoplasmose.** Lesão focal de celulite profunda causada pela infecção.

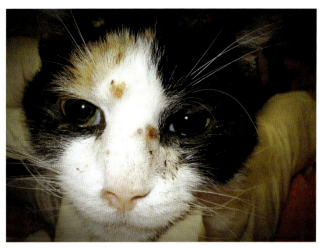

FIGURA 4-123 **Histoplasmose.** Lesões focais de celulite profunda na face de um gato. Pápulas com crostas na face de um gato.

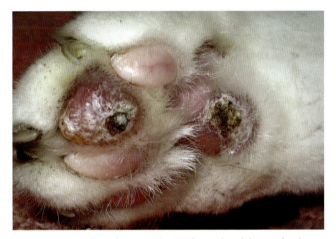

FIGURA 4-124 **Histoplasmose.** Lesões focais de celulite profunda nos coxins de um gato. O tecido apresenta maior aumento com a celulite do que nas lesões mais focais típicas da vasculite ou das doenças cutâneas autoimunes.

CAPÍTULO | 5

Doenças Cutâneas Parasitárias

- Carrapatos Ixodídeos (Carrapatos Duros)
- Carrapato Espinhoso da Orelha (*Otobius megnini*)
- Demodicidose Localizada Canina
- Demodicidose Generalizada Canina
- Demodicidose Felina
- Escabiose Canina (Sarna Sarcóptica)
- Escabiose Felina (Sarna Notoédrica)
- Queiletielose (Caspa Ambulante)
- Ácaros de Orelha (*Otodectes cynotis*)
- Trombiculíase (Ácaros de Colheita)
- Ácaro do Pelame Felino (*Lynxacarus radosky*)
- Pulgas
- Pediculose (Piolhos)
- *Cuterebra*
- Dermatite por Picada de Moscas
- Miíase
- Dermatites por Nematódeos (Ancilostomíase e Uncinaríase)
- Dracunculíase (Dracunculose)

Carrapatos Ixodídeos (Carrapatos Duros)

Características

Os carrapatos ixodídeos pertencem aos gêneros *Rhipicephalus* (p. ex., carrapato marrom de cães), *Dermacentor* (p. ex., carrapato americano de cães, carrapato das Montanhas Rochosas, carrapato da Costa Oeste ou do Pacífico dos Estados Unidos), *Ixodes* (p. ex., carrapato das espáduas da América do Norte, carrapato de cervídeos, carrapato inglês de cães [Europa]), *Amblyomma* (p. ex., carrapato de pernas pretas, carrapato Estrela Solitária) e *Haemophysalis* (p. ex., carrapato amarelo de cães [África e Ásia]). Os carrapatos ixodídeos são mais comumente encontrados em cães do que em gatos.

A infestação por carrapatos pode ser assintomática ou causar nódulos inflamados no local de fixação do carrapato, sinais de doenças transmitidas por carrapatos (p. ex., erliquiose, febre maculosa, doença de Lyme) e a paralisia por carrapatos. Os carrapatos são mais comumente observados nas orelhas ou no espaço interdigital, mas podem ser encontrados em qualquer local do corpo.

Diagnóstico

1. Visualização direta dos carrapatos no corpo.

Tratamento e Prognóstico

1. Nos casos de infestação branda, os carrapatos devem ser manualmente removidos, com cuidado, com o auxílio de fórceps ou pinças de ponta fina. Os carrapatos não devem ser torcidos e suas peças bucais devem ser retiradas da pele. Não queime, perfure, aperte ou esmague o corpo do carrapato para matá-lo, já que seus fluidos podem ser infecciosos.
2. Nas infestações graves, inseticidas tópicos indicados para uso contra carrapatos devem ser aplicados. Coleiras com amitraz ou flumetrina, além de fipronil, piretroides e permetrinas (cães), parecem ser os produtos mais eficazes. Os inseticidas veterinários de nova geração parecem ter eficácia variável contra carrapatos, com ampla margem de segurança. O fluralaner (Bravecto®) e o afoxolaner (Nexgard®) são administrados por via oral e são seguros e eficazes.
3. As doenças transmitidas por carrapatos, se presentes, devem ser tratadas. Os produtos que repelem ou matam carrapatos com rapidez suficiente à redução da transmissão de doenças causadas por *Rickettsia* são preferidos.
4. Periodicamente, o ambiente deve ser tratado com os inseticidas indicados (em casas e canis infestados por *Rhipicephalus sanguineus* [carrapato marrom de cães]).
5. O uso de pesticidas indicados em *spray* em gramados e arbustos, a cada primavera e no meio do verão, pode ajudar no controle de carrapatos.
6. O prognóstico é bom. Os animais infectados são fontes de transmissão de carrapatos a outros animais e seres humanos.

Carrapatos Ixodídeos (Cont.)

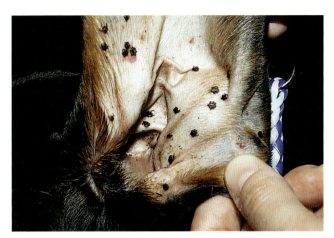

FIGURA 5-1 **Carrapatos Ixodídeos.** Múltiplos carrapatos aderidos à porção interna do pavilhão auricular. *(Cortesia de D. Angarano.)*

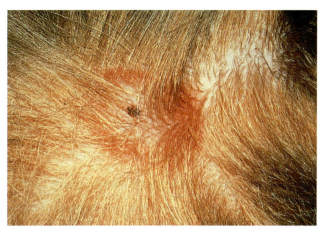

FIGURA 5-2 **Carrapatos Ixodídeos.** Esta lesão eritematosa ocorreu no local em que estava um carrapato. *(Cortesia de D. Gram.)*

Carrapato Espinhoso da Orelha (*Otobius megnini*)

Características

Otobius megnini é um carrapato mole (argasídeo) encontrado principalmente nas áreas áridas da América do Norte e do Sul, da Índia e do sul da África. Os carrapatos adultos não são parasitários, mas as larvas e as ninfas infestam os canais auditivos externos dos animais. Estes carrapatos são incomuns em cães e raros em gatos.

A presença de *O. megnini* pode ser observada como o aparecimento agudo de otite externa com inflamação grave e exsudato ceruminoso, balançar vigoroso da cabeça e prurido ótico.

Principais Diagnósticos Diferenciais

Os diagnósticos diferenciais incluem outras causas de otite externa.

Diagnóstico

1. Otoscopia: visualização de larvas, ninfas e adultos imaturos dos carrapatos espinhosos da orelha

Tratamento e Prognóstico

1. Os carrapatos devem ser manualmente removidos com fórceps.
2. O animal deve ser tratado com inseticida tópico indicado contra carrapatos.
3. Qualquer infecção secundária da orelha deve ser tratada com a medicação tópica adequada.
4. Os carrapatos adultos infestam os locais habitados pelo animal, de modo que o tratamento ambiental com inseticidas em *spray* é importante.
5. O prognóstico é bom, mas a reinfestação pode ocorrer caso os carrapatos adultos não sejam eliminados do ambiente. Embora esses carrapatos parasitem principalmente animais, podem também infestar seres humanos.

Demodicidose Localizada Canina

Características

As lesões cutâneas ocorrem quando há uma superpopulação localizada de *Demodex canis*, um habitante comensal normal da pele canina. O crescimento demodécico excessivo geralmente é associado a um fator predisponente, como endoparasitismo, desnutrição, tratamento medicamentoso imunossupressor ou estresse transiente (p. ex., estro, gestação, cirurgia, transporte). A demodicidose localizada canina é comum em cães, com maiores incidências relatadas em filhotes de 3 a 6 meses de idade.

Demodicidose localizada canina pode causar uma a cinco áreas irregulares de alopecia com eritema, hiperpigmentação e descamação variável em uma região do corpo. As lesões são mais comuns na face, mas pode ocorrer em qualquer local do corpo. As lesões geralmente não são pruriginosas a não ser que haja infecção secundária.

Principais Diagnósticos Diferenciais

Os diagnósticos diferenciais incluem piodermite superficial, dermatofitose e outras causas de alopecia.

Diagnóstico

1. Microscopia (raspados profundos de pele): muitos adultos, ninfas, larvas ou ovos de *Demodex* spp.
2. Dermato-histopatologia: ácaros intrafoliculares com graus variáveis de perifoliculite, foliculite ou furunculose.

Tratamento e Prognóstico

1. Quaisquer fatores predisponentes e piodermite secundária devem ser identificados e tratados.
2. Qualquer piodermite secundária deve ser tratada por meio da administração dos antibióticos sistêmicos adequados, por prazo longo (no mínimo, 3-4 semanas); o tratamento deve continuar por pelo menos 1 semana após a resolução clínica da piodermite.
3. A maioria dos pacientes apresenta melhora com o controle da infecção e o tratamento tópico com xampu com peróxido de benzoíla a 1% a 3% a cada 3 a 7 dias. Cremes e pomadas tópicas não têm qualquer benefício adicional em comparação ao uso isolado de xampu.
4. O tratamento acaricida pode não ser necessário, já que muitos casos se resolvem de forma espontânea.
5. Em caso de persistência de lesão localizada, o paciente deve ser castrado e submetido ao tratamento acaricida. As terapias acaricidas eficazes incluem as seguintes:
   - O fluralaner (Bravecto®), em dose de 25 mg/kg a cada 30 a 60 dias, parece ser altamente eficaz e seguro (no momento da redação deste texto)
   - A ivermectina, em dose de 0,2 a 0,6 mg/kg por via oral (VO) a cada 24 horas, geralmente é eficaz. A princípio, a dose de 0,1 mg/kg VO é administrada no dia 1; no dia 2, administra-se a dose de 0,2 mg/kg VO e, a seguir, a dose é diariamente aumentada em 0,1 mg/kg até atingir 0,2 a 0,6 mg/kg/dia, desde que não haja sinais de toxicidade. A taxa de cura da dose de 0,4 mg/kg/dia de ivermectina é de 85% a 90%
   - Milbemicina oxima, em dose de 0,5 a 2 mg/kg VO a cada 24 horas. A taxa de cura é de 85% a 90%
   - Doramectina, em dose de 0,2 a 0,6 mg/kg por via subcutânea (SC), uma vez por semana. A taxa de cura é de aproximadamente 85%
   - Em cães com menos de 20 kg, o uso de coleiras com amitraz a 9% pode ser eficaz. Nos cães pequenos, uso isolado de coleiras com amitraz a 9% pode ser tão eficaz quanto a administração de ivermectina (0,6 mg/kg/dia VO)
   - A moxidectina tópica teve eficácia variável quando aplicada a cada 2 a 4 semanas
6. O tratamento histórico (acaricida tradicional) inclui o seguinte:
   - Tosa total do pelame corpóreo caso o cão tenha pelos médios a longos
   - Banhos semanais com xampu de peróxido de benzoíla a 2,5% a 3%, seguidos pela aplicação corpórea total de uma solução de amitraz a 0,03% a 0,05%. A taxa de cura varia de 50% a 86%
   - Para a pododermatite demodécica, além dos banhos semanais de imersão com amitraz, a imersão da pata em uma solução de amitraz a 0,125% deve ser realizada a cada 1 a 3 dias
7. O prognóstico é bom. A maioria dos casos se resolve em 4 a 8 semanas, mas alguns podem progredir à demodicidose generalizada. A terapia sistêmica ou a imersão corpórea total não deve ser usada em animais não castrados porque pode mascarar o desenvolvimento de demodicidose generalizada, que se acredita ser uma doença hereditária. O *D. canis* não é considerado contagioso a outros cães (à exceção de neonatos), gatos ou seres humanos.

> **NOTA DO AUTOR**
>
> Embora não se acredite em uma predisposição genética ao desenvolvimento de demodicidose localizada, a reprodução dos cães infectados deve ser desencorajada.
>
> Os cães com demodicidose localizada podem ser mais propensos ao desenvolvimento de demodicidose de aparecimento adulto caso posteriormente expostos a corticosteroides.
>
> As soluções tópicas Promeris e Certifect eram empregadas, mas são associadas a reações cutâneas a fármacos e ao desenvolvimento de pênfigo e não devem ser usadas.

CAPÍTULO 5 ■ Doenças Cutâneas Parasitárias

Demodicidose Localizada Canina (Cont.)

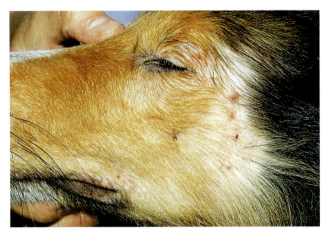

FIGURA 5-3 Demodicidose Localizada Canina. Múltiplas lesões papulares alopécicas na face de um Pastor de Shetland adulto. *(Cortesia de D. Angarano.)*

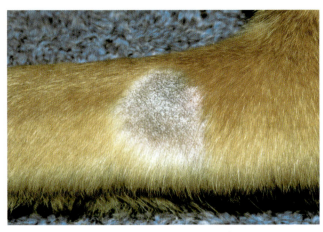

FIGURA 5-4 Demodicidose Localizada Canina. Área focal de alopecia e hiperpigmentação típica da foliculite.

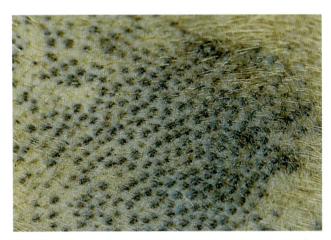

FIGURA 5-5 Demodicidose Localizada Canina. Numerosos comedões no abdômen de um cão com hiperadrenocorticismo. Os comedões são geralmente causados pela demodicidose ou pelo hiperadrenocorticismo.

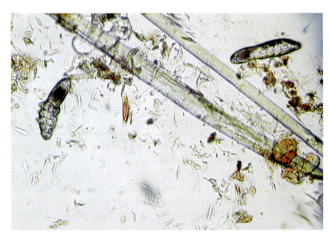

FIGURA 5-6 Demodicidose Localizada Canina. Imagem microscópica de *Demodex*, observada com a objetiva ×10.

Demodicidose Localizada Canina

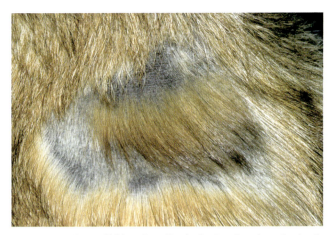

FIGURA 5-7 **Demodicidose Localizada Canina.** Esta área circular de alopecia com novo crescimento central de pelos, típica da foliculite, é muitas vezes erroneamente diagnosticada como dermatofitose.

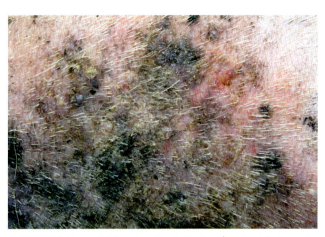

FIGURA 5-8 **Demodicidose Localizada Canina.** Área focal de dermatite papular causada por *Demodex*.

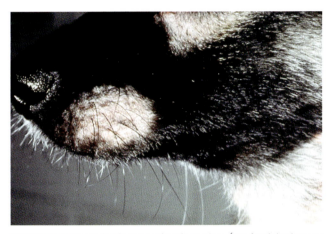

FIGURA 5-9 **Demodicidose Localizada Canina.** Área focal de alopecia no focinho de um cão jovem. *(Cortesia de D. Angarano.)*

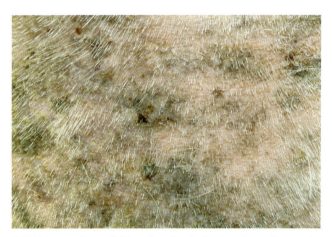

FIGURA 5-10 **Demodicidose Localizada Canina.** Dermatite papular com hiperpigmentação típica da demodicidose.

Demodicidose Generalizada Canina

Características

A demodicidose generalizada canina provoca uma doença cutânea generalizada que pode ter tendências genéticas e ser causada por três diferentes espécies de *Demodex*: *D. canis*, *D. injai* e um ácaro de corpo pequeno, ainda sem nome. *D. canis*, um residente normal da unidade pilossebácea canina (folículo piloso, ducto sebáceo e glândula sebácea), é transmitido principalmente da mãe para o neonato durante os primeiros 2 a 3 dias de amamentação, mas a transmissão entre adultos raramente ocorre. *D. injai*, um ácaro grande, de corpo longo, recentemente descrito, também é encontrado na unidade pilossebácea, mas seu modo de transmissão é desconhecido. O modo de transmissão do *Demodex* de corpo curto ainda sem nome também é desconhecido; este ácaro, diferentemente das outras duas espécies, vive no estrato córneo. Dependendo da idade do cão ao aparecimento da doença, a demodicidose generalizada é classificada como juvenil ou adulta. As duas formas são comuns em cães. A demodicidose generalizada de aparecimento juvenil pode ser causada por *D. canis* e pelo *Demodex* de corpo curto, ainda sem nome. Ocorre em cães jovens, geralmente entre 3 e 18 meses de idade, com maior incidência em animais de raças puras e porte médio a grande. A demodicidose generalizada de aparecimento adulto pode ser causada por todas as três espécies de ácaros e ocorre em cães com mais de 18 meses de idade, com maior incidência em indivíduos de meia-idade ou idosos com imunocomprometimento decorrente de uma doença subjacente, como hiperadrenocorticismo endógeno ou iatrogênico, hipotireoidismo, tratamento medicamentoso imunossupressor, diabetes mellitus ou neoplasia. Até o momento, *D. injai* foi associado apenas à doença de aparecimento adulto, com maior incidência em Terriers.

Os sinais clínicos da infestação por *D. canis* ou pelo *Demodex* sem nome são variáveis. A demodicidose generalizada é definida pela presença de cinco ou mais lesões focais ou pelo acometimento de duas ou mais regiões do corpo. De modo geral, há alopecia irregular, regional, multifocal ou difusa, com eritema, descamação de cor cinza-prateada, pápulas ou prurido variável. A pele acometida pode apresentar liquenificação, hiperpigmentação, pústulas, erosões, descamações ou ulcerações decorrentes da piodermite superficial ou profunda secundária. As lesões podem ocorrer em qualquer local do corpo, incluindo as patas. A pododemodicidose é caracterizada por qualquer combinação de prurido, dor, eritema, alopecia, hiperpigmentação, liquenificação, descamação, aumento de volume, crostas, pústulas, bolha e tratos drenantes no espaço interdigital. A linfadenomegalia periférica é comum. Os sinais sistêmicos (p. ex., febre, depressão, anorexia) podem ser observados em caso de desenvolvimento de sepse bacteriana secundária.

As infestações por *D. injai* são geralmente caracterizadas por áreas focais de seborreia untuosa (seborreia oleosa), principalmente no dorso do tronco. Outras lesões cutâneas podem incluir alopecia, eritema, hiperpigmentação e comedões. Raças de porte pequeno e Terriers predispostos à infecção por *D. injai*.

Principais Diagnósticos Diferenciais

Os diagnósticos diferenciais incluem piodermite (superficial ou profunda), dermatofitose, hipersensibilidade (picada de pulga, alimento, atopia) e doenças cutâneas autoimunes.

Diagnóstico

1. Microscopia (raspados profundos de pele): muitos adultos, ninfas, larvas e ovos de *D. canis* e do *Demodex* de corpo curto ainda sem nome são geralmente observados, embora *D. canis* possa ser difícil de encontrar nas lesões fibróticas e nas patas. Na infestação por *D. injai*, os ácaros podem estar em números baixos e serem difíceis de encontrar, com necessidade de realização de biópsias de pele.
2. Dermato-histopatologia: dermatite perivascular supurativa mínima a branda com ácaros no estrato córneo ou no espaço intrafolicular, com graus variáveis de perifoliculite, foliculite ou furunculose.

Tratamento e Prognóstico

1. No caso da doença de aparecimento adulto, quaisquer doenças subjacentes devem ser identificadas e corrigidas. Todos os tratamentos com corticosteroides devem ser interrompidos, já que a administração desses medicamentos é a causa mais comum de demodicidose de aparecimento adulto.
2. Cães não castrados, principalmente fêmeas, devem ser submetidos à esterilização. O estro e a gestação podem desencadear recidivas.
3. Qualquer piodermite secundária deve ser tratada por meio da administração dos antibióticos sistêmicos adequados, por prazo longo (no mínimo 3-4 semanas); o tratamento deve continuar por pelo menos 1 semana após a resolução clínica da piodermite.
4. O tratamento tópico com xampu de peróxido de benzoíla a 1% a 3% a cada 3 a 7 dias ajuda a acelerar a resolução e melhora o tratamento acaricida.
5. As terapias acaricidas eficazes incluem as seguintes:
   - Fluralaner (Bravecto®), em dose de 25 mg/kg a cada 30 a 60 dias, parece ser altamente eficaz e seguro (no momento da redação deste texto)
   - Milbemicina oxima, em dose de 0,5 a 2 mg/kg VO a cada 24 horas. A taxa de cura é de 85% a 90%
   - Doramectina, em dose de 0,2 a 0,6 mg/kg por via subcutânea (SC), uma vez por semana. A taxa de cura é aproximadamente 85%
   - A ivermectina, em dose de 0,2 a 0,6 mg/kg por via oral (VO) a cada 24 horas, geralmente é eficaz. A princípio, a dose de 0,1 mg/kg VO é administrada no dia 1; no dia 2, administra-se a dose de 0,2 mg/kg VO e, a seguir, a dose é diariamente aumentada em 0,1 mg/kg até atingir 0,2 a 0,6 mg/kg/dia, desde que não haja sinais de toxicidade. A taxa de cura da dose de 0,4 mg/kg/dia de ivermectina é de 85% a 90%
   - Em cães com 20 kg ou menos, o uso de coleiras com amitraz a 9% pode ser eficaz
   - A moxidectina tópica teve eficácia variável quando aplicada a cada 1 a 2 semanas
6. Independentemente do tratamento acaricida escolhido, a administração é feita por um período longo (semanas a meses). Os tratamentos devem ser mantidos por pelo menos 1 mês depois da obtenção do primeiro exame parasitológico por raspado cutâneo negativo para ácaros (total de dois exames parasitológicos por raspado cutâneo negativos).
7. O prognóstico é bom a moderado. Recidivas podem acontecer e alguns cães precisam de tratamento periódico

ou vitalício. Deve-se evitar o uso de glicocorticoides em qualquer cão diagnosticado com demodicidose. Devido à predisposição hereditária, cães machos ou fêmeas com demodicidose generalizada de aparecimento juvenil não devem se reproduzir. O *D. canis* não é considerado contagioso a gatos ou seres humanos. É transmitido da cadela aos neonatos nos primeiros 2 a 3 dias de amamentação e, talvez, entre cães adultos em contato próximo. O modo de transmissão de *D. injai* e do *Demodex* de corpo curto ainda sem nome é desconhecido.

NOTA DO AUTOR

Os corticosteroides são a causa mais comum de demodicidose de aparecimento adulto.

Os produtos à base de amitraz tendem a ser mais tóxicos, geralmente devido ao veículo utilizado.

O tratamento tópico com Promeris e Certifect era realizado, mas é associado a uma alta taxa de reação cutânea a fármacos e pênfigo e não deve ser usado.

A combinação de lactonas macrocíclicas (ivermectina, doramectina, moxidectina) em doses altas com o cetoconazol ou o spinosad pode causar neurotoxicidade.

O tratamento agressivo deve ser realizado por até 6 meses antes da desistência.

Uma das causas mais comuns de insucesso do tratamento é a grande melhora da aparência do paciente antes da obtenção dos exames parasitológico por raspado cutâneo negativos. Muitos proprietários, portanto, interrompem o tratamento de forma prematura, o que leva à recidiva.

O tempo médio para obtenção de melhora clínica é de 4 a 6 semanas; o primeiro exame parasitológico por raspado cutâneo negativo geralmente ocorre entre 6 a 8 semanas. A maioria dos pacientes precisa de, aproximadamente, 3 meses de tratamento para resolução da infecção, definida pela obtenção de dois exames parasitológicos por raspado cutâneo negativos com pelo menos 3 semanas de intervalo.

O texto continua na p. 146

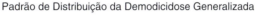

Padrão de Distribuição da Demodicidose Generalizada

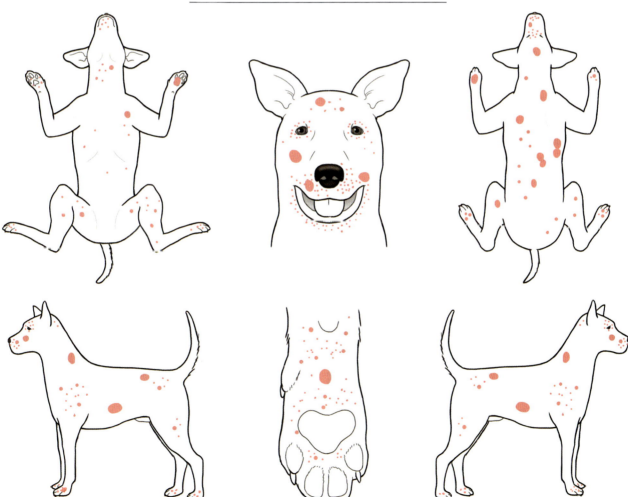

CAPÍTULO 5 ■ Doenças Cutâneas Parasitárias

Demodicidose Generalizada Canina (Cont.)

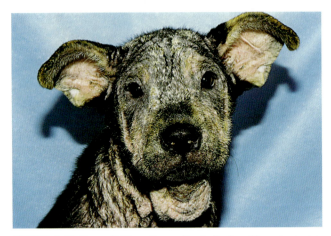

FIGURA 5-11 Demodicidose Generalizada Canina. Alopecia generalizada e pápulas com crostas e descamações na cabeça e no pescoço de um cão jovem.

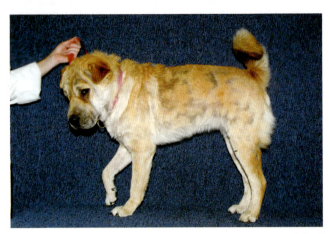

FIGURA 5-12 Demodicidose Generalizada Canina. Alopecia multifocal na cabeça, no tronco e nos membros de um cão adulto com demodicidose generalizada.

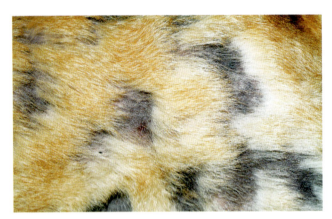

FIGURA 5-13 Demodicidose Generalizada Canina. Ampliação da foto do cão mostrado na Figura 5-12. Áreas multifocais de alopecia com hiperpigmentação branda são observadas.

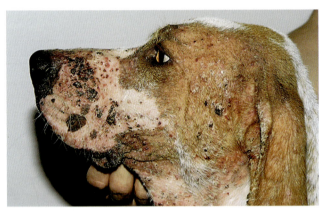

FIGURA 5-14 Demodicidose Generalizada Canina. Lesões papulares alopécicas, eritematosas, descamativas e difusas em toda a cabeça e pescoço.

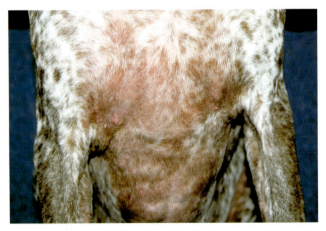

FIGURA 5-15 Demodicidose Generalizada Canina. Dermatite papular, eritematosa e alopécica na axila e na porção ventral do tronco de um cão adulto com hiperadrenocorticismo iatrogênico.

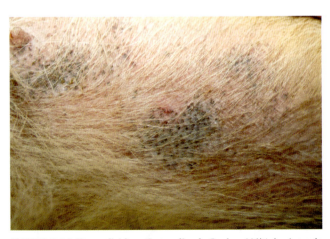

FIGURA 5-16 Demodicidose Generalizada Canina. Múltiplas áreas de comedões no abdômen de um cão.

Demodicidose Generalizada Canina **141**

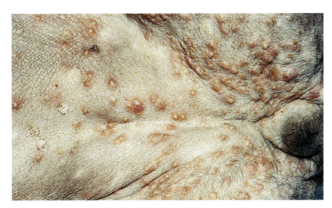

FIGURA 5-17 Ampliação da foto do cão mostrado na Figura 5-11. Múltiplas pústulas na porção ventral do abdômen podem ser observadas.

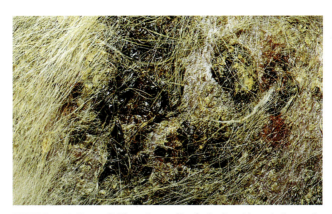

FIGURA 5-18 **Demodicidose Generalizada Canina.** Alopecia, formação de crostas e lesões papulares geralmente decorrentes da foliculite e da furunculose causadas por *Demodex*.

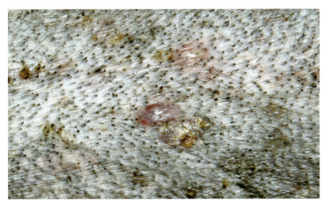

FIGURA 5-19 **Demodicidose Generalizada Canina.** Numerosos comedões, pápulas e pústulas no abdômen de um cão. Note a semelhança com a piodermite superficial.

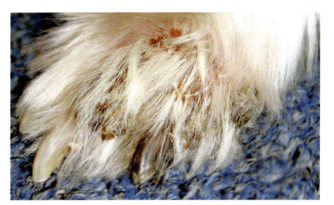

FIGURA 5-20 **Demodicidose Generalizada Canina.** Embaraçamento do pelo associado a uma dermatite papular descamativa subjacente.

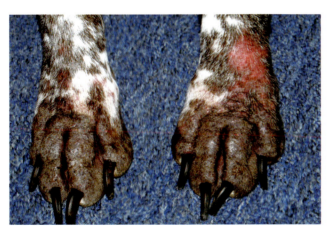

FIGURA 5-21 **Demodicidose Generalizada Canina.** Grave alopecia, eritema e hiperpigmentação com erupção papular nas patas de um cão adulto com hiperadrenocorticismo iatrogênico.

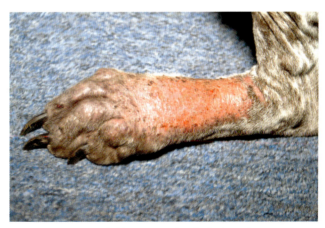

FIGURA 5-22 **Demodicidose Generalizada Canina.** Alopecia e dermatite papular com uma grande lesão erosiva.

Demodicidose Generalizada Canina *(Cont.)*

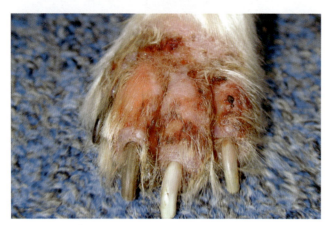

FIGURA 5-23 Demodicidose Generalizada Canina. A alopecia, o eritema e as lesões descamativas ulcerativas são típicos da furunculose causada pela demodicidose.

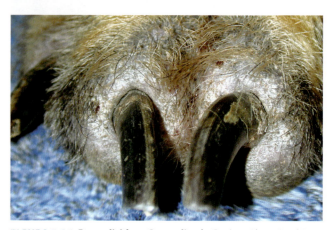

FIGURA 5-24 Demodicidose Generalizada Canina. Alopecia e hiperpigmentação nos leitos ungueais com aumento de volume (paroníquia) de um cão com *Demodex*.

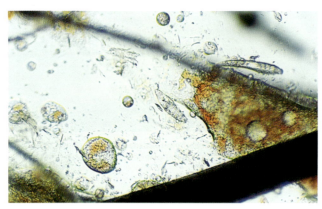

FIGURA 5-25 Demodicidose Generalizada Canina. Imagem microscópica de *Demodex*, observada com a objetiva ×10.

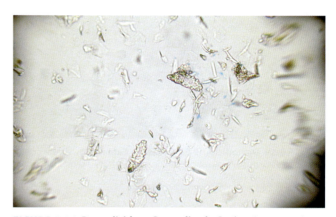

FIGURA 5-26 Demodicidose Generalizada Canina. Imagem microscópica de *Demodex*, observada com a objetiva ×10.

Demodicidose Generalizada Canina

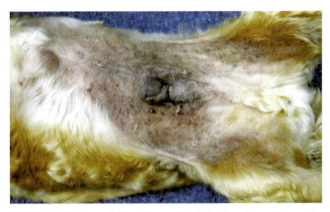

FIGURA 5-27 Demodicidose Generalizada Canina. Dermatite papular difusa com hiperpigmentação no abdômen de um Cocker Spaniel adulto.

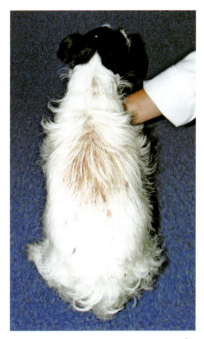

FIGURA 5-28 Demodicidose Generalizada Canina. Área focal de alopecia e dermatite papular no dorso de um cão adulto com *Demodex injai*. Note a localização e a grave seborreia oleosa que são características da infestação por esta espécie.

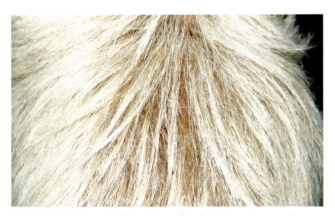

FIGURA 5-29 Demodicidose Generalizada Canina. Mesmo cão mostrado na Figura 5-28. A aglomeração do pelo é causada pelo excesso de secreções sebáceas.

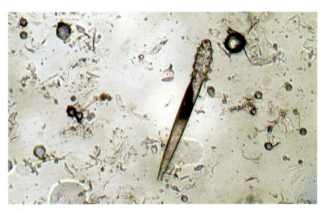

FIGURA 5-30 Demodicidose Generalizada Canina. Imagem de *Demodex injai*, observada com a objetiva ×10. O ácaro é maior do que *Demodex canis*.

Demodicidose Generalizada Canina *(Cont.)*

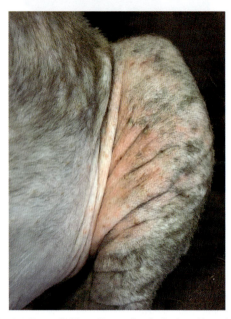

FIGURA 5-31 Demodicidose Generalizada Canina. Alopecia disseminada grave com eritema e liquenificação causada pela infecção. Note a erupção papular focal, que é a principal característica da foliculite.

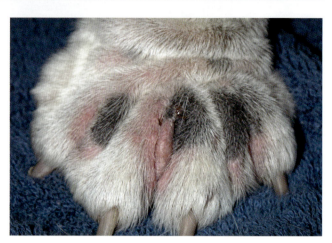

FIGURA 5-32 Demodicidose Generalizada Canina. Pododermatite com aumento de volume do tecido na pata de um cão.

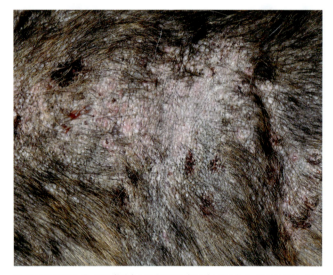

FIGURA 5-33 Demodicidose Generalizada Canina. Dermatite descamativa alopécica grave causada pelos ácaros, com infecção bacteriana secundária.

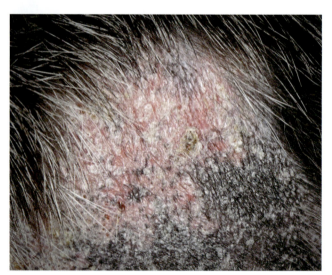

FIGURA 5-34 Demodicidose Generalizada Canina. Lesão eritematosa, liquenificada e alopécica causada pelos ácaros. A hiperpigmentação é a alteração mais crônica.

Demodicidose Generalizada Canina 145

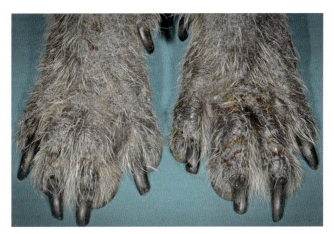

FIGURA 5-35 **Demodicidose Generalizada Canina.** Dermatite descamativa alopécica generalizada grave causada pela infecção crônica por ácaros.

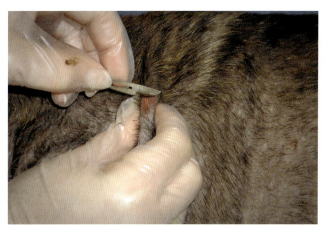

FIGURA 5-36 **Demodicidose Generalizada Canina.** Raspado profundo de pele sendo realizado em um cão.

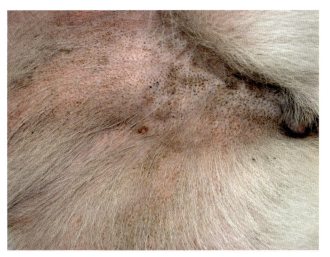

FIGURA 5-37 **Demodicidose Generalizada Canina.** Dermatite eritematosa generalizada com comedões no ventre de um cão infectado. Os comedões são uma lesão comum associada a infecções por ácaros.

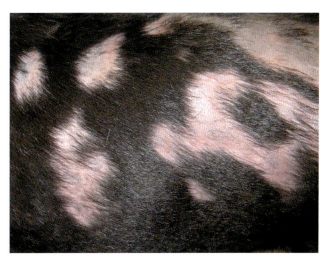

FIGURA 5-38 **Demodicidose Generalizada Canina.** Lesões alopécicas multifocais causadas por uma ativa infecção.

Demodicidose Felina

Características

A demodicidose felina é a doença cutânea que pode ser causada por duas diferentes espécies de ácaros demodécicos – *D. cati* e *D. gatoi*, um *Demodex* de corpo curto cujo hábitat normal é desconhecido. A doença cutânea pode ser localizada ou generalizada. *D. gatoi* é contagioso e geralmente causa doença cutânea pruriginosa. As infecções por *D. cati* geralmente são associadas a uma doença imunossupressora ou metabólica subjacente, como as infecções pelo vírus da imunodeficiência felina (FIV) ou pelo vírus da leucemia felina (FeLV), toxoplasmose, lúpus eritematoso sistêmico, neoplasia ou diabetes mellitus. A demodicidose localizada ou generalizada causada pela infecção por *D. cati* é rara em gatos. As infecções por *D. gatoi* estão emergindo como causa de doença cutânea pruriginosa em gatos dos Estados Unidos, principalmente no sul do país.

A doença localizada é caracterizada por otite externa ceruminosa com prurido variável ou por alopecia focal irregular e eritema que podem ser acompanhados por descamações ou crostas. As lesões cutâneas localizadas são mais comuns ao redor dos olhos, na cabeça ou no pescoço. A doença generalizada é caracterizada por alopecia regional ou simétrica multifocal, irregular e com prurido variável (ausente a extremo), acompanhada ou não por eritema, descamação, crostas, máculas e hiperpigmentação. As lesões geralmente ocorrem na cabeça, no pescoço, nos membros, nos flancos ou no ventre. A otite externa ceruminosa e a piodermite secundária podem ser observadas.

Principais Diagnósticos Diferenciais

Os diagnósticos diferenciais incluem dermatofitose, outros ectoparasitas (*Cheyletiella*, *Notoedres*, ácaros de orelha), hipersensibilidade (picada de pulga, alimento, atopia), alopecia psicogênica e outras causas de otite externa.

Diagnóstico

1. Microscopia (raspados profundos e superficiais de pele, *swabs* de orelha, flotação fecal): demonstração de adultos, ninfas, larvas ou ovos de *Demodex*. O achado de *D. gatoi* pode ser difícil.
2. *D. gatoi*: anamnese, sinais clínicos e resposta à imersão semanal em calda sulfocálcica.
3. Dermato-histopatologia: dermatite perivascular supurativa mínima a branda com observação de ácaros no estrato córneo ou no espaço intrafolicular e graus variáveis de perifoliculite e foliculite.

Tratamento e Prognóstico

1. Quaisquer fatores predisponentes devem ser identificados e corrigidos.
2. O achado de *D. gatoi* à microscopia pode ser difícil, mas a doença responde bem à imersão em calda sulfocálcica.
   - Banhos de imersão em calda sulfocálcica a 2% a 4% a cada 3 a 7 dias por 4 a 8 semanas. A melhora clínica geralmente é observada em 3 a 4 semanas, mas a terapia deve ser mantida por um total de 6 a 8 semanas para resolução da infecção
   - A administração tópica de moxidectina a cada 1 a 2 semanas por um total de 6 semanas pode ser eficaz
   - Todos os gatos em contato próximo devem ser tratados para prevenção de reinfecções
3. *D. cati*: as lesões localizadas podem se resolver de forma espontânea, sem tratamento.
   - Nas lesões localizadas, as terapias tópicas (solução de amitraz a 0,025%-0,03%) podem ser eficazes quando aplicadas a cada 24 horas
   - Nas lesões generalizadas, os tratamentos que podem ser eficazes incluem os seguintes:
   - Aplicação de calda sulfocálcica a 2% a 4% em todo o corpo a cada 7 dias
   - Doramectina, em dose de 0,2 a 0,6 mg/kg por via subcutânea (SC), uma vez por semana
   - Aplicação de solução de amitraz a 0,015% a 0,025% em todo o corpo a cada 1 a 2 semanas. *Observação:* Os gatos são extremamente sensíveis ao amitraz. Não use amitraz em gatos diabéticos
   - Na doença localizada e generalizada, os tratamentos devem ser mantidos até a resolução das lesões e a obtenção de dois exames parasitológicos por raspado cutâneo negativos para ácaros (≈ 3–4 semanas)
4. O prognóstico da demodicidose localizada é bom. O prognóstico da demodicidose generalizada é bom a reservado, dependendo da causa subjacente. *D. cati* não é considerado contagioso a outros gatos (à exceção de neonatos), cães ou seres humanos. O modo de transmissão de *D. gatoi* é desconhecido, mas relatos do acometimento simultâneo de gatos não aparentados que vivem no mesmo local sugerem que a doença pode ser contagiosa entre gatos adultos.

NOTA DO AUTOR

O diagnóstico e o tratamento da demodicidose pruriginosa felina podem ser extremamente difíceis e frustrantes. Em caso de insucesso dos tratamentos para outras doenças alérgicas, sempre suspeite de *Demodex gatoi*.

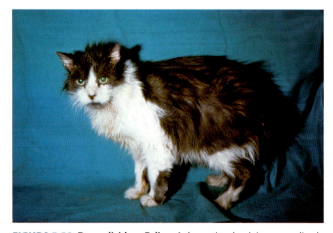

FIGURA 5-39 Demodicidose Felina. A dermatite alopécica generalizada provocou a aparência descuidada do pelame deste gato. (*Cortesia de J. MacDonald.*)

Demodicidose Felina

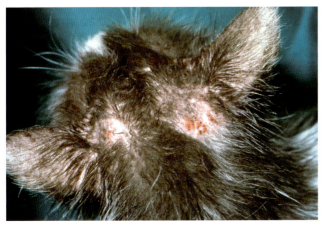

FIGURA 5-40 Demodicidose Felina. Ampliação da foto do gato mostrado na Figura 5-39. Lesões eritematosas alopécicas generalizadas na cabeça. *(Cortesia de J. MacDonald.)*

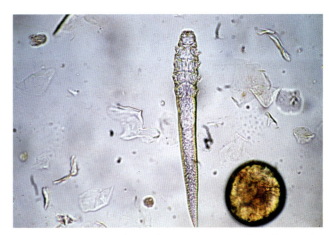

FIGURA 5-41 Demodicidose Felina. Imagem microscópica de *Demodex cati*, observada com a objetiva ×10.

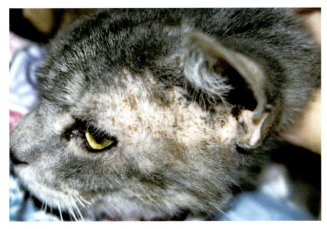

FIGURA 5-42 Demodicidose Felina. Dermatite papular com crostas (dermatite miliar) na área pré-auricular de um gato com *Demodex gatoi*.

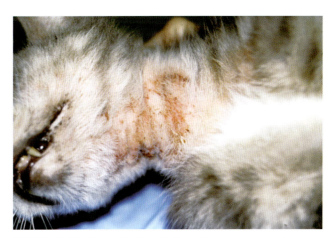

FIGURA 5-43 Demodicidose Felina. Mesmo gato mostrado na Figura 5-42. A dermatite alopécica descamativa na porção ventral do pescoço deste gato adulto apresentava numerosos eosinófilos à citologia.

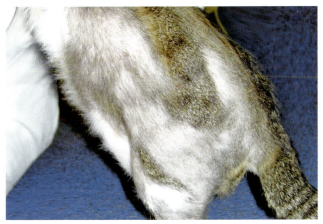

FIGURA 5-44 Demodicidose Felina. Alopecia simétrica na área lombar e nos flancos de um gato adulto com *Demodex gatoi*. Note a semelhança com outras doenças alérgicas e com a alopecia psicogênica.

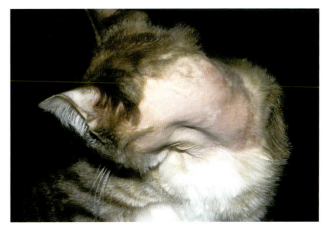

FIGURA 5-45 Demodicidose Felina. Alopecia completa na porção dorsal do pescoço de um gato com *Demodex gatoi*. Note que a ausência geral de lesões primárias pode ser uma característica comum em gatos com ectoparasitismo ou alergias.

148 CAPÍTULO 5 ■ Doenças Cutâneas Parasitárias

Demodicidose Felina *(Cont.)*

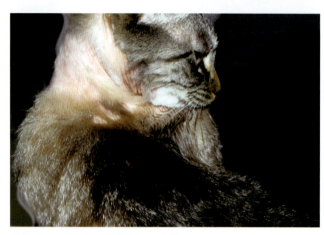

FIGURA 5-46 Demodicidose Felina. Mesmo gato mostrado na Figura 5-45. O gato se automutilou assim que o colar protetor foi removido. Esta automutilação da região cervical dorsal é uma característica comum da dermatite ulcerativa idiopática felina, mas, neste paciente, foi causada por *Demodex gatoi*.

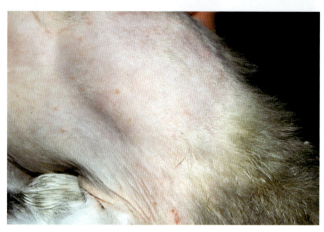

FIGURA 5-47 Demodicidose Felina. Ampliação da foto do gato mostrado na Figura 5-46. A fina erupção papular é aparente ao exame em maior proximidade.

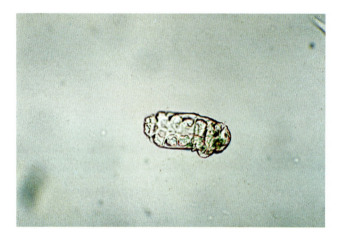

FIGURA 5-48 Demodicidose Felina. Imagem microscópica de *Demodex gatoi* observada com a objetiva ×10.

Escabiose Canina (Sarna Sarcóptica)

Características

A sarna canina se manifesta como a doença causada por *Sarcoptes scabiei* var. *canis*, um ácaro que infesta a pele superficial. Os ácaros secretam substâncias alergênicas que levam ao desenvolvimento de uma reação de hipersensibilidade intensamente pruriginosa em cães sensibilizados. A sarna canina é comum em cães. O histórico dos cães afetados geralmente inclui a estada em abrigo para animais, contato com cães não domiciliados ou idas a *pet shops* ou hoteizinhos. Animais silvestres, como raposas, coiotes e esquilos, geralmente são a fonte da infecção inicial e de possíveis infecções repetidas. Em casas com múltiplos cães, geralmente mais de um é acometido.

A sarna canina provoca prurido intenso não sazonal com resposta apenas variável a corticosteroides. As lesões incluem pápulas, alopecia, eritema, crostas e escoriações. A princípio, há acometimento da pele com menor quantidade de pelos, como nos jarretes, nos cotovelos, nas margens da orelha e na porção ventral do abdômen e do tórax. Com a cronicidade, as lesões podem se disseminar para todo o corpo, mas o dorso das costas tende a ser poupado. De modo geral, há linfadenomegalia periférica. Pode haver perda secundária de peso. Os cães com infestações intensas podem desenvolver grave descamação e formação de crostas. Alguns cães podem apresentar prurido intenso, mas lesões cutâneas ausentes ou mínimas. Os cães podem ser portadores assintomáticos, embora isso seja menos comum; porém, em casas com múltiplos cães, é possível observar uma gama de sintomas (de graves a não pruriginosos).

Principais Diagnósticos Diferenciais

Os diagnósticos diferenciais incluem hipersensibilidade (alimentar, atopia, a pulgas), dermatite por *Malassezia*, piodermite, demodicidose, dermatofitose e dermatite de contato.

Diagnóstico

1. Anamnese, achados clínicos e resposta ao tratamento escabicida.
2. Reflexo oto-podal: quando você esfrega a margem da orelha entre o polegar e o indicador, o cão pode se coçar de forma reflexa. Esse reflexo é altamente sugestivo de sarna, com precisão de aproximadamente 80%.
3. Microscopia (raspados superficiais de pele): detecção de ácaros, ninfas, larvas ou ovos sarcópticos. Os resultados falso negativos são comuns, já que o achado dos ácaros é extremamente difícil; sua precisão é de aproximadamente 20%.
4. Sorologia (ensaio de imunoabsorção ligado a enzima [ELISA]): detecção de anticorpos circulantes de isótipo imunoglobulina (Ig)G contra antígenos de *Sarcoptes*. Esse exame é altamente específico e sensível, mas resultados falso negativos podem ocorrer em cães filhotes e em cães tratados com corticosteroides. Além disso, resultados falso positivos podem ser observados em cães submetidos ao tratamento eficaz da sarna, já que os anticorpos detectáveis podem persistir por vários meses após a interrupção da terapia.
5. Dermato-histopatologia (geralmente não diagnóstica): graus variáveis de hiperplasia epidérmica e dermatite superficial perivascular com linfócitos, mastócitos e eosinófilos. Segmentos de ácaros são raramente encontrados no estrato córneo.

Tratamento e Prognóstico

1. Todos os cães acometidos e em contato próximo devem ser tratados com um escabicida. O não tratamento de todos os cães leva à reinfecção e à persistência do prurido.
2. Qualquer piodermite secundária deve ser tratada por meio da administração dos antibióticos sistêmicos adequados, por prazo longo (no mínimo, 3-4 semanas); o tratamento deve continuar por pelo menos 1 semana após a resolução clínica da piodermite.
3. O tratamento tópico com xampu antimicrobiano a cada 3 a 7 dias ajuda a acelerar a resolução e melhora o tratamento acaricida.
4. Os tratamentos sistêmicos são mais eficazes devido à dosagem precisa e maior adesão terapêutica. Os tratamentos sistêmicos eficazes incluem os seguintes:
    - Selamectina, em dose de 6 a 12 mg/kg, a cada 2 semanas (a administração por pelo menos quatro vezes pode ser mais eficaz)
    - Fluralaner (Bravecto®), em dose de 25 mg/kg a cada 30 a 60 dias, parece ser altamente eficaz e seguro (no momento da redação deste texto)
    - Ivermectina, em dose de 0,2 a 0,4 mg/kg VO a cada 7 dias ou SC a cada 14 dias, por 4 a 6 semanas
    - Doramectina, em dose de 0,2 a 0,6 mg/kg SC a cada 7 dias por 4 a 6 semanas
    - Milbemicina oxima, em dose de 0,75 mg/kg VO a cada 24 horas por 30 dias ou de 2 mg/kg VO a cada 7 dias por 3 a 5 semanas
    - A moxidectina tópica pode ser aplicada a cada 2 a 4 semanas por 4 a 6 semanas; a aplicação frequente pode provocar mais efeitos adversos
5. Os tratamentos tópicos podem ser eficazes, mas, devido à má adesão terapêutica, os insucessos são mais comuns. Os produtos tópicos eficazes incluem os seguintes:
    - Fipronil em *spray*, em dose de 3 mL/kg, aplicado como *spray* em bomba por todo o corpo três vezes com intervalos de 2 semanas ou em dose de 6 mL/kg, aplicado na forma *sponge-on* uma vez por semana por 4 a 6 semanas
    - Aplicação de solução de calda sulfocálcica a 2% a 3% uma vez por semana por 4 a 6 semanas
6. Em caso de prurido intenso e identificação de ácaros, corticosteroides podem ser administrados por 1 a 2 semanas para redução dos sintomas (prurido), mas o uso em longo prazo deve ser evitado devido ao maior risco de eventos adversos, incluindo demodicidose, piodermite, infecções por *Staphylococcus aureus* resistente à meticilina (MRS), calcinose cútis e doença de Cushing iatrogênica.
    - O oclacitinib (Apoquel®) pode ser administrado por 1 a 2 semanas para redução dos sintomas (prurido), mas o uso em longo prazo deve ser evitado devido ao maior risco de eventos adversos, incluindo tumores (18%), piodermite (12,0%), otite (9,9%), vômitos (9,2%), diarreia (6,0%), cistite (3,5%), anorexia (3,2%), letargia (2,8%), infecções cutâneas leveduriformes (2,5%) e pododermatite (2,5%)

CAPÍTULO 5 ■ Doenças Cutâneas Parasitárias

Escabiose Canina *(Cont.)*

- O uso de corticosteroides ou oclacitinib sem o achado de ácaros impossibilita a determinação da resposta à terapia escabicida pelo clínico
7. Em canis, as camas devem ser descartadas e o ambiente deve ser meticulosamente limpo e tratado com parasiticidas em *spray*.
8. O prognóstico é bom. *S. scabei* é um parasita altamente contagioso de cães que pode também infestar, de forma transiente, seres humanos e, raramente, gatos. Pode haver reinfecção, levando ao desenvolvimento de doença pruriginosa crônica.

 NOTA DO AUTOR

O quadro clínico da sarna pode ser muito similar ao da alergia alimentar e da atopia.

À sorologia, nos exames de sangue para detecção de alergias, a IgE da sarna pode reagir de forma cruzada com a IgE dos ácaros da poeira doméstica, gerando um resultado falso positivo para esses ácaros.

O reflexo oto-podal é o exame mais fácil e sugestivo do diagnóstico de sarna.

Em caso de suspeita de reinfecção, a terapia escabicida prolongada pode ser benéfica, a não ser que a fonte possa ser identificada e tratada.

Antigamente, produtos à base de amitraz e organofosforados eram usados; porém, esses produtos são tóxicos e existem opções melhores.

A combinação de lactonas macrocíclicas (ivermectina, doramectina, moxidectina) em doses altas com o cetoconazol ou o spinosad pode causar neurotoxicidade.

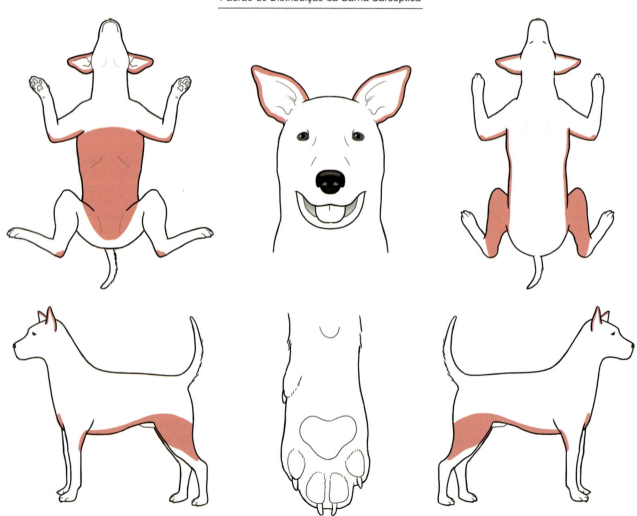

Padrão de Distribuição da Sarna Sarcóptica

Escabiose Canina 151

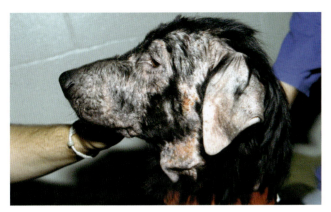

FIGURA 5-49 **Escabiose Canina.** Alopecia generalizada com dermatite papular descamativa com acometimento da cabeça e do pescoço de um cão adulto jovem. Note o grave acometimento das margens da orelha.

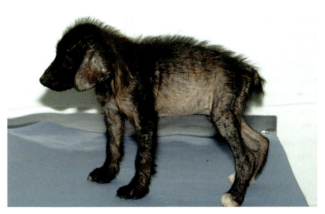

FIGURA 5-50 **Escabiose Canina.** Alopecia generalizada e crostas em um filhote de cão com prurido. A alopecia do pavilhão auricular é característica da sarna.

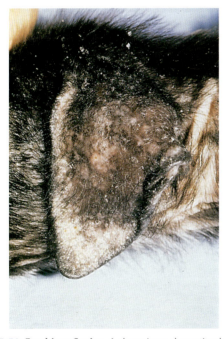

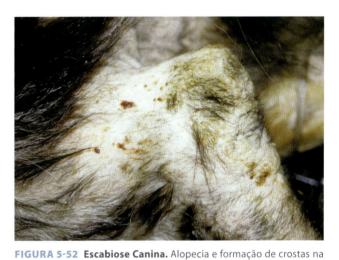

FIGURA 5-52 **Escabiose Canina.** Alopecia e formação de crostas na lateral do cotovelo de um cão com sarna.

FIGURA 5-51 **Escabiose Canina.** A alopecia e a dermatite descamativa na margem do pavilhão auricular deste cão são características da sarna.

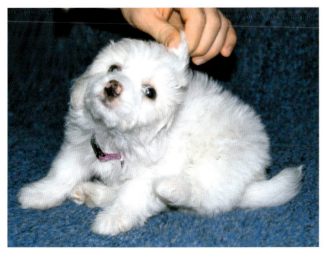

FIGURA 5-53 **Escabiose Canina.** O reflexo oto-podal positivo é altamente sugestivo da sarna.

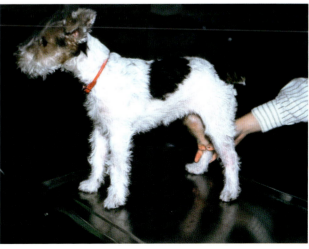

FIGURA 5-54 **Escabiose Canina.** Este Fox Terrier de 9 meses de idade com prurido não apresentava lesões cutâneas que não o eritema difuso ("sarna incógnita"). Note a semelhança com uma doença cutânea alérgica.

CAPÍTULO 5 ■ Doenças Cutâneas Parasitárias

Escabiose Canina (Cont.)

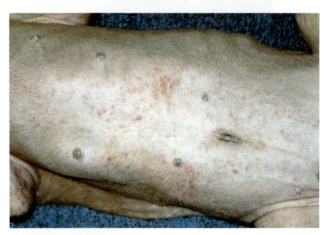

FIGURA 5-55 Escabiose Canina. Erupção papular difusa com formação de crostas no abdômen de um cão jovem com sarna. Note a semelhança com a piodermite superficial.

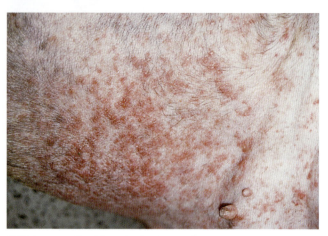

FIGURA 5-56 Escabiose Canina. Dermatite generalizada papular com acometimento de quase toda a superfície cutânea deste cão.

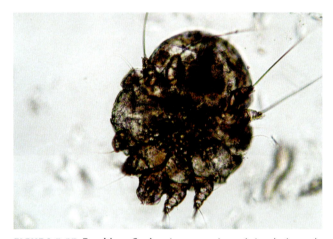

FIGURA 5-57 Escabiose Canina. Imagem microscópica do ácaro da sarna observado com a objetiva ×40.

Escabiose Felina (Sarna Notoédrica)

Características

A sarna felina é a doença causada por *Notoedres cati*, um ácaro sarcóptico que infesta a camada superficial da pele. De modo geral, em casas com múltiplos gatos e em gatis, mais de um indivíduo é afetado. Animais silvestres, inclusive esquilos, podem ser fontes de infecção. A sarna é rara em gatos.

A sarna felina provoca lesões descamativas secas e intensamente pruriginosas, que geralmente começam nas bordas mediais do pavilhão auricular e, então, disseminam-se com rapidez até as orelhas, a cabeça, a face e o pescoço. A seguir, as lesões podem acometer as patas e o períneo. A pele infestada apresenta aumento de espessura, liquenificação, alopecia, descamação ou escoriação. A observação de linfadenomegalia periférica é comum. Se não tratadas, as lesões podem se disseminar por extensas áreas do corpo, com possibilidade de anorexia, emaciação e morte.

Principais Diagnósticos Diferenciais

Os diagnósticos diferenciais incluem ácaros de orelha, dermatofitose, demodicidose, hipersensibilidade (por picada de pulga, alimentar, atopia) e doenças cutâneas autoimunes.

Diagnóstico

1. Microscopia (raspados superficiais de pele): detecção de ácaros, ninfas, larvas ou ovos de *Notoedres*.
2. Dermato-histopatologia: dermatite superficial ou intersticial perivascular com números variáveis de eosinófilos e paraqueratose focal pronunciada. Segmentos de ácaros podem ser observados na epiderme superficial.

Tratamento e Prognóstico

1. Todos os gatos acometidos e contactantes devem ser tratados com um escabicida.
2. O tratamento tradicional é composto por um banho com xampu antisseborreico suave para soltar as crostas e, a seguir, pela aplicação corpórea total de uma solução de calda sulfocálcica a 2% a 3% a cada 7 dias até que os exames parasitológicos por raspado cutâneo de acompanhamento sejam negativos para ácaros e haja resolução das lesões (≈ 4–8 semanas).
3. As terapias alternativas incluem as seguintes:
   - Ivermectina em dose de 0,2 a 0,3 mg/kg VO ou SC a cada 1 a 2 semanas por três a quatro tratamentos
   - Doramectina, 0,2 a 0,3 mg/kg SC a cada 1 a 2 semanas
   - A moxidectina tópica pode ser aplicada a cada 2 a 4 semanas por 4 a 6 semanas; a aplicação frequente pode provocar mais efeitos adversos
4. O prognóstico é bom. *N. cati* é um parasita altamente contagioso de gatos que pode também infestar, de forma transiente, cães, coelhos e seres humanos.

> **NOTA DO AUTOR**
>
> Em gatos, as avermectinas (ivermectina, doramectina, moxidectina) podem ser associadas a reações tóxicas quando administradas simultaneamente a spinosad ou cetoconazol.

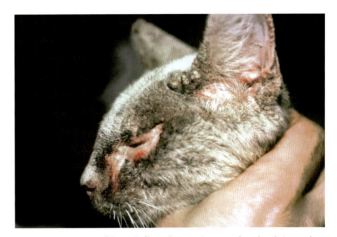

FIGURA 5-58 Escabiose Felina. Dermatite papular alopécica e descamativa grave com acometimento de toda a cabeça e do pescoço deste gato adulto. *(Cortesia de G. Norsworthy.)*

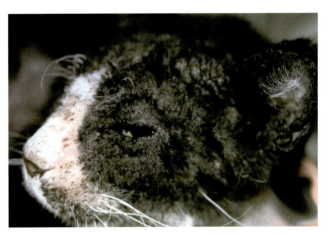

FIGURA 5-59 Escabiose Felina. Alopecia generalizada e dermatite papular descamativa na cabeça de um gato adulto.

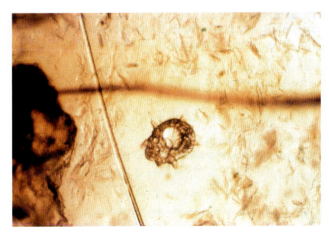

FIGURA 5-60 Escabiose Felina. Imagem microscópica de *Notoedres cati* em um exame parasitológico por raspado cutâneo observado com a objetiva ×10. *(Cortesia de G. Norsworthy.)*

Queiletielose (Caspa Ambulante)

Características

A queiletielose é uma doença cutânea causada por *Cheyletiella*, ácaros que vivem nos pelos e no pelame e vão até a pele apenas para se alimentarem. Todos os estágios (larvas, ninfas e adultos) são parasitários. Em casas com múltiplos animais, geralmente mais de um indivíduo é afetado. A queiletielose é incomum em cães e gatos.

O sintoma mais comum é a descamação excessiva (p. ex., caspa, esfoliação), que confere ao pelame aparência empoeirada ou farinhenta, principalmente sobre a linha média dorsal das costas. O prurido pode ser brando a grave. Erupções papulares e descamativas (em gatos) ou lesões similares às da sarna (em cães) são observadas. Outros animais adultos (cães, gatos, coelhos) da casa podem ser portadores assintomáticos.

Principais Diagnósticos Diferenciais

Os diagnósticos diferenciais incluem outros ectoparasitas (pediculose, sarna, demodicidose, hipersensibilidades [por picada de pulga, alimentares, atopia]) e outras causas de dermatite miliar em gatos.

Diagnóstico

1. Descarte outros diagnósticos diferenciais.
2. Visualização direta dos ácaros: reparta o pelame das costas ao longo do sacro, remova a caspa com um pente, coloque-a sobre um papel escuro e observe a movimentação dos ácaros nos *debris* (pode ser difícil encontrar os parasitas).
3. Microscopia (raspados superficiais de pele, impressões com fita de acetato, pelos e descamações obtidos com pentes para remoção de pulgas): detecção de ácaros, ninfas, larvas ou ovos de *Cheyletiella* (podem ser difíceis de encontrar).
4. Flotação fecal: os ácaros podem ser identificados por meio de procedimentos padrões de flotação fecal.
5. Dermato-histopatologia (geralmente não diagnóstica): graus variáveis de dermatite superficial perivascular, com poucos a muitos eosinófilos. Segmentos de ácaros no estrato córneo são raramente observados.

Tratamento e Prognóstico

1. Todos os animais acometidos e contactantes (cães, gatos, coelhos) devem ser tratados uma vez por semana por 6 a 8 semanas.
2. Os tratamentos sistêmicos geralmente são mais eficazes do que os medicamentos tópicos. Os tratamentos eficazes incluem os seguintes:
   - Ivermectina em dose de 0,2 a 0,3 mg/kg VO ou SC a cada 1 a 2 semanas por 4 a 6 semanas
   - Selamectina, 6 a 15 mg/kg em aplicação tópica em intervalos de 1 mês; a eficácia pode ser maior quando o tratamento é feito a cada 2 semanas por 4 a 6 semanas
   - Doramectina, 0,2 a 0,4 mg/kg SC a cada 7 dias por 4 a 6 semanas
   - Aplicação tópica de moxidectina a cada 2 a 4 semanas por duas a três vezes. A aplicação mais frequente de moxidectina pode aumentar os efeitos adversos
3. Em cães, os produtos tópicos eficazes incluem o fipronil em *spray*, em dose de 6 mL/kg, aplicado em todo o corpo a cada 2 semanas por 4 a 6 semanas. Outros tratamentos tópicos para cães incluem produtos à base de calda sulfocálcica a 2% a 3% e piretrina ou piretroide. Os produtos tópicos eficazes para gatos incluem produtos à base de calda sulfocálcica a 2% a 3% ou a solução de piretrina a 0,2% em água.
4. O ambiente deve ser limpo e tratado com inseticida para pulgas.
5. O prognóstico é bom. Os ácaros de *Cheyletiella* são altamente contagiosos para gatos, cães, coelhos e seres humanos.

NOTA DO AUTOR

As infestações por *Cheyletiella* parecem ser mais observadas em determinadas regiões onde as pulgas são incomuns; além disso, sua frequência pode variar de ano a ano.

O achado de *Cheyletiella* em alguns cães e gatos pode ser difícil.

Antigamente, carbamato ou organofosforados eram usados; porém, esses produtos são tóxicos e existem opções melhores.

O fipronil é tóxico para coelhos.

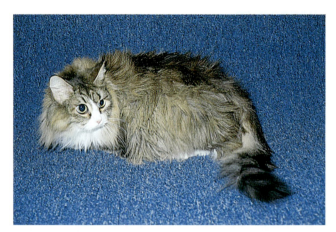

FIGURA 5-61 Queiletielose. Má condição do pelame em um gato adulto.

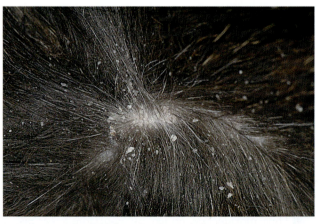

FIGURA 5-62 Queiletielose. Ampliação da foto do gato mostrado na Figura 5-61. A descamação difusa e o eritema são aparentes ao exame em maior proximidade.

Queiletielose | **155**

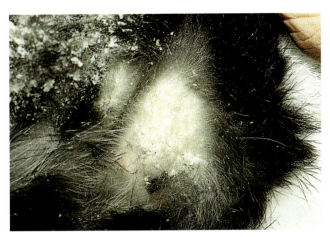

FIGURA 5-63 **Queiletielose.** Alopecia com descamação e crosta.

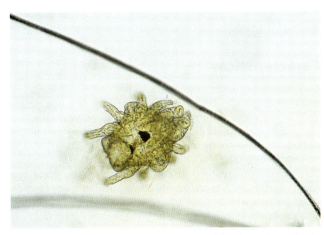

FIGURA 5-64 **Queiletielose.** Imagem microscópica de um ácaro *Cheyletiella* em um exame parasitológico por raspado cutâneo observada com a objetiva ×10. Note as peças bucais usadas na penetração na pele.

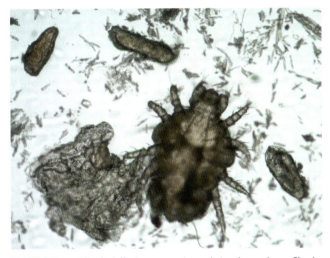

FIGURA 5-65 *Cheyletiella*. Imagem microscópica de um ácaro *Cheyletiella* (note as peças bucais penetrantes) observada com a objetiva ×10.

Ácaros de Orelha (Otodectes cynotis)

Características

Essa doença é causada pela infestação por *Otodectes cynotis*, um ácaro psoróptico que vive na superfície da pele e nos canais auditivos. Ocorre comumente em cães e gatos, com incidências maiores em gatos filhotes. Gatos adultos geralmente são portadores assintomáticos.

De modo geral, há acúmulo brando a intenso de exsudato ceruminoso ou crostoso de cor marrom-escura a preta nos canais auditivos. A secreção ótica fica purulenta em caso de desenvolvimento de otite bacteriana secundária. De modo geral, as orelhas são intensamente pruriginosas e o ato de coçar provoca alopecia secundária e escoriações nas orelhas e na cabeça. O balançar de cabeça pode causar hematoma aural. Ocasionalmente, ácaros ectópicos podem causar uma erupção cutânea descamativa papular e pruriginosa, principalmente no pescoço, nas ancas ou na cauda (acaríase otodéctica).

Principais Diagnósticos Diferenciais

Os diagnósticos diferenciais incluem outras causas de otite externa.

Diagnóstico

1. Otoscopia: visualização direta de ácaros (partículas brancas em movimento).
2. Reflexo oto-podal positivo (em gatos): o gato coça com o membro posterior ipsilateral quando o *swab* é colocado no canal auditivo.
3. Microscopia (*swabs* óticos, raspados superficiais de pele): detecção de ácaros, ninfas, larvas ou ovos de *O. cynotis*.

Tratamento e Prognóstico

1. Os canais auditivos dos animais acometidos devem ser limpos para remoção dos *debris* acumulados.
2. Os animais acometidos e todos os cães e gatos contactantes devem ser tratados.
3. O tratamento tradicional é a instilação de um preparado ótico parasiticida na dose, frequência e duração indicada na bula.
4. Outros tratamentos óticos eficazes contra *Otodectes* incluem os seguintes:
    - A instilação de solução de milbemicina em cada orelha, uma vez, é segura e eficaz
    - A instilação de solução tópica de ivermectina solução em cada orelha, uma vez, é segura e eficaz
    - Existem diversos outros tratamentos
5. Os tratamentos sistêmicos eficazes incluem os seguintes:
    - Selamectina, em dose de 6 a 12 mg/kg, em aplicação tópica uma ou duas vezes com 1 mês de intervalo em gatos e duas vezes com 1 mês de intervalo em cães. A eficácia terapêutica pode ser maior com a administração a cada 2 semanas por pelo menos quatro vezes.
    - Ivermectina, em dose de 0,3 mg/kg VO a cada 7 dias por três ou quatro tratamentos ou em dose de 0,3 mg/kg SC a cada 10 a 14 dias por três tratamentos.
6. Produtos óticos multimodais também podem ser benéficos e eliminar a infecção. Os tratamentos multimodais eficazes incluem os seguintes:
    - Associação de neomicina-tiabendazol-dexametasona, 0,125-0,25 mL em cada orelha (AU) a cada 12 horas por 2 a 3 semanas
    - Associação de gentamicina-clotrimazol-betametasona, 0,25-0,5 mL AU a cada 12 horas por 2 a 3 semanas
    - Associação de gentamicina-clotrimazol-mometasona, 0,25-0,5 mL AU a cada 12 horas por 2 a 3 semanas
    - Solução de fipronil a 10%: 2 gotas AU uma ou duas vezes com 2 a 4 semanas de intervalo
7. Os tratamentos óticos devem ser combinados a tratamentos corpóreos totais com um acaricida adequado para eliminação de quaisquer ácaros ectópicos. No tratamento corpóreo total, a piretrina em *spray*, pó ou banho de imersão deve ser usada uma vez por semana por 4 semanas ou o fipronil em *spray* ou *spot-on* deve ser usado duas a três vezes com 2 semanas de intervalo.
8. O prognóstico é bom. No entanto, os ácaros de orelha são altamente contagiosos para outros gatos e cães.

NOTA DO AUTOR

Os tratamentos sistêmicos são mais eficazes devido à migração dos parasitas na pele.

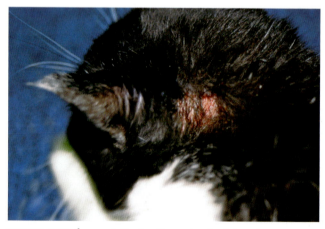

FIGURA 5-66 Ácaros de Orelha. Dermatite alopécica eritematosa causada por escoriações associadas à otite externa em um gato.

Ácaros de Orelha

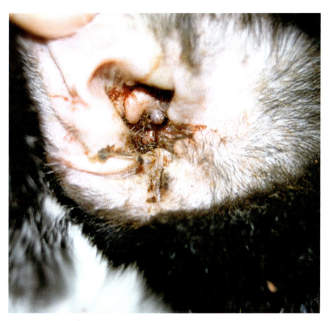
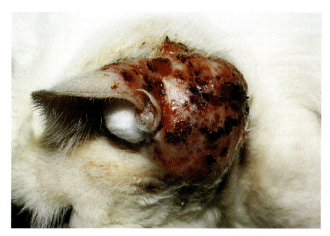

FIGURA 5-67 **Ácaros de Orelha.** Mesmo gato mostrado na Figura 5-66. O canal auditivo apresenta um exsudato escuro típico de *Otodectes*.

FIGURA 5-68 **Ácaros de Orelha.** Graves lesões erosivas descamativas no pavilhão auricular de um gato causadas pelo prurido intenso associado a uma infecção pelo ácaro de orelha.

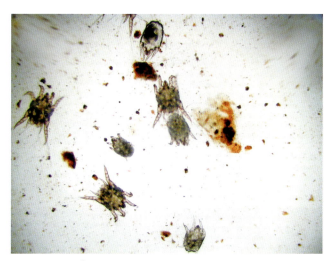
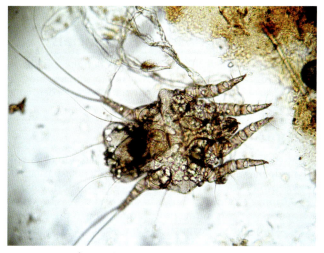

FIGURA 5-69 **Ácaros de Orelha.** Imagem microscópica de *Otodectes cynotis*, observada com a objetiva ×4.

FIGURA 5-70 **Ácaros de Orelha.** Imagem microscópica de *Otodectes cynotis*, observado com a objetiva ×40.

Trombiculíase (Ácaros de Colheita)

Características

Adultos e ninfas dos gêneros *Neotrombicula* e *Eutrombicula* são encontrados em todo o mundo, em hábitats que vão de áreas semidesérticas a pantanosas. Esses ácaros são de vida livre ou parasitas de plantas ou outros artrópodes. Seu estágio larval se alimenta em hospedeiros vertebrados, geralmente animais silvestres, embora animais domésticos produtores de alimento, animais de estimação e seres humanos possam ser acidentalmente infestados. As larvas eclodem de ovos depositados no solo e se agarram à vegetação para atacar aves e mamíferos. A doença cutânea causada é sazonal (do verão ao outono) em climas temperados, mas ocorre durante todo o ano em regiões quentes. A trombiculíase é rara a incomum em cães e gatos.

Neotrombicula e Eutrombicula

De modo geral, esses ácaros causam vergões, pápulas e vesículas intensamente pruriginosos na pele que entrou em contato com o solo (p. ex., membros, patas, cabeça, orelhas, ventre). As larvas podem ser visíveis como minúsculos pontos de cor vermelha, laranja ou amarela brilhante presas às pápulas. Ocasionalmente, as lesões não são pruriginosas. Descamação, crostas, escoriações e alopecia secundárias, decorrentes do prurido, podem ser observadas.

Principais Diagnósticos Diferenciais

Os diagnósticos diferenciais incluem a piodermite superficial, outros ectoparasitas (p. ex., picadas de inseto, sarna, demodicidose, *Pelodera*, dermatite causada por nematódeos) e dermatite de contato.

Diagnóstico

1. Microscopia (exame parasitológico por raspado cutâneo): na doença causada por *Neotrombicula* e *Eutrombicula*, larvas ovoides de trombiculídeos de cor laranja brilhante (≈ 0,6 mm de comprimento) são observadas, mas, às vezes, apenas as peças bucais (estilóstomos) estão presentes (o resto do ácaro foi removido pelo animal, ao se coçar). Na doença causada por *Straelensia cynotis*, os exames parasitológicos por raspado cutâneo geralmente são negativos.
2. Dermato-histopatologia: na doença causada por *Neotrombicula* e *Eutrombicula*, a histopatologia geralmente não é diagnóstica; observa-se dermatite superficial perivascular com numerosos eosinófilos. Ocasionalmente, os estilóstomos dos ácaros podem ser visualizados.

Tratamento e Prognóstico

1. Os animais não devem ter acesso a áreas conhecidas pelos grandes números de ácaros.
2. Na doença causada por *Neotrombicula* e *Eutrombicula*, o animal afetado deve ser tratado com uma ou duas aplicações (com 1-2 semanas de intervalo) de um parasiticida em *spray* ou *spot-on* ou ainda um preparado parasiticida para banho de imersão ou administração ótica. Estudos recentes sugerem que o fipronil a 0,25% em *spray* (cães e gatos) ou a combinação permetrina-piriproxifeno em *spray* ou *spot-on* (apenas em cães) é bastante eficaz quando usada de acordo com as instruções da bula. Em cães, a aplicação tópica de fipronil a 0,25% em *spray*, em dose de 6 mL/kg, a cada 2 a 4 semanas, pode também ser eficaz na prevenção de reinfestações.
3. Os antibióticos sistêmicos adequados devem ser administrados por 2 a 4 semanas na presença de piodermite secundária.
4. O prognóstico da doença causada por *Neotrombicula* e *Eutrombicula* é bom. Os ácaros não são contagiosos entre os animais ou de animais para seres humanos, mas as áreas infestadas são uma possível fonte de infestação para outros cães, gatos e seres humanos.

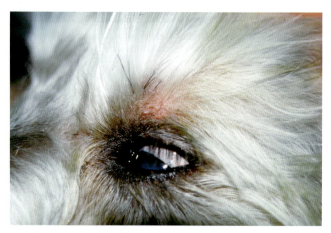

FIGURA 5-71 Trombiculíase. Dermatite papular alopécica ao redor do olho. Os pequenos ácaros alaranjados são pouco visíveis.

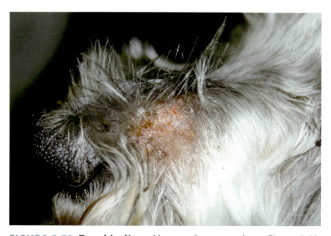

FIGURA 5-72 Trombiculíase. Mesmo cão mostrado na Figura 5-62. Dermatite papular alopécica na ponte nasal. As partículas de cor laranja são os ácaros.

Trombiculíase

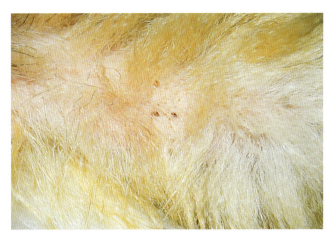

FIGURA 5-73 Trombiculíase. Lesões papulares múltiplas no ventre. Note a semelhança com a piodermite superficial, a demodicidose e a dermatofitose.

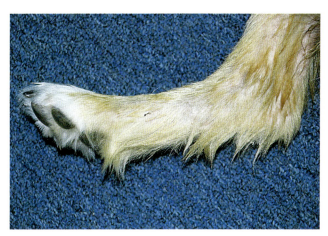

FIGURA 5-74 Trombiculíase. Alopecia e eritema na porção distal do membro posterior.

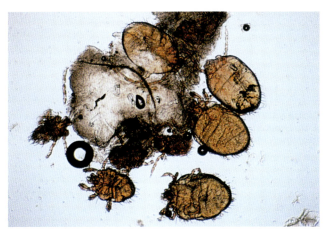

FIGURA 5-75 Trombiculíase. Imagem microscópica de ácaros de um raspado profundo de pele, observada com a objetiva ×4. *(Cortesia de R. Malik.)*

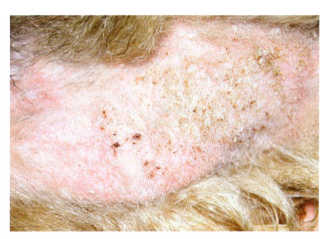

FIGURA 5-76 Trombiculíase. Lesões descamativas papulares no ventre de um cão adulto infectado com ácaros de colheita. Note a semelhança com a foliculite.

Ácaro do Pelame Felino (Lynxacarus radosky)

Características

O ácaro do pelo de gatos é um parasita que se engancha aos pelos, relatado principalmente na Austrália, em Fiji, no Havaí, em Porto Rico e na Flórida. É raro em gatos. Os grupos de ácaros nos pelos conferem ao pelame uma aparência em sal e pimenta ou esfoliada, principalmente sobre o dorso das costas. Erupções descamativas papulares disseminadas também podem ser observadas, com prurido mínimo.

Principais Diagnósticos Diferenciais

Os diagnósticos diferenciais incluem pediculose e queiletielose.

Diagnóstico

1. Microscopia (exame parasitológico por raspado cutâneo, impressões com fita de acetato): ácaros do pelame enganchados aos pelos.

Tratamento e Prognóstico

1. Todos os gatos afetados devem ser tratados uma vez por semana por 4 semanas.
2. Todos os gatos acometidos e contactantes devem ser tratados semanalmente por 4 semanas.
3. O tratamento tradicional é feito com solução de calda sulfocálcica a 2% a 3% a cada 7 dias até a resolução das lesões (≈ 4-8 semanas).
4. As terapias alternativas que podem ser eficazes incluem as seguintes:
    - Ivermectina, em dose de 0,2-0,3 mg/kg VO ou SC, a cada 1 a 2 semanas por três a quatro tratamentos
    - Doramectina, em dose de 0,2-0,3 mg/kg SC, a cada 1 a 2 semanas por três a quatro tratamentos
5. O tratamento alternativo é feito com ivermectina, em dose de 0,3 mg/kg SC, administrada duas vezes com 2 semanas de intervalo.
6. O prognóstico é bom. O ácaro do pelo de gatos é moderadamente contagioso para outros gatos e não é considerado contagioso a cães, mas pode causar uma erupção papular em seres humanos.

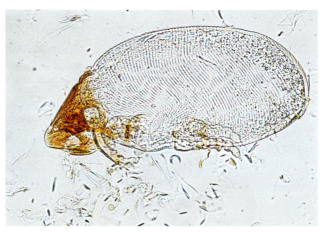

FIGURA 5-77 Ácaro do Pelame Felino. Imagem microscópica de um ácaro *Lynxacarus radosky* de um exame parasitológico por raspado cutâneo, observada com a objetiva ×4. *(Cortesia de L. Messinger.)*

Pulgas

Características

As pulgas são pequenos insetos sem asas sugadores de sangue. Embora existam mais de 2.000 espécies e subespécies em todo mundo, *Ctenocephalides felis* é a espécie mais comumente associada a cães e gatos. Em climas temperados, os problemas com pulgas geralmente são restritos aos meses quentes. Em climas amenos, os problemas com pulgas podem ocorrer durante todo o ano. As pulgas são uma causa comum de doença cutânea em cães e gatos.

Cães

Cães não alérgicos a pulgas podem não apresentar sintomas (portadores assintomáticos) ou ter anemia, infestação por cestódeos, irritação cutânea branda ou dermatite piotraumática. Os cães com alergia a pulgas apresentam erupções descamativas papulares e pruriginosas com seborreia, alopecia, escoriações, piodermite, hiperpigmentação ou liquenificação secundária. A distribuição das lesões geralmente envolve a área lombossacra caudodorsal, a base dorsal da cauda, a porção caudomedial das coxas, o abdômen ou os flancos.

Gatos

Gatos não alérgicos a pulgas podem não apresentar sintomas (portadores assintomáticos) ou ter anemia, infestação por cestódeos ou irritação cutânea branda. Os gatos com alergia a pulgas geralmente apresentam dermatite miliar pruriginosa com escoriações, descamação e alopecia secundária variável. A distribuição das lesões geralmente envolve a cabeça, o pescoço, a área lombossacra caudodorsal, a porção caudomedial das coxas ou a porção ventral do abdômen. Outros sintomas de infestação por pulgas incluem alopecia simétrica secundária à lambedura excessiva e lesões do complexo do granuloma eosinofílico.

Principais Diagnósticos Diferenciais

Os diagnósticos diferenciais incluem atopia, hipersensibilidade alimentar, escabiose, queiletielose, piodermite, dermatofitose, demodicidose e dermatite por *Malassezia*.

Diagnóstico

1. Anamnese e achados clínicos. Resposta ao controle agressivo de pulgas.
2. Visualização de pulgas ou seus detritos no corpo (pode ser difícil em animais alérgicos a pulgas).
3. Visualização de segmentos de cestódeos (*Dipylidium* spp.) no corpo ou à flotação fecal.
4. Exames para detecção de alergia (intradérmicos, sorológicos): a reação cutânea positiva a antígeno de pulga ou o título positivo de anticorpos séricos IgE antipulgas é altamente sugestivo da dermatite alérgica a pulgas, mas resultados falsos negativos são possíveis.
5. Dermatohistopatologia (não diagnóstica): graus variáveis de dermatite perivascular a intersticial superficial ou profunda, geralmente com predominância de eosinófilos.
6. Resposta ao controle de pulgas com administração de nitempiram (Capstar) em dias alternados.

Tratamento e Prognóstico

1. A erradicação estrita de pulgas é o único tratamento eficaz.
2. Qualquer piodermite secundária deve ser tratada por meio da administração dos antibióticos sistêmicos adequados, por prazo longo (por, no mínimo, 3-4 semanas); o tratamento deve continuar por pelo menos 1 semana após a resolução clínica da piodermite.
3. Os reguladores de crescimento de insetos (IGRs; lufenuron, piriproxifeno, metopreno) de tópica ou sistêmica são eficazes em combinação com a terapia adulticida. Os IGRs são uma parte importante de um programa integrado de controle de pulgas devido à sua capacidade de redução da carga de pulgas e da biomassa de insetos imaturos no ambiente do animal.
4. Todos os cães e gatos acometidos e contactantes devem ser tratados com adulticidais (soluções orais, em *spray*, *spot-on* ou para imersão) a cada 7 a 30 dias, conforme as instruções da bula. Os produtos com fipronil, imidacloprid, dinotefuran, indoxacard e selamectina são eficazes quando administrados a cada 2 a 4 semanas. As opções terapêuticas de administração oral parecem ser bastante eficazes e incluem o fluralaner (Bravecto®), administrado a cada 30 a 60 dias, e o afoxolaner (Nexgard®) e o spinosad (Comfortis®, Trifexis®), administrados a cada 30 dias. Nos ambientes com grande infestação por pulgas, os insetos ainda podem ser encontrados nos animais apesar do controle tópico.
5. Nos casos graves, os animais acometidos devem ser tratados com nitempiram, em dose mínima de 1 mg/kg VO, a cada 24 a 48 horas por 4 semanas; o ambiente também deve ser tratado (veja o item 7). Alternativamente, a aplicação de um *spray* de piretrina a 0,2% em água a cada 1 a 2 dias, como repelente, pode conferir proteção substancial a cães socialmente ativos.
6. Os animais alérgicos a pulgas devem ser profilaticamente tratados com nitempiram (dose mínima, 1 mg/kg VO) sempre que houver contato planejado com outros animais que podem estar infestados (p. ex., idas a *pet shops*, hospital veterinário, parques, outras casas com animais).
7. Nos ambientes com grandes infestações por pulgas, as áreas em que os animais passam mais tempo devem ser tratadas. Os ambientes internos devem ser tratados com um inseticida e um IGR (metopreno, piriproxifeno). Os ambientes externos devem ser tratados com inseticidas ou produtos biológicos específicos.
8. Nos casos com prurido intenso, os corticosteroides podem ser administrados por 1 a 2 semanas para redução dos sintomas (prurido), mas o uso em longo prazo deve ser evitado devido ao maior risco de eventos adversos, incluindo demodicidose, piodermite, infecções por MRS, calcinose cútis e hiperadrenocorticismo iatrogênico.

    O oclacitinib (Apoquel®) pode ser administrado por 1 a 2 semanas para redução dos sintomas (prurido), mas o uso em longo prazo deve ser evitado devido ao maior risco de eventos adversos, incluindo tumores (18%), piodermite (12,0%), otite (9,9%), vômitos (9,2%), diarreia (6,0%), cistite (3,5%), anorexia (3,2%), letargia (2,8%), infecções cutâneas leveduriformes (2,5%) e pododermatite (2,5%).
9. O prognóstico é bom se houver o controle estrito de pulgas. As pulgas são contagiosas a outros animais e seres humanos e (assim como os carrapatos) podem transmitir doenças.

CAPÍTULO 5 ■ Doenças Cutâneas Parasitárias

Pulgas (Cont.)

NOTA DO AUTOR

A dermatite por alergia a pulgas é a causa mais comum de dermatite em gatos e pode causar qualquer padrão lesional.

Os cães com dermatite e prurido predominantemente nas metades posteriores do corpo geralmente apresentam alergia a pulgas ou alergia alimentar.

É muito comum que o proprietário negue a presença de pulgas, fazendo que a confirmação do diagnóstico seja essencial. A dermatite por alergia a pulgas pode ser confirmada por exames específicos (cutâneos ou sorológicos) ou pela administração de nitempiram (Capstar) em dias alternados por 12 a 15 doses.

Devido à elevação da temperatura ambiente e à redução da eficácia dos produtos, a escolha dos tratamentos com base na situação específica da família e o ciclo de vida das pulgas voltou a ser importante para o sucesso terapêutico.

Os parasitas desenvolveram resistência a muitos dos compostos antigos, limitando sua eficácia. Antigamente, os produtos com organofosforados eram usados; porém, essas moléculas são tóxicas e há opções melhores.

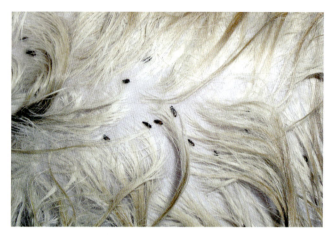

FIGURA 5-79 Pulgas. Numerosas pulgas no tronco de um gato.

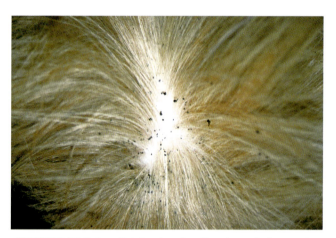

FIGURA 5-80 Pulgas. Detritos de pulgas (fezes) na pele de um gato.

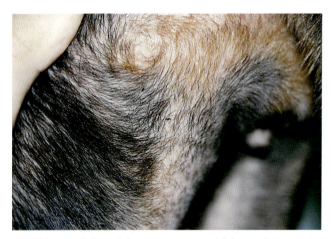

FIGURA 5-78 Pulgas. Pulgas no aspecto caudal do membro posterior de um cão.

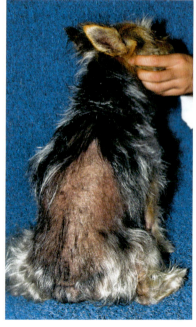

FIGURA 5-81 Pulgas. Dermatite lombar dorsal característica da dermatite por alergia à saliva das pulgas.

Pulgas 163

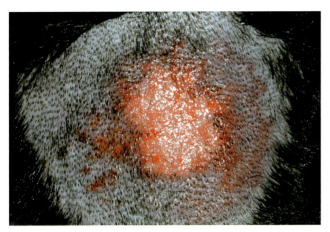

FIGURA 5-82 Pulgas. A dermatite piotraumática (*hot spot*) é geralmente associada à exposição a pulgas. Note a dermatite papular em expansão, que sugere a presença de uma piodermite superficial.

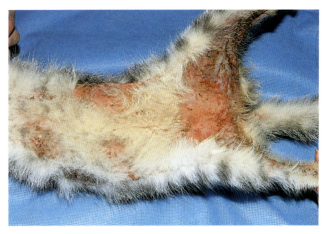

FIGURA 5-83 Pulgas. Placa eosinofílica no abdômen de um gato alérgico a pulgas. Note a semelhança com a alergia alimentar e a atopia.

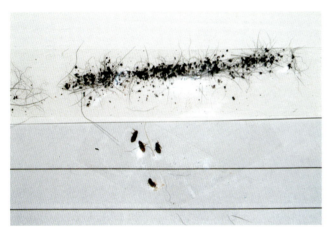

FIGURA 5-84 Pulgas. A remoção de pulgas ou seus detritos com uma fita adesiva pode ajudar a convencer os proprietários da presença de infestações ativas por pulgas.

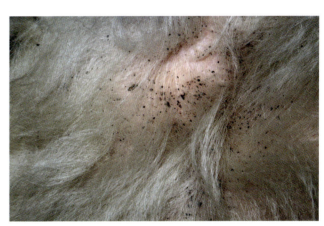

FIGURA 5-85 Pulgas. Sangue seco excretado por pulgas. Esses "detritos de pulgas" são mais bem descritos como sangue digerido.

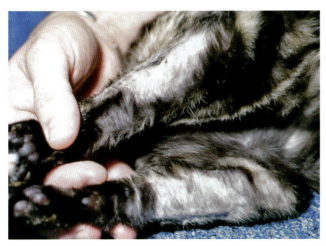

FIGURA 5-86 Pulgas. Alopecia nos membros distais de um gato com alergia a pulgas.

Pediculose (Piolhos)

Características

A pediculose é uma infestação causada por piolhos sugadores (*Linognathus setosus* [cães]) ou mordedores (*Trichodectes canis* [cães], *Felicola subrostratus* [gatos]) com especificidade pelos hospedeiros. É incomum em cães e gatos, com maior incidência relatada em animais jovens, negligenciados e subalimentados.

Os sintomas geralmente incluem inquietude e prurido, com seborreia, alopecia ou escoriações secundárias. Pelos muito embaraçados, pequenas pápulas e crostas, e, em infestações graves, anemia e debilitação podem estar presentes.

Principais Diagnósticos Diferenciais

Os diagnósticos diferenciais incluem pulgas, sarna, queiletielose e hipersensibilidade (por picada de pulga, alimentar, atopia).

Diagnóstico

1. Visualização direta dos piolhos (com pente para detecção de pulgas).
2. Microscopia (impressões com fita de acetato, pelos): detecção de piolhos e lêndeas (ovos).

Tratamento e Prognóstico

1. Todos os animais acometidos e contactantes da mesma espécie devem ser tratados.
2. Os pelos embaraçados devem ser cortados e removidos.
3. A terapia tradicional é a aplicação tópica de calda sulfocálcica a 2%, piretrina ou piretroide (apenas em cães) na forma de xampu, pó, *spray* ou banho de imersão, em todo o corpo do animal, por duas vezes, com 2 semanas de intervalo.
4. Os tratamentos alternativos incluem os seguintes:
   - Ivermectina, em dose de 0,2 mg/kg VO ou SC, duas vezes, com 2 semanas de intervalo
   - Selamectina *spot-on* (conforme a bula), em aplicação tópica, duas vezes, com 2 semanas de intervalo. Os tratamentos administrados a cada 2 semanas por pelo menos quatro vezes podem ser mais eficazes
   - Doramectina, em dose de 0,2-0,4 mg/kg, administrada toda semana por 3 a 4 semanas
   - Aplicação tópica de moxidectina a cada 1 a 2 semanas
   - Fipronil a 0,25% em *spray*, em dose de 6 mL/kg em aplicação tópica, por duas vezes, com 2 semanas de intervalo
   - Fipronil a 10% em *spot-on* (conforme a bula), aplicação tópica, por duas vezes, com 2 semanas de intervalo
5. Os animais com anemia grave podem precisar de transfusões de sangue e bons cuidados médicos.
6. As camas, os pentes e o ambiente devem ser limpos pelo menos uma vez.
7. O uso profilático de coleiras antipulgas com inseticida pode proteger os animais expostos da infestação, mas o ideal é evitar o contato com animais infectados.
8. O prognóstico é bom. Os piolhos são altamente contagiosos de cão para cão e de gato para gato, mas não são considerados contagiosos de cães ou gatos para seres humanos.

> **NOTA DO AUTOR**
>
> O fluralaner (Bravecto) administrado em dose de 25 mg/kg a cada 30 a 60 dias parece ser altamente eficaz e seguro (no momento da redação deste texto).
>
> Antigamente, produtos com amitraz e organofosforados eram usados; porém, essas moléculas são tóxicas e há opções melhores.

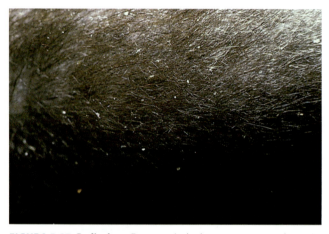

FIGURA 5-87 Pediculose. Essas partículas brancas no tronco deste cão eram uma combinação de descamação, piolhos e lêndeas associadas à infecção por *Trichodectes canis*.

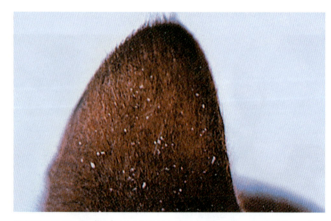

FIGURA 5-88 Pediculose. Lêndeas aderidas ao pelo no pavilhão auricular, associadas à infecção por *Trichodectes canis*.

Pediculose

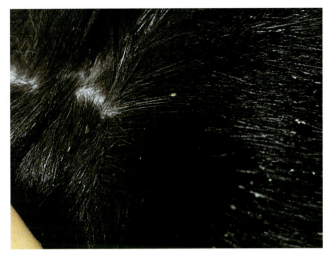

FIGURA 5-89 **Pediculose.** As lêndeas brancas são mais claramente visíveis no pelame preto. *(Cortesia de D. Angarano.)*

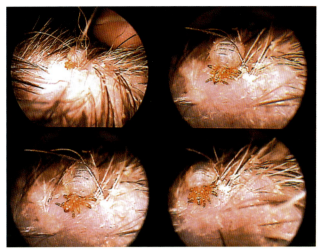

FIGURA 5-90 **Pediculose.** Piolhos observados com um vídeo otoscópio.

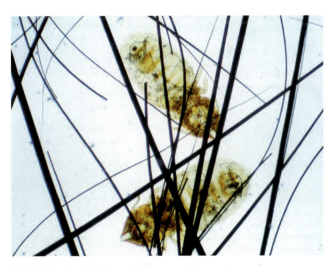

FIGURA 5-91 **Pediculose.** Piolhos mordedores observados com a objetiva ×4. *(Cortesia de D. Angarano.)*

Cuterebra

Características

As moscas da espécie *Cuterebra* depositam seus ovos nas proximidades de viveiros de coelhos e tocas de roedores. As larvas eclodem, chegam ao pelame do hospedeiro mamífero, entram no hospedeiro por meio de um orifício corpóreo natural e migram para um sítio subcutâneo. Os hospedeiros normais são coelhos, esquilos, tâmias e camundongos. A infestação por *Cuterebra* é incomum em cães e gatos, com a maior incidência de doença entre o fim do verão e o outono.

A infestação provoca o aparecimento de um aumento de volume subcutâneo solitário, com 1 cm de diâmetro, não doloroso, com uma fístula (orifício respiratório larval). A lesão geralmente está localizada na cabeça, no pescoço ou no tronco. Em raros casos, as larvas migram, de forma aberrante, para o sistema nervoso central, traqueia, faringe ou narinas ou o interior dos olhos; as larvas também podem atingir outros sítios atípicos.

Principais Diagnósticos Diferenciais

Os diagnósticos diferenciais incluem abscesso subcutâneo e dracunculíase.

Diagnóstico

1. Visualização direta de larvas de *Cuterebra* na lesão: as larvas têm cor branca, creme, marrom ou preta, com grandes espinhas pretas recobrindo o corpo.

Tratamento e Prognóstico

1. Com cuidado, o orifício respiratório deve ser alargado, permitindo a extração das larvas com fórceps.
2. A ferida deve ser diariamente submetida ao cuidado de rotina.
3. Em caso de suspeita de infecção bacteriana secundária, os antibióticos sistêmicos adequados devem ser administrados por 10 a 14 dias.
4. O prognóstico é bom, mas a cicatrização das feridas tende a ser lenta. A doença de cães ou gatos não é contagiosa para outros animais ou seres humanos.

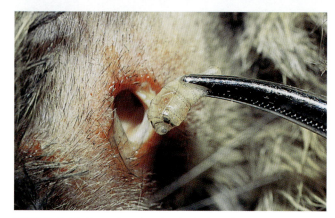

FIGURA 5-93 *Cuterebra.* Ampliação da foto do gato mostrado na Figura 5-92. A *Cuterebra* foi removida com pinça hemostática. A lesão era composta por um túnel fibrosado com exsudato purulento.

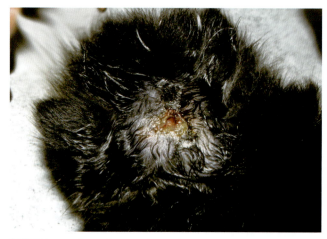

FIGURA 5-94 *Cuterebra.* Essa lesão ulcerativa com exsudato purulento é típica desta infecção.

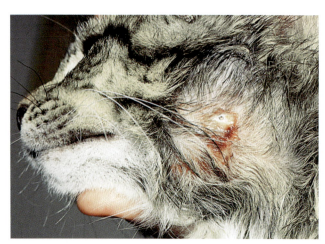

FIGURA 5-92 *Cuterebra.* Eritema e fibrose ao redor do orifício respiratório de *Cuterebra* no pescoço de um gato adulto. O exsudato purulento é comum.

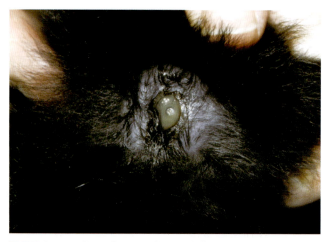

FIGURA 5-95 *Cuterebra.* Ampliação da foto do gato mostrado na Figura 5-94. O exsudato purulento pode ser expresso com facilidade do trato que contém *Cuterebra*.

Cuterebra 167

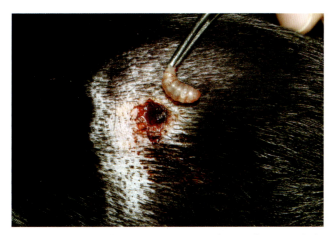

FIGURA 5-96 *Cuterebra.* Um pequeno *Cuterebra* que foi removido de seu trato.

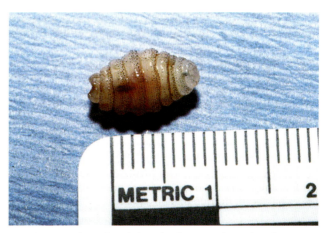

FIGURA 5-97 *Cuterebra.* O *Cuterebra* foi removido e colocado em uma régua.

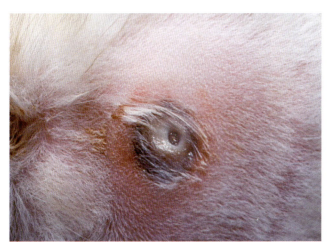

FIGURA 5-98 *Cuterebra.* Eritema e fibrose ao redor do orifício respiratório de *Cuterebra* no corpo de um gato jovem.

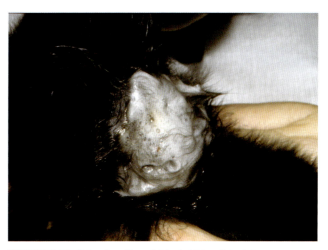

FIGURA 5-99 *Cuterebra.* O peróxido de hidrogênio é, às vezes, usado (com eficácia variável) para remoção de *Cuterebra* de seu trato.

Dermatite por Picada de Moscas

Características

As lesões são causadas por moscas picadoras. A dermatite por picada de mosca é comum em cães que vivem em ambientes externos.

As lesões incluem eritema e crostas hemorrágicas sobre erosões ou úlceras nas pontas das orelhas ou áreas próximas ou ainda na área mais dorsal do pavilhão auricular (prega da orelha de cães com pavilhões auriculares pendentes). Lesões similares podem ocasionalmente ser observadas na face. As lesões provocam prurido brando a intenso.

Principais Diagnósticos Diferenciais

Os diagnósticos diferenciais incluem sarna, trauma, vasculite e doenças cutâneas autoimunes.

Diagnóstico

1. Base usual: anamnese, achados clínicos e descarte de outros diagnósticos diferenciais.
2. Resposta ao tratamento: resolução das lesões com o controle das moscas.

Tratamento e Prognóstico

1. Aplicação tópica de um creme ou pomada com antibiótico e corticosteroide nas lesões a cada 12 horas e manutenção do cão em ambientes fechados até a cicatrização das lesões.
2. Repelentes de moscas ou *sprays* contra moscas ou pulgas devem ser diariamente aplicados na pele acometida como medida preventiva.
3. Alternativamente, relatos sugerem que o uso regular de permetrina concentrada em *spot-on*, conforme as instruções da bula, pode ser eficaz na prevenção das picadas de mosca.
4. As fontes de moscas devem ser identificadas e tratadas com um inseticida em *spray*.
5. O prognóstico é bom caso os ataques repetidos de moscas possam ser prevenidos.

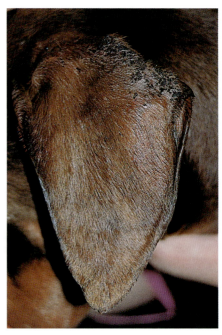

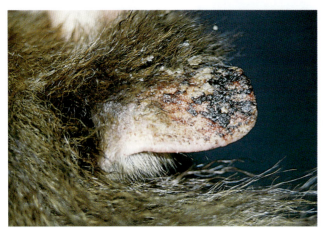

FIGURA 5-100 **Dermatite por Picada de Moscas.** Alopecia e formação de crostas na ponta do pavilhão auricular de um cão. Note a semelhança com a sarna e as doenças cutâneas autoimunes.

FIGURA 5-102 **Dermatite por Picada de Moscas.** Alopecia e formação de crostas na prega do pavilhão auricular de um cão com orelhas pendentes. As lesões causadas pela picada de mosca estavam no aspecto mais dorsal da orelha, que, neste cão, localizava-se na prega.

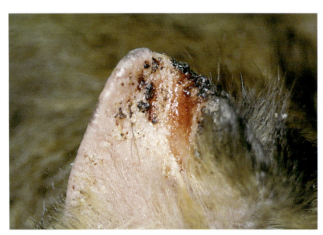

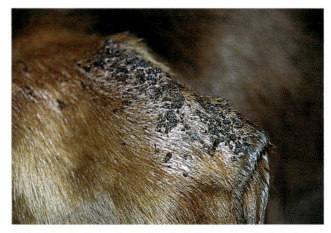

FIGURA 5-101 **Dermatite por Picada de Moscas.** Alopecia, formação de crostas e exsudato serossanguinolento na ponta do pavilhão auricular de um cão.

FIGURA 5-103 **Dermatite por Picada de Moscas.** Ampliação da foto do cão mostrado na Figura 5-102. Alopecia e formação de crostas na prega dorsal do pavilhão auricular.

Miíase

Características

A miíase é a infestação de animais vivos por larvas de moscas dípteras. As moscas depositam ovos na pele úmida ou em feridas, de onde eclodem as larvas (bicheira) que secretam enzimas proteolíticas e digerem o tecido cutâneo. A miíase é comum em gatos e cães, principalmente em animais enfraquecidos, com pele encharcada de urina ou com paresia.

As lesões são úlceras crateriformes ou de formato irregular, geralmente ao redor do focinho, dos olhos, do ânus, da genitália ou de feridas negligenciadas. As larvas são encontradas na pele e no interior das lesões.

Diagnóstico

1. Visualização direta das larvas na pele, no pelo e nas lesões.

Tratamento e Prognóstico

1. As doenças subjacentes devem ser diagnosticadas e tratadas.
2. Lesões devem ser tricotomizadas e limpas para remoção das larvas.
3. A administração de nitempiram, em dose de 1 mg/kg VO, a cada 24 horas, pode ser eficaz contra a miíase.
4. Produtos em *spray* à base de piretrina ou piretroide (apenas em cães) devem ser aplicados com cuidado nas lesões para matar as larvas remanescentes. A aplicação muito excessiva pode causar a morte de animais debilitados.
5. Alternativamente, a ivermectina, em dose de 0,2 a 0,4 mg/kg SC, em dose única, é eficaz contra a miíase.
6. A administração de fluralaner (Bravecto®), em dose de 25 mg/kg, parece ser eficaz e segura (no momento da redação deste texto).
7. Se o estado geral do animal for estável, as feridas devem ser submetidas à debridação cirúrgica e ao acompanhamento diário de rotina.
8. O animal deve ser mantido em ambiente telado, sem moscas.
9. O prognóstico é bom a reservado, dependendo dos fatores predisponentes.

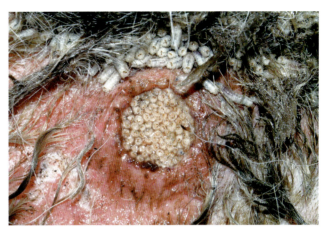

FIGURA 5-105 Miíase. Mesmo cão mostrado na Figura 5-104. A miíase se posiciona de forma vertical no tecido ulcerado para maximizar a ocupação. Numerosas larvas podem ser observadas na superfície da pele.

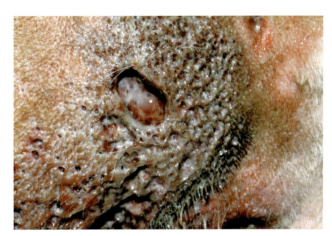

FIGURA 5-106 Miíase. Mesmo cão mostrado na Figura 5-104. As larvas foram removidas, deixando uma úlcera central profunda com numerosas úlceras satélites.

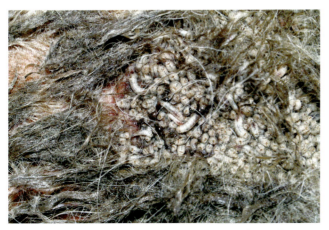

FIGURA 5-104 Miíase. Numerosas miíases em uma ferida aberta em um cão de rua.

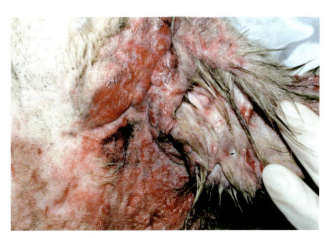

FIGURA 5-107 Miíase. As larvas foram removidas, deixando uma dermatite papular, eritematosa e alopécica.

CAPÍTULO 5 ■ Doenças Cutâneas Parasitárias

Miíase (Cont.)

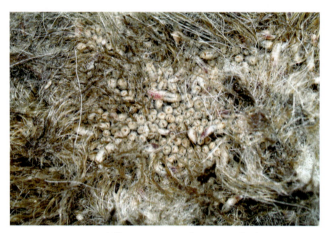

FIGURA 5-108 **Miíase.** Numerosas larvas na pele de um cão.

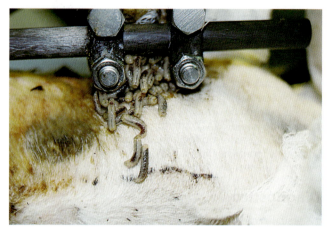

FIGURA 5-109 **Miíase.** Inúmeras larvas saem da ferida. O membro havia ficado enfaixado por 2 semanas neste cão que vivia em ambiente externo.

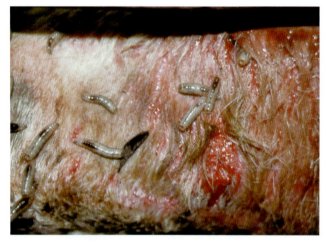

FIGURA 5-110 **Miíase.** Mesmo cão mostrado na Figura 5-109. Miíase na pele e no pelame de um cão com fixador ortopédico externo. O membro havia ficado enfaixado por 2 semanas neste cão que vivia em ambiente externo.

Dermatites por Nematódeos (Ancilostomíase e Uncinaríase)

Características

A dermatite causada por nematódeos é uma reação cutânea em locais de penetração percutânea de larvas em cães previamente sensibilizados a ancilóstomos. A doença é causada por *Ancylostoma* nos trópicos e em áreas temperadas quentes e por *Uncinaria* em áreas temperadas e subárticas. A doença é incomum a rara em cães, com a maior incidência relatada em cães que vivem ou se exercitam em ambientes contaminados, como canis úmidos com assoalhos rachados ou porosos e gramados sujos.

As lesões são caracterizadas por erupções papulares com prurido brando a intenso no espaço interdigital e em outras áreas cutâneas em contato frequente com o solo. A pele acometida apresenta eritema, alopecia e espessamento uniformes. As patas geralmente apresentam aumento de volume e de temperatura, além de dor.

Principais Diagnósticos Diferenciais

Os diagnósticos diferenciais incluem pododermatite bacteriana, demodicidose, dermatofitose, hipersensibilidade (alimentar, de contato, atopia) e dermatite por *Pelodera*.

Diagnóstico

1. Descarte outros diagnósticos diferenciais.
2. Flotação fecal: detecção de ovos de nematódeos.
3. Dermato-histopatologia (raramente diagnóstica): graus variáveis de dermatite perivascular com eosinófilos e neutrófilos. As larvas raramente são encontradas, mas, caso presentes, são cercadas por neutrófilos, eosinófilos e células mononucleares.
4. Resposta ao tratamento: resolução das lesões após a administração da terapia anti-helmíntica.

Tratamento e Prognóstico

1. Todos os cães acometidos e contactantes devem ser tratados com um anti-helmíntico, como fembendazol, mebendazol ou pamoato de pirantel, por duas vezes, com 3 a 4 semanas de intervalo.
2. Um sistema de terapia anti-helmíntica regular deve ser instituído em todos os cães.
3. A limpeza ambiental deve ser melhorada, com remoção frequente de fezes e dejetos úmidos. Os assoalhos dos canis e de outras áreas devem ser secos e não porosos.
4. As áreas sujas ou com cascalho devem ser periodicamente tratadas com borato de sódio a 0,5 kg por metro quadrado (10 libras/100 pés quadrados). Embora isso possa ajudar, matará a grama.
5. O prognóstico é bom. O ambiente contaminado é uma possível fonte de infecção para outro cães e seres humanos.

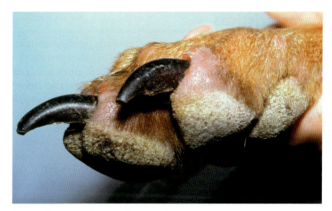

FIGURA 5-111 Dermatites por Nematódeos. Alopecia, eritema e hiperqueratose nos coxins da pata de um cão. *(Cortesia de University of Florida; material de caso.)*

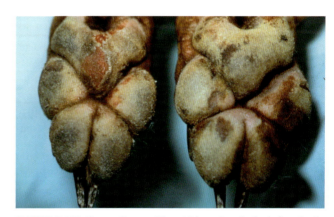

FIGURA 5-112 Dermatites por Nematódeos. Ampliação da foto do cão mostrado na Figura 5-111. Hiperqueratose e eritema dos coxins. *Cortesia de University of Florida; material de caso.)*

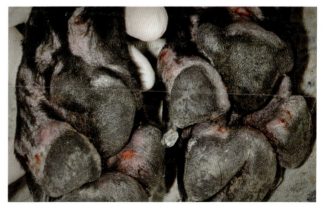

FIGURA 5-113 Dermatites por Nematódeos. Pododermatite interdigital causada por uma infecção parasitária. Note a semelhança com a alergia (atopia) ou infecções secundárias provocadas por bactérias ou *Malassezia*.

Dracunculíase (Dracunculose)

Características

A dracunculíase é uma doença cutânea causada por *Dracunculus*, um nematódeo que parasita os tecidos subcutâneos. A infecção ocorre quando o hospedeiro mamífero ingere um crustáceo microscópico infectado (hospedeiro intermediário) ao beber água contaminada. Nos próximos 8 a 12 meses, as larvas se desenvolvem em adultos no tecido subcutâneo do hospedeiro mamífero. Na América do Norte, *Dracunculus insignis* parasita principalmente guaxinins, visões e outros mamíferos silvestres, e a infecção de cães e gatos é incomum. Na África e na Ásia, *D. medinensis* (o verme da cobaia) infecta muitos mamíferos, incluindo cães, equinos, bovinos e seres humanos.

As lesões geralmente são nódulos subcutâneos crônicos, únicos ou múltiplos, dolorosos ou pruriginosos, nos membros, na cabeça ou no abdômen, que acabam apresentando fístulas (pelas quais as fêmeas do verme são estimuladas a liberar suas larvas quando a pele entra em contato com a água).

Principais Diagnósticos Diferenciais

Os diagnósticos diferenciais incluem *Cuterebra*, infecção bacteriana ou fúngica e neoplasia.

Diagnóstico

1. Citologia (exsudato fistuloso): eosinófilos, neutrófilos, macrófagos e larvas de nematódeos de 500 µm de comprimento, com caudas afuniladas.
2. Dermato-histopatologia: pseudocisto subcutâneo com adultos e larvas de nematódeos cercados por inflamação piogranulomatosa eosinofílica.

Tratamento e Prognóstico

1. Os nódulos devem ser submetidos à excisão cirúrgica.
2. As fontes de água devem ser descontaminadas.
3. O prognóstico é bom. No entanto, a dracunculíase é contagiosa para outros animais e seres humanos por meio da transmissão animal-crustáceo-animal.

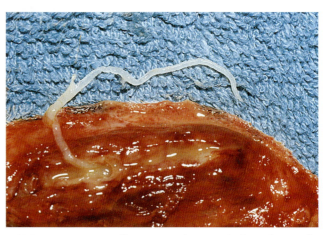

FIGURA 5-114 **Dracunculíase.** O verme foi removido do tecido excisado. *(Cortesia de A. Yu.)*

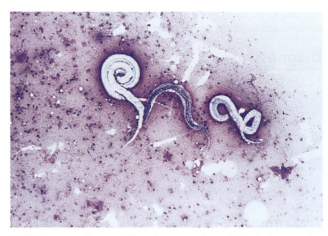

FIGURA 5-115 **Dracunculíase.** Imagem microscópica de *Dracunculus*. Citologia de uma impressão tecidual, observada com a objetiva ×10. *(Cortesia de A. Yu.)*

CAPÍTULO | 6

Doenças Cutâneas Causadas por Vírus, Riquétsias e Protozoários

- Cinomose Canina
- Papilomas
- Vírus da Rinotraqueíte Felina (Herpesvírus Felino 1)
- Infecção pelo Calicivírus Felino
- Varíola Felina
- Febre Maculosa
- Erliquiose e Anaplasmose Canina
- Leishmaniose

Cinomose Canina

Características

A cinomose é causada por um morbilivírus relacionado aos vírus do sarampo e da peste bovina. É comum em cães, com a maior incidência relatada em filhotes não vacinados.

Alguns cães afetados apresentam hiperqueratose nasal e digital (hiperqueratose dos coxins) branda a grave. Os sintomas mais comuns incluem dermatite pustular similar ao impetigo, depressão, anorexia, febre, oculorrinorreia bilateral serosa a mucopurulenta, conjuntivite, tosse, dispneia, diarreia, hipoplasia do esmalte e sinais neurológicos.

Principais Diagnósticos Diferenciais

Os diagnósticos diferenciais incluem outras causas de hiperqueratose nasodigital, como a hiperqueratose familiar dos coxins, a paraqueratose nasal hereditária dos Retrievers do Labrador, doenças cutâneas autoimunes, dermatose responsiva a zinco, síndrome hepatocutânea, hipotireoidismo, leishmaniose e hiperqueratose nasodigital idiopática. Outros diagnósticos diferenciais incluem outras causas de dermatite pustular, como impetigo, piodermite superficial, demodicidose e celulite juvenil.

Diagnóstico

1. Descarte outros diagnósticos diferenciais.
2. Imunocitologia ou técnica de reação em cadeia da polimerase (PCR) (sangue, secreção nasal ou ocular, saliva, raspado de conjuntiva, líquor): detecção do antígeno da cinomose.
3. Dermato-histopatologia (coxins afetados): as alterações não específicas incluem hiperqueratose ortoqueratótica, acantose irregular, espessamento das cristas epidérmicas e dermatite mononuclear perivascular e perianexa branda. Corpos de inclusão viral eosinofílicos intracitoplasmáticos e degeneração balonar podem não ser observados.
4. Imunoistoquímica (coxim, plano nasal, pele revestida por pelos da porção dorsal do pescoço): detecção do antígeno da cinomose.

Tratamento e Prognóstico

1. Não existe tratamento antiviral específico.
2. O tratamento de suporte deve ser realizado com administração oral ou parenteral de antibióticos de amplo espectro para prevenção de infecção bacteriana secundária.
3. O prognóstico de cães com hiperqueratose nasodigital é mau. A cinomose canina é contagiosa para outros cães, mas não para gatos ou seres humanos.

Cinomose Canina — continuação

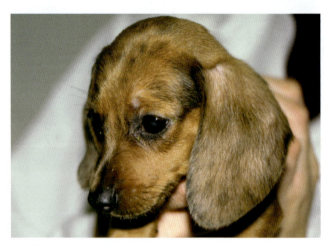

FIGURA 6-1 **Cinomose Canina.** Um filhote de cão com secreção ocular branda.

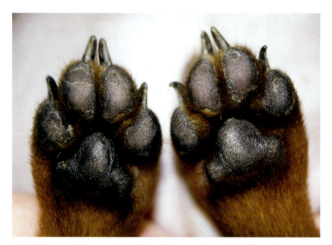

FIGURA 6-2 **Cinomose Canina.** Mesmo cão mostrado na Figura 6-1. Hiperqueratose e formação de crostas nos coxins, típicas da cinomose.

Papilomas

Características

Os papilomas caninos são caracterizados por tumores benignos induzidos por infecção de células epiteliais por um papilomavírus DNA espécie-específico. Os oncogenes virais induzem o crescimento e a divisão das células epiteliais do hospedeiro e causam instabilidade cromossômica e mutações. Os papilomavírus são transmitidos por contato direto e indireto, com período de incubação de 1 a 2 meses. Os papilomas caninos podem persistir por até 4 a 6 meses na boca e 6 a 12 meses na pele antes da regressão. A imunidade celular é essencial à regressão do papiloma; doenças imunossupressoras (inclusive a infecção pelo vírus da imunodeficiência felina [FIV]) e medicamentos imunossupressores podem exacerbar e prolongar a infecção.

Pelo menos cinco tipos de papilomavírus caninos e até oito tipos de papilomavírus felinos foram identificados; cada um tem apresentação clínica ou sítio de infecção distinto.

Papilomatose Oral Canina

Os cães jovens são mais comumente afetados. A papilomatose oral canina geralmente é uma infecção autolimitante da cavidade oral e dos lábios; ocasionalmente, infecta o focinho, a conjuntiva e a pele revestida por pelos. As lesões começam como múltiplas pápulas e placas brancas de consistência macia e progridem a lesões verrucosas. As lesões tendem a regredir em 3 meses.

Papilomas Cutâneos (Exofíticos) Caninos

Esses papilomas são mais comuns em cães idosos; Cocker Spaniels e Kerry Blue Terriers podem ser mais predispostos. As lesões afetam principalmente a cabeça, as pálpebras e as patas. As lesões são massas pedunculadas, macias a vegetativas, alopécicas, únicas a múltiplas, de cor variável, podendo ser pigmentadas, geralmente com menos de 0,5 cm de diâmetro.

Papilomas Cutâneos Invertidos

Esses papilomas são mais comuns em cães jovens. A doença é autolimitante e as lesões são mais comumente observadas na porção ventral do abdômen e na área inguinal. As lesões são massas redondas, elevadas, com uma depressão central, únicas a múltiplas de 1 a 2 cm de diâmetro.

Placas Pigmentadas Múltiplas

Essas placas são mais comumente observadas em Schnauzers miniaturas e Pugs adultos jovens; é possível que essas lesões sejam herdadas como um traço dominante autossômico. A doença se manifesta como lesões no ventre e na porção medial das coxas e não regridem. A princípio, as lesões são máculas e placas pigmentadas que progridem a massas achatadas, hiperqueratóticas e descamativas. Algumas lesões podem sofrer transformação maligna em carcinomas espinocelulares.

Papiloma Genital Canino

Essa é uma forma venérea, pouco relatada e descrita de maneira incompleta, da infecção por papilomavírus. As lesões são placas papilomatosas elevadas no pênis ou na mucosa vaginal.

Papiloma nos Coxins de Cães

Essa é uma doença pouco relatada de cães adultos; a causa viral não foi demonstrada de forma consistente. (No entanto, o autor tratou dois casos de papiloma nos coxins de cães, um com demonstração de antígeno do papilomavírus à imunoistoquímica, e ambos responderam à terapia imunomoduladora com interferon.) As lesões são massas hiperqueratóticas e firmes em múltiplos coxins. Lesões interdigitais foram descritas em Greyhounds. Claudicação e infecção bacteriana secundária podem ser observadas.

Papiloma Oral Felino

A infecção provoca múltiplas massas ovais, elevada e de topo achatado com 4 a 8 mm na cavidade oral, principalmente na porção ventral da língua.

Papiloma Viral Múltiplo Felino

Os gatos afetados são de meia-idade ou idosos. As lesões ocorrem na pele revestida por pelos da cabeça, do pescoço, da porção dorsal do tórax, da porção ventral do abdômen e dos membros proximais. As lesões são massas múltiplas, de tamanho variável (3 mm-3 cm) que progridem de máculas pigmentadas a placas hiperqueratóticas. A doença pode progredir ao carcinoma espinocelular multicêntrico felino (doença de Bowen).

Papiloma Solitário Cutâneo Felino

Essa é uma lesão rara, sem causa viral comprovada. As lesões ocorrem em gatos adultos e não têm predileção por locais. Clinicamente, são massas hiperqueratóticas pedunculadas pequenas (< 0,5 cm).

Diagnóstico

1. Dermato-histopatologia: hiperplasia epidérmica e papilomatose com degeneração balonar de células epidérmicas, presença variável de corpos de inclusão intranuclear e grânulos proeminentes de queratoialina.
2. O antígeno do papilomavírus pode ser detectado por imunoistoquímica ou PCR.

Tratamento e Prognóstico

1. A maioria das infecções por papilomavírus regride de forma espontânea após desenvolvimento da resposta imunológica celular do hospedeiro.
2. A cirurgia pode ser curativa nas lesões solitárias persistentes, mas deve-se ter cuidado à manipulação do tecido para evitar a contaminação do sítio cirúrgico com partículas virais.
3. A crioterapia e a ablação com *laser* geralmente são eficazes, mas sua repetição pode ser necessária.
4. A azitromicina, em dose de 5 a 10 mg/kg por via oral (VO) a cada 12 a 48 horas em cães e gatos, tem eficácia variável com efeitos adversos mínimos.
5. A administração de interferon alfa, em dose de 1,5 a 2 milhões de unidades/m^2 por via subcutânea (SC), três vezes por semana por 4 a 8 semanas (2 semanas além da cura clínica), foi eficaz em casos de papiloma viral oral ou cutâneo em cães e gatos.

Papilomas — continuação

6. Há relatos de sucesso da aplicação tópica de creme de imiquimod a 5% na pele ou nos papilomas cutâneos a cada 24 a 48 horas até a regressão da lesão em casos de papiloma cutâneo canino e doença de Bowen felina. Um colar elizabetano deve ser usado para impedir que o animal lamba e ingira a medicação.
7. A eficácia de vacinas autógenas e agentes imunomoduladores (p. ex., levamisol, tiabendazol) não foi documentada.
8. Os retinoides de administração oral (p. ex., acitretina, em dose de 0,5-1 mg/kg VO a cada 24 horas) foram considerados benéficos em um caso de papiloma invertido canino e um caso de placas pigmentadas caninas.
9. Os antimetabólitos podem ser usados na inibição da síntese de DNA e da proliferação celular. A aplicação tópica de solução de 5-fluorouracil (5-FU) a 0,5% a cada 24 horas por 5 dias e, então, a cada 7 dias por 4 a 6 semanas é realizada nos casos de doença cutânea (apenas em cães). Um colar elizabetano deve ser usado para prevenção da ingestão do medicamento pelo cão e o proprietário deve usar luvas de látex. Há possibilidade de desenvolvimento de dermatite de contato ou toxicidades sistêmicas.
10. O prognóstico geralmente é bom, já que a maioria dos casos regride de forma espontânea. A placa pigmentada canina e o papiloma viral múltiplo felino, além de raros casos de papiloma oral e de córnea, podem sofrer transformação maligna em carcinoma espinocelular.

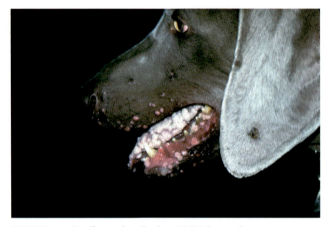

FIGURA 6-3 Papilomavírus Canino. Múltiplos papilomas orais em um Weimaraner de 7 meses de idade.

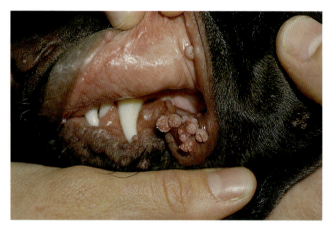

FIGURA 6-4 Papilomavírus. Múltiplos papilomas nos lábios de um cão jovem.

Papilomas 177

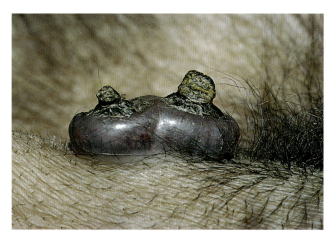

FIGURA 6-5 Papilomavírus. Protrusão de cornos cutâneos dos papilomas no abdômen deste cão de 6 meses de idade.

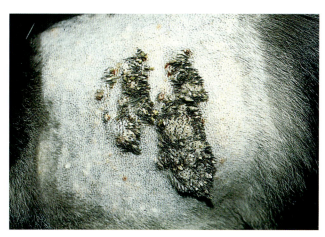

FIGURA 6-6 Papilomavírus. Uma extensa placa papilomatosa na porção lateral do tórax de um Pastor Alemão adulto.

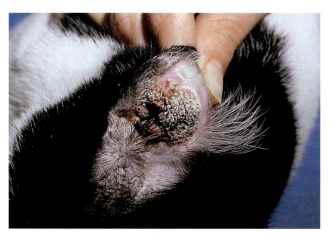

FIGURA 6-7 Papilomavírus. Múltiplos papilomas formaram uma placa na orelha deste gato. *(Cortesia de A. Yu.)*

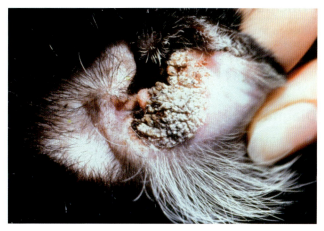

FIGURA 6-8 Papilomavírus. Ampliação da foto do gato mostrado na Figura 6-7. A superfície elevada da placa papilomatosa é aparente. *(Cortesia de A. Yu.)*

CAPÍTULO 6 ■ Doenças Cutâneas Causadas por Vírus, Riquétsias e Protozoários

Vírus da Rinotraqueíte Felina (Herpesvírus Felino 1)

Características

Essa doença do trato respiratório superior é causada por um herpesvírus. Ocorre em todo o mundo e é comum em gatos, com as incidências maiores relatadas em hoteizinhos, gatis e abrigos.

Úlceras orais ou cutâneas superficiais na face, no tronco e nos coxins podem ser observadas, mas são raras. Os gatos geralmente apresentam grave doença do trato respiratório superior, caracterizada por depressão, febre, anorexia, espirros intensos, conjuntivite e grande quantidade de secreção ocular e nasal serosa a mucopurulenta, com formação de crostas nas narinas externas e nas pálpebras. Os sintomas podem ser pruriginosos e confundidos com a dermatite alérgica. A queratite ulcerativa ou intersticial pode ser observada.

Principais Diagnósticos Diferenciais

Os diagnósticos diferenciais incluem outras causas de doença do trato respiratório superior, como infecções por calicivírus felino (FCV), *Bordetella*, *Chlamydia* e *Mycoplasma*, doenças cutâneas autoimunes, doenças cutâneas alérgicas e outras infecções sistêmicas.

Diagnóstico

1. Anamnese, achados clínicos e resposta à terapia empírica com fanciclovir.
2. Isolamento viral (*swabs* de orofaringe): herpesvírus.
3. Anticorpos fluorescentes ou técnicas de PCR (esfregaços de conjuntiva): detecção do antígeno da rinotraqueíte viral.
4. Dermato-histopatologia: dermatite ulcerativa e necrótica com inflamação mista, geralmente com presença de eosinófilos. As células epidérmicas podem conter corpos de inclusão intranucleares basofílicos.

Tratamento e Prognóstico

1. Não há tratamento específico.
2. O bom tratamento de suporte deve ser realizado, com administração sistêmica ou oftálmica de antibióticos de amplo espectro para controle da infecção bacteriana secundária.
3. Na queratite ulcerativa refratária, a aplicação tópica de colírios antivirais pode ser útil — trifluridina ou idoxuridina, 1 gota a cada 2-6 horas.
4. Relatos sugerem que a administração de medicamentos antivirais isolados ou combinados pode diminuir os sinais clínicos. O tratamento pode ser realizado com um ou mais dos seguintes fármacos:
   - Fanciclovir, em dose de 125 mg/gato a cada 12 horas
   - Interferon-alfa, em dose de 30 U VO a cada 12 a 24 horas
   - Lisina, em dose de 200-500 mg/gato VO a cada 12 a 24 horas
5. O prognóstico geralmente é bom e a maioria dos gatos se recupera em 10 a 20 dias. Alguns gatos apresentam infecção latente, que pode ser reativada em caso de estresse ou imunossupressão. O vírus da rinotraqueíte felina é contagioso para outros gatos, mas não para cães ou seres humanos.

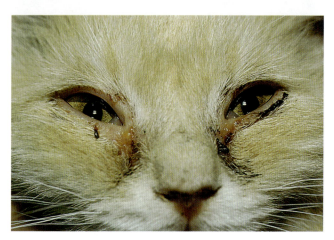

FIGURA 6-9 Vírus da Rinotraqueíte Felina. Secreção ocular e erosões superficiais nas pálpebras de um gato jovem.

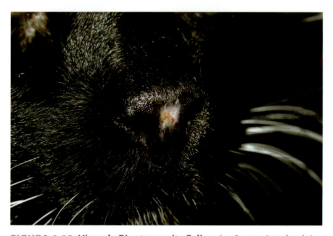

FIGURA 6-10 Vírus da Rinotraqueíte Felina. Lesão erosiva alopécica focal no focinho de um gato.

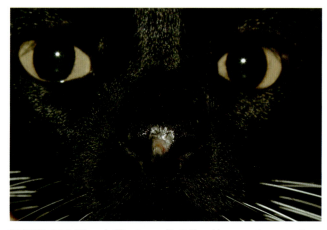

FIGURA 6-11 Vírus da Rinotraqueíte Felina. Mesmo gato mostrado na Figura 6-10. A lesão erosiva focal no focinho é aparente.

Vírus da Rinotraqueíte Felina 179

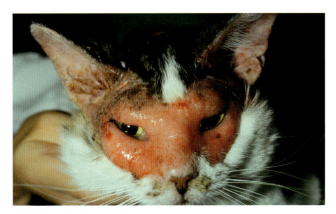

FIGURA 6-12 Vírus da Rinotraqueíte Felina. Grave dermatite erosiva eritematosa e alopécica em um gato com possível infecção por herpesvírus. *(Cortesia de L. Frank.)*

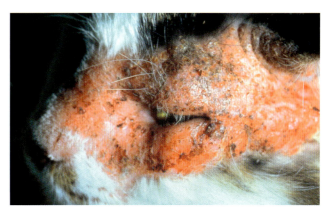

FIGURA 6-13 Vírus da Rinotraqueíte Felina. Mesmo gato mostrado na Figura 6-12. A dermatite papular descamativa alopécica afetou quase toda a face. *(Cortesia de L. Frank.)*

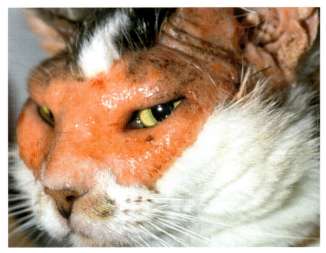

FIGURA 6-14 Vírus da Rinotraqueíte Felina. Mesmo gato mostrado na Figura 6-12. A dermatite papular descamativa alopécica afetou quase toda a face. *(Cortesia de L. Frank.)*

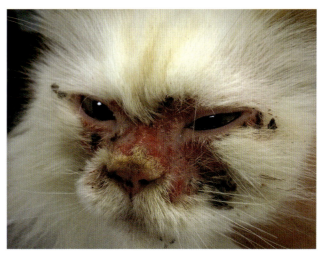

FIGURA 6-15 Vírus da Rinotraqueíte Felina. Dermatite erosiva grave na face de um gato infectado.

Infecção pelo Calicivírus Felino

Características

O calicivírus felino, um pequeno RNA vírus não envelopado, é um dos patógenos virais mais comuns em gatos. O FCV é endêmico na maioria dos gatis, abrigos e casas com múltiplos gatos, onde até um quarto dos animais pode estar eliminando o vírus a qualquer momento. Três formas de infecção foram descritas: a infecção aguda pelo FCV, a infecção crônica pelo FCV e a doença sistêmica virulenta causada pelo FCV. Embora as infecções agudas e crônicas geralmente sejam causadas por cepas de FCV sensíveis à vacinação, a doença sistêmica virulenta causada pelo FCV é associada a pelo menos duas cepas diferentes, altamente virulentas e resistentes à vacinação (FCV-ARI e FCV-KAOS). A infecção aguda pelo FCV é comum, mas infecção crônica pelo vírus é uma sequela incomum da infecção aguda em gatos. A doença sistêmica virulenta causada pelo FCV é rara e caracterizada por surtos agudos de infecção de disseminação rápida e geralmente fatal entre gatos de abrigos, hospitais veterinários, colônias de pesquisa e casas com múltiplos animais.

A infecção aguda pelo FCV geralmente é uma doença vesiculoulcerativa transiente e autolimitante. As úlceras orais são comuns e podem ser o único sinal clínico. As úlceras geralmente ocorrem na língua, mas podem ser observadas em qualquer local da boca (palato, gengiva), nos lábios ou no filtro nasal. Úlceras em outras partes do corpo são raras. Outros sintomas podem incluir depressão, febre, espirros brandos, conjuntivite, oculorrinorreia, artropatia (claudicação), e, raramente, pneumonia. Em locais com muitos gatos, portadores assintomáticos são comuns.

A infecção crônica pelo FCV é caracterizada pelo desenvolvimento de gengivite e estomatite proliferativa plasmocítica ou linfocítica ou ulcerativa progressiva e crônica. Os sinais clínicos podem incluir halitose, disfagia, salivação excessiva, anorexia e perda de peso.

A doença associada à infecção sistêmica virulenta pelo FCV pode não ser aparente (portador assintomático) ou ser branda a moderada ou grave e seguida por morte. Os gatos afetados geralmente apresentam sintomas agudos na primeira semana após a exposição e, dependendo da gravidade da doença, têm febre moderada a alta. As lesões cutâneas incluem úlceras orais; alopecia variável; formação de crostas; ulcerações na face, no pavilhão auricular, nos coxins e nas narinas; e edema subcutâneo da face ou dos membros. Outros sintomas incluem letargia, anorexia, rinorreia, dispneia, secreção ocular ou conjuntivite, claudicação, icterícia, derrame pleural, diarreia, vômitos e morte súbita.

Principais Diagnósticos Diferenciais

Os diagnósticos diferenciais incluem outras causas de doença do trato respiratório superior, como a infecção pelo vírus da rinotraqueíte felina, *Bordetella*, *Chlamydia* e *Mycoplasma*, doenças cutâneas autoimunes e outras infecções sistêmicas.

Diagnóstico

1. De modo geral, o diagnóstico é baseado na anamnese e nos achados clínicos.
2. Exame com anticorpos fluorescentes (esfregaços de conjuntiva): detecção de antígeno de calicivírus.
3. Dermato-histopatologia (FCV virulento sistêmico): necrose epitelial e ulceração com inflamação mínima. Edema dérmico superficial ou vasculite podem estar presentes.
4. Exame sorológico: soropositividade para anticorpos contra FCV.
5. Cultura viral ou técnica de PCR (*swabs* de orofaringe, amostra de tecidos): isolamento do calicivírus à cultura viral com identificação específica da cepa por meio de ensaios de PCR.

Tratamento e Prognóstico

1. Não há tratamento específico.
2. O bom tratamento de suporte deve ser realizado, com administração sistêmica de antibióticos de amplo espectro para controle da infecção bacteriana secundária.
3. Nos surtos de FCV sistêmico virulento, os locais devem ficar temporariamente fechados, sem receber gatos. Todas as áreas contaminadas devem ser desinfetadas por meio da limpeza meticulosa de salas, gaiolas e equipamentos com uma solução de hipoclorito de sódio a 5% diluída a 1:32 em água.
4. O prognóstico da infecção aguda pelo FCV geralmente é bom e a maioria dos gatos se recupera de forma completa e sem sequelas. As infecções agudas raramente são fatais; as taxas de mortalidade são maiores em filhotes que apresentam pneumonia ou infecção grave do trato respiratório superior. O prognóstico da infecção crônica pelo FCV é mau, já que a doença oral é progressiva e seu tratamento é extremamente difícil. O prognóstico de gatos adultos com a doença sistêmica virulenta é reservado, pois esses animais apresentam maior propensão à doença grave e à morte do que os filhotes. Hoje, as vacinas contra o FCV não conferem proteção contra a infecção sistêmica virulenta. O FCV é contagioso para outros gatos, mas não para cães ou seres humanos.

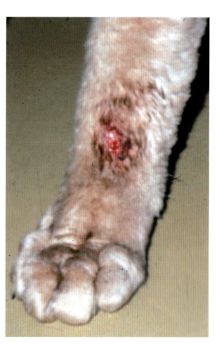

FIGURA 6-16 Calicivírus Felino. Ulcerações no membro anterior de um gato. (*Cortesia de R. Malik.*)

Varíola Felina

Características

A varíola felina é uma infecção por ortopoxvírus observada principalmente na Europa Ocidental e na Ásia. É incomum em gatos, com a maior incidência relatada em gatos de áreas rurais que caçam roedores silvestres (hospedeiros intermediários). As infecções pela varíola felina podem ocorrer a qualquer momento, mas são mais comuns no outono, quando a população de roedores é maior.

A primeira lesão é uma ferida por mordedura (nódulo ulcerado com crosta), geralmente na cabeça, no pescoço ou no membro anterior. Uma a 3 semanas depois, há o desenvolvimento de máculas e pápulas eritematosas disseminadas, de distribuição aleatória, que formam nódulos de 1 cm de diâmetro. Os nódulos ulceram, formam crostas e, gradualmente, secam e esfoliam 4 a 5 semanas depois. As lesões podem ser pruriginosas. Alguns gatos também apresentam vesículas e úlceras orais. Apresentações incomuns podem incluir lesões ulcerativas limitadas aos lábios e à cavidade oral, estomatite ulcerativa sem lesões cutâneas concomitantes, edema e necrose cutânea disseminada e edema e necrose em membros, com possível perda de dedos. À exceção de febre baixa, depressão e, ocasionalmente, diarreia, gatos afetados tendem a não apresentar doença sistêmica a não ser na presença de uma doença imunossupressora concomitante.

Principais Diagnósticos Diferenciais

Os diagnósticos diferenciais incluem infecções bacterianas e fúngicas, granulomas eosinofílicos, neoplasia e outras infecções virais (p. ex., FIV, vírus da rinotraqueíte, calicivírus).

Diagnóstico

1. Dermato-histopatologia: hiperplasia epidérmica, degeneração balonar e reticular, microvesículas e necrose com corpos de inclusão queratinocíticos intracitoplasmáticos eosinofílicos.
2. Sorologia: detecção de anticorpos contra a varíola.
3. Imunoistoquímica (amostra da biópsia): detecção de antígeno da varíola.
4. Técnica de PCR (amostra da biópsia): detecção de antígeno da varíola.
5. Isolamento viral (do material seco e crostoso): varíola felina.

Tratamento e Prognóstico

1. Não há tratamento específico.
2. A administração sistêmica de antibióticos de amplo espectro deve ser realizada para prevenção de infecções bacterianas secundárias.
3. O uso de glicocorticoides é contraindicado.
4. O prognóstico é bom, mas as lesões cicatrizadas podem apresentar alopecia e escoriação permanente. Os gatos infectados podem ser contagiosos para outros gatos e seres humanos.

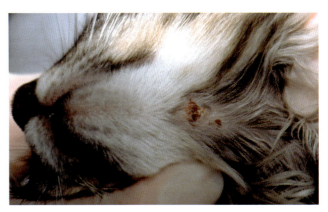

FIGURA 6-17 Varíola Felina. Lesões descamativas papulares múltiplas na porção ventral do pescoço de um gato. *(Cortesia de M. Austel.)*

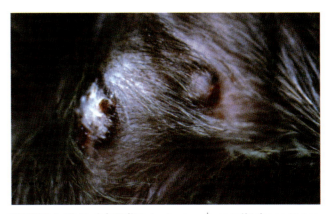

FIGURA 6-18 Varíola Felina. Lesoes papulares múltiplas no tronco. *(Cortesia de M. Austel.)*

Febre Maculosa

Características

A febre maculosa é uma zoonose transmitida por carrapatos e causada por *Rickettsia rickettsii*, um pequeno parasita cocobacilar, Gram-negativo e intracelular obrigatório. Várias espécies de carrapatos podem transmitir *R. rickettsii*, mas, nos Estados Unidos, os vetores mais importantes são o carrapato americano de cães (*Dermacentor variabilis*) no leste e o carrapato das Montanhas Rochosas (*D. andersoni*) no oeste do país. Os carrapatos adquirem *R. rickettsii* ao se alimentarem de roedores e outros pequenos mamíferos infectados. Após a infecção de cães ou seres humanos, *R. rickettsii* se multiplica no endotélio vascular e na musculatura lisa vascular, induzindo vasculite e trombose em muitos órgãos, principalmente aqueles com circulação endarterial abundante (p. ex., cérebro, derme, órgãos gastrointestinais, coração, pulmão, rins, músculos esqueléticos).

A doença ocorre em áreas endêmicas da América do Norte, do México e da América Central e do Sul. Nos Estados Unidos, a febre maculosa é endêmica nas áreas densamente povoadas de muitos estados, mas, ao contrário do indicado por uma de suas denominações, é incomum nas Montanhas Rochosas. Na América do Norte, a maioria dos casos é relatada entre março e outubro, quando os carrapatos são mais ativos. A doença é comum em cães que vivem em áreas endêmicas, com maior incidência relatada em indivíduos jovens com acesso frequente a ambientes externos. Os Pastores Alemães podem ser mais predispostos e os Springers Spaniels Ingleses, por sua suspeita de deficiência de fosfofrutoquinase, podem apresentar a forma mais grave e fulminante da doença.

A febre geralmente ocorre 4 a 5 dias após a picada de carrapato. Hemorragias em petéquias e equimoses podem ser observadas nas mucosas orais, oculares e genitais; além disso, hemorragias focais na retina podem ser detectadas. Vesículas claras e discretas e máculas eritematosas focais podem ocorrer na mucosa bucal. No início da progressão da doença, pode haver o desenvolvimento de edema, eritema e ulceração nos lábios, no pavilhão auricular, no corpo do pênis, no escroto, nos membros, e, raramente, na porção ventral do abdômen. No estágio final da doença ou durante a recuperação, pode haver necrose dos membros. Outros achados podem incluir anorexia, letargia, linfadenomegalia periférica, dor abdominal, mialgia, poliartrite, dispneia, tosse e disfunção neurológica (p. ex., doença vestibular, convulsões, coma). Ocasionalmente, há melena, epistaxe ou hematúria.

Principais Diagnósticos Diferenciais

Os diagnósticos diferenciais incluem outras causas de vasculite, como outros agentes infecciosos, doenças imunemediadas e exposição a toxinas.

Diagnóstico

1. Hemograma e bioquímica sérica: trombocitopenia, leucocitose moderada (com mínimo desvio à esquerda) e hipoalbuminemia são achados típicos.
2. Dermato-histopatologia: vasculite e trombose neutrofílica necrótica.
3. Ensaio de imunofluorescência indireta: grande elevação do título de imunoglobulina (Ig)M em uma única amostra de soro ou um aumento de quatro vezes ou mais nos títulos de IgM contra antígenos de *Rickettsia* de amostras pareadas de soro obtidas com 3 semanas de intervalo.
4. Imunofluorescência direta ou imunoistoquímica (biópsias de pele das primeiras lesões): detecção de antígeno de *Rickettsia* no endotélio vascular.
5. Técnica de PCR (amostras de biópsia): detecção de DNA de *Rickettsia*.

Tratamento e Prognóstico

1. Quaisquer carrapatos encontrados devem ser imediata e cuidadosamente removidos com o auxílio de fórceps ou pinças de ponta fina. Os carrapatos não devem ser torcidos e suas peças bucais devem ser retiradas da pele. Não queime, perfure, aperte ou esmague o corpo do carrapato para matá-lo, já que seus fluidos podem ser infecciosos.
2. Em caso de desidratação, insuficiência renal, choque ou diátese hemorrágica, o cão deve ser submetido ao tratamento de suporte adequado.
3. O tratamento de escolha é feito com doxiciclina, em dose de 10 a 20 mg/kg VO ou por via intravenosa (IV) a cada 12 horas, ou tetraciclina, em dose de 25 a 30 mg/kg VO ou IV a cada 8 horas por 1 a 2 semanas.
4. Os tratamentos alternativos incluem os seguintes:
   - Cloranfenicol (cadelas prenhes ou filhotes < 6 meses de idade), em dose de 15 a 30 mg/kg VO, por via subcutânea (SC), intramuscular (IM) ou IV a cada 8 horas por 1 a 2 semanas
   - Enrofloxacina (cães adultos), em dose de 5 a 10 mg/kg VO ou SC a cada 12 horas por 1 a 2 semanas
5. Os cães devem ser submetidos ao tratamento regular contra carrapatos durante a temporada de pico desses parasitas com um acaricida tópico ou oral ou inseticida indicado; o acesso dos cães às áreas com infestação de carrapatos deve ser limitado. Em canis, o tratamento ambiental deve ser realizado com aplicações regulares de acaricida.
6. O prognóstico é bom em caso de tratamento logo no início da progressão da doença. Na febre maculosa, a morte é diretamente relacionada ao retardo do diagnóstico e/ou ao tratamento incorreto. Nos casos crônicos, a necrose grave e a escarificação e desfiguração dos membros podem ser sequelas permanentes. *R. rickettsii* não é naturalmente transmitida entre cães ou de cães para seres humanos. No entanto, cães com febre maculosa podem servir como sentinelas da doença em outros cães e seres humanos. Assim, o ideal é que os veterinários notifiquem os casos de febre maculosa às autoridades de saúde pública de seu estado.

Febre Maculosa   183

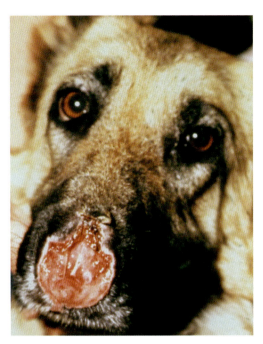

FIGURA 6-19 **Febre Maculosa.** A grave lesão ulcerativa proliferativa causou a destruição quase completa do focinho deste cão. *(Cortesia de C. Greene.)*

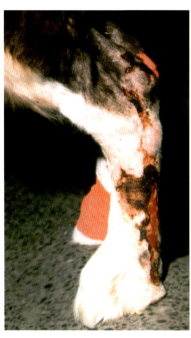

FIGURA 6-20 **Febre Maculosa.** Lesões ulceradas nodulares no membro posterior de um cão. *(Cortesia de C. Greene.)*

Erliquiose e Anaplasmose Canina

Características

A erliquiose e anaplasmose canina são doenças transmitidas por carrapatos, observadas em todo o mundo, causadas por *Ehrlichia* e *Anaplasma*, que são riquétsias que infectam células mononucleares, granulocíticas ou trombocíticas. Os agentes etiológicos mais comuns são *Ehrlichia canis* e *Anaplasma phagocytophilum*, mas outras espécies de *Ehrlichia* e *Anaplasma* também podem causar a doença. As infecções clínicas e subclínicas são comuns em cães.

A apresentação típica é caracterizada por febre, depressão, letargia, perda branda de peso e anorexia, com ou sem tendências hemorrágicas. Se presente, o sangramento é geralmente observado como petéquias e/ou equimoses na derme. Diáteses hemorrágicas, como epistaxe, podem ocorrer. Outros sintomas podem incluir linfadenomegalia, esplenomegalia, hepatomegalia e, com menor frequência, uveíte anterior ou posterior, polimiosite, poliartrite e sinais associados ao sistema nervoso central (p. ex., convulsões, ataxia, déficits vestibulares, disfunção cerebelar).

Principais Diagnósticos Diferenciais

Os diagnósticos diferenciais incluem febre maculosa e outras causas de trombocitopenia, vasculite, doenças imunomediadas e reações cutâneas a fármacos.

Diagnóstico

1. Hemograma: a anemia normocrômica normocítica não regenerativa, a trombocitopenia e a leucopenia são achados comuns.
2. Imunofluorescência indireta com anticorpos fluorescentes ou ensaio de imunoabsorção ligado à enzima (ELISA) realizados no local de atendimento ou em laboratórios de referência: detecção de anticorpos séricos anti-*Ehrlichia* e anti-*Anaplasma*. Caso os resultados do primeiro exame sejam negativos, deve-se considerar a repetição do ensaio em 2 a 3 semanas, já que cães com a doença aguda podem apresentar resultados falso negativos. Da mesma maneira, resultados falso positivos (indicando a exposição, ao invés da infecção) podem ocorrer, principalmente em cães saudáveis de áreas endêmicas.
3. Técnica de PCR (sangue, aspirado de medula óssea, aspirado esplênico): detecção de antígeno de *Ehrlichia* e *Anaplasma*.

Tratamento e Prognóstico

1. O tratamento de suporte (p. ex., administração de fluidos, transfusões de sangue) deve ser instituído, caso necessário.
2. O tratamento de escolha é a doxiciclina, em dose de 10 mg/kg VO a cada 12 a 24 horas por 28 dias.
3. Os tratamentos alternativos incluem os seguintes:
    - Minociclina, em dose de 10 mg/kg VO a cada 12 horas
    - Tetraciclina, em dose de 22 mg/kg VO a cada 8 horas por 14 a 21 dias
    - Cloranfenicol (p. ex., para filhotes < 6 meses de idade), em dose de 25 a 50 mg/kg VO, SC ou IV a cada 8 horas por 14 a 21 dias
    - O dipropionato de imidocarb, em dose de 5 mg/kg IM, em duas administrações, com 2 a 3 semanas de intervalo, pode ter eficácia variável
4. A melhora clínica deve ser observada 24 a 48 horas após a instituição do tratamento. As contagens de plaquetas também devem começar a aumentar neste período e geralmente voltam ao normal em 14 dias.
5. Um programa estrito de controle de carrapatos deve ser instituído para os cães e o ambiente.
6. Nas áreas endêmicas, o tratamento prolongado com doxiciclina em dose de 3 mg/kg VO a cada 24 horas foi usado profilaticamente para prevenção da reinfecção.
7. O prognóstico é bom em caso de instituição do tratamento no início da progressão da doença. O prognóstico é mau em cães com doença crônica ou grave. Os cães infectados não são diretamente contagiosos para seres humanos ou outros cães (exceto por transfusões de sangue), mas a doença pode ser transmitida de forma indireta por meio de carrapatos vetores.

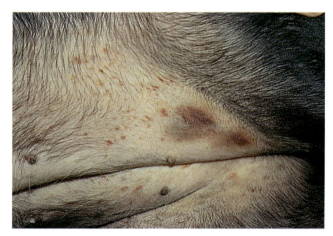

FIGURA 6-21 Erliquiose Canina. Hemorragias em petéquias e equimoses causadas pela trombocitopenia provocada pela infecção.

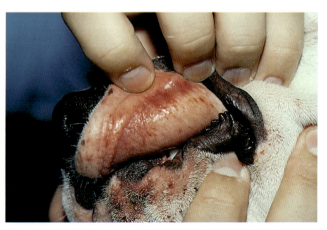

FIGURA 6-22 Erliquiose Canina. Ampliação da foto do cão mostrado na Figura 6-21. Hematoma na mucosa oral.

Erliquiose e Anaplasmose Canina

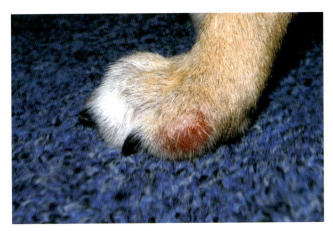

FIGURA 6-23 Erliquiose Canina. Lesão eritematosa alopécica focal com erosões superficiais em um cão com erliquiose.

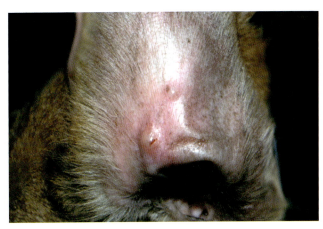

FIGURA 6-24 Erliquiose Canina. Petéquias puntiformes com pústulas no pavilhão auricular de um cão com erliquiose.

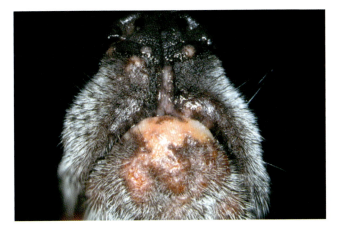

FIGURA 6-25 Erliquiose Canina. Dermatite erosiva com despigmentação no queixo, no focinho e no plano nasal de um cão infectado com *Ehrlichia*.

Leishmaniose

Características

A leishmaniose é uma infecção protozoótica transmitida por determinadas espécies de flebotomídeos sugadores de sangue. A doença em cães ocorre em todo o mundo, entretanto é mais comum nas áreas endêmicas, onde os flebotomídeos vetores são encontrados, incluindo partes da Ásia, da África, do Oriente Médio, do sul da Europa e da América Latina. As infecções também ocorrem de forma esporádica em regiões não endêmicas (p. ex., Estados Unidos, Canadá, muitos países europeus), geralmente em cães importados ou que visitaram áreas endêmicas. No entanto, surtos de leishmaniose visceral foram recentemente relatados em canis de Foxhounds nos Estados Unidos, em animais que nunca saíram do país. Os tipos cutâneo e visceral da leishmaniose ocorrem raramente em gatos.

Cães

Em cães, observa-se a doença visceral e cutânea, que se desenvolve poucos meses a vários anos após a infecção inicial. A alopecia simétrica progressiva e a dermatite esfoliativa com descamações secas, de cor branca-prateada, são comuns. As lesões geralmente começam na cabeça, passam para o pavilhão auricular e os membros e podem se tornar generalizadas. Alguns cães desenvolvem alopecia periocular, úlceras nasais ou nos pavilhões auriculares ou hiperqueratose nasodigital. Sintomas cutâneos menos comuns incluem úlceras mucocutâneas, nódulos cutâneos ou mucosos, pústulas e unhas anormalmente longas ou quebradiças. Os sinais não cutâneos são variáveis, mas geralmente incluem embotamento insidioso e progressivo, intolerância a exercícios, perda de peso, anorexia, fraqueza muscular, anomalias locomotoras, conjuntivite, sinais de insuficiência renal e linfadenomegalia.

Gatos

Nos gatos, são observados nódulos únicos a múltiplos com possível ulceração ou úlceras descamativas no pavilhão auricular, nas pálpebras, nos lábios ou no focinho. As infecções viscerais (disseminadas) são raras.

Principais Diagnósticos Diferenciais

Cães

Em cães, a leishmaniose pode mimetizar muitas outras causas de doenças cutâneas seborreicas, nodulares e erosivas ou ulcerativas. Os diagnósticos diferenciais específicos dependem da apresentação clínica.

Gatos

Os diagnósticos diferenciais em gatos incluem infecções bacterianas ou fúngicas profundas e neoplasias.

Diagnóstico

1. Citologia (aspirados de linfonodo e medula óssea): *Leishmania* (amastigotas) livres ou em macrófagos.
2. Dermato-histopatologia: achados variáveis, com hiperqueratose ortoqueratótica e paraqueratótica, perifoliculite granulomatosa, derivasculite granulomatosa superficial e profunda ou dermatite intersticial granulomatosa. Os microrganismos (pequenos, redondos a ovais, com núcleo basofílico redondo e cinetoplasto em formato de bastonete) extracelulares e intracelulares (em macrófagos) podem ser difíceis de encontrar e são observados com mais facilidade após a coloração de Giemsa.
3. Ensaio de imunofluorescência indireta ou ELISA: os cães geralmente apresentam altos títulos séricos de anticorpos contra *Leishmania*, mas resultados falso positivos e falso negativos podem ocorrer. A sorologia tem menor valor diagnóstico em gatos, já que, nesses animais, os resultados falso negativos são comuns.
4. Imunoistoquímica (biópsias de pele): detecção de antígeno de *Leishmania*.
5. As técnicas de PCR podem auxiliar o diagnóstico e o monitoramento da eficácia do tratamento (biópsia de pele, amostras de linfonodos ou medula óssea): detecção de DNA de *Leishmania*.
6. Cultura de tecido: *Leishmania* spp.

Tratamento e Prognóstico

1. Não há tratamento relatado para gatos.
2. Os cães são tradicionalmente tratados com antimoniato de meglumina, em dose de 100 mg/kg IV ou SC a cada 24 horas ou dividida em 50 mg a cada 12 horas por 3 a 4 semanas ou estibogluconato sódico, em dose de 30 a 50 mg/kg IV ou SC a cada 24 horas por 3 a 4 semanas.
3. As opções terapêuticas alternativas para cães incluem:
   a. Administração prolongada de aloprurinol, em dose de 5 a 20 mg/kg VO a cada 12 horas, por 2 a 24 meses
   b. Marbofloxacina, em dose de 2 mg/kg VO a cada 24 horas por 28 dias
4. A terapia combinada de aloprurinol e um antimônio pode gerar resposta melhor do que a observada com o uso isolado desses fármacos.
5. Antifúngicos (p. ex., cetoconazol, itraconazol) foram usados com sucesso variável. Em seres humanos, a anfotericina B encapsulada em lipossomos foi eficaz em casos não responsivos aos antimônios, mas cães infectados apresentaram resposta apenas parcial a este fármaco.
6. Independentemente do tratamento usado, a doença não é curável. Todos os sobreviventes em longo prazo periodicamente precisam de novos tratamentos quando apresentam recidivas.
7. Prevenção: deixe os cães em casa ao viajar para áreas endêmicas. Nas áreas endêmicas, mantenha os cães em ambientes fechados entre 1 hora antes do pôr-do-sol e 1 hora após o amanhecer, use telas finas de proteção em canis e casas e use repelentes tópicos e inseticidas nos cães.
8. O prognóstico é bom para cães sem insuficiência renal. Após o início do tratamento, há 75% de chance de sobrevida por mais de 4 anos, com boa qualidade de vida, em caso de novos tratamentos periódicos, conforme necessário. O prognóstico é mau para cães com insuficiência renal. Os cães infectados são importantes reservatórios e são contagiosos para outros cães e seres humanos por meio de flebotomídeos vetores. A transmissão direta de cães para seres humanos ou entre cães é rara.
9. Atualizações e recomendações podem ser encontradas em LeishVet.info. (http://www.leishvet.info/índice.php).

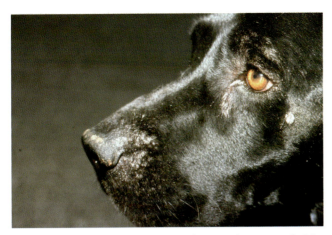

FIGURA 6-26 Leishmaniose. Alopecia e formação de crostas no focinho e na pele periocular de um Retriever do Labrador. Note a natureza branda das lesões.

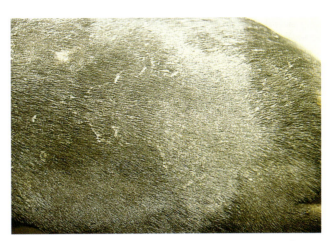

FIGURA 6-27 Leishmaniose. *Debris* superficiais e descamação (seborreia branda) causada pela infecção.

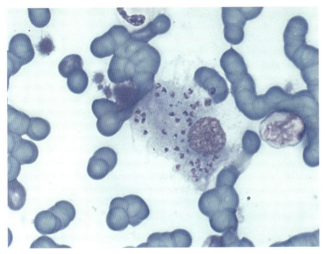

FIGURA 6-28 Leishmaniose. Imagem microscópica dos amastigotas do protozoário observados com a objetiva ×100 (óleo).

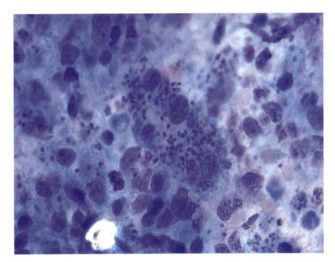

FIGURA 6-29 Leishmaniose. Imagem microscópica do amastigota do protozoário observado com a objetiva ×100 (óleo).

CAPÍTULO | 7

Distúrbios de Hipersensibilidade

- Atopia Canina (Dermatite Atópica, Ambiental, Alergias a Pólen)
- Hipersensibilidade Alimentar Canina
- Dermatite Acral por Lambedura (Granuloma por Lambedura)
- Dermatite por Alergia à Saliva das Pulgas (Hipersensibilidade à Picada de Pulgas)
- Atopia Felina
- Hipersensibilidade Alimentar Felina
- Hipersensibilidade à Picada de Mosquito
- Placa Eosinofílica Felina
- Granuloma Eosinofílico Felino (Granuloma Linear)
- Úlcera Indolente (Úlcera Eosinofílica)
- Pododermatite Plasmocitária Felina
- Dermatose Ulcerativa Idiopática Felina
- Urticária e Angioedema
- Furunculose Eosinofílica da Face Canina
- Dermatite de Contato (Dermatite Alérgica de Contato)

NOTA DO AUTOR

Tratamento de Cães Alérgicos

As doenças cutâneas mais comuns que tratamos são, sem dúvidas, as alergias com infecções secundárias e as alterações crônicas de pele e orelha que são causadas por aquelas alergias. Apesar das muitas tentativas de simplificar o processo de diagnóstico e tratamento, assim como o desenvolvimento de incríveis terapias novas, continuamos a lutar para encontrar estratégias fáceis, práticas e econômicas para o diagnóstico e o tratamento das doenças alérgicas primárias e das infecções secundárias. As melhores ideias, dicas e perspectivas do autor para o tratamento eficaz de cães alérgicos são discutidas a seguir.

Otimização da Compreensão do Proprietário e da Adesão ao Tratamento

Um grande problema enfrentado pelos veterinários durante o tratamento de um paciente alérgico é a falta de compreensão e capacidade de adesão aos protocolos de prevenção e tratamento em longo prazo pelo proprietário. Há muitas informações sobre psicologia cognitiva que podem otimizar os fatores humanos que limitam o sucesso do tratamento.
Aqui estão algumas sugestões:

1. Peça para o proprietário preencher o formulário de histórico do paciente. Isso permite que o proprietário enfoque os detalhes da doença e dos sintomas cutâneos e o prepara para ouvir melhor e aceitar o diagnóstico e as informações que serão dadas pelo veterinário.
2. Tente evitar falar de forma desorganizada, em um fluxo impensado de ideias, ao discutir a alergia. Muitos de nós têm um discurso persuasivo "automático" sobre a alergia que apenas confunde o proprietário e não enfoca os problemas específicos de um determinado paciente.
3. Use ilustrações simplificadas e folhetos para organizar as fases de diagnóstico e tratamento da discussão sobre a alergia. Esses materiais trazem uma mensagem educacional e melhoram a compreensão do proprietário (Capítulo 1). Além disso, desenhe e escreva nesses folhetos e os dê ao proprietário, para que os consulte mais tarde. Isso aumenta a aceitação da mensagem e melhora a adesão ao tratamento.
4. Organize os exames diagnósticos e as opções terapêuticas em grupos com base na gravidade da doença apresentada pelo paciente e na resposta aos tratamentos anteriores (pacientes com doença branda precisam de a, b, c; pacientes com quadros moderadamente graves precisam de d, e, f; e pacientes em estado grave precisam de g, h, i).
5. Avalie o risco de infecções por *Staphylococcus aureus* resistente à meticilina (MRS) do paciente e familiares. As famílias suscetíveis ao contágio e desenvolvimento de zoonose por MRS devem estar dispostas a aceitar o tratamento médico agressivo para redução do risco. Todas as três espécies de MRS podem ser transmitidas de cães para seres humanos e de seres humanos para cães. Se os familiares tiverem histórico de MRS, considere o monitoramento agressivo do paciente com culturas, porque os cães podem adquirir MRS de seres humanos. Se os familiares forem imunossuprimidos, monitore o paciente quanto à presença de *Staphylococcus pseudintermedius* resistente à meticilina e *Staphylococcus schleiferi* resistente à meticilina, que podem ser uma fonte de infecção contagiosa em seres humanos suscetíveis e com imunossupressão. Esses pacientes precisam ser

NOTA DO AUTOR (Cont.)

submetidos aos exames diagnósticos e tratamentos mais agressivos possíveis para proteção de toda a família do contágio e da zoonose. Nessas famílias, evite o uso de corticosteroides ou antibióticos da classe das fluoroquinolonas, que podem aumentar o risco de piodermite por MRS, e prescreva tratamentos antissépticos tópicos e/ou antibióticos sistêmicos escolhidos conforme os resultados das culturas.

Tratamento de Infecções

Embora os dermatologistas ensinem e enfatizem a necessidade e a importância do tratamento de infecções bacterianas e leveduriformes secundárias, causadas pela doença cutânea alérgica primária, a ausência de identificação, diagnóstico, tratamento eficaz e, então, prevenção das infecções bacterianas e leveduriformes continua a ser o fator que mais precisa ser melhorado. Nos últimos anos, a prática de pular a etapa de identificação e tratamento da doença primária subjacente ou tratar, de forma inadequada, a piodermite secundária levou ao aparecimento e à maior incidência de infecções resistentes. Essas infecções estão rapidamente se tornando uma importante questão zoonótica, com ramificações éticas e legais associadas à imperícia médica.

1. O risco de contágio por MRS e imunossupressão na família deve ser avaliado, discutido e gerido de forma proativa para limitar a transmissão de infecções e/ou genes resistentes entre o animal e os seres humanos.
2. A citologia deve ser incorporada em todos os exames dermatológicos como parte do banco mínimo de dados para avaliação da doença cutânea. Esse exame simples permite o diagnóstico citológico da infecção (bacteriana e/ou leveduriforme).
3. Solicite uma cultura de pele quando os achados à anamnese sugerem a presença de uma infecção bacteriana resistente (Capítulo 3).
4. Os tratamentos direcionados à causa alérgica primária subjacente das infecções devem ser instituídos para redução da recidiva da infecção e do uso repetido e crônico de antibióticos.

Parando a Coceira

Apesar de todas as questões médicas importantes, o que o proprietário mais quer é que a coceira pare. Nossa obsessão com o tratamento desse único sintoma prejudica a resolução do real problema, as infecções secundárias causadas pela doença alérgica primária subjacente.

Independentemente disso, há apenas quatro formas para interrupção rápida do prurido intenso:

1. Nos cães com atopia suspeita ou confirmada, Canine Atopic Dermatitis Immunotherapeutic® (Zoetis)[1] é um anticorpo monoclonal caninizado injetável que bloqueia os efeitos pruriginosos da interleucina 31 (IL-31). Essa injeção é altamente eficaz na redução dos sintomas pruriginosos da atopia, com efeitos adversos mínimos relatados até o momento.
2. Sede o paciente. Isso parece estranho, mas a administração em doses altas de difenidramina, gabapentina e/ou tramadol reduzirá o prurido grave. Obviamente, essa não é uma boa solução em longo prazo.
3. O tratamento oral com corticosteroides, interrompido de forma gradual, pode ser instituído em doses anti-inflamatórias (p. ex., prednisona, 0,5-1,0 mg/kg) por 1 a 2 semanas, mas, devido ao risco de MRS, diabetes e hiperadrenocorticismo iatrogênico, o uso em longo prazo deve ser evitado.
4. O oclacitinib (Apoquel®) pode ser administrado por um curto período para redução do prurido, mas o uso em longo prazo deve ser evitado devido ao maior risco de eventos adversos, incluindo tumores (18%), piodermite (12%), otite (9,9%), vômitos (9,2%), diarreia (6%), cistite (3,5%), anorexia (3,2%), letargia (2,8%), infecções cutâneas leveduriformes (2,5%) e pododermatite (2,5%).

Prevenção de Alergias

A melhor solução é o uso de medicamentos de venda livre, se possível, para ajudar a prevenção de alergias e infecções secundárias. Essas opções terapêuticas devem ser o pilar de qualquer protocolo de tratamento de alergias. O princípio da combinação anestésica é o uso de múltiplos fármacos, em doses baixas e com diferentes mecanismos de ação para formulação de um plano para a obtenção da anestesia e analgesia desejada. Essa abordagem reduz o risco de eventos adversos em comparação ao uso de um único fármaco em dose maior para a obtenção do mesmo efeito desejado. De forma similar, o tratamento da doença cutânea alérgica deve seguir a mesma lógica – o uso de múltiplas terapias direcionadas a diferentes aspectos da patofisiologia (p. ex., tratamento da barreira cutânea, imunomodulação e antimicrobianos). O *esquema terapêutico* que o paciente tolere e o proprietário administre terá os melhores resultados.

1. Banhe o animal a cada 3 a 7 dias com um xampu desinfetante e antisséptico para remoção de pólens e morte de bactérias e levedura.
2. Use produtos para limpeza ótica no canal auditivo após cada banho (a cada 3-7 dias) para prevenir a progressão da otite alérgica à otite infecciosa.
3. Limpe as patas, o queixo e as pregas da face com lenços, com a maior frequência possível, para remover pólens, bactérias e leveduras. Isso é muito importante principalmente antes de dormir, porque o prurido aumenta quando há menor estimulação ambiental.
4. O uso de rotina de anti-histamínicos pode ajudar a reduzir a irritação cutânea e tem poucos efeitos colaterais.
5. Dê ácidos graxos essenciais a cada 12 a 24 horas para diminuição das propriedades inflamatórias (ômega 3) do processo alérgico e melhora da função de barreira da pele (ômega 6).
6. Em cães jovens com alergia, a administração de probióticos sem sabor, uma vez ao dia, pode ajudar a retardar ou prevenir o efeito total das alergias.
7. Certifique-se de que *todos* os animais, de estimação ou não, sejam submetidos à terapia de controle total, de *nova* geração, de parasitas internos e externos para prevenção de exacerbações pruriginosas parasitárias.

(Continua)

CAPÍTULO 7 ■ Distúrbios de Hipersensibilidade

> **NOTA DO AUTOR** *(Cont.)*
>
> 8. Evite, se possível, o consumo de alérgenos alimentares comuns. A dieta do animal não deve conter proteínas derivadas de carne, laticínios ou frango.
> 9. Mantenha os animais em ambientes internos durante o amanhecer e o anoitecer, quando há pico de pólens e insetos.
>
> **Tratamento Avançado de Alergias**
> Caso as terapias preventivas relativamente simples e fáceis sejam insuficientes, o paciente deve ser submetido a tratamentos mais avançados.
>
> 1. Considere o oferecimento de dieta caseira para evitar os conservantes, corantes e contaminantes das rações comerciais.
> 2. A ciclosporina (Atopica®) e as vacinas para alergia (imunoterapia) são os únicos tratamentos eficazes e seguros com documentação da taxa de remissão prolongada da doença em pacientes alérgicos. Novamente, os corticosteroides orais e o oclacitinib (Apoquel®) são mais adequados à interrupção das exacerbações pruriginosas agudas.
>   - Os efeitos adversos relatados com o uso de ciclosporina (Atopica®) incluem vômitos (26%), fezes amolecidas (15%), anorexia (2%), nódulos ou cistos (1%), infecção do trato urinário (ITU) (1%), hiperplasia gengival (1%), letargia (1%), problemas reprodutivos (1%), papilomatose (1%), linfoadenopatia (0,8%), problemas neurológicos (0,8%) e urticária ou angioedema (0,3%).
> 3. Nos cães com atopia confirmada, Canine Atopic Dermatitis Immunotherapeutic® (Zoetis) é um anticorpo monoclonal caninizado injetável que bloqueia os efeitos pruriginosos da IL-31. Essa injeção mensal é altamente eficaz na redução dos sintomas pruriginosos da atopia, com efeitos adversos mínimos relatados até o momento.
> 4. Encaminhe o paciente a um dermatologista veterinário para verificação do diagnóstico e tratamento médico avançado.
>
> **Terapia de Resgate para Pacientes Refratários com Doença Grave**
> Raramente, os pacientes alérgicos não respondem à terapia já mencionada e, assim, precisam de tratamento crônico com corticosteroides ou oclacitinib (Apoquel®) por motivos humanitários. No entanto, o uso prolongado desses medicamentos pode ocasionar efeitos adversos graves e significativos quando esses tratamentos devem apenas ser instituídos por períodos longos após uma discussão completa e meticulosa sobre suas consequências negativas com o proprietário do animal.
>
> 1. Os corticosteroides orais podem ser administrados na menor dose e frequência possível para controle do prurido. O uso frequente ou prolongado provavelmente levará ao desenvolvimento de resultados médicos adversos, que incluem, mas não se limitam a, infecção por MRS, hiperadrenocorticismo iatrogênica, demodicidose, calcinose cútis, diabetes, ITUs, rompimento dos ligamentos cruzados e assim por diante.
> 2. O oclacitinib (Apoquel®) pode ser administrado na menor dose e frequência possível. A administração em doses e frequências maiores aumenta o risco de eventos adversos, incluindo tumores (18%), piodermite (12%), otite (9,9%), vômitos (9,2%), diarreia (6%), cistite (3,5%), anorexia (3,2%), letargia (2,8%), infecções cutâneas leveduriformes (2,5%) e pododermatite (2,5%).
>
> **Objetivos Gerais do Tratamento da Alergia**
> - Redução de 80% a 90% do prurido em cerca de 80% a 90% do tempo.
> - Redução da frequência das infecções cutâneas e óticas.
> - Limitação do tratamento antimicrobiano repetido.
> - Limitação dos eventos adversos associados ao tratamento da alergia.
> - Melhora da qualidade de vida do paciente e do proprietário, respeitando um orçamento definido.

[1]Nota da Revisão Científica: no momento da revisão deste livro esta opção terapêutica ainda não existia no Brasil.

Atopia Canina (Dermatite Atópica, Ambiental, Alergias a Pólen)

Características

A atopia canina é uma reação de hipersensibilidade a antígenos ambientais inalados (o que talvez seja uma teoria antiquada) ou absorvidos pela pele (alérgenos) em indivíduos com predisposição genética. É comum em cães, com idade ao aparecimento entre 6 meses e 6 anos. No entanto, na maioria dos cães atópicos, os sintomas começam a aparecer entre 1 e 3 anos de idade.

Os sintomas começam como eritema e prurido cutâneo (o cão se lambe, morde, coça e esfrega), que podem ser sazonais ou não, dependendo do alérgeno ofensor. A distribuição do prurido geralmente envolve as patas, os flancos, a virilha, as axilas, a face e as orelhas. O trauma autoinduzido geralmente provoca lesões cutâneas secundárias, incluindo manchas de saliva, alopecia, escoriações, descamações, crostas, hiperpigmentação e liquenificação. A piodermite secundária, a dermatite por *Malassezia* e a otite externa são comuns. A dermatite acral crônica por lambedura, a dermatite piotraumática recorrente, a conjuntivite, hiperidrose (sudorese) e, raramente, a bronquite e a rinite alérgica podem ser observadas.

Principais Diagnósticos Diferenciais

Os diagnósticos diferenciais incluem alergia alimentar, escabiose, dermatite por *Malassezia* e piodermite bacteriana, assim como outras hipersensibilidades (picada de pulga, contato), parasitas (queiletielose, pediculose) e foliculite (dermatófito, *Demodex*).

Diagnóstico

1. A lambedura sazonal das patas é o sintoma mais importante e típico da atopia. Caso alérgenos encontrados durante todo o ano (como os ácaros da poeira doméstica) estejam provocando a alergia, a lambedura das patas pode ser não sazonal.
2. Exames para detecção de alergia (intradérmico, sorológico): os exames para detecção de alergia podem ser altamente variáveis, de acordo com o método usado. As reações positivas a gramíneas, árvores, bolor, inseto, descamações cutâneas ou alérgenos de ambientes internos são observadas. Resultados falso negativos e falso positivos podem ocorrer.
3. Dermato-histopatologia (não diagnóstica): dermatite superficial perivascular que pode ser espongiótica ou hiperplásica. As células inflamatórias são predominantemente linfócitos e histiócitos. Eosinófilos são incomuns. A presença de neutrófilos ou plasmócitos sugere infecção secundária.

Tratamento e Prognóstico

1. Prevenção de infecções: qualquer piodermite secundária, otite externa e dermatite por *Malassezia* deve ser tratada da forma adequada. O controle e a prevenção da infecção secundária são um componente essencial do manejo de cães atópicos. O banho a cada 3 a 7 dias e o tratamento das orelhas após cada banho, para ajudar a remoção de pólens e desinfetar a pele e os canais auditivos, previne a recidiva de infecções secundárias.
2. Terapia sintomática (controle do prurido):
   a. Programa integrado de controle de pulgas deve ser instituído para impedir que picadas de pulgas agravem o prurido.
   b. A terapia tópica com xampus antimicrobianos e condicionadores e *sprays* antipruriginosos (p. ex., com aveia, pramoxina, anti-histamínicos ou glicocorticoides), aplicada a cada 2 a 7 dias ou conforme necessário, pode ajudar a reduzir os sintomas clínicos.
   c. A terapia anti-histamínica sistêmica reduz os sintomas clínicos em muitos casos (Tabela 7-1). Os anti-histamínicos podem ser usados sozinhos ou combinados a glicocorticoides ou ácidos graxos essenciais para obtenção de efeito sinérgico. A administração de diferentes anti-histamínicos por um período de 2 semanas pode ser necessária para determinar qual fármaco é o mais eficaz.
   d. A administração oral de suplementos de ácidos graxos (180 mg de ácido eicosapentaenoico [EPA]/40 mg/kg) ajuda a controlar o prurido em 20% a 50% dos casos, mas o tratamento por 8 a 12 semanas pode ser necessário antes da observação de efeitos benéficos. Além disso, um efeito sinérgico geralmente é observado quando suplementos de ácidos graxos essenciais são combinados a glicocorticoides ou anti-histamínicos.
   e. O dextrometorfano, um antagonista opioide, pode ser um bom adjunto no controle dos comportamentos de lamber, mastigar e morder associados à dermatite alérgica em cães. O dextrometorfano deve ser administrado em dose de 2 mg/kg, por via oral (VO), a cada 12 horas. O efeito benéfico deve ser observado em 2 semanas.
   f. O oclacitinib (Apoquel®) pode ser administrado por 1 a 2 semanas para redução dos sintomas (prurido), mas o uso em longo prazo deve ser evitado devido ao maior risco de eventos adversos, incluindo tumores (18%), piodermite (12%), otite (9,9%), vômitos (9,2%), diarreia (6%), cistite (3,5%), anorexia (3,2%), letargia (2,8%), infecções cutâneas leveduriformes (2,5%) e pododermatite (2,5%).
   g. A terapia sistêmica com glicocorticoides geralmente é eficaz no controle do prurido, mas quase sempre provoca efeitos adversos que vão do aumento do risco de desenvolvimento de infecções por MRS a alterações brandas (poliúria [PU]/polidipsia [PD]) a graves (disfunção imunológica, demodicidose e calcinose cútis). Esses fármacos são uma opção terapêutica caso a estação de alergia seja muito curta, mas podem causar efeitos adversos inaceitáveis, principalmente se usados por um período longo.
      - Corticosteroides injetáveis potentes e de ação longa são contraindicados no tratamento de alergias devido a seus benefícios anti-inflamatórios comparativamente curtos (3 semanas) em relação a seus efeitos metabólicos, imunodepressores e imunossupressores prolongados (6-10 semanas).
      - Os corticosteroides injetáveis de ação curta (fosfato sódico de dexametasona em dose de 0,5-0,8 mg/kg ou acetato de prednisolona em dose de 0,1-1 mg/kg) são eficazes no alívio dos sintomas e sua ação pode durar 2 a 3 semanas na ausência de infecção secundária concomitante. Essa opção terapêutica permite que o clínico controle e monitore melhor o uso de corticosteroides pelo paciente em comparação aos tratamentos orais administrados pelo proprietário.
      - O Temaril-P® (combinação de trimeprazina e prednisolona) é um fármaco único com efeitos antipruriginosos significativos com uma dose relativamente menor de prednisolona. Um comprimido a cada 10 a 20 kg deve ser administrado a cada 24 a 48 horas.

TABELA 7-1 Terapia Anti-histamínica em Cães*

Anti-histamínico	Dose
Clorfeniramina	0,2-0,5 mg/kg VO a cada 8-12 horas
Difenidramina	1-4 mg/kg VO a cada 8 horas
Hidroxizina	2 mg/kg VO a cada 8 horas
Amitriptilina	1-2 mg/kg VO a cada 12 horas
Ciproeptadina	0,1-2 mg/kg VO a cada 8-12 horas
Trimeprazina	0,5-5 mg/kg VO a cada 8-12 horas
Bronfeniramina	0,5-2 mg/kg VO a cada 12 horas
Terfenadina	0,25-1,5 mg/kg VO a cada 12-24 horas
Astemizol	1 mg/kg VO a cada 12-24 horas
Prometazina	0,2-0,4 mg/kg VO a cada 12 horas
Loratadina	0,5 mg/kg VO a cada 24 horas
Cetirizina	0,5-1 mg/kg VO a cada 24 horas
Doxepina	0,5-1 mg/kg VO a cada 8-12 horas
Dimenidrinato	8 mg/kg VO a cada 8 horas
Tripelenamina	1 mg/kg VO a cada 12 horas
Clomipramina	1-3 mg/kg VO a cada 24 horas

Atopia Canina (Cont.)

A administração deve ser reduzida à menor dose e frequência possível.
- A prednisona, em dose de 0,25 a 1 mg/kg (ou a metil-prednisolona, em dose de 0,2-0,8 mg/kg) VO, deve ser administrada a cada 24 a 48 horas por 3 a 7 dias. A administração deve ser reduzida a menor dose e frequência possíveis.
- Todos os cães submetidos ao tratamento prolongado com corticosteroides (> 3 meses) devem ser frequentemente monitorados para diagnóstico de doenças hepáticas e ITUs.

3. Tratamento da alergia (imunomodulação):
   a. A exposição aos alérgenos ofensores deve ser reduzida, se possível, por sua remoção do ambiente. Filtros de alta eficiência para particulados (HEPA) e de carvão devem ser usados para redução de pólens, bolores e poeira na casa. Em cães sensíveis a ácaros da poeira doméstica, os tratamentos domésticos de carpetes, colchões e cortinas com o acaricida benzoato de benzila uma vez por mês, por aproximadamente 3 meses e, então, a cada 3 meses, pode ser eficaz na eliminação desses insetos do ambiente. As camas velhas de cães devem ser descartadas devido ao acúmulo de antígenos dos ácaros da poeira doméstica. A manutenção da casa em umidade relativa menor, abaixo de 40%, reduz as cargas de antígenos de ácaros da poeira doméstica, bolor e pulga. Para tanto, é necessário o uso de desumidificadores de alta eficiência, capazes de retirar vários litros de água do ar por dia.
   b. A ciclosporina (Atopica®) ajuda a controlar o prurido em 75% dos cães atópicos. A dose de 5 mg/kg VO deve ser administrada a cada 24 horas a observação de efeitos benéficos (≈ 4-6 semanas). A seguir, a frequência de administração deve ser gradualmente reduzida a cada 48 a 72 horas. Para o controle em longo prazo, aproximadamente 25% dos cães requerem o tratamento diário, 50% podem ser controlados com a administração em dias alternados e aproximadamente 25% podem ser controlados com o tratamento duas vezes por semana. A princípio, os glicocorticoides podem ser usados para acelerar a resposta. No momento de redação deste texto, aumentos estatisticamente significativos no risco de desenvolvimento de tumores ou infecções graves decorrentes dos efeitos imunológicos da ciclosporina não foram observados.
   c. Imunoterapia (vacina para alergia): 60% a 75% dos cães atópicos apresentam resposta boa (ainda com necessidade de alguma terapia medicamentosa) a excelente (sem necessidade de outros tratamentos). A melhora clínica geralmente é observada em 3 a 5 meses após a instituição da imunoterapia. A imunoterapia alérgeno-específica (ASIT) pode ser administrada com ou sem o uso de agulhas. Tradicionalmente, a ASIT era administrada em forma injetável, mas a imunoterapia sublingual (SLIT) é, hoje, uma forma de vacinação pela mucosa oral. Ao prescrever a SLIT, é importante instruir os proprietários a não espirrar a solução de alérgeno na boca do paciente, mas sim na parte interna da bochecha. A SLIT não é eficaz quando ingerida; assim, o proprietário deve manter o animal em jejum alimentar e hídrico por 20 minutos após a administração. Essas opções permitem que os veterinários personalizem o tratamento ao temperamento do paciente e ao estilo de vida do proprietário, o que aumenta a adesão e, consequentemente, a eficácia do tratamento. Durante a redação deste texto, não havia evidências fortes a favor ou contra o uso da imunoterapia não específica (p. ex., Regionally-specific Immunotherapy [RESPIT®]) em medicina humana ou veterinária.
   d. Nos cães com atopia confirmada, Canine Atopic Dermatitis Immunotherapeutic (Zoetis) é um anticorpo monoclonal caninizado injetável que bloqueia os efeitos pruriginosos da IL-31. Essa injeção mensal é altamente eficaz na redução dos sintomas pruriginosos da atopia, com efeitos adversos mínimos relatados até a redação deste texto.
4. O prognóstico é bom, embora a terapia vitalícia de controle seja necessária na maioria dos cães. As recidivas (exacerbações pruriginosas com ou sem infecções secundárias) são comuns e, assim, ajustes individualizados ao tratamento, para atendimento das necessidades do paciente, podem ser periodicamente necessários. Nos cães com doença mal controlada, deve-se excluir a presença de infecção secundária (p. ex., causada por bactérias ou *Malassezia*), sarna sarcóptica, demodicidose e hipersensibilidade concomitante a alimentos e picadas de pulga ou recentemente adquirida a outros alérgenos ambientais. Devido à presença de um forte componente genético, a reprodução de qualquer cão ou cadela com sinais clínicos de dermatite atópica deve ser desencorajada.

NOTA DO AUTOR

Nossa profissão se destacou pela redução do uso de corticosteroides no tratamento da artrite; no entanto, não conseguimos fazer o mesmo nas doenças alérgicas, incluindo a atopia. Uma vez que as duas doenças têm muitas semelhanças, inclusive a cronicidade e as opções terapêuticas multimodais, nosso objetivo deve ser minimizar o uso de corticosteroides nas doenças alérgicas através da administração de opções terapêuticas alternativas e mais seguras. Para melhorar a medicina, a frequência de uso de corticosteroides deve ser similar em pacientes com artrite e alergia.

O uso de corticosteroides injetáveis de ação longa deve ser interrompido devido a seu profundo impacto no metabolismo e no sistema imunológico, bem como pela crescente preocupação com a responsabilidade legal do clínico.

Texto continua na p. 202

Atopia Canina

Padrão de Distribuição da Atopia Canina

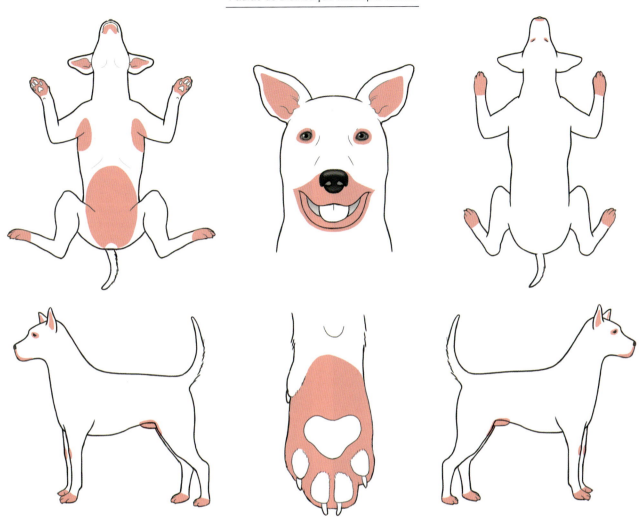

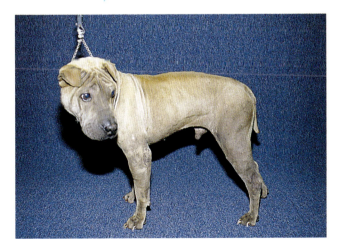

FIGURA 7-1 Atopia Canina. Sintomas sutis, incluindo alopecia, eritema e escoriações na face, nos membros e no flanco de um Shar Pei adulto.

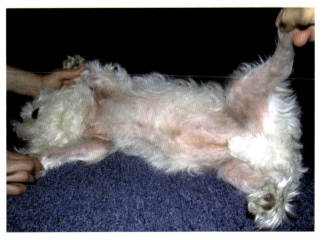

FIGURA 7-2 Atopia Canina. Alopecia com eritema e hiperpigmentação no ventre de um cão com atopia, apresentando a típica distribuição de lesões da atopia. Note a semelhança da distribuição da dermatite por *Malassezia*.

CAPÍTULO 7 ■ Distúrbios de Hipersensibilidade

Atopia Canina (Cont.)

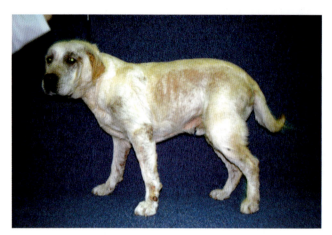

FIGURA 7-3 Atopia Canina. Alopecia generalizada e hiperpigmentação em um Retriever do Labrador com prurido grave. As lesões são perceptíveis principalmente na face, na axila e no flanco.

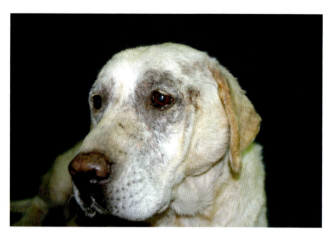

FIGURA 7-4 Atopia Canina. Ampliação da foto do cão mostrado na Figura 7-3. A alopecia periocular e a hiperpigmentação causadas pelo prurido facial são típicas da doença alérgica.

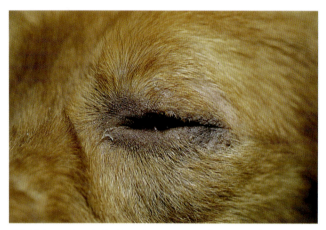

FIGURA 7-5 Atopia Canina. Alopecia periocular, eritema, hiperpigmentação e liquenificação causadas pelo prurido.

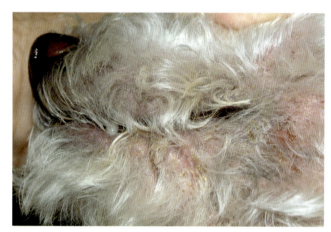

FIGURA 7-6 Atopia Canina. Dermatite perioral com alopecia, eritema e descamação causada por uma infecção bacteriana e leveduriforme secundária associada à doença alérgica subjacente.

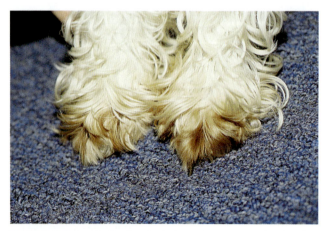

FIGURA 7-7 Atopia Canina. Pododermatite com mancha de saliva causada pela lambedura crônica.

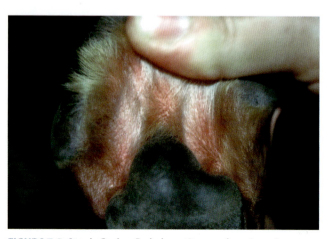

FIGURA 7-8 Atopia Canina. Pododermatite com alopecia e eritema com acometimento do tecido interdigital entre o coxim central e os dedos. A pododermatite e o prurido nas patas são alguns dos achados mais consistentes da atopia.

Atopia Canina   195

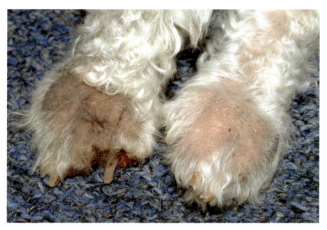

FIGURA 7-9 **Atopia Canina.** Pododermatite com alopecia, eritema, hiperpigmentação e liquenificação causada por uma infecção leveduriforme secundária associada à doença alérgica subjacente.

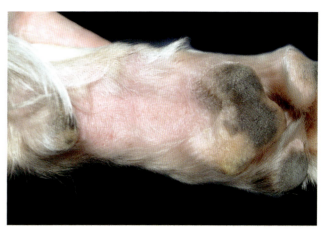

FIGURA 7-10 **Atopia Canina.** A alopecia e o eritema no aspecto caudal dos membros distais, na área imediatamente proximal ao coxim central, são um achado comum em cães alérgicos.

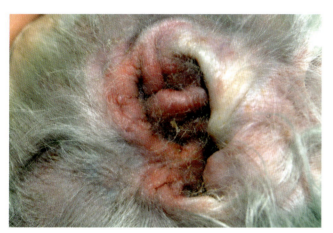

FIGURA 7-11 **Atopia Canina.** Eritema e liquenificação do canal auditivo associados a uma otite leveduriforme secundária. A otite (estéril ou infecciosa) é um achado comum em cães alérgicos.

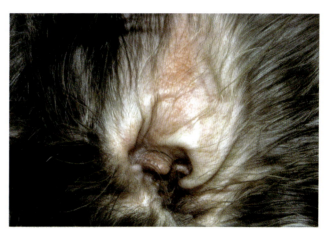

FIGURA 7-12 **Atopia Canina.** A otite estéril causada pela alergia geralmente provoca eritema do pavilhão auricular e do canal auditivo externo.

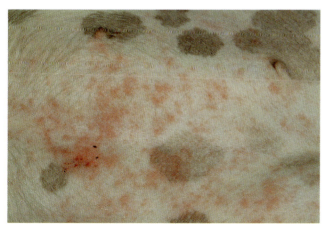

FIGURA 7-13 **Atopia Canina.** A piodermite bacteriana secundária é um dos achados mais comuns em cães alérgicos. A erupção papular eritematosa no abdômen deste cão foi causada por uma piodermite secundária associada à atopia subjacente.

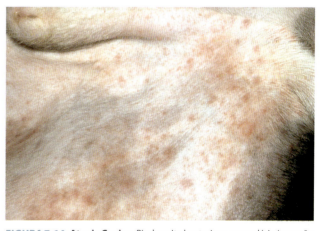

FIGURA 7-14 **Atopia Canina.** Piodermite bacteriana secundária (erupção papular eritematosa) na área inguinal de um cão alérgico.

CAPÍTULO 7 ■ Distúrbios de Hipersensibilidade

Atopia Canina (Cont.)

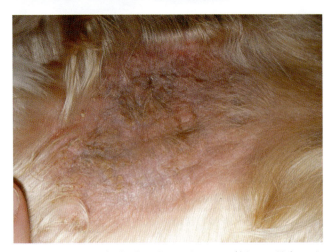

FIGURA 7-15 Atopia Canina. Dermatite secundária por *Malassezia* causada pela alergia subjacente. A lesão liquenificada, eritematosa e alopécica na porção ventral do pescoço deste cão alérgico é típica da dermatite por *Malassezia*.

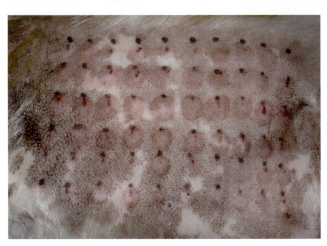

FIGURA 7-16 Atopia Canina. Resultado de um exame intradérmico para diagnóstico de alergia com numerosas reações positivas e as típicas reações compostas por vergão e eritema.

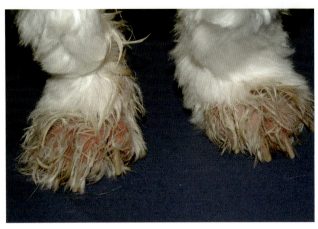

FIGURA 7-17 Atopia Canina. Grave eritema das patas causado por prurido intenso e automutilação.

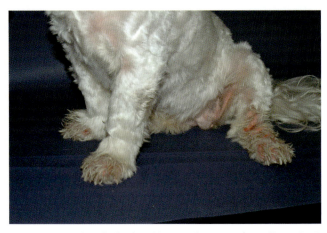

FIGURA 7-18 Atopia Canina. Mesmo cão mostrado na Figura 7-17, apresentando a pododermatite grave típica da atopia. Note o eritema no abdômen, que é comum nas alergias.

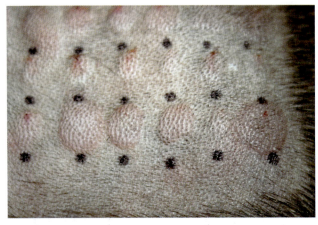

FIGURA 7-19 Atopia Canina. O resultado deste exame intradérmico para diagnóstico de alergia mostra reações positivas clássicas, que são elevadas, eritematosas e bem demarcadas.

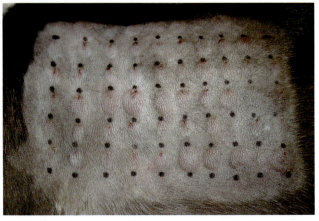

FIGURA 7-20 Atopia Canina. Mesmo paciente mostrado na Figura 7-19. O resultado deste exame intradérmico para diagnóstico de alergia mostra reações positivas clássicas, que são elevadas, eritematosas e bem demarcadas. Note a diferença entre as reações negativas e positivas.

Atopia Canina 197

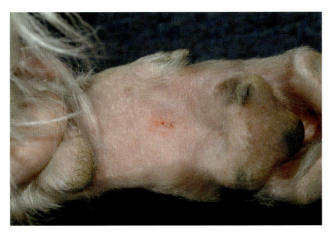

FIGURA 7-21 **Atopia Canina.** O eritema na porção proximal do carpo ou do tarso é um sintoma clássico de atopia e geralmente é associado ao podoprurido.

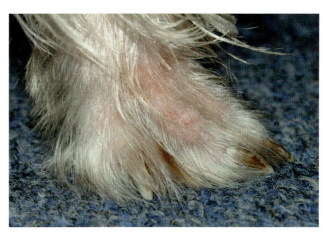

FIGURA 7-22 **Atopia Canina.** Eritema nas patas causado por uma combinação de reação alérgica subjacente e lambedura pelo paciente.

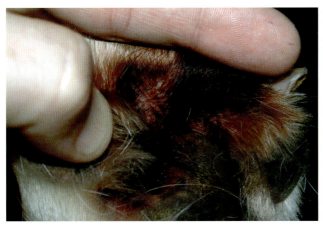

FIGURA 7-23 **Atopia Canina.** A dermatite (eritema e liquenificação) do espaço interdigital é um sintoma extremamente comum da atopia. De modo geral, há uma infecção bacteriana ou leveduriforme secundária.

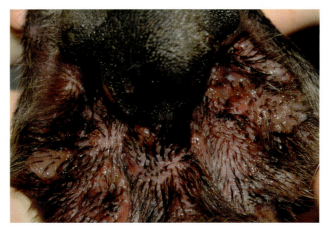

FIGURA 7-24 **Atopia Canina.** Dermatite interdigital grave com ulceração causada por infecções bacterianas e leveduriformes secundárias.

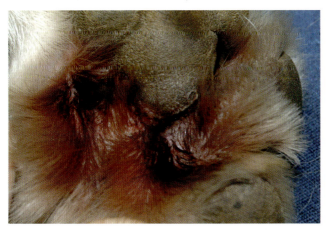

FIGURA 7-25 **Atopia Canina.** Dermatite interdigital não infectada típica da atopia isolada.

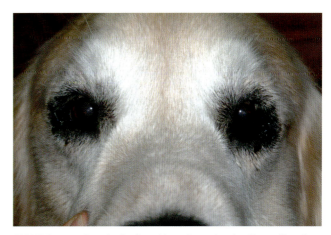

FIGURA 7-26 **Atopia Canina.** Alopecia periocular, liquenificação e descamação branda em um cão atópico. A inflamação periocular com dermatite resultante é uma característica comum da atopia.

Atopia Canina (Cont.)

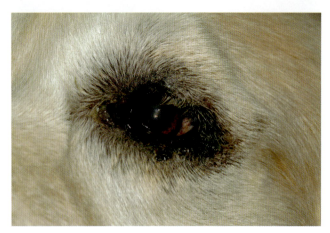

FIGURA 7-27 **Atopia Canina.** Mesmo cão mostrado na Figura 7-26. A dermatite periocular causada pela reação alérgica é óbvia.

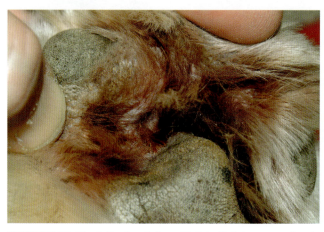

FIGURA 7-28 **Atopia Canina.** A dermatite interdigital com manchas de saliva é extremamente comum em pacientes atópicos.

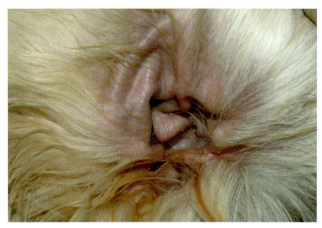

FIGURA 7-29 **Atopia Canina.** Otite alérgica estéril em um cão com atopia. Note o eritema generalizado sem exsudato ótico óbvio.

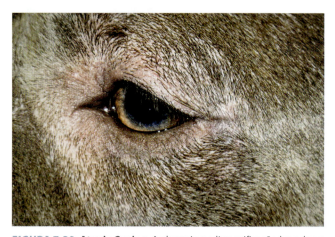

FIGURA 7-30 **Atopia Canina.** A alopecia e a liquenificação branda ao redor das pálpebras são sintomas típicos da alergia.

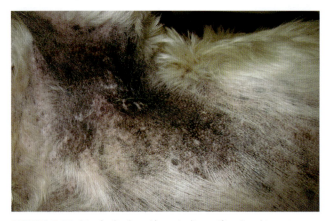

FIGURA 7-31 **Atopia Canina.** Alopecia, liquenificação e hiperpigmentação na axila de um cão com atopia. A atopia geralmente permite o desenvolvimento de uma infecção leveduriforme secundária, piorando os sintomas clínicos.

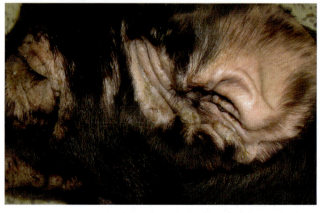

FIGURA 7-32 **Atopia Canina.** Dermatite facial e otite alérgica que provocam grave alopecia e liquenificação.

Atopia Canina | **199**

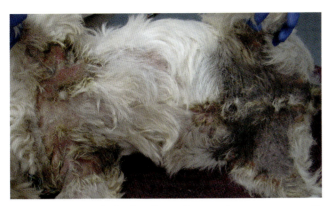

FIGURA 7-33 Atopia Canina. Dermatite ventral grave com acometimento da axila e das regiões abdominais. As lesões erosivas e úmidas são indicativas de uma infecção bacteriana e leveduriforme secundária.

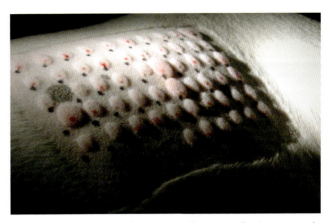

FIGURA 7-34 Atopia Canina. Teste cutâneo para alergia, mostrando as injeções intradérmicas com uso da técnica de sombreamento por iluminação lateral.

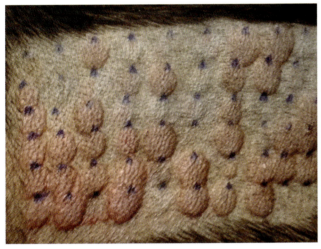

FIGURA 7-35 Atopia Canina. Teste cutâneo para alergia altamente reativo, mostrando as reações positivas similares a picadas de abelha.

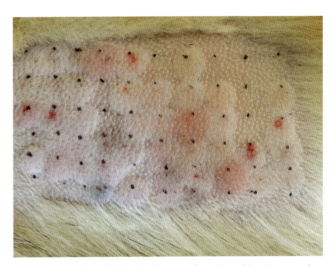

FIGURA 7-36 Atopia Canina. Teste cutâneo intradérmico para alergia, mostrando reações positivas e negativas mais sutis aos alérgenos injetados.

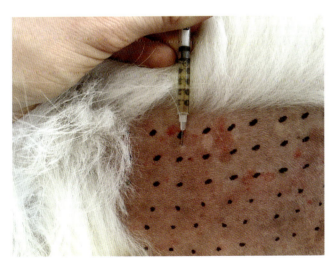

FIGURA 7-37 Atopia Canina. Injeção intradérmica de alérgeno durante a realização do teste cutâneo para diagnóstico de alergia.

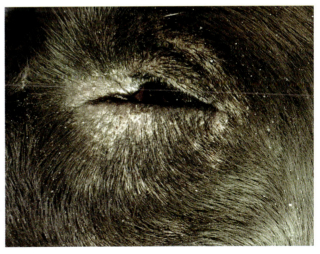

FIGURA 7-38 Atopia Canina. A alopecia periocular e a liquenificação são sintomas clássicos de atopia.

CAPÍTULO 7 ■ Distúrbios de Hipersensibilidade

Atopia Canina (Cont.)

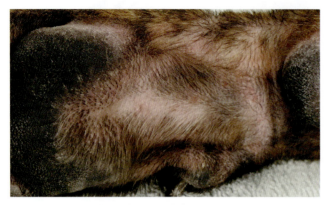

FIGURA 7-39 Atopia Canina. A pododermatite alérgica com eritema e alopecia é uma lesão clássica da atopia.

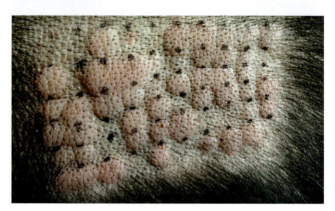

FIGURA 7-40 Atopia Canina. Resultado altamente reativo ao teste cutâneo intradérmico para alergia.

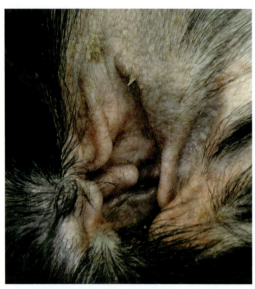

FIGURA 7-41 Atopia Canina. A otite alérgica precede as infecções secundárias e é caracterizada por aumento de volume e eritema do canal auditivo com exsudato ceruminoso brando a moderado.

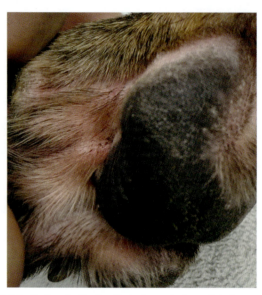

FIGURA 7-42 Atopia Canina. Pododermatite interdigital eritematosa em um cão atópico.

Atopia Canina

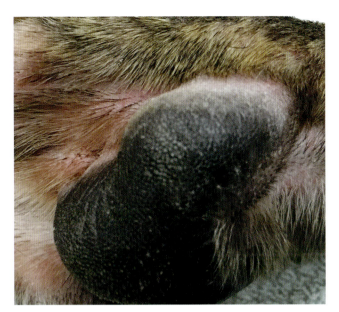

FIGURA 7-43 **Atopia Canina.** Em um cão atópico, a pododermatite interdigital não deve afetar os coxins (este acometimento é mais típico da vasculite e das doenças cutâneas autoimunes).

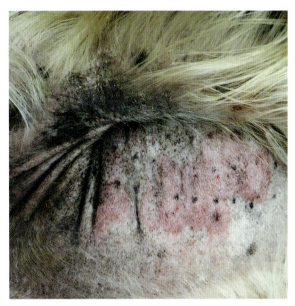

FIGURA 7-44 **Atopia Canina.** Alopecia e liquenificação com hiperpigmentação na axila de um cão com atopia e infecção leveduriforme secundária. Note o resultado positivo ao teste cutâneo intradérmico para diagnóstico de alergia.

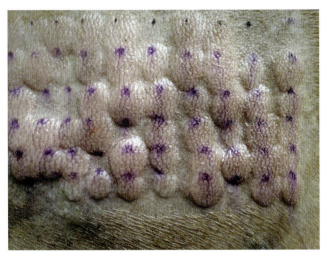

FIGURA 7-45 **Atopia Canina.** Resultado altamente reativo ao teste cutâneo intradérmico para alergia.

Hipersensibilidade Alimentar Canina

Características

A hipersensibilidade alimentar canina é uma reação adversa a um alimento ou aditivo alimentar. Pode ocorrer em qualquer idade, de filhotes recentemente desmamados a cães idosos que comeram a mesma ração por anos. Aproximadamente 30% dos cães diagnosticados com alergia alimentar têm menos de 1 ano de idade. A alergia alimentar é comum em cães.

A hipersensibilidade alimentar canina é caracterizada pelo prurido não sazonal que responde ou não ao tratamento com corticosteroides. O prurido pode ser regional ou generalizado e geralmente acomete as orelhas, as patas, as áreas inguinais ou axilares, a face, o pescoço e o períneo. A pele acometida geralmente é eritematosa e pode apresentar erupção papular. As lesões por trauma autoinduzido incluem alopecia, escoriações, descamações, crostas, hiperpigmentação e liquenificação. A piodermite secundária superficial, a dermatite por *Malassezia* e a otite externa são comuns. Outros sintomas que podem ser observados são dermatite acral por lambedura, seborreia crônica e dermatite piotraumática recidivante. Alguns cães apresentam pouquíssimo prurido e os únicos sintomas são as infecções recorrentes com piodermite, dermatite por *Malassezia* ou otite. Nesses casos, há prurido apenas quando as infecções secundárias não são tratadas. Ocasionalmente, urticária ou angioedema podem ser observados. Sinais gastrointestinais (GI) concomitantes (p. ex., defecação frequente, vômitos, diarreia, flatulência) são relatados em 20% a 30% dos casos.

Principais Diagnósticos Diferenciais

Os diagnósticos diferenciais incluem atopia, escabiose, dermatite por *Malassezia* e piodermite bacteriana, assim como outras hipersensibilidades (picada de pulga, contato), parasitas (queiletielose, pediculose) e foliculite (dermatófito, *Demodex*).

Diagnóstico

1. A dermatite perianal com ou sem otite recorrente é a característica mais comum e importante da alergia alimentar. No entanto, a alergia alimentar pode se manifestar em muitos padrões e deve ser suspeita em pacientes com prurido atípico, inclusive aqueles com infecções recorrentes sem prurido.
2. Dermato-histopatologia (não diagnóstica): graus variáveis de dermatite superficial perivascular. Células mononucleares ou neutrófilos podem ser predominantes. O número de eosinófilos pode ser maior do que o observado na atopia.
3. Exame para detecção de alergia alimentar (intradérmico, sorológico) (não diagnóstico): sua realização não é recomendada, já que os resultados do exame não são confiáveis. Alguns cães apresentam reações positivas a antígenos de ácaros de armazenamento que podem ser clinicamente relevantes ou ser causadas pela reatividade cruzada com outros insetos. Os ácaros do armazenamento são ubíquos e seu significado clínico ainda é desconhecido.
4. Resposta à dieta de eliminação: melhora dos sintomas em 10 a 12 semanas após o início de dieta caseira estrita (uma proteína e uma fonte de carboidrato) ou ração comercial específica (nova proteína, proteína vegetal ou proteína hidrolisada). A dieta não deve conter os ingredientes anteriormente presentes na ração, em petiscos ou na comida caseira consumida pelo cão; da mesma maneira, vermífugos e outros medicamentos com flavorizantes, suplementos nutricionais ou petiscos (p. ex., orelhas de porco, cascos bovinos, ossinhos, biscoitos para cães, alimentos para humanos, como queijo) não devem ser administrados durante a dieta hipoalergênica. Carne e laticínios são os alérgenos alimentares mais comuns em cães e apenas a retirada desses produtos da dieta pode levar à melhora clínica. Outras alergias alimentares comuns incluem frango, ovos, soja, milho e trigo.
5. Desafio: recidiva dos sintomas horas a dias após a reintrodução do alérgeno suspeito na dieta.

Tratamento e Prognóstico

1. Prevenção de infecções: qualquer piodermite secundária, otite externa e dermatite por *Malassezia* deve ser tratada da maneira adequada. O controle e a prevenção da infecção secundária são um componente essencial do manejo de cães atópicos. O banho a cada 3 a 7 dias e o tratamento das orelhas após cada banho, para ajudar a remoção de pólens e desinfetar a pele e os canais auditivos, previne a recidiva de infecções secundárias.
2. A terapia sintomática (controle do prurido) tem eficácia variável na alergia alimentar:
   a. Um programa integrado de controle de pulgas deve ser instituído para prevenir que picadas de pulgas agravem o prurido.
   b. A terapia tópica com xampus antimicrobianos e condicionadores e *sprays* antipruriginosos (p. ex., com aveia, pramoxina, anti-histamínicos ou glicocorticoides), aplicada a cada 2 a 7 dias ou conforme necessário, pode ajudar a reduzir os sintomas clínicos.
   c. A terapia anti-histamínica sistêmica reduz os sintomas clínicos em muitos casos (Tabela 7-1). A administração de diferentes anti-histamínicos por um período de 2 semanas pode ser necessária para determinar qual fármaco é o mais eficaz.
   d. A administração oral de suplementos de ácidos graxos (180 mg EPA/40 mg/kg) ajuda a controlar o prurido em 20% a 50% dos casos, mas o tratamento por 8 a 12 semanas pode ser necessário antes da observação de efeitos benéficos. Além disso, um efeito sinérgico geralmente é observado quando suplementos de ácidos graxos essenciais são combinados a glicocorticoides ou anti-histamínicos.
   e. O dextrometorfano, um antagonista opioide, pode ser um bom adjunto no controle dos comportamentos de lamber, mastigar e morder associados a dermatite alérgica em cães. O dextrometorfano deve ser administrado em dose de 2 mg/kg, por via oral (VO), a cada 12 horas. O efeito benéfico deve ser observado em 2 semanas.
   f. O oclacitinib (Apoquel®) pode ser administrado por 1 a 2 semanas para redução dos sintomas (prurido), mas o uso em longo prazo deve ser evitado devido ao maior risco de eventos adversos incluindo tumores (18%), piodermite (12%), otite (9,9%), vômitos (9,2%), diarreia (6%), cistite (3,5%), anorexia (3,2%), letargia (2,8%), infecções cutâneas leveduriformes (2,5%) e pododermatite (2,5%).

g. A terapia sistêmica com glicocorticoides tem eficácia apenas variável (resposta imprevisível, mínima a boa) no controle do prurido causado pela alergia alimentar, mas quase sempre provoca efeitos adversos que vão do aumento do risco de desenvolvimento de infecções por MRS a alterações brandas (poliúria [PU]/polidipsia [PD]) a graves (disfunção imunológica, demodicidose e calcinose cútis) (veja a seção "Atopia").
 – Corticosteroides injetáveis potentes e de ação longa são contraindicados no tratamento de alergias devido a seus benefícios anti-inflamatórios comparativamente curtos (3 semanas) em relação a seus efeitos metabólicos e imunodepressores prolongados (6-10 semanas).
 – Os corticosteroides injetáveis de ação curta (fosfato sódico de dexametasona em dose de 0,5-0,8 mg/kg ou acetato de prednisolona em dose de 0,1-1 mg/kg) são eficazes no alívio dos sintomas e sua ação pode durar 2 a 3 semanas na ausência de infecção secundária concomitante. Essa opção terapêutica permite que o clínico controle e monitore melhor o uso de corticosteroides pelo paciente em comparação aos tratamentos orais administrados pelo proprietário.
 – Todos os cães submetidos ao tratamento prolongado com corticosteroides (> 3 meses) devem ser frequentemente monitorados para diagnóstico de doenças hepáticas e ITUs.

3. Tratamento da alergia alimentar:
 a. Os alérgenos dietéticos ofensores devem ser evitados. A dieta caseira balanceada ou ração comercial hipoalergênica deve ser oferecida.
 b. Para a identificação das substâncias ofensoras a serem evitadas (fase de desafio após a confirmação da alergia alimentar pela mudança da dieta), um novo alimento deve ser adicionado à dieta hipoalergênica a cada 2 a 4 semanas. Se o item for alergênico, haverá recidiva dos sintomas clínicos em 7 a 10 dias. Observação: Alguns cães (≈ 20%) devem ser alimentados com a dieta caseira para continuarem assintomáticos. Nesses cães, as dietas hipoalergênicas comerciais são ineficazes, talvez porque sua hipersensibilidade seja relacionada a um conservante ou corante alimentar.
 c. Relatos sugerem que doses maiores (10 mg/kg) de ciclosporina (Atopica®) podem ser benéficas na redução da resposta imune alérgica e dos sintomas de alergia alimentar.

4. O prognóstico é bom. Em cães com a doença mal controlada, a não adesão do proprietário ao tratamento deve ser excluída, bem como o desenvolvimento de hipersensibilidade a um ingrediente na dieta hipoalergênica, infecção secundária (causada por bactérias, *Malassezia*, dermatófito), escabiose, demodicidose, atopia, dermatite por alergia à saliva das pulgas e hipersensibilidade de contato.

NOTA DO AUTOR

Mudanças recentes na indústria alimentar geraram um enorme aumento no número de produtos disponíveis para prescrição ou venda livre, cuja lista foge do escopo deste texto.

Muitas dietas de venda livre são restritas e de alta qualidade o suficiente para gerar benefício clínico quando o paciente com alergia alimentar deixa de consumir produtos cárneos e laticínios.

A alergia alimentar é responsável pela maioria dos padrões sintomáticos mais incomuns em cães com infecções recorrentes (com ou sem prurido).

A má adesão do proprietário ao tratamento deve ser esperada, o que dificulta e frustra o tratamento em longo prazo de pacientes com alergia alimentar; lapsos repetidos na dieta provocam a exacerbação do prurido e infecções secundárias.

NOTA DO AUTOR

O uso de corticosteroides injetáveis de ação longa deve ser interrompido devido a seu profundo impacto no metabolismo e no sistema imunológico, bem como pela crescente preocupação com a responsabilidade legal do clínico.

Texto continua na p. 208

CAPÍTULO 7 ■ Distúrbios de Hipersensibilidade

Hipersensibilidade Alimentar Canina *(Cont.)*

Padrão de Distribuição da Hipersensibilidade Alimentar Canina

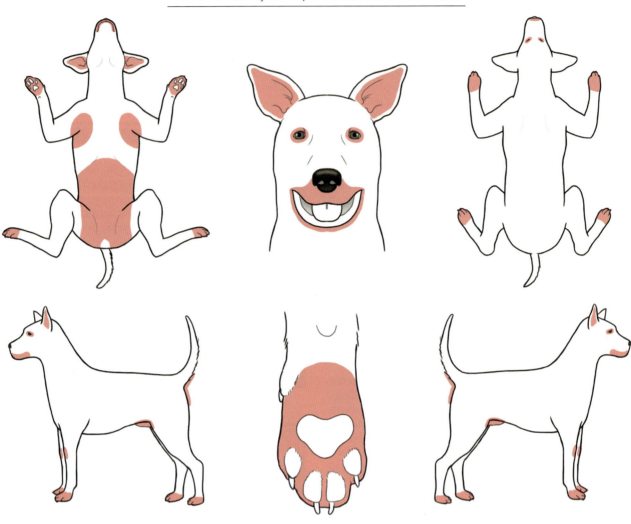

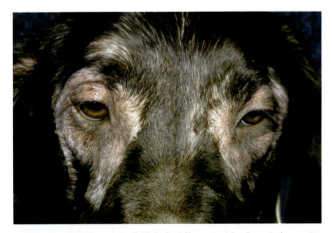

FIGURA 7-46 Hipersensibilidade Alimentar Canina. A dermatite periocular grave (alopecia, eritema e hiperpigmentação) é um achado comum em cães alérgicos.

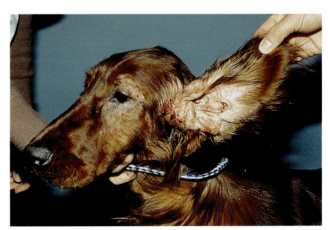

FIGURA 7-47 Hipersensibilidade Alimentar Canina. Alopecia, eritema e escoriações ao redor do olho e da orelha. A erupção papular descamativa é causada por uma piodermite secundária superficial associada à doença alérgica.

Hipersensibilidade Alimentar Canina

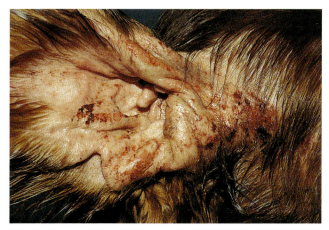

FIGURA 7-48 Hipersensibilidade Alimentar Canina. Ampliação da foto do cão mostrado na Figura 7-47. Eritema, alopecia e erupção papular com acometimento do pavilhão auricular. Não há otite infecciosa, apenas lesões externas associadas à alergia subjacente.

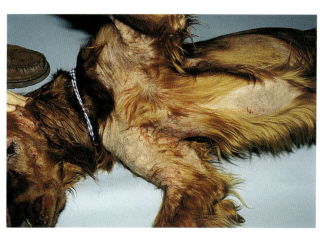

FIGURA 7-49 Hipersensibilidade Alimentar Canina. Ampliação da foto do cão mostrado na Figura 7-47. A alopecia e o eritema são observados na área axilar. A hiperpigmentação branda e a liquenificação são causadas por uma dermatite secundária por leveduras. Note a semelhança com as lesões observadas na atopia.

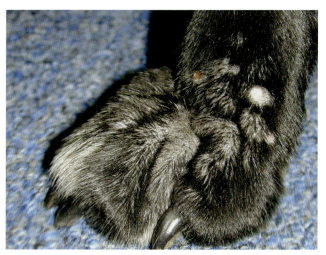

FIGURA 7-50 Hipersensibilidade Alimentar Canina. A pododermatite é um sintoma comum da dermatite alérgica em cães. A alopecia e a hiperpigmentação no aspecto dorsal da pata são aparentes.

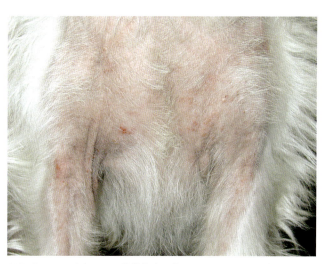

FIGURA 7-51 Hipersensibilidade Alimentar Canina. A alopecia e o eritema com pápulas e liquenificação em estágio inicial na porção ventral do pescoço e na área axilar foram causados por uma dermatite secundária por leveduras associada a uma doença alérgica subjacente.

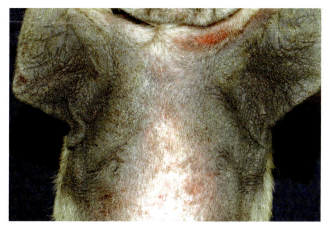

FIGURA 7-52 Hipersensibilidade Alimentar Canina. Dermatite secundária por *Malassezia* causada por alergia subjacente, apresentando a clássica dermatite alopécica, hiperpigmentada e liquenificada, em "pele de elefante", na área axilar de um cão alérgico.

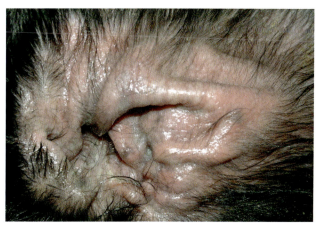

FIGURA 7-53 Hipersensibilidade Alimentar Canina. A otite é um achado extremamente comum em cães alérgicos. Neste paciente, o eritema no pavilhão auricular e no canal auditivo externo, sem infecção secundária, foi causado por uma doença alérgica primária.

CAPÍTULO 7 ■ Distúrbios de Hipersensibilidade

Hipersensibilidade Alimentar Canina *(Cont.)*

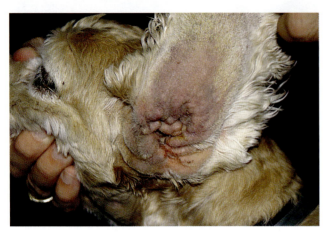

FIGURA 7-54 Hipersensibilidade Alimentar Canina. Otite crônica em um Cocker Spaniel com alergia alimentar. O grave aumento de volume e estenose do canal auditivo externo e a liquenificação do pavilhão auricular com eritema e hiperpigmentação são alterações crônicas.

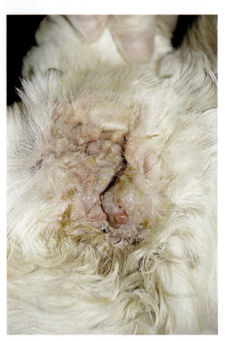

FIGURA 7-55 Hipersensibilidade Alimentar Canina. Grave otite alérgica com infecção bacteriana secundária em um Cocker Spaniel. A ressecção lateral do canal auditivo sem alteração da dieta não foi capaz de resolver a causa subjacente da otite crônica.

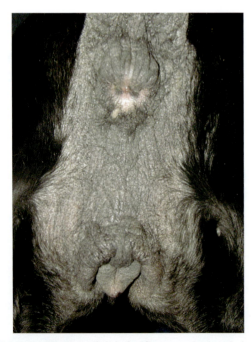

FIGURA 7-56 Hipersensibilidade Alimentar Canina. A dermatite perianal é um achado comum em cães com alergia alimentar. A alopecia, a hiperpigmentação e a liquenificação da pele perianal são causadas pela inflamação crônica e pelo prurido.

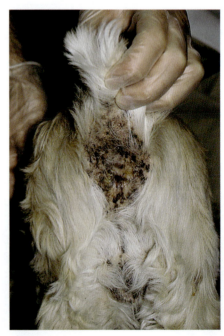

FIGURA 7-57 Hipersensibilidade Alimentar Canina. Dermatite perianal em um Cocker Spaniel com alergia alimentar.

Hipersensibilidade Alimentar Canina 207

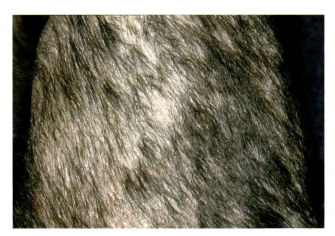

FIGURA 7-58 **Hipersensibilidade Alimentar Canina.** A piodermite bacteriana secundária é comum em cães alérgicos. A má qualidade do pelame e o eritema cutâneo foram causados por uma infecção bacteriana secundária associada à alergia subjacente.

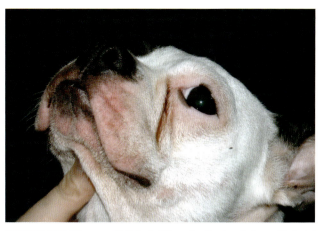

FIGURA 7-59 **Hipersensibilidade Alimentar Canina.** A dermatite facial (alopecia, eritema e prurido) é um achado comum em cães alérgicos.

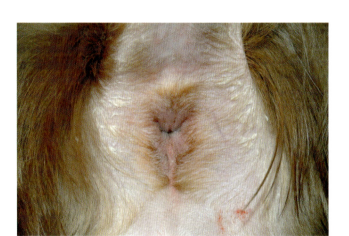

FIGURA 7-60 **Hipersensibilidade Alimentar Canina.** A dermatite perianal é uma das características mais consistentes e importantes da alergia alimentar.

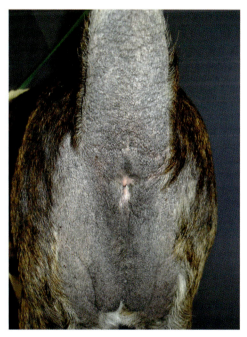

FIGURA 7-61 **Hipersensibilidade Alimentar Canina.** Grave liquenificação, hiperpigmentação e alopecia com acometimento da área perianal deste cão com alergia alimentar.

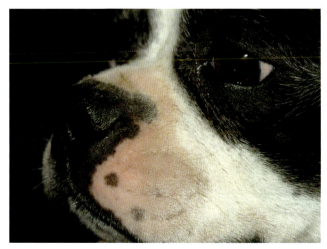

FIGURA 7-62 **Hipersensibilidade Alimentar Canina.** A dermatite facial com prurido não é uma característica exclusiva da alergia alimentar e é indistinguível da dermatite facial causada pela atopia.

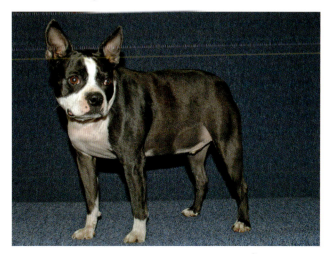

FIGURA 7-63 **Hipersensibilidade Alimentar Canina.** À distância, este cão com alergia alimentar parece ter lesões mínimas; porém, múltiplas áreas de alopecia e eritema com acometimento da face, do abdômen e das patas são observadas. Note o padrão idêntico à atopia.

Dermatite Acral por Lambedura (Granuloma por Lambedura)

Características

A dermatite acral por lambedura é primeiramente observada como a lambedura excessiva e compulsiva em uma área focal dos membros, provocando uma lesão firme, proliferativa, ulcerativa e alopécica. As causas da lambedura são multifatoriais e embora possa haver a contribuição do estresse ambiental (p. ex., tédio, confinamento, solidão, ansiedade de separação), outros fatores tendem a ser mais importantes (Quadro 7-1). Essa dermatite é comum em cães, com maior incidência em indivíduos de meia-idade a idosos e de raças de grande porte, principalmente Doberman Pinscher, Dogue Alemão, Golden Retriever, Retriever do Labrador, Pastor Alemão e Boxer.

A lesão geralmente começa como uma pequena área de dermatite que cresce de forma lenta devido à lambedura persistente. A área afetada apresenta alopecia, consistência firme, elevação, espessamento e configuração em placa a nodular, com possível erosão e úlcera. Com a cronicidade, a fibrose extensa, a hiperpigmentação e as infecções bacterianas secundárias são comuns. As lesões geralmente são únicas, mas podem ser múltiplas e tendem a ser observadas no aspecto dorsal do carpo, metacarpo, tarso ou metatarso.

Principais Diagnósticos Diferenciais

Os diagnósticos diferenciais incluem demodicidose, quérion por dermatófitos, granulomas fúngicos ou bacterianos e neoplasia.

Diagnóstico

1. O diagnóstico é, de modo geral, baseado na anamnese e nos achados clínicos e no descarte de outros diagnósticos diferenciais.
2. Dermato-histopatologia: ulceração e hiperplasia da epiderme, dermatite perivascular neutrofílica e mononuclear branda e graus variáveis de fibrose dérmica.
3. Cultura bacteriana (exsudatos, amostra da biópsia): *Staphylococcus* geralmente é isolado. Infecções Gram-positivas e Gram-negativas mistas são comuns.

Tratamento e Prognóstico

1. As causas subjacentes devem ser identificadas e corrigidas (Quadro 7-1).
2. A infecção bacteriana sistêmica deve ser tratada por meio da administração prolongada com antibióticos sistêmicos (no mínimo, por 6-8 semanas e por até 4-6 meses em alguns cães). A antibioticoterapia deve ser mantida por pelo menos 3 a 4 semanas após a regressão da lesão. O antibiótico deve ser escolhido de acordo com os resultados da cultura bacteriana e do antibiograma.
3. Relatos sugerem a boa eficácia da combinação de antibiótico, amitriptilina (2 mg/kg a cada 12 horas) e hidrocodona (0,25 mg/kg a cada 8-12 horas), que são administrados até a resolução das lesões. A seguir, a administração de um dos fármacos deve ser interrompida a cada 2 semanas até a determinação de qual medicamento (caso existente) pode ser necessário para a terapia de manutenção.
4. A aplicação tópica de analgésicos, corticosteroides ou medicamentos de gosto ruim a cada 8 a 12 horas pode ajudar a interromper a lambedura, mas a resposta é imprevisível e, de modo geral, desapontadora.
5. Se uma causa subjacente não puder ser encontrada, o tratamento com fármacos modificadores do comportamento pode ser benéfico em alguns cães (Tabela 7-2). Períodos de teste de até 5 semanas devem ser usados até a identificação do fármaco mais eficaz. O tratamento vitalício geralmente é necessário.
6. Tratamentos alternativos, como crioterapia com *laser* ou acupuntura, foram benéficos em alguns pacientes.
7. Barreiras mecânicas, como focinheiras metálicas e curativos, colares elizabetanos e faixas de proteção, podem ajudar.
8. A excisão cirúrgica não é recomendada, já que as complicações pós-operatórias, principalmente a deiscência da ferida,

---

QUADRO 7-1 Causas Subjacentes de Dermatite Acral por Lambedura

- Hipersensibilidade (atopia, alimentar)
- Pulgas
- Trauma (corte, hematoma)
- Reação de corpo estranho
- Infecção (bacteriana, fúngica)
- Demodicidose
- Hipotireoidismo
- Neuropatia
- Osteopatia
- Artrite

TABELA 7-2 Fármacos para Tratamento das Dermatoses Psicogênicas em Cães

Fármaco	Dose
Ansiolíticos	
Fenobarbital	2-6 mg/kg VO a cada 12 horas
Diazepam	0,2 mg/kg VO a cada 12 horas
Hidroxizina	2,2 mg/kg VO a cada 8 horas
Antidepressivos Tricíclicos	
Fluoxetina	1 mg/kg VO a cada 24 horas
Amitriptilina	1-3 mg/kg VO a cada 12 horas
Imipramina	2-4 mg/kg VO a cada 24 horas
Clomipramina	1-3 mg/kg VO a cada 24 horas
Bloqueador de Endorfina	
Naltrexona	2 mg/kg VO a cada 24 horas
Substituto de Endorfina	
Hidrocodona	0,25 mg/kg VO a cada 8 horas
Produtos Tópicos	
Fluocinolona acetonida + flunixin meglumine	

VO, Oral.

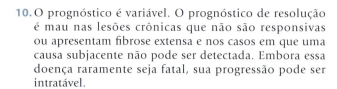
Dermatite Acral por Lambedura

são comuns. A ablação com *laser* pode ajudar a esterilizar a lesão e dessensibilizar as terminações nervosas; porém, a resposta é altamente variável.

9. O *laser* de CO$_2$ voltou a ser usado em infecções refratárias, proliferativas ou resistentes a múltiplos fármacos e pode ser benéfico.

10. O prognóstico é variável. O prognóstico de resolução é mau nas lesões crônicas que não são responsivas ou apresentam fibrose extensa e nos casos em que uma causa subjacente não pode ser detectada. Embora essa doença raramente seja fatal, sua progressão pode ser intratável.

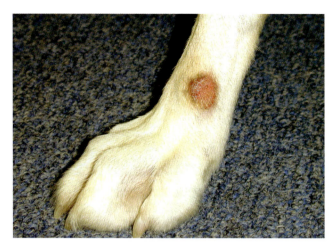

FIGURA 7-64 Dermatite Acral por Lambedura. Esta lesão erosiva alopécica focal no aspecto medial da porção distal do membro é típica dessa doença.

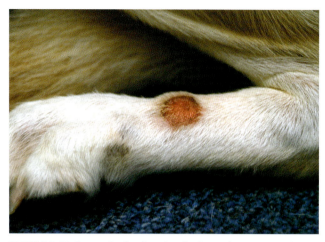

FIGURA 7-65 Dermatite Acral por Lambedura. A lesão erosiva alopécica focal mostra a natureza bastante infiltrativa que é típica dessa doença.

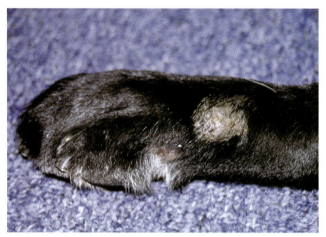

FIGURA 7-66 Dermatite Acral por Lambedura. Área focal de alopecia e espessamento na porção distal do membro.

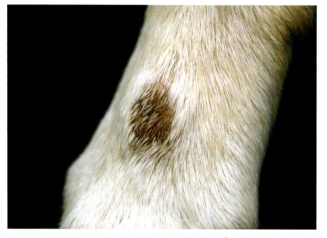

FIGURA 7-67 Dermatite Acral por Lambedura. Área focal de alopecia com espessamento tecidual e erosão mínima.

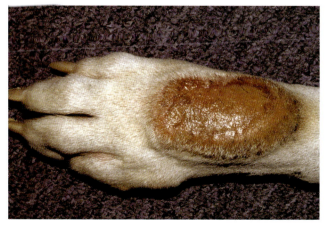

FIGURA 7-68 Dermatite Acral por Lambedura. Uma lesão alopécica extensa com grave aumento de volume e erosão do tecido. A alopecia e as erosões são decorrentes da lambedura persistente.

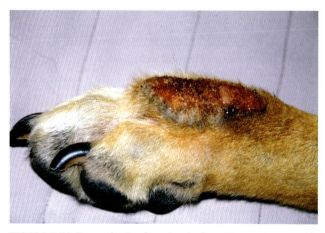

FIGURA 7-69 Dermatite Acral por Lambedura. Mesmo cão mostrado na Figura 7-68. A natureza infiltrativa e de aumento de volume da lesão provoca sua protrusão em relação à pele adjacente, mais normal.

CAPÍTULO 7 ■ Distúrbios de Hipersensibilidade

Dermatite Acral por Lambedura (Cont.)

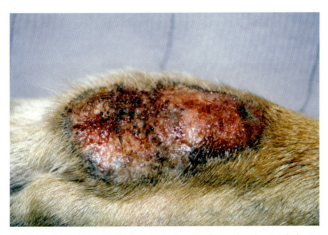

FIGURA 7-70 **Dermatite Acral por Lambedura.** Ampliação da lesão mostrada na Figura 7-69. A alopecia e a superfície erosiva da lesão, que apresenta aumento de volume, são aparentes.

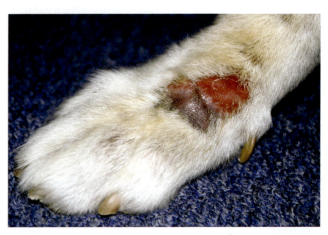

FIGURA 7-71 **Dermatite Acral por Lambedura.** Área focal de alopecia com hiperpigmentação e erosão na pata.

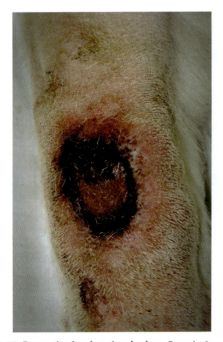

FIGURA 7-72 **Dermatite Acral por Lambedura.** Grave lesão proliferativa no carpo de um cão.

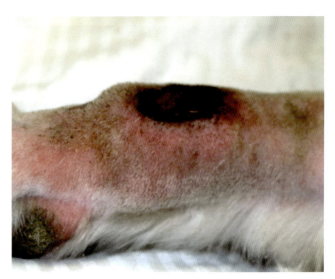

FIGURA 7-73 **Dermatite Acral por Lambedura.** Grave lesão proliferativa com o espessamento tecidual associado à erosão.

Dermatite Acral por Lambedura

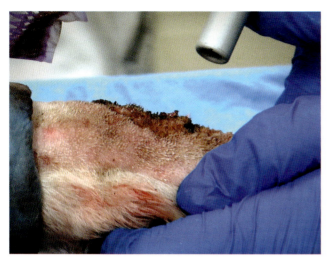

FIGURA 7-74 **Dermatite Acral por Lambedura.** Tratamento com *laser* (*laser* de CO_2) de uma lesão crônica.

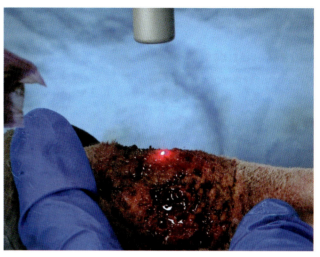

FIGURA 7-75 **Dermatite Acral por Lambedura.** Tratamento com *laser* (*laser* de CO_2) de uma lesão crônica. Devido à grande extensão da lesão, múltiplos tratamentos podem ser necessários.

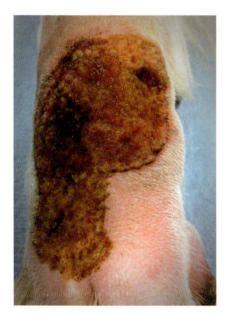

FIGURA 7-76 **Dermatite Acral por Lambedura.** Pós-tratamento com *laser* (*laser* de CO_2). Note que o tecido proliferativo foi removido para permitir a cicatrização.

Dermatite por Alergia à Saliva das Pulgas (Hipersensibilidade à Picada de Pulgas)

Características

A dermatite por alergia à saliva das pulgas é uma doença cutânea comum em cães e gatos com sensibilidade a proteínas da saliva desse inseto após picadas repetidas e intermitentes. Os sintomas geralmente são sazonais (nos meses quentes e no outono) em zonas temperadas e não sazonais em áreas subtropicais e tropicais. O outono tende a ser a estação mais grave, dependendo de quando começa a esfriar.

Cães

A distribuição geralmente envolve a área lombossacra caudodorsal, a base dorsal da cauda, a porção caudomedial das coxas, o abdômen e os flancos. As lesões incluem erupções descamativas, papulares e pruriginosas com eritema, seborreia, alopecia, escoriação, piodermite, hiperpigmentação e liquenificação secundária.

Gatos

Nos gatos, não há um padrão único de dermatite por alergia à saliva das pulgas. Os pacientes comumente apresentam dermatite miliar pruriginosa com escoriação, descamação e alopecia secundária do pescoço, da dorsal área lombossacra, porção caudomedial das coxas e a porção ventral do abdômen. Outros sintomas incluem alopecia simétrica secundária à lambedura excessiva e lesões do complexo do granuloma eosinofílico.

Principais Diagnósticos Diferenciais

Os diagnósticos diferenciais incluem atopia, hipersensibilidade alimentar, outros ectoparasitas (escabiose, queiletielose, pediculose, demodicidose), piodermite superficial, dermatofitose, demodicidose e dermatite por *Malassezia*.

Diagnóstico

1. A dermatite lombar no cão é a característica mais consistente e importante da dermatite por alergia à saliva das pulgas. A alergia à saliva das pulgas deve ser altamente suspeita em qualquer gato com doença cutânea.
2. Visualização de pulgas ou seus dejetos no corpo: pode ser difícil em animais alérgicos à saliva das pulgas, que são muito eficientes na remoção dos insetos por meio da lambedura.
3. Exames para detecção de alergia (intradérmicos, sorológicos): reação cutânea positiva ao antígeno de pulgas ou os títulos positivos de anticorpos séricos do isótipo imunoglobulina (Ig)E antipulga são altamente sugestivos, mas resultados falso negativos são possíveis.
4. Dermato-histopatologia (não diagnóstica): graus variáveis de dermatite perivascular a intersticial superficial ou profunda, geralmente com predominância de eosinófilos.
5. Resposta ao controle agressivo de pulgas (administração de nitempiram em dias alternados por 1 mês): resolução dos sintomas.

Tratamento e Prognóstico

1. Um programa integrado de controle de pulgas (combinação de regulador do crescimento de insetos, adulticida e tratamentos ambientais) é essencial devido à progressiva tolerância das pulgas aos adulticidas existentes. Com o passar do tempo, os ingredientes ativos específicos tendem a perder eficácia devido à exposição crônica e deriva genética dos insetos.
2. A aplicação tópica ou sistêmica de reguladores de crescimento de insetos (lufenuron, piriproxifeno, metopreno) pode ser eficaz quando usada de forma isolada ou combinada à terapia adulticida.
3. Todos os cães e gatos afetados e contactantes devem ser tratados com um adulticida (oral, em *spray*, soluções *spot-on* ou banhos de imersão) a cada 7 a 30 dias, conforme as instruções da bula. Os produtos com fipronil, imidacloprid, dinotefuran, indoxacard e selamectina são eficazes quando administrados a cada 2 a 4 semanas. As opções terapêuticas orais parecem ser bastante eficazes e incluem o fluralaner (Bravecto®), administrado a cada 30 a 60 dias e o afoxolaner (Nexgard®), o sarolaner (Simparic®) e o spinosad (Comfortis®, Trifexis®) administrados a cada 30 dias. Em ambientes com infestações graves, as pulgas podem continuar a ser encontradas nos animais apesar do controle tópico.
4. Nos casos graves, os animais acometidos devem ser tratados com nitempiram, em dose mínima de 1 mg/kg VO, a cada 24 a 48 horas por 4 semanas; o ambiente também deve ser tratado (veja o item 7). Alternativamente, a aplicação de um *spray* de piretrina a 0,2% em água a cada 1 a 2 dias, como repelente, pode conferir proteção substancial a cães socialmente ativos.
5. Os animais alérgicos à saliva das pulgas devem ser profilaticamente tratados com nitempiram (dose mínima, 1 mg/kg VO) sempre que houver contato planejado com outros animais que podem estar infestados (p. ex., idas a *pet shops*, hospital veterinário, parques, outras casas com animais). O tratamento com nitempiram deve ser realizado no máximo uma vez ao dia.
6. Em ambientes com infestações graves, as áreas em que os animais passam mais tempo devem ser tratadas. Os ambientes internos devem ser tratados com um inseticida e um regulador do crescimento de insetos (p. ex., metopreno, piriproxifeno). Os ambientes externos devem ser tratados com inseticidas ou produtos biológicos específicos.
7. O tratamento para controle de pulgas deve ser mantido da primavera até a primeira neve em áreas temperadas e durante todo o ano em climas quentes. As infestações por pulgas podem ser perpetuadas durante todo o ano em ambientes internos e em animais silvestres apesar do frio intenso.
8. Terapia sintomática (controle do prurido):
    a. A terapia tópica com xampus antimicrobianos e condicionadores e *sprays* antipruriginosos (p. ex., com aveia, pramoxina, anti-histamínicos ou glicocorticoides), aplicada a cada 2 a 7 dias ou, conforme necessário, pode ajudar a reduzir os sintomas clínicos.
    b. A terapia anti-histamínica sistêmica reduz os sintomas clínicos em muitos casos (Tabela 7-1).
    c. O oclacitinib (Apoquel®) pode ser administrado por 1 a 2 semanas para redução dos sintomas (prurido), mas o uso em longo prazo deve ser evitado devido ao maior risco de eventos adversos incluindo tumores (18%), piodermite (12%), otite (9,9%), vômitos (9,2%), diarreia (6%), cistite (3,5%), anorexia (3,2%), letargia (2,8%), infecções cutâneas leveduriformes (2,5%) e pododermatite (2,5%).
    d. A terapia sistêmica com glicocorticoides geralmente é eficaz (75%) no controle do prurido, mas quase sempre provoca efeitos adversos que vão do aumento do risco de desenvolvimento de infecções por MRS a alterações brandas (poliúria [PU]/polidipsia [PD]) a graves (disfunção imunológica, demodicidose e calcinose cútis). Esses fármacos são uma opção terapêutica caso a estação de alergia seja

muito curta, mas podem causar efeitos adversos inaceitáveis, principalmente se usados por um período longo.
- Corticosteroides injetáveis potentes e de ação longa são contraindicados no tratamento de alergias devido a seus benefícios anti-inflamatórios comparativamente curtos (3 semanas) em relação a seus efeitos metabólicos e imunodepressores prolongados (6-10 semanas).
- Os corticosteroides injetáveis de ação curta (fosfato sódico de dexametasona em dose de 0,5-0,8 mg/kg ou acetato de prednisolona em dose de 0,1-1 mg/kg) são eficazes no alívio dos sintomas e sua ação pode durar 2 a 3 semanas na ausência de infecção secundária concomitante. Essa opção terapêutica permite que o clínico controle e monitore melhor o uso de corticosteroides pelo paciente em comparação aos tratamentos orais administrados pelo proprietário.
- O Temaril-P® (combinação de trimeprazina e prednisolona) é um fármaco único com efeitos antipruriginosos significativos com uma dose relativamente menor de prednisolona. Um comprimido a cada 10 a 20 kg deve ser administrado a cada 24 a 48 horas. A administração deve ser reduzida a menor dose e frequência possíveis.
- A prednisona, em dose de 0,25 a 1 mg/kg (ou a metilprednisolona, em dose de 0,2-0,8 mg/kg) VO, deve ser administrada a cada 24 a 48 horas por 3 a 7 dias. A administração deve ser reduzida a menor dose e frequência possíveis.
- Todos os cães submetidos ao tratamento prolongado com corticosteroides (> 3 meses) devem ser frequentemente monitorados para diagnóstico de doenças hepáticas e ITUs.
9. O prognóstico é bom em caso de controle estrito de pulgas. As pulgas podem infestar outros animais contactantes e seres humanos. Como os carrapatos, podem transmitir doenças.

NOTA DO AUTOR

O uso de corticosteroides injetáveis de ação longa deve ser interrompido devido a seu profundo impacto no metabolismo e no sistema imunológico, bem como pela crescente preocupação com a responsabilidade legal do clínico.

A dermatite por alergia à saliva das pulgas deve ser altamente suspeita em qualquer cão com dermatite lombar ou qualquer gato com doença cutânea, mesmo se o paciente for submetido a tratamentos aparentemente bons para controle de pulgas.

A administração de nitempiram (em dias alternados por 1 mês) é uma forma eficiente e de boa relação custo-benefício para convencer o proprietário e você mesmo do papel da alergia à saliva das pulgas em um paciente com prurido.

Texto continua na p. 218

Padrão de Distribuição da Dermatite por Alergia à Saliva das Pulgas

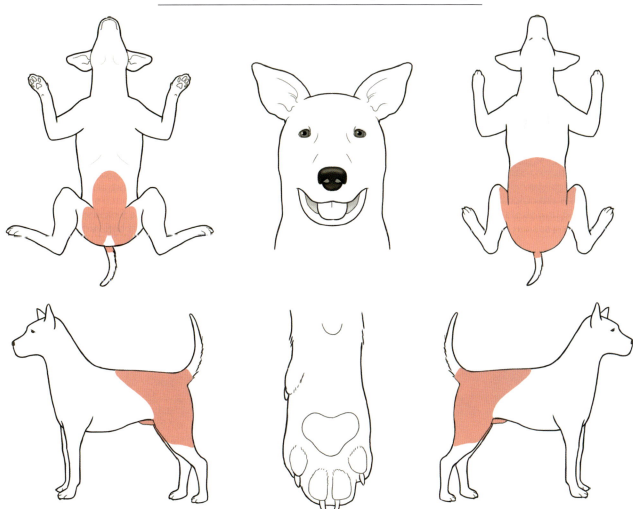

CAPÍTULO 7 ■ Distúrbios de Hipersensibilidade

Dermatite por Alergia à Saliva das Pulgas *(Cont.)*

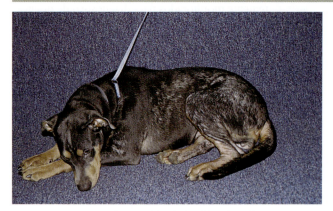

FIGURA 7-77 Dermatite por Alergia à Saliva das Pulgas. A alopecia irregular na área lombar e no flanco caudal é típica da dermatite por alergia à saliva das pulgas em cães.

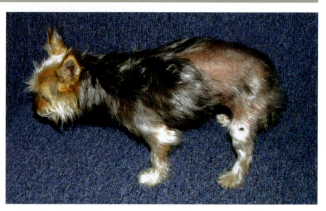

FIGURA 7-78 Dermatite por Alergia à Saliva das Pulgas. Dermatite lombar causada por alergia à saliva das pulgas. Nos pacientes com alergia à saliva das pulgas, a maioria das lesões é observada na região caudal à caixa torácica.

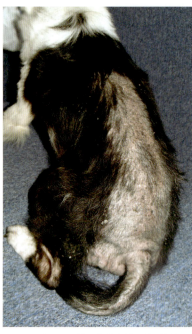

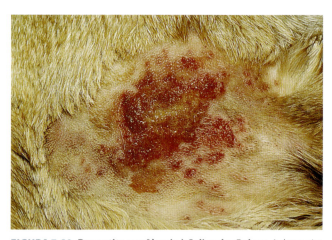

FIGURA 7-80 Dermatite por Alergia à Saliva das Pulgas. A dermatite piotraumática (*hot spots*) geralmente é causada pela exposição à saliva das pulgas. A dermatite erosiva, eritematosa e úmida grave, com erupção papular expansiva, é típica da dermatite piotraumática.

FIGURA 7-79 Dermatite por Alergia à Saliva das Pulgas. Grave dermatite lombar e na base da cauda em um cão com alergia à saliva das pulgas.

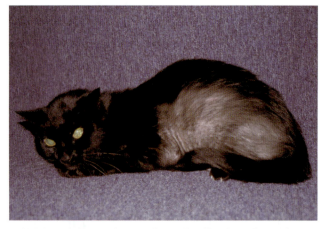

FIGURA 7-81 Dermatite por Alergia à Saliva das Pulgas. Alopecia alérgica nos flancos caudais de um gato com alergia à saliva das pulgas.

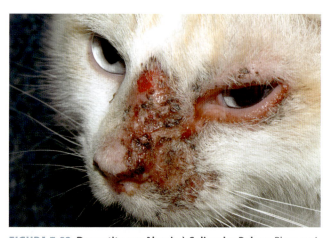

FIGURA 7-82 Dermatite por Alergia à Saliva das Pulgas. Placa eosinofílica na face de um gato com alergia à saliva das pulgas. A dermatite erosiva descamativa eritematosa grave se desenvolveu de forma aguda após a exposição à saliva das pulgas.

Dermatite por Alergia à Saliva das Pulgas 215

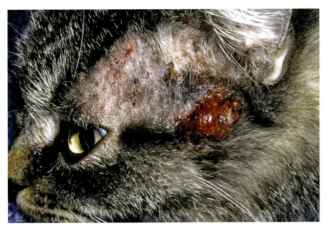

FIGURA 7-83 **Dermatite por Alergia à Saliva das Pulgas.** Dermatite pré-auricular com uma placa eosinofílica focal em um gato com alergia à saliva das pulgas.

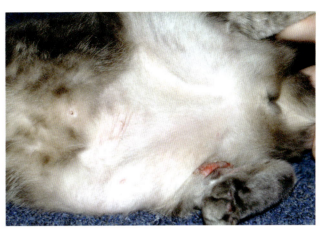

FIGURA 7-84 **Dermatite por Alergia à Saliva das Pulgas.** Alopecia alérgica no abdômen de um gato com alergia à saliva das pulgas. A ausência de inflamação cutânea aparente geralmente leva ao diagnóstico errôneo de alopecia psicogênica. Note a pequena placa eosinofílica na região proximal da parte interna da coxa direita.

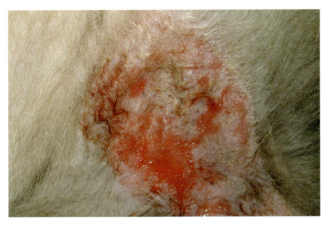

FIGURA 7-85 **Dermatite por Alergia à Saliva das Pulgas.** Uma placa eosinofílica causada por dermatite por alergia à saliva das pulgas em um gato. A dermatite erosiva alopécica e úmida é aparente.

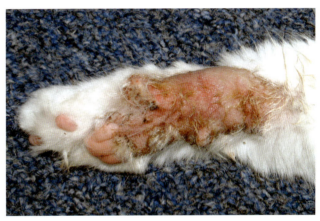

FIGURA 7-86 **Dermatite por Alergia à Saliva das Pulgas.** Uma placa eosinofílica causada por dermatite por alergia à saliva das pulgas no membro distal do gato.

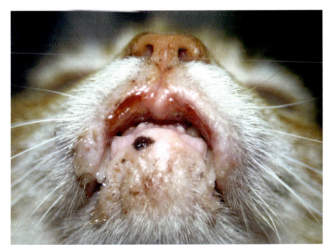

FIGURA 7-87 **Dermatite por Alergia à Saliva das Pulgas.** Os granulomas eosinofílicos que acometem o queixo e os lábios superiores deste gato foram causados por uma alergia subjacente à saliva das pulgas. A pele apresenta alopecia, eritema e aumento de volume, como é típico em um granuloma eosinofílico.

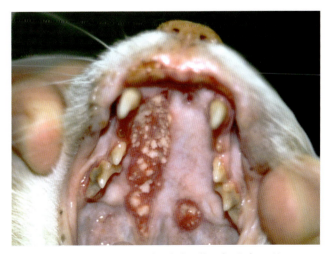

FIGURA 7-88 **Dermatite por Alergia à Saliva das Pulgas.** Um granuloma eosinofílico oral em um gato com alergia à saliva das pulgas. Os granulomas eosinofílicos orais felinos geralmente são uma manifestação da alergia à saliva das pulgas.

216 CAPÍTULO 7 ■ Distúrbios de Hipersensibilidade

Dermatite por Alergia à Saliva das Pulgas *(Cont.)*

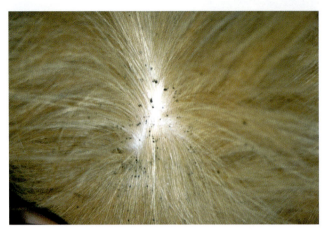

FIGURA 7-89 Dermatite por Alergia à Saliva das Pulgas. Mesmo gato mostrado na Figura 7-88. O sangue digerido, excretado como fezes, forma o material coagulado escuro típico dos "detritos de pulgas".

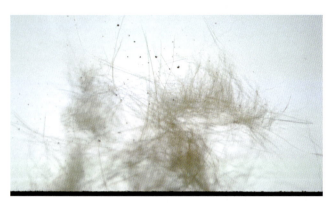

FIGURA 7-90 Dermatite por Alergia à Saliva das Pulgas. Pelos e detritos de pulgas coletados com um pente específico e colocados em papel.

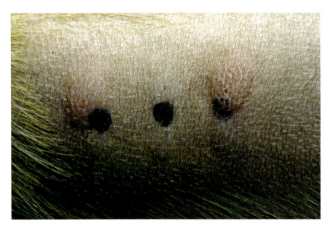

FIGURA 7-91 Dermatite por Alergia à Saliva das Pulgas. O resultado de um exame intradérmico para detecção de alergia usando antígeno de pulga *(à direita)* foi positivo neste cão com alergia à saliva das pulgas. Histamina *(à esquerda)* e soro fisiológico *(ao centro)* foram usados como controles positivo e negativo.

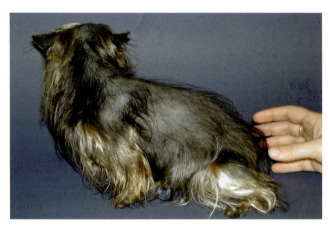

FIGURA 7-92 Dermatite por Alergia à Saliva das Pulgas. A característica dermatite lombar é evidenciada pela alopecia visível na metade posterior do corpo deste cão.

Dermatite por Alergia à Saliva das Pulgas | **217**

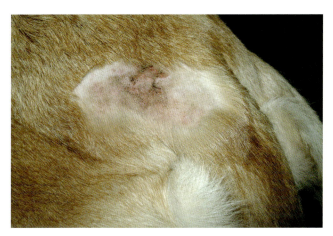

FIGURA 7-93 **Dermatite por Alergia à Saliva das Pulgas.** Lesão focal na região lombar de um cão. Note a semelhança com a dermatite piotraumática, mas sem o exsudato úmido.

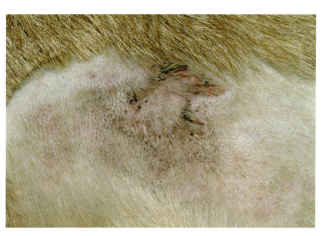

FIGURA 7-94 **Dermatite por Alergia à Saliva das Pulgas.** Ampliação da foto do cão mostrado na Figura 7-93. A lesão focal claramente apresenta eritema e descamação branda.

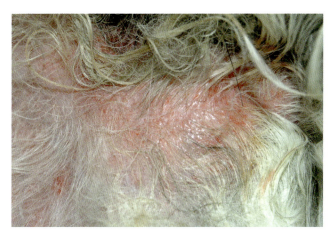

FIGURA 7-95 **Dermatite por Alergia à Saliva das Pulgas.** Grave eritema com início de formação de um exsudato úmido, que provavelmente levará ao desenvolvimento de uma dermatite piotraumática.

Atopia Felina

Características

A atopia felina é uma reação de hipersensibilidade de tipo 1 a antígenos (alérgenos) ambientais; suspeita-se da existência de uma predisposição genética ou congênita. É incomum em gatos e é menos observada do que a hipersensibilidade à saliva das pulgas e a alergia alimentar.

Os gatos não apresentam um padrão exclusivo à atopia. O sintoma primário é o prurido (o animal se morde, coça ou lambe de forma excessiva), que pode ser sazonal ou não, dependendo dos alérgenos ofensores. Esse prurido pode se concentrar na cabeça, no pescoço e nas orelhas ou ocorrer em outras áreas, como a porção ventral do abdômen, a parte caudal das coxas, os membros anteriores ou a porção lateral do tórax. O trauma autoinduzido geralmente provoca alopecia, que pode ser bilateralmente simétrica. Os pelos remanescentes se quebram e não são removidos com facilidade. À exceção da alopecia, a pele pode parecer normal ou apresentar escoriações secundárias. Dermatite miliar, otite externa ceruminosa e lesões do complexo do granuloma eosinofílico são comuns. Com a cronicidade, pode haver o desenvolvimento de piodermite secundária ou linfadenomegalia periférica. A atopia pode ser associada à bronquite ou à asma crônica em alguns gatos. Muitos gatos com escoriações autoinduzidas apresentam infecções bacterianas secundárias concomitantes.

Principais Diagnósticos Diferenciais

Os diagnósticos diferenciais incluem dermatite por alergia à saliva das pulgas, outras hipersensibilidades (alimentares, a picadas de mosquitos), dermatofitose, ectoparasitas (queiletielose, ácaros de orelha, escabiose felina, demodicidose), alopecia psicogênica, pênfigo e linfoma cutâneo.

Diagnóstico

1. Descarte outros diagnósticos diferenciais, principalmente a dermatite por alergia à saliva das pulgas, a dermatofitose, os ácaros e a alergia alimentar.
2. Exames para detecção de alergia (intradérmicos, sorológicos): os exames para detecção de alergia podem ser altamente variáveis, de acordo com o método usado. As reações positivas a gramíneas, árvores, bolor, inseto, descamações cutâneas, penas ou alérgenos de ambientes internos são observadas. Resultados falso negativos são comuns. Resultados falso positivos podem ocorrer. A administração sistêmica de fluoresceína pode aumentar a precisão diagnóstica do teste intradérmico em gatos.
3. Dermato-histopatologia (não diagnóstica): inflamação perivascular ou difusa, branda a grave, com linfócitos, hiperplasia de mastócitos e eosinófilos. Hiperplasia epidérmica, espongiose, erosões, úlceras e crostas serocelulares podem estar presentes.

Tratamento e Prognóstico

1. Prevenção de infecções: qualquer piodermite secundária ou otite deve ser tratada da maneira adequada por 2 a 4 semanas.
2. Terapia sintomática (controle do prurido): o prurido pode ser controlado com anti-histamínicos, suplementos de ácidos graxos essenciais e glicocorticoides.
   a. Um programa integrado de controle de pulgas deve ser instituído para impedir que picadas de pulgas agravem o prurido.
   b. A administração sistêmica de anti-histamínicos pode reduzir os sintomas clínicos em 40% a 70% dos gatos atópicos. O efeito benéfico deve ocorrer em 1 a 2 semanas após a instituição da terapia (Tabela 7-3).
   c. A administração oral de suplementos de ácidos graxos pode ajudar a controlar o prurido em 20% a 50% dos gatos. O efeito benéfico deve ocorrer em 8 a 12 semanas após a instituição da terapia. Um efeito sinérgico pode ser observado quando suplementos de ácidos graxos essenciais são combinados a outras terapias.
   d. A administração sistêmica de glicocorticoides controla o prurido, mas quase sempre causa efeitos adversos brandos a graves e pode aumentar o risco de infecções por MRS. As terapias eficazes incluem as seguintes:
   - Prednisolona, em dose de 2 mg/kg VO a cada 24 horas, até a resolução do prurido e das lesões (≈ 2-8 semanas); então, 2 mg/kg VO a cada 48 horas por 2 a 4 semanas, com redução à menor dose possível, em dias alternados, em caso de necessidade de terapia de manutenção em longo prazo
   - Dexametasona, em dose de 2 mg VO a cada 1 a 3 dias para redução do prurido e, então, diminuída à menor frequência possível necessária
3. Tratamento da alergia (imunomodulação):
   a. O cuidador pode reduzir a exposição aos alérgenos ofensores, removendo-os do ambiente, se possível. Filtros HEPA e de carvão podem ser usados para redução de pólens, bolores e poeira na casa. Em gatos sensíveis aos ácaros da poeira doméstica, os tratamentos domésticos de carpetes, colchões e cortinas com o acaricida benzoato de benzila uma vez por mês, por aproximadamente 3 meses e, então, a cada 3 meses, pode ser eficaz na eliminação desses insetos do ambiente. Camas velhas dos gatos devem ser descartadas devido ao acúmulo de antígenos dos ácaros da poeira doméstica. A manutenção da casa em umidade relativa menor, abaixo de 40%, reduz as cargas de antígenos de ácaros da poeira doméstica, bolor e pulga. Para tanto, é necessário o uso de desumidificadores de alta eficiência, capazes de retirar vários litros de água do ar por dia.
   b. A ciclosporina (Atopica®), em dose de 7,5 mg/kg VO, pode ser administrada a cada 24 horas até a observação de efeitos benéficos (≈ 4-6 semanas). A seguir, a frequência de administração deve ser gradualmente reduzida a cada 48 a 72 horas. Muitos gatos podem ser mantidos com a

TABELA 7-3 Terapia Anti-histamínica em Gatos *

Anti-histamínico	Dose
Clorfeniramina	2-4 mg/gato VO a cada 12-24 horas
Amitriptilina	5-10 mg/gato VO a cada 12-24 horas
Clemastina	0,68 mg/gato VO a cada 12 horas
Ciproeptadina	2 mg/gato VO a cada 12 horas
Hidroxizina	5-10 mg/gato VO a cada 8-12 horas
Difenidramina	2-4 mg/kg VO a cada 12 horas
Fexofenadina	30-60 mg/gato VO a cada 24 horas

administração a cada 72 horas, fazendo que essa terapia tenha boa relação custo-benefício. Os gatos devem ser negativos para o vírus da leucemia felina (FeLV) e o vírus da imunodeficiência felina (FIV). O risco de toxoplasmose é preocupante; porém; este risco parece ser muito baixo no momento de redação deste texto.

  c. A imunoterapia (vacina para alergia) é indicada em caso de ineficácia do tratamento medicamentoso ou sua não aceitação pelo proprietário ou na presença de efeitos adversos indesejáveis. De modo geral, 50% a 70% dos gatos atópicos apresentam respostas favoráveis à imunoterapia. A melhora clínica geralmente é observada em 3 a 8 meses, mas pode levar até 1 ano em alguns gatos.
4. O prognóstico é bom na maioria dos gatos, mas o manejo eficaz geralmente requer terapia vitalícia.

> **NOTA DO AUTOR**
>
> Embora extremamente comuns, os corticosteroides injetáveis de ação longa devem apenas ser usados como último recurso, já que efeitos cardíacos com risco de morte foram identificados em até 11% dos gatos; além disso, há outros riscos médicos mais conhecidos, inclusive diabetes e ITU.
>
> A ciclosporina (Atopica®) é extremamente bem tolerada pelos gatos, com pouquíssimos efeitos colaterais. É interessante notar que a ciclosporina parece conseguir controlar a maioria das causas imunológicas da dermatite felina, à exceção da alergia à saliva das pulgas (na ausência de controle desses insetos), a dermatofitose e a infestação por ácaros.

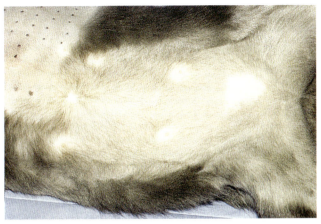

FIGURA 7-96 Atopia Felina. Alopecia alérgica no abdômen de um gato. Lesões alopécicas similares com lambedura excessiva podem ser causadas por alergia à saliva das pulgas, alergia alimentar e infestações por ácaro.

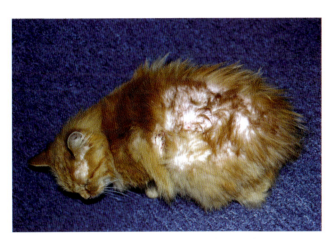

FIGURA 7-97 Atopia Felina. Alopecia multifocal no flanco e na área lombar de um gato com atopia.

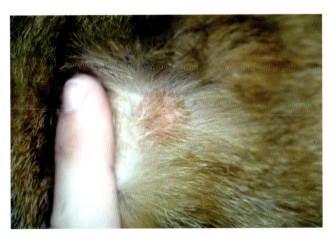

FIGURA 7-98 Atopia Felina. Eritema focal com alopecia discreta no flanco de um gato atópico. Esta lesão era uma placa eosinofílica branda.

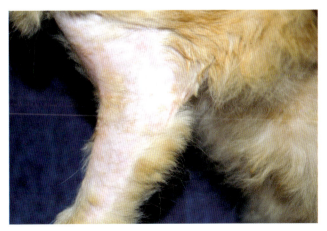

FIGURA 7-99 Atopia Felina. Alopecia alérgica com acometimento de quase todo o membro anterior de um gato atópico. Note a ausência completa de dermatite (inflamação aparente), que geralmente leva ao diagnóstico errôneo de alopecia psicogênica.

CAPÍTULO 7 ■ Distúrbios de Hipersensibilidade

Atopia Felina (Cont.)

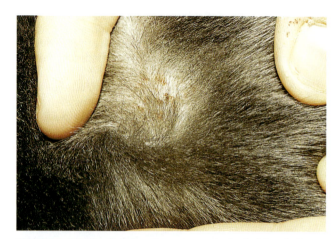

FIGURA 7-100 Atopia Felina. Pequenas crostas focais típicas da dermatite miliar em um gato atópico.

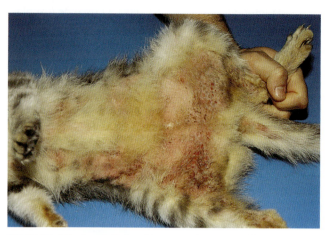

FIGURA 7-101 Atopia Felina. Alopecia e placas eosinofílicas em estágio inicial no abdômen de um gato alérgico.

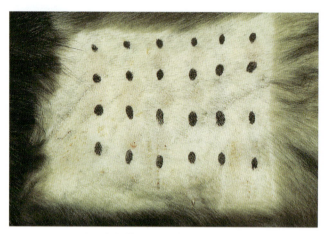

FIGURA 7-102 Atopia Felina. O resultado deste exame intradérmico para detecção de alergia mostra várias reações positivas. Note a sutileza das reações, que é típica dos exames para alergia em gatos.

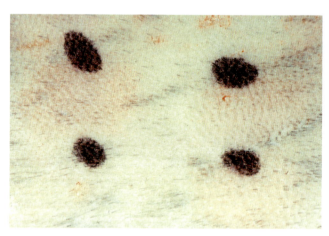

FIGURA 7-103 Atopia Felina. Ampliação do exame intradérmico para detecção de alergia mostrado na Figura 7-102. As reações positivas são máculas eritematosas.

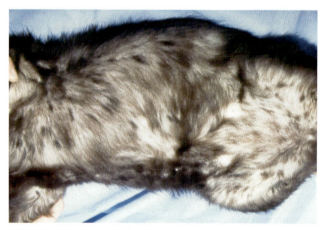

FIGURA 7-104 Atopia Felina. Alopecia generalizada irregular no tronco de um gato atópico.

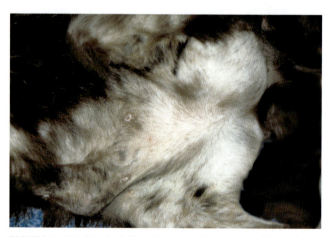

FIGURA 7-105 Atopia Felina. Alopecia alérgica no abdômen de um gato atópico. A inflamação cutânea pode ser branda e facilmente não observada.

Atopia Felina 221

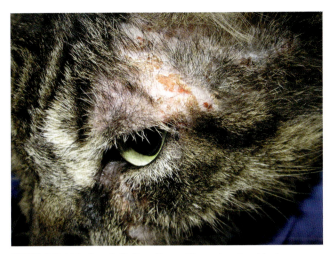

FIGURA 7-106 **Atopia Felina.** Dermatite periocular alérgica em um gato atópico.

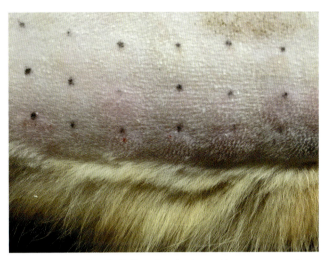

FIGURA 7-107 **Atopia Felina.** Resultado positivo ao teste cutâneo intradérmico para diagnóstico de alergia em um gato. Note a extrema sutileza das reações positivas em comparação aos exames caninos reativos.

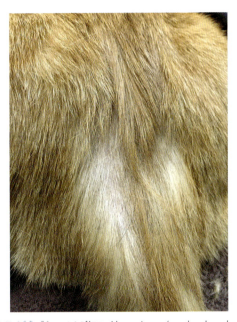

FIGURA 7-108 **Atopia Felina.** Alopecia na área lombar de um gato atópico. Note que a dermatite lombar não é patognomônica da dermatite por alergia à saliva das pulgas em gatos.

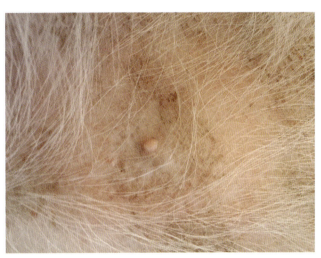

FIGURA 7-109 **Atopia Felina.** Tecido perimamário normal em um gato com atopia. Note que os gatos com doença cutânea autoimune geralmente apresentam grave dermatite perimamária.

Hipersensibilidade Alimentar Felina

Características

A hipersensibilidade alimentar felina é uma reação adversa a um alimento ou aditivo alimentar. Pode ocorrer em qualquer idade. É incomum em gatos, sendo menos observada do que a hipersensibilidade à saliva das pulgas, mas pode ser mais frequente do que a atopia felina.

Os gatos não apresentam um padrão exclusivo de alergia alimentar. A hipersensibilidade alimentar felina é caracterizada por prurido não sazonal que responde ou não ao tratamento com glicocorticoides. O prurido pode ser localizado na cabeça e no pescoço ou ser generalizado, com acometimento de tronco, ventre e membros. As lesões cutâneas são variáveis e podem incluir alopecia, eritema, dermatite miliar, lesões do complexo do granuloma eosinofílico, escoriações, crostas e descamações. A otite externa ceruminosa ou por *Malassezia* pode ser observada. Sintomas GI concomitantes (p. ex., diarreia, vômitos) podem ser relatados.

Principais Diagnósticos Diferenciais

Os diagnósticos diferenciais incluem dermatite por alergia à saliva das pulgas, atopia, hipersensibilidade à picada de mosquito, dermatofitose, ectoparasitas (queiletielose, ácaros de orelha, escabiose felina, demodicidose), alopecia psicogênica e pênfigo e linfoma cutâneo.

Diagnóstico

1. Descarte outros diagnósticos diferenciais, principalmente a dermatite por alergia à saliva das pulgas, a dermatofitose, a infestação por ácaros e a atopia.
2. Dermato-histopatologia (não diagnóstica): graus variáveis de dermatite perivascular superficial ou profunda, geralmente com predominância de eosinófilos ou mastócitos.
3. Exame para detecção de alergia alimentar (intradérmico ou sorológico) (não diagnóstica): não recomendado, já que os resultados do exame não são confiáveis.
4. Resposta à dieta hipoalergênica: melhora dos sintomas em 10 a 12 semanas após o início de dieta caseira ou ração de composição restrita (uma proteína e uma fonte de carboidrato). A dieta não deve conter os ingredientes anteriormente presentes na ração, em petiscos ou na comida caseira consumida pelo gato.
5. Desafio: recidiva dos sintomas horas a dias após a reintrodução do alérgeno suspeito na dieta

Tratamento e Prognóstico

1. Prevenção de infecções: qualquer piodermite secundária ou otite deve ser tratada da maneira adequada por 2 a 4 semanas.
2. Terapia sintomática (controle do prurido): o prurido pode ser controlado com anti-histamínicos, suplementos de ácidos graxos essenciais e glicocorticoides.
   a. Um programa integrado de controle de pulgas deve ser instituído para impedir que picadas de pulgas agravem o prurido.
   b. A administração sistêmica de anti-histamínicos pode reduzir os sintomas clínicos em 40% a 70% dos gatos atópicos. O efeito benéfico deve ocorrer em 1 a 2 semanas após a instituição da terapia (Tabela 7-3).
   c. A administração oral de suplementos de ácidos graxos pode ajudar a controlar o prurido em 20% a 50% dos gatos. O efeito benéfico deve ocorrer em 8 a 12 semanas após a instituição da terapia. Um efeito sinérgico pode ser observado quando suplementos de ácidos graxos essenciais são combinados a outras terapias.
   d. A administração sistêmica de glicocorticoides controla o prurido, mas quase sempre causa efeitos adversos brandos a graves e pode aumentar o risco de infecções por MRS. As terapias eficazes incluem as seguintes:
      – Prednisolona, em dose de 2 mg/kg VO a cada 24 horas, até a resolução do prurido e das lesões (≈ 2-8 semanas); então, 2 mg/kg VO a cada 48 horas por 2 a 4 semanas, com redução à menor dose possível, em dias alternados, em caso de necessidade de terapia de manutenção em longo prazo
      – Dexametasona, em dose de 2 mg VO a cada 1 a 3 dias para redução do prurido e, então, diminuída à menor frequência possível necessária
3. Tratamento da alergia:
   a. Os alérgenos dietéticos ofensores devem ser evitados. A dieta caseira balanceada ou ração comercial hipoalergênica deve ser oferecida.
   b. A ciclosporina (Atopica®), em dose de 7,5 mg/kg VO, pode ser administrada a cada 24 horas até a observação de efeitos benéficos (≈ 4-6 semanas). A seguir, a frequência de administração deve ser gradualmente reduzida a cada 48 a 72 horas. Muitos gatos podem ser mantidos com a administração a cada 72 horas, fazendo que essa terapia tenha boa relação custo-benefício. Os gatos devem ser FeLV e FIV-negativos. O risco de toxoplasmose é preocupante; porém, esse risco parece ser muito baixo no momento de redação deste texto.
4. O prognóstico é bom caso o gato aceite a dieta hipoalergênica. Em caso de recidiva, a não adesão do proprietário ao tratamento deve ser excluída, assim como o desenvolvimento de hipersensibilidade alimentar à nova dieta, dermatofitose, ectoparasitas, atopia concomitante e dermatite por alergia à saliva das pulgas.

NOTA DO AUTOR

Embora extremamente comuns, os corticosteroides injetáveis de ação longa devem apenas ser usados como último recurso, já que efeitos cardíacos com risco de morte foram identificados em até 11% dos gatos; além disso, há outros riscos médicos mais conhecidos, inclusive diabetes e ITU.

A ciclosporina (Atopica®) é extremamente bem tolerada pelos gatos, com pouquíssimos efeitos colaterais. É interessante notar que a ciclosporina parece conseguir controlar a maioria das causas imunológicas da dermatite felina, à exceção da alergia à saliva das pulgas (na ausência de controle desses insetos), a dermatofitose e a infestação por ácaros.

Texto continua na p. 226

Hipersensibilidade Alimentar Felina | 223

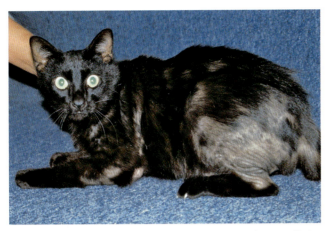

FIGURA 7-110 Hipersensibilidade Alimentar Felina. Alopecia alérgica na região lombar e na porção caudal da coxa em um gato com alergia alimentar.

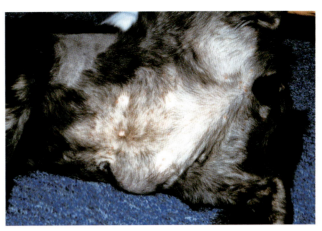

FIGURA 7-111 Hipersensibilidade Alimentar Felina. Ampliação da foto do gato mostrado na Figura 7-110. A alopecia geralmente é a lesão predominante em gatos alérgicos. Note que a pele está em boas condições, com pouca inflamação aparente.

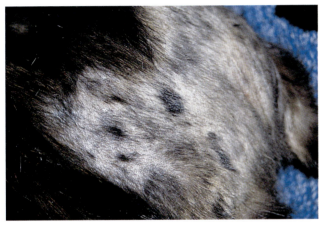

FIGURA 7-112 Hipersensibilidade Alimentar Felina. Ampliação da foto do gato mostrado na Figura 7-110. A alopecia alérgica no abdômen é aparente.

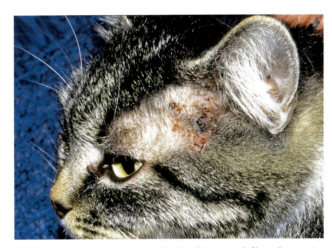

FIGURA 7-113 Hipersensibilidade Alimentar Felina. Dermatite pré-auricular, composta por alopecia e erupção papular descamativa típicas da dermatite miliar.

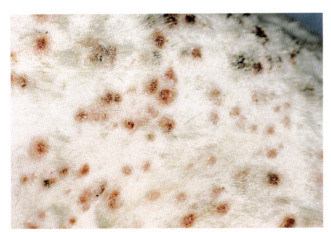

FIGURA 7-114 Hipersensibilidade Alimentar Felina. Grave dermatite papular eosinofílica no tronco de um gato. A erupção papular acometia a maior parte do corpo do gato.

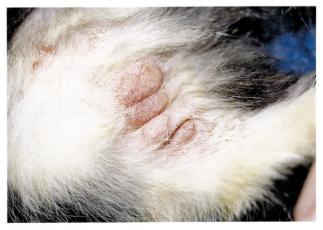

FIGURA 7-115 Hipersensibilidade Alimentar Felina. Uma placa eosinofílica no abdômen de um gato com alergia alimentar.

CAPÍTULO 7 ■ Distúrbios de Hipersensibilidade

Hipersensibilidade Alimentar Felina (Cont.)

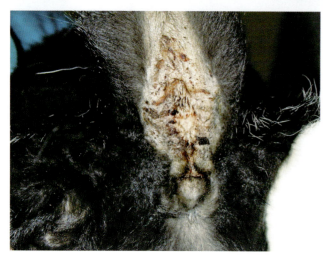

FIGURA 7-116 **Hipersensibilidade Alimentar Felina.** Dermatite perianal em um gato com alergia alimentar. A dermatite perianal é um achado comum em animais com alergia alimentar.

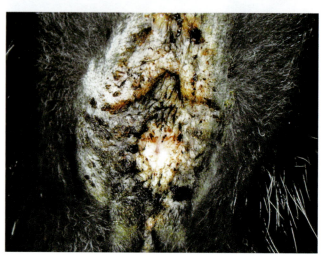

FIGURA 7-117 **Hipersensibilidade Alimentar Felina.** Dermatite perianal em um gato com alergia alimentar.

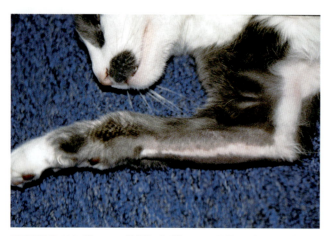

FIGURA 7-118 **Hipersensibilidade Alimentar Felina.** Alopecia alérgica com acometimento de quase todo o membro anterior deste gato alérgico.

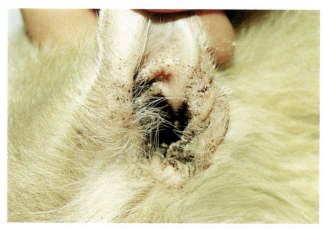

FIGURA 7-119 **Hipersensibilidade Alimentar Felina.** Otite externa causada por uma infecção bacteriana e leveduriforme secundária associada à alergia. A otite se resolveu após o tratamento das infecções secundárias e a alteração da dieta.

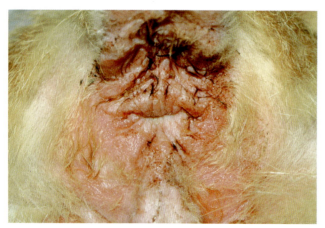

FIGURA 7-120 **Hipersensibilidade Alimentar Felina.** Eritema e alopecia graves com acometimento da área perianal de um gato com alergia alimentar.

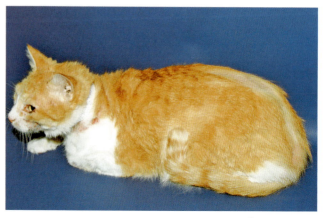

FIGURA 7-121 **Hipersensibilidade Alimentar Felina.** À distância, este gato com alergia alimentar apresenta apenas lesões brandas com acometimento da face e da região lombar dorsal.

Hipersensibilidade Alimentar Felina 225

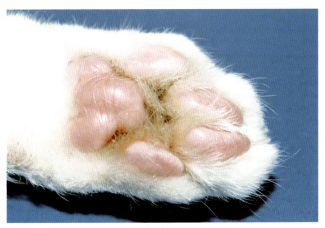

FIGURA 7-122 **Hipersensibilidade Alimentar Felina.** Mesmo gato mostrado na Figura 7-121. As patas parecem saudáveis até o exame mais meticuloso do espaço interdigital.

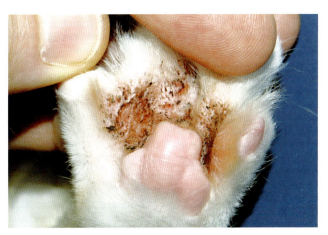

FIGURA 7-123 **Hipersensibilidade Alimentar Felina.** Mesmo gato mostrado na Figura 7-121. A dermatite interdigital apresentava uma infecção bacteriana secundária causada pela alergia.

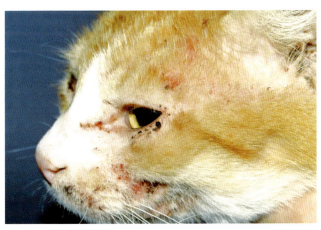

FIGURA 7-124 **Hipersensibilidade Alimentar Felina.** Dermatite facial, alopecia e eritema descamativo, evidenciando a natureza pruriginosa dessa doença.

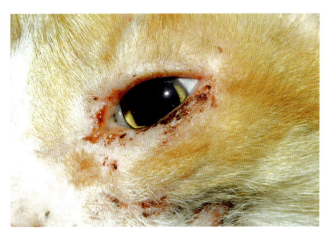

FIGURA 7-125 **Hipersensibilidade Alimentar Felina.** Ampliação da foto do mesmo gato mostrado na Figura 7-124. Lesões eritematosas e descamativas são aparentes.

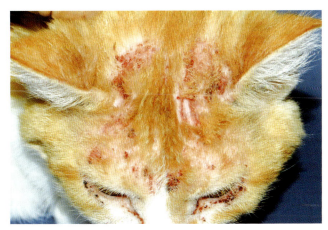

FIGURA 7-126 **Hipersensibilidade Alimentar Felina.** Mesmo gato mostrado na Figura 7-124. A alopecia com eritema e descamação é aparente.

CAPÍTULO 7 ■ Distúrbios de Hipersensibilidade

Hipersensibilidade à Picada de Mosquito

Características

A hipersensibilidade à picada de mosquito é uma doença sazonal incomum em gatos sensibilizados.

A hipersensibilidade à picada de mosquito provoca pápulas, pústulas, erosões e crostas com prurido brando a intenso na ponte nasal e no pavilhão auricular externo. As lesões podem ser hipopigmentadas ou hiperpigmentadas e simétricas. A ponte nasal geralmente apresenta aumento de volume. Os coxins, principalmente suas margens externas, podem apresentar hiperqueratose, hiperpigmentação ou hipopigmentação, fissuras, dor, aumento de volume ou úlceras. Pode haver linfadenomegalia periférica.

Principais Diagnósticos Diferenciais

Os diagnósticos diferenciais incluem dermatite por alergia à saliva das pulgas, alergia alimentar, atopia, dermatofitose, ácaros de orelha, demodicidose, pododermatite plasmocitária e doenças cutâneas autoimunes.

Diagnóstico

1. Histórico sazonal, achados clínicos e resposta ao confinamento em ambientes sem mosquitos. As lesões melhoram em 4 a 7 dias.
2. Dermato-histopatologia (não diagnóstica): dermatite eosinofílica perivascular hiperplásica superficial a difusa.

Tratamento e Prognóstico

1. O gato deve ser confinado em ambientes fechados, principalmente ao amanhecer e anoitecer, quando os mosquitos são mais ativos.
2. Para repelir os mosquitos, o cuidador deve aplicar um *spray* de piretrina diluído em água nas áreas afetadas a cada 24 horas. Deve-se ter cuidado ao usar piretroides em gatos. Repelentes tópicos de mosquitos para uso humano podem ser tóxicos para gatos.
3. Se a exposição a mosquito não puder ser evitada, as terapias usadas no controle da atopia podem ser benéficas.
4. O prognóstico é bom, mas a escoriação permanente é uma possível sequela em gatos com acometimento grave.

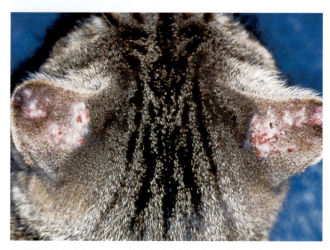

FIGURA 7-128 **Hipersensibilidade à Picada de Mosquito.** Ampliação da foto do gato mostrado na Figura 7-127. A alopecia e as crostas no pavilhão auricular foram causadas pela hipersensibilidade a picadas de mosquitos. Note a semelhança com a doença cutânea autoimune.

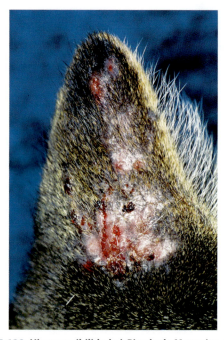

FIGURA 7-129 **Hipersensibilidade à Picada de Mosquito.** Ampliação da foto do gato mostrado na Figura 7-127. Alopecia e crostas no pavilhão auricular.

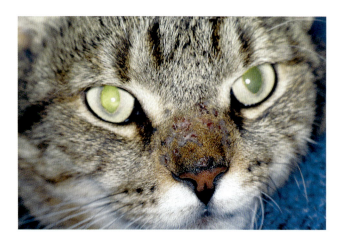

FIGURA 7-127 **Hipersensibilidade à Picada de Mosquito.** A alopecia e as crostas na ponte nasal foram causadas por picadas de mosquitos.

Hipersensibilidade à Picada de Mosquito 227

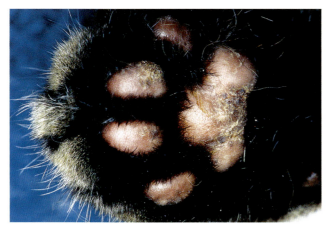

FIGURA 7-130 **Hipersensibilidade à Picada de Mosquito.** Ampliação da foto do gato mostrado na Figura 7-127. Hiperqueratose e formação de crostas nos coxins. Note a semelhança com a pododermatite plasmocitária e as doenças cutâneas autoimunes.

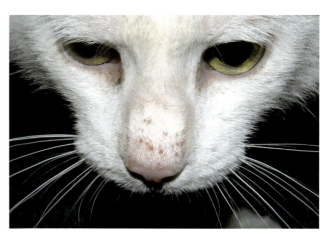

FIGURA 7-131 **Hipersensibilidade à Picada de Mosquito.** Alopecia multifocal e formação de crostas no focinho de um gato.

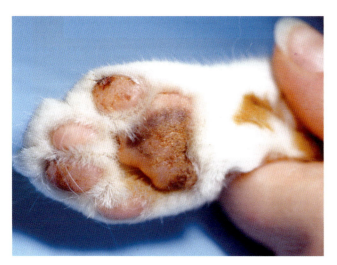

FIGURA 7-132 **Hipersensibilidade à Picada de Mosquito.** Hiperqueratose e formação de crostas nos coxins. Note a semelhança com as doenças cutâneas autoimunes e a pododermatite plasmocitária.

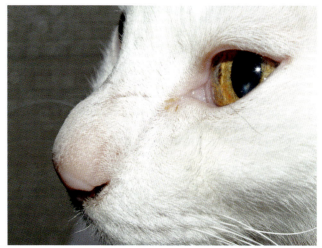

FIGURA 7-133 **Hipersensibilidade à Picada de Mosquito.** Aumento de volume do focinho em um gato alérgico. A pele está em boas condições. Note a semelhança com os estágios iniciais da infecção por *Cryptococcus* em gatos.

Placa Eosinofílica Felina

Características

A placa eosinofílica felina é uma doença cutânea inflamatória geralmente associada a uma hipersensibilidade subjacente, em especial a alergia à saliva das pulgas, mas também a alergia alimentar ou a atopia. As placas eosinofílicas felinas também podem ser uma manifestação de infecções bacterianas. A doença é comum em gatos, com maior incidência em adultos jovens a indivíduos de meia-idade.

A doença é caracterizada por placas bem circunscritas, elevadas, eritematosas, erodidas ou ulceradas e únicas a múltiplas. As lesões geralmente são intensamente pruriginosas e podem ocorrer em qualquer local do corpo, mas são mais comuns na porção ventral do abdômen e na região medial das coxas. Pode haver linfadenomegalia regional.

Principais Diagnósticos Diferenciais

Os diagnósticos diferenciais incluem granulomas bacterianos ou fúngicos e neoplasias.

Diagnóstico

1. O diagnóstico é, de modo geral, baseado na anamnese e nos achados clínicos e no descarte de outros diagnósticos diferenciais.
2. Citologia (esfregaço por impressão): eosinófilos geralmente são observados, mas pode haver predominância de neutrófilos e bactérias em caso de infecção secundária da lesão.
3. Dermato-histopatologia: dermatite perivascular hiperplásica, superficial e profunda a eosinofílica e difusa. Microabscessos eosinofílicos podem ser observados.
4. Hemograma: a eosinofilia periférica é comum.

Tratamento e Prognóstico

1. Qualquer piodermite secundária deve ser tratada de forma adequada por 2 a 4 semanas.
2. Quaisquer alergias subjacentes devem ser identificadas e tratadas, principalmente a dermatite por alergia à saliva das pulgas. A administração de nitempiram por 1 mês (em dias alternados) pode ser a única forma de comprovar a associação à alergia à saliva das pulgas em alguns pacientes.
3. A administração sistêmica de anti-histamínicos pode reduzir os sintomas clínicos em 40% a 70% dos gatos atópicos. O efeito benéfico deve ocorrer 2 semanas após a instituição da terapia (Tabela 7-3).
4. A ciclosporina (Atopica®), em dose de 7,5 mg/kg VO, pode ser administrada a cada 24 horas até a observação de efeitos benéficos (≈ 4-6 semanas). A seguir, a frequência de administração deve ser gradualmente reduzida a cada 48 a 72 horas. Muitos gatos podem ser mantidos com o tratamento a cada 72 horas, fazendo que essa terapia tenha boa relação custo-benefício. Os gatos devem ser FeLV e FIV-negativos. O risco de toxoplasmose é preocupante; porém, esse risco parece ser muito baixo no momento de redação deste texto.
5. A administração sistêmica de glicocorticoides pode causar a redução rápida da gravidade da lesão e do prurido, mas quase sempre causa efeitos adversos brandos a graves e pode aumentar o risco de infecções por MRS. As terapias eficazes incluem as seguintes:
    - Para indução de remissão, a prednisolona, em dose de 2 mg/kg VO a cada 12 horas, deve ser administrada até a resolução das lesões (≈ 2-8 semanas). A melhora significativa deve ser observada em 2 a 4 semanas. Após a resolução das lesões, a terapia oral com prednisolona deve ser gradualmente reduzida até a menor dose possível, administrada em dias alternados
    - Dexametasona, em dose de 2 mg VO a cada 1 a 3 dias para redução do prurido e, então, diminuída à menor frequência possível necessária
    - Triancinolona (dose de indução), 0,8 mg/kg VO a cada 24 horas
6. As terapias medicamentosas alternativas que podem ser eficazes incluem as seguintes:
    - Trimetoprima-sulfa, em dose de 125 mg/gato a cada 12 horas
    - Doxiciclina, em dose de 5 a 10 mg/kg a cada 12 horas
    - A administração oral de suplementos de ácidos graxos pode ajudar a controlar o prurido em 20% a 50% dos gatos. O efeito benéfico deve ocorrer em 8 a 12 semanas após a instituição da terapia. Um efeito sinérgico pode ser observado quando suplementos de ácidos graxos essenciais são combinados a outras terapias
7. Outros tratamentos que podem ser eficazes em alguns gatos incluem excisão cirúrgica, terapia com *laser* e radioterapia; porém, efeitos adversos e complicações da ferida são comuns.
8. O prognóstico é variável. Nos gatos com alergias subjacentes submetidos a tratamentos eficazes, o prognóstico é bom. Gatos com lesões recorrentes sem identificação da causa subjacente geralmente precisam de tratamento prolongado para manutenção da remissão. Nesses gatos, o prognóstico é mais reservado, já que podem se tornar refratários ou desenvolver efeitos adversos inaceitáveis em decorrência da terapia medicamentosa.

NOTA DO AUTOR

Embora extremamente comuns, os corticosteroides injetáveis de ação longa devem apenas ser usados como último recurso, já que efeitos cardíacos com risco de morte foram identificados em até 11% dos gatos; além disso, há outros riscos médicos mais conhecidos, inclusive diabetes e ITU.

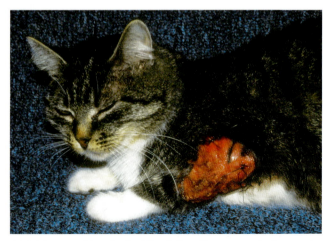

FIGURA 7-134 Placa Eosinofílica Felina. Uma extensa lesão com alopecia, eritema e erosão com exsudato úmido, típica dessa doença. Note que a localização é atípica.

Hipersensibilidade à Picada de Mosquito 229

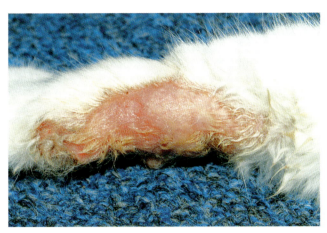

FIGURA 7-135 **Placa Eosinofílica Felina.** Uma lesão eritematosa alopécica com o exsudato úmido na porção distal do membro anterior de um gato. Esta placa eosinofílica foi causada pela dermatite por alergia à saliva das pulgas.

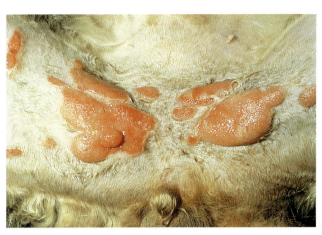

FIGURA 7-136 **Placa Eosinofílica Felina.** Estas placas erosivas multifocais no abdômen eram intensamente pruriginosas. Note o eritema intenso e o exsudato úmido típico dessa síndrome.

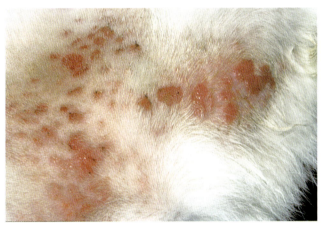

FIGURA 7-137 **Placa Eosinofílica Felina.** Múltiplas pequenas placas eritematosas e alopécicas no abdômen de um gato com alergia à saliva das pulgas.

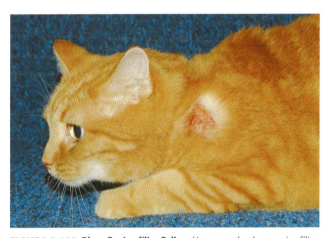

FIGURA 7-138 **Placa Eosinofílica Felina.** Uma grande placa eosinofílica no ombro de um gato com alergia à saliva das pulgas.

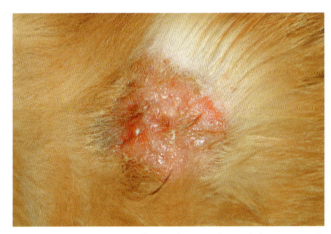

FIGURA 7-139 **Placa Eosinofílica Felina.** Ampliação da lesão mostrada na Figura 7-138. A lesão eritematosa, erosiva e alopécica e o exsudato úmido são típicos dessa doença.

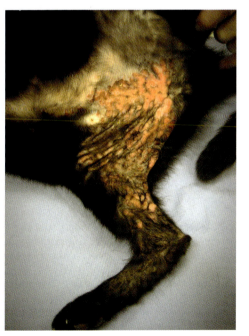

FIGURA 7-140 **Placa Eosinofílica Felina.** Grave placa eosinofílica na porção interna do membro de um gato atópico.

Granuloma Eosinofílico Felino (Granuloma Linear)

Características

O granuloma eosinofílico felino é uma doença inflamatória cutânea ou da mucosa oral geralmente associada a uma hipersensibilidade subjacente, em especial a alergia à saliva das pulgas, mas também à alergia alimentar e à atopia. É comum em gatos.

As lesões cutâneas tendem a ser isoladas e podem ser placas lineares elevadas e firmes ou aumentos de volume papulares a nodulares, edematosos ou firmes. As lesões podem apresentar eritema, alopecia, erosão ou úlceras brandas, mas geralmente não são dolorosas ou pruriginosas. As lesões podem ocorrer em qualquer local do corpo, mas são mais comuns no aspecto caudal da coxa (granuloma linear) e no mento ou no lábio (aumento de volume). Pode haver linfadenomegalia regional. As lesões orais são caracterizadas por pápulas, nódulos ou placas bem circunscritas e são encontradas na língua ou no palato. Os gatos com lesões orais podem apresentar disfagia.

Principais Diagnósticos Diferenciais

Os diagnósticos diferenciais incluem granulomas bacterianos ou fúngicos e neoplasias.

Diagnóstico

1. O diagnóstico é, de modo geral, baseado na anamnese e nos achados clínicos e no descarte de outros diagnósticos diferenciais.
2. Citologia (esfregaço por impressão): muitos eosinófilos são observados, mas pode haver predominância de neutrófilos e bactérias em caso de infecção secundária da lesão.
3. Dermato-histopatologia: granuloma nodular a difuso, composto por eosinófilos, histiócitos e células gigantes multinucleadas com focos de degeneração de colágeno.
4. Hemograma: a eosinofilia periférica pode ser observada.

Tratamento e Prognóstico

1. Qualquer piodermite secundária deve ser tratada de forma adequada por 2 a 4 semanas.
2. Quaisquer alergias subjacentes devem ser identificadas e tratadas, principalmente a dermatite por alergia à saliva das pulgas. A administração de nitempiram por 1 mês (em dias alternados) pode ser a única forma de comprovar a associação à alergia à saliva das pulgas em alguns pacientes.
3. A administração sistêmica de anti-histamínicos pode reduzir os sintomas clínicos em 40% a 70% dos gatos atópicos. O efeito benéfico deve ocorrer 2 semanas após a instituição da terapia (Tabela 7-3).
4. A ciclosporina (Atopica®), em dose de 7,5 mg/kg VO, pode ser administrada a cada 24 horas até a observação de efeitos benéficos (≈ 4-6 semanas). A seguir, a frequência de administração deve ser gradualmente reduzida a cada 48 a 72 horas. Muitos gatos podem ser mantidos com o tratamento a cada 72 horas, fazendo que essa terapia tenha boa relação custo-benefício. Os gatos devem ser FeLV e FIV-negativos. O risco de toxoplasmose é preocupante; porém; esse risco parece ser muito baixo no momento de redação deste texto.
5. A administração sistêmica de glicocorticoides pode causar a redução rápida da gravidade da lesão e do prurido, mas quase sempre causa efeitos adversos brandos a graves e pode aumentar o risco de infecções por MRS. As terapias eficazes incluem as seguintes:
    - Para indução de remissão, a prednisolona, em dose de 2 mg/kg VO a cada 12 horas, deve ser administrada até a resolução das lesões (≈ 2-8 semanas). A melhora significativa deve ser observada em 2 a 4 semanas. Após a resolução das lesões, a terapia oral com prednisolona deve ser gradualmente reduzida até a menor dose possível, administrada em dias alternados
    - Dexametasona, em dose de 2 mg VO a cada 1 a 3 dias para redução do prurido e, então, diminuída à menor frequência possível necessária
    - Triancinolona (dose de indução) 0,8 mg/kg VO a cada 24 horas
6. As terapias medicamentosas alternativas que podem ser eficazes incluem as seguintes:
    - Trimetoprima-sulfa, em dose de 125 mg/gato a cada 12 horas
    - Doxiciclina, em dose de 5 a 10 mg/kg a cada 12 horas
    - A administração oral de suplementos de ácidos graxos pode ajudar a controlar o prurido em 20% a 50% dos gatos. O efeito benéfico deve ocorrer em 8 a 12 semanas após a instituição da terapia. Um efeito sinérgico pode ser observado quando suplementos de ácidos graxos essenciais são combinados a outras terapias
7. Outros tratamentos que podem ser eficazes em alguns gatos incluem excisão cirúrgica, terapia com *laser* e radioterapia; porém, efeitos adversos e complicações da ferida são comuns.
8. O prognóstico é variável. Nos gatos com alergias subjacentes submetidos a tratamentos eficazes, o prognóstico é excelente. Os gatos com lesões recorrentes sem identificação da causa subjacente geralmente precisam de tratamento prolongado para manutenção da remissão. Nesses gatos, o prognóstico é mais reservado, já que podem se tornar refratários ou desenvolver efeitos adversos inaceitáveis em decorrência da terapia medicamentosa.

NOTA DO AUTOR

Embora extremamente comuns, os corticosteroides injetáveis de ação longa devem apenas ser usados como último recurso, já que efeitos cardíacos com risco de morte foram identificados em até 11% dos gatos; além disso, há outros riscos médicos mais conhecidos, inclusive diabetes e ITU.

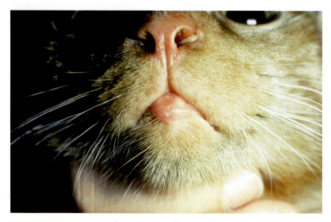

FIGURA 7-141 Granuloma Eosinofílico Felino. Aumento de volume tecidual e eritema no lábio inferior de um gato. Note a semelhança com uma úlcera indolente, que geralmente ocorre no lábio superior. (*Cortesia de D. Angarano.*)

Granuloma Eosinofílico Felino

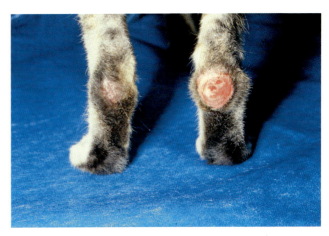

FIGURA 7-143 Granuloma Eosinofílico Felino. Um granuloma eosinofílico circular no membro posterior.

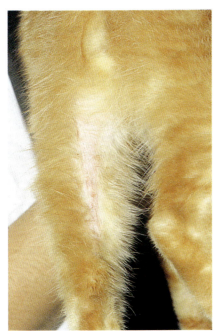

FIGURA 7-142 Granuloma Eosinofílico Felino. Uma região linear espessada de alopecia e eritema na porção caudal do membro posterior. A inflamação associada aos granulomas eosinofílicos lineares cria uma lesão palpável distinta. *(Cortesia de D. Angarano.)*

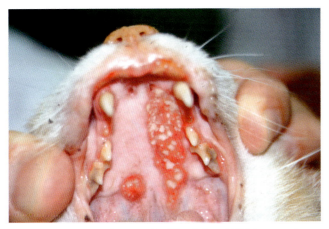

FIGURA 7-144 Granuloma Eosinofílico Felino. Múltiplos granulomas coalescentes no palato duro de um gato com alergia à saliva das pulgas.

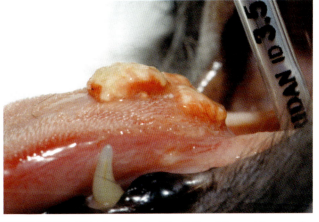

FIGURA 7-145 Granuloma Eosinofílico Felino. Estes grandes granulomas coalescentes se desenvolveram ao longo de várias semanas. O gato apresentou dificuldade de deglutição, com necessidade de intervenção médica agressiva.

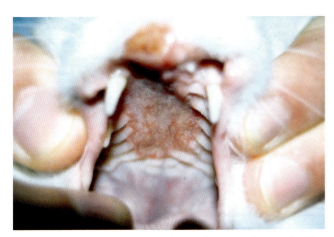

FIGURA 7-146 Granuloma Eosinofílico Felino. Granuloma eosinofílico no palato duro de um gato adulto.

Úlcera Indolente (Úlcera Eosinofílica)

Características

A úlcera indolente é uma doença cutânea ulcerativa geralmente associada a uma hipersensibilidade subjacente, em especial a alergia à saliva das pulgas, mas também à alergia alimentar e à atopia. A úlcera indolente pode também ser uma manifestação de infecções bacterianas. A doença é comum em gatos.

A lesão começa como uma pequena úlcera, similar a uma cratera, com margens elevadas e que, mais comumente, afeta o lábio superior. A lesão tende a ser unilateral, mas pode ser bilateral. A úlcera pode crescer de forma progressiva e causar desfiguração, mas não é dolorosa ou pruriginosa. Pode haver linfadenomegalia regional.

Principais Diagnósticos Diferenciais

Os diagnósticos diferenciais incluem neoplasia e infecção (bacteriana, fúngica, viral).

Diagnóstico

1. De modo geral, o diagnóstico é baseado na anamnese e nos achados clínicos.
2. Dermato-histopatologia: dermatite superficial a intersticial, ulcerativa, perivascular, hiperplásica e fibrose. As células inflamatórias são formadas principalmente por neutrófilos e células mononucleares; eosinófilos geralmente não são observados.

Tratamento e Prognóstico

1. Qualquer piodermite secundária deve ser tratada de forma adequada por 2 a 4 semanas.
2. Quaisquer alergias subjacentes devem ser identificadas e tratadas, principalmente a dermatite por alergia à saliva das pulgas. A administração de nitempiram por 1 mês (em dias alternados) pode ser a única forma de comprovar a associação à alergia à saliva das pulgas em alguns pacientes.
3. A administração sistêmica de anti-histamínicos pode reduzir os sintomas clínicos em 40% a 70% dos gatos atópicos. O efeito benéfico deve ocorrer 2 semanas após a instituição da terapia (Tabela 7-3).
4. A ciclosporina (Atopica®), em dose de 7,5 mg/kg VO, pode ser administrada a cada 24 horas até a observação de efeitos benéficos (≈ 4-6 semanas). A seguir, a frequência de administração deve ser gradualmente reduzida a cada 48 a 72 horas. Muitos gatos podem ser mantidos com o tratamento a cada 72 horas, fazendo que essa terapia tenha boa relação custo-benefício. Os gatos devem ser FeLV e FIV-negativos. O risco de toxoplasmose é preocupante; porém, esse risco parece ser muito baixo no momento de redação deste texto.
5. A administração sistêmica de glicocorticoides pode causar a redução rápida da gravidade da lesão e do prurido, mas quase sempre causa efeitos adversos brandos a graves e pode aumentar o risco de infecções por MRS. As terapias eficazes incluem as seguintes:
   - Para indução de remissão, a prednisolona, em dose de 2 mg/kg VO a cada 12 horas, deve ser administrada até a resolução das lesões (≈ 2-8 semanas). A melhora significativa deve ser observada em 2 a 4 semanas. Após a resolução das lesões, a terapia oral com prednisolona deve ser gradualmente reduzida até a menor dose possível, administrada em dias alternados
   - Dexametasona, em dose de 2 mg VO a cada 1 a 3 dias para redução do prurido e, então, diminuída à menor frequência possível necessária
   - Triancinolona (dose de indução) 0,8 mg/kg VO a cada 24 horas
6. As terapias medicamentosas alternativas que podem ser eficazes incluem as seguintes:
   - Trimetoprima-sulfa, em dose de 125 mg/gato a cada 12 horas
   - Doxiciclina, em dose de 5 a 10 mg/kg a cada 12 horas
   - A administração oral de suplementos de ácidos graxos pode ajudar a controlar o prurido em 20% a 50% dos gatos. O efeito benéfico deve ocorrer em 8 a 12 semanas após a instituição da terapia. Um efeito sinérgico pode ser observado quando suplementos de ácidos graxos essenciais são combinados a outras terapias
7. Outros tratamentos que podem ser eficazes em alguns gatos incluem excisão cirúrgica, terapia com *laser* e radioterapia; porém, efeitos adversos e complicações da ferida são comuns.
8. O prognóstico é variável, dependendo da causa subjacente. Nos gatos com alergias subjacentes submetidos a tratamentos eficazes, o prognóstico é excelente. Os gatos com lesões recorrentes sem identificação da causa subjacente geralmente precisam de tratamento prolongado para manutenção da remissão. Nesses gatos, o prognóstico é mais reservado, já que podem se tornar refratários ou desenvolver efeitos adversos inaceitáveis em decorrência da terapia medicamentosa.

NOTA DO AUTOR

Embora extremamente comuns, os corticosteroides injetáveis de ação longa devem apenas ser usados como último recurso, já que efeitos cardíacos com risco de morte foram identificados em até 11% dos gatos; além disso, há outros riscos médicos mais conhecidos, inclusive diabetes e ITU.

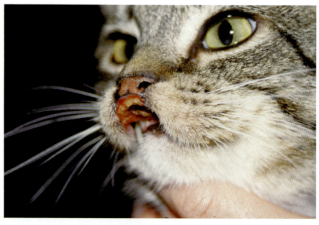

FIGURA 7-147 Úlcera Indolente. A grave destruição tecidual do lábio superior foi causada por uma lesão ulcerativa severa em um gato com alergia à saliva das pulgas.

Úlcera Indolente 233

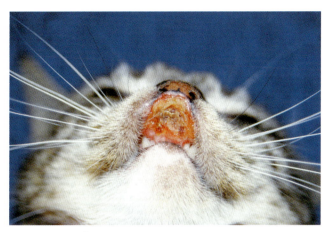

FIGURA 7-148 Úlcera Indolente. Ampliação da foto do gato mostrado na Figura 7-147. A grave destruição tecidual e a ulceração do lábio superior são aparentes. Todo o lábio superior, com extensão até o plano nasal, foi destruído.

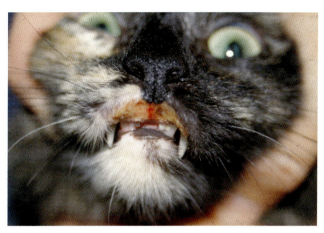

FIGURA 7-149 Úlcera Indolente. Alopecia e ulceração do lábio superior em um gato.

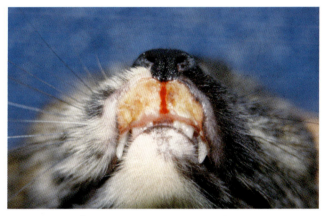

FIGURA 7-150 Úlcera Indolente. Ampliação da foto do gato mostrado na Figura 7-149. A destruição tecidual e a ulceração do lábio superior são aparentes.

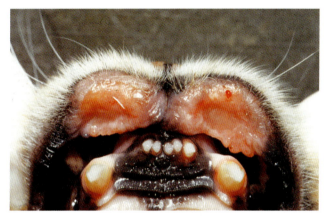

FIGURA 7-151 Úlcera Indolente. O aumento do volume tecidual e a ulceração do lábio superior são característicos das úlceras indolentes.

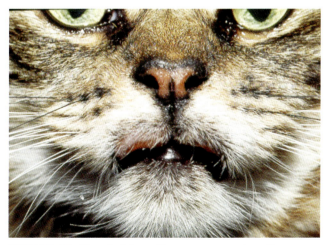

FIGURA 7-152 Úlcera Indolente. Mesmo gato mostrado na Figura 7-151. A lesão tem aparência branda, com alopecia discreta e aumento de volume.

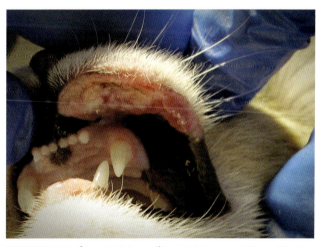

FIGURA 7-153 Úlcera Indolente. Úlcera indolente e tecido proliferativo nos lábios de um gato alérgico.

Pododermatite Plasmocitária Felina

Características

A pododermatite plasmocitária felina é uma doença inflamatória plasmocitária dos coxins. Embora a patogênese exata seja desconhecida, a ocorrência de hipergamaglobulinemia persistente, extensa infiltração tecidual por plasmócitos e a resposta benéfica à terapia com glicocorticoides sugere uma causa imunomediada. A doença é rara em gatos.

A pododermatite plasmocitária felina é caracterizada pelo aumento de volume assintomático de múltiplos coxins, que apresentam consistência macia e esponjosa. Os coxins metacárpicos e metatársicos são mais comumente afetados, mas os coxins digitais também podem ser acometidos. Os coxins com aumento de volume podem ulcerar e sangram com facilidade, o que provoca dor e claudicação. A linfadenomegalia regional pode ser observada. Ocasionalmente, a dermatite plasmocitária concomitante causa aumento de volume da ponte nasal, estomatite plasmocitária, glomerulonefrite imunemediada ou amiloidose renal.

Principais Diagnósticos Diferenciais

Os diagnósticos diferenciais incluem granulomas eosinofílicos, granulomas bacterianos ou fúngicos, neoplasias, doenças autoimunes e hipersensibilidade à picada de mosquito.

Diagnóstico

1. Descarte outros diagnósticos diferenciais.
2. Citologia (aspirado): numerosos plasmócitos. Números menores de linfócitos e neutrófilos podem ser observados.
3. Dermato-histopatologia: infiltração dérmica perivascular a difusa com plasmócitos e células de Mott (plasmócitos que contêm imunoglobulina, que se coram em rosa forte). Números variáveis de neutrófilos e linfócitos podem estar presentes.

Tratamento e Prognóstico

1. As lesões assintomáticas podem regredir de forma espontânea, sem tratamento.
2. Quaisquer alergias subjacentes devem ser identificadas e tratadas, principalmente a dermatite por alergia à saliva das pulgas. A administração de nitempiram por 1 mês (em dias alternados) pode ser a única forma de comprovar a associação à alergia à saliva das pulgas em alguns pacientes.
3. Qualquer piodermite secundária deve ser tratada de forma adequada por 2 a 4 semanas.
4. Nas lesões dolorosas ou ulceradas, o tratamento sistêmico com glicocorticoides geralmente é eficaz, embora as úlceras hemorrágicas possam precisar de intervenção cirúrgica. A prednisolona, em dose de 4 mg/kg VO, deve ser administrada a cada 24 horas até a resolução das lesões e, então, gradualmente reduzida. A melhora deve ser observada em 2 a 3 semanas e a resolução, em 10 a 14 semanas. Corticosteroides alternativos incluem os seguintes:
    - Dexametasona, em dose de 2 mg VO a cada 1-3 dias para redução do prurido e, então, diminuída à menor frequência possível necessária
    - Triancinolona (dose de indução), 0,8 mg/kg VO a cada 24 horas
5. A ciclosporina (Atopica®), em dose de 5-10 mg/kg VO, pode ser administrada a cada 24 horas a observação de efeitos benéficos (≈ 4-6 semanas). A seguir, a frequência de administração deve ser gradualmente reduzida a cada 48 a 72 horas. Muitos gatos podem ser mantidos com o tratamento a cada 72 horas, fazendo que essa terapia tenha boa relação custo-benefício. Os gatos devem ser FeLV e FIV-negativos. O risco de toxoplasmose é preocupante; porém, esse risco parece ser muito baixo no momento de redação deste texto.
6. A doxiciclina, em dose de 5 a 10 mg/kg VO a cada 12 horas, pode ser eficaz. A melhora deve ser observada em 1 a 2 meses. O tratamento é mantido até a cicatrização completa dos coxins. Em alguns gatos, o tratamento com doxiciclina pode precisar ser continuado de forma indefinida para manutenção da remissão.
7. As úlceras hemorrágicas podem precisar de intervenção cirúrgica. A excisão cirúrgica ampla dos coxins afetados pode ser curativa sem uso concomitante de terapia medicamentosa.
8. O prognóstico é bom na maioria dos gatos, a não ser na presença concomitante de estomatite ou doença renal.

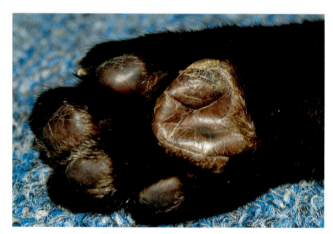

FIGURA 7-154 Pododermatite Plasmocitária. O coxim central apresenta aumento de volume, com textura macia, à palpação. Há também hiperqueratose branda.

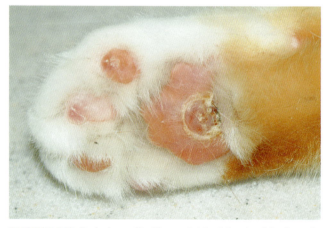

FIGURA 7-155 Pododermatite Plasmocitária. A área focal de ulceração e descamação causada por uma estrutura anômala no coxim central é associada a um infiltrado celular anormal.

Pododermatite Plasmocitária Felina

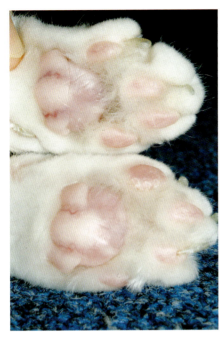

FIGURA 7-156 Pododermatite Plasmocitária. Os coxins deste gato branco apresentavam hematomas ou descoloração. Os coxins também tinham textura macia à palpação.

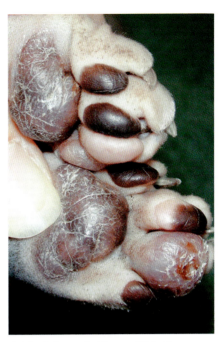

FIGURA 7-158 Pododermatite Plasmocitária. Grave aumento de volume e hiperqueratose dos coxins. O coxim digital gravemente acometido é uma apresentação atípica dessa síndrome.

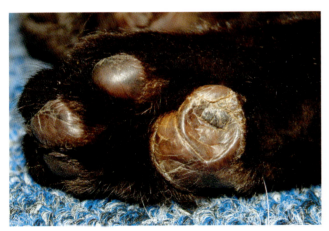

FIGURA 7-157 Pododermatite Plasmocitária. Hiperqueratose e aumento de volume do coxim central. Note as endentações causadas pela arquitetura tecidual anômala associada ao infiltrado celular.

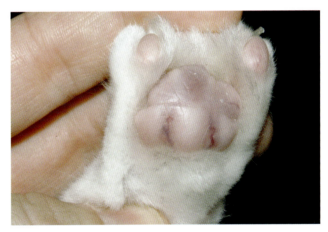

FIGURA 7-159 Pododermatite Plasmocitária. Os coxins macios e polposos são característicos dessa síndrome. Note o hematoma do tecido profundo e o acometimento mais grave do coxim central.

CAPÍTULO 7 ■ Distúrbios de Hipersensibilidade

Pododermatite Plasmocitária Felina (Cont.)

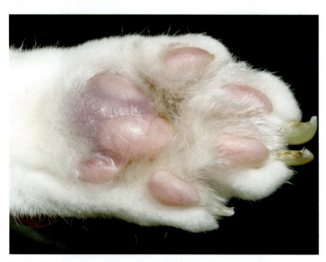

FIGURA 7-160 Pododermatite Plasmocitária. O coxim central geralmente é acometido com maior gravidade.

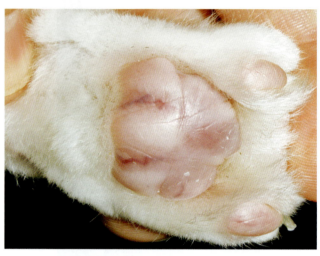

FIGURA 7-161 Pododermatite Plasmocitária. O hematoma profundo dos coxins foi causado pelo infiltrado celular. Com a progressão da doença, o coxim passa a apresentar textura macia e esponjosa, com possível ulceração.

Dermatose Ulcerativa Idiopática Felina

Características

A dermatose ulcerativa idiopática felina é uma doença cutânea ulcerativa de origem desconhecida. É rara em gatos.

A lesão é composta por uma úlcera não cicatrizada, com muitas crostas, cercada por uma borda de pele espessada. Essa úlcera pode ser dolorosa e é mais comum na linha média dorsal da região caudal do pescoço ou entre as escápulas. A linfadenomegalia periférica pode ser observada. Não há sinais de doença sistêmica.

Principais Diagnósticos Diferenciais

Os diagnósticos diferenciais incluem reação à injeção, reação de corpo estranho, trauma, queimadura, infecção bacteriana, fúngica ou viral, infestação por *Demodex gatoi*, hipersensibilidade (à saliva das pulgas, alimentar, atopia) e neoplasias.

Diagnóstico

1. Descarte outros diagnósticos diferenciais.
2. Dermato-histopatologia: ulceração epidérmica extensa e necrose dérmica superficial com inflamação dérmica mínima a branda. As lesões crônicas podem também apresentar uma banda subepidérmica de fibrose dérmica que se estende perifericamente a partir da úlcera.

Tratamento e Prognóstico

1. Diagnostique e trate quaisquer doenças subjacentes (hipersensibilidade à saliva das pulgas, alergia alimentar, ectoparasitismo). O tratamento com calda sulfocálcica deve ser considerado, já que alguns ácaros (*D. gatoi*) são difíceis de encontrar.
2. Alguns tratamentos podem levar à resolução e ao diagnóstico presuntivo da causa subjacente com base na resposta do paciente.
   a. Fanciclovir, em dose de 125 mg/gato VO a cada 12 horas
   b. Topiramato, em dose de 5 mg/kg VO a cada 12 horas
   c. Ciclosporina (Atopica®), em dose de 7 mg/kg VO a cada 24 horas
3. Na presença de lesões dolorosas ou ulceradas, o tratamento sistêmico com glicocorticoides pode ser eficaz. A prednisolona, em dose de 4 mg/kg VO, deve ser administrada a cada 24 horas até a resolução das lesões e, então, gradualmente reduzida. A melhora deve ser observada em 2 a 3 semanas e a resolução, em 10 a 14 semanas. Corticosteroides alternativos incluem os seguintes:
   - Dexametasona, em dose de 2 mg VO a cada 1 a 3 dias para redução do prurido e, então, diminuída à menor frequência possível necessária
   - Triancinolona (dose de indução), em dose de 0,8 mg/kg VO a cada 24 horas
4. Na presença de lesões graves e refratárias, que não respondem ao tratamento, e na ausência de uma doença subjacente passível de identificação, a excisão cirúrgica ampla deve ser realizada, mas pode não ser eficaz.
5. O uso de um dispositivo de contenção pode ser necessário para impedir que o gato mutile a área afetada.
6. O prognóstico é reservado a mau, já que as lesões geralmente são refratárias à terapia medicamentosa e muito extensas para serem submetidas à excisão cirúrgica.

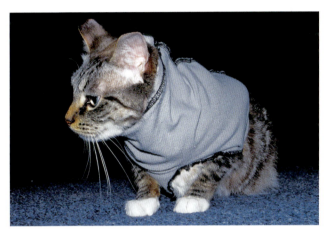

FIGURA 7-162 Dermatose Ulcerativa Idiopática Felina. Este gato precisou de um curativo para prevenção da automutilação agressiva da área cervical dorsal.

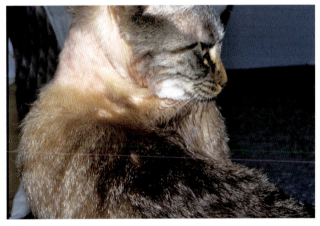

FIGURA 7-163 Dermatose Ulcerativa Idiopática Felina. Mesmo gato mostrado na Figura 7-162. Assim que o curativo foi removido, o gato começou a ferir a pele cervical.

Dermatose Ulcerativa Idiopática Felina *(Cont.)*

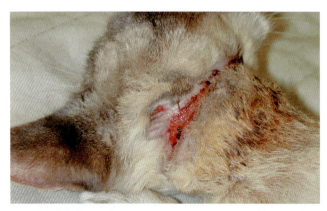

FIGURA 7-164 Dermatose Ulcerativa Idiopática Felina. Dermatite grave na região cervical dorsal. A úlcera linear persistiu devido à automutilação.

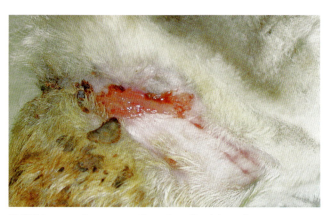

FIGURA 7-165 Dermatose Ulcerativa Idiopática Felina. Mesmo gato mostrado na Figura 7-164. A lesão ulcerativa e as escoriações lineares são aparentes.

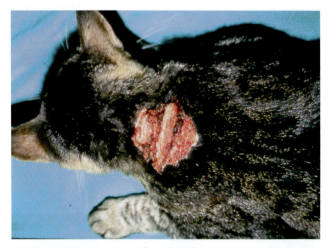

FIGURA 7-166 Dermatose Ulcerativa Idiopática Felina. Uma grande úlcera na região cervical dorsal de um gato adulto. *(Cortesia de D. Angarano.)*

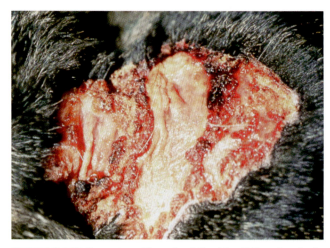

FIGURA 7-167 Dermatose Ulcerativa Idiopática Felina. Ampliação da foto do gato mostrado na Figura 7-166. Ulceração profunda. *(Cortesia de D. Angarano.)*

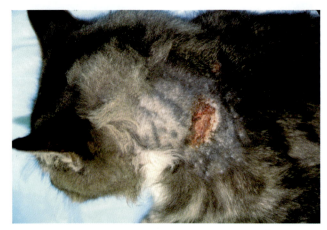

FIGURA 7-168 Dermatose Ulcerativa Idiopática Felina. Área focal de dermatite ulcerativa causada pelo comportamento de automutilação do gato. Acredita-se que esta seja associada a uma infecção subjacente pelo vírus da imunodeficiência felina.

Urticária e Angioedema

Características

A urticária e o angioedema se manifestam como reações cutâneas de hipersensibilidade a estímulos imunológicos e não imunológicos, como fármacos, vacinas, bacterianas, alimentos ou aditivos alimentares, picadas de insetos e plantas. A urticária e o angioedema são incomuns em cães e raras em gatos.

Inicialmente, há o aparecimento agudo de vergões com prurido variável (urticária) ou grandes aumentos de volume edematosos (angioedema). As lesões urticariantes podem se resolver e aparecer em outro lugar do corpo. Enquanto o angioedema tende a ser localizado, principalmente na cabeça, a urticária pode ser localizada ou generalizada. A pele acometida geralmente é eritematosa, mas não há perda de pelos. A dispneia decorrente de angioedema faríngeo, nasal ou laríngeo pode ser observada. Em raros casos, pode haver choque anafilático com hipotensão, colapso, sinais GI ou morte.

Principais Diagnósticos Diferenciais

Urticária

Os diagnósticos diferenciais incluem foliculite (causada por bactérias, dermatófitos, *Demodex*), vasculite, eritema multiforme e neoplasia (linforreticular, mastocitária).

Angioedema

Os diagnósticos diferenciais incluem celulite juvenil, celulite bacteriana ou fúngica, neoplasia e picada de cobra.

Diagnóstico

1. Anamnese e achados clínicos.
2. Diascopia: uma lâmina de vidro é pressionada sobre a lesão eritematosa. Se a lesão ficar branca, é causada por vasodilatação (urticária). Se a lesão continuar vermelha, é decorrente de petéquias ou equimoses (vasculite, doenças transmitidas por carrapatos).
3. Dermato-histopatologia: dilatação vascular e edema na derme superficial e média ou dermatite superficial a intersticial perivascular com números variáveis de células mononucleares, neutrófilos, mastócitos, e, raramente, eosinófilos.

Tratamento e Prognóstico

1. Uma única administração de tratamento com prednisona ou prednisolona, em dose de 2 mg/kg VO, por via intramuscular (IM) ou intravenosa (IV), geralmente é eficaz. Alternativamente, o tratamento pode ser feito com fosfato sódico de dexametasona em dose de 0,5-0,8 mg/kg IM.
2. A administração concomitante de difenidramina, em dose de 2 a 4 mg/kg VO ou IM a cada 8 horas por 2 a 3 dias, também pode ajudar.
3. Se o angioedema for grave o suficiente para interferir com a respiração, um corticosteroide de ação rápida, como fosfato sódico de dexametasona (1-2 mg/kg IV) ou succinato sódico de prednisolona (100-500 mg/cão IV), deve ser administrado uma vez. Nos casos de anafilaxia com risco de morte, deve-se administrar adrenalina a 1:10.000, 0,5 a 1 mL IV, uma vez (se a reação for grave) ou 0,2 a 0,5 mL por via subcutânea, uma vez (se a reação for branda a moderada).
4. A causa suspeita deve ser identificada e a exposição futura deve ser evitada. Alérgenos de insetos, fármacos (principalmente vacinas) e alimentos são os mais propensos a causar urticária recorrente.
5. A terapia anti-histamínica prolongada pode ajudar a prevenir ou controlar a urticária crônica de causa desconhecida.
6. O prognóstico é bom em animais que não desenvolvem choque anafilático.

> **NOTA DO AUTOR**
>
> A foliculite bacteriana é, muitas vezes, erroneamente diagnosticada como urticária, principalmente em raças de pelo curto. Examine o paciente; a presença de pápulas, crostas e alopecia deve aumentar a suspeita de infecção. A urticária verdadeira deve perdurar por no máximo 24 horas em uma localização específica.
>
> Os casos recorrentes devem ser submetidos à avaliação para diagnóstico de doenças alérgicas; os pacientes devem receber dieta hipoalergênica e o tratamento usado para alergias.

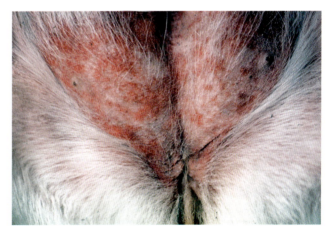

FIGURA 7-169 Urticária e Angioedema. Estas máculas intensamente eritematosas foram causadas por uma urticária aguda provavelmente associada à alergia alimentar.

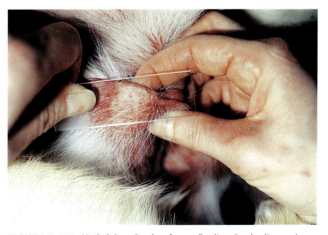

FIGURA 7-170 Urticária e Angioedema. Realização de diascopia no cão mostrado na Figura 7-169. A palidez indica vasodilatação (urticária) ao invés de hemorragia com equimoses (vasculite).

CAPÍTULO 7 ■ Distúrbios de Hipersensibilidade

Urticária e Angioedema (Cont.)

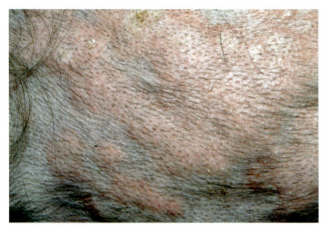

FIGURA 7-171 Urticária e Angioedema. Esta lesão eritematosa foi causada por uma grande área de urticária que coalesceu e formou uma placa edematosa. Note que as lesões eritematosas elevadas são bem demarcadas da pele normal adjacente.

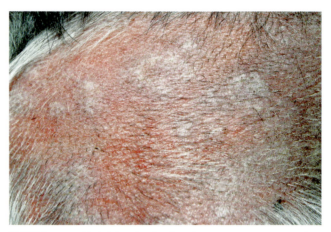

FIGURA 7-172 Urticária e Angioedema. Eritema intenso associado a uma reação alérgica aguda.

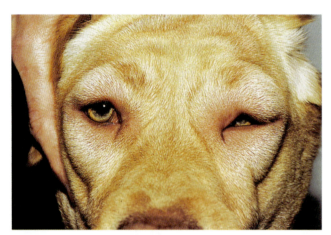

FIGURA 7-173 Urticária e Angioedema. Grave aumento de volume da face e do tecido periocular que se desenvolveram após uma picada de inseto.

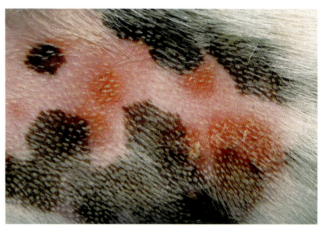

FIGURA 7-174 Urticária e Angioedema. Lesões focais eritematosas típicas da urticária no abdômen de um cão.

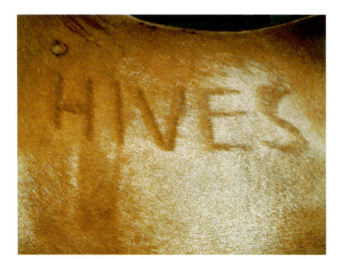

FIGURA 7-175 Urticária e Angioedema. Dermatografismo em um cavalo (muito interessante para não ser mostrado). *(Cortesia de S. Sargent.)*

Furunculose Eosinofílica da Face Canina

Características

A furunculose eosinofílica da face canina é uma doença aguda e geralmente autolimitante da face. Embora sua patogênese exata não seja conhecida, suspeita-se de uma reação de hipersensibilidade a picadas de insetos ou aranhas. A doença é incomum a rara em cães, com a maior incidência em adultos jovens de temperamento curioso, porte médio a grande e acesso fácil a áreas externas.

O desenvolvimento de bolhas, pápulas e nódulos eritematosos, ulceração, crostas e hemorragia pode ser agudo, com gravidade máxima em 24 horas. As lesões causam prurido mínimo a nulo, mas podem ser dolorosas e geralmente são observadas no focinho, na ponte nasal e nas áreas perioculares. Ocasionalmente, a porção ventral do abdômen, o tórax ou o pavilhão auricular podem ser acometidos.

Principais Diagnósticos Diferenciais

Os diagnósticos diferenciais incluem piodermite nasal, dermatofitose, demodicidose, dermatose solar, celulite juvenil e doenças cutâneas autoimunes.

Diagnóstico

1. Anamnese, achados clínicos e descarte de outros diagnósticos diferenciais.
2. Citologia (bolhas, pústulas, exsudatos): numerosos eosinófilos são observados. Neutrófilos e bactérias também podem ser observados em caso de infecção secundária das lesões.
3. Dermato-histopatologia: perifoliculite, foliculite e furunculose eosinofílica. A infiltração por neutrófilos, linfócitos e macrófagos e as áreas de hemorragia e degeneração de colágeno são comuns.

Tratamento e Prognóstico

1. Qualquer piodermite secundária deve ser tratada com os antibióticos sistêmicos adequados por 3 a 4 semanas.
2. A prednisona, em dose de 1 a 2 mg/kg VO, deve ser administrada a cada 24 horas até a melhora significativa das lesões (≈ 7–10 dias); então, a dose de 1 a 2 mg/kg VO deve ser administrada a cada 48 horas por mais 10 dias.
3. Compressas quentes e hidroterapia podem acelerar a melhora clínica.
4. O prognóstico é bom. Sem o tratamento com glicocorticoides, a recuperação espontânea geralmente ocorre em 3 semanas, mas a administração sistêmica de prednisona acelera a resolução das lesões.

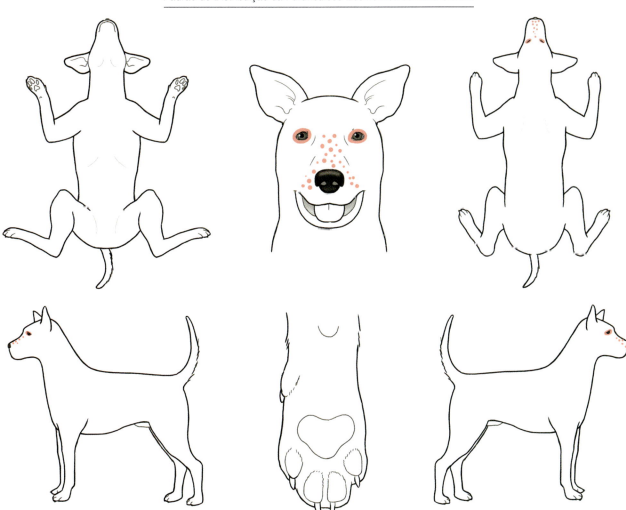

Padrão de Distribuição da Furunculose Eosinofílica da Face Canina

Furunculose Eosinofílica da Face Canina (Cont.)

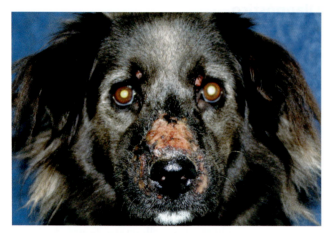

FIGURA 7-176 **Furunculose Eosinofílica da Face Canina.** A dermatite erosiva eritematosa e alopécica com exsudato úmido é típico da furunculose eosinofílica.

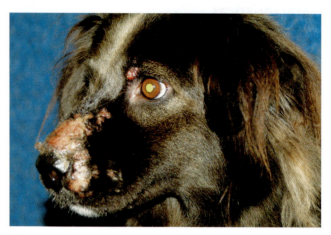

FIGURA 7-177 **Furunculose Eosinofílica da Face Canina.** Mesmo cão mostrado na Figura 7-176. A dermatite erosiva úmida do focinho é aparente. Note que o plano nasal geralmente é poupado, o que diferencia esta furunculose de uma doença cutânea autoimune.

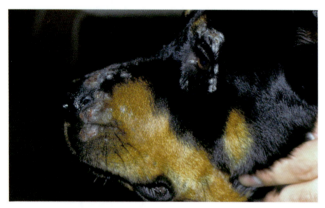

FIGURA 7-178 **Furunculose Eosinofílica da Face Canina.** A alopecia, o eritema e as pápulas no focinho e ao redor do olho foram causados por picadas de inseto.

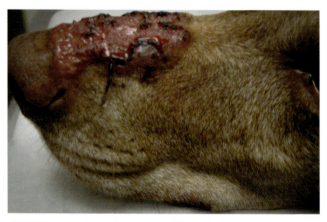

FIGURA 7-179 **Granuloma Eosinofílico Canino.** Resposta tecidual proliferativa com formação de úlceras descamativas no focinho de um cão.

Dermatite de Contato (Dermatite Alérgica de Contato)

Características

A dermatite de contato é uma reação que geralmente requer o contato prolongado com o alérgeno ofensor. A hipersensibilidade de contato pode ser associada a plantas, desodorizantes de tapetes, detergentes, ceras de assoalho, sabões de roupa, fertilizantes, matéria vegetal em decomposição, concreto, vasilhas de plástico, mordedores de borracha, couro ou ossinhos e carpetes e tapetes de lã ou material sintético. A dermatite de contato é incomum a rara em cães e gatos.

As lesões cutâneas causam prurido brando a intenso e incluem eritema, máculas, pápulas, alopecia, placas, vesículas, escoriações, hiperpigmentação, liquenificação e crostas. A piodermite secundária e a dermatite por *Malassezia* podem ser observadas. A pele pouco pilosa que entra em contato com o chão com maior frequência (áreas interdigitais, axilas, virilha, escroto, pontos de pressão, períneo, mento, orelhas pendentes) geralmente é afetada, mas a pele revestida por pelos pode ser acometida caso o alérgeno ofensor seja líquido. Os lábios e o focinho geralmente são afetados quando o alérgeno ofensor está em ossinhos, mordedores plásticos ou vasilhas plásticas.

Principais Diagnósticos Diferenciais

Os diagnósticos diferenciais incluem parasitas (escabiose canina, demodicidose, *Pelodera*, dermatite causada por nematódeos), atopia, hipersensibilidade alimentar, piodermite, dermatofitose e dermatite por *Malassezia*.

Diagnóstico

1. Descarte outros diagnósticos diferenciais.
2. Dermato-histopatologia (não diagnóstica): graus variáveis de dermatite superficial perivascular. Células mononucleares ou neutrófilos podem ser predominantes. Evidências de piodermite ou seborreia também podem ser observadas.
3. Teste de contato (*patch test*): esse exame é muito difícil e extremamente variável nas espécies veterinárias. A reação cutânea (eritema, aumento de volume, máculas ou pápulas) se desenvolve 48 a 72 horas após a aplicação do alérgeno suspeito à pele tricotomizada. Resultados falso negativos e falso positivos podem ocorrer.
4. Ausência de contato ou desafio: a remoção do animal de seu ambiente e sua hospitalização em gaiola de aço inoxidável por 3 a 5 dias leva à melhora clínica significativa. Os sintomas reaparecem logo após a reintrodução do animal em seu ambiente normal.

Tratamento e Prognóstico

1. O animal deve ser banhado com um xampu hipoalergênico para remoção dos alérgenos da superfície de contato.
2. Qualquer piodermite secundária ou dermatite por *Malassezia* deve ser tratada da maneira adequada.
3. O alérgeno ofensor deve ser identificado e o contato com ele deve ser evitado.
4. Se o alérgeno não puder ser identificado ou evitado, o uso de barreiras mecânicas, como meias ou camisetas, pode ser eficaz.
5. Para o controle do prurido em curto prazo, uma preparação tópica com glicocorticoides deve ser aplicada nas áreas afetadas a cada 12 horas ou a prednisolona, em dose de 1 mg/kg (cães) ou 2 mg/kg (gatos) VO, deve ser administrada a cada 24 horas por 5 a 10 dias.
6. Para o controle em longo prazo (caso o alérgeno não possa ser identificado ou evitado), a terapia descrita para a atopia canina e felina pode ser benéfica.
7. Alternativamente, o tratamento prolongado com pentoxifilina (cães), em dose de 10 a 30 mg/kg VO a cada 12 horas, pode ser eficaz no controle do prurido.
8. O prognóstico é bom caso o alérgeno ofensor seja identificado e evitado. O prognóstico é mau caso o alérgeno não possa ser identificado ou evitado.

NOTA DO AUTOR

A dermatite de contato é muito rara e é diagnosticada de forma excessiva. Cães e gatos apresentam pelames que protegem a pele das reações de contato muito mais do que em seres humanos; porém, muitos proprietários conhecem o conceito de alérgenos de contato e podem chegar a este diagnóstico de modo prematuro.

A maioria dos pacientes diagnosticada com dermatite de contato apresenta, na verdade, atopia, alergia alimentar ou escabiose com infecção secundária, incluindo piodermite e dermatite por *Malassezia*.

Dermatite de Contato *(Cont.)*

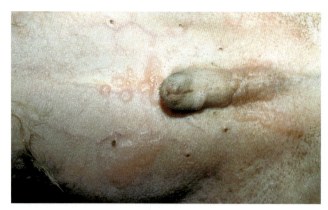

FIGURA 7-180 Dermatite de Contato. Urticária aguda no abdômen de um Dachshund após a aplicação de uma solução de iodo para preparo cirúrgico.

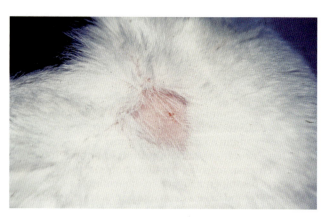

FIGURA 7-181 Dermatite de Contato. Área focal de alopecia causada pela aplicação de um produto *spot-on* para controle de pulgas.

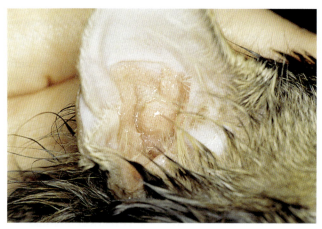

FIGURA 7-182 Dermatite de Contato. O eritema e o edema focal foram causados por uma medicação ótica tópica.

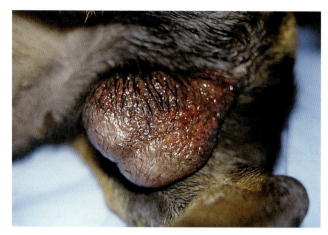

FIGURA 7-183 Dermatite de Contato. Dermatite erosiva grave no escroto de um cão.

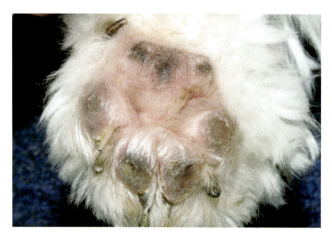

FIGURA 7-184 Dermatite de Contato. Hiperqueratose, despigmentação e aumento de volume do coxim causadas pelo contato com uma substância cáustica.

CAPÍTULO | 8

Doenças Cutâneas Autoimunes e Imunomediadas

- Pênfigo Foliáceo
- Pênfigo Eritematoso
- Pênfigo Vulgar
- Penfigoide Bolhoso e Dermatose Bolhosa Subepidérmica
- Lúpus Eritematoso Discoide
- Lúpus Eritematoso Sistêmico
- Dermatose Pustular Subcórnea Canina
- Pustulose Eosinofílica Estéril
- Paniculite Nodular Estéril
- Granuloma e Piogranuloma Idiopático Estéril
- Granuloma Eosinofílico Canino
- Vasculite Cutânea
- Eritema Multiforme e Necrólise Epidérmica Tóxica
- Reação Cutânea a Fármacos (Erupção Causada por Fármacos)
- Alopecias por Reação a Injeção e Pós-vacinação Antirrábica

NOTA DO AUTOR

A forma mais eficiente de confirmação do diagnóstico de doença cutânea autoimune é a biópsia das lesões adequadas; porém, a consulta com um dermatopatologista aumenta muito a utilidade dos resultados relatados. Infelizmente, há pouquíssimos dermato-histopatologistas; hoje, vin.com e itchnot.com trazem as listas mais atualizadas.

Antigamente, a administração de corticosteroides era o pilar do tratamento dessas doenças. Estamos começando a entender a utilidade de alternativas não esteroidais (Tabela 8-1) em muitos casos e, de modo geral, os casos brandos não requerem a terapia com corticosteroides.

O objetivo da terapia é o controle de 90% dos sintomas por 90% do tempo, além da minimização dos efeitos adversos dos tratamentos. As exacerbações são normais e é importante diferenciá-las de infecções (principalmente a piodermite e a demodicidose).

Pênfigo Foliáceo

Características

O pênfigo foliáceo é uma doença cutânea autoimune caracterizada pela produção de autoanticorpos contra um componente das moléculas de adesão dos queratinócitos. A deposição de anticorpos nos espaços intercelulares faz que as células se soltem umas das outras nas camadas epidérmicas mais superficiais (acantólise). É provável que o pênfigo foliáceo seja a doença cutânea autoimune mais comum em cães e gatos. Indivíduos de qualquer idade, sexo ou raça podem ser afetados, mas, entre os cães, os Akitas e os Chow Chows podem apresentar predisposição maior à doença. O pênfigo foliáceo geralmente é idiopático, mas, em alguns casos, pode ser induzido por fármacos ou ser uma sequela de uma doença cutânea inflamatória crônica.

As lesões primárias são pústulas superficiais. No entanto, o achado de pústulas intactas geralmente é difícil, já que as lesões são obscurecidas pelo pelame, além de serem frágeis e se romperem com facilidade. As lesões secundárias incluem erosões superficiais, crostas, descamações, coloretes epidérmicos e alopecia. As lesões no plano nasal, no pavilhão auricular e nos coxins são características importantes da doença cutânea autoimune. A doença geralmente começa na ponte nasal, ao redor dos olhos e no pavilhão auricular antes de se tornar generalizada. As lesões faciais tendem a ser acompanhadas por despigmentação nasal. As lesões cutâneas são variavelmente pruriginosas e podem ser intermitentes. A hiperqueratose dos coxins é comum e pode ser o único sintoma em alguns cães e gatos. Lesões orais são raras. Em cães, o acometimento mucocutâneo tende a ser mínimo. Em gatos, as lesões ao redor dos leitos ungueais e dos mamilos são uma característica importante e comum do pênfigo. Na doença generalizada cutânea, linfadenomegalia, edema de membros, febre, anorexia e depressão podem ser observados.

Principais Diagnósticos Diferenciais

Os diagnósticos diferenciais incluem demodicidose, piodermite superficial, dermatofitose, outras doenças cutâneas autoimunes, dermatose pustular subcórnea, pustulose eosinofílica, erupção

CAPÍTULO 8 ■ Doenças Cutâneas Autoimunes e Imunomediadas

TABELA 8-1 Terapias Imunossupressoras para Doenças Cutâneas Autoimunes e Imunemediadas

Fármaco — Espécie	Dose de Indução	Dose de Manutenção
Terapia Tópica		
Corticosteroides (hidrocortisona, dexametasona, triancinolona, fluocinolona, betametasona, mometasona e assim por diante)	Aplicada a cada 12 horas	Redução gradual à menor dose eficaz
Tacrolimus	Aplicada a cada 12 horas	Redução gradual à menor dose eficaz
Tratamentos Orais Conservativos com Pouquíssimos Efeitos Adversos		
Ácidos graxos essenciais — cães e gatos		180 mg EPA/4,5 kg VO por dia
Vitamina E		400 IU VO por dia
Tetraciclina e niacinamida — cães	Cães > 10 kg: 500 mg de cada fármaco VO a cada 8 horas Cães < 10 kg: 250 mg de cada fármaco VO a cada 8 horas	Cães > 10 kg: 500 mg de cada fármaco VO a cada 12-24 horas Cães < 10 kg: 250 mg de cada fármaco VO a cada 12-24 horas
A doxiciclina e a minociclina podem ser substituídas por tetraciclina	5-10 mg/kg a cada 12 horas	Redução gradual à menor dose eficaz
Ciclosporina — cães e gatos	5-12,5 mg/kg VO a cada 12-24 horas	Após a remissão, reduzir, de forma lenta e gradual, à menor dose eficaz
Tratamentos Confiáveis e Eficazes, Mas Cujos Efeitos Adversos São Comuns e Podem Ser Graves		
Prednisona — cães	1-3 mg/kg VO a cada 12-24 horas	0,5-2 mg/kg VO a cada 48 horas
Prednisolona — gatos	2-2,5 mg/kg VO a cada 12-24 horas	2,5-5 mg/kg VO a cada 2-7 dias
Metilprednisolona — cães	0,8-1,4 mg/kg VO a cada 12-24 horas	0,4-0,8 mg/kg VO a cada 48 horas
Triancinolona — cães	0,1-0,3 mg/kg VO a cada 12-24 horas	0,1-0,2 mg/kg VO a cada 48-72 horas
Triancinolona — gatos	0,3-1 mg/kg VO a cada 12-24 horas	0,6-1 mg/kg VO a cada 2-7 dias
Dexametasona — cães e gatos	0,1-0,2 mg/kg VO a cada 12-24 horas	0.05–0,1 mg/kg VO a cada 48-72 horas
Oclacitinib (Apoquel®) — cães e gatos	0,4-0,6 mg/kg VO a cada 12 horas (doses maiores podem ser necessárias, principalmente em gatos)	Após a remissão, redução gradual à menor dose eficaz
Azatioprina — apenas em cães	1,5-2,5 mg/kg VO a cada 24-48 horas	1,5-2,5 mg/kg VO a cada 48-72 horas
Clorambucil — cães e gatos	0,1-0,2 mg/kg VO a cada 24 horas	0,1-0,2 mg/kg VO a cada 48 horas
Dapsona — apenas em cães	1 mg/kg VO a cada 8 horas	Redução gradual à menor dose eficaz
Tratamentos Agressivos com Poucos Estudos Documentando a Eficácia e a Segurança		
Metilprednisolona succinato sódico (terapia pulsada) — cães e gatos	1 mg/kg IV em um período de 3-4 horas a cada 24 horas por 2-3 dias consecutivos	Glicocorticoides orais em dias alternados
Dexametasona (terapia pulsada) — cães e gatos	1 mg/kg IV uma ou duas vezes, com 24 horas de intervalo	Glicocorticoides orais em dias alternados
Ciclofosfamida — cães e gatos	50 mg/m^2 (ou 1,5 mg/kg) VO a cada 48 horas	25-50 mg/m^2 (ou 0,75-1,5 mg/kg) VO a cada 48 horas
Micofenolato mofetil	10-20 mg/kg a cada 8-12 horas	Redução gradual à menor dose eficaz
Leflunomida	2 mg/kg a cada 12 horas	Redução gradual à menor dose eficaz

EPA, Ácido eicosapentaenoico; VO, oral.

cutânea induzida por fármacos, dermatomiosite, dermatose responsiva a zinco, linfoma epiteliotrópico cutâneo, síndrome hepatocutânea e hipersensibilidade à picada de mosquito (gatos).

Diagnóstico

1. Descarte outros diagnósticos diferenciais.
2. Citologia (pústula): neutrófilos e células acantolíticas são observados. Eosinófilos também podem estar presentes.
3. Detecção de anticorpos antinucleares (ANA): resultado negativo, mas falsos-positivos são comuns.
4. dermato-histopatologia: pústulas subcórneas com neutrófilos e células acantolíticas, além de números variáveis de eosinófilos.
5. Imunofluorescência ou imunoistoquímica (biópsias de amostra de pele): a detecção da deposição intercelular de anticorpos é sugestiva, mas resultados falso-positivos e falso-negativos são comuns. Os resultados positivos devem ser confirmados à análise histológica.
6. Cultura bacteriana (pústula): geralmente estéril, mas, ocasionalmente, há o isolamento de bactérias na presença de infecções secundárias.

Tratamento e Prognóstico

1. O tratamento sintomático com xampu pode auxiliar a remoção de crostas.
2. Para tratamento ou prevenção da piodermite secundária em cães, a administração sistêmica prolongada dos antibióticos adequados deve ser realizada (por, no mínimo, 4 semanas). Os cães tratados com antibióticos durante a fase de indução da terapia imunossupressora apresentam taxas de sobrevida significativamente maiores do que os cães submetidos apenas ao tratamento imunossupressor. A administração de antibióticos deve ser mantida até o controle do pênfigo pela terapia imunossupressora concomitante.
3. O objetivo do tratamento é o controle da doença e de seus sintomas através do uso das modalidades mais seguras nas menores doses possíveis. De modo geral, as terapias combinadas (Tabela 8-1) precisam ser usadas para instituição de um plano terapêutico multimodal, minimizando os efeitos adversos de cada fármaco. Dependendo da gravidade da doença, tratamentos mais ou menos agressivos são escolhidos. Para acelerar a remissão da doença, doses maiores são inicialmente usadas e, então, reduzidas à menor dosagem eficaz ao longo de 2 a 3 meses.
    - **A terapia tópica** com corticosteroides ou tacrolimus, aplicada a cada 12 horas, ajuda a reduzir a inflamação focal e diminui as doses dos tratamentos sistêmicos necessários ao controle dos sintomas. Nas fases de remissão, a frequência de aplicação deve ser minimizada para redução dos efeitos adversos locais
    - **Os tratamentos sistêmicos alternativos** (Tabela 8-1) incluem fármacos que ajudam a reduzir a inflamação com efeitos adversos brandos ou nulos. Esses tratamentos ajudam a reduzir a necessidade de modalidades mais agressivas, como corticosteroides ou quimioterápicos
    - **O tratamento com corticosteroides** é uma das terapias mais confiáveis e de resultado previsível para as doenças cutâneas autoimunes; porém, os efeitos adversos associados às doses altas necessárias ao controle dos sintomas podem ser graves. Embora a terapia apenas com glicocorticoides possa ser eficaz na manutenção da remissão, as doses necessárias podem causar efeitos adversos indesejáveis, principalmente em cães. **Por esse motivo, o uso de fármacos imunossupressores não esteroidais, combinados ou não a glicocorticoides, geralmente é recomendado para a manutenção em longo prazo**
        - A administração oral de doses imunossupressoras de prednisona ou metilprednisolona deve ser feita diariamente (Tabela 8-1). Após a resolução das lesões (em ≈ 2-8 semanas), a dose deve ser gradualmente reduzida ao longo de várias (8-10) semanas até a obtenção da menor dosagem possível, em dias alternados, que mantenha a remissão. Em caso de ausência de melhora significativa em 2 a 4 semanas após a instituição da terapia, deve-se excluir a presença de uma infecção cutânea concomitante e, então, considerar a administração de outros medicamentos imunossupressores ou fármacos alternativos.
        - Nos casos refratários à prednisona e à metilprednisolona, os corticosteroides alternativos incluem a triancinolona e a dexametasona (Tabela 8-1).
        - Em gatos, o tratamento com doses imunossupressoras de triancinolona ou dexametasona geralmente é mais eficaz do que a terapia com prednisolona ou metilprednisolona. A administração oral de triancinolona ou dexametasona deve ser realizada diariamente até a remissão da doença (≈ 2-8 semanas; a seguir, o tratamento deve ser gradualmente reduzido até a menor dose e frequência possível que mantenha a remissão (Tabela 8-1).
        - Em caso de desenvolvimento de efeitos adversos inaceitáveis ou ausência de melhora significativa em 2 a 4 semanas após a instituição da terapia, considere o uso de um glicocorticoide alternativo ou de um fármaco imunossupressor não esteroidal (Tabela 8-1).
    - **Os fármacos imunossupressores não esteroidais** que podem ser eficazes incluem ciclosporina, oclacitinib (Apoquel®), azatioprina (apenas em cães), clorambucil, ciclofosfamida, micofenolato mofetil e leflunomida (Tabela 8-1). A resposta benéfica ocorre 8 a 12 semanas após a instituição da terapia. Após a remissão, tente reduzir gradualmente a dose e a frequência do fármaco imunossupressor não esteroidal para a manutenção em longo prazo
4. O prognóstico é moderado a bom. Embora alguns animais continuem em remissão após a redução e a interrupção da terapia imunossupressora, a terapia vitalícia é necessária na maioria dos pacientes. O monitoramento regular de sinais clínicos, hemogramas e bioquímicas séricas com ajustes do tratamento, conforme necessários, é essencial. Possíveis complicações da terapia imunossupressora incluem efeitos adversos inaceitáveis e infecção bacteriana, dermatofitose ou demodicidose induzidas pela imunossupressão.

Texto contínua na p. 258

CAPÍTULO 8 ■ Doenças Cutâneas Autoimunes e Imunomediadas

Pênfigo Foliáceo (Cont.)

Padrão de Distribuição do Pênfigo Foliáceo

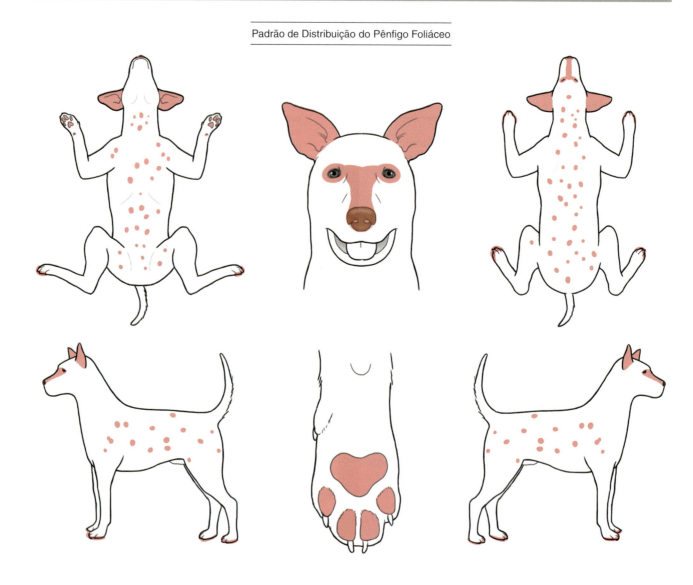

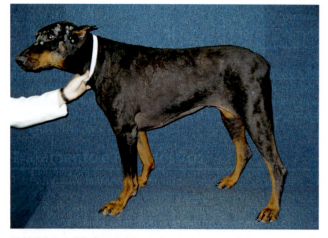

FIGURA 8-1 Pênfigo Foliáceo. Um Doberman adulto com pênfigo foliáceo. Note o padrão difuso das lesões.

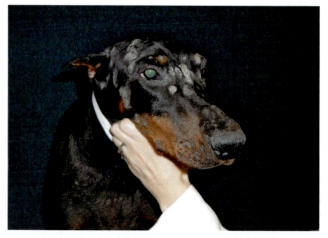

FIGURA 8-2 Pênfigo Foliáceo. Mesmo cão mostrado na Figura 8-1. Lesões papulares descamativas alopécicas na face são aparentes. Note a semelhança das lesões com a foliculite; porém, o padrão de distribuição é único.

Pênfigo Foliáceo

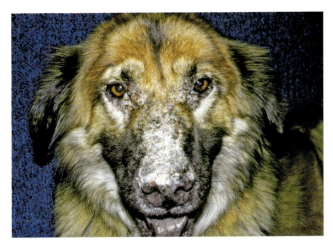

FIGURA 8-3 **Pênfigo Foliáceo.** Dermatite papular alopécica e descamativa na face. As lesões no plano nasal e no pavilhão auricular são características da doença cutânea autoimune.

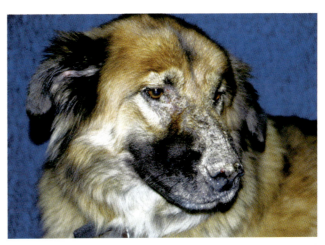

FIGURA 8-4 **Pênfigo Foliáceo.** Mesmo cão mostrado na Figura 8-3. A dermatite papular alopécica e descamativa na face e no plano nasal é característica da doença cutânea autoimune. Note a semelhança com as lesões da foliculite; porém, não há folículos no plano nasal, o que torna essas lesões uma característica única.

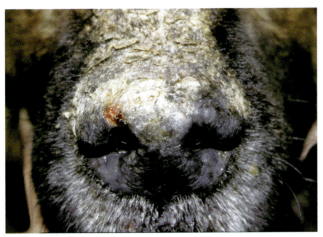

FIGURA 8-5 **Pênfigo Foliáceo.** A dermatite erosiva e descamativa no plano nasal com despigmentação e perda da textura estratificada normal é uma característica única da doença cutânea autoimune.

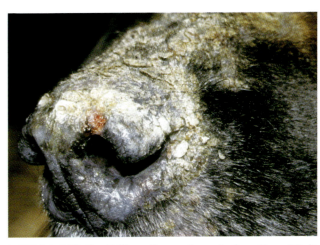

FIGURA 8-6 **Pênfigo Foliáceo.** Mesmo cão mostrado na Figura 8-5. As lesões no plano nasal são características da doença cutânea autoimune.

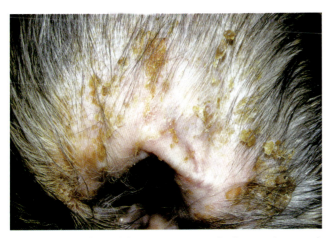

FIGURA 8-7 **Pênfigo Foliáceo.** Dermatite papular descamativa no pavilhão auricular de um cão com pênfigo foliáceo. As lesões no plano nasal, no pavilhão auricular e nos coxins são características da doença cutânea autoimune.

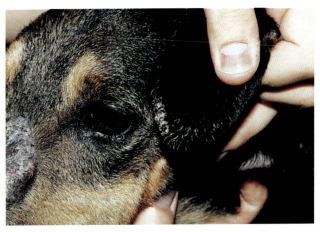

FIGURA 8-8 **Pênfigo Foliáceo.** Dermatite descamativa alopécica na margem da orelha de um Doberman com pênfigo foliáceo. Note a semelhança com a sarna; porém, este cão não apresentava prurido intenso.

CAPÍTULO 8 ■ Doenças Cutâneas Autoimunes e Imunomediadas

Pênfigo Foliáceo *(Cont.)*

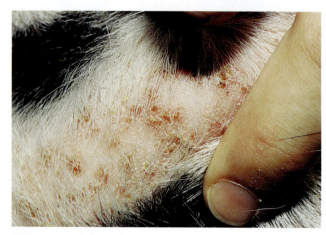

FIGURA 8-9 Pênfigo Foliáceo. Dermatite papular alopécica e descamativa com acometimento de toda a área superficial cutânea deste Dálmata. Note a semelhança com foliculite.

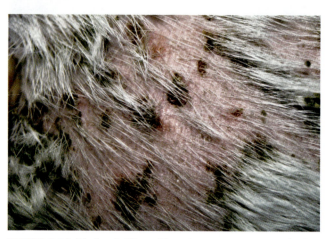

FIGURA 8-10 Pênfigo Foliáceo. Alopecia com a erupção papular descamativa no tronco.

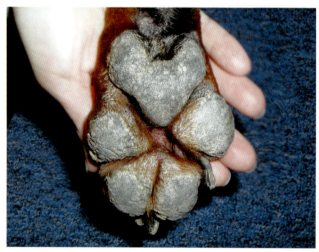

FIGURA 8-11 Pênfigo Foliáceo. A hiperqueratose e a formação de crostas nos coxins são características da doença cutânea autoimune. Note que as lesões são no coxim verdadeiro, e não na superfície interdigital, o que seria típico da dermatite alérgica ou da pododermatite bacteriana ou leveduriforme.

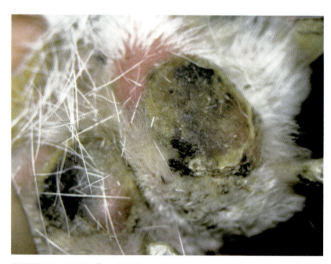

FIGURA 8-12 Pênfigo Foliáceo. Hiperqueratose e formação de crostas nos coxins.

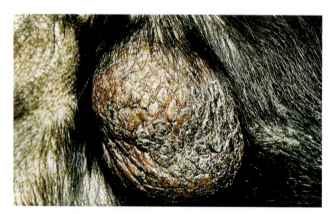

FIGURA 8-13 Pênfigo Foliáceo. Hiperqueratose e formação de crostas no escroto de um cão com pênfigo foliáceo.

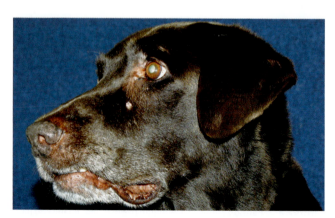

FIGURA 8-14 Pênfigo Foliáceo. A despigmentação do plano nasal com perda da textura estratificada normal é uma das primeiras alterações associadas à doença cutânea autoimune.

Pênfigo Foliáceo 251

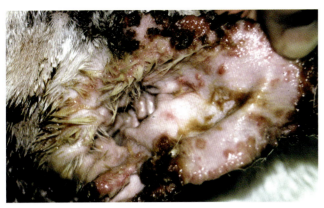

FIGURA 8-15 Pênfigo Foliáceo. A grave dermatite úmida é uma característica rara do pênfigo foliáceo.

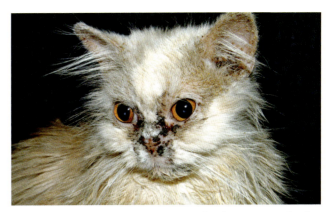

FIGURA 8-16 Pênfigo Foliáceo. Dermatite facial (erupção papular, descamativa e alopécica) em um gato. Note a semelhança com a dermatite facial dos gatos Persas.

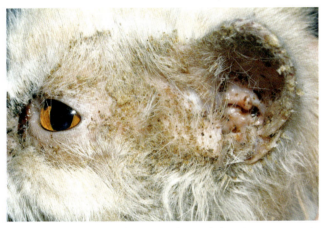

FIGURA 8-17 Pênfigo Foliáceo. Ampliação da foto do gato mostrado na Figura 8-16. A dermatite papular descamativa e alopécica na face e no pavilhão auricular é característica da doença cutânea autoimune.

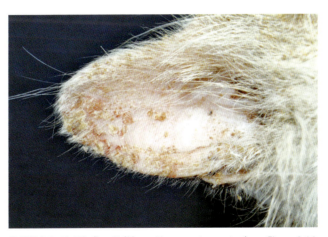

FIGURA 8-18 Pênfigo Foliáceo. Mesmo gato mostrado na Figura 8-16. A erupção papular descamativa no pavilhão auricular é uma característica única da doença cutânea autoimune.

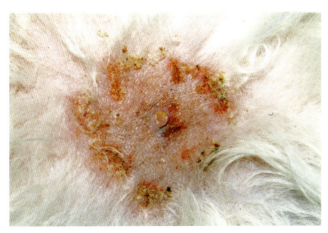

FIGURA 8-19 Pênfigo Foliáceo. Mesmo gato mostrado na Figura 8-16. A dermatite erosiva, descamativa e alopécica ao redor dos é uma característica comum e única do pênfigo foliáceo em gatos.

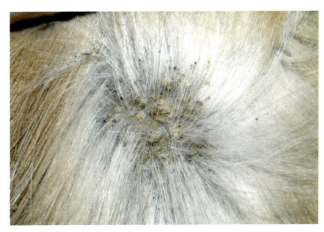

FIGURA 8-20 Pênfigo Foliáceo. Dermatite papular descamativa. Note a semelhança com a dermatofitose, o ectoparasitismo e outras causas alérgicas.

CAPÍTULO 8 ■ Doenças Cutâneas Autoimunes e Imunomediadas

Pênfigo Foliáceo *(Cont.)*

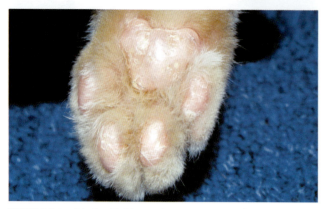

FIGURA 8-21 Pênfigo Foliáceo. A hiperqueratose e a formação de crostas nos coxins são características comuns da doença cutânea autoimune.

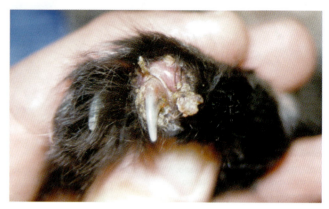

FIGURA 8-22 Pênfigo Foliáceo. A dermatite descamativa dos leitos ungueais (paroníquia) é uma característica comum e única do pênfigo foliáceo em gatos.

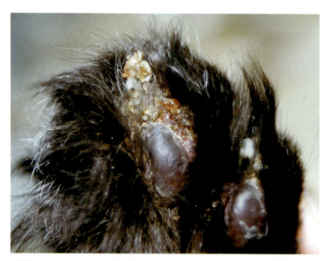

FIGURA 8-23 Pênfigo Foliáceo. Paroníquia e hiperqueratose dos coxins em um gato com pênfigo foliáceo.

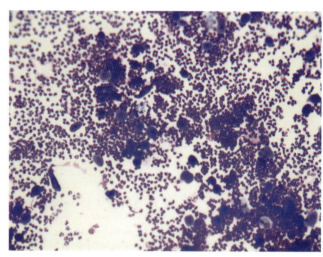

FIGURA 8-24 Pênfigo Foliáceo. Imagem microscópica de células acantolíticas e numerosos neutrófilos observados com a objetiva ×10.

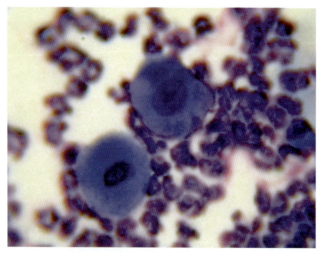

FIGURA 8-25 Pênfigo Foliáceo. Imagem microscópica de células acantolíticas observadas com a objetiva ×100 (óleo).

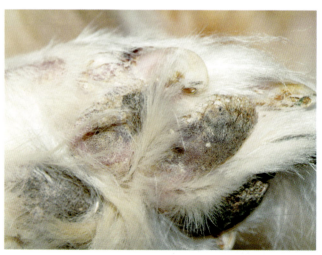

FIGURA 8-26 Pênfigo Foliáceo. Grave formação de crostas nos coxins de um cão afetado.

Pênfigo Foliáceo

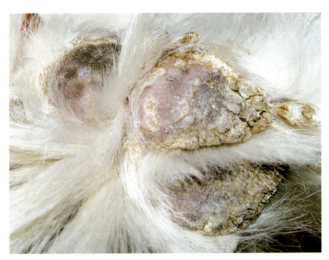

FIGURA 8-27 Pênfigo Foliáceo. O desenvolvimento da grave descamação nos coxins ocorreu ao longo de várias semanas em um cão de meia-idade.

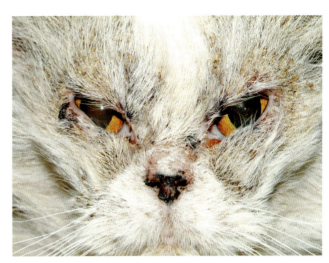

FIGURA 8-28 Pênfigo Foliáceo. Descamação facial grave com alopecia em um gato. O plano nasal é afetado, mas não à extensão em que o plano nasal geralmente é acometido em cães.

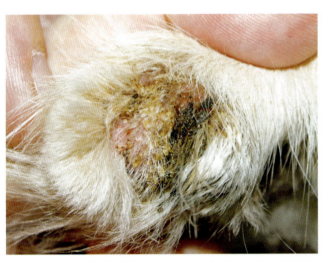

FIGURA 8-29 Pênfigo Foliáceo. A grave paroníquia com dermatite descamativa exsudativa é uma característica comum do pênfigo em gatos.

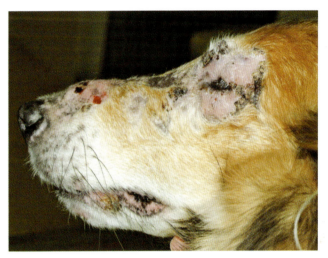

FIGURA 8-30 Pênfigo Foliáceo. Dermatite erosiva descamativa e alopécica grave na face de um cão afetado. As lesões no plano nasal, ao redor dos olhos e nos lábios são típicas do pênfigo.

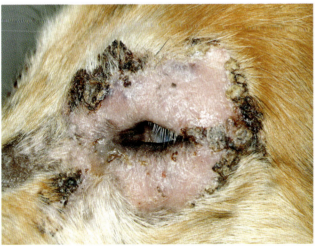

FIGURA 8-31 Pênfigo Foliáceo. Ampliação da foto do cão mostrado na Figura 8-30. A alopecia com formação de crostas ao redor do olho é aparente.

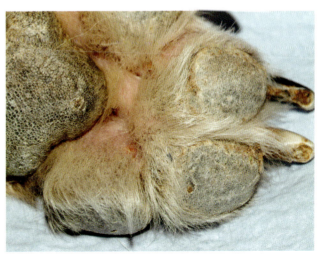

FIGURA 8-32 Pênfigo Foliáceo. Mesmo cão mostrado na Figura 8-30. A descamação nos coxins é uma importante característica da maioria das doenças cutâneas autoimunes.

Pênfigo Foliáceo (Cont.)

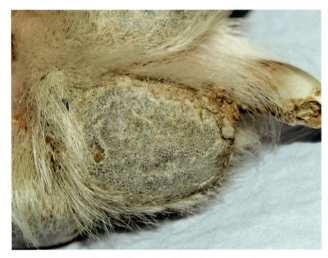

FIGURA 8-33 **Pênfigo Foliáceo.** Ampliação da foto do coxim, que apresenta queratina espessada e formação de crostas, principalmente nas margens.

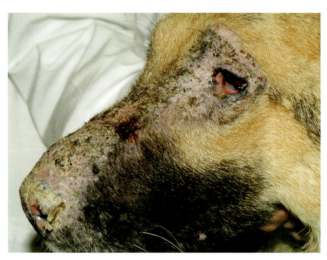

FIGURA 8-34 **Pênfigo Foliáceo.** Grave dermatite erosiva e descamativa alopécica na face de um cão com pênfigo. A despigmentação, a perda da textura estratificada normal, a erosão e a formação de crostas no plano nasal são características de doenças cutâneas autoimunes.

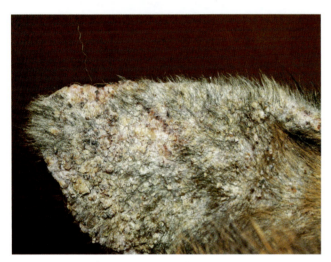

FIGURA 8-35 **Pênfigo Foliáceo.** Grave formação de crostas no pavilhão auricular de um cão com pênfigo. A descamação do pavilhão auricular (com ou sem otite externa) é uma característica comum de doenças cutâneas autoimunes.

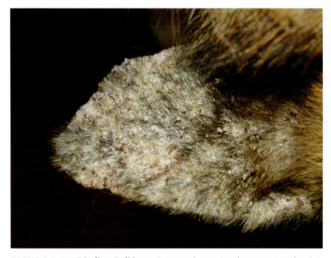

FIGURA 8-36 **Pênfigo Foliáceo.** A grave dermatite descamativa alopécica no pavilhão auricular é típica do pênfigo e de outras doenças cutâneas autoimunes.

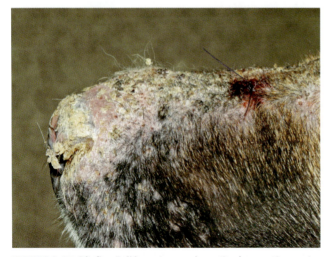

FIGURA 8-37 **Pênfigo Foliáceo.** A grave dermatite descamativa erosiva com despigmentação do plano nasal é uma característica clássica da doença cutânea autoimune.

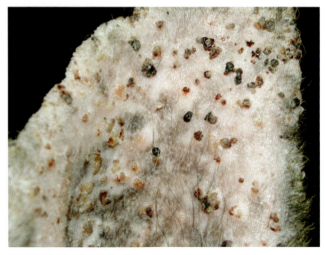

FIGURA 8-38 **Pênfigo Foliáceo.** Grave alopecia com erosões puntiformes e descamativas no pavilhão auricular de um cão com pênfigo.

Pênfigo Foliáceo

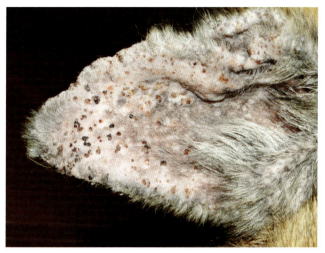

FIGURA 8-39 **Pênfigo Foliáceo.** Dermatite descamativa grave no pavilhão auricular, típica da doença cutânea autoimune. Note que o canal auditivo tem aparência normal; pacientes com doença cutânea autoimune podem ou não apresentar otite externa.

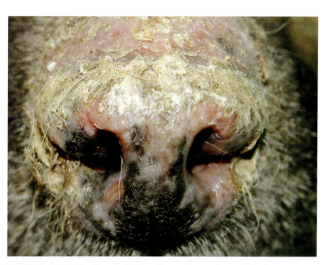

FIGURA 8-40 **Pênfigo Foliáceo.** Grave dermatite erosiva descamativa no plano nasal de um cão com pênfigo. A perda da textura estratificada normal e a despigmentação geralmente ocorrem antes; com a progressão da doença, surgem as lesões erosivas e descamativas.

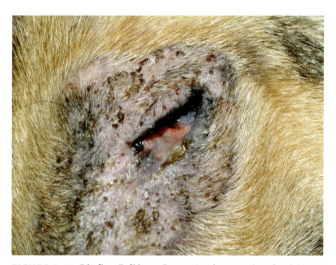

FIGURA 8-41 **Pênfigo Foliáceo.** Dermatite descamativa alopécica ao redor do olho de um cão com pênfigo.

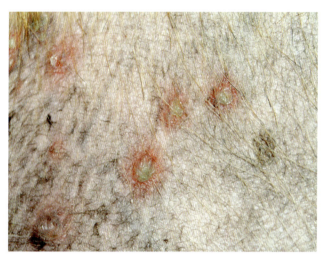

FIGURA 8-42 **Pênfigo Foliáceo.** Pústulas na pele de um cão com pênfigo. As pústulas são as lesões primárias causadas pelo pênfigo; porém, geralmente são logo destruídas devido à atividade normal do cão.

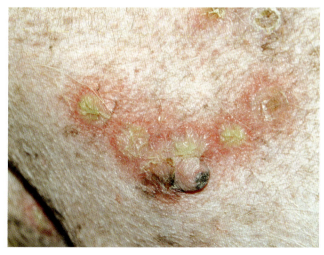

FIGURA 8-43 **Pênfigo Foliáceo.** Dermatite pustular na pele de um cão com pênfigo.

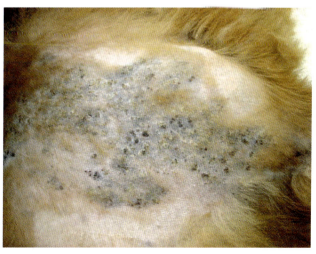

FIGURA 8-44 **Pênfigo Foliáceo.** Dermatite descamativa grave causada pelo pênfigo induzido por fármacos após o tratamento com metaflumizona. O pênfigo induzido por metaflumizona foi bem documentado. *(Cortesia de S. Sargent.)*

CAPÍTULO 8 ■ Doenças Cutâneas Autoimunes e Imunomediadas

Pênfigo Foliáceo (Cont.)

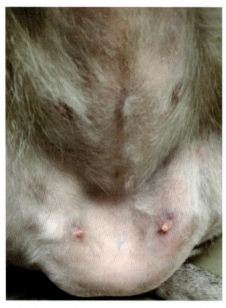

FIGURA 8-45 **Pênfigo Foliáceo.** A dermatite perimamária branda com eritema e alopecia é uma lesão clássica em gatos com doença cutânea autoimune.

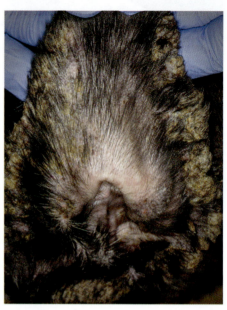

FIGURA 8-46 **Pênfigo Foliáceo.** Dermatite descamativa grave da margem da orelha. Note que cães com sarna podem apresentar prurido muito mais intenso em comparação com pacientes com doenças autoimunes.

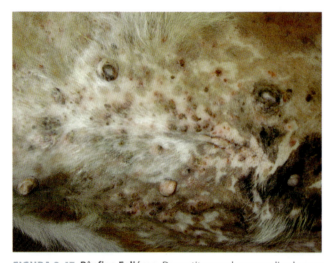

FIGURA 8-47 **Pênfigo Foliáceo.** Dermatite papular generalizada com crostas no ventre de um cão com pênfigo foliáceo.

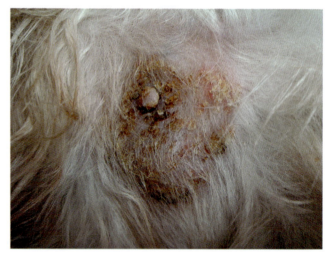

FIGURA 8-48 **Pênfigo Foliáceo.** A dermatite descamativa erosiva moderada ao redor da cadeia mamária é um clássico sintoma autoimune em felinos.

Pênfigo Foliáceo

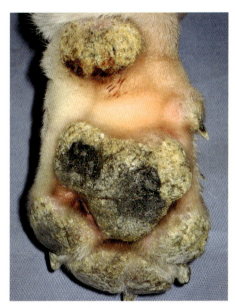

FIGURA 8-49 Pênfigo Foliáceo. As lesões descamativas e hiperqueratóticas no coxim, com tecido interdigital normal, são um sintoma clássico de doenças cutâneas autoimunes. Note que a pododermatite alérgica não afeta os coxins, apenas o espaço interdigital.

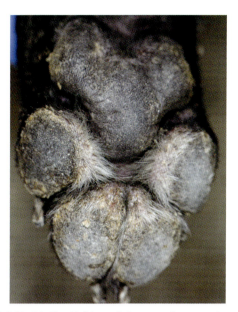

FIGURA 8-50 Pênfigo Foliáceo. A descamação nos coxins acompanhada por tecido interdigital normal é a lesão clássica da doença cutânea autoimune.

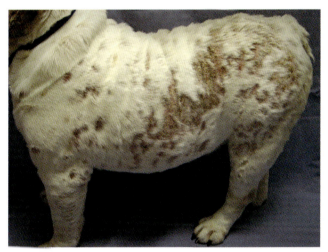

FIGURA 8-51 Pênfigo Foliáceo. Dermatite descamativa e alopecia generalizada em um Buldogue com pênfigo foliáceo.

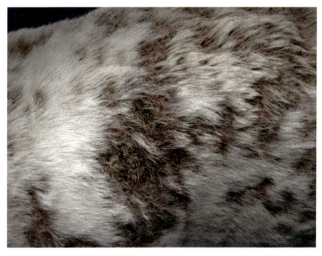

FIGURA 8-52 Pênfigo Foliáceo. Grave dermatite erosiva e descamativa no tronco de um cão afetado.

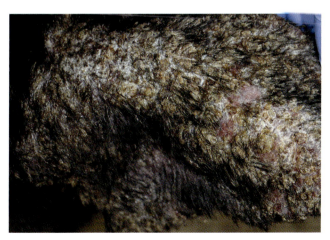

FIGURA 8-53 Pênfigo Foliáceo. Lesões descamativas erosivas disseminadas e graves, típicas da doença cutânea autoimune. As infecções secundárias bacterianas são comuns e pioram os sintomas.

Pênfigo Eritematoso

Características

Essa doença pode ser uma forma benigna de pênfigo foliáceo ou uma forma intermediária entre o pênfigo e o lúpus eritematoso. É incomum em gatos e comum em cães, com maior incidência em animais das raças Pastor Alemão, Collie e Pastor de Shetland.

A doença geralmente é limitada à face (ponte nasal e ao redor dos olhos) e ao pavilhão auricular. Erosões superficiais, descamações e crostas são típicas. Pústulas podem estar presentes, mas sua observação tende a ser difícil. As lesões cutâneas podem causar prurido mínimo a brando. A despigmentação nasal concomitante é comum. Não há acometimento da cavidade oral.

Principais Diagnósticos Diferenciais

Os diagnósticos diferenciais incluem demodicidose, piodermite nasal, dermatofitose, lúpus eritematoso discoide, pênfigo foliáceo, dermatomiosite, dermatite solar nasal, hipersensibilidade à picada de mosquito (gatos), síndrome uveodermatológica e dermatose responsiva a zinco.

Diagnóstico

1. Descarte outros diagnósticos diferenciais.
2. Citologia (pústula): neutrófilos e células acantolíticas são observados. Eosinófilos também podem estar presentes.
3. Detecção de anticorpos antinucleares (ANA): o exame pode ser positivo; no entanto, o resultado positivo é apenas indicativo e não é patognomônico no pênfigo eritematoso, já que títulos positivos podem ser associados a muitas outras doenças crônicas.
4. Dermato-histopatologia: pústulas subcórneas com neutrófilos e células acantolíticas acompanhadas ou não por eosinófilos. A infiltração liquenoide com células mononucleares, plasmócitos, neutrófilos ou eosinófilos também pode ser observada.
5. Imunofluorescência ou imunoistoquímica (biópsia de amostra de pele): detecção da deposição intercelular de anticorpos. A deposição de anticorpos na junção entre a derme e a epiderme também pode ser observada. Resultados falso-positivos e falso-negativos são comuns. Os resultados positivos devem ser confirmados à análise histológica.
6. Cultura bacteriana (pústula): geralmente estéril, mas, ocasionalmente, bactérias são isoladas caso haja infecção secundária.

Tratamento e Prognóstico

1. A exposição ao sol deve ser evitada e filtros solares devem ser usados para impedir que a luz ultravioleta exacerbe as lesões nasais. Os produtos à base de dióxido de titânio são bastante eficazes.
2. O tratamento sintomático com xampu pode auxiliar a remoção de crostas.
3. Para tratamento ou prevenção da piodermite secundária em cães, a administração sistêmica prolongada dos antibióticos adequados deve ser realizada (por, no mínimo, 4 semanas). Os cães tratados com antibióticos durante a fase de indução da terapia imunossupressora apresentam taxas de sobrevida significativamente maiores do que os cães submetidos apenas ao tratamento imunossupressor. A administração de antibióticos deve ser mantida até o controle do pênfigo pela terapia imunossupressora concomitante.
4. O objetivo do tratamento é o controle da doença e de seus sintomas através do uso das modalidades mais seguras nas menores doses possíveis. De modo geral, as terapias combinadas (Tabela 8-1) precisam ser usadas para instituição de um plano terapêutico multimodal, minimizando os efeitos adversos de cada fármaco. Dependendo da gravidade da doença, tratamentos mais ou menos agressivos são escolhidos. Para acelerar a remissão da doença, doses maiores são inicialmente usadas e, então, reduzidas à menor dosagem eficaz ao longo de 2 a 3 meses.
   - **A terapia tópica** com corticosteroides ou tacrolimus, aplicada a cada 12 horas, ajuda a reduzir a inflamação focal e diminui as doses dos tratamentos sistêmicos necessários ao controle dos sintomas. Nas fases de remissão, a frequência de aplicação deve ser minimizada para redução dos efeitos adversos locais.
   - **Os tratamentos sistêmicos alternativos** (Tabela 8-1) incluem fármacos que ajudam a reduzir a inflamação com efeitos adversos brandos ou nulos. Esses tratamentos ajudam a reduzir a necessidade modalidades mais agressivas, como corticosteroides ou quimioterápicos
   - **O tratamento com corticosteroides é uma das terapias mais confiáveis e de resultado previsível para as doenças cutâneas autoimunes**; porém, os efeitos adversos associados às doses altas necessárias ao controle dos sintomas podem ser graves. Embora a terapia apenas com glicocorticoides possa ser eficaz na manutenção da remissão, as doses necessárias podem causar efeitos adversos indesejáveis, principalmente em cães. **Por esse motivo, o uso de fármacos imunossupressores não esteroidais, combinados ou não a glicocorticoides, geralmente é recomendado para a manutenção em longo prazo**
     – A administração oral de doses imunossupressoras de prednisona ou metilprednisolona deve ser feita diariamente (Tabela 8-1). Após a resolução das lesões (em ≈ 2-8 semanas), a dose deve ser gradualmente reduzida ao longo de várias (8-10) semanas até a obtenção da menor dosagem possível, em dias alternados, que mantenha a remissão. Em caso de ausência de melhora significativa em 2 a 4 semanas após a instituição da terapia, deve-se excluir a presença de uma infecção cutânea concomitante e, então, considerar a administração de outros medicamentos imunossupressores ou fármacos alternativos.
     – Nos casos refratários à prednisona e à metilprednisolona, os corticosteroides alternativos incluem a triancinolona e a dexametasona (Tabela 8-1).
     – Em gatos, o tratamento com doses imunossupressoras de triancinolona ou dexametasona geralmente é mais eficaz do que a terapia com prednisolona ou metilprednisolona. A administração oral de triancinolona ou dexametasona deve ser realizada diariamente até a remissão da doença (≈ 2-8 semanas; a seguir, o tratamento deve ser gradualmente

reduzido até a menor dose e frequência possível que mantenha a remissão (Tabela 8-1).
- Em caso de desenvolvimento de efeitos adversos inaceitáveis ou ausência de melhora significativa em 2 a 4 semanas após a instituição da terapia, considere o uso de um glicocorticoide alternativo ou de um fármaco imunossupressor não esteroidal (Tabela 8-1).
■ **Os fármacos imunossupressores não esteroidais que podem ser eficazes** incluem ciclosporina, oclacitinib (Apoquel®), azatioprina (apenas em cães), clorambucil, ciclofosfamida, micofenolato mofetil e leflunomida (Tabela 8-1). A resposta benéfica ocorre 8 a 12 semanas após a instituição da terapia. Após a remissão, tente reduzir gradualmente a dose e a frequência do fármaco imunossupressor não esteroidal para a manutenção em longo prazo

5. O prognóstico é bom porque, mesmo sem tratamento, essa doença tende a continuar benigna e localizada. Em caso de administração sistêmica de fármacos imunossupressores, o monitoramento regular de sinais clínicos, hemogramas e bioquímicas séricas, com ajustes do tratamento, conforme necessários, é essencial. As possíveis complicações da terapia imunossupressora sistêmica incluem efeitos adversos inaceitáveis e infecção bacteriana secundária, dermatofitose ou demodicidose induzida pela imunossupressão.

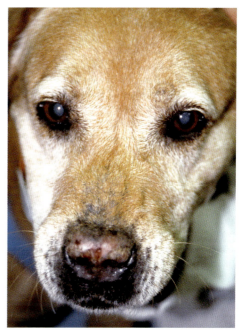

FIGURA 8-54 Pênfigo Eritematoso. Despigmentação e dermatite erosiva no plano nasal. As lesões no plano nasal são uma característica comum e única das doenças cutâneas autoimunes.

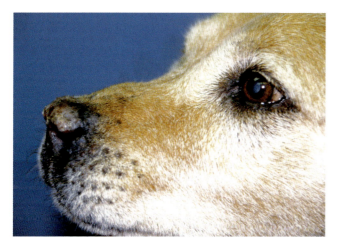

FIGURA 8-55 Pênfigo Eritematoso. Mesmo cão mostrado na Figura 8-54. Lesões erosivas com despigmentação no plano nasal.

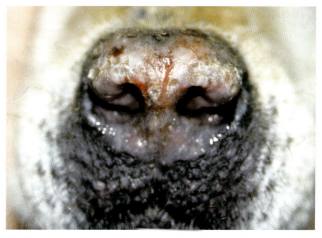

FIGURA 8-56 Pênfigo Eritematoso. Despigmentação e erosões no plano nasal.

Pênfigo Vulgar

Características

O pênfigo vulgar é uma doença cutânea autoimune caracterizada pela produção de autoanticorpos contra antígenos localizados na junção entre a epiderme e a derme ou em regiões adjacentes. A deposição de anticorpos nos espaços intercelulares provoca o descolamento de células nas camadas epidérmicas mais profundas (acantólise). É a forma mais grave de pênfigo e é rara entre cães e gatos.

Erosões, úlceras, e, raramente, vesículas e bolhas são observadas na pele (principalmente nas axilas e na virilha), nas junções mucocutâneas (leitos ungueais, lábios, narinas, pálpebras) e nas membranas mucosas (cavidade oral, ânus, vulva, prepúcio, conjuntiva). Febre, depressão e anorexia concomitantes são comuns. As lesões orais podem ser acompanhadas por salivação extensa e halitose. As lesões no plano nasal, no pavilhão auricular e nos coxins são características importantes da doença cutânea autoimune.

Principais Diagnósticos Diferenciais

Os diagnósticos diferenciais incluem penfigoide bolhoso, lúpus eritematoso sistêmico (SLE), eritema multiforme (EM) necrólise epidérmica tóxica (TEN), reação a fármacos, infecção (bacteriana, fúngica), vasculite e linfoma epiteliotrópico cutâneo.

Diagnóstico

1. Descarte outros diagnósticos diferenciais.
2. Dermato-histopatologia: fissuras e vesículas suprabasilares com graus variáveis de inflamação perivascular, intersticial ou liquenoide; acantólise e células acantolíticas.
3. Imunofluorescência ou imunoistoquímica (biópsias de amostra de pele): detecção da deposição intercelular de anticorpos. Resultados falso-positivos e falso-negativos são comuns. Os resultados positivos devem ser confirmados à análise histológica.
4. Cultura bacteriana (vesícula, bolha): geralmente estéril, mas, ocasionalmente, bactérias são isoladas caso haja infecção secundária.

Tratamento e Prognóstico

1. O tratamento sintomático com xampu pode auxiliar a remoção de crostas.
2. Para tratamento ou prevenção da piodermite secundária em cães, a administração sistêmica prolongada dos antibióticos adequados deve ser realizada (por, no mínimo, 4 semanas). Os cães tratados com antibióticos durante a fase de indução da terapia imunossupressora apresentam taxas de sobrevida significativamente maiores do que os cães submetidos apenas ao tratamento imunossupressor. A administração de antibióticos deve ser mantida até o controle do pênfigo pela terapia imunossupressora concomitante.
3. O objetivo do tratamento é o controle da doença e de seus sintomas através do uso das modalidades mais seguras nas menores doses possíveis. De modo geral, as terapias combinadas (Tabela 8-1) precisam ser usadas para instituição de um plano terapêutico multimodal, minimizando os efeitos adversos de cada fármaco. Dependendo da gravidade da doença, tratamentos mais ou menos agressivos são escolhidos. Para acelerar a remissão da doença, doses maiores são inicialmente usadas e, então, reduzidas à menor dosagem eficaz ao longo de 2 a 3 meses.
Uma vez que o pênfigo vulgar tende a ser grave, a terapia agressiva geralmente é necessária.
Embora a terapia apenas com glicocorticoides possa ser eficaz na manutenção da remissão, as doses necessárias podem causar efeitos adversos indesejáveis, principalmente em cães.
Por esse motivo, o uso de fármacos imunossupressores não esteroidais, combinados ou não a glicocorticoides, geralmente é recomendado para a manutenção em longo prazo.
   - A administração oral de doses imunossupressoras de prednisona ou metilprednisolona deve ser feita diariamente (Tabela 8-1). Após a resolução das lesões (em ≈ 2-8 semanas), a dose deve ser gradualmente reduzida ao longo de várias (8-10) semanas até a obtenção da menor dosagem possível, em dias alternados, que mantenha a remissão. Em caso de ausência de melhora significativa em 2 a 4 semanas após a instituição da terapia, deve-se excluir a presença de uma infecção cutânea concomitante e, então, considerar a administração de outros medicamentos imunossupressores ou fármacos alternativos
   - Nos casos refratários à prednisona e à metilprednisolona, os corticosteroides alternativos incluem a triancinolona e a dexametasona (Tabela 8-1)
   - Em gatos, o tratamento com doses imunossupressoras de triancinolona ou dexametasona geralmente é mais eficaz do que a terapia com prednisolona ou metilprednisolona. A administração oral de triancinolona ou dexametasona deve ser realizada diariamente até a remissão da doença (≈ 2-8 semanas; a seguir, o tratamento deve ser gradualmente reduzido até a menor dose e frequência possível que mantenha a remissão (Tabela 8-1)
   - Em caso de desenvolvimento de efeitos adversos inaceitáveis ou ausência de melhora significativa em 2 a 4 semanas após a instituição da terapia, considere o uso de um glicocorticoide alternativo ou de um fármaco imunossupressor não esteroidal (Tabela 8-1)
4. Fármacos imunossupressores não esteroidais geralmente são necessários além da terapia com corticosteroides para controle das lesões graves e minimização dos efeitos colaterais de corticosteroides. Os tratamentos que podem ser eficazes incluem ciclosporina, oclacitinib (Apoquel®), azatioprina (apenas em cães), clorambucil, ciclofosfamida, micofenolato mofetil e leflunomida (Tabela 8-1). A resposta benéfica ocorre 8 a 12 semanas após a instituição da terapia. Após a remissão, tente reduzir gradualmente a dose e a frequência do fármaco imunossupressor não esteroidal para a manutenção em longo prazo.
5. O prognóstico é moderado a mau, e a terapia vitalícia geralmente é necessária à manutenção da remissão. O monitoramento regular de sinais clínicos, hemogramas e bioquímicas séricas, com ajustes do tratamento, conforme necessários, é essencial. Possíveis complicações da terapia imunossupressora incluem efeitos adversos inaceitáveis e infecção bacteriana, dermatofitoses ou demodicidose induzida pela imunossupressão.

Pênfigo Vulgar

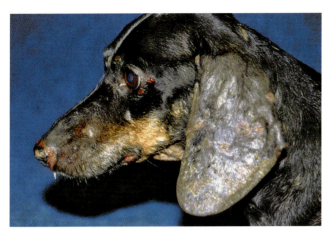

FIGURA 8-57 **Pênfigo Vulgar.** Grave dermatite erosiva, descamativa e alopécica no plano nasal, na face e no pavilhão auricular de um cão adulto com pênfigo vulgar. O acometimento do plano nasal, do pavilhão auricular e dos coxins é uma característica única das doenças cutâneas autoimunes.

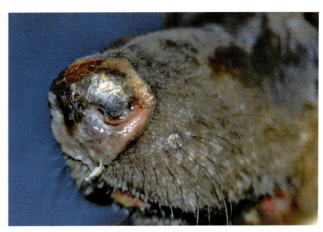

FIGURA 8-58 **Pênfigo Vulgar.** Aumento de volume, despigmentação e erosões no plano nasal.

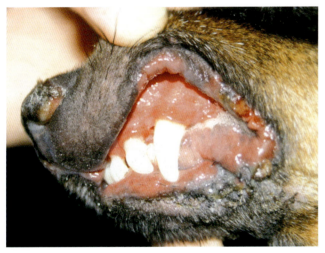

FIGURA 8-59 **Pênfigo Vulgar.** Dermatite erosiva nos lábios e na gengiva. As lesões na mucosa oral podem ser observadas no pênfigo vulgar, no penfigoide bolhoso, no lúpus eritematoso sistêmico e na vasculite.

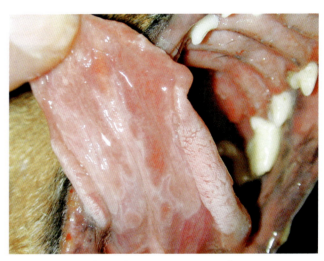

FIGURA 8-60 **Pênfigo Vulgar.** Lesões erosivas na língua.

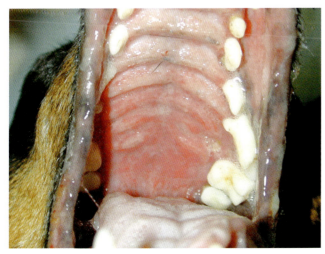

FIGURA 8-61 **Pênfigo Vulgar.** Lesões erosivas no palato de um cão com pênfigo vulgar.

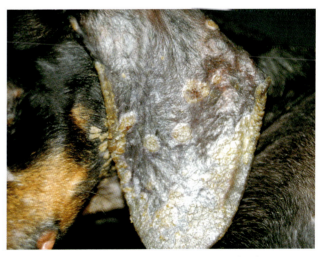

FIGURA 8-62 **Pênfigo Vulgar.** Dermatite erosiva alopécica no pavilhão auricular de um cão. Note a natureza erosiva do pênfigo vulgar em comparação à típica formação de crostas observada no pênfigo foliáceo.

CAPÍTULO 8 ■ Doenças Cutâneas Autoimunes e Imunomediadas

Pênfigo Vulgar (Cont.)

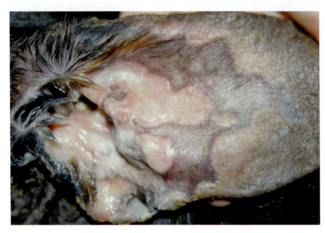

FIGURA 8-63 Pênfigo Vulgar. Dermatite erosiva alopécica no pavilhão auricular.

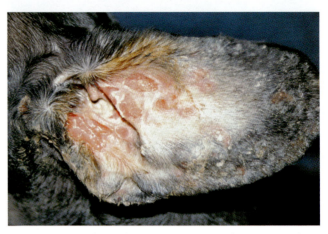

FIGURA 8-64 Pênfigo Vulgar. Dermatite erosiva, descamativa e alopécica no pavilhão auricular.

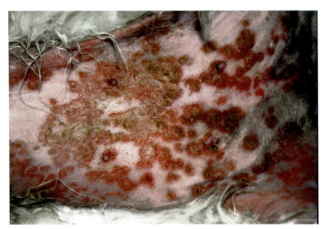

FIGURA 8-65 Pênfigo Vulgar. Dermatite erosiva alopécica no abdômen. Note a natureza puntiforme das lesões, que pode coalescer e formar grandes placas erosivas. Essas lesões são similares às do eritema multiforme e das reações cutâneas a fármacos.

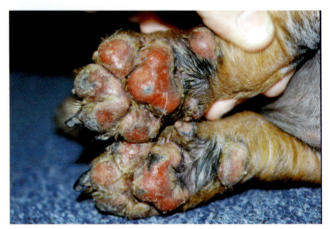

FIGURA 8-66 Pênfigo Vulgar. Dermatite erosiva nos coxins. As lesões nos coxins são uma característica comum das doenças cutâneas autoimunes. Note a natureza erosiva do pênfigo vulgar em comparação à típica formação de crostas observada no pênfigo foliáceo.

Pênfigo Vulgar

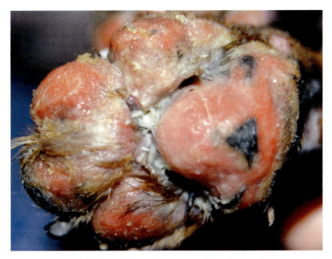

FIGURA 8-67 Pênfigo Vulgar. Erosão completa dos coxins em um cão com pênfigo vulgar.

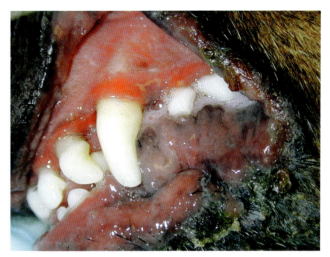

FIGURA 8-68 Pênfigo Vulgar. Lesões erosivas na gengiva. As lesões na mucosa oral podem ser observadas no pênfigo vulgar, no penfigoide bolhoso, no lúpus eritematoso sistêmico e na vasculite.

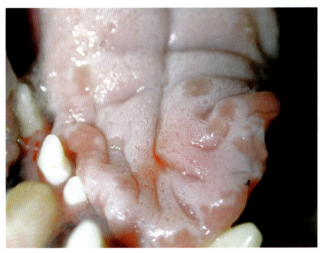

FIGURA 8-69 Pênfigo Vulgar. Lesões erosivas na língua de um cão com pênfigo vulgar.

Penfigoide Bolhoso e Dermatose Bolhosa Subepidérmica

Características

O penfigoide bolhoso e a dermatose com bolhas subepidérmicas são doenças cutâneas autoimunes caracterizadas pela produção de autoanticorpos contra antígenos da zona da membrana basal (lâmina lúcida), que provocam a separação da epiderme da derme subjacente. Há formação de vesículas e bolhas frágeis, que se rompem, gerando lesões ulceradas. A doença é rara em cães.

O penfigoide bolhoso e a dermatose com bolhas subepidérmicas se manifestam como uma doença ulcerativa da pele (principalmente na cabeça, no pescoço, nas axilas e na porção ventral do abdômen), das junções mucocutâneas (narinas, pálpebras, lábios), das membranas mucosas (cavidade oral, ânus, vulva, prepúcio, conjuntiva) e dos coxins. Vesículas e bolhas são raras. Os cães com a doença grave podem apresentar anorexia, depressão e febre. As lesões no plano nasal, no pavilhão auricular e nos coxins são características importantes da doença cutânea autoimune.

Principais Diagnósticos Diferenciais

Os diagnósticos diferenciais incluem pênfigo vulgar, SLE, EM ou TEN, erupção cutânea induzida por fármacos, vasculite, linfoma epiteliotrópico cutâneo e infecção (bacteriana, fúngica).

Diagnóstico

1. Descarte outros diagnósticos diferenciais.
2. Dermato-histopatologia: fissuras e vesículas subepidérmicas com inflamação perivascular branda a liquenoide mononuclear e neutrofílica grave. Eosinófilos também podem estar presentes.
3. Imunofluorescência ou imunoistoquímica (biópsias de amostra de pele): deposição de imunoglobulina na junção entre a derme e a epiderme. Resultados falso-positivos e falso-negativos são comuns. Os resultados positivos devem ser confirmados à análise histológica.
4. Cultura bacteriana (vesícula, bolha): geralmente estéril, mas, ocasionalmente, bactérias são isoladas caso haja infecção secundária.

Tratamento e Prognóstico

1. O tratamento sintomático com xampu pode auxiliar a remoção de crostas.
2. Para tratamento ou prevenção da piodermite secundária em cães, a administração sistêmica prolongada dos antibióticos adequados deve ser realizada (por, no mínimo, 4 semanas). Os cães tratados com antibióticos durante a fase de indução da terapia imunossupressora apresentam taxas de sobrevida significativamente maiores do que os cães submetidos apenas ao tratamento imunossupressor. A administração de antibióticos deve ser mantida até o controle da doença autoimune pela terapia imunossupressora concomitante.
3. O objetivo de tratamento é o controle das doenças e de seus sintomas através do uso das modalidades mais seguras nas menores doses possíveis. De modo geral, as terapias combinadas (Tabela 8-1) precisam ser usadas para instituição de um plano terapêutico multimodal, minimizando os efeitos adversos de cada fármaco. Dependendo da gravidade da doença, tratamentos mais ou menos agressivos são escolhidos. Para acelerar a remissão da doença, doses maiores são inicialmente usadas e, então, reduzidas à menor dosagem eficaz ao longo de 2 a 3 meses.

   Uma vez que o penfigoide bolhoso e a dermatose com bolhas subepidérmicas tendem a ser graves, a terapia agressiva geralmente é necessária.

   Embora a terapia apenas com glicocorticoides possa ser eficaz na manutenção da remissão, as doses necessárias podem causar efeitos adversos indesejáveis, principalmente em cães. Por esse motivo, o uso de fármacos imunossupressores não esteroidais, combinados ou não a glicocorticoides, geralmente é recomendado para a manutenção em longo prazo.

   - A administração oral de doses imunossupressoras de prednisona ou metilprednisolona deve ser feita diariamente (Tabela 8-1). Após a resolução das lesões (em ≈ 2-8 semanas), a dose deve ser gradualmente reduzida ao longo de várias (8-10) semanas até a obtenção da menor dosagem possível, em dias alternados, que mantenha a remissão. Em caso de ausência de melhora significativa em 2 a 4 semanas após a instituição da terapia, deve-se excluir a presença de uma infecção cutânea concomitante e, então, considerar a administração de outros medicamentos imunossupressores ou fármacos alternativos
   - Nos casos refratários à prednisona e à metilprednisolona, os corticosteroides alternativos incluem a triancinolona e a dexametasona (Tabela 8-1)
   - Em gatos, o tratamento com doses imunossupressoras de triancinolona ou dexametasona geralmente é mais eficaz do que a terapia com prednisolona ou metilprednisolona. A administração oral de triancinolona ou dexametasona deve ser realizada diariamente até a remissão da doença (≈ 2-8 semanas); a seguir, o tratamento deve ser gradualmente reduzido até a menor dose e frequência possível que mantenha a remissão (Tabela 8-1)
   - Em caso de desenvolvimento de efeitos adversos inaceitáveis ou ausência de melhora significativa em 2 a 4 semanas após a instituição da terapia, considere o uso de um glicocorticoide alternativo ou de um fármaco imunossupressor não esteroidal (Tabela 8-1)

4. Fármacos imunossupressores não esteroidais geralmente são necessários além da terapia com corticosteroides para controle das lesões graves e minimização dos efeitos colaterais de corticosteroides. Os tratamentos que podem ser eficazes incluem ciclosporina, oclacitinib (Apoquel®), azatioprina (apenas em cães), clorambucil, ciclofosfamida, micofenolato mofetil e leflunomida (Tabela 8-1). A resposta benéfica ocorre 8 a 12 semanas após a instituição da terapia. Após a remissão, tente reduzir gradualmente a dose e a frequência do fármaco imunossupressor não esteroidal para a manutenção em longo prazo.

5. O prognóstico é moderado a mau. A terapia vitalícia geralmente é necessária à manutenção da remissão. O monitoramento regular de sinais clínicos, hemogramas e bioquímicas séricas, com ajustes do tratamento, conforme necessários, é essencial. Possíveis complicações da terapia imunossupressora incluem efeitos adversos inaceitáveis e infecção bacteriana, dermatofitose ou demodicidose induzidas pela imunossupressão.

Penfigoide Bolhoso e Dermatose Bolhosa Subepidérmica 265

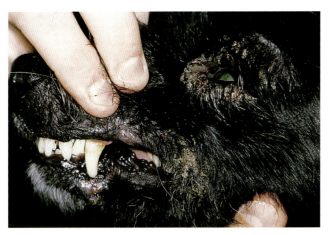

FIGURA 8-70 **Penfigoide Bolhoso.** Alopecia, úlceras e crostas ao redor da boca de um Terrier Escocês adulto.

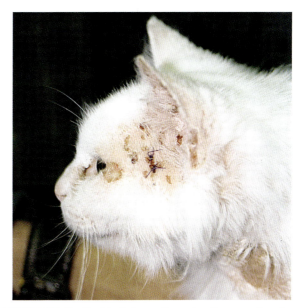

FIGURA 8-71 **Penfigoide Bolhoso.** Alopecia e úlceras na face de um gato adulto.

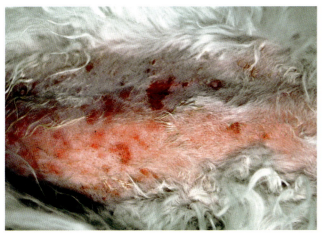

FIGURA 8-72 **Penfigoide Bolhoso.** Ampliação da foto do gato mostrado na Figura 8-71. Numerosas úlceras no tronco.

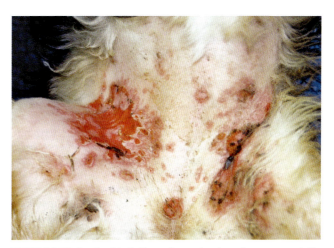

FIGURA 8-73 **Penfigoide Bolhoso.** Dermatite ulcerativa grave no abdômen. As lesões puntiformes coalesceram e formaram grandes lesões ulcerativas. Note a semelhança com o eritema multiforme, as reações cutâneas a fármacos e a vasculite.

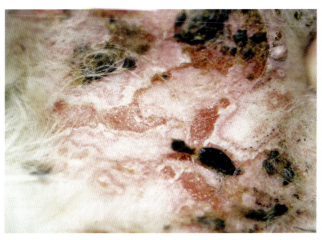

FIGURA 8-74 **Penfigoide Bolhoso.** Mesmo cão mostrado na Figura 8-64. Lesões ulcerativas coalescentes com margem serpentiforme e bem demarcada. Note a semelhança com as reações cutâneas a fármacos e a vasculite.

Lúpus Eritematoso Discoide

Características

Muitos consideram essa doença uma variante benigna do SLE. É comum em cães e rara em gatos.

Cães

Despigmentação nasal, eritema, descamação, erosões, ulcerações e formação de crostas são características. Lesões similares podem ser observadas nos lábios, na ponte nasal, na pele periocular, no pavilhão auricular, e, menos comumente, na porção distal dos membros ou na genitália. A hiperqueratose dos coxins e as úlceras orais são raramente observadas.

Gatos

Em gatos, a doença causa eritema, alopecia e formação de crostas na face e no pavilhão auricular. As lesões nasais são incomuns.

Principais Diagnósticos Diferenciais

Os diagnósticos diferenciais incluem piodermite nasal, demodicidose, dermatofitose, pênfigo eritematoso ou foliáceo, dermatomiosite, síndrome uveodermatológica, dermatite solar nasal, despigmentação nasal e hipersensibilidade à picada de mosquito (gatos).

Diagnóstico

1. Descarte outros diagnósticos diferenciais.
2. Dermato-histopatologia: achados podem incluir dermatite interfacial hidrópica ou liquenoide, espessamento focal da zona da membrana basal, incontinência pigmentar, apoptose de queratinócitos e acúmulos perivasculares ou perianexos de células mononucleares e plasmócitos.
3. Imunofluorescência ou imunoistoquímica (biópsias de amostra de pele): deposição irregular de imunoglobulina ou proteínas do sistema complemento na zona da membrana basal. Essas técnicas não são diagnósticas em si, já que há possibilidade de resultados falso-positivos e resultados falso-negativos são comuns.

Tratamento e Prognóstico

1. A exposição ao sol deve ser evitada e filtros solares devem ser usados para impedir que a luz ultravioleta exacerbe as lesões nasais. Os produtos à base de dióxido de titânio são bastante eficazes.
2. O tratamento sintomático com xampu pode auxiliar a remoção de crostas.
3. Para tratamento ou prevenção da piodermite secundária em cães, a administração sistêmica prolongada dos antibióticos adequados deve ser realizada (por, no mínimo, 4 semanas). Os cães tratados com antibióticos durante a fase de indução da terapia imunossupressora apresentam taxas de sobrevida significativamente maiores do que os cães submetidos apenas ao tratamento imunossupressor. A administração de antibióticos deve ser mantida até o controle da doença autoimune pela terapia imunossupressora concomitante.
4. O objetivo do tratamento é o controle da doença e de seus sintomas através do uso das modalidades mais seguras nas menores doses possíveis. De modo geral, as terapias combinadas (Tabela 8-1) precisam ser usadas para instituição de um plano terapêutico multimodal, minimizando os efeitos adversos de cada fármaco. Dependendo da gravidade da doença, tratamentos mais ou menos agressivos são escolhidos. Para acelerar a remissão da doença, doses maiores são inicialmente usadas e, então, reduzidas à menor dosagem eficaz ao longo de 2 a 3 meses.
   - **A terapia tópica** com corticosteroides ou tacrolimus, aplicada a cada 12 horas, ajuda a reduzir a inflamação focal e diminui as doses dos tratamentos sistêmicos necessários ao controle dos sintomas. Nas fases de remissão, a frequência de aplicação deve ser minimizada para redução dos efeitos adversos locais
   - **Os tratamentos sistêmicos alternativos** (Tabela 8-1) incluem fármacos que ajudam a reduzir a inflamação com efeitos adversos brandos ou nulos. Esses tratamentos ajudam a reduzir a necessidade de modalidades mais agressivas, como corticosteroides ou quimioterápicos
   - **O tratamento com corticosteroides** é uma das terapias mais confiáveis e de resultado previsível para as doenças cutâneas autoimunes; porém, os efeitos adversos associados às doses altas necessárias ao controle dos sintomas podem ser graves. Embora a terapia apenas com glicocorticoides possa ser eficaz na manutenção da remissão, as doses necessárias podem causar efeitos adversos indesejáveis, principalmente em cães. **Por esse motivo, o uso de fármacos imunossupressores não esteroidais, combinados ou não a glicocorticoides, geralmente é recomendado para a manutenção em longo prazo**
     – A administração oral de doses imunossupressoras de prednisona ou metilprednisolona deve ser feita diariamente (Tabela 8-1). Após a resolução das lesões (em ≈ 2-8 semanas), a dose deve ser gradualmente reduzida ao longo de várias (8-10) semanas até a obtenção da menor dosagem possível, em dias alternados, que mantenha a remissão. Em caso de ausência de melhora significativa em 2 a 4 semanas após a instituição da terapia, deve-se excluir a presença de uma infecção cutânea concomitante e, então, considerar a administração de outros medicamentos imunossupressores ou fármacos alternativos.
     – Nos casos refratários à prednisona e à metilprednisolona, os corticosteroides alternativos incluem a triancinolona e a dexametasona (Tabela 8-1).
     – Em caso de desenvolvimento de efeitos adversos inaceitáveis ou ausência de melhora significativa em 2 a 4 semanas após a instituição da terapia, considere o uso de um glicocorticoide alternativo ou de um fármaco imunossupressor não esteroidal (Tabela 8-1).
   - **Os fármacos imunossupressores não esteroidais que podem ser eficazes** incluem ciclosporina, oclacitinib (Apoquel®), azatioprina (apenas em cães), clorambucil, ciclofosfamida, micofenolato mofetil e leflunomida (Tabela 8-1). A resposta benéfica ocorre 8 a 12 semanas após a instituição da terapia. Após a remissão, tente reduzir gradualmente a dose e a frequência do fármaco imunossupressor não esteroidal para a manutenção em longo prazo
5. O prognóstico é bom, mas o tratamento vitalício geralmente é necessário. As possíveis sequelas são a escoriação permanente ou o desenvolvimento de leucoderma (despigmentação) e, raramente, carcinoma espinocelular.

Lúpus Eritematoso Discoide | **267**

Padrão de Distribuição da Lúpus Eritematoso Discoide

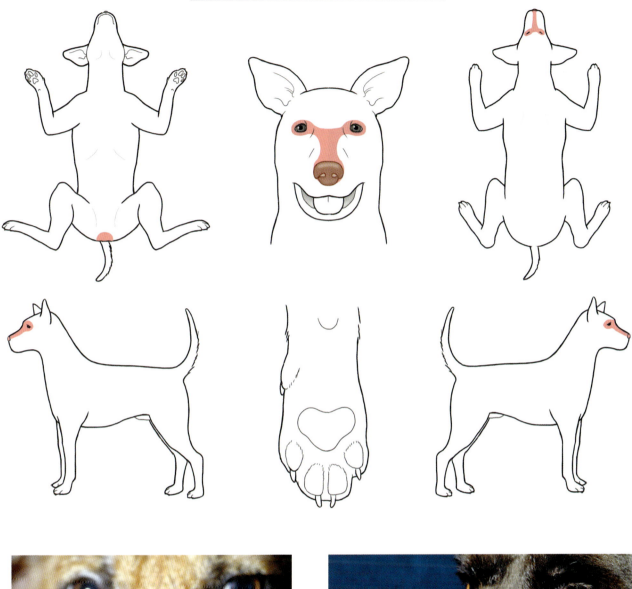

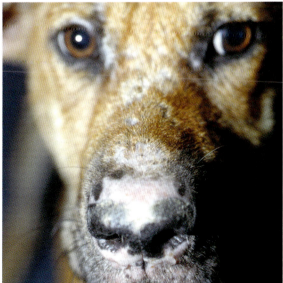

FIGURA 8-75 Lúpus Eritematoso Discoide. Alopecia focal e despigmentação no plano nasal e na ponte nasal. As lesões no plano nasal são características únicas das doenças cutâneas autoimunes.

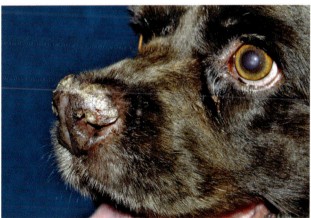

FIGURA 8-76 Lúpus Eritematoso Discoide. Despigmentação e dermatite descamativa erosiva no plano nasal de um cão.

CAPÍTULO 8 ■ Doenças Cutâneas Autoimunes e Imunomediadas

Lúpus Eritematoso Discoide *(Cont.)*

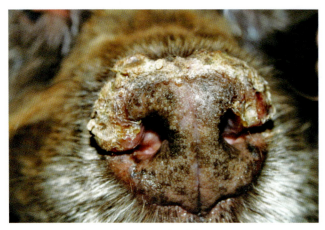

FIGURA 8-77 Lúpus Eritematoso Discoide. Despigmentação, crostas e erosões no plano nasal, típicas das doenças cutâneas autoimunes.

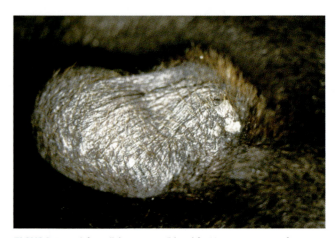

FIGURA 8-78 Lúpus Eritematoso Discoide. Hiperqueratose e formação de crostas no escroto.

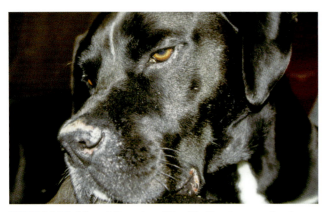

FIGURA 8-79 Lúpus Eritematoso Discoide. Despigmentação e formação de crostas no plano nasal e nas pálpebras.

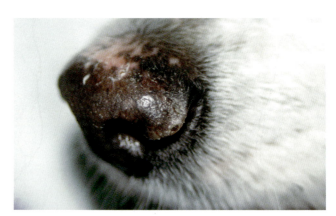

FIGURA 8-80 Lúpus Eritematoso Discoide. Eritema e despigmentação no plano nasal. A textura estratificada normal foi destruída, deixando a aparência regular.

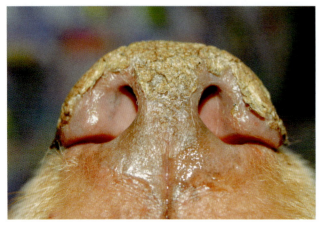

FIGURA 8-81 Lúpus Eritematoso Discoide. Maior aumento do plano nasal, mostrando perda da superfície estratificada normal, despigmentação, erosão e crostas.

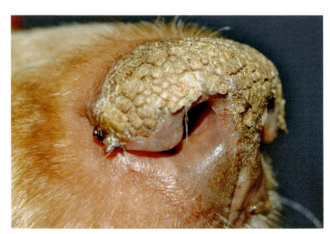

FIGURA 8-82 Lúpus Eritematoso Discoide. Grave acúmulo de crostas no plano nasal, que também apresenta erosão multifocal e despigmentação.

Lúpus Eritematoso Discoide

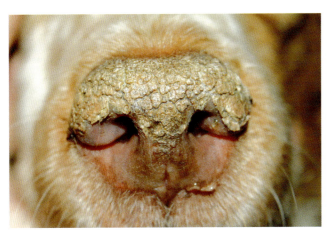

FIGURA 8-83 Lúpus Eritematoso Discoide. A descamação grave pode ser causada pela hiperqueratose nasal não inflamatória; porém, a despigmentação e a ulceração são características clássicas das doenças cutâneas autoimunes.

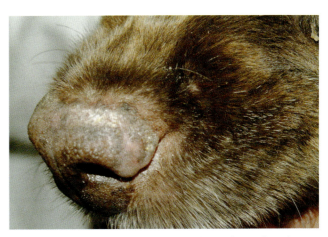

FIGURA 8-84 Lúpus Eritematoso Discoide. Na doença branda e em estágios iniciais, geralmente há despigmentação e ulceração das margens do plano nasal. Note que ainda há a estrutura da superfície estratificada normal, indicando que as lesões são brandas e em estágio inicial.

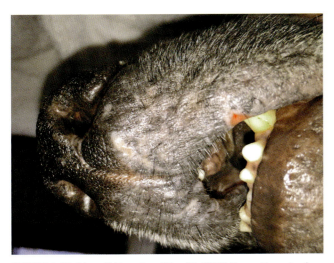

FIGURA 8-85 Lúpus Eritematoso Discoide (DLE). Dermatite perioral em um cão com DLE. Note as erosões intranasais brandas e a despigmentação, que são sintomas clássicos dessa doença.

Lúpus Eritematoso Sistêmico

Características

O lúpus eritematoso sistêmico (SLE) é uma doença imunomediada multissistêmica caracterizada pela produção de diversos autoanticorpos (p. ex., ANA, fator reumatoide, anticorpos antieritrócitos) que formam complexos imunes circulantes. A doença é rara em gatos e incomum em cães; Collies, Pastores de Shetland e Pastores Alemães podem apresentar maior predisposição.

Cães

Os sintomas geralmente não são específicos e podem ser intermitentes. Os sinais cutâneos são comuns, variáveis e tendem a mimetizar aqueles observados em muitas outras doenças cutâneas. Erosões e úlceras mucocutâneas ou mucosas podem ser observadas. As lesões cutâneas podem incluir erosões, úlceras, descamações, eritema, alopecia, formação de crostas e escoriação. As lesões podem ser multifocais ou difusas. Qualquer local do corpo pode apresentar lesões, mas a face, as orelhas e a porção distal dos membros são mais comumente afetadas. A linfadenomegalia periférica geralmente é observada. Outros sintomas podem incluir febre flutuante, poliartrite, polimiosite, insuficiência renal, discrasias sanguíneas, pleurite, pneumonia, pericardite ou miocardite, neuropatia central ou periférica e linfoedema. As lesões no plano nasal, no pavilhão auricular e nos coxins são características importantes da doença cutânea autoimune.

Acredita-se que o lúpus eritematoso cutâneo vesicular, antigamente denominado dermatose ulcerativa do Pastor de Shetland e Rough Collie (UDSSC), seja uma variante vesicular do lúpus cutâneo eritematoso. É incomum em indivíduos das raças Pastor de Shetland, Rough Collie e seus mestiços. A doença geralmente ocorre em indivíduos adultos e as lesões começam a aparecer nos meses de verão. Alguns cães podem apresentar remissão durante o inverno e, então, recidiva no começo do verão. As lesões primárias são vesículas e bolhas. No entanto, a observação dessas lesões tende a ser dificultada por sua fragilidade e fácil ruptura. As lesões secundárias incluem ulcerações anulares, policíclicas e serpiginosas. Essas ulcerações geralmente ocorrem na pele pouco revestida por pelos (p. ex., virilha, axilas, porção ventral do abdômen, porção medial das coxas) e podem progredir e acometer as junções mucocutâneas, os aspectos côncavos do pavilhão auricular, a cavidade oral e os coxins. Os cães afetados podem ficar debilitados e desenvolver sepse da infecção cutânea bacteriana secundária.

Gatos

As lesões cutâneas são variáveis e podem incluir dermatose com eritema, alopecia, descamação, crostas e escoriação; eritrodermia esfoliativa; e descamação excessiva (seborreia). As lesões podem ocorrer em qualquer local do corpo, mas o acometimento da face, do pavilhão auricular e das patas é mais frequente. Úlceras orais podem ser observadas. Outros sintomas podem incluir febre, poliartrite, insuficiência renal, anomalias neurológicas ou comportamentais, anomalias hematológicas e miopatia.

Principais Diagnósticos Diferenciais

Os diagnósticos diferenciais incluem outras causas de doença polissistêmica, como reações a fármacos, infecção por riquétsias, outras infecções (virais, bacterianas, fúngicas), neoplasias e outras doenças autoimunes e imunemediadas.

Diagnóstico

1. De modo geral, o estabelecimento do diagnóstico definitivo é difícil. Todos os outros diagnósticos diferenciais devem ser excluídos. Os seguintes achados são indicativos e, na presença concomitante de vários (grupos de sintomas), são altamente sugestivos de SLE:
    - Hemograma: anemia (positiva ou não ao teste de Coombs), trombocitopenia, leucopenia ou leucocitose
    - Urinálise: proteinúria
    - Artrocentese (poliartrite): inflamação purulenta estéril (com positividade ou não de fator reumatoide)
    - Detecção de ANA: é um bom exame de triagem, já que a maioria dos pacientes com SLE apresenta títulos positivos de ANA. No entanto, o resultado positivo é apenas indicativo e não é patognomônico de SLE, já que títulos positivos podem ser associados a muitas outras doenças crônicas ou infecciosas, como bartonelose, erliquiose e leishmaniose. Resultados falso-negativos podem ocorrer (10%)
    - Detecção de células do lúpus eritematoso (LE): o resultado positivo é altamente sugestivo, mas esse exame não é bom para a triagem, já que resultados falso-negativos são comuns.
2. A sorologia para riquetsioses deve ser realizada para exclusão de doenças transmitidas por carrapatos.
3. Dermato-histopatologia: espessamento focal da zona da membrana basal, formação de vacúolos subepidérmicos, dermatite interfacial hidrópica ou liquenoide ou vasculite leucocitoclástica são característicos. No entanto, essas alterações nem sempre são observadas e os achados podem não ser específicos.
4. Imunofluorescência ou imunoistoquímica (biópsias de amostra de pele): deposição irregular de imunoglobulina ou proteínas do sistema complemento na zona da membrana basal. Essas técnicas não são diagnósticas em si, já que há possibilidade de resultados falso-positivos e resultados falso-negativos são comuns.

Tratamento e Prognóstico

1. O tratamento sintomático com xampu pode auxiliar a remoção de crostas.
2. Para tratamento ou prevenção da piodermite secundária em cães, a administração sistêmica prolongada dos antibióticos adequados deve ser realizada (por, no mínimo, 4 semanas). Os cães tratados com antibióticos durante a fase de indução da terapia imunossupressora apresentam taxas de sobrevida significativamente maiores do que os cães submetidos apenas ao tratamento imunossupressor. A administração de antibióticos deve ser mantida até o controle da doença autoimune pela terapia imunossupressora concomitante.
3. O objetivo do tratamento é o controle da doença e de seus sintomas através do uso das modalidades mais seguras nas menores doses possíveis. De modo geral, as terapias combinadas (Tabela 8-1) precisam ser usadas para instituição de um plano terapêutico multimodal, minimizando os efeitos adversos de cada fármaco. Dependendo da gravidade da doença, tratamentos mais ou menos agressivos são escolhi-

dos. Para acelerar a remissão da doença, doses maiores são inicialmente usadas e, então, reduzidas à menor dosagem eficaz ao longo de 2 a 3 meses.

- **A terapia tópica** com corticosteroides ou tacrolimus, aplicada a cada 12 horas, ajuda a reduzir a inflamação focal e diminui as doses dos tratamentos sistêmicos necessários ao controle dos sintomas. Nas fases de remissão, a frequência de aplicação deve ser minimizada para redução dos efeitos adversos locais
- **Os tratamentos sistêmicos alternativos** (Tabela 8-1) incluem fármacos que ajudam a reduzir a inflamação com efeitos adversos brandos ou nulos. Esses tratamentos ajudam a reduzir a necessidade de modalidades mais agressivas, como corticosteroides ou quimioterápicos
- O tratamento com corticosteroides é uma das terapias mais confiáveis e de resultado previsível para as doenças cutâneas autoimunes; porém, os efeitos adversos associados às doses altas necessárias ao controle dos sintomas podem ser graves. Embora a terapia apenas com glicocorticoides possa ser eficaz na manutenção da remissão, as doses necessárias podem causar efeitos adversos indesejáveis, principalmente em cães. **Por esse motivo, o uso de fármacos imunossupressores não esteroidais, combinados ou não a glicocorticoides, geralmente é recomendado para a manutenção em longo prazo**
  – A administração oral de doses imunossupressoras de prednisona ou metilprednisolona deve ser feita diariamente (Tabela 8-1). Após a resolução das lesões (em ≈ 2-8 semanas), a dose deve ser gradualmente reduzida ao longo de várias (8-10) semanas até a obtenção da menor dosagem possível, em dias alternados, que mantenha a remissão. Em caso de ausência de melhora significativa em 2 a 4 semanas após a instituição da terapia, deve-se excluir a presença de uma infecção cutânea concomitante e considerar a administração de outros medicamentos imunossupressores ou fármacos alternativos.
  – Nos casos refratários à prednisona e à metilprednisolona, os corticosteroides alternativos incluem a triancinolona e a dexametasona (Tabela 8-1).
  – Em gatos, o tratamento com doses imunossupressoras de triancinolona ou dexametasona geralmente é mais eficaz do que a terapia com prednisolona ou metilprednisolona. A administração oral de triancinolona ou dexametasona deve ser realizada diariamente até a remissão da doença (≈ 2-8 semanas; a seguir, o tratamento deve ser gradualmente reduzido até a menor dose e frequência possível que mantenha a remissão (Tabela 8-1).
  – Em caso de desenvolvimento de efeitos adversos inaceitáveis ou ausência de melhora significativa em 2 a 4 semanas após a instituição da terapia, considere o uso de um glicocorticoide alternativo ou de um fármaco imunossupressor não esteroidal (Tabela 8-1).
- **Os fármacos imunossupressores não esteroidais que podem ser eficazes** incluem ciclosporina, oclacitinib (Apoquel®), azatioprina (apenas em cães), clorambucil, ciclofosfamida, micofenolato mofetil e leflunomida (Tabela 8-1). A resposta benéfica ocorre 8 a 12 semanas após a instituição da terapia. Após a remissão, tente reduzir gradualmente a dose e a frequência do fármaco imunossupressor não esteroidal para a manutenção em longo prazo

4. O prognóstico é reservado na presença de anemia hemolítica; trombocitopenia ou glomerulonefrite é presente. Em até 40% dos casos, a morte ocorre durante o primeiro ano de tratamento em decorrência de insuficiência renal, má resposta à terapia, complicações relacionadas ao fármaco ou infecção sistêmica secundária (pneumonia, sepse). O prognóstico é mais favorável em animais que respondem à terapia apenas com glicocorticoides; aproximadamente 50% desses indivíduos apresentam sobrevida longa. O monitoramento regular de sinais clínicos, hemogramas e bioquímicas séricas, com ajustes do tratamento, conforme necessários, é essencial.

Texto continua na p. 276

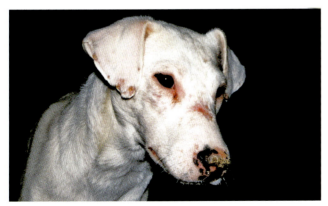

FIGURA 8-86 Lúpus Eritematoso Sistêmico. Dermatite erosiva eritematosa e alopécica na face, no plano nasal e no pavilhão auricular de um Jack Russell Terrier adulto. As lesões no plano nasal e no pavilhão auricular são características únicas das doenças cutâneas autoimunes.

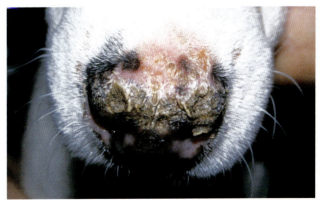

FIGURA 8-87 Lúpus Eritematoso Sistêmico. Mesmo cão mostrado na Figura 8-86. Despigmentação e erosões descamativas no plano nasal.

CAPÍTULO 8 ■ Doenças Cutâneas Autoimunes e Imunomediadas

Lúpus Eritematoso Sistêmico *(Cont.)*

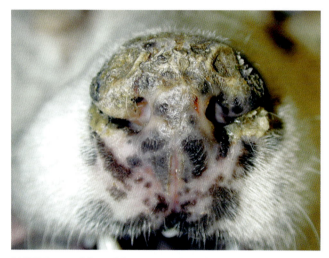

FIGURA 8-88 Lúpus Eritematoso Sistêmico. Grave dermatite descamativa erosiva com despigmentação no plano nasal.

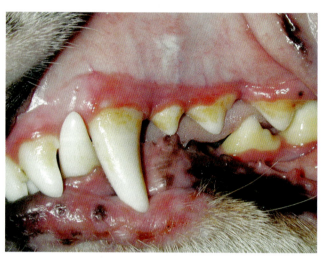

FIGURA 8-89 Lúpus Eritematoso Sistêmico. Dermatite erosiva na gengiva. As lesões na mucosa oral podem ser observadas no pênfigo vulgar, no penfigoide bolhoso, no lúpus eritematoso sistêmico e na vasculite.

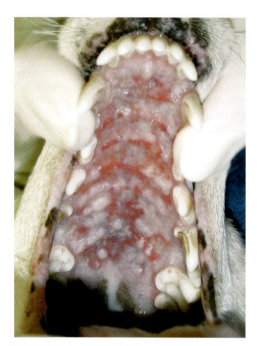

FIGURA 8-90 Lúpus Eritematoso Sistêmico. Erosões no palato de um cão.

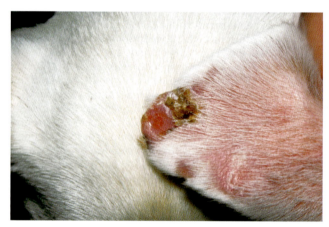

FIGURA 8-91 Lúpus Eritematoso Sistêmico. Lesões descamativas alopécicas no pavilhão auricular. O defeito em cunha é indicativo de uma vasculite subjacente associada ao SLE.

Lúpus Eritematoso Sistêmico

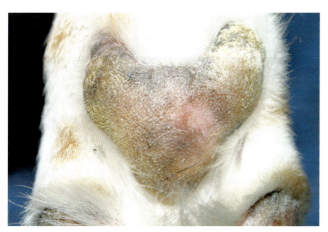

FIGURA 8-92 Lúpus Eritematoso Sistêmico. Hiperqueratose e formação de crostas no coxim. As lesões no coxim são características importantes das doenças cutâneas autoimunes.

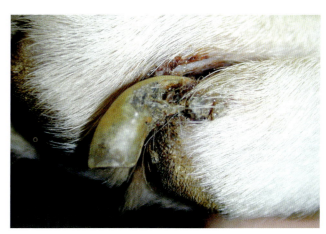

FIGURA 8-93 Lúpus Eritematoso Sistêmico. A inflamação do leito ungueal com distrofia da unha sugere uma vasculite subjacente associada ao SLE.

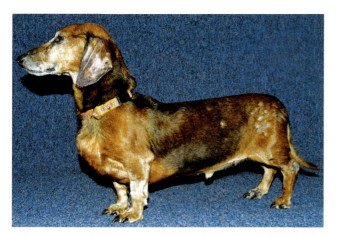

FIGURA 8-94 Lúpus Eritematoso Sistêmico. Um Dachshund adulto com SLE, apresentando o padrão generalizado de lesões.

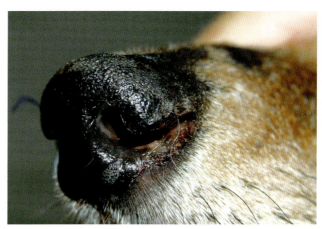

FIGURA 8-95 Lúpus Eritematoso Sistêmico. Dermatite erosiva descamativa no plano nasal. Note a sutil despigmentação na superfície medial da narina.

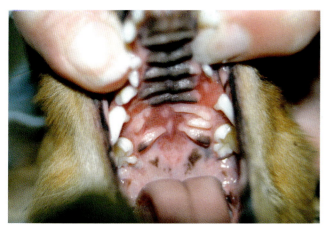

FIGURA 8-96 Lúpus Eritematoso Sistêmico. Dermatite erosiva no palato de um cão.

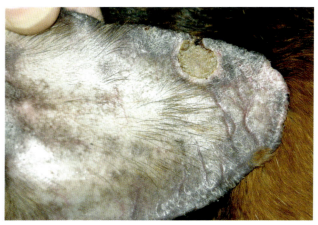

FIGURA 8-97 Lúpus Eritematoso Sistêmico. Dermatite descamativa com hiperpigmentação na margem da orelha. A grande crosta circular é causada por uma vasculite subjacente.

CAPÍTULO 8 ■ Doenças Cutâneas Autoimunes e Imunomediadas

Lúpus Eritematoso Sistêmico *(Cont.)*

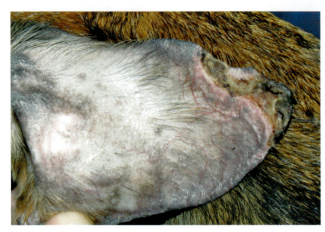

FIGURA 8-98 Lúpus Eritematoso Sistêmico. Mesmo cão mostrado na Figura 8-97. A vasculite subjacente provocou a necrose da porção distal do pavilhão auricular. A margem auricular remanescente apresenta descamação e hiperpigmentação.

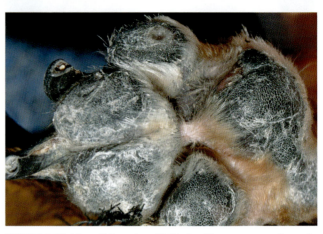

FIGURA 8-99 Lúpus Eritematoso Sistêmico. Hiperqueratose e formação de crostas nos coxins. A lesão descamativa no centro do coxim é característica da vasculite.

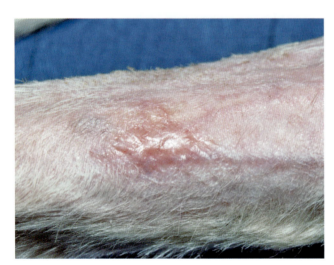

FIGURA 8-100 Lúpus Eritematoso Sistêmico. Uma lesão focal causada por vasculite no membro distal de um cão. Note que a alopecia é o resultado da inflamação crônica.

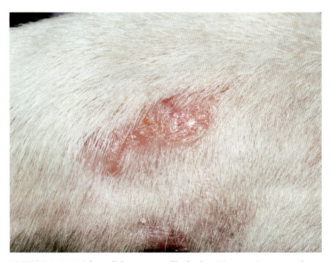

FIGURA 8-101 Lúpus Eritematoso Sistêmico. Mesmo cão mostrado na Figura 8-100, apresentando uma lesão mais branda.

Lúpus Eritematoso Sistêmico | 275

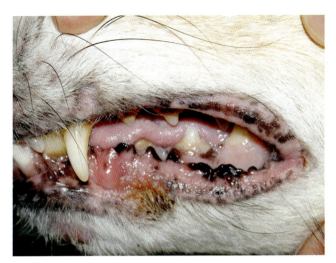

FIGURA 8-102 Lúpus Eritematoso Sistêmico. Dermatite perioral em um cão. Note a semelhança com a alergia e a piodermite mucocutânea.

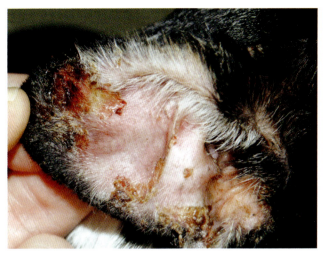

FIGURA 8-103 Lúpus Eritematoso Sistêmico. Grave dermatite descamativa ulcerativa no pavilhão auricular de um cão com SLE.

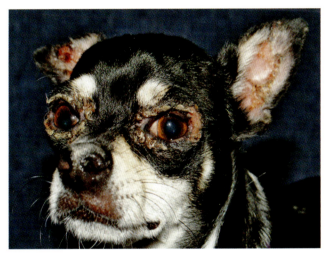

FIGURA 8-104 Lúpus Eritematoso Sistêmico. Grave dermatite descamativa ulcerativa ao redor dos olhos e do pavilhão auricular de um cão afetado. Note que o acometimento do plano nasal é menos grave, o que parece ser comum no SLE.

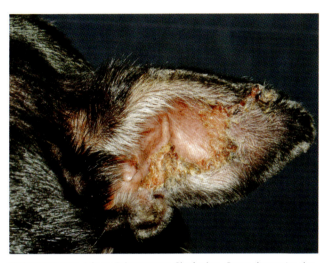

FIGURA 8-105 Lúpus Eritematoso Sistêmico. Grave dermatite descamativa ulcerativa no pavilhão auricular de um cão com SLE.

Dermatose Pustular Subcórnea Canina

Características

A dermatose pustular subcórnea canina é uma doença cutânea pustular, superficial e estéril de causa desconhecida, mas pode ser uma variante do pênfigo foliáceo. É rara em cães; é possível que Schnauzers Miniaturas apresentem maior predisposição à doença.

Pústulas multifocais a generalizadas com crostas, áreas circunscritas de alopecia, colaretes epidérmicos e descamação secundária são observadas. As lesões geralmente ocorrem na cabeça e no tronco. Os coxins podem apresentar descamação. As lesões podem ser intermitentes e o prurido varia de nulo a intenso. Pode haver linfadenomegalia periférica. Sinais concomitantes de doença sistêmica (p. ex., febre, anorexia, depressão) são raros.

Principais Diagnósticos Diferenciais

Os diagnósticos diferenciais incluem demodicidose, dermatofitose, piodermite superficial, pênfigo foliáceo, SLE e erupção cutânea induzida por fármacos. Na presença de lesões pruriginosas, os diagnósticos diferenciais devem incluir sarna, hipersensibilidade (por picada de pulga, alimentar, atopia) e pustulose eosinofílica estéril.

Diagnóstico

1. Descarte outros diagnósticos diferenciais.
2. Citologia (pústula): observação de numerosos neutrófilos. Queratinócitos acantolíticos podem ser ocasionalmente encontrados, mas não há bactérias.
3. Dermato-histopatologia: pústulas subcórneas com neutrófilos não degenerados. Queratinócitos acantolíticos podem também ser observados.
4. Cultura bacteriana (pústula): não há crescimento, exceto na presença de infecção secundária.

Tratamento e Prognóstico

1. O tratamento é igual ao do pênfigo foliáceo (Tabela 8-1).
2. A dapsona, em dose de 1 mg/kg por via oral (VO), deve ser administrada a cada 8 horas até a resolução das lesões (≈ 2-4 semanas). A dosagem deve ser gradualmente reduzida para 1 mg/kg VO a cada 24 a 72 horas ou com a menor frequência possível à manutenção da remissão.
3. O prognóstico é bom em caso de resposta à dapsona. Em alguns cães, a administração de dapsona pode ser interrompida; outros, porém, requerem terapia vitalícia para controle.

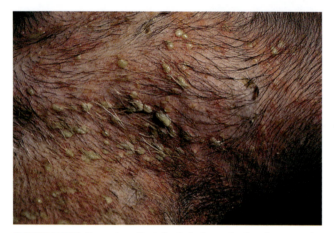

FIGURA 8-106 **Dermatose Pustular Subcórnea Canina.** Essas grandes pústulas não foliculares são características dessa doença. *(Cortesia de D. Angarano.)*

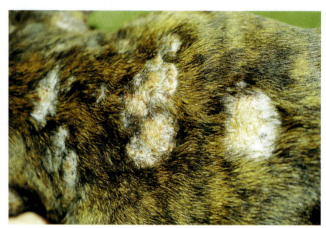

FIGURA 8-107 **Dermatose Pustular Subcórnea Canina.** Essas placas descamativas alopécicas se desenvolveram após a formação das primeiras lesões pustulares. Essas lesões generalizadas se resolvem com o tratamento com dapsona.

Pustulose Eosinofílica Estéril

Características

A pustulose eosinófila estéril se manifesta como uma doença cutânea pustular, superficial e estéril de causa desconhecida. É rara em cães.

De modo geral, há o aparecimento agudo de uma erupção multifocal a generalizada de pápulas e pústulas eritematosas no tronco, com erosões, áreas circunscritas de alopecia e hiperpigmentação, colaretes epidérmicos e descamação secundária. As lesões são pruriginosas. Linfadenomegalia periférica, depressão, anorexia ou febre ocasionalmente podem estar presentes.

Principais Diagnósticos Diferenciais

Os diagnósticos diferenciais incluem piodermite superficial, dermatofitose, demodicidose, pênfigo foliáceo, SLE, erupção cutânea induzida por fármacos e dermatose pustular subcórnea.

Diagnóstico

1. Descarte outros diagnósticos diferenciais.
2. Citologia (pústula): numerosos eosinófilos são observados. Neutrófilos e ocasionais queratinócitos acantolíticos também podem estar presentes, mas não há bactérias.
3. Dermato-histopatologia: pústulas, foliculite e furunculose intraepidérmica eosinofílica.
4. Hemograma: a eosinofilia periférica é comum.
5. Cultura bacteriana (pústula): não há crescimento, exceto na presença de infecção secundária.

Tratamento e Prognóstico

1. O tratamento é igual ao do pênfigo foliáceo (Tabela 8-1).
2. Alternativamente, o tratamento com dapsona (como descrito para a dermatose pustular subcórnea neste capítulo) ou com uma combinação de anti-histamínicos e suplementação com ácidos graxos pode ser eficaz em alguns cães.
3. O prognóstico de cura é mau, mas a remissão pode ser preservada na maioria dos cães submetidos à terapia medicamentosa de manutenção.

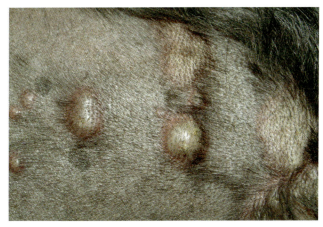

FIGURA 8-109 Pustulose Eosinofílica Estéril. Essas grandes pústulas são preenchidas por eosinófilos.

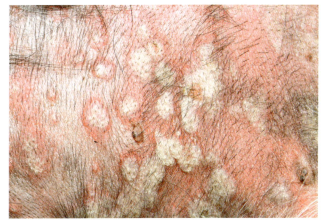

FIGURA 8-110 Pustulose Eosinofílica Estéril. Numerosas pústulas extensas coalescentes no tronco. Note que as pústulas não são centradas sobre os folículos pilosos, o que sugeriria o diagnóstico de foliculite.

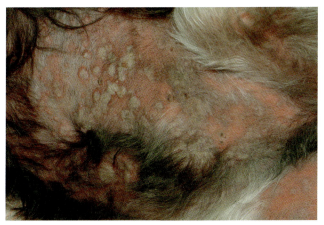

FIGURA 8-108 Pustulose Eosinofílica Estéril. Essas grandes pústulas eosinofílicas se desenvolveram em todo o corpo. Note que a pele adjacente é intensamente eritematosa.

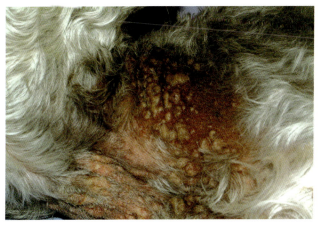

FIGURA 8-111 Pustulose Eosinofílica Estéril. Grandes pústulas flutuantes no abdômen de um Schnauzer. Note que o exsudato purulento é composto praticamente apenas por eosinófilos ao exame citológico.

CAPÍTULO 8 ■ Doenças Cutâneas Autoimunes e Imunomediadas

Pustulose Eosinofílica Estéril (Cont.)

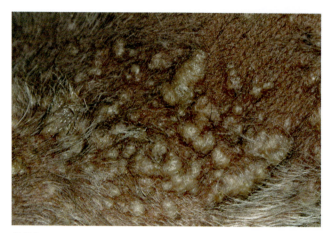

FIGURA 8-112 Pustulose Eosinofílica Estéril. Ampliação da foto das grandes pústulas flutuantes mostradas na Figura 8-111, que contém praticamente apenas eosinófilos.

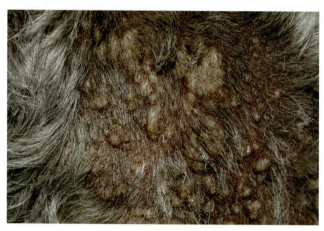

FIGURA 8-113 Pustulose Eosinofílica Estéril. Ampliação da foto das grandes pústulas flutuantes mostradas na Figura 8-111, que contém praticamente apenas eosinófilos

Paniculite Nodular Estéril

Características

A paniculite nodular estéril é uma doença inflamatória idiopática da gordura subcutânea. É rara em cães e gatos.

As lesões são caracterizadas por um ou mais nódulos subcutâneos profundos de poucos milímetros a centímetros de diâmetro. Esses nódulos podem ser dolorosos e flutuantes a firmes; podem ulcerar e apresentar exsudato amarelado e oleoso. As lesões podem ocorrer em qualquer local do corpo e, em alguns cães, podem ser intermitentes. Febre, anorexia e depressão concomitantes podem estar presentes.

Principais Diagnósticos Diferenciais

Os diagnósticos diferenciais incluem infecção (bacteriana, micobacteriana, fúngica), reação de corpo estranho, reação a fármacos, reação à injeção, SLE, neoplasia e deficiência de vitamina E (esteatite em gatos).

Diagnóstico

1. Descarte outros diagnósticos diferenciais.
2. Citologia (aspirado): neutrófilos e macrófagos xantomatosos (presença de lipídios no citoplasma). Microrganismos não são observados.
3. Dermato-histopatologia (biópsia excisional): paniculite supurativa, piogranulomatosa, granulomatosa, eosinofílica, necrótica ou fibrótica, septal ou difusa. O uso de colorações especiais não releva a presença de agentes infecciosos.
4. Culturas microbianas (tecido), reação em cadeia de polimerase (PCR) e sorologia: negativas para bactérias anaeróbicas e aeróbicas, micobactérias e fungos.

Tratamento e Prognóstico

1. Se a lesão for solitária, a excisão cirúrgica completa geralmente é curativa.
2. Para tratamento ou prevenção da piodermite secundária em cães, a administração sistêmica prolongada dos antibióticos adequados deve ser realizada (por, no mínimo, 4 semanas). Os cães tratados com antibióticos durante a fase de indução da terapia imunossupressora apresentam taxas de sobrevida significativamente maiores do que os cães submetidos apenas ao tratamento imunossupressor. A administração de antibióticos deve ser mantida até o controle da doença autoimune pela terapia imunossupressora concomitante.
3. O objetivo do tratamento é o controle da doença e de seus sintomas através do uso das modalidades mais seguras nas menores doses possíveis. De modo geral, as terapias combinadas (Tabela 8-1) precisam ser usadas para instituição de um plano terapêutico multimodal, minimizando os efeitos adversos de cada fármaco. Dependendo da gravidade da doença, tratamentos mais ou menos agressivos são escolhidos. Para acelerar a remissão da doença, doses maiores são inicialmente usadas e, então, reduzidas à menor dosagem eficaz ao longo de 2 a 3 meses.
    - Os tratamentos sistêmicos alternativos (Tabela 8-1) incluem fármacos que ajudam a reduzir a inflamação com efeitos adversos brandos ou nulos. Esses tratamentos ajudam a reduzir a necessidade de modalidades mais agressivas, como corticosteroides ou quimioterápicos
    - O tratamento com corticosteroides é uma das terapias mais confiáveis e de resultado previsível para as doenças cutâneas autoimunes; porém os efeitos adversos associados às doses altas necessárias ao controle dos sintomas podem ser graves. Embora a terapia apenas com glicocorticoides possa ser eficaz na manutenção da remissão, as doses necessárias podem causar efeitos adversos indesejáveis, principalmente em cães. **Por esse motivo, o uso de fármacos imunossupressores não esteroidais, combinados ou não a glicocorticoides, geralmente é recomendado para a manutenção em longo prazo**
        - A administração oral de doses imunossupressoras de prednisona ou metilprednisolona deve ser feita diariamente (Tabela 8-1). Após a resolução das lesões (em ≈ 2-8 semanas), a dose deve ser gradualmente reduzida ao longo de várias (8-10) semanas até a obtenção da menor dosagem possível, em dias alternados, que mantenha a remissão. Em caso de ausência de melhora significativa em 2 a 4 semanas após a instituição da terapia, deve-se excluir a presença de uma infecção cutânea concomitante e, então, considerar a administração de outros medicamentos imunossupressores ou fármacos alternativos.
        - Nos casos refratários à prednisona e à metilprednisolona, os corticosteroides alternativos incluem a triancinolona e a dexametasona (Tabela 8-1).
        - Em gatos, o tratamento com doses imunossupressoras de triancinolona ou dexametasona geralmente é mais eficaz do que a terapia com prednisolona ou metilprednisolona. A administração oral de triancinolona ou dexametasona deve ser realizada diariamente até a remissão da doença (≈ 2-8 semanas; a seguir, o tratamento deve ser gradualmente reduzido até a menor dose e frequência possível que mantenha a remissão (Tabela 8-1).
        - Em caso de desenvolvimento de efeitos adversos inaceitáveis ou ausência de melhora significativa em 2 a 4 semanas após a instituição da terapia, considere o uso de um glicocorticoide alternativo ou de um fármaco imunossupressor não esteroidal (Tabela 8-1).
4. O prognóstico após tratamento é bom, embora as lesões resolvidas possam formar cicatrizes.

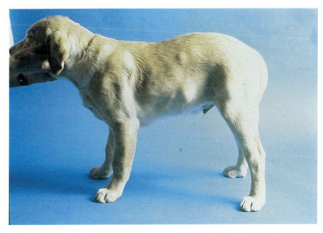

FIGURA 8-114 Paniculite Nodular Estéril. Os múltiplos nódulos no tronco deste jovem Labrador cresceram de forma lenta e, por fim, apresentaram exsudato. *(Cortesia de J. A. MacDonald.)*

280 CAPÍTULO 8 ■ Doenças Cutâneas Autoimunes e Imunomediadas

Paniculite Nodular Estéril (Cont.)

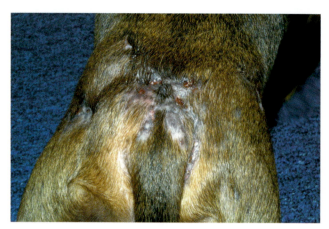

FIGURA 8-115 Paniculite Nodular Estéril. Nódulos alopécicos com exsudação na área lombar de um Dachshund adulto.

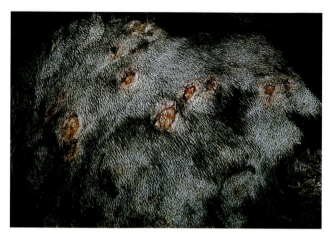

FIGURA 8-116 Paniculite Nodular Estéril. Múltiplos nódulos e tratos drenantes no dorso.

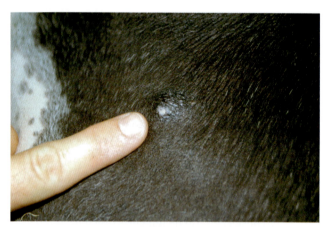

FIGURA 8-117 Paniculite Nodular Estéril. Um nódulo alopécico no flanco de um cão, imediatamente antes de sua ruptura e exsudação.

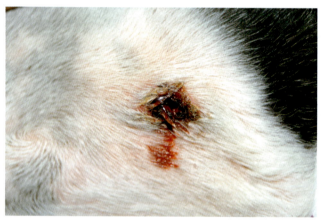

FIGURA 8-118 Paniculite Nodular Estéril. Um nódulo rompido com liberação de fluido serossanguinolento e formação de crosta.

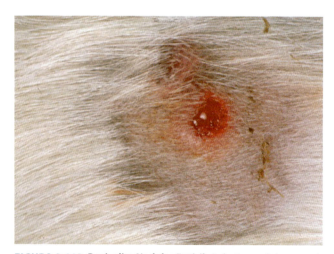

FIGURA 8-119 Paniculite Nodular Estéril. As lesões nodulares geralmente liberam fluido incolor e oleoso. *(Cortesia de J. A. MacDonald.)*

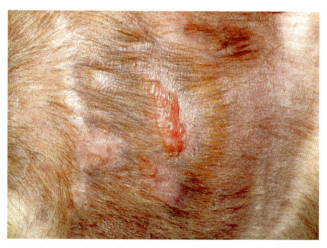

FIGURA 8-120 Paniculite Nodular Estéril. Nódulos alopécicos no tronco. *(Cortesia de A. Yu.)*

Granuloma e Piogranuloma Idiopático Estéril

Características

Acredita-se que o granuloma e o piogranuloma idiopático estéril sejam doenças cutâneas imunemediadas, embora sua patogênese exata seja desconhecida. São incomuns em cães, com incidências maiores em Collies, Golden Retrievers, Boxers e raças de porte grande e pelo curto.

A doença se manifesta pela formação de pápulas e nódulos dérmicos firmes, não dolorosos e não pruriginosos que podem apresentar alopecia ou úlceras. As lesões podem ocorrer em qualquer local do corpo, mas são mais comuns na ponte nasal ou no focinho, ao redor dos olhos, no pavilhão auricular e nas patas.

Principais Diagnósticos Diferenciais

Os diagnósticos diferenciais incluem infecção (por bactérias, micobactérias, fungos), parasitas (*Leishmania*, *Dirofilaria*, transmitidos por carrapatos), reação de corpo estranho e neoplasias.

Diagnóstico

1. Descarte outros diagnósticos diferenciais.
2. Citologia (aspirado): inflamação (pio)granulomatosa sem microrganismos.
3. Dermato-histopatologia: dermatite (pio)granulomatosa nodular a difusa. O uso de colorações especiais não releva a presença de agentes infecciosos.
4. Culturas microbianas (tecido): negativas para bactérias anaeróbicas e aeróbicas, micobactérias e fungos.

Tratamento e Prognóstico

1. As lesões solitárias devem, se possível, ser submetidas à excisão cirúrgica.
2. Nas lesões não cirúrgicas ou múltiplas, o tratamento é igual ao do pênfigo foliáceo (Tabela 8-1).
3. O prognóstico é bom na maioria dos cães, embora a terapia vitalícia possa ser necessária em alguns cães.

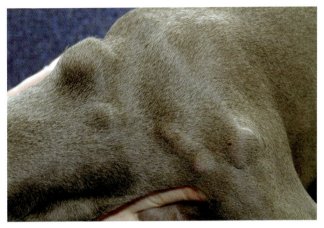

FIGURA 8-122 Granuloma e Piogranuloma Idiopático Estéril. Mesmo cão mostrado na Figura 8-121. Os grandes granulomas no pescoço e no ombro cresceram de forma progressiva nas semanas anteriores.

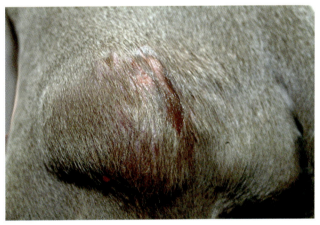

FIGURA 8-123 Granuloma e Piogranuloma Idiopático Estéril. Mesmo cão mostrado na Figura 8-121. Numerosos granulomas extensos cobriam todo o corpo do filhote.

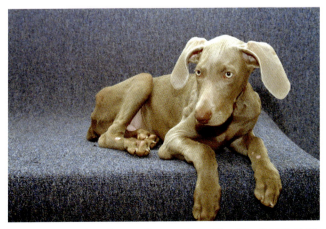

FIGURA 8-121 Granuloma e Piogranuloma Idiopático Estéril. Múltiplos granulomas extensos em um Weimaraner filhote.

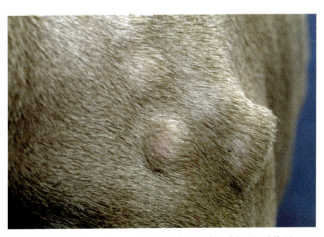

FIGURA 8-124 Granuloma e Piogranuloma Idiopático Estéril. Mesmo cão mostrado na Figura 8-121. Grandes granulomas sobre o ombro.

282 CAPÍTULO 8 ■ Doenças Cutâneas Autoimunes e Imunomediadas

Granuloma e Piogranuloma Idiopático Estéril *(Cont.)*

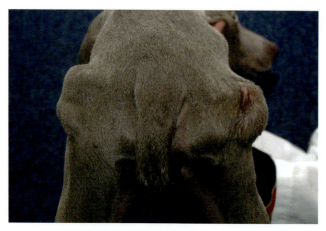

FIGURA 8-125 **Granuloma e Piogranuloma Idiopático Estéril.** Mesmo cão mostrado na Figura 8-121. Dois granulomas extensos e bilateralmente simétricos na pelve.

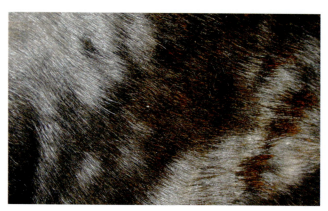

FIGURA 8-126 **Granuloma e Piogranuloma Idiopático Estéril.** Numerosos granulomas pequenos no tronco de um cão. O pelame tem aparência untuosa ou ondulada, mas os granulomas são palpados com facilidade.

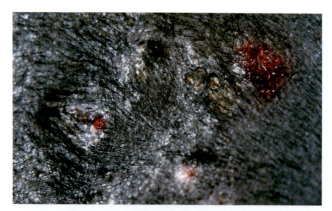

FIGURA 8-127 **Granuloma e Piogranuloma Idiopático Estéril.** Múltiplos granulomas se romperam e liberaram um fluido serossanguinolento, que formou crostas.

Granuloma Eosinofílico Canino

Características

O granuloma eosinofílico canino é uma doença eosinofílica caracterizada por nódulos e placas na boca, nas tonsilas ou na pele. A causa exata é desconhecida, mas as lesões cutâneas podem representar uma reação de hipersensibilidade a picadas de artrópodes. A doença é rara em cães, com incidências maiores relatadas em indivíduos jovens das raças Husky Siberiano e Cavalier King Charles Spaniel.

As lesões orais são caracterizadas por placas ou massas proliferativas. Essas lesões são mais comumente observadas no palato e no aspecto lateral ou ventral da língua. As lesões orais podem ser dolorosas. A halitose geralmente é a queixa principal.

As lesões cutâneas são pápulas, placas e nódulos. Essas lesões não são dolorosas ou pruriginosas e são mais comuns na porção ventral do abdômen e nos flancos.

Principais Diagnósticos Diferenciais

Os diagnósticos diferenciais incluem granulomas bacterianos e fúngicos e neoplasias.

Diagnóstico

1. Descarte outros diagnósticos diferenciais.
2. Dermato-histopatologia: granulomas eosinofílicos e histiocíticos com focos de degeneração de colágeno.
3. Culturas microbianas (amostras de biópsia): negativas para bactérias anaeróbicas e aeróbicas, micobactérias e fungos.

Tratamento e Prognóstico

1. As lesões solitárias podem regredir de forma espontânea sem terapia.
2. A terapia sintomática é similar à realizada na atopia (anti-histamínicos para redução e controle das reações eosinofílicas, ácidos graxos essenciais, ciclosporina) (Capítulo 7).
3. A terapia sistêmica com glicocorticoides geralmente é curativa. A prednisona, em dose de 0,5 a 2 mg/kg VO, deve ser administrada a cada 24 horas até a resolução das lesões (≈ 2-3 semanas); a seguir, a dosagem deve ser gradualmente reduzida.
4. O prognóstico é bom.

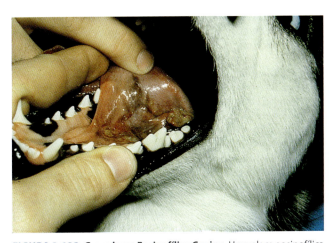

FIGURA 8-128 **Granuloma Eosinofílico Canino.** Uma placa eosinofílica na língua de um Husky Siberiano. *(Cortesia de J. Noxon.)*

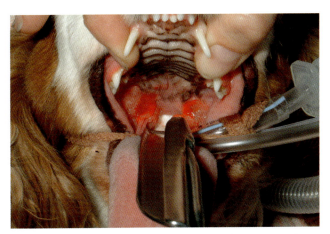

FIGURA 8-129 **Granuloma Eosinofílico Canino.** Inflamação granulomatosa eosinofílica nas tonsilas de um Cavalier King Charles Spaniel.

Vasculite Cutânea

Características

A vasculite cutânea é uma doença inflamatória dos vasos sanguíneos que geralmente é secundária à deposição de complexos imunes nas paredes vasculares. A vasculite pode ser associada a uma infecção subjacente (causada por bactérias, riquétsias, vírus ou fungos), tumor maligno, hipersensibilidade alimentar, reação a fármacos, vacinação antirrábica, doença metabólica (diabetes *mellitus*, uremia), SLE ou exposição ao frio (doença das aglutininas frias) ou ainda ser idiopática. É incomum em cães e rara em gatos.

Na maioria dos casos, os sinais clínicos são caracterizados por púrpura, necrose e úlceras puntiformes, principalmente no pavilhão auricular, nos lábios, na mucosa oral, nos coxins, na cauda e no escroto. A acrocianose pode ser observada. A vasculite urticariante (aparecimento agudo de eritrodermia intensa com vergões eritematosos coalescentes que não descoram) foi descrita em cães com hipersensibilidade alimentar subjacente. Em alguns cães com alopecia induzida pela vacina antirrábica, 1 a 5 meses depois do desenvolvimento da área focal de alopecia no sítio de vacinação, surgem lesões cutâneas multifocais causadas pela dermatopatia isquêmica generalizada. Essas lesões são caracterizadas por alopecia, formação de crostas, hiperpigmentação, erosões e úlceras variáveis nas margens da orelha, áreas perioculares, pele sobre proeminências ósseas, ponta da cauda e coxins. Erosões e úlceras também podem ser observadas na língua. Os animais com vasculite cutânea podem apresentar anorexia, depressão, febre, artropatia, miopatia e edema depressível dos membros.

Principais Diagnósticos Diferenciais

Os diagnósticos diferenciais incluem SLE, EM ou TEN, penfigoide bolhoso, pênfigo vulgar, queimadura por frio e reação cutânea a fármacos. Nos cães que apresentam lesões apenas nos pavilhões auriculares, o diagnóstico diferencial deve também incluir a dermatose da margem da orelha.

Diagnóstico

1. Descarte outros diagnósticos diferenciais.
2. A sorologia e a PCR para causas infecciosas, principalmente *Bartonella* e riquétsias, devem ser realizadas.
3. Dermato-histopatologia: vasculite neutrofílica, eosinofílica ou linfocítica. Na dermatopatia isquêmica induzida pela vacina antirrábica, casos moderados a graves de atrofia folicular, hialinização de colágeno, dermatite interfacial com escassez de células e foliculite mural podem ser observados.

Tratamento e Prognóstico

1. Qualquer causa subjacente deve ser identificada e corrigida.
2. Para tratamento ou prevenção da piodermite secundária em cães, a administração sistêmica prolongada dos antibióticos adequados deve ser realizada (por, no mínimo, 4 semanas). Os cães tratados com antibióticos durante a fase de indução da terapia imunossupressora apresentam taxas de sobrevida significativamente maiores do que os cães submetidos apenas ao tratamento imunossupressor. A administração de antibióticos deve ser mantida até o controle da doença autoimune pela terapia imunossupressora concomitante.
3. O objetivo do tratamento é o controle da doença e de seus sintomas através do uso das modalidades mais seguras nas menores doses possíveis. De modo geral, as terapias combinadas (Tabela 8-1) precisam ser usadas para instituição de um plano terapêutico multimodal, minimizando os efeitos adversos de cada fármaco. Dependendo da gravidade da doença, tratamentos mais ou menos agressivos são escolhidos. Para acelerar a remissão da doença, doses maiores são inicialmente usadas e, então, reduzidas à menor dosagem eficaz ao longo de 2 a 3 meses.
   - **A terapia tópica** com corticosteroides ou tacrolimus, aplicada a cada 12 horas, ajuda a reduzir a inflamação focal e diminui as doses dos tratamentos sistêmicos necessários ao controle dos sintomas. Nas fases de remissão, a frequência de aplicação deve ser minimizada para redução dos efeitos adversos locais
   - **Os tratamentos sistêmicos alternativos** (Tabela 8-1) incluem fármacos que ajudam a reduzir a inflamação com efeitos adversos brandos ou nulos. Esses tratamentos ajudam a reduzir a necessidade de modalidades mais agressivas, como corticosteroides ou quimioterápicos
   - **O tratamento com corticosteroides** é uma das terapias mais confiáveis e de resultado previsível para as doenças cutâneas autoimunes; porém, os efeitos adversos associados às doses altas necessárias ao controle dos sintomas podem ser graves. Embora a terapia apenas com glicocorticoides possa ser eficaz na manutenção da remissão, as doses necessárias podem causar efeitos adversos indesejáveis, principalmente em cães. **Por esse motivo, o uso de fármacos imunossupressores não esteroidais, combinados ou não a glicocorticoides, geralmente é recomendado para a manutenção em longo prazo**
     - A administração oral de doses imunossupressoras de prednisona ou metilprednisolona deve ser feita diariamente (Tabela 8-1). Após a resolução das lesões (em ≈ 2-8 semanas), a dose deve ser gradualmente reduzida ao longo de várias (8-10) semanas até a obtenção da menor dosagem possível, em dias alternados, que mantenha a remissão. Em caso de ausência de melhora significativa em 2 a 4 semanas após a instituição da terapia, deve-se excluir a presença de uma infecção cutânea concomitante e, então, considerar a administração de outros medicamentos imunossupressores ou fármacos alternativos.
     - Nos casos refratários à prednisona e à metilprednisolona, os corticosteroides alternativos incluem a triancinolona e a dexametasona (Tabela 8-1).
     - Em gatos, o tratamento com doses imunossupressoras de triancinolona ou dexametasona geralmente é mais eficaz do que a terapia com prednisolona ou metilprednisolona. A administração oral de triancinolona ou dexametasona deve ser realizada diariamente até a remissão da doença (≈ 2-8 semanas; a seguir, o tratamento deve ser gradualmente reduzido até a menor dose e frequência possível que mantenha a remissão (Tabela 8-1).
     - Em caso de desenvolvimento de efeitos adversos inaceitáveis ou ausência de melhora significativa

em 2 a 4 semanas após a instituição da terapia, considere o uso de um glicocorticoide alternativo ou de um fármaco imunossupressor não esteroidal (Tabela 8-1).
- **As terapias alternativas que podem ser eficazes incluem as seguintes**:
  - Pentoxifilina (apenas em cães), em dose de 25-30 mg/kg VO a cada 12 horas, com alimento. Após a remissão, a administração deve ser reduzida até a menor dose e frequência eficaz.
  - Dapsona (apenas em cães), em dose de 1 mg/kg VO a cada 8 horas, até a resolução das lesões (≈ 2-3 semanas). Após a remissão, a dose é lentamente reduzida, com administração de 1 mg/kg VO a cada 12 horas por 2 semanas, então 1 mg/kg a cada 24 horas por 2 semanas e, por fim, 1 mg/kg a cada 48 horas.
  - Sulfasalazina, em dose de 10-40 mg/kg (máximo de 3 g/dia) VO a cada 8 horas até a resolução das lesões (≈ 2-4 semanas). Após a remissão, a dose é reduzida gradualmente, com administração de 10 mg/kg a cada 12 horas por 3 semanas e, a seguir, 10 mg/kg VO a cada 24 horas.

- **Os fármacos imunossupressores não esteroidais que podem ser eficazes** incluem ciclosporina, oclacitinib (Apoquel®), azatioprina (apenas em cães), clorambucil, ciclofosfamida, micofenolato mofetil e leflunomida (Tabela 8-1). A resposta benéfica ocorre 8 a 12 semanas após a instituição da terapia. Após a remissão, tente reduzir gradualmente a dose e a frequência do fármaco imunossupressor não esteroidal para a manutenção em longo prazo

4. Independentemente do fármaco usado, em alguns pacientes, a terapia pode ser interrompida após 4 a 6 meses; em outros, a terapia de manutenção em longo prazo é necessária à manutenção da remissão.
5. O prognóstico é variável, dependendo da causa subjacente, da extensão das lesões cutâneas e do grau de acometimento de outros órgãos.

NOTA DO AUTOR

A aplicação tópica de tacrolimus nas margens da orelha pode ser muito irritante, causando prurido excessivo e balançar de cabeça.

Texto continua na p. 290

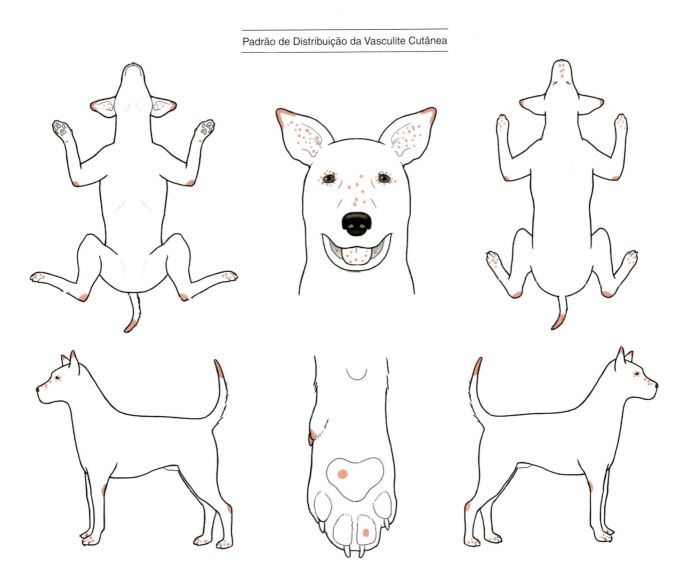

Padrão de Distribuição da Vasculite Cutânea

CAPÍTULO 8 ■ Doenças Cutâneas Autoimunes e Imunomediadas

Vasculite Cutânea (Cont.)

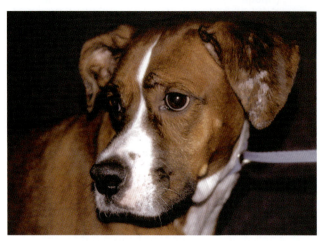

FIGURA 8-130 **Vasculite Cutânea.** Lesões descamativas alopécicas no pavilhão auricular. O plano nasal não é acometido. Note a semelhança com a sarna; porém, este cão apresentava prurido mínimo.

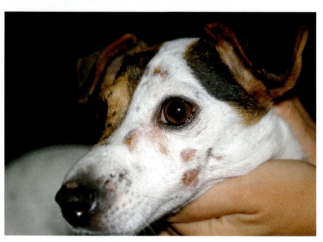

FIGURA 8-131 **Vasculite Cutânea.** Lesões eritematosas alopécicas na face de um Jack Russell Terrier adulto.

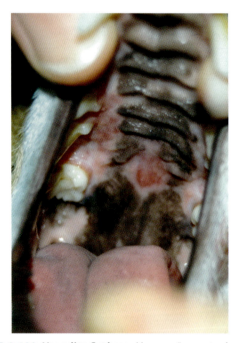

FIGURA 8-132 **Vasculite Cutânea.** Mesmo cão mostrado na Figura 8-131. As lesões erosivas no palato são típicas da vasculite. As lesões na mucosa oral são comumente observadas na vasculite, no pênfigo vulgar, no penfigoide bolhoso e no lúpus eritematoso sistêmico.

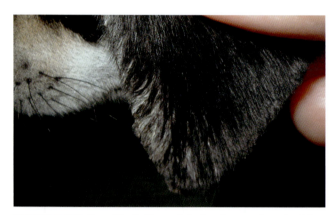

FIGURA 8-133 **Vasculite Cutânea.** As lesões descamativas alopécicas na margem da orelha são típicas da vasculite. Note a semelhança com a sarna; porém, este cão não apresenta prurido intenso.

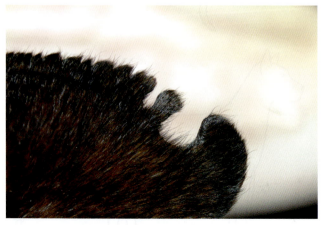

FIGURA 8-134 **Vasculite Cutânea.** Múltiplos defeitos em cunha na margem da orelha de um Dachshund adulto. Não há evidências de inflamação para indicar a presença de vasculite ativa.

Vasculite Cutânea 287

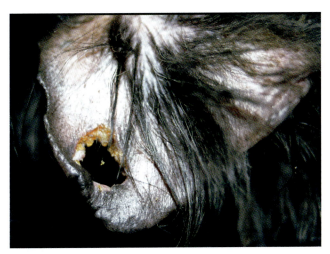

FIGURA 8-135 **Vasculite Cutânea.** Um grande defeito em cunha causado pela vasculite crônica no pavilhão auricular.

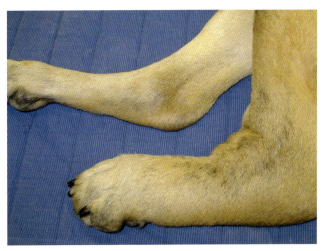

FIGURA 8-136 **Vasculite Cutânea.** Edema periférico causado pelo extravasamento vascular associado à vasculite.

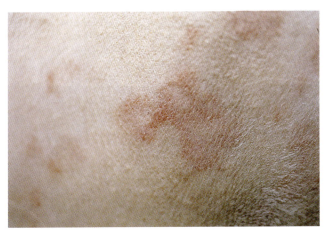

FIGURA 8-137 **Vasculite Cutânea.** Essa lesão eritematosa com borda serpentiforme bem demarcada é característica da vasculite, das reações cutâneas a fármacos (eritema multiforme) ou das doenças cutâneas autoimunes.

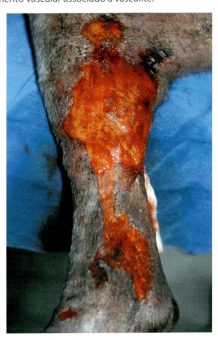

FIGURA 8-138 **Vasculite Cutânea.** Dermatite grave ulcerativa na pata de um Greyhound adulto. Note a borda serpentiforme bem demarcada, que é característica da vasculite, das reações cutâneas a fármacos (eritema multiforme) ou das doenças cutâneas autoimunes.

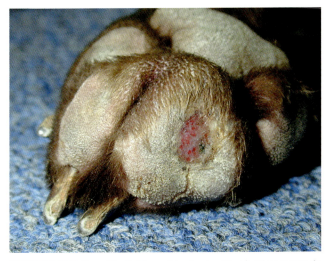

FIGURA 8-139 **Vasculite Cutânea.** A lesão ulcerativa focal no centro do coxim é uma característica única da doença vascular.

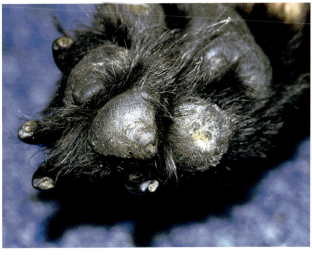

FIGURA 8-140 **Vasculite Cutânea.** As lesões descamativas no coxim (principalmente as lesões no coxim central) são características únicas da vasculite.

CAPÍTULO 8 ■ Doenças Cutâneas Autoimunes e Imunomediadas

Vasculite Cutânea (Cont.)

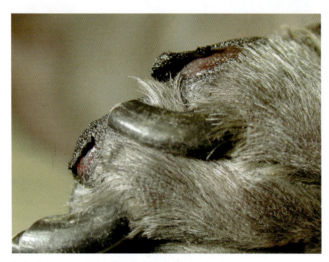

FIGURA 8-141 Vasculite Cutânea. Formação de crostas nos coxins de um cão com vasculite. As lesões no coxim também podem ser observadas nas doenças cutâneas autoimunes.

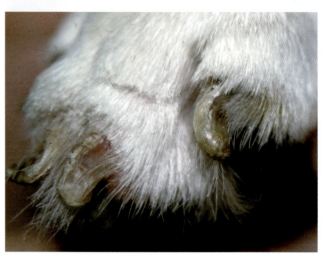

FIGURA 8-142 Vasculite Cutânea. A formação de crostas e as unhas distróficas são características comuns da vasculite. Note a semelhança com as doenças cutâneas autoimunes e com a onicodistrofia lupoide.

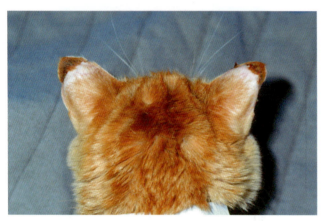

FIGURA 8-143 Vasculite Cutânea. Necrose das pontas do pavilhão auricular em um gato com vasculite.

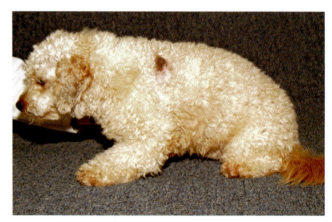

FIGURA 8-144 Vasculite Cutânea. Uma lesão hiperpigmentada alopécica focal no sítio de administração prévia de vacina antirrábica. As reações vacinais geralmente são associadas à vasculite.

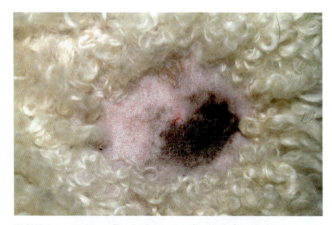

FIGURA 8-145 Vasculite Cutânea. Ampliação da foto do cão mostrado na Figura 8-144. A área focal de alopecia com hiperpigmentação é típica das reações às vacinas antirrábicas. O desenvolvimento de uma lesão de vasculite focal ou generalizada pode ocorrer semanas a meses após a administração da vacina.

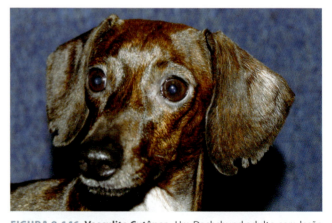

FIGURA 8-146 Vasculite Cutânea. Um Dachshund adulto com lesão cuneiforme bilateral no pavilhão auricular, que é típica da vasculite.

Vasculite Cutânea

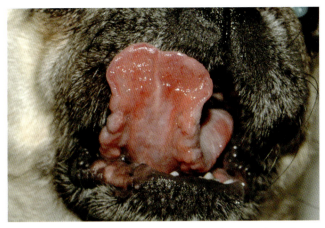

FIGURA 8-147 Vasculite Cutânea. Erosões e ulcerações linguais causadas pela vasculite cutânea. As lesões orais são menos comuns do que as lesões descamativas e ulceradas das margens do pavilhão auricular e dos coxins.

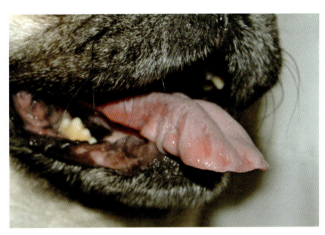

FIGURA 8-148 Vasculite Cutânea. Mesmo cão mostrado na Figura 8-147. As erosões multifocais na margem lateral da língua são aparentes.

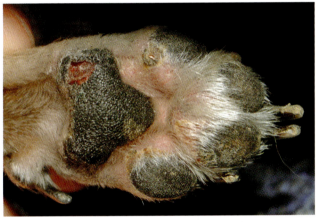

FIGURA 8-149 Vasculite Cutânea. Ulcerações multifocais nos coxins de um cão com vasculite. A lesão focal no centro do coxim acometido é a apresentação clínica mais comum.

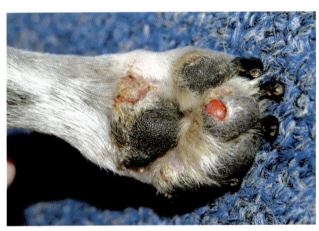

FIGURA 8-150 Vasculite Cutânea. Ulcerações nos coxins de um cão com vasculite.

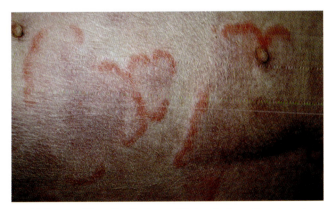

FIGURA 8-151 Vasculite Cutânea. Clássicas lesões eritematosas bem demarcadas típicas da vasculite, das doenças cutâneas autoimunes e das reações a fármacos.

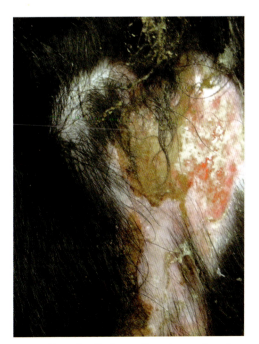

FIGURA 8-152 Vasculite Cutânea. Alopecia, erosões e formação de crostas na pata de um cão afetado.

CAPÍTULO 8 ■ Doenças Cutâneas Autoimunes e Imunomediadas

Eritema Multiforme e Necrólise Epidérmica Tóxica

Características

A patogênese exata dessas duas doenças é desconhecida, mas o eritema multiforme e a necrólise epidérmica tóxica podem representar uma reação de hipersensibilidade específica e mediada por células que é induzida por diversos antígenos (p. ex., substâncias químicas, fármacos, agentes infecciosos [bactérias, vírus], tumores malignos) que alteram queratinócitos, tornando-os alvos de uma resposta imune aberrante. Alguns pesquisadores acreditam que o EM e a TEN são duas doenças distintas; outros acham que a TEN é a forma clínica mais grave do EM. Essas doenças são incomuns em cães e raras em gatos.

As lesões geralmente se desenvolvem no dorso e lembram uma queimadura térmica (por compressa quente) ou química. As lesões tendem a ser agudas e multifocais a difusas. A pele, as junções mucocutâneas e a cavidade oral podem ser acometidas. O EM é caracterizado por máculas eritematosas a pápulas ou placas ligeiramente elevadas que se disseminam de forma periférica e formação de um halo central, produzindo lesões anulares ou serpiginosas similares a um "alvo". Raramente, descamação, formação de crostas, eritema e alopecia generalizada podem ocorrer. A TEN é caracterizada por vesículas, bolhas, úlceras e necrose epidérmica dolorosa. Depressão, anorexia e febre podem ser observadas, principalmente em pacientes com TEN.

Principais Diagnósticos Diferenciais

Os diagnósticos diferenciais incluem queimadura térmica ou química, urticária, reações graves de hipersensibilidade (síndrome de Well), infecção profunda (bacteriana, fúngica), penfigoide bolhoso, pênfigo vulgar, SLE, lúpus eritematoso cutâneo vesicular, vasculite, linfoma epiteliotrópico e reação cutânea a fármacos.

Diagnóstico

1. Descarte outros diagnósticos diferenciais.
2. Dermato-histopatologia: o dano é limitado à epiderme, com necrose (apoptose) de queratinócitos à necrose da espessura total da epiderme. As células epiteliais das bainhas externas das raízes dos folículos pilosos também podem ser acometidas. A biópsia deve ser realizada logo, para diferenciação de queimaduras (dano nos tecidos dérmicos profundos).

Tratamento e Prognóstico

1. Interrompa o uso de todos os fármacos suspeitos administrados nas 2 a 4 semanas anteriores ao desenvolvimento da lesão e não prescreva quaisquer fármacos relacionados ou de estrutura química similar. Nos casos sem exposição conhecida a fármacos ou substâncias químicas, deve-se pesquisar, meticulosamente, a existência de uma doença infecciosa ou neoplásica subjacente.
2. O tratamento sintomático e de suporte adequado (p. ex., banhos de imersão, fluidos, eletrólitos, nutrição parenteral) deve ser instituído conforme necessário. Para prevenção de infecções cutâneas bacterianas secundárias, antibióticos sistêmicos não relacionados a quaisquer dos fármacos suspeitos devem ser administrados.
3. Os casos brandos de EM podem se resolver de forma espontânea em 2 a 4 semanas.
4. O tratamento é igual ao do pênfigo foliáceo (Tabela 8-1).
5. Nos casos mais graves, o tratamento com prednisolona, em dose de 2 mg/kg (cães) ou 4 mg/kg (gatos) VO a cada 24 horas, pode ser instituído. A melhora significativa pode ser observada em 1 a 2 semanas. Após a resolução das lesões (≈ 2-8 semanas), a dose deve ser gradualmente reduzida ao longo de 4 a 6 semanas. Na maioria dos casos, o tratamento com corticosteroide pode ser interrompido.
6. Nos casos refratários, o tratamento com imunoglobulina intravenosa (IVIG) humana pode ser eficaz. A solução de IVIG humana a 5% a 6% é preparada com soro fisiológico (NaCl a 0,9%) de acordo com as recomendações do fabricante. A solução é administrada em dose de 0,5 a 1 g/kg, por via intravenosa (IV), durante um período de 4 a 6 horas, uma ou duas vezes, com 24 horas de intervalo.
7. O prognóstico do EM é moderado a bom e o prognóstico da TEN é mau a reservado, principalmente na ausência de identificação de uma causa subjacente.

Texto continua na p. 295

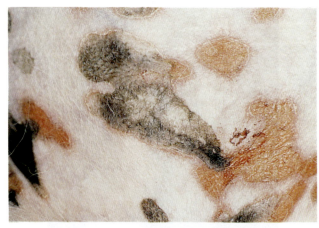

FIGURA 8-153 Eritema Multiforme e Necrólise Epidérmica Tóxica. Áreas bem demarcadas de eritema, erosão e hiperpigmentação. Note as distintas bordas serpentiformes bem demarcadas, que são típicas de vasculite, reações cutâneas a fármacos e doença cutânea autoimune.

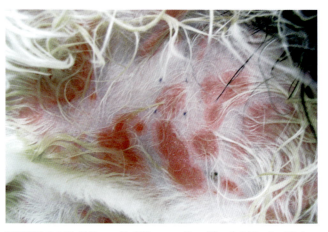

FIGURA 8-154 Eritema Multiforme e Necrólise Epidérmica Tóxica. Áreas de dermatite erosiva focal na superfície inguinal. Note as bordas bem demarcadas, que são características.

Eritema Multiforme e Necrólise Epidérmica Tóxica

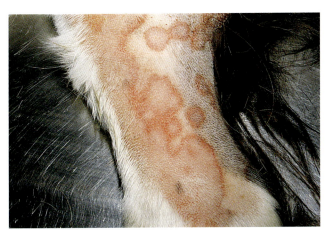

FIGURA 8-155 Eritema Multiforme e Necrólise Epidérmica Tóxica. Lesões eritematosas no membro distal de um cão adulto. As margens serpentiformes bem demarcadas são aparentes.

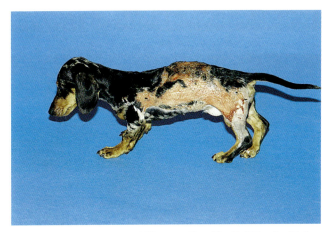

FIGURA 8-156 Eritema Multiforme e Necrólise Epidérmica Tóxica. Alopecia, formação de crostas, ulceração e tecido de granulação no dorso de um Dachshund de 6 meses de idade. O desenvolvimento da necrose epidérmica ocorreu várias semanas após a vacinação de rotina.

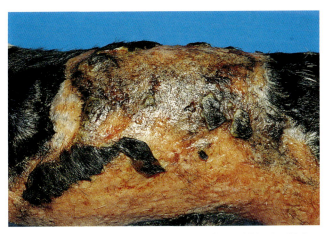

FIGURA 8-157 Eritema Multiforme e Necrólise Epidérmica Tóxica. Ampliação da foto do cão mostrado na Figura 8-156. A lesão começou a formar tecido de granulação. A pele remanescente apresentou necrose e, por fim, foi eliminada.

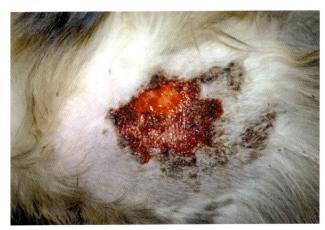

FIGURA 8-158 Eritema Multiforme e Necrólise Epidérmica Tóxica. Área focal de necrose de espessura total. Note a margem serpentiforme bem demarcada, que é característica.

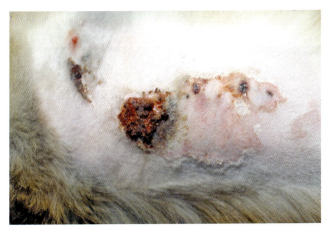

FIGURA 8-159 Eritema Multiforme e Necrólise Epidérmica Tóxica. Eritema bem demarcado, com crostas que recobrem as áreas de necrose de espessura total. Note a progressão das lesões, de eritema serpentiforme bem demarcado a lesões descamativas que ocultam a necrose epidérmica. Com o passar do tempo, é provável que toda a área sofra necrose e seja perdida.

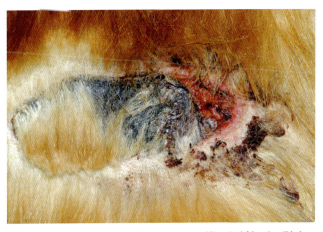

FIGURA 8-160 Eritema Multiforme e Necrólise Epidérmica Tóxica. Área focal de necrose cutânea com ulceração e formação de crostas. Note as margens bem demarcadas, que são típicas de uma reação cutânea a fármacos.

CAPÍTULO 8 ■ Doenças Cutâneas Autoimunes e Imunomediadas

Eritema Multiforme e Necrólise Epidérmica Tóxica *(Cont.)*

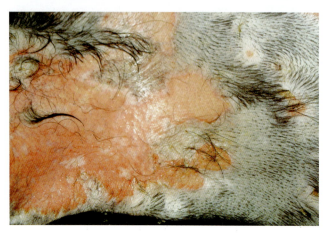

FIGURA 8-161 Eritema Multiforme e Necrólise Epidérmica Tóxica. As erosões alopécicas bem demarcadas são muito características de uma reação cutânea a fármacos, inclusive do eritema multiforme. Note as clássica margens serpentiformes.

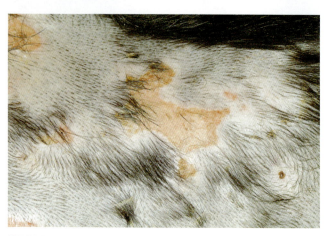

FIGURA 8-162 Eritema Multiforme e Necrólise Epidérmica Tóxica. Múltiplas áreas focais de alopecia e erosão no característico padrão serpentiforme bem demarcado.

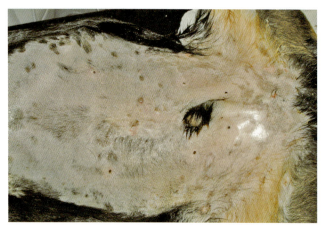

FIGURA 8-163 Eritema Multiforme e Necrólise Epidérmica Tóxica. Lesão generalizada no abdômen de um cão afetado. Note as lesões erosivas bem demarcadas e disseminadas.

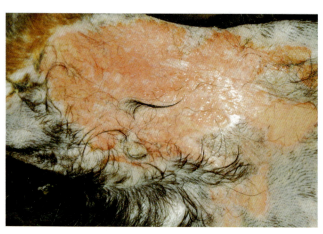

FIGURA 8-164 Eritema Multiforme e Necrólise Epidérmica Tóxica. Ampliação da foto da lesão erosiva grave, mostrando a característica demarcação típica desta doença.

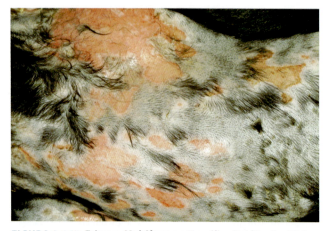

FIGURA 8-165 Eritema Multiforme e Necrólise Epidérmica Tóxica. Dermatite erosiva generalizada no abdômen de um cão afetado.

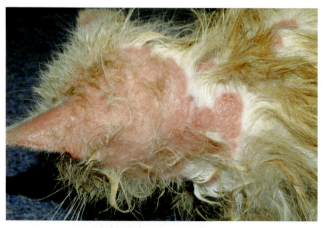

FIGURA 8-166 Eritema Multiforme e Necrólise Epidérmica Tóxica. Lesões bem demarcadas e características em um gato, típicas da reação cutânea a fármacos e da vasculite.

Eritema Multiforme e Necrólise Epidérmica Tóxica 293

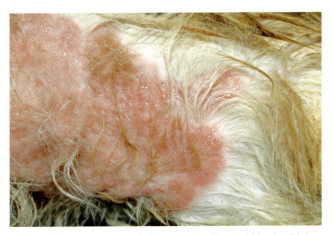

FIGURA 8-167 Eritema Multiforme e Necrólise Epidérmica Tóxica. Dermatite eritematosa bem demarcada no pescoço de um gato.

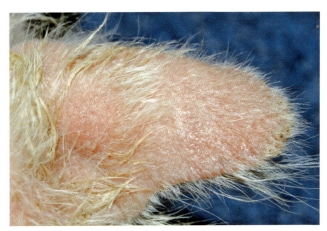

FIGURA 8-168 Eritema Multiforme e Necrólise Epidérmica Tóxica. Grave eritema com alopecia e descamação no pavilhão auricular de um gato.

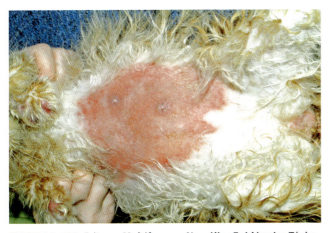

FIGURA 8-169 Eritema Multiforme e Necrólise Epidérmica Tóxica. Eritema e alopecia graves em uma lesão focal bem demarcada em um gato.

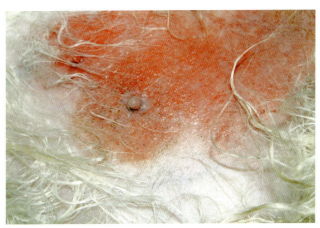

FIGURA 8-170 Eritema Multiforme e Necrólise Epidérmica Tóxica. Ampliação da foto do eritema focal e da dermatite erosiva no abdômen de um gato.

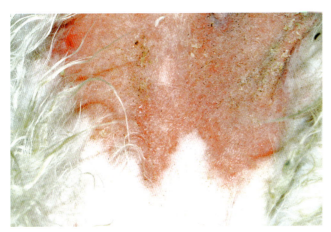

FIGURA 8-171 Eritema Multiforme e Necrólise Epidérmica Tóxica. Ampliação da foto da lesão característica do eritema multiforme. Note a margem bem demarcada.

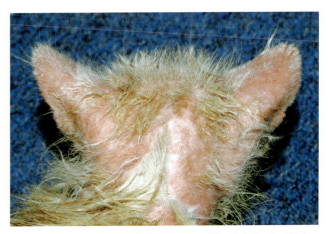

FIGURA 8-172 Eritema Multiforme e Necrólise Epidérmica Tóxica. Alopecia, eritema com erosões e descamação graves na cabeça de um gato com eritema multiforme.

CAPÍTULO 8 ■ Doenças Cutâneas Autoimunes e Imunomediadas

Eritema Multiforme e Necrólise Epidérmica Tóxica *(Cont.)*

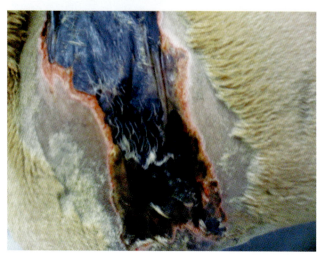

FIGURA 8-173 **Eritema Multiforme e Necrólise Epidérmica Tóxica.** Necrólise epidérmica tóxica. Esta área bem demarcada de pele morta foi causada por uma reação cutânea a fármacos.

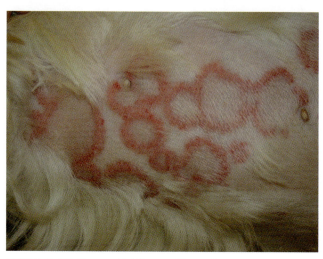

FIGURA 8-174 **Eritema Multiforme.** Clássicas lesões eritematosas bem demarcadas, típicas das reações a fármacos, da vasculite ou das doenças cutâneas autoimunes.

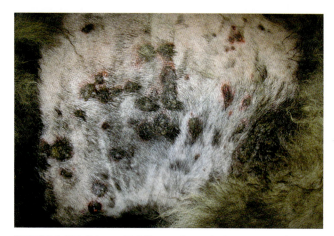

FIGURA 8-175 **Eritema Multiforme.** Graves lesões erosivas e descamativas no tronco de um cão.

Reação Cutânea a Fármacos (Erupção Causada por Fármacos)

Características

A reação cutânea a fármacos é uma reação cutânea ou mucocutânea a um medicamento tópico, oral ou injetável. A reação adversa a fármacos pode ocorrer após um tratamento, após vários tratamentos ou após anos de tratamento. É incomum em cães e gatos.

Os sinais clínicos são extremamente variáveis e podem incluir pápulas, placas, pústulas, vesículas, bolhas, púrpura, eritema, urticária, angioedema, alopecia, lesões do EM ou da TEN, descamação ou esfoliação, erosões, ulcerações e otite externa. As lesões podem ser localizadas, multifocais ou difusas e dolorosas ou pruriginosas. Febre, depressão ou claudicação podem ser observadas.

Principais Diagnósticos Diferenciais

As reações cutâneas a fármacos mimetizam muitas outras doenças cutâneas, principalmente outras doenças imunomediadas e autoimunes. Os diagnósticos diferenciais específicos dependem da apresentação clínica.

Diagnóstico

1. Histórico de administração recente de fármacos e descarte de outros diagnósticos diferenciais.
2. Hemograma: anemia, trombocitopenia, leucopenia ou leucocitose podem ser observadas.
3. Bioquímica sérica: observação de anomalias variáveis, refletindo o dano a outros órgãos.
4. Dermato-histopatologia (não diagnóstica): os achados são variáveis e refletem a aparência macroscópica das lesões.

Tratamento e Prognóstico

1. Interrompa o uso de todos os fármacos suspeitos administrados nas 2 a 4 semanas anteriores ao desenvolvimento da lesão e não prescreva quaisquer fármacos relacionados ou de estrutura química similar. Nos casos sem exposição conhecida a fármacos ou substâncias químicas, deve-se pesquisar, meticulosamente, a existência de uma doença infecciosa ou neoplásica subjacente.
2. O tratamento sintomático e de suporte adequado (p. ex., banhos de imersão, fluidos, eletrólitos, nutrição parenteral) deve ser instituído conforme necessário. Para prevenção de infecções cutâneas bacterianas secundárias, antibióticos sistêmicos não relacionados a quaisquer dos fármacos suspeitos devem ser administrados.
3. O tratamento é igual ao do pênfigo foliáceo (Tabela 8-1).
4. Nos casos mais graves, o tratamento com prednisolona, em dose de 2 mg/kg (cães) ou 4 mg/kg (gatos) VO a cada 24 horas, pode ser instituído. A melhora significativa pode ser observada em 1 a 2 semanas. Após a resolução das lesões (≈ 2-8 semanas), a dose deve ser gradualmente reduzida ao longo de 4 a 6 semanas. Na maioria dos casos, tratamento com corticosteroide pode ser interrompido.
5. Nos casos refratários, tratamento com IVIG humana pode ser eficaz. A solução de IVIG humana a 5% a 6% é preparada com soro fisiológico (NaCl a 0,9%) de acordo com as recomendações do fabricante. A solução é administrada em dose de 0,5 a 1 g/kg IV, durante um período de 4 a 6 horas, uma ou duas vezes, com 24 horas de intervalo.
6. O uso futuro do fármaco ofensor ou de quaisquer fármacos relacionados ou de estruturas químicas similares deve ser evitado.
7. O prognóstico é bom, exceto na presença de acometimento de múltiplos órgãos ou necrose epidérmica extensa.

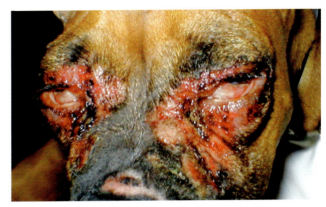

FIGURA 8-176 Reação Cutânea a Fármacos. Grave dermatite descamativa erosiva na face de um Boxer adulto. Este cão também apresentava infecção secundária por *Staphylococcus aureus* resistente à meticilina, provavelmente contraída do proprietário, que trabalhava no setor de saúde humana.

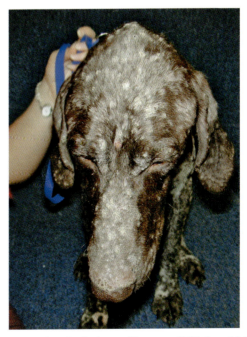

FIGURA 8-177 Reação Cutânea a Fármacos. Múltiplos nódulos descamativos e alopécicos recobrindo toda a cabeça. Acredita-se que esta dermatite nodular tenha sido causada pela administração de antibiótico sistêmico.

CAPÍTULO 8 ■ Doenças Cutâneas Autoimunes e Imunomediadas

Reação Cutânea a Fármacos *(Cont.)*

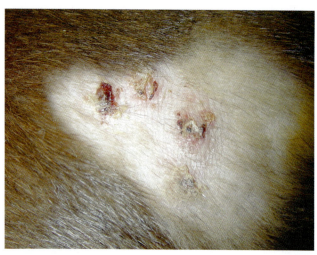

FIGURA 8-178 Reação Cutânea a Fármacos. Múltiplos focos de nódulos descamativos no tronco.

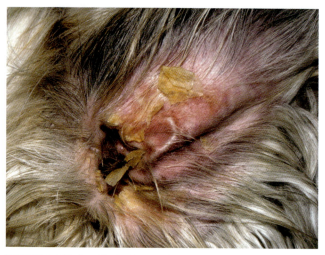

FIGURA 8-181 Reação Cutânea a Fármacos. Dermatite eritematosa no pavilhão auricular com grandes flocos aderentes de epiderme. A dermatite foi causada por um tratamento ótico tópico.

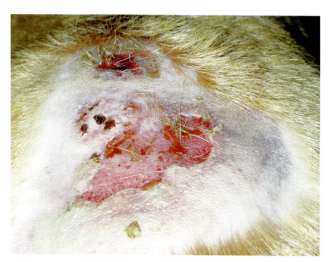

FIGURA 8-179 Reação Cutânea a Fármacos. Dermatite erosiva com áreas focais de descamação. Note a borda serpentiforme bem demarcada, que é característica da vasculite, das reações cutâneas a fármacos ou das doenças cutâneas autoimunes.

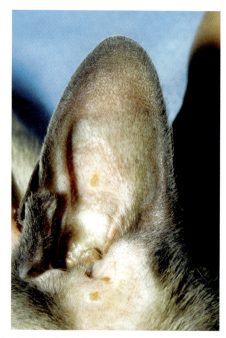

FIGURA 8-182 Reação Cutânea a Fármacos. Placas eritematosas com borda serpentiforme bem demarcada no pavilhão auricular de um gato. Esta dermatite sutil foi causada por um antibiótico sistêmico.

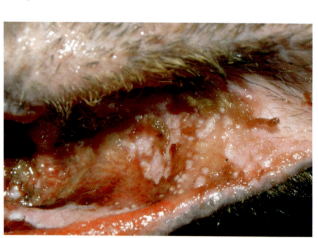

FIGURA 8-180 Reação Cutânea a Fármacos. Dermatite ulcerativa no pavilhão auricular. As ilhas de novo crescimento epidérmico são originárias dos folículos pilosos.

Reação Cutânea a Fármacos

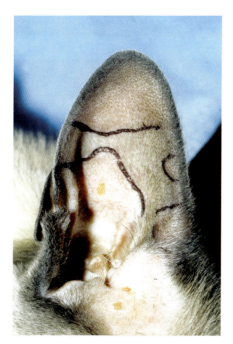

FIGURA 8-183 **Reação Cutânea a Fármacos.** Mesmo gato mostrado na Figura 8-182. As bordas serpentiformes da lesão foram tracejadas para ficarem mais aparentes.

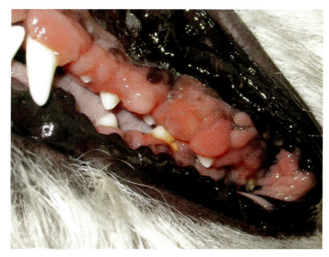

FIGURA 8-185 **Reação Cutânea a Fármacos.** A hiperplasia gengival é uma reação adversa incomum à ciclosporina. De modo geral, há resolução da hiperplasia após a interrupção do tratamento. *(Cortesia de S. Sargent.)*

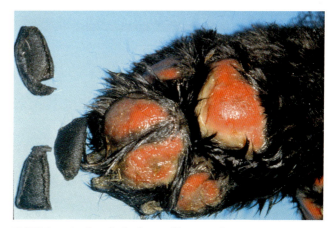

FIGURA 8-184 **Reação Cutânea a Fármacos.** Descamação nos coxins, com formação de uma lesão ulcerativa. *(Cortesia de P. Branco.)*

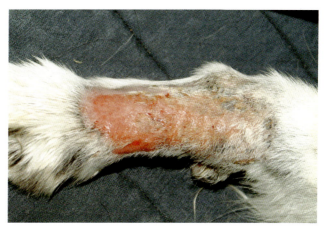

FIGURA 8-186 **Reação Cutânea a Fármacos.** Reação focal à radioterapia no carpo de um cão.

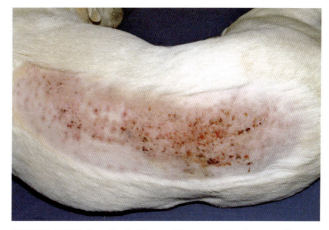

FIGURA 8-187 **Reação Cutânea a Fármacos**. Lesões puntiformes, multifocais e profundas limitadas ao dorso e com desenvolvimento horas a dias após o banho são uma característica única da foliculite e furunculose pós-banho.

CAPÍTULO 8 ■ Doenças Cutâneas Autoimunes e Imunomediadas

Reação Cutânea a Fármacos *(Cont.)*

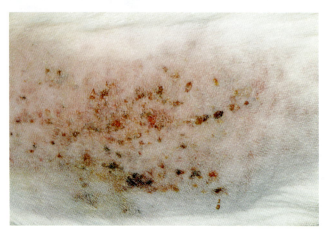

FIGURA 8-188 Reação Cutânea a Fármacos. Mesmo cão mostrado na Figura 8-187. As lesões puntiformes e multifocais no dorso são características típicas da foliculite e furunculose pós-banho.

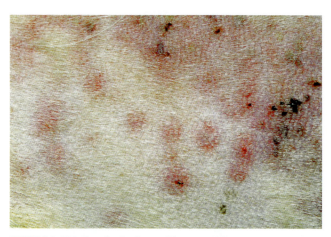

FIGURA 8-189 Reação Cutânea a Fármacos. Mesmo cão mostrado na Figura 8-187. Imagem ampliada da lesão puntiforme focal.

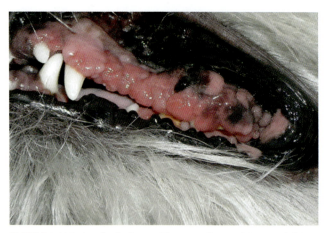

FIGURA 8-190 Reação Cutânea a Fármacos. Desenvolvimento de hiperplasia gengival durante o tratamento com ciclosporina. *(Cortesia de S. Sargent.)*

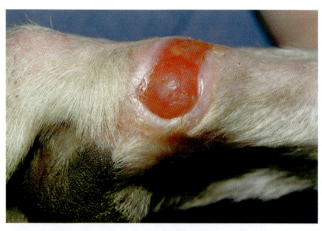

FIGURA 8-191 Reação Cutânea a Fármacos. Lesão focal causada por radioterapia.

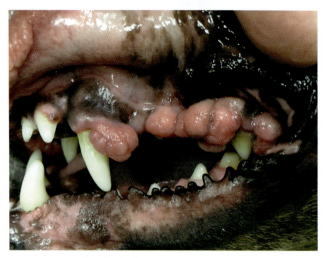

FIGURA 8-192 Reação Cutânea a Fármacos. Hiperplasia gengival em um cão submetido ao tratamento com ciclosporina. As lesões geralmente se resolvem com a interrupção do tratamento.

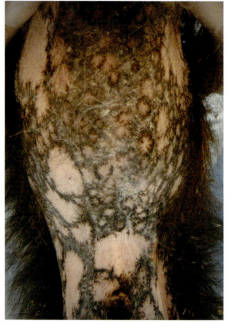

FIGURA 8-193 Reação Cutânea a Fármacos. Alopecia, despigmentação e hiperpigmentação graves em um cão com eritema multiforme crônico.

Alopecias por Reação a Injeção e Pós-vacinação Antirrábica

Características

Nessa doença, há uma área focal de alopecia no local de injeção subcutânea de vacina antirrábica, praziquantel, glicocorticoides ou progestinas. É incomum em cães e gatos.

Há o desenvolvimento de uma área focal, circunscrita a ovoide de alopecia no sítio de injeção (sobre o ombro, no dorso, na porção lateral posterior da coxa) 2 a 4 meses após a administração. Em cães, a pele acometida geralmente é delgada, atrófica e hipopigmentada quando a lesão é induzida por glicocorticoides ou progesterona. A lesão induzida pela vacina antirrábica canina, a lesão no sítio de injeção é caracterizada por uma área irregular de alopecia com 2 a 5 cm, de crescimento lento, achatada ou discretamente endurada, com eritema variável, que pode apresentar descamação branda, lustrosa e com hiperpigmentação central. Raramente, 1 a 5 meses após o aparecimento dessa área focal de alopecia induzida pela vacina antirrábica, há o desenvolvimento de lesões cutâneas multifocais em decorrência da vasculite. Em gatos, lesões nodulares ou em formato de placa, pruriginosas e ulcerativas, assim como lesões similares às observadas em cães submetidos à vacinação antirrábica, foram associadas às reações à injeção.

Principais Diagnósticos Diferenciais

Cães

Em cães, os diagnósticos diferenciais incluem demodicidose localizada, dermatofitose, piodermite superficial, alopecia areata e reação tópica a corticosteroides.

Gatos

Em gatos, os diagnósticos diferenciais incluem demodicidose localizada, dermatofitose, dermatose ulcerativa idiopática e neoplasias.

Diagnóstico

1. O diagnóstico é baseado na anamnese, nos achados clínicos e no descarte de outros diagnósticos diferenciais.
2. Dermato-histopatologia: nas reações às vacinas antirrábicas, geralmente há acúmulos nodulares perivasculares de linfócitos, plasmócitos e histiócitos na derme profunda e no panículo. Vasculite e atrofia folicular podem também ser observadas. Nas reações à injeção de glicocorticoides ou progesterona, graus variáveis de atrofia dérmica e pilossebácea são geralmente observados.

Tratamento e Prognóstico

1. Nos cães, de modo geral, não há necessidade de tratamento. O novo crescimento piloso espontâneo é típico, mas pode levar até 1 ano.
2. Pentoxifilina, em dose de 25 mg/kg VO, a cada 12 horas por aproximadamente 3 a 4 meses.
3. A tetraciclina e a niacinamida ou a doxiciclina (Tabela 8-1) podem ser eficazes.
4. Os ácidos graxos essenciais (180 mg de ácido eicosapentaenoico [EPA]/10 lb [4,5 kg]) podem reduzir a inflamação.
5. Nos cães com lesões induzidas pela vacina antirrábica que continuam a crescer, o tratamento com prednisona pode ser eficaz. A princípio, a prednisona deve ser administrada em dose de 0,5 mg/kg VO a cada 12 horas, com redução gradual à dose de 0,5 mg/kg VO a cada 48 horas. A lesão deve parar de se expandir, mas o novo crescimento piloso pode não ser completo.
6. O tratamento tópico com corticosteroides ou tacrolimus pode ser eficaz (aplicação a cada 12-72 horas para controle da inflamação).
7. Nos cães com lesões permanentemente alopécicas, a excisão cirúrgica é curativa.
8. O tratamento medicamentoso de gatos com lesões pruriginosas pode ser difícil. A administração sistêmica de antibióticos para resolução da piodermite secundária pode ser indicada.
9. Nos gatos com lesões crônicas, a excisão cirúrgica deve ser considerada.
10. O prognóstico geralmente é bom, mas o novo crescimento piloso pode não ser completo ou a pigmentação pode ser alterada.

CAPÍTULO 8 ■ Doenças Cutâneas Autoimunes e Imunomediadas

Alopecias por Reação a Injeção e Pós-vacinação Antirrábica *(Cont.)*

Padrão de Distribuição da Reação a Injeção e Pós-vacinação Antirrábica

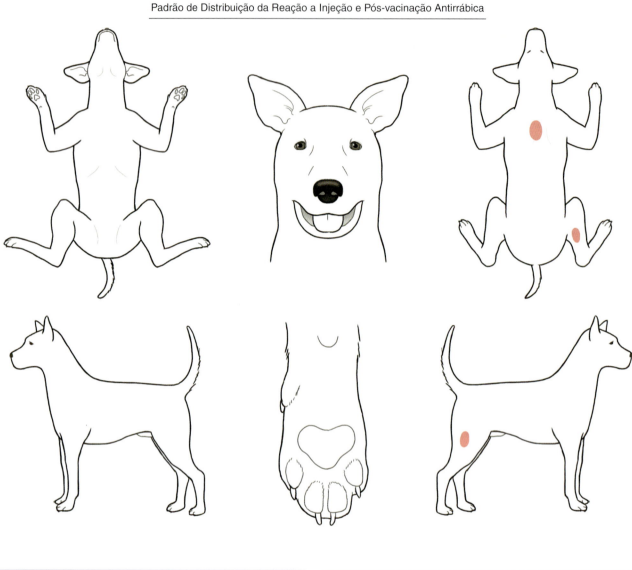

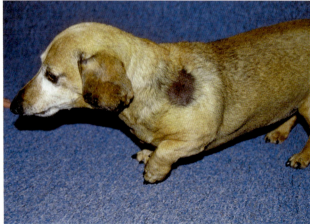

FIGURA 8-194 Reação a Injeção. Área focal de alopecia e hiperpigmentação no sítio de administração da vacina em um Dachshund adulto.

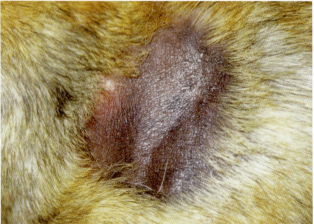

FIGURA 8-195 Reação a Injeção. Mesmo cão mostrado na Figura 8-194. A área focal de alopecia e hiperpigmentação é aparente. Não há evidências de vasculite ulcerativa ou infecção secundária.

Alopecias por Reação a Injeção e Pós-vacinação Antirrábica

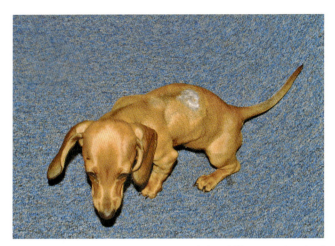

FIGURA 8-196 **Reação a Injeção.** Um Dachshund filhote com área focal de alopecia no dorso causada pela administração de vacina.

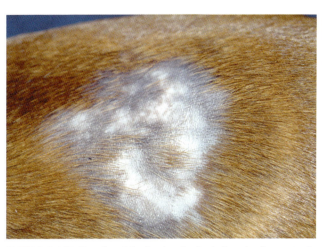

FIGURA 8-197 **Reação a Injeção.** Ampliação da foto do cão mostrado na Figura 8-196. Área focal de alopecia e hiperpigmentação no dorso. Não há evidências de vasculite ulcerativa ou infecção secundária.

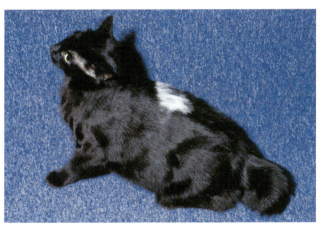

FIGURA 8-198 **Reação a Injeção.** Desenvolvimento de uma área focal de pelo branco (leucotriquia) logo após uma injeção de corticosteroide.

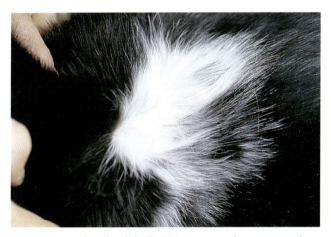

FIGURA 8-199 **Reação a injeção.** Maior aumento do gato mostrado na Figura 8-198. A leucotriquia focal no sítio de injeção é aparente.

CAPÍTULO | 9

Alopecias Hereditárias, Congênitas e Adquiridas

- Perda Excessiva de Pelos
- Raças Alopécicas
- Hipotireoidismo Canino
- Hiperadrenocorticismo Canino (Doença de Cushing)
- Alopecia Pós-tosa
- Alopecia X ou Interrupção do Ciclo Piloso (Desequilíbrio de Hormônios Sexuais Adrenais, Hiperplasia Adrenal Congênita, Dermatose Responsiva à Castração, Hipossomatotropismo de Aparecimento Adulto, Dermatose Responsiva ao Hormônio do Crescimento, Pseudo-hiperadrenocorticismo, Disfunção Folicular das Raças com Subpelo, Interrupção do Ciclo Piloso)
- Alopecia/Dermatite Paraneoplásica Felina
- Hiperadrenocorticismo Felino
- Dermatose por Hormônios Sexuais — Cães Machos não Castrados
- Dermatose por Hormônios Sexuais — Cadelas não Castradas
- Hipotricose Congênita
- Alopecia com Diluição de Cor (Alopecia com Mutação de Cor)
- Displasia Folicular do Pelo Preto
- Alopecia Canina em Padrão
- Síndrome da Alopecia Idiopática da Coxa dos Greyhounds
- Alopecia Recorrente do Flanco Canino (Alopecia Sazonal do Flanco, Alopecia Cíclica do Flanco, Displasia Folicular Cíclica)
- Diversas Displasias Foliculares Caninas
- Alopecias Pré-auriculares e do Pavilhão Auricular em Felinos
- Eflúvio Anágeno e Telógeno
- Alopecia por Tração
- Alopecia Areata
- Alopecia Psicogênica Felina (Neurodermatite)

Perda Excessiva de Pelos

Características

A queda de pelos é um fenômeno normal em cães e gatos, mas é mais intensa em alguns animais e essa é uma queixa comum dos proprietários. Alguns animais apresentam maior queda de pelos na primavera e no outono; em outros, a queda de pelos é excessiva durante todo o ano. Apesar da perda contínua de pelos, não há alopecia ou anomalias cutâneas. Embora os pelos possam ser retirados com facilidade, não é possível criar áreas focais de alopecia.

Principais Diagnósticos Diferenciais

Os diagnósticos diferenciais incluem piodermite superficial, dermatofitose, demodicidose, anágeno ou eflúvio telógeno e causas de alopecia endócrina.

Diagnóstico

O diagnóstico é baseado na anamnese, nos achados clínicos e no descarte de outros diagnósticos diferenciais.

Tratamento e Prognóstico

1. O animal deve ser escovado diariamente para remoção dos pelos soltos antes que caiam.
2. A dieta deve ser balanceada.
3. A suplementação diária com ácidos graxos pode auxiliar.
4. Às vezes, animais que vivem em áreas externas melhoram quando confinados em áreas internas e vice-versa.
5. O prognóstico é bom. Embora a perda excessiva de pelos incomode os proprietários, os animais acometidos são saudáveis.

Perda Excessiva de Pelos **303**

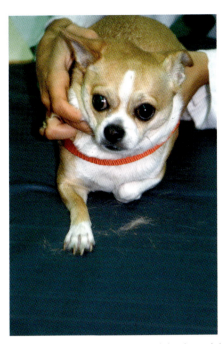

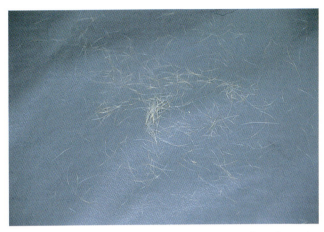

FIGURA 9-2 **Perda Excessiva de Pelos.** O cão mostrado na Figura 9-1 perdeu uma grande quantidade de pelos em apenas alguns minutos.

FIGURA 9-1 **Perda Excessiva de Pelos.** Este Chihuahua adulto apresentava perda excessiva de pelos. Nenhuma anomalia cutânea ou sistêmica foi observada.

CAPÍTULO 9 ■ Alopecias Hereditárias, Congênitas e Adquiridas

Raças Alopécicas

Características

Esses cães e gatos são criados para produção deliberada de proles alopécicas. Em cães, as raças alopécicas incluem Pelado Mexicano, Cão de Crista Chinês, Cão Pelado Peruano e Terrier Americano Sem Pelo; nos gatos, Sphinx.

A alopecia generalizada do tronco ao nascimento é típica. Os cães podem apresentar piodermite ou seborreia secundária branda. Os gatos Sphinx, devido à relutância do comportamento de limpeza por lambedura, geralmente apresentam untuosidade, seborreia e odor desagradável. Comedões e milia são comuns em raças alopécicas.

Diagnóstico

1. Com base na idade, no sexo e na raça do animal, na anamnese e nos achados clínicos.
2. Dermato-histopatologia: diminuição numérica e atrofia ou ausência completa de folículos pilosos. Os anexos cutâneos tendem a ser igualmente afetados. Dilatação folicular e hiperqueratose são comuns.

Tratamento e Prognóstico

1. Em caso de infecção dos comedões e folículos, o tratamento da piodermite deve ser feito com os xampus antibacterianos e os antibióticos sistêmicos adequados.
2. Xampus, condicionadores, *sprays*, *mousses* e produtos *spot-on* antisseborreicos e comedolíticos devem ser usados, conforme necessário, para esfoliação delicada e amaciamento da pele.
3. Nos casos mais graves, a aplicação tópica de retinoide (p. ex., tazaroteno a 0,1% em gel, tretinoína a 0,025% em gel ou adapaleno a 0,1% em gel) a cada 24 a 72 horas, combinada com a administração oral de vitamina A em dose de 10.000 UI a cada 24 horas, pode ser eficaz. Um extrator de comedões pode ser cuidadosamente usado para remoção dos *plugs* foliculares.
4. O prognóstico é bom. A alopecia desses animais é normal.

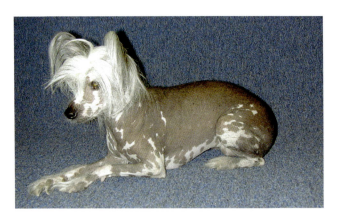

FIGURA 9-3 Raças Alopécicas. Este Cão de Crista Chinês apresenta o característico padrão de alopecia típico dessa raça.

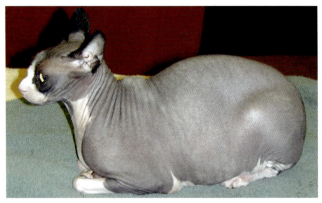

FIGURA 9-4 Raças Alopécicas. Um gato Sphinx, apresentando a alopecia quase total típica dessa raça.

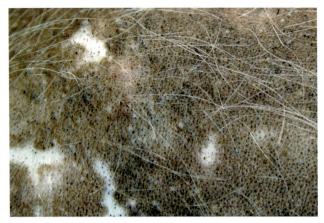

FIGURA 9-5 Raças Alopécicas. Numerosos comedões no tronco de um Cão de Crista Chinês adulto.

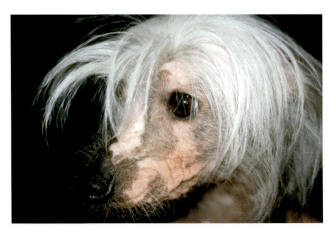

FIGURA 9-6 Raças Alopécicas. Um Cão de Crista Chinês com a alopecia facial típica da raça.

Raças Alopécicas 305

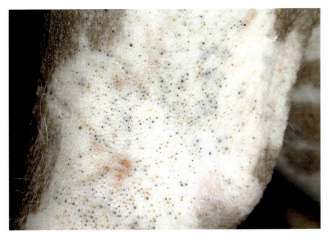

FIGURA 9-7 Raças Alopécicas. Numerosos comedões na parte interna da coxa de um Cão de Crista Chinês.

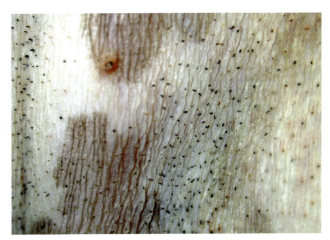

FIGURA 9-8 Raças Alopécicas. Numerosos comedões no abdômen.

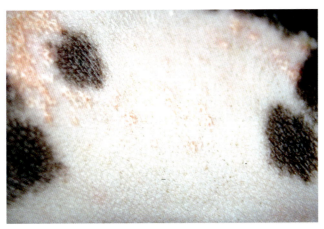

FIGURA 9-9 Raças Alopécicas. Com o passar do tempo, os folículos ocluídos formam milia, que são lesões papulares brancas.

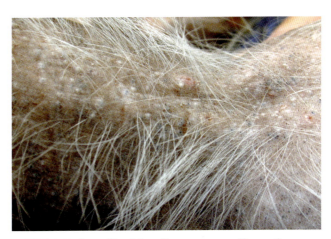

FIGURA 9-10 Raças Alopécicas. Numerosos comedões e milia no pescoço de um Cão de Crista Chinês idoso.

Hipotireoidismo Canino

Características

Essa endocrinopatia é geralmente associada a uma disfunção tireoidiana primária causada por tireoidite linfocítica ou atrofia tireoidiana idiopática. É comum em cães, com maior incidência em indivíduos de meia-idade a idosos. Cães adultos jovens de raças de porte grande e gigantes também são ocasionalmente afetados. O hipotireoidismo congênito é extremamente raro.

Diversos sintomas cutâneos podem ser observados. Em alguns cães, a alopecia da ponte nasal é um sintoma precoce. O pelame pode ser opaco, seco e quebradiço. A alopecia simétrica bilateral, sem acometimento dos membros e com fácil remoção dos pelos, pode ser observada. A pele alopécica pode ser hiperpigmentada, espessada ou fria ao toque. A pele facial espessada e pendente devido à mucinose dérmica, a seborreia seca ou oleosa crônica e a otite externa ceruminosa podem ser observadas. A pele e os pavilhões auriculares seborreicos podem apresentar infecção secundária por leveduras ou bactérias. Em alguns cães, o único sintoma é a piodermite recorrente ou a demodicidose generalizada de aparecimento adulto. O prurido não é uma característica primária do hipotireoidismo e, se presente, indica a existência de piodermite secundária, infecção por *Malassezia* ou demodicidose. Os sintomas não cutâneos do hipotireoidismo são variáveis e podem incluir agressividade, letargia ou embotamento, intolerância ao exercício, ganho de peso ou obesidade, termofilia (intolerância ao frio), bradicardia, sinais de neuromiopatia vagal ou gastrointestinais, acometimento do sistema nervoso central (p. ex., inclinação da cabeça, nistagmo, hemiparesia, disfunção de nervos cranianos, hipermetria) e problemas reprodutivos (p. ex., redução de libido, anestro prolongado, infertilidade). Os filhotes com hipotireoidismo congênito apresentam nanismo desproporcional, com encurtamento de membros e do pescoço em relação ao comprimento corpóreo.

Principais Diagnósticos Diferenciais

Os diagnósticos diferenciais incluem outras causas de alopecia endócrina, piodermite superficial, dermatite por *Malassezia* e demodicidose.

Diagnóstico

1. Descarte outros diagnósticos diferenciais.
2. Hemograma e bioquímica sérica: os achados não específicos podem incluir anemia não regenerativa branda, hipercolesterolemia ou elevação do nível de creatina quinase.
3. Dermato-histopatologia: de modo geral, há alterações endócrinas não específicas ou achados consistentes com piodermite, dermatite por *Malassezia* ou seborreia. A mucinose dérmica, caso presente, é altamente sugestiva de hipotireoidismo, mas pode ser um achado normal em algumas raças (p. ex., Shar Pei).
4. Ensaios de mensuração sérica de tiroxina total (TT_4), tiroxina livre (FT_4) por diálise de equilíbrio e hormônio tireoestimulante (TSH) endógeno: os níveis baixos de TT_4 e FT_4 e altos de TSH são altamente sugestivos de hipotireoidismo, mas resultados falso positivos e falso negativos podem ocorrer, principalmente com TT_4 e TSH. Embora TT_4 seja um bom exame de triagem, por exemplo, não deve ser usado sozinho para estabelecer o diagnóstico, já que seu nível sérico pode ser artificialmente aumentado ou diminuído por vários fatores, como doença não tireoidiana, autoanticorpos e tratamento medicamentoso (Quadro 9-1).

Tratamento e Prognóstico

1. Qualquer seborreia, piodermite, dermatite por *Malassezia* ou demodicidose secundária deve ser tratada com os agentes tópicos e sistêmicos adequados.
2. A levotiroxina, em dose de 0,02 mg/kg por via oral (VO), deve ser administrada a cada 12 horas até a resolução dos sintomas (≈ 8-16 semanas). Alguns cães, então, podem ser mantidos com 0,02 mg/kg VO a cada 24 horas; outros precisam da administração vitalícia, duas vezes ao dia, para manutenção da remissão.
3. Nos cães com doença cardíaca concomitante, o tratamento com levotiroxina deve ser iniciado de forma mais gradual. O tratamento deve começar com 0,005 mg/kg VO a cada 12 horas; a dose deve ser aumentada em 0,005 mg/kg a cada 2 semanas até a administração de 0,02 mg/kg a cada 12 horas.

QUADRO 9-1 Fatores e Fármacos que Podem Afetar os Níveis Séricos de Tiroxina Total (TT_4) em Cães

Redução dos Valores de TT_4
- Flutuações diuturnas normais
- Doença não tireoidiana
- Jejum prolongado
- Idade > 7 anos
- Raça = greyhounds
- Autoanticorpos
- Fenobarbital
- Furosemida
- Glicocorticoides
- Sulfonamidas
- Anti-inflamatórios não esteroidais (p. ex., Rimadyl®, Etogesic®)
- Salicilatos
- Antidepressivos tricíclicos
- Fenilbutazona
- Mitotano
- Anestesia geral

Aumento dos Valores de TT_4
- Flutuações diuturnas normais
- Fase de recuperação da doença
- Idade < 3 meses
- Obesidade
- Autoanticorpos
- Diestro, prenhez
- Estrógeno
- Progesterona
- Insulina
- Analgésicos narcóticos

4. Após 2 a 4 meses de terapia, o nível sérico de TT_4 deve ser mensurado 4 a 6 horas após a administração da medicação e deve estar na faixa normal alta a supranormal. Se o nível for baixo ou dentro dos limites de referência e houver melhora clínica mínima, a dose de levotiroxina deve ser aumentada e o nível sérico de TT_4 deve ser novamente verificado em 2 a 4 semanas.
5. Na presença de sinais de tirotoxicose decorrente da suplementação excessiva (p. ex., ansiedade, dispneia, polidipsia, poliúria), o nível sérico de TT_4 deve ser avaliado. Em caso de elevação significativa, a medicação deve ser temporariamente interrompida até a resolução dos efeitos adversos; a seguir, o tratamento deve ser reinstituído em dose ou frequência menor.
6. Com a reposição vitalícia de tiroxina, o prognóstico é bom; apesar disso, a resolução das anomalias neuromusculares induzidas pelo hipotireoidismo pode não ser completa.

NOTA DO AUTOR

O hipotireoidismo é excessivamente diagnosticado como causa subjacente de todas as formas de doença de pele e orelha em cães.

NOTA DO AUTOR

Muitas vezes, o hipotireoidismo é incorretamente responsabilizado como o motivo subjacente das doenças de pele e orelhas. Isso acontece porque se dá mais peso ao "exame de tireoide" do que ao quadro clínico, incluindo a idade, o sexo e a raça do animal, a idade ao aparecimento, os sinais e o padrão de distribuição da doença. O hipotireoidismo não congênito geralmente afeta cães de porte médio a grande com pelo menos 4 anos de idade ou mais. O prurido não é uma característica da doença, a não ser que a pele e/ou as orelhas apresentem infecção secundária. A descamação excessiva, as alterações na qualidade ou na pigmentação da pele ou do pelame, a ausência de crescimento do pelo após a tosa, a alopecia de distribuição parcialmente simétrica mais grave nas áreas de desgaste e a otite ceruminosa são os sinais dermatológicos mais comuns. Os resultados do exame de tireoide devem ser interpretados à luz desses e de outros sinais extracutâneos, na ausência de doença sistêmica ou de tratamento com fármacos que podem interferir nas mensurações. De modo geral, a concentração de TT_4 é mais indicada à comprovação do eutireoidismo, não do hipotireoidismo.

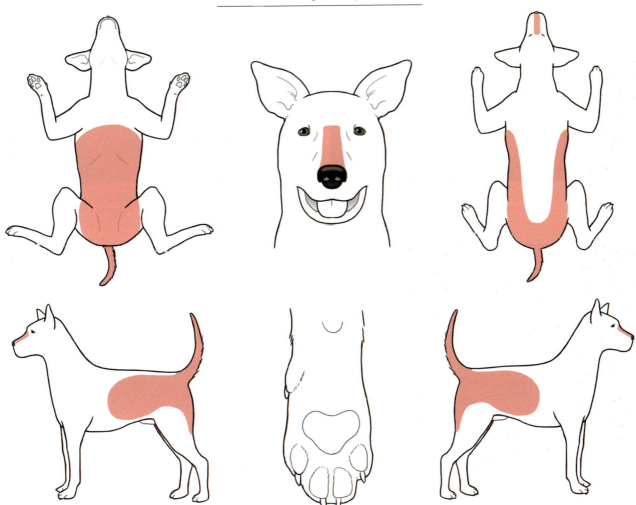

Padrão de Distribuição do Hipotireoidismo

CAPÍTULO 9 ■ Alopecias Hereditárias, Congênitas e Adquiridas

Hipotireoidismo Canino (Cont.)

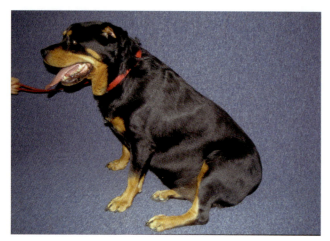

FIGURA 9-11 **Hipotireoidismo Canino.** Um Rottweiler obeso com hipotireoidismo. Note que o pelame não apresenta a alopecia simétrica bilateral que é considerada característica dessa doença.

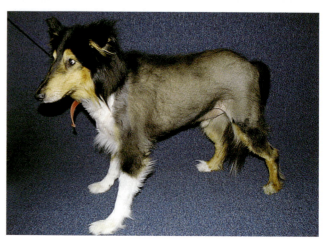

FIGURA 9-12 **Hipotireoidismo Canino.** Alopecia generalizada do tronco em um Collie adulto.

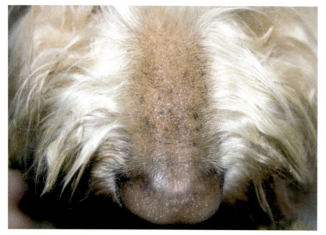

FIGURA 9-13 **Hipotireoidismo Canino.** A alopecia branda na ponte nasal pode ser uma lesão associada ao hipotireoidismo em estágio inicial.

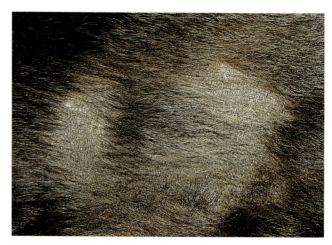

FIGURA 9-14 **Hipotireoidismo Canino.** Alopecia e hiperpigmentação sem evidências de piodermite secundária superficial no tronco.

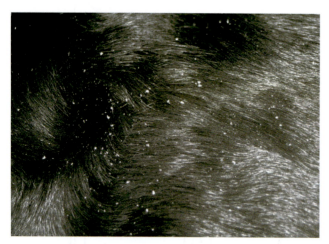

FIGURA 9-15 **Hipotireoidismo Canino.** A seborreia seca generalizada pode ser causada por numerosas doenças subjacentes, inclusive o hipotireoidismo.

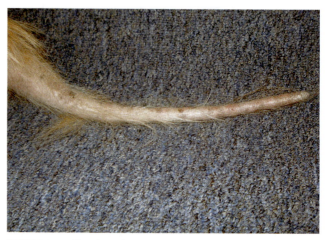

FIGURA 9-16 **Hipotireoidismo Canino.** Alopecia geral da cauda causada pelo hipotireoidismo.

Hipotireoidismo Canino 309

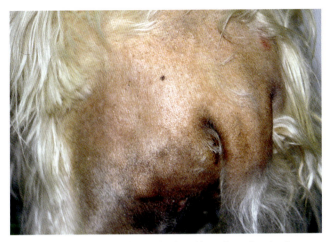

FIGURA 9-17 Hipotireoidismo Canino. Alopecia na área lombar e na base da cauda. Note a semelhança com a dermatite por alergia a pulgas e a alopecia pós-tosa.

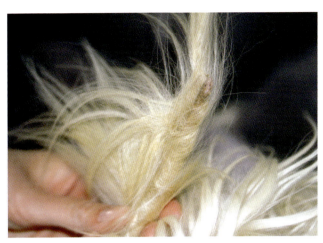

FIGURA 9-18 Hipotireoidismo Canino. Alopecia da ponta da cauda.

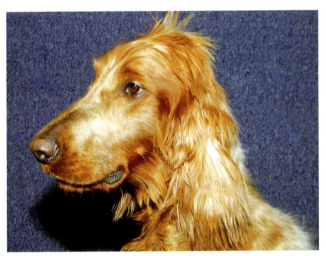

FIGURA 9-19 Hipotireoidismo Canino. O pelame deste Setter Irlandês começou a ficar rarefeito com o passar do tempo devido à interrupção do ciclo piloso associada ao hipotireoidismo.

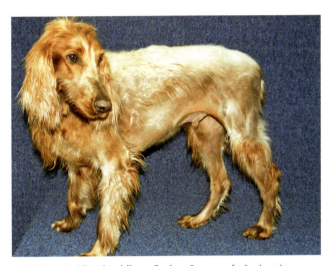

FIGURA 9-20 Hipotireoidismo Canino. Grave rarefação do pelame com alopecia parcial em um Setter Irlandês com hipotireoidismo.

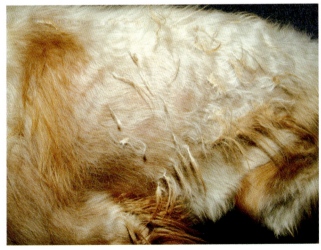

FIGURA 9-21 Hipotireoidismo Canino. Mesmo cão mostrado na Figura 9-20. Extrema rarefação do pelame combinada com alopecia parcial (a má qualidade do pelame não é típica dessa doença).

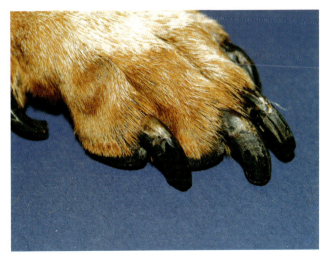

FIGURA 9-22 Hipotireoidismo Canino. Mesmo cão mostrado na Figura 9-20. A rarefação dos pelos é aparente na superfície dorsal da pata. Note as unhas anormais decorrentes dos efeitos metabólicos do hipotireoidismo.

CAPÍTULO 9 ■ Alopecias Hereditárias, Congênitas e Adquiridas

Hipotireoidismo Canino (Cont.)

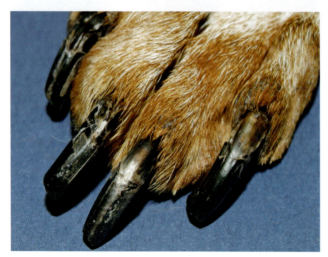

FIGURA 9-23 **Hipotireoidismo Canino.** Mesmo cão mostrado na Figura 9-20. O desenvolvimento anormal das unhas anormais se deve à alteração metabólica causada pela doença.

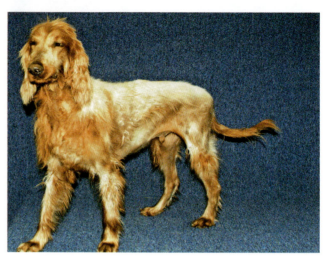

FIGURA 9-24 **Hipotireoidismo Canino.** Rarefação generalizada causada pela ausência de ciclo folicular normal e renovação do pelame.

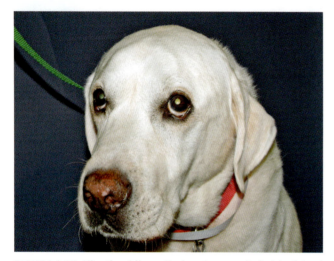

FIGURA 9-25 **Hipotireoidismo Canino.** A expressão facial trágica é característica dessa doença.

Hiperadrenocorticismo Canino (Doença de Cushing)

Características

O hiperadrenocorticismo de ocorrência espontânea é associado à produção excessiva de corticosteroides endógenos (principalmente glicocorticoides, mas, às vezes, mineralocorticoides ou hormônios sexuais) pelo córtex da adrenal. A doença é causada por um tumor adrenal hiperfuncional (15%-20% dos casos) ou por um tumor hipofisário (80%-85% dos casos). O hiperadrenocorticismo dependente da hipófise (PDH) é causado pela produção excessiva de hormônio adrenocorticotrópico (ACTH), geralmente devido à presença de um microadenoma ou macroadenoma hipofisário. A doença iatrogênica é secundária à administração excessiva de glicocorticoides exógenos. O hiperadrenocorticismo iatrogênico pode ocorrer em qualquer idade e é comum, principalmente em cães com prurido crônico ou doenças imunemediadas submetidos ao tratamento prolongado com glicocorticoides. O hiperadrenocorticismo de ocorrência espontânea também é comum e tende a ocorrer em cães de meia-idade a idosos, com maior incidência em Boxers, Boston Terriers, Dachshunds, Poodles e Terriers Escoceses.

De modo geral, o pelame é seco e sem brilho e a progressão lenta à alopecia simétrica bilateral é comum. A alopecia pode ser generalizada, mas tende a poupar a cabeça e os membros. Os pelos remanescentes são retirados com facilidade e a pele alopécica geralmente é delgada, hipotônica e hiperpigmentada. Estrias cutâneas e comedões podem ser observados na porção ventral do abdômen. A pele pode apresentar seborreia branda (descamações finas e secas), lesiona-se com facilidade e a cicatrização das feridas é má. A piodermite superficial ou profunda, a dermatofitose ou a demodicidose, todas secundárias e crônicas, são comuns e podem ser a queixa principal do proprietário. O desenvolvimento de calcinose cútis (pápulas e placas esbranquiçadas, arenosas e firmes e de aparência ossificada) pode ocorrer, principalmente na linha média dorsal do pescoço, na porção ventral do abdômen ou na área inguinal.

A poliúria, a polidipsia (ingestão de água > 100 mL/kg/dia) e a polifagia são comuns. Perda ou fraqueza muscular, abaulamento abdominal (devido à hepatomegalia, redistribuição do tecido adiposo e enfraquecimento da musculatura do abdômen), maior suscetibilidade a infecções (de conjuntiva, pele, trato urinário, pulmão), hipertensão, dispneia e sinais comportamentais ou neurológicos variáveis (tumor hipofisário expansivo) geralmente são observados.

Principais Diagnósticos Diferenciais

Os diagnósticos diferenciais incluem outras causas de alopecia endócrina, displasia folicular, alopecia X, piodermite superficial, demodicidose e dermatofitose.

Diagnóstico

1. Hemograma: neutrofilia, linfopenia e eosinopenia geralmente são observadas.
2. Bioquímica sérica: a elevação da concentração de fosfatase alcalina é típica (90% dos casos). O aumento brando a intenso da atividade de alanina transaminase, assim como a elevação dos níveis de colesterol e triglicérides e da glicemia, pode ocorrer.
3. Urinálise: a gravidade específica da urina geralmente é baixa e bacteriúria, proteinúria e glicosúria podem ser observadas. Infecções subclínicas do trato urinário são comuns.
4. Razão cortisol-creatinina na urina: geralmente elevada. Esse é um exame não específico de triagem que, em si, não é diagnóstico, já que resultados falso-positivos são comuns (induzidos por estresse; observados em muitas outras doenças). Para minimizar os efeitos do estresse, a amostra de urina deve ser coletada em casa, e não no hospital veterinário.
5. Dermato-histopatologia: de modo geral, as alterações não são diagnósticas, já que são consistentes com qualquer endocrinopatia. A mineralização distrófica (calcinose cútis), o adelgaçamento da derme e a ausência de músculos eretores dos pelos são altamente sugestivos de hiperadrenocorticismo, mas nem sempre são observados.
6. Ultrassonografia abdominal: pode detectar a presença de hiperplasia ou tumor adrenal.
7. Tomografia computadorizada (TC) ou ressonância magnética (RM): possível detecção de uma massa hipofisária.
8. Exames de função adrenal:
   - Teste de estimulação com ACTH (cosintropina, em dose de 1 ug/kg IV ou 5 ug/kg IM ou IV, com dosagem máxima de 250 ug por cão): o nível exagerado de cortisol 1 hora após a estimulação é altamente sugestivo de hiperadrenocorticismo endógeno, mas resultados falso-negativos e falso-positivos podem ocorrer. Nos casos iatrogênicos, a resposta inadequada à estimulação com ACTH é típica. *Observação:* A cosintropina reconstituída (solução de ACTH) pode ser armazenada a −20°C em seringas plásticas (alíquotas de 50 ug) por até 6 meses sem efeitos adversos sobre sua bioatividade
   - Teste de estimulação com ACTH (17-hidroxiprogesterona): níveis exagerados antes e depois da estimulação com 17-hidroxiprogesterona podem ser observados no hiperadrenocorticismo endógeno, mas resultados falso-negativos e falso-positivos podem ocorrer. A 17-hidroxiprogesterona, uma progestina, é um precursor de cortisol produzido pela adrenal
   - Teste de supressão com dose baixa (0,01 mg/kg) de dexametasona (DST): a supressão inadequada de cortisol é altamente sugestiva de hiperadrenocorticismo endógeno, mas resultados falso-negativos e falso-positivos podem ocorrer. A supressão na amostra obtida em 4 horas, seguida pelo escape da supressão na amostra colhida em 8 horas, é característica do PDH
   - DST com dose alta (0,1 mg/kg): usada para ajudar a diferenciação entre a neoplasia adrenal e o hiperadrenocorticismo hipofisário-dependente. A ausência de supressão pelo cortisol sugere o diagnóstico de neoplasia adrenal, enquanto a supressão pelo cortisol sugere o diagnóstico de doença hipofisária
   - Ensaio de ACTH endógeno: usado para ajudar a diferenciação entre a neoplasia adrenal e o hiperadrenocorticismo hipofisário-dependente. O nível elevado de ACTH é sugestivo de doença hipofisária, enquanto o nível baixo de ACTH é sugestivo de neoplasia adrenal

Tratamento e Prognóstico

1. Qualquer infecção concomitante (p. ex., piodermite, otite, demodicidose, infecção do trato urinário) deve ser tratada da maneira adequada. O controle e a prevenção da infecção secundária é um componente essencial do manejo de cães atópicos. O banho a cada 3 a 7 dias e tratamento das orelhas após cada banho ajuda a desinfetar a pele e os canais auditivos, prevenindo recidivas de infecção secundária.

Hiperadrenocorticismo Canino (Cont.)

2. O tratamento de escolha dos casos de hiperadrenocorticismo iatrogênico é a redução progressiva da dose e, então, a interrupção da administração de glicocorticoides.
3. O tratamento de escolha nos casos de neoplasia adrenal é a adrenalectomia.
   - Os cães com tumores adrenais inoperáveis ou metástases podem ser submetidos à terapia com mitotano ou trilostano
   - Mitotano no tratamento de tumores adrenais: administração de 50 mg/kg VO a cada 24 horas, com alimento, por 7 a 14 dias. O teste de estimulação com ACTH deve ser realizado a cada 7 dias. Em caso de persistência da supressão inadequada de cortisol, aumente a dose de mitotano para 75 a 100 mg/kg/dia por mais 7 a 14 dias, com monitoramento semanal por meio de testes de estimulação com ACTH. Depois da demonstração da supressão adrenal adequada, a terapia de manutenção com mitotano é instituída conforme a descrição a seguir
4. A atual recomendação para o tratamento medicamentoso do PDH é a administração de trilostano (Vetoryl®). Esse tratamento é eficaz na maioria dos pacientes quando administrado com alimento em dose de 1 mg/kg VO a cada 12 horas ou 2 mg/kg VO a cada 24 horas, mas as dosagens são, até certo ponto, baseadas no tamanho da cápsula e no peso corpóreo do paciente. De modo geral, cães de porte maior precisam de doses menores para o controle dos sinais. Avalie a eficácia do tratamento por meio do monitoramento dos sinais clínicos e dos resultados dos testes de estimulação com ACTH (cosintropina em dose de 1 ug/kg IV) 10 dias (incluindo bioquímica sérica e eletrólitos), 4 semanas e 12 semanas após o início da terapia e, então, a cada 3 meses. O primeiro monitoramento (10 dias) deve assegurar a ausência de superdosagem com necessidade de redução da dose. Uma vez que o efeito total do trilostano pode não ser observado por 30 dias, a dose não deve ser aumentada no primeiro monitoramento.
   Os testes de estimulação com ACTH devem ser realizados 4 a 6 horas após a administração de trilostano. O ideal é a realização dos testes sempre no mesmo intervalo de tempo em cada paciente. Os níveis de cortisol antes e após a administração de ACTH de 1 a 5 ug/dL (30 a 150 nmol/L) geralmente indicam o bom controle. No entanto, o controle clínico ideal também foi relatado com a concentração de cortisol pós-ACTH de até 9 ug/dL (250 nmol/L); assim, os resultados dos exames de sangue devem sempre ser interpretados à luz da melhora ou não dos sinais clínicos. Caso o cão não apresente bom controle clínico e a concentração de cortisol pós-ACTH seja maior do que 5 ug/dL (150 nmol/L), a dose de trilostano deve ser aumentada. A cada ajuste de dose, o teste de estimulação com ACTH deve ser repetido em 10-14 dias. Os sinais clínicos, como polidipsia, poliúria ou polifagia, geralmente começam a melhorar nos primeiros 10 dias de tratamento, mas a melhora da alopecia e das demais alterações cutâneas pode levar 3 meses ou mais. Em caso de desenvolvimento de sinais de insuficiência adrenal (depressão, inapetência, vômitos, diarreia) a qualquer momento durante a terapia ou se a concentração de cortisol pós-ACTH (medida 4-6 horas após a administração de trilostano) estiver abaixo de 1 ug/dL (30 nmol/L), o tratamento com trilostano deve ser interrompido por 5-7 dias até a resolução dos sinais clínicos e, então, reinstituído em dose menor.
5. O tratamento medicamentoso tradicional (histórico) de escolha nos casos de PDH é a administração de mitotano, em dose de 30 a 50 mg/kg VO, a cada 24 horas, com alimento. A administração diária deve continuar até a normalização do nível sérico ou plasmático basal de cortisol e a ausência de aumento após a estimulação com ACTH. O controle geralmente é conseguido em 5 a 10 dias após a instituição da terapia e, assim, o paciente deve ser cuidadosamente monitorado por meio da realização de testes de estimulação com ACTH a cada 7 dias. O monitoramento da ingestão de água e alimento antes e durante a indução pode ser importante. A ingestão de água e alimento tende a cair bastante após a obtenção da supressão adrenal adequada. Em caso de desenvolvimento de sinais de insuficiência adrenal (p. ex., anorexia, depressão, vômitos, diarreia, ataxia, desorientação), a terapia com mitotano deve ser interrompida e a administração de hidrocortisona, em dose de 0,5 a 1 mg/kg VO a cada 12 horas, deve ser realizada até a resolução dos sintomas.
   - Para a manutenção da remissão após a indução com mitotano, o fármaco é administrado, com alimento, em dose de 50 mg/kg VO uma vez por semana ou em dose de 25 mg/kg duas vezes por semana. Os cães que apresentam recidiva durante a terapia de manutenção devem ser submetidos à reindução com administração diária de mitotano por 5 a 14 dias ou até o novo controle e, então, mantidos com 62 a 75 mg/kg uma vez por semana ou 31 a 37,5 mg/kg duas vezes por semana. Há uma grande variabilidade entre os pacientes, exigindo o monitoramento cuidadoso
   - Caso os sintomas não sejam controlados com mitotano ou o paciente não tolere a terapia, interrompa o tratamento e espere a recidiva dos sintomas; então, institua o tratamento com trilostano
6. Outros tratamentos medicamentosos alternativos, mas com eficácia menos consistente, para o PDH incluem os seguintes:
   - Cetoconazol, em dose de 15 mg/kg VO com alimento a cada 12 horas
   - Selegilina (L-deprenil), em dose de 1 a 2 mg/kg VO a cada 24 horas
   - Melatonina, em dose de 3 mg VO a cada 12 horas em cães com peso inferior a 30 lb (13,6 kg) e de 6 mg VO a cada 12 horas em cães com peso superior a 30 lb (13,6 kg)
   - Secoisolariciresinol diglucosídeo (SDG) lignina, em dose de 0,5 mg/kg VO a cada 24 horas, ou hidroximatairesinol (HMR) lignina, em dose de 10 a 40 mg VO a cada 24 horas
7. Um tratamento eficaz (onde disponível) para o PDH é a hipofisectomia transesfenoide microcirúrgica. Este procedimento deve ser realizado por um neurocirurgião muito habilidoso e em instalações veterinárias especializadas com acesso a técnicas avançadas de imagem da hipófise. As complicações pós-operatórias podem incluir hipernatremia, ceratoconjuntivite seca, diabetes *insipidus* e hipotireoidismo secundário.
8. Nos casos de calcinose cútis, o tratamento adjunto tópico com dimetil sulfóxido (DMSO) em gel a cada 24 horas pode ajudar a resolução das lesões. Durante a terapia com DMSO, os níveis séricos de cálcio devem ser periodicamente monitorados, já que a hipercalcemia é um possível efeito adverso desse tratamento. A administração de minociclina, em dose de 15 mg/kg VO a cada 12 horas, pode ser benéfica, já que o fármaco se liga aos depósitos de cálcio e inibe as colagenases.
9. O prognóstico varia de bom a mau, dependendo da causa e da gravidade da doença; a sobrevida média dos cães com PDH é de aproximadamente 2,5 anos após o diagnóstico.

(Texto continua na p. 319)

Hiperadrenocorticismo Canino | **313**

Padrão de Distribuição do Hiperadrenocorticismo

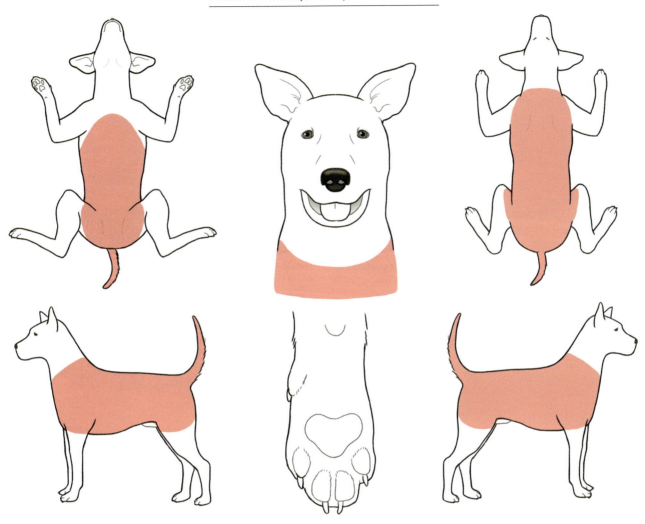

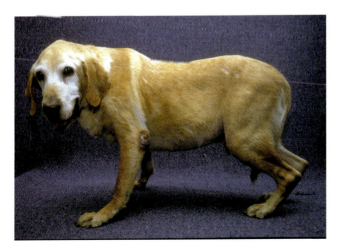

FIGURA 9-26 Hiperadrenocorticismo Canino. Um Labrador Retriever adulto com a distensão abdominal típica. A fraqueza muscular generalizada, que provoca a postura anormal, é também observada. Note que o pelame apresenta boas condições gerais, sem alopecia simétrica bilateral.

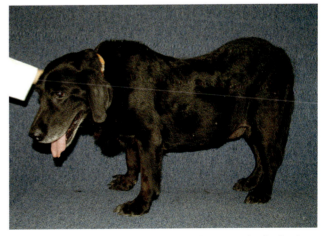

FIGURA 9-27 Hiperadrenocorticismo Canino. Um Labrador Retriever adulto com um tumor adrenal, apresentando grave fraqueza muscular, que provoca a conformação corpórea anormal.

314 CAPÍTULO 9 ■ Alopecias Hereditárias, Congênitas e Adquiridas

Hiperadrenocorticismo Canino (Cont.)

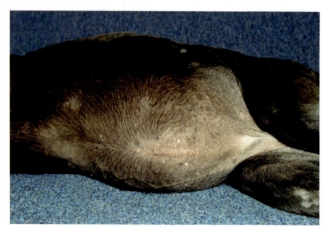

FIGURA 9-28 **Hiperadrenocorticismo Canino.** Mesmo cão mostrado na Figura 9-27. A distensão abdominal e a alopecia são aparentes.

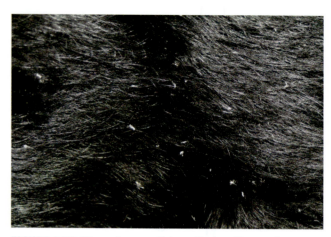

FIGURA 9-29 **Hiperadrenocorticismo Canino.** Mesmo cão mostrado na Figura 9-27. A seborreia seca generalizada pode ser secundária a numerosas doenças subjacentes, mas, neste cão, foi causada pelo hiperadrenocorticismo.

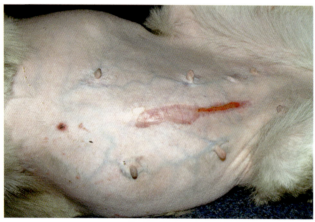

FIGURA 9-30 **Hiperadrenocorticismo Canino.** Grave distensão abdominal e alopecia com deiscência da cicatriz da ovário-histerectomia causada por fraqueza muscular e perda de colágeno nesta cadela com hiperadrenocorticismo iatrogênico.

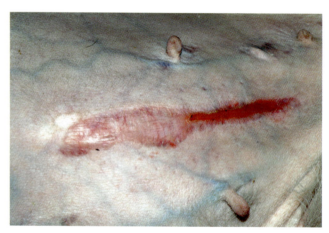

FIGURA 9-31 **Hiperadrenocorticismo Canino.** Ampliação da foto da cadela mostrada na Figura 9-30. Com a progressão da alteração tecidual, houve adelgaçamento da cicatriz e separação do tecido.

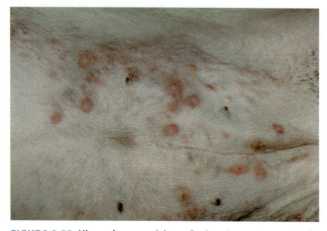

FIGURA 9-32 **Hiperadrenocorticismo Canino.** A erupção papular foi causada pela piodermite secundária superficial.

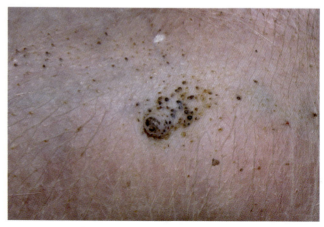

FIGURA 9-33 **Hiperadrenocorticismo Canino.** Numerosos comedões no abdômen de um cão. Os comedões são uma característica comum do hiperadrenocorticismo e da demodicidose.

Hiperadrenocorticismo Canino

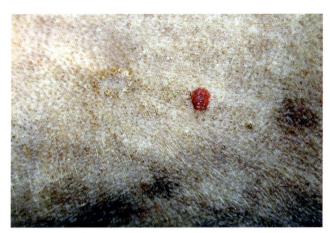

FIGURA 9-34 **Hiperadrenocorticismo Canino.** A flebectasia (uma lesão papular eritematosa) é uma lesão incomum e única associada à hiperadrenocorticismo.

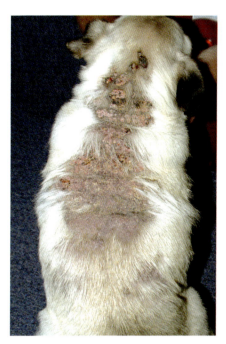

FIGURA 9-35 **Hiperadrenocorticismo Canino.** Extensa calcinose cútis no dorso de um cão com hiperadrenocorticismo iatrogênica.

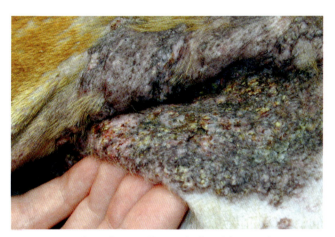

FIGURA 9-36 **Hiperadrenocorticismo Canino.** Calcinose cútis na região axilar de um Boxer com hiperadrenocorticismo iatrogênico. Note que toda a placa papular hiperpigmentada e alopécica pode ser levantada por inteiro.

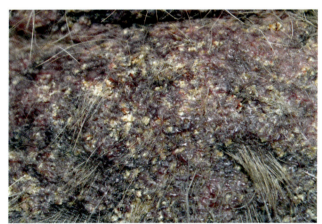

FIGURA 9-37 **Hiperadrenocorticismo Canino.** Calcinose cútis apresentando a placa papular hiperpigmentada e alopécica típica dessa síndrome. As lesões papulares brancas podem ter a mesma aparência que as pústulas, mas a expressão do material calcificado é difícil.

CAPÍTULO 9 ■ Alopecias Hereditárias, Congênitas e Adquiridas

Hiperadrenocorticismo Canino (Cont.)

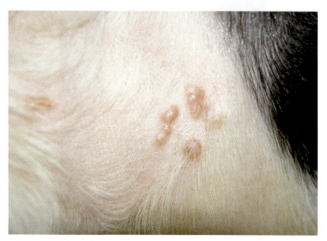

FIGURA 9-38 **Hiperadrenocorticismo Canino.** As lesões brandas da calcinose cútis são pápulas ou pústulas eritematosas. Nesse estágio, podem ser facilmente confundidas com as lesões típicas da piodermite superficial.

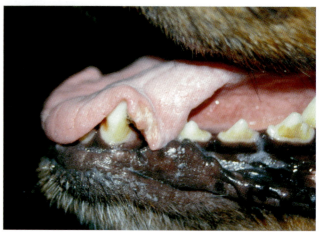

FIGURA 9-39 **Hiperadrenocorticismo Canino.** Calcinose cútis na língua.

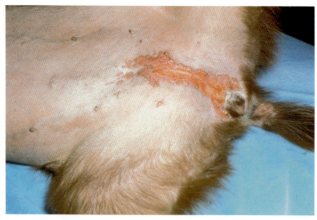

FIGURA 9-40 **Hiperadrenocorticismo Canino.** Calcinose cútis com dermatite inflamatória grave na prega cutânea inguinal.

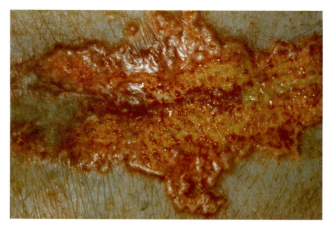

FIGURA 9-41 **Hiperadrenocorticismo Canino.** Ampliação da foto do cão mostrado na Figura 9-40. A placa papular eritematosa foi causada por uma combinação de calcinose cútis e infecção secundária.

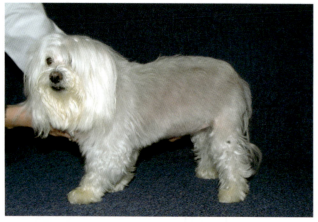

FIGURA 9-42 **Hiperadrenocorticismo Canino.** Alopecia simétrica do tronco em um cão com hiperadrenocorticismo.

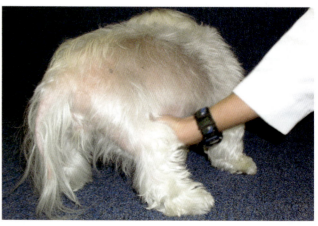

FIGURA 9-43 **Hiperadrenocorticismo Canino.** Mesmo cão mostrado na Figura 9-42. A rarefação do pelame era bilateralmente simétrica. Este cão apresentava prurido brando devido à piodermite secundária superficial.

Hiperadrenocorticismo Canino **317**

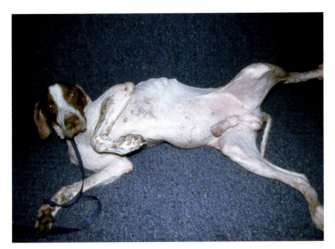

FIGURA 9-44 Hiperadrenocorticismo Canino. Alopecia ventral com distensão abdominal em um cão com tumor adrenal.

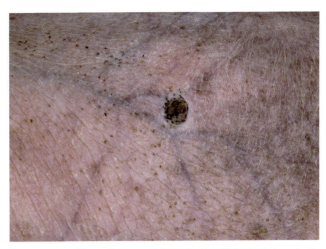

FIGURA 9-45 Hiperadrenocorticismo Canino. Flebectasia (uma lesão papular eritematosa) no abdômen de um cão com hiperadrenocorticismo.

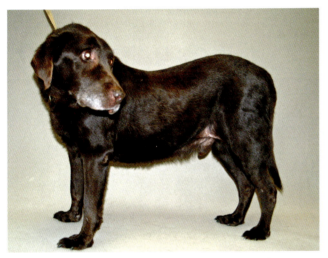

FIGURA 9-46 Hiperadrenocorticismo Canino. Este Labrador Retriever apresenta as características alterações corpóreas típicas do envelhecimento prematuro causado pelo hiperadrenocorticismo. Essas alterações podem ser causadas pela administração prolongada de corticosteroides ou pelo hiperadrenocorticismo endógeno.

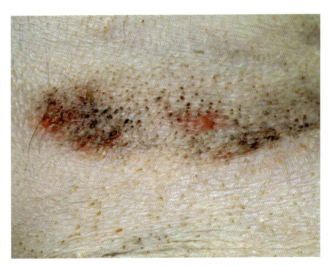

FIGURA 9-47 Hiperadrenocorticismo Canino. A formação de comedões é a comum no hiperadrenocorticismo. Raspados de pele devem ser realizados para exclusão do diagnóstico de demodicidose.

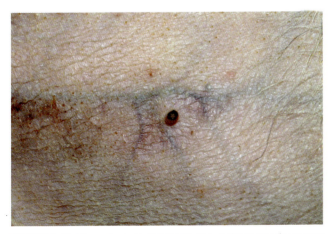

FIGURA 9-48 Hiperadrenocorticismo Canino. A observação de um vaso pela pele extremamente fina no abdômen deste cão (ao redor do mamilo) é uma característica comum do hiperadrenocorticismo.

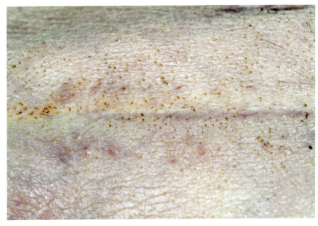

FIGURA 9-49 Hiperadrenocorticismo Canino. A atrofia cutânea e a formação de comedões são aparentes. Note que a cicatriz da castração está ficando mais delgada com a progressão da doença.

318 CAPÍTULO 9 ■ Alopecias Hereditárias, Congênitas e Adquiridas

Hiperadrenocorticismo Canino (Cont.)

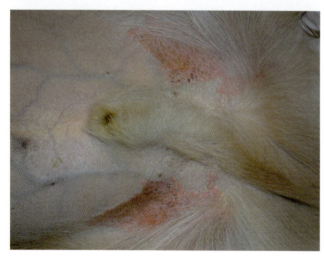

FIGURA 9-50 **Hiperadrenocorticismo Canino.** Alopecia ventral com pele delgada no abdômen de um cão afetado. Houve o desenvolvimento de placas focais de calcinose cútis em ambos os lados do prepúcio. Note a deposição mineral branca na borda das lesões.

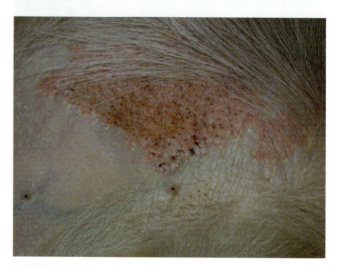

FIGURA 9-51 **Hiperadrenocorticismo Canino.** Placa focal de calcinose cútis apresentando a clássica inflamação e a deposição mineral branca no interior da lesão.

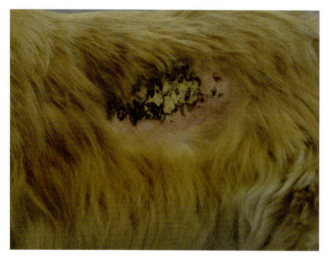

FIGURA 9-52 **Hiperadrenocorticismo Canino.** Área focal de calcinose cútis no flanco de um cão afetado. O eritema e os depósitos minerais são aparentes.

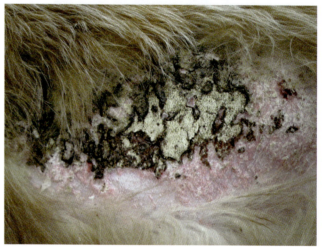

FIGURA 9-53 **Hiperadrenocorticismo Canino.** Ampliação da foto da área focal de calcinose cútis no flanco de um cão afetado. O eritema e os depósitos minerais são aparentes.

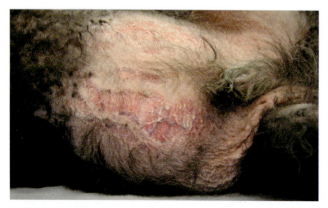

FIGURA 9-54 **Hiperadrenocorticismo Canino.** Pele extremamente fina no abdômen, possibilitando a observação de vasos e camadas teciduais abaixo da pele. Os milia foliculares brancos são evidentes na pele fina.

Alopecia Pós-tosa

Características

Nos animais acometidos, o pelo não volta a crescer após ser cortado (o tempo normal estimado para novo crescimento é de 3-4 meses). A ausência de novo crescimento pode ocorrer após a tricotomia para realização de um procedimento cirúrgico ou após a tosa. É incomum em cães.

Depois de vários meses, parece que o pelo das áreas afetadas acabou de ser cortado. O restante do pelame é normal.

Principais Diagnósticos Diferenciais

Os diagnósticos diferenciais incluem outras causas de alopecia endócrina, principalmente o hipotireoidismo, o período sazonal dos ciclos normais de queda de pelo, a piodermite, a demodicidose e a dermatofitose.

Diagnóstico

1. O diagnóstico tem base na anamnese, nos achados clínicos e no descarte de outros diagnósticos diferenciais.
2. Dermato-histopatologia: pode haver predominância de folículos pilosos na fase catágena.

Tratamento e Prognóstico

1. O novo crescimento piloso espontâneo geralmente ocorre após vários meses.
2. O tratamento em curto prazo com levotiroxina, em dose de 0,02 mg/kg VO a cada 12 horas, por 4 a 6 semanas pode ser eficaz na estimulação do novo crescimento piloso em 2 a 3 meses.
3. A melatonina (3-12 mg/cão VO a cada 12-24 horas por 1-2 meses) foi usada, com resultados variáveis.
4. A terapia com *laser* em nível baixo, duas vezes por semana por até 2-3 meses, pode ser benéfica.
5. O prognóstico é bom.

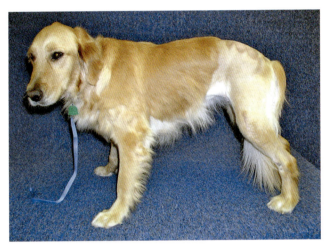

FIGURA 9-55 Alopecia Pós-tosa. Um Golden Retriever adulto com alopecia persistente vários meses após uma cirurgia ortopédica. Não há evidências de infecção secundária.

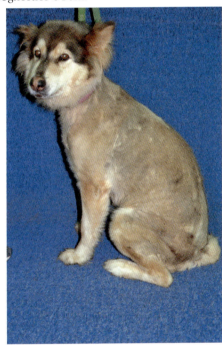

FIGURA 9-56 Alopecia Pós-tosa. Este Malamute do Alasca de 6 anos de idade foi tosado no verão, 5 meses antes. Há evidências mínimas de novo crescimento piloso.

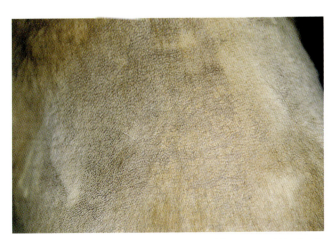

FIGURA 9-57 Alopecia Pós-tosa. Alopecia difusa sem evidências de infecção secundária em uma área tricotomizada para cirurgia. Apesar da passagem de várias semanas, não há evidências de novo crescimento piloso.

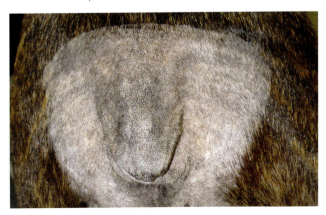

FIGURA 9-58 Alopecia Pós-tosa. Alopecia crônica na base da cauda de um cão.

Alopecia X ou Interrupção do Ciclo Piloso (Desequilíbrio de Hormônios Sexuais Adrenais, Hiperplasia Adrenal Congênita, Dermatose Responsiva à Castração, Hipossomatotropismo de Aparecimento Adulto, Dermatose Responsiva ao Hormônio do Crescimento, Pseudo-hiperadrenocorticismo, Disfunção Folicular das Raças com Subpelo, Interrupção do Ciclo Piloso)

Características

A causa dessa alopecia em cães não foi esclarecida, mas várias teorias foram propostas. Segundo uma teoria, o distúrbio é causado pela esteroidogênese adrenal anormal e é uma variante branda do hiperadrenocorticismo hipofisário-dependente. Outras sugerem que pode ser causada por uma deficiência de hormônio de crescimento, um desequilíbrio adrenal de hormônios sexuais ou pela produção excessiva de corticosteroides androgênicos pelas adrenais. As teorias atuais sugerem que a desregulação local do receptor folicular pode ser o distúrbio subjacente. A doença é incomum em cães, com maior incidência em cães adultos de 2 a 5 anos de idade, principalmente Chow Chows, Lulus da Pomerânia, Keeshonds, Samoiedas, Malamutes do Alasca, Huskies Siberianos e Poodles Miniaturas.

A perda gradual dos pelos primários progride à alopecia completa do pescoço, da cauda, da porção caudal do dorso, do períneo e da área caudal das coxas. A alopecia acaba se tornando generalizada no tronco, mas a cabeça e os membros anteriores não são acometidos. A perda de pelo é bilateralmente simétrica, com fácil remoção dos pelos remanescentes, e a pele alopécica pode apresentar hiperpigmentação, adelgaçamento e hipotonia. Seborreia e piodermite superficial secundária branda podem ser observadas. Não há sinais de doença sistêmica.

Principais Diagnósticos Diferenciais

Os diagnósticos diferenciais incluem outras causas de alopecia endócrina.

Diagnóstico

1. Exclua outras causas de alopecia endócrina.
2. Dermato-histopatologia: alterações endócrinas não específicas.
3. Teste de estimulação com ACTH (cortisol e hormônios sexuais): os níveis basais ou pós-estimulação de cortisol, progesterona, 17-hidroxiprogesterona, androstenediona, estradiol ou sulfato de desidroepiandrosterona podem ser elevados, **mas resultados falso-positivos e falso-negativos são comuns** e os valores normais de cada raça não foram estabelecidos, limitando o valor clínico do ensaio.

Tratamento e Prognóstico

1. A observação sem tratamento é razoável, já que essa doença é puramente cosmética e os cães afetados são saudáveis.
2. A castração pode induzir o novo crescimento piloso permanente ou temporário.
    - Administração de melatonina, em dose de 3 a 12 mg/cão VO a cada 12 a 24 horas (com 60% de eficácia) até a ocorrência do novo crescimento piloso máximo (≈3 meses). A terapia deve ser interrompida quando o pelo voltar a crescer, para que o paciente possa ser novamente tratado em caso de recidiva da alopecia
3. As terapias medicamentosas históricas que podem ser menos eficazes e têm muitos mais efeitos adversos incluem as seguintes:

A administração de trilostano pode ser eficaz, mas a possibilidade de desenvolvimento de eventos adversos deve ser bem discutida, já que essa doença é puramente cosmética.
- Em cães com peso inferior a 2,5 kg, a dose era de 20 mg VO com alimento a cada 24 horas
- Em cães com peso entre 2,5 e 5 kg, a dose era de 30 mg VO com alimento a cada 24 horas
- Em cães com peso entre 5 e 10 kg, a dose era de 60 mg VO com alimento a cada 24 horas

Na maioria dos cães, o novo crescimento piloso era evidente em 4 a 8 semanas. Na ausência de observação de resposta após 2 meses de tratamento, a dose diária de trilostano era dobrada. Quando o novo crescimento piloso completo era obtido, a frequência de administração de trilostano era reduzida a duas a três vezes por semana para manutenção do controle em alguns cães. As doses terapêuticas nos cães desse estudo (todos com peso < 10 kg) variaram de 5 a 24 mg/kg/dia. Em caso de desenvolvimento de insuficiência adrenal (p. ex., depressão, inapetência, vômitos, diarreia) a qualquer momento durante terapia ou se as concentrações de cortisol pós-ACTH (medidas 4-6 horas após a administração de trilostano) forem menores do que 20 nmol/L, o tratamento deve ser interrompido por 5 a 7 dias e, então, reinstituído em dose menor.
- Mitotano, em dose de 15 a 25 mg/kg VO com alimento a cada 24 horas por 5 dias. (No teste de estimulação com ACTH realizado no sétimo dia, o nível de cortisol pós-ACTH deve estar entre 5 e 7 mg/dL). A seguir, o mitotano deve ser administrado em dose de 15-25 mg/kg VO, com alimento, a cada 1 a 2 semanas, para manutenção. A insuficiência adrenal permanente é uma possível complicação grave da terapia com mitotano
- Metiltestosterona (cães castrados), em dose de 1 mg/kg (máximo de 30 mg) VO a cada 24 horas até a ocorrência do novo crescimento piloso (≈ 1-3 meses). Então, a dose de 1 mg/kg (máximo de 30 mg) deve ser administrada a cada 48 horas por 2 meses, seguida pela dose de 1 mg/kg (máximo de 30 mg) duas vezes por semana por 2 meses e, então, uma vez por semana, para manutenção. A metiltestosterona pode ser hepatotóxica e as concentrações séricas de enzimas hepáticas devem ser periodicamente monitoradas
- Acetato de leuprolida (Lupron®) IM a cada 4-8 semanas até a observação do novo crescimento piloso
- Implante de acetato de deslorelina (4,7 mg) ou goserelina
4. Independentemente da terapia usada, o novo crescimento piloso pode ser incompleto ou transiente. O início do novo crescimento piloso deve ser observado em 4 a 8 semanas. Em caso de ausência de resposta após 3 meses de tratamento, o ajuste de dose ou a administração de outro agente terapêutico deve ser considerado. O proprietário deve ser informado acerca de possíveis riscos associados ao fármaco antes da instituição de qualquer tratamento.
5. O prognóstico do novo crescimento piloso é imprevisível. Essa é uma doença apenas cosmética, que não afeta a qualidade de vida do animal.

Alopecia X ou Interrupção do Ciclo Piloso

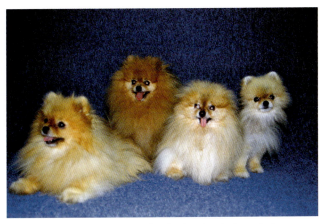

FIGURA 9-59 **Alopecia X.** Uma família de Lulus da Pomerânia apresentando a gama de alopecia e hiperpigmentação típicas dessa síndrome.

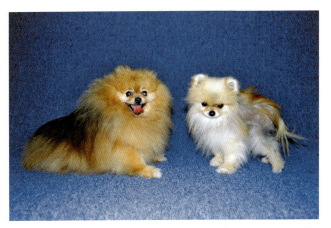

FIGURA 9-60 **Alopecia X.** Dois dos cães mostrados na Figura 9-59. Um Lulu da Pomerânia adulto de pelame normal *(à esquerda)* e um Lulu da Pomerânia adulto com alopecia X, apresentando a alopecia e a hiperpigmentação características *(à direita)*.

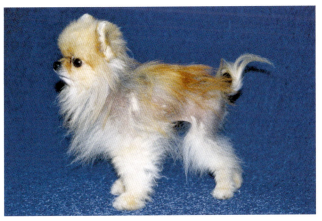

FIGURA 9-61 **Alopecia X.** Ampliação da foto do cão mostrado à direita da Figura 9-60. A alopecia e a hiperpigmentação ocorrem em todo o tronco, mas não na cabeça e na porção distal dos membros. O subpelo é mais afetado, deixando pelos residuais de comprimento maior.

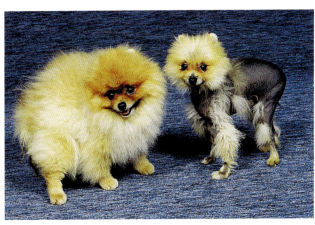

FIGURA 9-62 **Alopecia X.** Esses dois Lulus da Pomerânia machos e da mesma família apresentam alopecia X. O cão com pelame normal apresentou alopecia generalizada e hiperpigmentação, similar ao cão à direita.

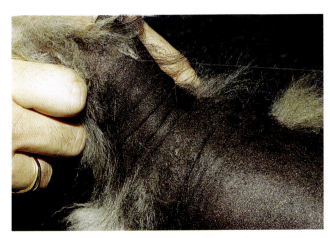

FIGURA 9-63 **Alopecia X.** Alopecia e hiperpigmentação sem piodermite superficial secundária são características dessa síndrome.

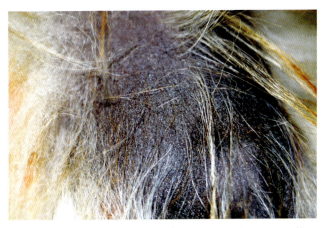

FIGURA 9-64 **Alopecia X.** Alopecia e hiperpigmentação no tronco. Note que o subpelo é mais afetado, deixando pelos residuais de comprimento maior.

322 CAPÍTULO 9 ■ Alopecias Hereditárias, Congênitas e Adquiridas

Alopecia X ou Interrupção do Ciclo Piloso (Cont.)

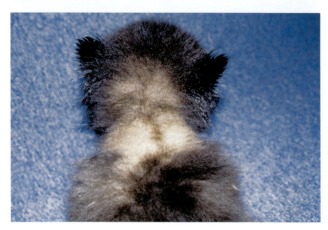

FIGURA 9-65 **Alopecia X.** Alopecia no pescoço e nos ombros.

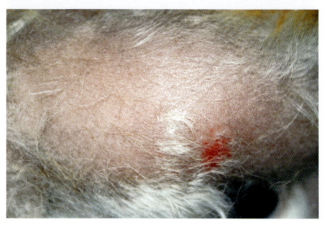

FIGURA 9-66 **Alopecia X.** Alopecia na porção lateral do tórax. Note a ausência da hiperpigmentação típica. A lesão avermelhada é o local de um raspado de pele.

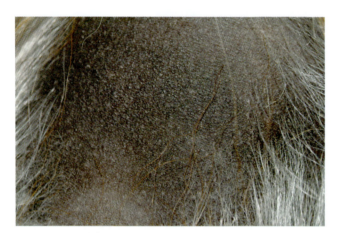

FIGURA 9-67 **Alopecia X.** A vista dorsal mostra a hiperpigmentação sem foliculite secundária típica dessa doença.

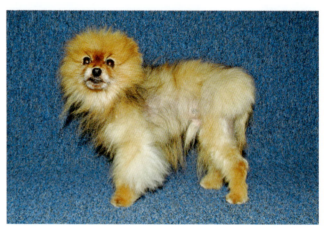

FIGURA 9-68 **Alopecia X.** Este Lulu da Pomerânia adulto jovem apresenta o padrão típico da doença na porção distal dos membros; de modo geral, o acometimento da cabeça e do pescoço é menos grave.

Alopecia X ou Interrupção do Ciclo Piloso

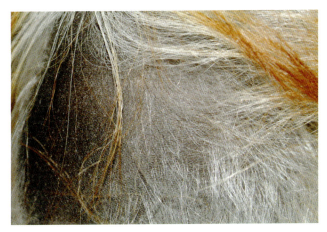

FIGURA 9-69 **Alopecia X.** A alopecia com hiperpigmentação principalmente no tronco é típica da alopecia X.

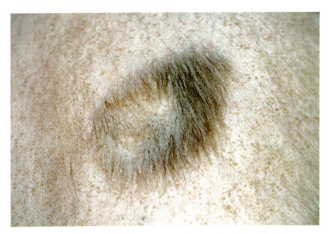

FIGURA 9-70 **Alopecia X.** O novo crescimento focal de pelos é comum na alopecia X. A estimulação mecânica do folículo piloso provoca sua reativação e o crescimento de novos pelos.

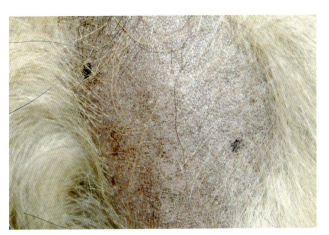

FIGURA 9-71 **Alopecia X.** A alopecia e a hiperpigmentação típicas dessa doença.

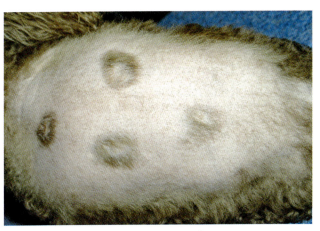

FIGURA 9-72 **Alopecia X.** Múltiplas áreas de novo crescimento piloso após trauma focal e estimulação mecânica do folículo, com indução de fase anágena.

Alopecia/Dermatite Paraneoplásica Felina

Características

A alopecia/dermatite paraneoplásica felina é uma dermatose única em gatos idosos que é um marcador cutâneo de um tumor maligno interno subjacente causada por um adenocarcinoma (geralmente carcinoma pancreático ou do ducto biliar). É rara, com maior incidência em gatos idosos.

A alopecia/dermatite paraneoplásica felina pode mimetizar a dermatite alérgica, mas geralmente é caracterizada pelo aparecimento agudo e de progressão rápida de alopecia simétrica bilateral no ventre e nos membros. O prurido geralmente é observado e pode estar relacionado com dermatite secundária por *Malassezia*. A pele alopécica é delgada e inelástica, mas não frágil, e tem aparência brilhosa. Áreas focais de descamação podem estar presentes. Os pelos das áreas não alopécicas são removidos com facilidade. Em alguns gatos, os coxins também são afetados e podem ser dolorosos, secos e fissurados; macios e translúcidos; ou eritematosos e úmidos. Os sinais concomitantes de doença sistêmica incluem anorexia, perda de peso, letargia, vômitos e diarreia.

Principais Diagnósticos Diferenciais

Os diagnósticos diferenciais incluem dermatite por alergia a pulgas, dermatofitoses, demodicidose, alergia alimentar e outras causas de alopecia autoinduzida por ectoparasitismo (p. ex., queiletielose, pulga), reação cutânea a fármacos, hiperadrenocorticismo, eflúvio telógeno ou alopecia areata.

Diagnóstico

1. Idade, sexo e raça (paciente idoso) com aparecimento súbito de doença cutânea ou alopecia distinta com pele brilhosa e pelos facilmente removidos; descarte outros diagnósticos diferenciais.
2. Dermato-histopatologia: extensa miniaturização folicular, atrofia e telogenação.
3. Radiografia, ultrassonografia ou laparotomia exploratória: tumor pancreático ou biliar.

Tratamento e Prognóstico

1. Qualquer piodermite, otite externa e dermatite secundária por *Malassezia* deve ser tratada da maneira adequada. O controle e a prevenção de infecções secundárias são componentes essenciais do tratamento do prurido.
2. Terapia tópica sintomática para controle do prurido.
3. Tratamento de suporte de problemas médicos e metabólicos.
4. O tratamento de escolha é a excisão cirúrgica completa do tumor maligno interno, se possível. Se a cirurgia for eficaz, o novo crescimento piloso completo deve ocorrer em 10 a 12 semanas.
5. O prognóstico é mau, já que metástases tumorais disseminadas geralmente já ocorreram no momento do diagnóstico.

(Texto continua na p. 329)

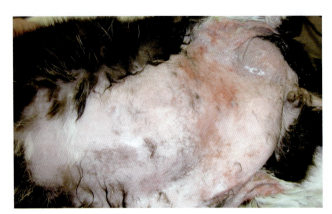

FIGURA 9-73 **Alopecia/Dermatite Paraneoplásica Felina.** Quase todo o abdômen desse gato com adenocarcinoma pancreático apresentou alopecia aguda. Áreas discretas de dermatite eritematosa também são observadas.

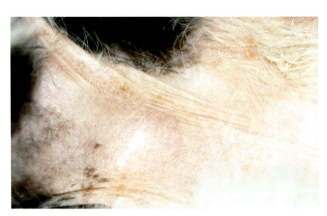

FIGURA 9-74 **Alopecia/Dermatite Paraneoplásica Felina.** Mesmo gato mostrado na Figura 9-73. A alopecia na área axilar revela a pele macia e brilhosa, típica dessa síndrome.

Alopecia/Dermatite Paraneoplásica Felina

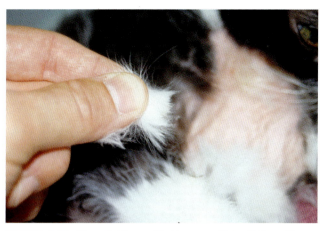

FIGURA 9-75 **Alopecia/Dermatite Paraneoplásica Felina.** Mesmo gato mostrado na Figura 9-73. O pelo foi facilmente removido com tração mínima, gerando grandes áreas de alopecia.

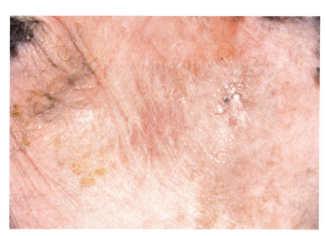

FIGURA 9-76 **Alopecia/Dermatite Paraneoplásica Felina.** Mesmo gato mostrado na Figura 9-73. Ampliação da foto das lesões papulares, maculares e eritematosas multifocais, com áreas de descamação.

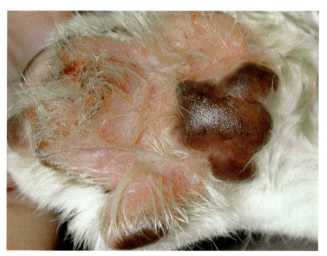

FIGURA 9-77 **Alopecia/Dermatite Paraneoplásica Felina.** Pododermatite grave em um gato com dermatite paraneoplásica.

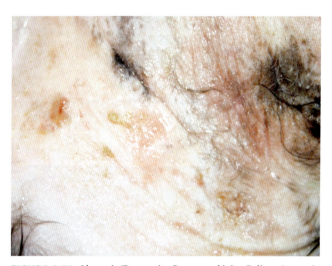

FIGURA 9-78 **Alopecia/Dermatite Paraneoplásica Felina.** A grande área de alopecia mostra a superfície cutânea regular e brilhosa típica dessa síndrome. A superfície estava úmida devido ao prurido e à lambedura persistente pelo gato.

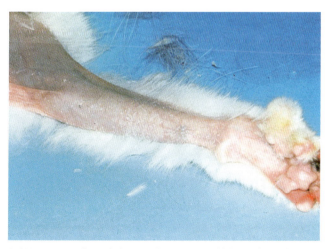

FIGURA 9-79 **Alopecia/Dermatite Paraneoplásica Felina.** Alopecia generalizada do membro distal em um gato com adenoma pancreático. *(Cortesia de K. Campbell.)*

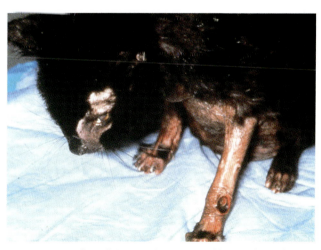

FIGURA 9-80 **Alopecia/Dermatite Paraneoplásica Felina.** Alopecia difusa em um gato com adenoma pancreático. Note a textura macia e brilhosa da pele, que é característica dessa síndrome. *(Cortesia de K. Campbell.)*

326 CAPÍTULO 9 ■ Alopecias Hereditárias, Congênitas e Adquiridas

Alopecia/Dermatite Paraneoplásica Felina (Cont.)

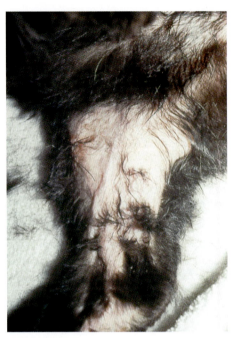

FIGURA 9-81 Alopecia/Dermatite Paraneoplásica Felina. Alopecia multifocal em um gato adulto diagnosticado com adenocarcinoma indiferenciado. O pelo era facilmente removido em grandes lâminas.

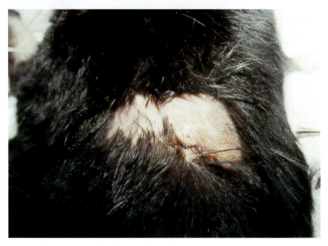

FIGURA 9-82 Alopecia/Dermatite Paraneoplásica Felina. Mesmo gato mostrado na Figura 9-81. Essa área de alopecia no dorso foi causada pela manipulação normal durante procedimentos diagnósticos.

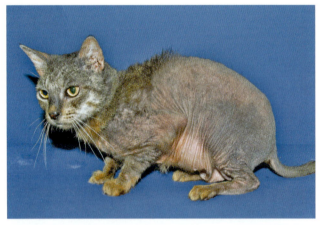

FIGURA 9-83 Alopecia/Dermatite Paraneoplásica Felina. Este gato idoso mostra a natureza generalizada grave dessa doença. De modo geral, as lesões progridem a esta gravidade em apenas algumas semanas.

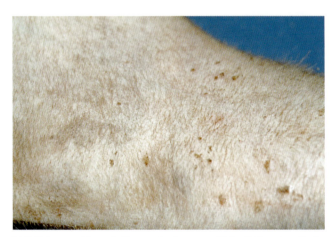

FIGURA 9-84 Alopecia/Dermatite Paraneoplásica Felina. Ampliação da foto da pele alopécica e com descamação focal. Além da alopecia mais característica associada a essa doença, lesões inflamatórias também podem ser observadas.

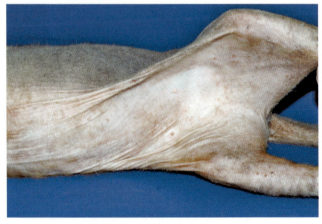

FIGURA 9-85 Alopecia/Dermatite Paraneoplásica Felina. Alopecia generalizada no abdômen de um gato idoso.

Alopecia/Dermatite Paraneoplásica Felina

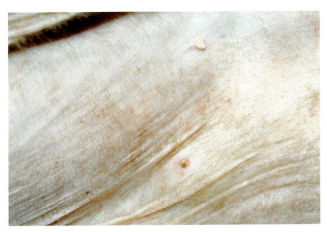

FIGURA 9-86 **Alopecia/Dermatite Paraneoplásica Felina.** Ampliação da foto da lesão característica de alopecia observada nessa doença. Note o eritema e a descamação focal branda que podem ocorrer. O prurido pode ser brando a grave na presença de lesões inflamatórias.

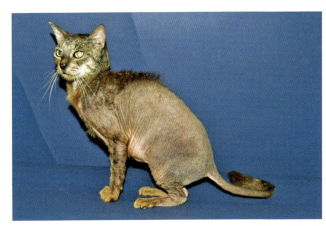

FIGURA 9-87 **Alopecia/Dermatite Paraneoplásica Felina.** O rápido desenvolvimento de alopecia generalizada em um gato idoso é característico dessa doença. A inflamação com prurido pode ser observada com a progressão da doença.

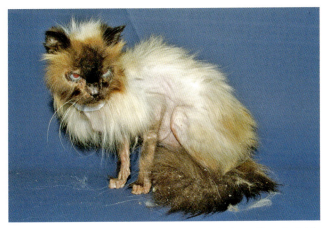

FIGURA 9-88 **Alopecia/Dermatite Paraneoplásica Felina.** O rápido desenvolvimento de alopecia generalizada em um gato idoso é característico dessa doença. A inflamação com prurido pode ser observada com a progressão da doença.

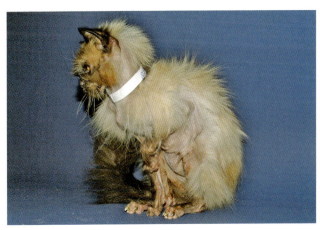

FIGURA 9-89 **Alopecia/Dermatite Paraneoplásica Felina.** Mesmo gato mostrado na Figura 9-88. A alopecia característica é aparente.

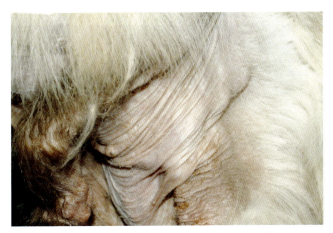

FIGURA 9-90 **Alopecia/Dermatite Paraneoplásica Felina.** Mesmo gato mostrado na Figura 9-88. A alopecia característica e a pele brilhosa no abdômen do gato são aparentes.

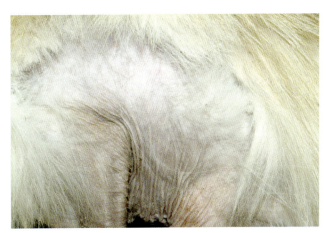

FIGURA 9-91 **Alopecia/Dermatite Paraneoplásica Felina.** Alopecia generalizada no abdômen de um gato idoso. Note o início da formação de uma dermatite inflamatória branda no ventre. O prurido ficou cada vez mais intenso.

Alopecia/Dermatite Paraneoplásica Felina (Cont.)

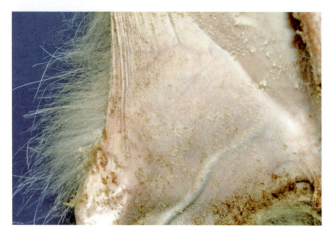

FIGURA 9-92 **Alopecia/Dermatite Paraneoplásica Felina.** A grave alopecia generalizada com pele brilhosa é uma característica única dessa doença.

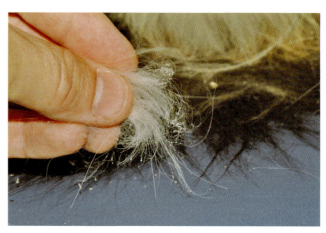

FIGURA 9-93 **Alopecia/Dermatite Paraneoplásica Felina.** A perda súbita e profunda de pelos é típica dessa síndrome. Este tufo de pelos foi removido com facilidade.

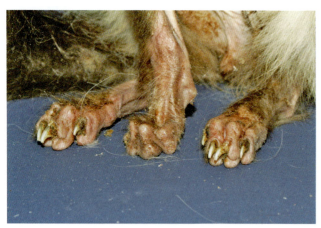

FIGURA 9-94 **Alopecia/Dermatite Paraneoplásica Felina.** A alopecia generalizada, com acometimento de todas as regiões corpóreas, é típica.

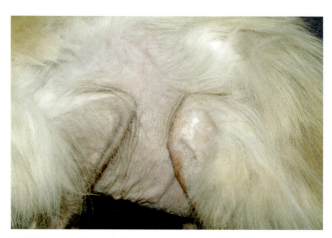

FIGURA 9-95 **Alopecia/Dermatite Paraneoplásica Felina.** Alopecia generalizada com pele brilhosa no flanco de um gato afetado.

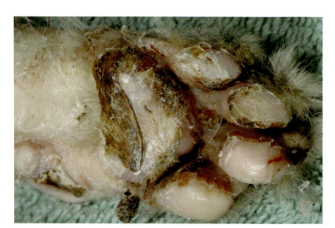

FIGURA 9-96 **Alopecia/Dermatite Paraneoplásica Felina.** A descamação e erosão dos coxins são comuns nessa doença, assim como nas doenças cutâneas autoimunes.

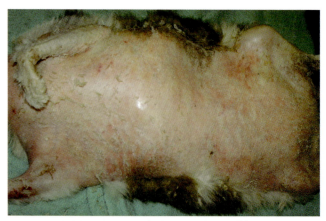

FIGURA 9-97 **Alopecia/Dermatite Paraneoplásica Felina.** Grave alopecia e dermatite inflamatória no ventre de um gato afetado. Note a aparência brilhosa da pele, que é uma característica comum nessa doença.

Hiperadrenocorticismo Felino

Características

O hiperadrenocorticismo de ocorrência espontânea é associado à produção excessiva de corticosteroides endógenos pelo córtex da adrenal. A doença é causada por um tumor adrenal hiperfuncional que sintetiza quantidades excessivas de glicocorticoides ou hormônios sexuais ou por uma anomalia hipofisária que gera concentrações excessivas de ACTH. A doença iatrogênica é secundária à administração excessiva de glicocorticoides exógenos. O hiperadrenocorticismo de ocorrência espontânea e o hiperadrenocorticismo iatrogênico são raros em gatos, com maior incidência em indivíduos de meia-idade a idosos.

Poliúria, polidipsia e polifagia são sintomas comuns. Esses sintomas tendem a ser relacionados ao diabetes *mellitus* concomitante, que é comum e geralmente resistente à insulina. Depressão, letargia, obesidade, anorexia, perda de peso, fraqueza ou perda muscular, hepatomegalia e abdômen pendular também podem ser observados. As alterações cutâneas podem incluir má qualidade do pelame; seborreia seca; alopecia simétrica e hiperpigmentação do tronco, dos flancos ou da porção ventral do abdômen; e pele adelgaçada e frágil, que sofre lacerações e lesões com facilidade. Comedões e abscessos recorrentes podem ser observados. A ondulação das pontas dos pavilhões auriculares geralmente é associada ao hiperadrenocorticismo iatrogênico.

Principais Diagnósticos Diferenciais

Os diagnósticos diferenciais incluem astenia cutânea e alopecia/dermatite paraneoplásica.

Diagnóstico

1. Descarte outros diagnósticos diferenciais.
2. Hemograma, bioquímica sérica, urinálise: esses exames podem mostrar alterações associadas ao diabetes *mellitus* concomitante (hiperglicemia, glicosúria), mas geralmente não são diagnósticos.
3. Razão cortisol-creatinina na urina: tende a ser elevada, mas resultados falso-positivos induzidos por estresse são comuns.
4. Dermato-histopatologia: a aparência histológica geralmente é normal, mas a quantidade de colágeno dérmico pode ser menor.
5. Ultrassonografia abdominal: aumento de volume unilateral ou bilateral da adrenal.
6. TC ou RM: possível detecção de uma massa hipofisária.
7. Exames de função adrenal:
   - Teste de estimulação com ACTH (cortisol ou hormônios sexuais): a resposta pós-estimulação com cortisol é exagerada. A má resposta do cortisol à estimulação com ACTH é sugestiva da doença iatrogênica. No entanto, resultados falso-negativos e falso-positivos podem ocorrer
   - DST em dose baixa (0,1 mg/kg): a supressão inadequada do cortisol é sugestiva de hiperadrenocorticismo endógeno, mas resultados falso-positivos e falso-negativos podem ocorrer
   - DST em dose alta (1 mg/kg): esse exame é usado para ajudar a diferenciação entre a neoplasia adrenal e o hiperadrenocorticismo hipofisário-dependente. A ausência de supressão do cortisol é sugestiva de neoplasia adrenal, enquanto a supressão do cortisol sugere o diagnóstico de doença hipofisária
   - Ensaio de ACTH endógeno: usado para ajudar a diferenciação entre a neoplasia adrenal e o hiperadrenocorticismo hipofisário-dependente. O nível elevado de ACTH é sugestivo de doença hipofisária, enquanto o nível menor de ACTH é sugestivo de neoplasia adrenal

Tratamento e Prognóstico

1. O diabetes *mellitus* e as infecções secundárias, se presentes, devem ser tratados.
2. O tratamento de escolha nos casos de doença iatrogênica é a redução gradual e a interrupção da administração de glicocorticoides.
3. O tratamento de escolha nos casos de neoplasia adrenal é a adrenalectomia.
4. Um tratamento eficaz (onde disponível) para a doença hipofisária-dependente é a hipofisectomia transesfenoide microcirúrgica. Esse procedimento deve ser realizado por um neurocirurgião muito habilidoso e em instalações veterinárias especializadas com acesso a técnicas avançadas de imagem da hipófise. As complicações pós-operatórias podem incluir deiscência da ferida no palato mole, hipernatremia transiente pela menor ingestão de água e ceratoconjuntivite seca transiente pela menor produção de lágrimas.
5. Alternativamente, a doença hipofisária-dependente pode ser tratada por meio da adrenalectomia bilateral seguida pela suplementação vitalícia com doses de reposição de glicocorticoides e mineralocorticoides. Uma vez que a taxa de mortalidade por complicações cirúrgicas, como sepse, tromboembolia e má cicatrização da ferida, é alta, a estabilização pré-cirúrgica com metirapona (43-65 mg/kg VO a cada 12 horas) pode ser importante, principalmente em gatos com a doença grave.
6. Os tratamentos medicamentosos para a doença hipofisária-dependente que podem ser considerados, mas têm taxas inconsistentes de sucesso quando usados de forma isolada, incluem os seguintes:
   - Metirapona, em dose de 65 mg/kg VO a cada 12 horas
   - Trilostano, em dose de 15-30 mg/gato a cada 12-24 horas
   - Cetoconazol, em dose de 10-15 mg/kg VO com alimento a cada 12 horas
7. O tratamento com mitotano também tem eficácia inconsistente em gatos. O mitotano não induz remissão quando usado como indicado para o hiperadrenocorticismo, mas pode ser eficaz após períodos maiores de indução.
8. O prognóstico é moderado a mau. O diabetes *mellitus* secundário geralmente se resolve após o tratamento eficaz do hiperadrenocorticismo subjacente. No entanto, sem tratamento, o controle do diabetes *mellitus* concomitante pode ser difícil.

NOTA DO AUTOR

Embora o hiperadrenocorticismo possa se manifestar como uma síndrome de hiperfragilidade cutânea em gatos, a acromegalia faz que a pele fique espessada e endurecida. Essas duas endocrinopatias afetam a glicemia.

CAPÍTULO 9 ■ Alopecias Hereditárias, Congênitas e Adquiridas

Hiperadrenocorticismo Felino (Cont.)

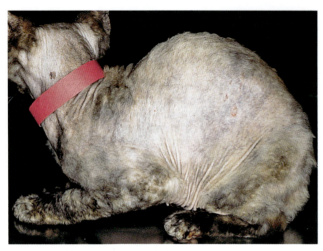

FIGURA 9-98 **Hiperadrenocorticismo Felino.** Alopecia generalizada e atrofia cutânea. *(Cortesia de A. Yu.)*

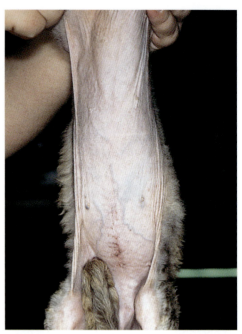

FIGURA 9-99 **Hiperadrenocorticismo Felino.** Mesmo gato mostrado na Figura 9-98. Atrofia cutânea permite a visualização clara dos vasos subjacentes. A distensão abdominal apresentada por este gato também é aparente. *(Cortesia de A. Yu.)*

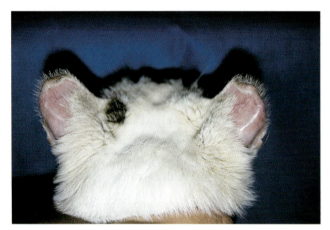

FIGURA 9-100 **Hiperadrenocorticismo Felino.** A alopecia e a ondulação do pavilhão auricular são típicas da síndrome de Cushing em gatos.

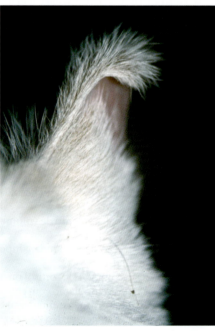

FIGURA 9-101 **Hiperadrenocorticismo Felino.** Ampliação da foto do gato mostrado na Figura 9-100. Note a ondulação do pavilhão auricular causada pelo hiperadrenocorticismo iatrogênico.

Hiperadrenocorticismo Felino 331

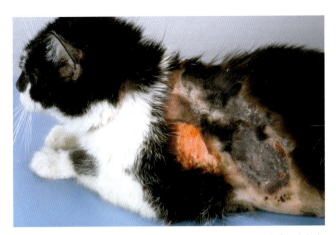

FIGURA 9-102 **Hiperadrenocorticismo Felino.** Síndrome da fragilidade cutânea provocando grandes feridas em um gato. *(Cortesia de P. Branco.)*

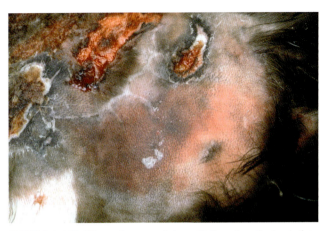

FIGURA 9-103 **Hiperadrenocorticismo Felino.** Ampliação da foto do gato mostrado na Figura 9-102. Numerosas lacerações cutâneas e hematomas subcutâneos são aparentes. *(Cortesia de P. Branco.)*

Dermatose por Hormônios Sexuais — Cães Machos não Castrados

Características

A dermatose causada por hormônio sexual é uma endocrinopatia associada à produção excessiva de hormônios sexuais ou seus precursores pelos testículos (geralmente causada por tumores testiculares). É comum em cães machos não castrados, com maior incidência em cães de meia-idade a idosos.

A dermatose causada por hormônio sexual se manifesta como uma alopecia simétrica bilateral no pescoço, na anca, no períneo, nos flancos ou no tronco que pode se tornar generalizada, mas não acomete a cabeça e os membros. Os pelos remanescentes são removidos com facilidade. A pele alopécica pode ser hiperpigmentada. Seborreia, piodermite superficial e dermatite leveduriforme secundária podem ser observadas. Ginecomastia, prepúcio pendular, galactorreia e sinais clínicos de prostatomegalia ou prostatite podem ser concomitantemente observados. Os testículos podem ser normais, assimétricos ou criptorquídicos à palpação. O proprietário pode relatar que o cão está apresentando comportamento anormal (p. ex., atração por outros machos, urinar em postura de fêmea) ou francamente agressivo e sexual em relação a outros cães ou seres humanos.

Principais Diagnósticos Diferenciais

Os diagnósticos diferenciais incluem outras causas de alopecia endócrina.

Diagnóstico

1. Exclua outras causas de alopecia endócrina.
2. Hemograma: os achados geralmente são normais, mas os cães com mielotoxicose induzida por estrógeno concomitante, anemia não regenerativa, leucopenia e trombocitopenia são observados.
3. Dermato-histopatologia: alterações endócrinas não específicas.
4. Ensaios de hormônios sexuais: os níveis séricos de um ou mais hormônios sexuais podem ser elevados, mas resultados falso-negativos e falso-positivos são comuns.
5. Histopatologia testicular (castração): os testículos podem ser normais, atróficos ou neoplásicos (tumor de células de Sertoli, tumor de célula intersticial ou seminoma).
6. Resposta à castração: o crescimento piloso pode voltar a ocorrer.

Tratamento e Prognóstico

1. O tratamento de escolha é a castração (ambos os testículos).
2. Qualquer piodermite secundária, prostatite e dermatite leveduriforme deve ser tratada com os antibióticos sistêmicos adequados.
3. Fluidoterapia, transfusões de sangue total e infusões de plasma rico em plaquetas são também indicadas em cães com aplasia da medula óssea induzida por estrógeno.
4. O prognóstico é excelente em cães sem metástases tumorais ou mielotoxicidade induzida por estrógeno. O novo crescimento piloso deve ser observado em 3 meses após a castração. A ocorrência de recidiva após a remissão pode indicar a produção excessiva de hormônios sexuais pelas adrenais (alopecia X) ou por uma neoplasia testicular metastática.

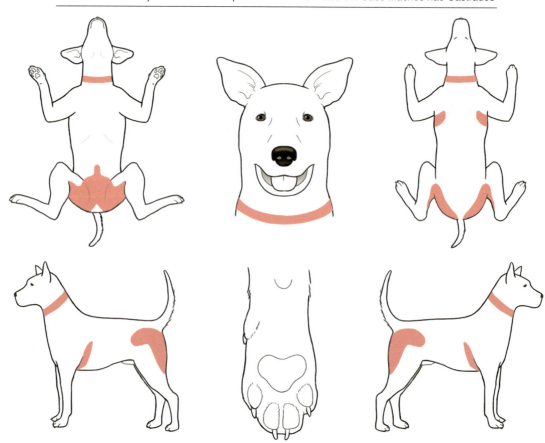

Padrão de Distribuição da Dermatose por Hormônios Sexuais em Cães Machos não Castrados

Dermatose por Hormônios Sexuais — Cães Machos não Castrados

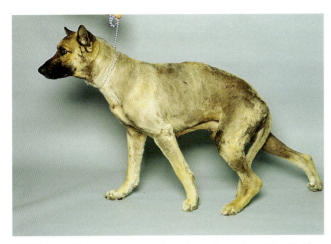

FIGURA 9-104 Dermatose por Hormônios Sexuais — Cães Machos não Castrados. Alopecia generalizada com hiperpigmentação em cão macho com tumor de células de Sertoli.

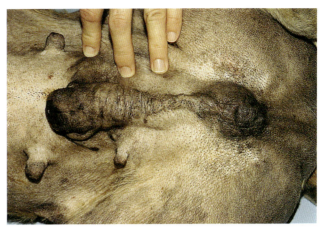

FIGURA 9-105 Dermatose por Hormônios Sexuais — Cães Machos não Castrados. Ampliação da foto do cão mostrado na Figura 9-104. Hiperpigmentação prepucial linear em um cão com tumor de células de Sertoli. Note as máculas prepuciais lineares, que são consideradas únicas e características dos tumores de células de Sertoli.

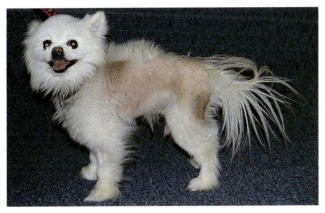

FIGURA 9-106 Dermatose por Hormônios Sexuais — Cães Machos não Castrados. Alopecia generalizada em um Lulu da Pomerânia macho não castrado. O pelame voltou a crescer completamente após a castração. Note a semelhança com a alopecia X.

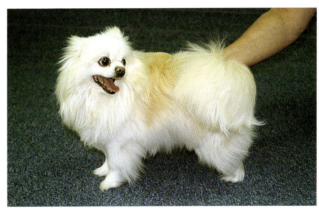

FIGURA 9-107 Dermatose por Hormônios Sexuais — Cães Machos não Castrados. Mesmo cão mostrado na Figura 9-106. Após a castração, o pelame voltou a crescer completamente.

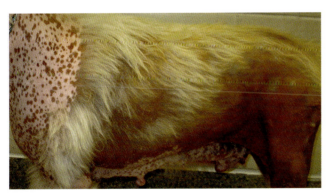

FIGURA 9-108 Dermatose por Hormônios Sexuais — Cão Macho. Alopecia generalizada com acometimento do tronco em um cão com tumor de células de Sertoli.

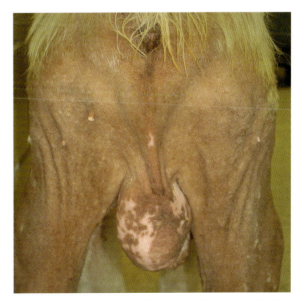

FIGURA 9-109 Dermatose por Hormônios Sexuais — Cão Macho. Alopecia generalizada com acometimento dos membros posteriores e do escroto em um cão com tumor de células de Sertoli.

Dermatose por Hormônios Sexuais — Cães Machos não Castrados (Cont.)

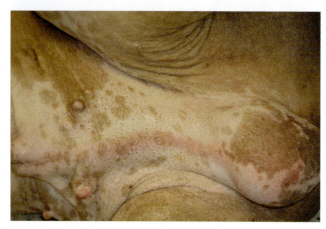

FIGURA 9-110 Dermatose por Hormônios Sexuais — Cão Macho. Alopecia generalizada com acometimento do ventre de um cão com tumor de células de Sertoli. Note o eritema linear ao longo do prepúcio, que é característico desse distúrbio.

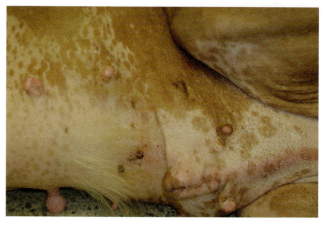

FIGURA 9-111 Dermatose por Hormônios Sexuais — Cão Macho. Alopecia generalizada com acometimento do ventre de um cão com tumor de células de Sertoli. Note a mácula prepucial linear e os numerosos comedões foliculares.

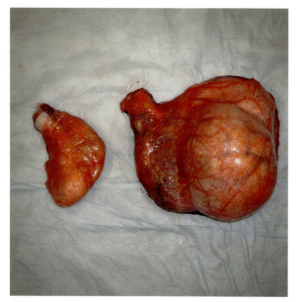

FIGURA 9-112 Dermatose por Hormônios Sexuais — Cão Macho. Demonstração do tumor testicular de células de Sertoli após a castração.

Dermatose por Hormônios Sexuais — Cadelas não Castradas

Características

A dermatose causada por hormônio sexual é uma endocrinopatia presumivelmente provocada pela elevação dos níveis de estrógeno ou progestina. É rara em cadelas não castradas, com maior incidência em indivíduos de meia-idade a idosos com ovários císticos ou neoplasia ovariana. Também pode ocorrer em cadelas castradas submetidas à terapia com estrógeno exógeno devido à incontinência urinária.

A dermatose causada por hormônio sexual tem alopecia bilateralmente simétrica, regional (flancos, períneo, inguinal) a generalizada no tronco, geralmente sem acometimento da cabeça e dos membros. Os pelos remanescentes são removidos com facilidade. A pele alopécica geralmente é hiperpigmentada. Liquenificação, seborreia e piodermite superficial secundária podem ocorrer. Ginecomastia e aumento de volume vulvar geralmente são observados. Algumas cadelas têm histórico de anomalias do ciclo estral, pseudocieses prolongadas ou ninfomania.

Principais Diagnósticos Diferenciais

Os diagnósticos diferenciais incluem outras causas de alopecia endócrina.

Diagnóstico

1. Exclua outras causas de alopecia endócrina.
2. Hemograma: os achados geralmente são normais, mas as cadelas com mielotoxicose induzida por estrógeno concomitante, anemia não regenerativa, leucopenia e trombocitopenia são observadas.
3. Dermato-histopatologia: alterações endócrinas não específicas.
4. Ensaios de hormônios sexuais: os níveis de estrógeno ou progestina podem ser elevados, mas resultados falso-negativos e falso-positivos são comuns.
5. Resposta à ovário-histerectomia/interrupção da terapia com estrógeno: retorno do crescimento piloso.

Tratamento e Prognóstico

1. Qualquer seborreia, piodermite e dermatite leveduriforme secundária deve ser tratada da maneira adequada. Fluidoterapia, transfusões de sangue total e infusões de plasma rico em plaquetas são também indicadas em cães com aplasia da medula óssea induzida por estrógeno.
2. Nos casos iatrogênicos, o tratamento com estrógeno deve ser interrompido.
3. A ovário-histerectomia é o tratamento de escolha nas fêmeas não castradas.
4. O prognóstico é bom. A resolução dos sinais clínicos e o novo crescimento piloso geralmente ocorrem em 3 a 4 meses, mas, em alguns cães, podem levar até 6 meses.

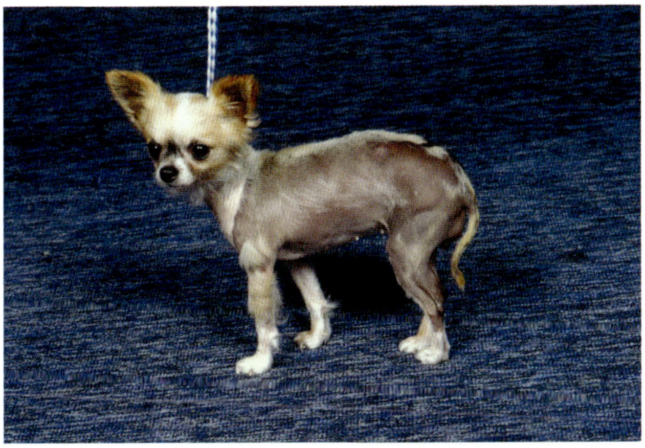

FIGURA 9-113 Dermatose por Hormônios Sexuais — Cadelas não Castradas. Alopecia generalizada em uma Chihuahua adulta não castrada com um cisto ovariano. O pelo voltou a crescer após a ovário-histerectomia.

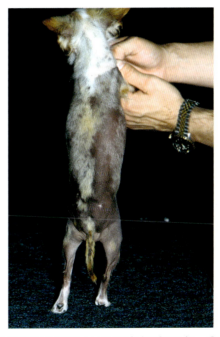

FIGURA 9-114 Dermatose por Hormônios Sexuais — Cadelas não Castradas. Mesmo animal mostrado na Figura 9-113. A alopecia e a hiperpigmentação se estendem do pescoço até a porção distal dos membros posteriores.

Hipotricose Congênita

Características

A hipotricose congênita é um distúrbio alopécico do desenvolvimento não associado à cor do pelame. É rara em cães e gatos. Um ou mais animais da ninhada podem ser afetados.

Os animais acometidos podem nascer com alopecia ou serem normais ao nascimento e começarem a perder os pelos por volta de 1 mês de idade. A perda de pelo é simétrica e geralmente envolve a cabeça, o tronco ou o ventre. A alopecia pode ser regional ou generalizada. A pele alopécica tende a apresentar hiperpigmentação e seborreia secundária. A dentição pode ser anormal.

Principais Diagnósticos Diferenciais

Os diagnósticos diferenciais incluem demodicidose, dermatofitose e piodermite superficial.

Diagnóstico

1. O diagnóstico é baseado na anamnese, nos achados clínicos e no descarte de outros diagnósticos diferenciais.
2. Dermato-histopatologia: ausência completa ou atrofia e redução do número de folículos pilosos na pele acometida.

Tratamento e Prognóstico

1. Não há tratamento conhecido.
2. O prognóstico é bom; esse é um problema somente cosmético, que não afeta a qualidade de vida do animal. Os animais acometidos não devem se reproduzir.

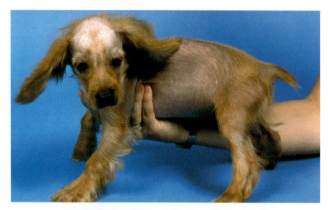

FIGURA 9-115 **Hipotricose Congênita.** Este filhote de cão nasceu com alopecia na cabeça e no tronco. *(Cortesia de D. Angarano.)*

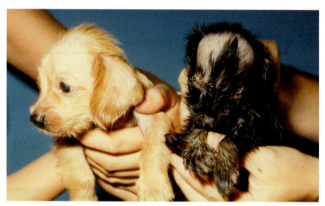

FIGURA 9-116 **Hipotricose Congênita.** Alopecia focal na face e nas orelhas de dois filhotes da mesma ninhada do cão mostrado na Figura 9-115. *(Cortesia de D. Angarano.)*

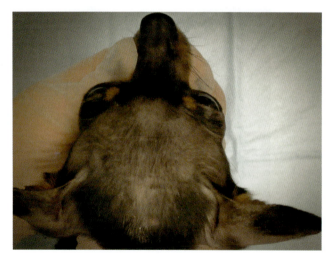

FIGURA 9-117 **Hipotricose Congênita.** Alopecia generalizada na cabeça de um filhote de cão.

Alopecia com Diluição de Cor (Alopecia com Mutação de Cor)

Características

A alopecia com diluição de cor é uma displasia folicular associada a defeitos na pigmentação e na formação dos pelos. Suspeita-se que a herança seja autossômica recessiva. É comum em cães de pelame de cor diluída, como azul (diluição do preto) ou castanho-amarelado (diluição do marrom). O distúrbio é bastante comum em Doberman Pinscher, mas também ocorre em outras raças, incluindo Yorkshire Terrier, Pinscher Miniatura, Dogue Alemão, Whippet, Greyhound Italiano, Saluki, Chow Chow, Dachshund, Silky Terrier, Boston Terrier, Terra Nova, Bernese Mountain Dog, Pastor de Shetland, Schipperke, Chihuahua, Poodle e Setter Irlandês.

Os cães afetados parecem normais ao nascimento, mas geralmente começam a perder os pelos do dorso do tronco entre 6 meses e 2 anos de idade. Embora o afinamento do pelame geralmente progrida à alopecia parcial ou completa, apenas os pelos de cor diluída são perdidos. As marcas de cor normal não são afetadas. A piodermite secundária superficial é comum.

Principais Diagnósticos Diferenciais

Os diagnósticos diferenciais incluem dermatofitose, demodicidose, piodermite superficial e causas de alopecia endócrina (p. ex., hipotireoidismo, hiperadrenocorticismo, dermatose causada por hormônio sexual).

Diagnóstico

1. Idade, sexo e raça, histórico, achados clínicos e descarte de outros diagnósticos diferenciais.
2. Tricograma dos pelos afetados (exame microscópico dos pelos avulsionados): o córtex e a medula dos pelos contêm acúmulos numerosos e extensos de melanina e as cutículas dos pelos apresentam defeitos e fraturas.
3. Dermato-histopatologia: folículos pilosos dilatados, císticos e preenchidos por queratina. Acúmulos anormais de melanina são observados nas células epidérmicas e basais foliculares, nos pelos e nos melanófagos peribulbares com incontinência pigmentar.

Tratamento e Prognóstico

1. Não há tratamento específico conhecido que reverta ou previna a maior perda de pelos.
2. Institua o tratamento sintomático com xampus e condicionadores comedolíticos ou antibacterianos (peróxido de benzoíla), conforme necessário.
3. A antibioticoterapia sistêmica adequada deve ser realizada por 3 a 4 semanas na presença de piodermite secundária.
4. O prognóstico é bom. Embora a perda de pelo seja irreversível e o tratamento sintomático de rotina de pele possa ser necessário, este é um problema somente cosmético, que não afeta a qualidade de vida do animal.

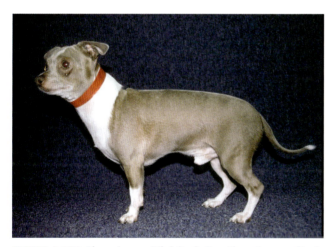

FIGURA 9-118 **Alopecia com Diluição de Cor.** Alopecia generalizada com acometimento somente dos pelos pigmentados.

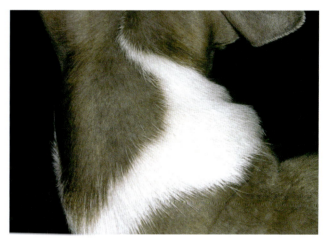

FIGURA 9-119 **Alopecia com Diluição de Cor.** Ampliação da foto do cão mostrado na Figura 9-118. Alopecia generalizada com acometimento dos pelos pigmentados. As áreas com pelame branco são completamente normais, o que é característico dessa síndrome.

338 CAPÍTULO 9 ■ Alopecias Hereditárias, Congênitas e Adquiridas

Alopecia com Diluição de Cor (Cont.)

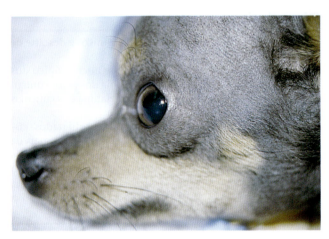

FIGURA 9-120 **Alopecia com Diluição de Cor.** As áreas de pelo com diluição de cor apresentam alopecia parcial neste Chihuahua. A área adjacente de pelos de cor marrom normal não foi afetada.

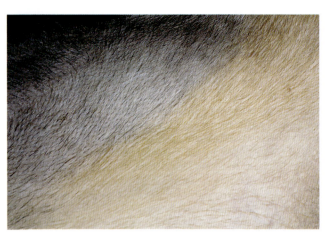

FIGURA 9-121 **Alopecia com Diluição de Cor.** As áreas de pelo com diluição de cor apresentam alopecia. A área adjacente de pelos de cor marrom normal não foi afetada.

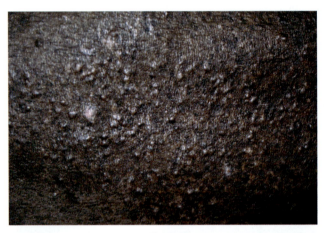

FIGURA 9-122 **Alopecia com Diluição de Cor.** Numerosos comedões e milia são comuns nas áreas de pele acometida. Conforme cão envelhece, os folículos pilosos ficam obstruídos, formando comedões e, por fim, milia. Note a semelhança com as raças alopécicas.

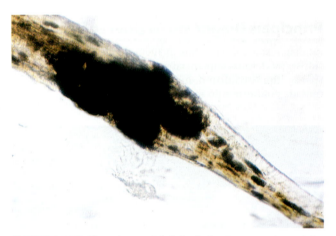

FIGURA 9-123 **Alopecia com Diluição de Cor.** Imagem microscópica de um pelo, mostrando o acúmulo de pigmento, obtida com a objetiva 10x. O acúmulo de pigmento provoca um defeito no pelo, que acaba se partindo, causando a alopecia.

Displasia Folicular do Pelo Preto

Características

A displasia folicular de pelos pretos é associada a um defeito na pigmentação e formação dos pelos. Suspeita-se que a herança seja autossômica recessiva. É rara em cães jovens com pelame de duas ou três cores.

Os filhotes afetados parecem normais ao nascimento, mas começam a perder os pelos por volta de 1 mês de idade. Apenas os pelos pretos são acometidos e a alopecia progride até a perda de todos os pelos desta cor.

Principais Diagnósticos Diferenciais

Os diagnósticos diferenciais incluem dermatofitose, demodicidose, piodermite superficial e causas de alopecia endócrina.

Diagnóstico

1. O diagnóstico é baseado na anamnese, nos achados clínicos e no descarte de outros diagnósticos diferenciais.
2. Tricograma dos pelos afetados (exame microscópico dos pelos avulsionados): o córtex e a medula dos pelos contêm acúmulos numerosos e extensos de melanina e as cutículas dos pelos apresentam defeitos e fraturas.
3. Dermato-histopatologia: a pele não revestida por pelos pretos é normal. A pele revestida por pelos pretos apresenta dilatação dos folículos pilosos por queratina, fragmentação da haste pilosa e ausência de melanina. Acúmulos anormais de melanina são observados nas células foliculares e basais da epiderme e nas células da matriz dos pelos.

Tratamento e Prognóstico

1. Não há tratamento conhecido.
2. Institua o tratamento sintomático com xampus e condicionadores comedolíticos ou antibacterianos (peróxido de benzoíla), conforme necessário.
3. A antibioticoterapia sistêmica adequada deve ser realizada por 3 a 4 semanas na presença de piodermite secundária.
4. O prognóstico é bom. Embora a alopecia seja irreversível, este é um problema somente cosmético, que não afeta a qualidade de vida do animal.

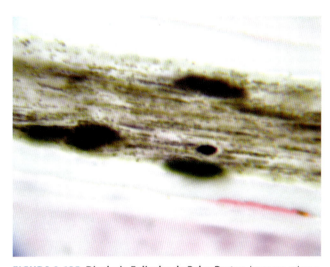

FIGURA 9-125 Displasia Folicular de Pelos Pretos. Imagem microscópica de acúmulo de pigmento na haste do pelo, obtida com a objetiva 40x. O acúmulo de pigmento provoca um defeito no pelo, que acaba se partindo, causando a alopecia.

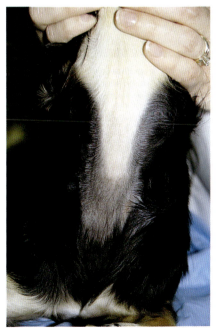

FIGURA 9-124 Displasia Folicular de Pelos Pretos. Alopecia parcial com acometimento apenas das áreas com pelos pretos.

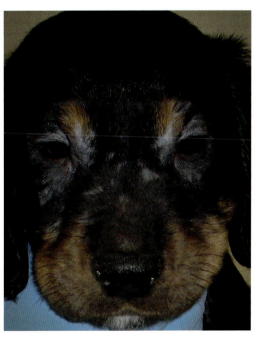

FIGURA 9-126 Displasia Folicular de Pelos Pretos. Alopecia progressiva com acometimento dos pelos pretos em um filhote de cão.

Alopecia Canina em Padrão

Características

A alopecia em padrão dos cães é um distúrbio alopécico idiopático que é mais comum em Dachshund, mas pode ocorrer em outras raças de pelo curto, como Chihuahua, Whippet, Manchester Terrier, Boston Terrier, Boxer e Greyhound (Veja também "Síndrome da Alopecia Idiopática da Coxa dos Greyhounds"). A alopecia em padrão geralmente começa durante o final da puberdade ou o início da vida adulta.

O afinamento gradual dos pelos geralmente progride à alopecia completa conforme o cão envelhece. A perda de pelos é simétrica, mas os pelos remanescentes não são removidos com facilidade. A alopecia pode acometer os aspectos laterais do pavilhão auricular, as regiões pós-auriculares e a porção caudomedial das coxas, assim como o aspecto ventral do pescoço, o tórax e o abdômen. Com o passar do tempo, a pele alopécica apresenta hiperpigmentação secundária.

Principais Diagnósticos Diferenciais

Os diagnósticos diferenciais incluem dermatofitose, demodicidose, piodermite superficial e causas de alopecia endócrina (hiperadrenocorticismo, hipotireoidismo, dermatose causada por hormônio sexual).

Diagnóstico

1. Descarte outros diagnósticos diferenciais.
2. Dermato-histopatologia: os folículos pilosos são menores do que o normal.

Tratamento e Prognóstico

1. Não há tratamento específico conhecido.
2. **Em alguns cães**, a administração de melatonina pode provocar o novo crescimento piloso. A melatonina de liberação longa (1-3) (implante subcutâneo [SC] de 12 mg/cão, uma vez) e a melatonina (3-12 mg/cão VO a cada 12-24 horas por 3 meses) foram usadas, com resultados variáveis. A melhora, caso ocorra, é observada em 3 meses após o tratamento.
3. O tratamento com *laser* em nível terapêutico baixo pode ser benéfico em alguns pacientes.
4. O prognóstico é bom. Embora a perda de pelo geralmente seja irreversível, este é um problema somente cosmético, que não afeta a qualidade de vida do animal.

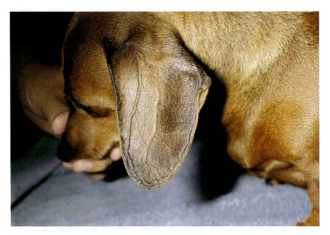

FIGURA 9-127 **Alopecia em Padrão em Cães.** A alopecia completa no pavilhão auricular deste Dachshund é típica dessa síndrome. *(Cortesia de J. MacDonald.)*

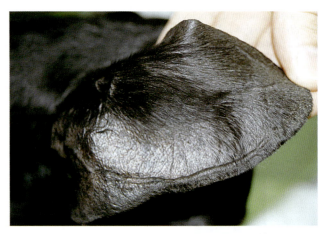

FIGURA 9-128 **Alopecia em Padrão em Cães.** Alopecia difusa no pavilhão auricular de um Dachshund adulto.

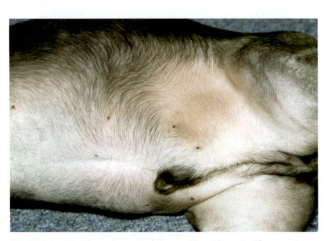

FIGURA 9-129 **Alopecia em Padrão em Cães.** Alopecia difusa no tórax e abdômen. Note a ausência de evidências de erupção papular, que sugeriria o diagnóstico de piodermite superficial.

Síndrome da Alopecia Idiopática da Coxa dos Greyhounds

Características

A síndrome da alopecia idiopática da coxa dos Greyhounds é um distúrbio alopécico de causa desconhecida que é comum em cães dessa raça. A alopecia pode começar no final da puberdade ou no início da vida adulta e geralmente progride de forma lenta com o passar do tempo.

O afinamento gradual e bilateralmente simétrico dos pelos do aspecto lateral e caudal das coxas geralmente se estende à porção ventral do abdômen. Os pelos remanescentes não são removidos com facilidade. À exceção da alopecia, a pele acometida tem aparência normal. Sinais de doença sistêmica não são observados.

Principais Diagnósticos Diferenciais

Os diagnósticos diferenciais incluem demodicidose, dermatofitose, piodermite superficial e causas de alopecia endócrina (hipotireoidismo, hiperadrenocorticismo, dermatose causada por hormônio sexual).

Diagnóstico

1. O diagnóstico é baseado na idade, no sexo e na raça do animal, na anamnese, nos achados clínicos e no descarte de outros diagnósticos diferenciais.
2. Dermato-histopatologia (não diagnóstica): os achados são não específicos e similares àqueles observados nas endocrinopatias.

Tratamento e Prognóstico

1. Não há tratamento específico que reverta ou impeça a maior perda de pelo.
2. O prognóstico é bom. Embora a perda de pelo geralmente seja permanente, esta é uma doença somente cosmética que não afeta a qualidade de vida do animal.

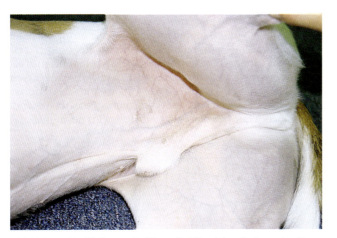

FIGURA 9-130 Síndrome da Alopecia Idiopática da Coxa dos Greyhounds. Alopecia completa nas regiões abdominal e inguinal de um Greyhound adulto. Não há evidências de infecção secundária.

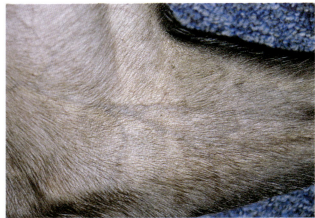

FIGURA 9-131 Síndrome da Alopecia Idiopática da Coxa dos Greyhounds. Alopecia difusa nos membros posteriores de um Greyhound adulto. Não há evidências de infecção secundária.

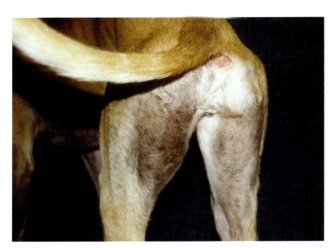

FIGURA 9-132 Síndrome da Alopecia Idiopática da Coxa dos Greyhounds. Alopecia difusa e hiperpigmentação na porção caudal das coxas de um Greyhound adulto.

Alopecia Recorrente do Flanco Canino (Alopecia Sazonal do Flanco, Alopecia Cíclica do Flanco, Displasia Folicular Cíclica)

Características

A alopecia recorrente do flanco é uma displasia folicular de recidiva sazonal. A causa exata é desconhecida, mas o controle fotoperiódico da melatonina e a secreção de prolactina podem estar envolvidos. No hemisfério norte, a alopecia geralmente ocorre entre novembro e março. Na maioria dos cães, o pelo volta a crescer de forma espontânea em 3 a 8 meses. Os episódios de perda de pelo podem ser esporádicos, ocorrendo apenas uma ou duas vezes, ou acontecer com regularidade, todos os anos. Nos episódios repetidos, pode haver aumento progressivo na quantidade e na duração da perda de pelos. A doença é incomum em cães, com incidências maiores em adultos jovens das raças Boxer, Buldogue, Airedale e Schnauzer.

A alopecia recorrente do flanco se manifesta como uma alopecia bem-demarcada, não pruriginosa e não inflamada limitada à região toracolombar, geralmente com simetria bilateral, mas que pode ser assimétrica ou ocorrer apenas em um lado. A pele acometida pode apresentar hiperpigmentação secundária. Sinais de doença sistêmica não são observados.

Principais Diagnósticos Diferenciais

Os diagnósticos diferenciais incluem piodermite superficial; demodicidose; dermatofitose; outras endocrinopatias, principalmente o hipotireoidismo; alopecia areata; e reação tópica a corticosteroides.

Diagnóstico

1. Anamnese e achados clínicos: descarte outros diagnósticos diferenciais.
2. Dermato-histopatologia: folículos pilosos displásicos, atróficos e preenchidos por queratina, com projeções digitais na derme subjacente. Uma maior quantidade de melanina pode ser observada nos ductos sebáceos e nos folículos pilosos.

Tratamento e Prognóstico

1. A observação sem tratamento é razoável, já que essa doença é puramente cosmética e os cães afetados são saudáveis.
2. O tratamento com melatonina pode ser eficaz. Os protocolos incluem os seguintes:
    - Melatonina, em dose de 3 a 12 mg/cão VO a cada 12 a 24 horas por 3 meses e várias semanas antes do próximo episódio, já que esse distúrbio é recorrente
3. O tratamento com *laser* em nível terapêutico baixo pode ser benéfico em alguns pacientes.
4. O prognóstico do novo crescimento piloso é variável. O novo crescimento piloso espontâneo geralmente ocorre em 3 a 8 meses, mesmo sem tratamento. No entanto, o novo crescimento pode ser incompleto, e os novos pelos podem apresentar cor opaca e textura ressecada. O reinício da terapia com melatonina todos os anos, 4 a 6 semanas antes das recidivas esperadas, pode prevenir episódios futuros. Esta é uma doença cosmética que não afeta a qualidade de vida do animal.

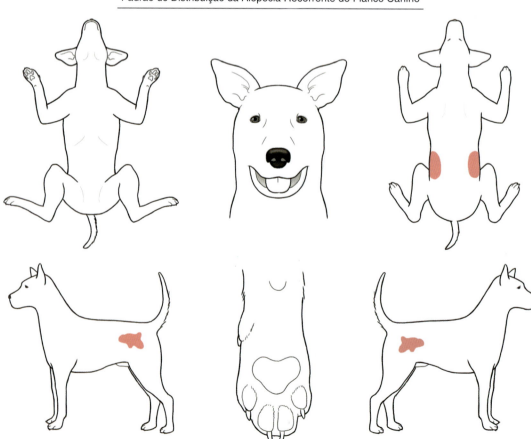

Padrão de Distribuição da Alopecia Recorrente do Flanco Canino

Alopecia Recorrente do Flanco Canino | 343

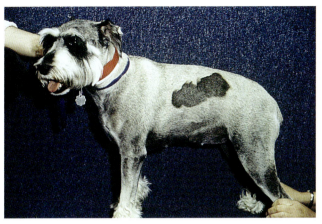

FIGURA 9-133 **Alopecia Recorrente do Flanco Canino.** Alopecia e hiperpigmentação bem demarcadas no flanco lateral de um Schnauzer de 2 anos de idade. A lesão apresentava recidivas na primavera e se resolvia no inverno.

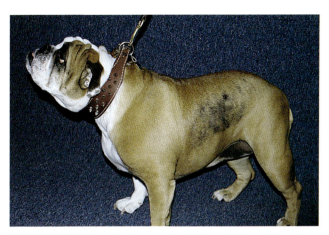

FIGURA 9-134 **Alopecia Recorrente do Flanco Canino.** Alopecia no flanco de um Buldogue adulto.

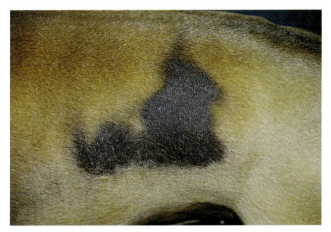

FIGURA 9-135 **Alopecia Recorrente do Flanco Canino.** Alopecia e hiperpigmentação no flanco lateral de um Boxer adulto. As lesões apareciam e desapareciam conforme as estações, mas nunca com resolução completa. Note a margem bem demarcada e a ausência de infecção secundária.

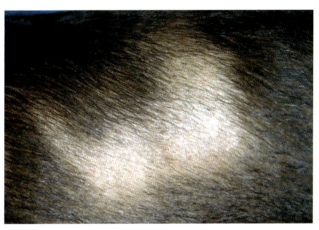

FIGURA 9-136 **Alopecia Recorrente do Flanco Canino.** Alopecia no flanco. Note a ausência de evidências de infecção secundária.

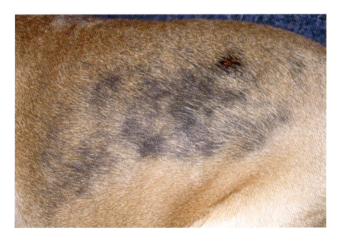

FIGURA 9-137 **Alopecia Recorrente do Flanco Canino.** Alopecia e hiperpigmentação sem evidências de piodermite secundária superficial.

Diversas Displasias Foliculares Caninas

Características

Esta seção discute um grupo de displasias foliculares pouco compreendidas sem relação com doenças endócrinas. A alopecia, que é decorrente do desenvolvimento anormal dos folículos pilosos ou de anomalias estruturais, não é associada à cor nem sazonal. Na maioria dos casos, suspeita-se de que a herança seja autossômica recessiva. Essas doenças são raras em cães adultos jovens a de meia-idade, embora sejam esporadicamente relatadas em muitas raças; sua maior incidência é documentada em Cães D'água Irlandeses, Cães D'água Portugueses, Spaniels de Pont-Audemer, Doberman Pinschers de pelame preto ou vermelho e Weimaraners.

Cão D'água Irlandês

Embora a alopecia da porção ventral do pescoço e da área distal da cauda seja normal e considerada uma característica especial dessa raça, os cães afetados também apresentam áreas focais a difusas de alopecia na lateral do pescoço, nos flancos, no tronco, na anca e nas coxas. Em machos, a perda de pelo geralmente começa na meia-idade, não é sazonal e piora de forma progressiva com o passar do tempo. Nas fêmeas, a perda de pelo tende a começar após o primeiro ou segundo ciclo estral. De modo geral, a perda de pelo ocorre 6 a 8 semanas após o estro; o pelo volta a crescer depois de 3 a 4 semanas, mas a perda fica mais progressiva, bilateralmente simétrica e permanente a cada ciclo estral subsequente. A piodermite secundária superficial (p. ex., pápulas, pústulas e colaretes epidérmicos) é comum.

Cão D'água Português

A alopecia é simétrica e afeta os flancos, a porção dorsal caudal do tronco e a região periocular. A progressão intermitente é característica e o novo crescimento piloso espontâneo é observado na maioria dos cães, mas os novos pelos são anormalmente opacos, secos e frágeis. A cada episódio subsequente de perda de pelo, o novo crescimento é menor, até que a alopecia se torna permanente.

Spaniel de Pont-Audemer

A alopecia é restrita às áreas de pelo marrom do tronco e das orelhas.

Doberman Pinscher Preto ou Vermelho

Os cães afetados desenvolvem alopecia de progressão lenta na região dorsolombar e nos flancos. Os pelos remanescentes não são removidos com facilidade. A foliculite bacteriana superficial recorrente é comum.

Weimaraner

Há alopecia simétrica bilateral progressiva do tronco. Os pelos remanescentes são secos e quebradiços, mas não são removidos com facilidade. Com o passar do tempo, a alopecia do tronco pode ser quase completa, mas a cabeça e os membros não são acometidos. Surtos recorrentes de foliculite e furunculose bacteriana são comuns.

Principais Diagnósticos Diferenciais

Os diagnósticos diferenciais incluem dermatofitose, demodicidose, piodermite superficial, causas de alopecia endócrina e reação tópica a corticosteroides.

Diagnóstico

1. O diagnóstico é baseado na anamnese, nos achados clínicos e no descarte de outros diagnósticos diferenciais.
2. Tricograma dos pelos afetados (exame microscópico dos pelos avulsionados): o córtex e a medula dos pelos contêm acúmulos numerosos e extensos de melanina e as cutículas dos pelos apresentam defeitos e fraturas.
3. Dermato-histopatologia: os folículos pilosos são dilatados e preenchidos por queratina, fragmentos da haste do pelo e melanina livre. Acúmulos anormais de melanina são observados nas células foliculares e basais da epiderme e nas células da matriz dos pelos. A apoptose de queratinócitos nas bainhas externas e internas das raízes e a formação de vacúolos nas células da matriz piolsa também podem ser observadas.

Tratamento e Prognóstico

1. O animal deve ser submetido ao tratamento sintomático com xampus e condicionadores antisseborreicos ou antibacterianos suaves, conforme necessário.
2. Os antibióticos sistêmicos adequados devem ser administrados por 3 a 4 semanas em caso de presença de piodermite secundária.
3. Não há tratamento específico conhecido, mas há relatos de que a suplementação com ácidos graxos melhora a condição do pelame ou leva ao novo crescimento piloso em alguns Cães D'água Irlandeses.
4. O prognóstico é bom. Embora a perda de pelo geralmente seja irreversível e o tratamento sintomático de rotina de pele possa ser necessário, este é um problema somente cosmético, que não afeta a qualidade de vida do animal. Os cães afetados não devem se reproduzir.

Padrão de Distribuição da Displasia Folicular

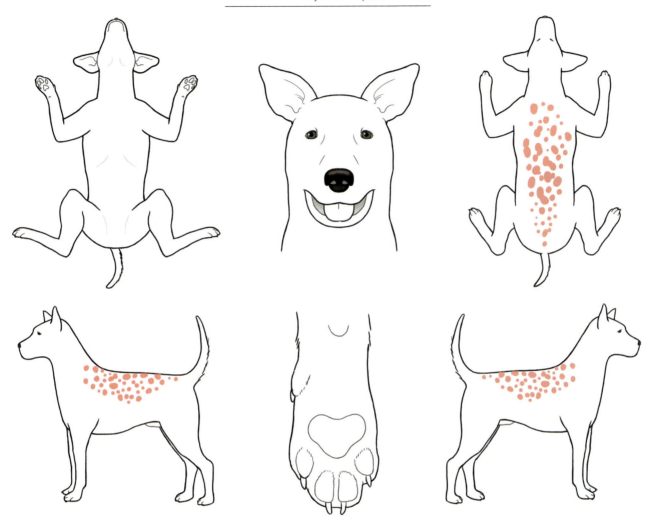

CAPÍTULO 9 ■ Alopecias Hereditárias, Congênitas e Adquiridas

Diversas Displasias Foliculares Caninas (Cont.)

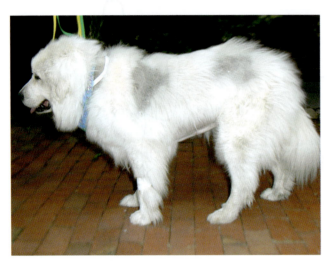

FIGURA 9-138 **Diversas Displasias Foliculares Caninas.** Alopecia multifocal no ombro e flanco.

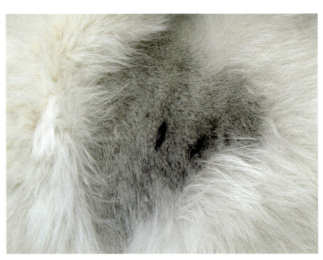

FIGURA 9-139 **Diversas Displasias Foliculares Caninas.** Ampliação da foto do cão mostrado na Figura 9-138. A área bem demarcada de alopecia não apresentava evidências de infecção secundária.

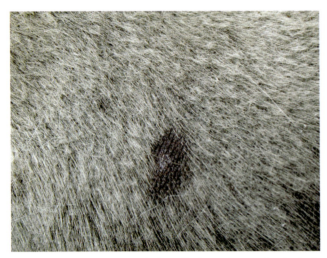

FIGURA 9-140 **Diversas Displasias Foliculares Caninas.** Ampliação da foto do cão mostrado na Figura 9-138. Alopecia difusa sem evidências de infecção secundária.

Alopecias Pré-auriculares e do Pavilhão Auricular em Felinos

Características

A alopecia pré-auricular é um achado comum e normal em gatos. É caracterizada pela presença de poucos pelos na cabeça, entre as orelhas e os olhos, que geralmente não é perceptível em gatos de pelo longo, mas é observada com mais facilidade em gatos de pelo curto. Não há lesões cutâneas.

A alopecia do pavilhão auricular é incomum em gatos e é caracterizada por episódios periódicos de alopecia não pruriginosa. Os gatos Siameses são mais predispostos. A alopecia pode ser irregular ou acometer a maior parte do pavilhão auricular de ambas as orelhas. À exceção da alopecia, a pele é normal.

Principais Diagnósticos Diferenciais

Os diagnósticos diferenciais incluem dermatofitose, dermatite por alergia a pulgas, alergia alimentar, atopia, demodicidose e piodermite.

Diagnóstico

O diagnóstico é baseado na anamnese, nos achados clínicos e no descarte de outros diagnósticos diferenciais

Tratamento e Prognóstico

1. Não há tratamento conhecido.
2. O prognóstico é bom. A alopecia pré-auricular é um achado normal em gatos. Nos gatos com alopecia do pavilhão auricular, os pelos geralmente voltam a crescer depois de alguns meses.

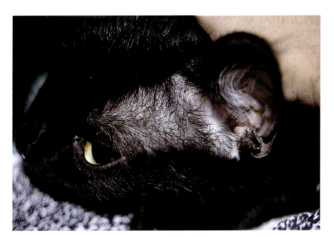

FIGURA 9-141 Alopecias Pré-auriculares e do Pavilhão Auricular em Felinos. Alopecia difusa na pele pré-auricular de um gato.

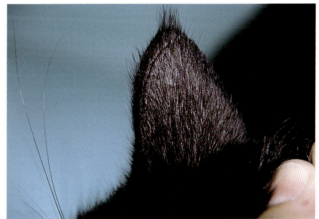

FIGURA 9-142 Alopecias Pré-auriculares e do Pavilhão Auricular em Felinos. Ampliação da foto do gato mostrado na Figura 9-141. Alopecia parcial no pavilhão auricular sem evidências de infecção secundária.

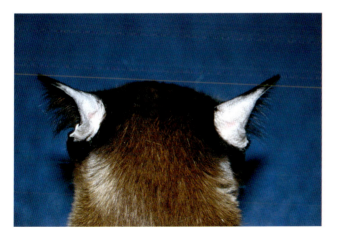

FIGURA 9-143 Alopecias Pré-auriculares e do Pavilhão Auricular em Felinos. Alopecia simétrica bilateral total do pavilhão auricular.

Eflúvio Anágeno e Telógeno

Características

A alopecia é decorrente de uma alteração adversa no ciclo e no crescimento normais dos pelos por doenças ou estresses subjacentes, como quimioterapia, infecção, doença metabólica, febre, prenhez, choque, cirurgia e anestesia. Esse tipo de alopecia é raro em cães e gatos.

Essa doença começa com a perda aguda de pelos dias após o insulto (eflúvio anágeno) ou 1 a 3 meses após o insulto (eflúvio telógeno). À exceção da alopecia, a pele acometida tem aparência normal. No eflúvio telógeno, a perda de pelos geralmente é disseminada, progride com rapidez ao longo de poucos a vários dias e tende a não acometer a cabeça. No eflúvio anágeno, a alopecia é menos dramática e é caracterizada pela perda excessiva de pelos.

Principais Diagnósticos Diferenciais

Os diagnósticos diferenciais incluem outras causas de alopecia endócrina, piodermite, demodicidose, dermatofitose e perda excessiva de pelos.

Diagnóstico

1. O diagnóstico é baseado na anamnese, nos achados clínicos e no descarte de outros diagnósticos diferenciais.
2. Dermato-histopatologia (raramente diagnóstica): de modo geral, a pele é normal, mas a presença difusa de pelos em fase telógena pode ser observada no eflúvio telógeno, e anomalias nas células da matriz pilosa, com displasia das hastes dos pelos, podem ser observadas no eflúvio anágeno.

Tratamento e Prognóstico

1. A causa subjacente deve ser corrigida.
2. O prognóstico é bom. O novo crescimento piloso espontâneo ocorre após a resolução ou a interrupção da causa.

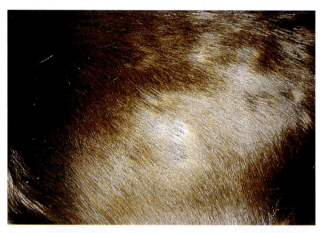

FIGURA 9-145 Eflúvio Anágeno e Telógeno. A alopecia irregular no corpo deste cão foi causada pelo eflúvio telógeno. *(Cortesia de A. Yu.)*

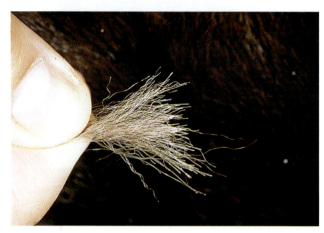

FIGURA 9-144 Eflúvio Anágeno e Telógeno. Grandes quantidades de pelos podem ser facilmente removidas em cães com essa síndrome. *(Cortesia de A. Yu.)*

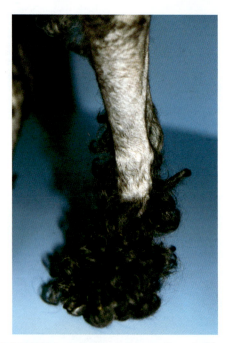

FIGURA 9-146 Eflúvio Anágeno e Telógeno. Alopecia difusa com acometimento da porção distal dos membros de um Poodle.

Alopecia por Tração

Características

A alopecia por tração ocorre quando presilhas ou elásticos usados para prender o pelo são colocados de forma muito apertada ou mantidos por períodos prolongados. Essa alopecia é incomum em cães.

A princípio, há o desenvolvimento de uma placa eritematosa no local de colocação da presilha ou do elástico. Essa placa pode progredir, com formação de uma área localizada de alopecia com escoriação. A lesão é mais comumente observada no alto ou na lateral da cabeça.

Principais Diagnósticos Diferenciais

Os diagnósticos diferenciais incluem demodicidose, dermatofitose, piodermite superficial, alopecia areata e reação tópica a corticosteroides.

Diagnóstico

1. De modo geral, o diagnóstico é baseado na anamnese e nos achados clínicos.
2. Dermato-histopatologia: infiltrados variáveis de células mononucleares, edema, vasodilatação, atrofia pilossebácea, dermatite fibrótica ou alopecia com escoriação.

Tratamento e Prognóstico

1. O elástico ou presilha deve ser removido.
2. Como medida preventiva, os elásticos ou presilhas devem ser colocadas sem tração excessiva dos pelos.
3. O prognóstico depende da duração da lesão. As lesões em estágio inicial devem se resolver de forma espontânea após a remoção do elástico ou da presilha. As lesões crônicas e com escoriações podem ser permanentes.

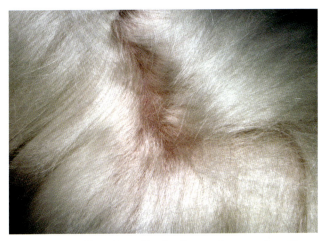

FIGURA 9-148 Alopecia por Tração. Mesmo cão mostrado na Figura 9-147. Alopecia focal e eritema causados por tração persistente.

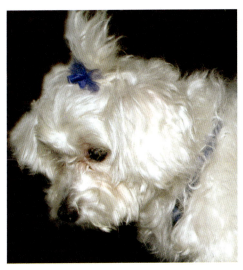

FIGURA 9-147 Alopecia por Tração. Um adulto de raça Toy com o típico penteado com laço.

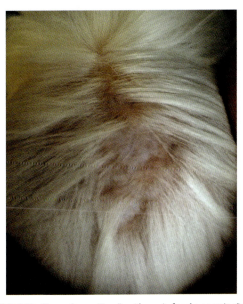

FIGURA 9-149 Alopecia por Tração. Alopecia focal e escoriação causadas pelo uso frequente e crônico de laços em um cão de raça Toy.

Alopecia Areata

Características

A alopecia areata é uma reação imunomediada a antígenos da parede folicular. Aparentemente, a perda de pelos é decorrente de respostas imunes celulares e humorais contra antígenos do folículo piloso. É rara em cães e gatos, com maior incidência em animais adultos.

A alopecia areata é uma área irregular e bem demarcada de alopecia não pruriginosa, focal a multifocal, de ocorrência espontânea e com possível aumento gradual. As lesões podem surgir em qualquer local do corpo, mas são mais comuns na cabeça (focinho, área periocular, orelhas, mento, testa), no pescoço e nos membros. As lesões faciais geralmente apresentam simetria bilateral. Em alguns cães com pelame de múltiplas cores, as lesões alopécicas aparecem primeiro nas áreas pigmentadas. A pele alopécica pode apresentar melanoderma (hiperpigmentação) gradual, mas, fora isso, tem aparência normal. A leucotriquia também pode ser observada.

Principais Diagnósticos Diferenciais

Os diagnósticos diferenciais incluem dermatofitose, demodicidose, piodermite superficial, reação à injeção, reação tópica a corticosteroides e alopecia por tração.

Diagnóstico

1. Descarte outros diagnósticos diferenciais.
2. Dermato-histopatologia: os achados variam de acordo com o estágio da lesão. As lesões em estágio inicial apresentam acúmulos peribulbares e intrabulbares de linfócitos, histiócitos e plasmócitos que afetam praticamente apenas os folículos pilosos anágenos. As lesões mais antigas apresentam predomínio de folículos pilosos catágenos, telógenos e atróficos. Nas lesões crônicas, a ausência de folículos pilosos é observada, assim como tratos fibrosos residuais.

Tratamento e Prognóstico

1. Não há tratamento específico conhecido.
2. O novo crescimento piloso espontâneo e completo pode ser observado em alguns casos, mas pode demorar meses a anos.
3. O tratamento tópico com corticosteroides ou tacrolimus pode ser eficaz (aplicação a cada 12-24 horas até o novo crescimento dos pelos).
4. A terapia sistêmica com ciclosporina ou doses imunossupressoras de glicocorticoides pode ser tentada, mas o novo crescimento piloso nem sempre ocorre. Os efeitos adversos do tratamento com doses altas de corticosteroide podem ser piores do que a doença em si.
5. O prognóstico do novo crescimento piloso é moderado a reservado; os novos pelos podem ser não pigmentados e continuar permanentemente brancos. Esta é uma doença somente cosmética que não afeta a qualidade de vida do animal.

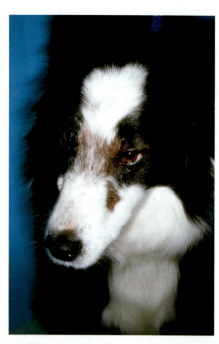

FIGURA 9-150 Alopecia Areata. Alopecia focal na face de um cão adulto. *(Cortesia de A. Yu.)*

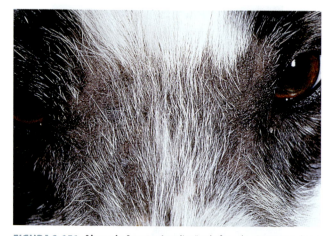

FIGURA 9-151 Alopecia Areata. Ampliação da foto do cão mostrado na Figura 9-141. Alopecia sem evidências de infecção secundária. *(Cortesia de A. Yu.)*

Alopecia Areata 351

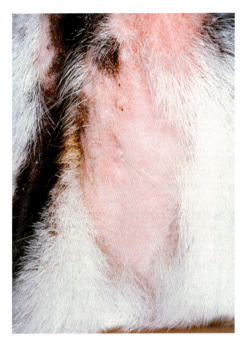

FIGURA 9-152 Alopecia Areata. Alopecia e eritema no mento e na porção ventral do pescoço. Note que o eritema pode indicar uma fase inflamatória ativa dessa síndrome. *(Cortesia de A. Yu.)*

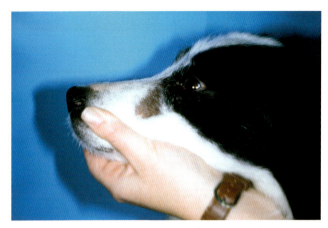

FIGURA 9-153 Alopecia Areata. As áreas bem demarcadas de alopecia na face são típicas desta síndrome. *(Cortesia de A. Yu.)*

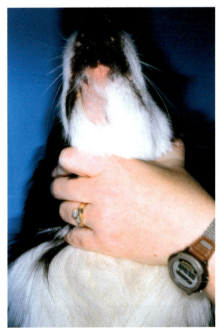

FIGURA 9-154 Alopecia Areata. Lesões alopécicas no mento e na porção ventral do pescoço são aparentes. *(Cortesia de A. Yu.)*

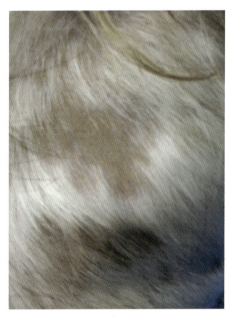

FIGURA 9-155 Alopecia Areata. Áreas multifocais de alopecia causada pela destruição dos folículos pilosos. Note a inflamação mínima da pele, que é típica.

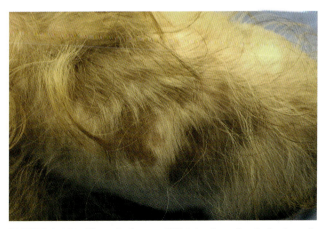

FIGURA 9-156 Alopecia Areata. Múltiplas áreas focais de alopecia causada pela doença.

Alopecia Psicogênica Felina (Neurodermatite)

Características

A alopecia psicogênica felina é diagnosticada de forma muito exagerada. As causas comportamentais de alopecia e dermatite em gatos são muito raras, mas geralmente se manifestam como a remoção autoinduzida de pelos e alopecia decorrente do excesso ou da inadequação de lambeduras, mordeduras ou avulsão de pelos. Acredita-se que o comportamento excessivo ou fora de contexto de lambedura para autolimpeza seja obsessivo-compulsivo e desencadeado por estresses ambientais e ansiedade. Uma vez que a maioria dos gatos passa grande parte do dia se lambendo, o proprietário de um gato com alopecia psicogênica pode não perceber que a alopecia é autoinduzida. A doença é incomum em gatos, com possível predisposição de indivíduos de raças puras com temperamentos mais sensíveis e nervosos (p. ex., Siameses, Sagrados da Birmânia, Himalaios, Abissínios). A alopecia psicogênica é excessivamente diagnosticada; a hipersensibilidade a pulgas, a alergia alimentar, a atopia e outros ectoparasitas são causas mais comuns de alopecia felina.

A alopecia é produzida quando o gato se lambe a ponto de remover os pelos, mas não com vigor suficiente para causar lesões cutâneas. A perda de pelo pode ser regional, multifocal ou generalizada. A alopecia pode ocorrer em qualquer local do corpo que o gato consiga lamber, mas é mais comum na porção medial dos membros anteriores, na parte interna das coxas, no períneo e na porção ventral do abdômen. A perda de pelo tende a ser bilateralmente simétrica, mas os pelos remanescentes não são removidos com facilidade. A inspeção cuidadosa da pele alopécica revela que, na verdade, os pelos não caíram; os pelos ainda estão presentes, mas foram quebrados perto da superfície da pele. Em casos raros, a lambedura muito agressiva pode resultar em uma área de abrasão e escoriação cutânea. A presença de pelos nas fezes e o vômito de bolas de pelos podem ser observados.

Principais Diagnósticos Diferenciais

Os diagnósticos diferenciais incluem dermatite por alergia a pulgas, alergia alimentar, dermatofitose, ectoparasitas (pulgas, demodicidose, queiletielose) e hipersensibilidade (atopia).

Diagnóstico

1. Exclua a presença de ectoparasitismo e de outras hipersensibilidades.
2. Ausência de resposta ao controle agressivo de pulgas (administração de nitempiram em dias alternados por 1 mês).
3. O diagnóstico é geralmente baseado no histórico de comportamento excessivo de lambedura após um evento estressante ou uma mudança no ambiente, nos achados clínicos e na exclusão de todos os outros diagnósticos diferenciais (ausência de resposta ao controle agressivo de pulgas, aos banhos de imersão com calda sulfocálcica e ao tratamento com corticosteroide).
4. Tricograma (exame microscópico dos pelos avulsionados): os pelos são quebrados.
5. Dermato-histopatologia: pele normal e não inflamada.

Tratamento e Prognóstico

1. A causa subjacente do estresse psicológico (p. ex., separação do proprietário, mudança para uma nova casa, morte de animal companheiro, introdução de um novo animal na casa, perda de acesso a áreas externas) deve ser identificada e, se possível, as modificações ambientais adequadas devem ser realizadas.
2. Um bom programa de controle de pulgas deve ser instituído para impedir que a infestação agrave os sintomas.
3. O uso de uma barreira mecânica (p. ex., colar elizabetano, camiseta) por 1 a 2 meses para impedir a lambedura pode ajudar a interromper o hábito.
4. Fármacos modificadores do comportamento podem ajudar a interromper a lambedura anormal. Em alguns casos, o tratamento pode ser interrompido após 30 a 60 dias; em outros, a terapia vitalícia é necessária para o controle. Os fármacos que podem ser eficazes incluem os seguintes:
   - Amitriptilina, em dose de 5 a 10 mg/gato VO a cada 12 a 24 horas
   - Clomipramina, em dose de 1,25 a 2,5 mg/gato VO a cada 24 horas
   - Buspirona, em dose de 1,25 a 5 mg/gato a cada 12 horas
   - Fenobarbital, em dose de 4 a 8 mg/gato VO a cada 12 horas
   - Diazepam, em dose de 1 a 2 mg/gato VO a cada 12-24 horas
   - Naloxona, em dose de 1 mg/kg SC a cada várias semanas, conforme necessário
5. O prognóstico do novo crescimento piloso é variável, dependendo da possibilidade de identificação e correção da causa subjacente. Alguns gatos apresentam resposta completa aos fármacos modificadores do comportamento. A alopecia psicogênica é, essencialmente, uma doença cosmética; a observação sem tratamento pode ser razoável, já que o uso prolongado de fármacos modificadores do comportamento pode ter efeitos adversos graves.

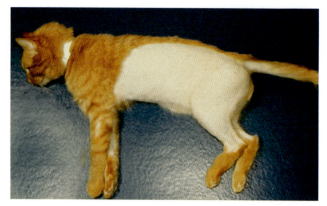

FIGURA 9-157 Alopecia Psicogênica. Alopecia no flanco lateral causada por lambedura excessiva. O gato tinha dificuldade para alcançar os pelos na linha média dorsal que, assim, continuaram normais. *(Cortesia de T. Manning.)*

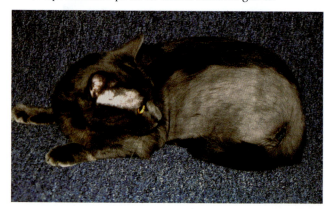

FIGURA 9-158 Alopecia Psicogênica. Alopecia no lateral tronco causada por lambedura excessiva em um gato com alergia alimentar. Note a semelhança com a Figura 9-157.

CAPÍTULO 10

Doenças Congênitas

- Epidermólise Bolhosa
- Dermatomiosite Familiar Canina
- Ictiose
- Síndrome de Ehlers-Danlos (Astenia Cutânea, Dermatosparaxia)
- Mucinose Cutânea
- *Sinus* Dermoide
- Celulite Juvenil Canina (Piodermite Juvenil, Garrotilho do Cão Filhote)

Epidermólise Bolhosa

Características

A epidermólise bolhosa se refere a um grupo de doenças mecanobolhosas hereditárias onde traumas menores levam à formação de bolhas. Defeitos estruturais na zona da membrana basal são responsáveis pela coesão incompleta entre a epiderme e a derme. A doença é rara em cães e gatos; os animais acometidos geralmente apresentam lesões logo após o nascimento.

Vesículas, bolhas, erosões, crostas e úlceras são observadas nos locais de trauma por fricção, como os coxins, os lábios, a gengiva, a língua e o palato, além da pele acima das proeminências ósseas dos membros. As lesões também podem ocorrer na face, no tronco, na cauda ou na porção ventral do abdômen. A descamação ungueal e a paroníquia bacteriana secundária podem ser observadas. Em algumas formas da doença, além das vesículas e úlceras orais, outras partes do trato digestório superior (p. ex., o esôfago) também são afetadas.

Principais Diagnósticos Diferenciais

Os diagnósticos diferenciais incluem dermatomiosite, pênfigo vulgar, penfigoide bolhoso, lúpus eritematoso sistêmico, lúpus eritematoso vesicular cutâneo, eritema multiforme ou necrólise epidérmica tóxica, erupção cutânea induzida por fármacos e vasculite.

Diagnóstico

1. Descarte outros diagnósticos diferenciais.
2. Dermato-histopatologia: formação de fissuras e vesículas na subepiderme, acompanhada por inflamação mínima.
3. Microscopia eletrônica (biópsia de amostra de peles): dependendo do subtipo de epidermólise bolhosa, as fissuras podem ser intraepidérmicas, causadas pela citólise das células basais, abaixo da lâmina densa ou na lâmina lúcida da zona da membrana basal.

Tratamento e Prognóstico

1. Não há tratamento específico conhecido.
2. O animal deve ser mantido em ambientes internos, sem contato com outros animais e sua manipulação deve ser cuidadosa para evitar a ocorrência de traumas.
3. Os antibióticos sistêmicos adequados devem ser administrados, conforme necessário, em caso de infecção bacteriana secundária.
4. O prognóstico é mau nos animais com acometimento grave. Com o manejo ambiental adequado, a qualidade de vida dos animais com doença branda pode ser razoável. Os animais acometidos não devem se reproduzir.

CAPÍTULO 10 ■ Doenças Congênitas

Epidermólise Bolhosa *(Cont.)*

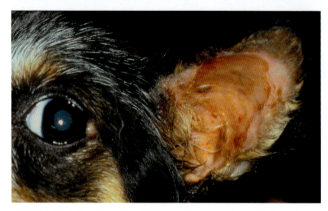

FIGURA 10-1 Epidermólise Bolhosa. Ulceração do pavilhão auricular. *(Cortesia de P. Rakich.)*

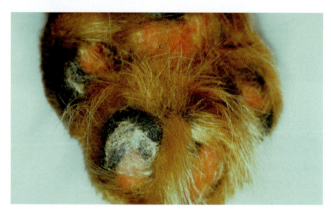

FIGURA 10-2 Epidermólise Bolhosa. Descamação dos coxins. A epiderme superficial está se soltando. *(Cortesia de P. Rakich.)*

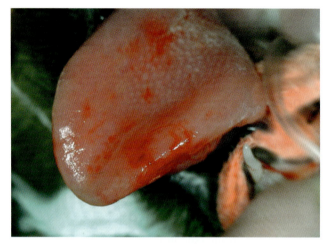

FIGURA 10-3 Epidermólise Bolhosa. Ulcerações na língua de um gato filhote. As lesões primárias são vesículas, que se rompem com facilidade, deixando úlceras. *(Cortesia de A. Wolf.)*

Dermatomiosite Familiar Canina

Características

A dermatomiosite familiar canina é um distúrbio inflamatório congênito da pele e dos músculos, talvez associada a uma vasculopatia microvascular. A causa não foi esclarecida, mas acredita-se em uma predisposição genética, seguida por um desencadeante (p. ex., infecção, outro fator ambiental) que inicia um processo imunemediado e os sinais clínicos. A doença é incomum em cães, com maior incidência em Collies, Pastores de Shetland e seus mestiços. As lesões geralmente começam entre 2 e 6 meses de idade. Várias ninhadas podem ser afetadas, mas a gravidade da doença tende a variar de forma significativa entre os filhotes.

As lesões cutâneas não são pruriginosas, têm gravidade variável e podem ser intermitentes. As lesões são caracterizadas por graus variáveis de eritema, alopecia, descamação, formação de crostas, erosão, ulceração e escoriação e, raramente, pápulas e vesículas. As lesões cutâneas são observadas na ponte nasal, ao redor dos olhos e dos lábios, no pavilhão auricular interno, na ponta da cauda e sobre as proeminências ósseas da porção distal dos membros. Em casos raros, há úlceras nos coxins. Os sinais de acometimento muscular são variáveis. Os cães podem ser assintomáticos, apresentar atrofia bilateralmente simétrica do masseter ou do músculo temporal ou ter atrofia muscular simétrica generalizada. Os cães com acometimento do masseter podem ter dificuldade para se alimentar, beber água e deglutir. Os cães com doença grave podem apresentar fraqueza, letargia, retardo do crescimento, claudicação e infertilidade. Em caso de acometimento da musculatura dos membros, os cães podem apresentar marcha anormal, com "passos altos". Os animais com acometimento da musculatura esofágica podem apresentar megaesôfago.

Principais Diagnósticos Diferenciais

Os diagnósticos diferenciais incluem demodicidose, dermatofitose, piodermite superficial, doença cutânea autoimune, vasculite e polimiosite.

Diagnóstico

1. Descarte outros diagnósticos diferenciais.
2. Dermato-histopatologia (pode ser não diagnóstica): degeneração disseminada de células basais da epiderme, infiltrados inflamatórios perifoliculares de linfócitos, histiócitos e números variáveis de mastócitos e neutrófilos, degeneração de células basais foliculares e atrofia folicular são achados altamente sugestivos, mas podem não estar presentes, principalmente em lesões crônicas ou cicatrizadas.
3. Eletromiografia: potenciais de fibrilação, descargas bizarras de alta frequência e ondas agudas são observados nos músculos afetados.
4. Histopatologia (biópsias de músculo): acúmulos multifocais variáveis de células inflamatórias, incluindo linfócitos, macrófagos, plasmócitos, neutrófilos e eosinófilos; degeneração de miofibrilas; e atrofia e regeneração de miofibrilas.

Tratamento e Prognóstico

1. O tratamento sintomático com xampu pode auxiliar a remoção de crostas.
2. Qualquer piodermite secundária superficial deve ser tratada com os antibióticos sistêmicos adequados.
3. Atividades que possam traumatizar a pele devem ser evitadas.
4. As fêmeas devem ser castradas, já que o estro, a prenhez e a lactação exacerbam a doença. Os machos acometidos devem ser castrados para que não se reproduzam.
5. A suplementação diária com ácidos graxos essenciais de administração oral e o tratamento com vitamina E, em dose de 400 a 800 IU por via oral (VO) a cada 24 horas, podem ser benéficos nas lesões cutâneas. A melhora deve ser observada após 2 a 3 meses de terapia (Tabela 8-2).
6. O tratamento com pentoxifilina (Trental®), em dose de 25 mg/kg VO a cada 12 horas com alimento, pode ser benéfico em alguns cães. A melhora deve ser observada em 1 a 3 meses de terapia.
7. A ciclosporina (Atopica®), em dose de 5 a 10 mg/kg VO, administrada a cada 24 horas, pode ser benéfica (os efeitos são observados em aproximadamente 4-6 semanas). A seguir, a frequência de administração deve ser gradualmente reduzida para a cada 48 a 72 horas. A princípio, os glicocorticoides podem ser usados para acelerar a resposta. No momento de redação deste texto, nenhum aumento significativo no risco de desenvolvimento de tumor ou infecção grave decorrente dos efeitos imunológicos da ciclosporina era conhecido.
8. A prednisona, em dose de 1 mg/kg VO a cada 24 horas até a melhora das lesões (≈ 7-10 dias) e, então, gradualmente reduzida, pode ser usada nas exacerbações agudas; porém, o uso prolongado de corticosteroides pode exacerbar a atrofia muscular.
9. O prognóstico é variável, dependendo da gravidade da doença. As lesões cutâneas em cães com acometimento mínimo tendem a se resolver de forma espontânea, sem escoriação. As lesões cutâneas em cães com a doença branda a moderada tendem a se resolver, mas a escoriação residual é comum. Mesmo na presença de resolução das lesões, porém, podem acontecer recidivas tardias, quando o cão é adulto. Em cães com a doença grave, a dermatite e a miosite não se resolvem e o prognóstico de sobrevida em longo prazo é mau. Independentemente da gravidade da doença, os cães afetados não devem se reproduzir.

CAPÍTULO 10 ■ Doenças Congênitas

Dermatomiosite Familiar Canina (Cont.)

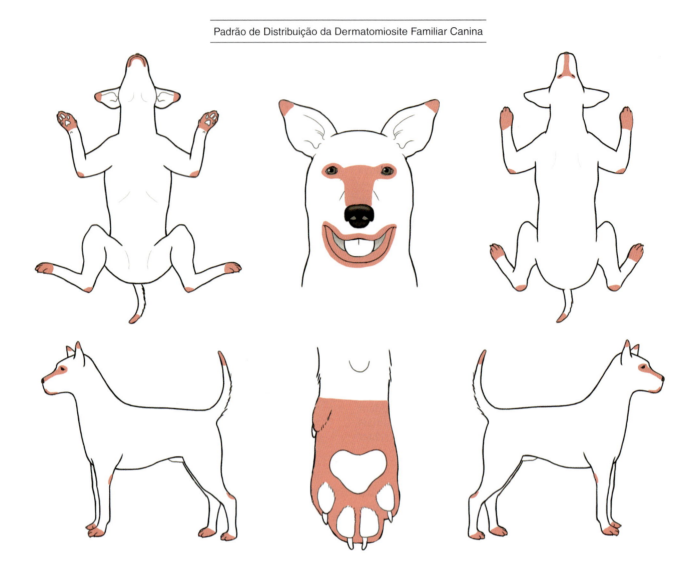

Padrão de Distribuição da Dermatomiosite Familiar Canina

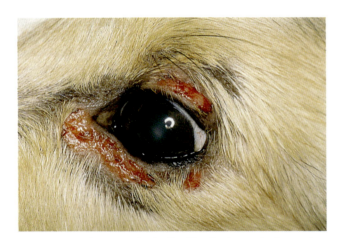

FIGURA 10-4 Dermatomiosite Familiar Canina. As lesões erosivas na pele periocular são características das lesões ativas. Conforme o cão envelhece e há resolução ativa das lesões, a pele pode apresentar cicatrizes e continuar alopécica. *(Cortesia de M. Mahaffey.)*

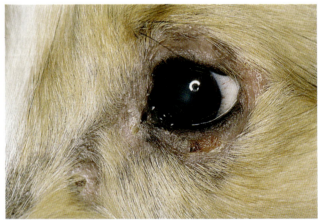

FIGURA 10-5 Dermatomiosite Familiar Canina. Mesmo cão mostrado na Figura 10-4. As lesões ativas se resolveram, deixando a pele cicatrizada e alopécica. *(Cortesia de M. Mahaffey.)*

Dermatomiosite Familiar Canina 357

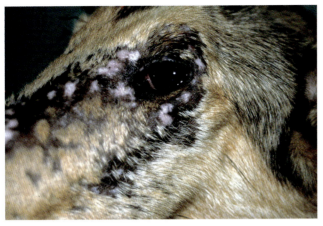

FIGURA 10-6 **Dermatomiosite Familiar Canina.** Alopecia e escoriação na face de um Collie adulto. As máculas eritematosas eram lesões ativas.

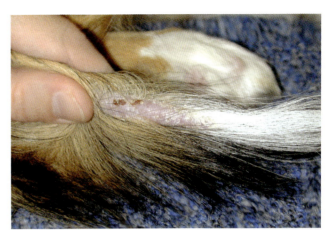

FIGURA 10-7 **Dermatomiosite Familiar Canina.** Dermatite eritematosa alopécica descamativa na cauda de um Collie com dermatomiosite.

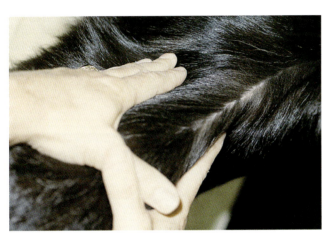

FIGURA 10-8 **Dermatomiosite Familiar Canina.** Grave atrofia da musculatura lombar de um cão infectado. Os processos laterais das vértebras podem ser facilmente palpados. *(Cortesia de D. Angarano.)*

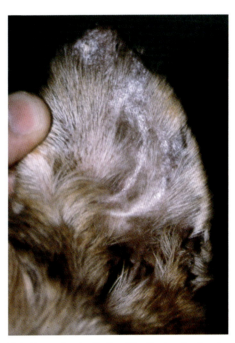

FIGURA 10-9 **Dermatomiosite Familiar Canina.** Lesões descamativas erosivas no pavilhão auricular de um Collie adulto com lesões crônicas.

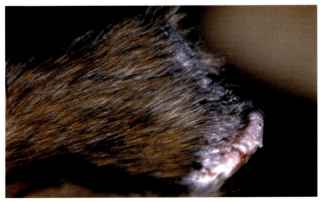

FIGURA 10-10 **Dermatomiosite Familiar Canina.** As lesões descamativas na margem da orelha ocorreram de forma intermitente por vários anos. Note a semelhança com a vasculite e outras doenças cutâneas autoimunes.

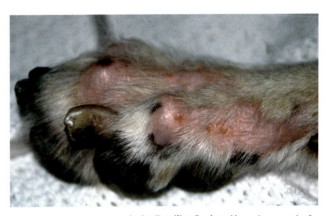

FIGURA 10-11 **Dermatomiosite Familiar Canina.** Alopecia e escoriação típicas das lesões crônicas.

358 CAPÍTULO 10 ■ Doenças Congênitas

Dermatomiosite Familiar Canina   *(Cont.)*

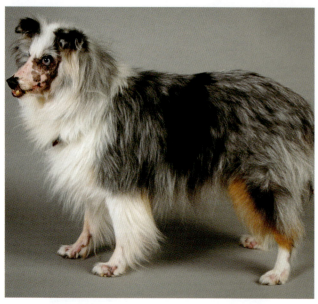

FIGURA 10-12 Dermatomiosite Familiar Canina. A alopecia com eritema e a dermatite erosiva descamativa na face, nos membros e na cauda são típicas dessa doença.

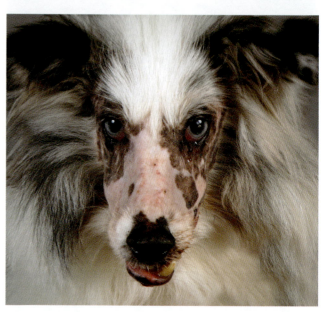

FIGURA 10-13 Dermatomiosite Familiar Canina. Alopecia com eritema, erosões e escoriação na face.

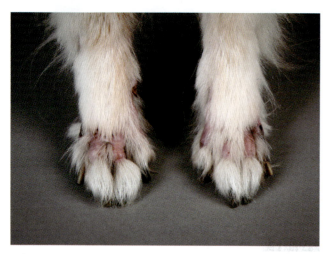

FIGURA 10-14 Dermatomiosite Familiar Canina. A alopecia com eritema, erosões e escoriação nas patas é típica desta doença.

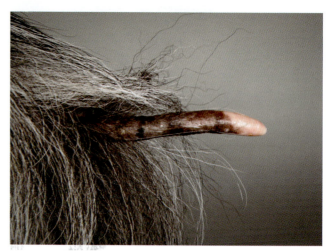

FIGURA 10-15 Dermatomiosite Familiar Canina. A alopecia com eritema, erosões e escoriação na ponta da cauda é típica desta doença.

Ictiose

Características

A ictiose é um distúrbio congênito de queratinização. É rara em cães, com possível predisposição de animais das raças West Highland White Terrier, Golden Retriever, Cavalier King Charles Spaniel, Doberman Pinscher, Jack Russell Terrier, Norfolk Terrier e Yorkshire Terrier. Os cães são anormais ao nascimento e um ou mais filhotes da ninhada podem ser afetados.

A maior parte do corpo é recoberta por descamações muito aderidas, que podem se soltar em grandes lâminas ou se acumular como *debris* seborreicos na superfície da pele. A pele pode apresentar eritema e alopecia. A extensa hiperqueratose do plano nasal e dos coxins, principalmente nas margens dos coxins, é típica. As patas podem apresentar aumento de volume e dor.

Principais Diagnósticos Diferenciais

Os diagnósticos diferenciais incluem a seborreia primária e a displasia epidérmica.

Diagnóstico

1. Dermato-histopatologia: hiperqueratose ortoqueratótica extensa, hipergranulose e numerosas figuras de mitoses nos queratinócitos são geralmente observadas. A queratose folicular e a formação de comedões são comuns. A degeneração reticular pode ser observada.
2. Exame genético do gene *ICT-A*.

Tratamento e Prognóstico

1. Não há tratamento específico conhecido.
2. O tratamento com isotretinoína não foi eficaz.
3. Quaisquer infecções cutâneas secundárias causadas por bactérias ou *Malassezia* devem ser tratadas com os medicamentos sistêmicos adequados.
4. Nos casos brandos, a suplementação oral diária com ácidos graxos essenciais (180 mg de ácido eicosapentaenoico [EPA]/10 lb [4,5 kg]) e a terapia tópica com xampus antisseborreicos, enxaguantes emolientes e umectantes aplicada a cada 2 a 4 dias ou conforme necessário podem controlar os sintomas de forma eficaz. A suplementação com ácidos graxos essenciais pode ser eficaz.
5. O prognóstico é mau. Essa é uma doença crônica e incurável, de difícil manejo sintomático. Os cães afetados não devem se reproduzir. Os filhotes de Golden Retriever podem apresentar uma forma transiente de ictiose que se resolve após 1 ano de idade.

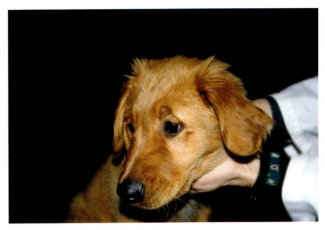

FIGURA 10-16 Ictiose. Descamações extensas, similares a flocos de milho, na cabeça de um Golden Retriever jovem.

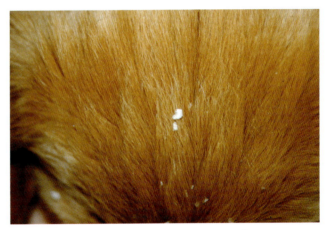

FIGURA 10-17 Ictiose. Maior aumento do cão mostrado na Figura 10-16. As descamações grandes são aparentes.

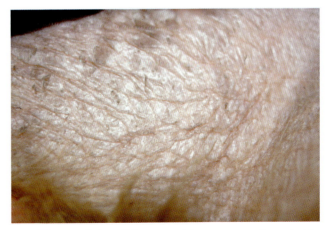

FIGURA 10-18 Ictiose. Pele em papel de arroz na porção ventral do abdômen de um filhote de cão com ictiose.

CAPÍTULO 10 ■ Doenças Congênitas

Ictiose (Cont.)

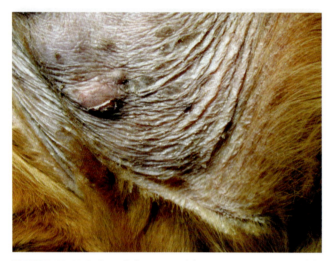

FIGURA 10-19 **Ictiose.** Pele em papel de arroz na porção ventral do abdômen. O efeito craquelado é único.

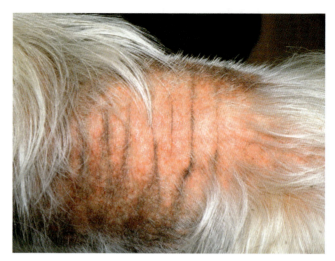

FIGURA 10-20 **Ictiose.** Alopecia, eritema e descamação em uma West Highland White Terrier fêmea castrada.

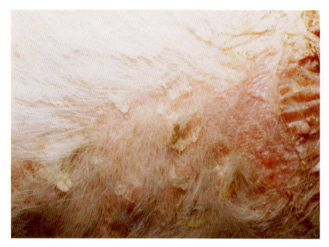

FIGURA 10-21 **Ictiose.** A alopecia e as descamações extensas e muito aderentes são típicas. *(Cortesia de K. Credille e R. Dunstan.)*

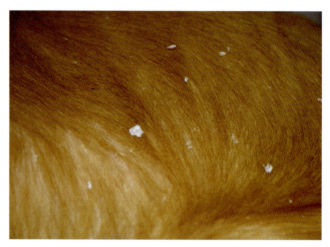

FIGURA 10-22 **Ictiose.** Descamações extensas, similares a flocos de milho, na porção lateral do tórax de um Golden Retriever filhote.

Ictiose 361

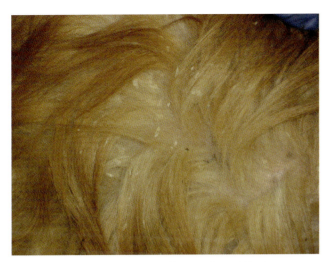

FIGURA 10-23 Ictiose. Numerosas descamações epidérmicas extensas presas ao pelame de um Golden Retriever acometido.

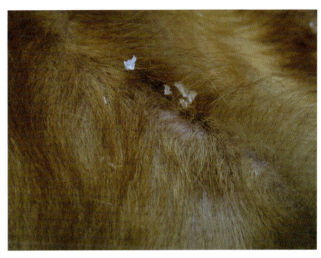

FIGURA 10-24 Ictiose. Descamações epidérmicas presas ao pelame de um Golden Retriever acometido.

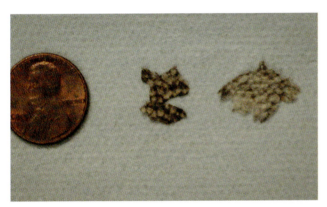

FIGURA 10-25 Ictiose. Descamações epidérmicas extensas comparadas com o tamanho de uma moeda de um centavo de dólar.

Síndrome de Ehlers-Danlos (Astenia Cutânea, Dermatosparaxia)

Características

A síndrome de Ehlers-Danlos é um grupo de colagenopatias congênitas que são caracterizadas por defeitos na síntese ou na formação de fibras de colágeno, causando distensão anormal da pele e maior fragilidade cutânea. A doença é rara em cães e gatos.

Os sinais cutâneos são caracterizados por hiperextensão cutânea ou adelgaçamento e fragilidade da pele. A pele hiperextensível é pouco aderida aos tecidos subjacentes e pode ser muito distendida e formar pregas, principalmente nos membros e no aspecto ventral do pescoço. A pele frágil sofre lacerações com facilidade ou de forma espontânea, com sangramento mínimo a ausente; as feridas cicatrizadas têm aparência muito óbvia em "papel de cigarro". Concomitantemente, podem ser observados alargamento da ponte nasal, higromas, lassidão e deslocamento articular, alterações de córnea, luxação da lente e catarata. Em casos raros, há o desenvolvimento de hérnias atraumáticas (inguinais, perineais e diafragmáticas).

Principais Diagnósticos Diferenciais

Cães

Em cães, não há diagnósticos diferenciais conhecidos. Essa é uma síndrome clinicamente distinta.

Gatos

Em gatos, o diagnóstico diferencial é a fragilidade cutânea adquirida (decorrente de hiperadrenocorticismo espontâneo, diabetes *mellitus*, lipidose hepática ou administração de corticosteroides ou progestinas).

Diagnóstico

1. Anamnese e achados clínicos.
2. Índice de distensão cutânea ([altura vertical da prega cutânea lombar dorsal em extensão ÷ comprimento do corpo da crista occipital à base da cauda] × 100): cães e gatos acometidos apresentam valores acima de 14,5% e 19%, respectivamente.
3. Dermato-histopatologia (geralmente não diagnóstica): o colágeno dérmico pode apresentar arquitetura normal ou fragmentação, desorientação e organização anormal.
4. Microscopia eletrônica (biópsia de pele): estrutura ou quantidade anormal de colágeno.

Tratamento e Prognóstico

1. Não há tratamento específico conhecido.
2. O animal acometido deve ser mantido em ambiente fechado e não ter contato com outros animais para evitar a ocorrência de traumas. Objetos com bordas e superfícies pontiagudas ou ásperas devem ser revestidos com material acolchoado ou removidos. Os passeios devem ser feitos com coleira e em áreas bem-cuidadas.
3. O animal deve ser manipulado e contido com cuidado para evitar a ocorrência de lacerações cutâneas.
4. Os gatos devem ser submetidos à onicotomia para prevenção de traumas autoinduzidos por arranhaduras.
5. As camas e áreas de descanso devem ser bem acolchoadas para prevenção de higromas.
6. O controle de rotina de pulgas deve ser instituído e outras doenças cutâneas devem ser imediatamente tratadas para prevenção do trauma autoinduzido pelo prurido.
7. Lacerações e hérnias devem ser cirurgicamente reparadas caso ocorram.
8. O prognóstico é mau, principalmente em animais com lassidão articular. Os animais acometidos não devem se reproduzir.

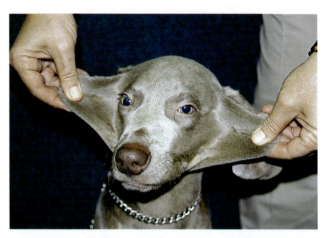

FIGURA 10-26 Síndrome de Ehlers-Danlos. Este Weimaraner de 5 meses de idade apresenta a característica elasticidade cutânea associada à síndrome.

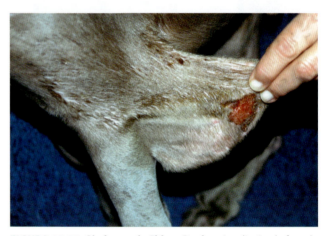

FIGURA 10-27 Síndrome de Ehlers-Danlos. Ampliação da foto do cão mostrado na Figura 10-26. A impressionante elasticidade da pele é demonstrada no cotovelo.

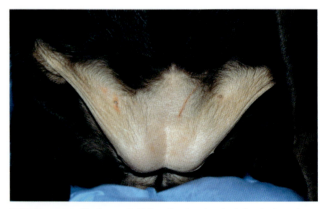

FIGURA 10-28 Síndrome de Ehlers-Danlos. A pele abdominal pendente imediatamente cranial à vulva desta jovem Labrador Retriever fêmea é típica da síndrome de Ehlers-Danlos.

Síndrome de Ehlers-Danlos

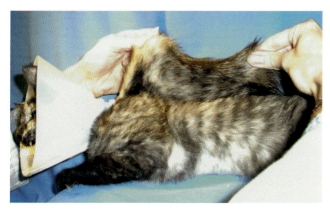

FIGURA 10-29 **Síndrome de Ehlers-Danlos.** Um gato jovem com pele dorsal extremamente distensível. A pele pode ser distendida bem além dos limites normais devido ao defeito de colágeno. *(Cortesia de E. Kish.)*

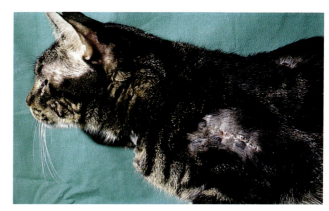

FIGURA 10-30 **Síndrome de Ehlers-Danlos.** Uma laceração em cicatrização na porção lateral do ombro de um gato. A prevenção e o tratamento de feridas são as principais preocupações clínicas nesses pacientes. *(Cortesia de J. MacDonald.)*

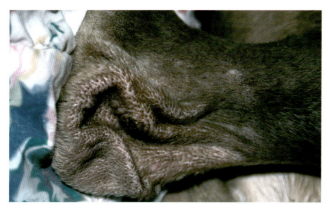

FIGURA 10-31 **Síndrome de Ehlers-Danlos.** O defeito de colágeno provocou o adelgaçamento da pele, produzindo estas dobras.

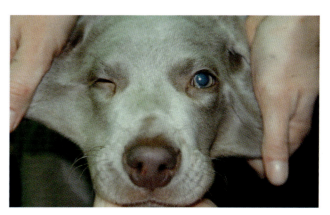

FIGURA 10-32 **Síndrome de Ehlers-Danlos.** A pele da face é facilmente distendida além dos limites normais.

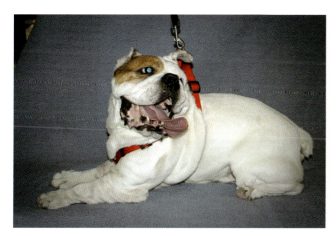

FIGURA 10-33 **Síndrome de Ehlers-Danlos.** Adelgaçamento generalizado da pele em um Buldogue jovem.

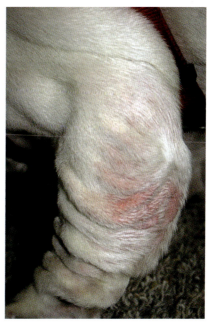

FIGURA 10-34 **Síndrome de Ehlers-Danlos.** O profundo excesso de tecido nos membros formou dobras extensas. O eritema e a dermatite papular são causados por uma infecção bacteriana secundária associada à atopia.

364 CAPÍTULO 10 ■ Doenças Congênitas

Síndrome de Ehlers-Danlos *(Cont.)*

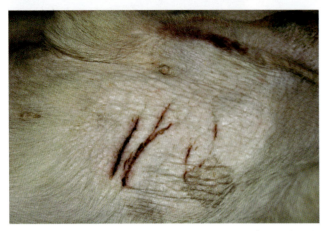

FIGURA 10-35 Síndrome de Ehlers-Danlos. A liquenificação da pele abdominal é causada pela anomalia do tecido subcutâneo. As escoriações foram causadas pelo dano mínimo ocasionado pelo prurido decorrente da atopia.

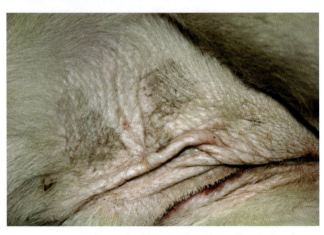

FIGURA 10-36 Síndrome de Ehlers-Danlos. A liquenificação da pele com dobras teciduais profundas é causada pela anomalia do tecido subcutâneo.

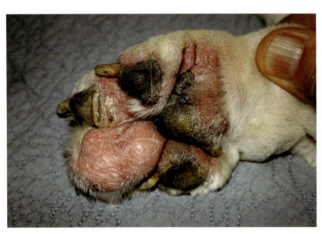

FIGURA 10-37 Síndrome de Ehlers-Danlos. O aumento de volume e adelgaçamento do tecido do coxim são causados pelas anomalias das fibras tissulares.

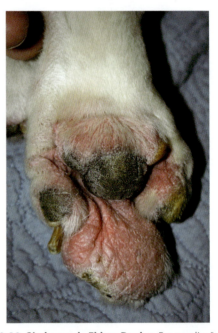

FIGURA 10-38 Síndrome de Ehlers-Danlos. Em ampliação da foto, o aumento de volume e o adelgaçamento do tecido do coxim, decorrentes das anomalias das fibras tissulares.

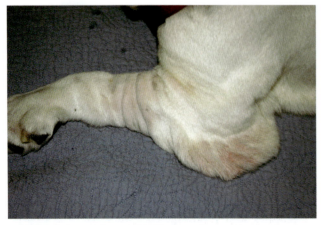

FIGURA 10-39 Síndrome de Ehlers-Danlos. O excesso de pele no cotovelo é aparente. Os cotovelos são bastante suscetíveis a traumas e ao desenvolvimento de higromas em pacientes com essa doença.

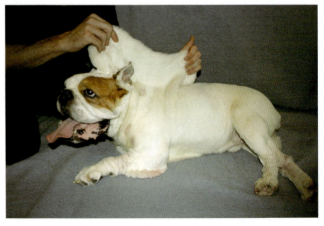

FIGURA 10-40 Síndrome de Ehlers-Danlos. Demonstração do procedimento de distensão da pele dorsal usado na obtenção de medidas para cálculo das relações sugestivas dessa doença.

Mucinose Cutânea

Características

A mucinose cutânea é uma doença idiopática caracterizada pelo acúmulo ou deposição excessiva de mucina na derme. A doença é rara em cães, à exceção de Shar Peis.

Há exagero brando, moderado ou intenso das pregas cutâneas, principalmente na cabeça, no ventre e na porção distal dos membros. A pele acometida é túrgida, espessada e negativa ao sinal de Godet. Vesículas e bolhas transparentes, com fluido viscoso e pegajoso (mucina) podem ser observadas. Em caso de acometimento da orofaringe, o trato respiratório superior pode apresentar estertoração.

Principais Diagnósticos Diferenciais

Os diagnósticos diferenciais incluem mixedema com hipotireoidismo e doenças cutâneas autoimunes e imunemodiadas na presença de lesões vesiculares.

Diagnóstico

1. Idade, sexo e raça, histórico, achados clínicos e descarte de outros diagnósticos diferenciais.
2. Citologia (vesícula, bolha): presença de substância basofílica, amorfa e acelular (mucina).
3. Dermato-histopatologia: excesso de mucina na derme, sem outras anomalias histológicas.

Tratamento e Prognóstico

1. Qualquer doença cutânea concomitante, como atopia, hipersensibilidade alimentar, piodermite ou dermatite por leveduras, deve ser identificada e tratada, pois pode contribuir para o desenvolvimento de vesículas.
2. Na mucinose dérmica, a observação sem tratamento é razoável, já que as alterações cutâneas se resolvem de forma espontânea aos 2 a 5 anos de idade na maioria dos Shar Peis.
3. Nos cães com doença grave, o tratamento com prednisolona, em dose de 1 a 2 mg/kg VO a cada 24 horas por 7 dias, seguido pela redução gradual da dosagem ao longo de 30 dias, pode reduzir o acúmulo de mucina. A maioria dos cães precisa de apenas um tratamento, mas alguns podem precisar de tratamentos repetidos ou terapia de manutenção contínua com dose baixa.
4. O prognóstico é bom. Este é um problema primariamente cosmético, com resolução espontânea na maioria dos cães. A mucinose orofaríngea é um risco anestésico e os animais portadores devem ser cuidadosamente monitorados à anestesia para prevenção de parada respiratória.

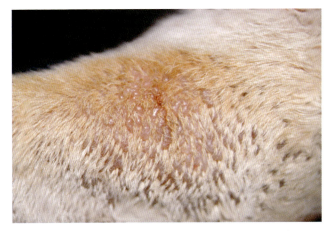

FIGURA 10-41 Mucinose Cutânea. Ampliação da foto da pele, mostrando vesículas transparentes preenchidas com mucina.

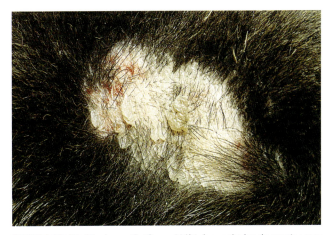

FIGURA 10-42 Mucinose Cutânea. Múltiplas vesículas de mucina nas costas de um Shar Pei adulto.

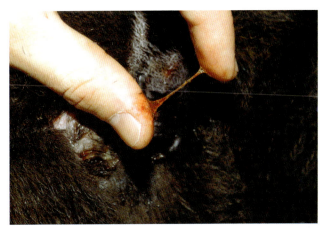

FIGURA 10-43 Mucinose Cutânea. Mesmo cão mostrado na Figura 10-42. Houve rompimento da vesícula. Note a viscosidade da mucina.

CAPÍTULO 10 ■ Doenças Congênitas

Mucinose Cutânea *(Cont.)*

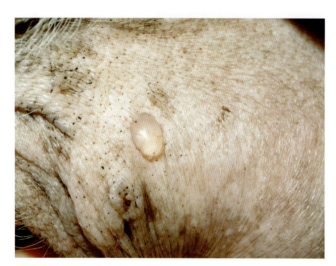

FIGURA 10-44 Mucinose Cutânea. Uma vesícula focal de mucina na pele de um Shar Pei.

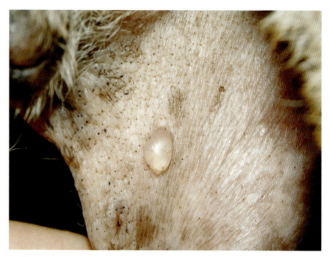

FIGURA 10-45 Mucinose Cutânea. Uma vesícula focal de mucina na pele de um Shar Pei. A pele adjacente apresenta grande aumento de volume provocado pela mucina, sem formação de vesículas.

Sinus Dermoide

Características

O *sinus* dermoide é um defeito no desenvolvimento embrionário que leva à separação incompleta entre a pele e o tubo neural. Há a formação de um *sinus* que se estenda da pele à dura-máter ou termina em um saco cego no tecido subcutâneo. O *sinus* dermoide dorsal é uma separação incompleta entre a pele e a medula espinhal. Pode ocorrer em qualquer local ao longo da linha média dorsal entre a região cervical e a região sacrococcígea. O cisto dermoide nasal é uma obliteração incompleta do tecido neuroectodérmico no espaço pré-nasal, com possível extensão intracraniana. Os *sinus* dermoides dorsais são raros em cães, com maior incidência em Rhodesian Ridgebacks. Os cistos do *sinus* dermoide nasal também são raros em cães; porém, a predisposição talvez seja maior em Golden Retriever e Spaniels.

Sinus Dermoide Dorsal

O *sinus* apresenta uma ou múltiplas pequenas aberturas que podem ter tufos de pelos. Essas aberturas podem ser observadas em qualquer local ao longo da linha média dorsal, mas são mais comuns sobre a coluna cervical. Um cordão de tecido que se estende da abertura cutânea até a medula espinhal pode ser palpado. O *sinus* pode conter sebo, queratina, *debris* e pelos. Os *sinus* podem apresentar inflamação, infecção secundária ou cistos, além de exsudação; em caso de extensão até a medula espinhal, pode haver o desenvolvimento de meningoencefalite bacteriana.

Cisto Dermoide Nasal

O cisto dermoide nasal é um aumento de volume flutuante, geralmente não doloroso, no aspecto dorsal do focinho. É caracterizado por uma pequena abertura ("fenda nasal") na linha média dorsal, na junção entre a pele revestida por pelos da ponte nasal e o plano nasal ou imediatamente caudal a essa região. Essa abertura libera material sebáceo ou purulento de forma intermitente e o aumento de volume pode ficar doloroso em caso de desenvolvimento de infecção secundária.

Principais Diagnósticos Diferenciais

Os diagnósticos diferenciais incluem corpo estranho, infecção profunda (bacteriana, fúngica) e cisto de inclusão epidérmica.

Diagnóstico

1. Idade, sexo e raça, anamnese e achados clínicos.
2. Radiografia, tomografia computadorizada ou ressonância magnética: detecção de um trato que se estende da pele à coluna ou de um trato sinusal nasal com extensão intracraniana.

Tratamento e Prognóstico

1. Nos *sinus* quiescentes, a observação sem tratamento é aceitável.
2. Na presença de exsudação ou cistos, a remoção cirúrgica completa do *sinus* é o tratamento de escolha. A excisão cirúrgica incompleta leva à recidiva, geralmente 1 mês após a cirurgia.
3. Na presença de infecção bacteriana secundária, o tratamento antibiótico adequado deve ser instituído.
4. O prognóstico é bom, já que a excisão cirúrgica completa é curativa. Os cães afetados não devem se reproduzir.

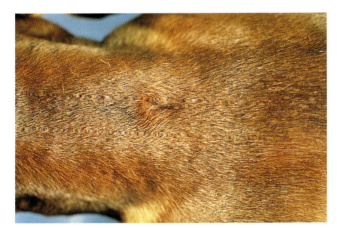

FIGURA 10-46 *Sinus* **Dermoide.** O *sinus* dermoide nas costas de um Rhodesian Ridgeback tem a aparência de um pequeno defeito cutâneo.

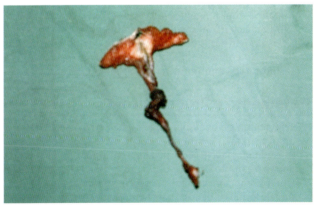

FIGURA 10-47 *Sinus* **Dermoide.** O *sinus* dermoide foi cirurgicamente removido do cão mostrado na Figura 10-46. A extensão profunda da lesão é aparente.

Celulite Juvenil Canina (Piodermite Juvenil, Garrotilho do Cão Filhote)

Características

A causa e a patogênese dessa doença são desconhecidas. A celulite juvenil canina é incomum, com maior incidência em filhotes entre 3 semanas e 6 meses de idade. Filhotes de Dachshund, Golden Retriever, Labrador Retriever, Setter Gordon, Beagle e Pointer podem ser mais predispostos. Mais de um filhote da ninhada pode ser afetado.

Vesículas, pústulas, exsudato seroso a purulento, crostas, celulite e alopecia são observados nos lábios, no focinho e nas margens palpebrais. O pavilhão auricular pode apresentar aumento de volume e exsudação. Em alguns cães, as lesões podem também ocorrer no ânus e no prepúcio. As lesões podem ser brandas a graves e geralmente são dolorosas, mas não pruriginosas. A presença de linfadenomegalia regional a difusa grave é comum e a abscedação de linfonodos pode ser observada. Os filhotes com a doença grave tendem a apresentar depressão, anorexia e febre.

Principais Diagnósticos Diferenciais

Os diagnósticos diferenciais incluem piodermite mentoniana, demodicidose, piodermite profunda, dermatofitose, angioedema e cinomose.

Diagnóstico

1. Idade, sexo e raça, histórico, achados clínicos e descarte de outros diagnósticos diferenciais.
2. Citologia (exsudato cutâneo ou ótico): inflamação purulenta a piogranulomatosa. Infecções secundárias por bactérias ou leveduras podem ser observadas.
3. Citologia (aspirado de linfonodo): inflamação supurativa, piogranulomatosa ou granulomatosa. Agentes infecciosos não são observados.
4. Dermato-histopatologia: dermatite e paniculite (pio)granulomatosa difusa. Agentes infecciosos não são observados.
5. Cultura bacteriana (exsudato): geralmente estéril, mas bactérias podem ser isoladas na presença de infecções secundárias. No entanto, a melhora é mínima ou ausente após a instituição da antibioticoterapia sistêmica isolada.

Tratamento e Prognóstico

1. Tratamento de qualquer infecção bacteriana secundária; a administração de antibióticos sistêmicos (por, no mínimo, 3-4 semanas) deve ser realizada e continuar por 1 semana após a resolução clínica e citológica completa (Quadro 3-2).
2. Compressas com água morna devem ser diariamente realizadas, de forma cuidadosa, para remoção de crostas e exsudato.
3. Prednisona, em dose de 2 mg/kg VO a cada 24 horas até a resolução das lesões (≈ 1-4 semanas); então, 2 mg/kg VO a cada 48 horas por 2 a 3 semanas, com redução gradual da dose e interrupção completa do tratamento em algumas semanas. Em caso de redução da dose ou interrupção muito precoce do tratamento com prednisona, pode haver recidiva.
4. Ciclosporina (Atopica®), em dose de 5 a 10 mg/kg VO, administrada a cada 24 horas, pode ser benéfica (os efeitos são observados em ≈ 4-6 semanas). A seguir, a frequência de administração deve ser gradualmente reduzida para a cada 48 a 72 horas. A princípio, os glicocorticoides podem ser usados para acelerar a resposta. No momento de redação deste texto, nenhum aumento significativo no risco de desenvolvimento de tumor ou infecção grave decorrente dos efeitos imunológicos da ciclosporina era conhecido.
5. O prognóstico é bom em caso de observação de resposta à terapia em 4 a 5 dias. Nos casos graves, mesmo com tratamento, a escoriação permanente pode ser uma sequela. Os filhotes podem morrer caso não tratados.

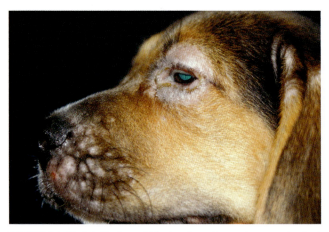

FIGURA 10-48 Celulite Juvenil Canina. Erupção papular com pústulas e exsudatos úmidos no focinho e na região periocular de um filhote de cão.

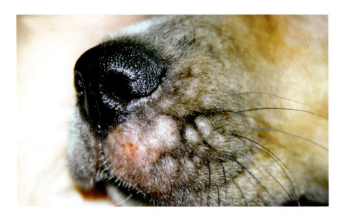

FIGURA 10-49 Celulite Juvenil Canina. Ampliação da foto do cão mostrado na Figura 10-48. A dermatite papular, eritematosa e alopécica e o aumento de volume tecidual são típicos da celulite juvenil.

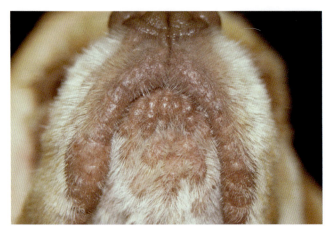

FIGURA 10-50 Celulite Juvenil Canina. Lesões eritematosas papulares úmidas com alopecia no focinho e no mento.

Celulite Juvenil Canina   369

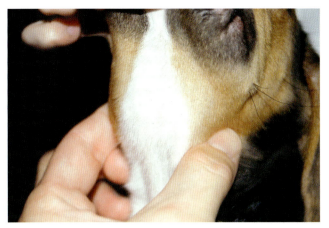

FIGURA 10-51 **Celulite Juvenil Canina.** A linfoadenopatia profunda é uma característica clássica da celulite juvenil. Os linfonodos são facilmente observados e palpados neste filhote de cão.

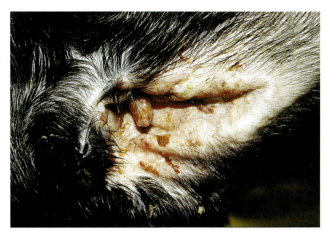

FIGURA 10-52 **Celulite Juvenil Canina.** Lesões papulares descamativas no pavilhão auricular.

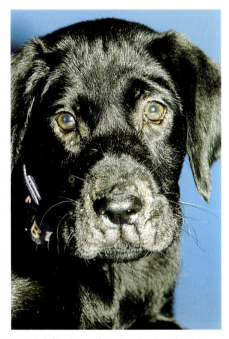

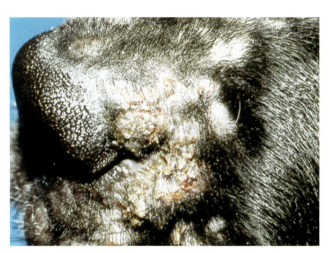

FIGURA 10-54 **Celulite Juvenil Canina.** Ampliação da foto do cão mostrado na Figura 10-53. As lesões papulares descamativas no focinho indicam a resolução parcial da dermatite úmida típica associada à celulite juvenil.

FIGURA 10-53 **Celulite Juvenil Canina.** Lesões alopécicas papulares no focinho e na face. Note que este cão tem idade um pouco superior à idade que a doença tende a ocorrer.

370 CAPÍTULO 10 ■ Doenças Congênitas

Celulite Juvenil Canina (Cont.)

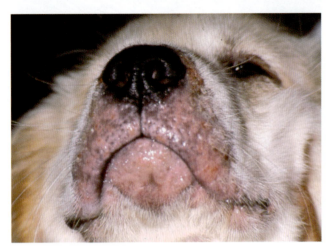

FIGURA 10-55 **Celulite Juvenil Canina.** Lesões eritematosas papulares úmidas no mento e no focinho. *(Cortesia de D. Angarano.)*

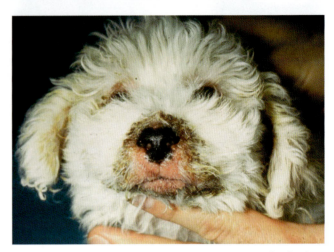

FIGURA 10-56 **Celulite Juvenil Canina.** A dermatite papular alopécica úmida no focinho é típica da síndrome.

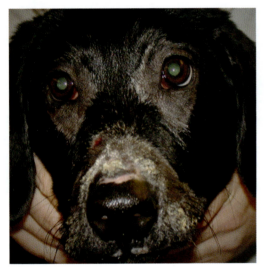

FIGURA 10-57 **Celulite Juvenil Canina.** Dermatite papular descamativa com alopecia no focinho e pele periocular de um cão jovem.

CAPÍTULO | 11

Anomalias da Pigmentação

- Lentigo
- Hiperpigmentação Pós-inflamatória
- Despigmentação Nasal (*Dudley Nose, Snow Nose*)
- Vitiligo
- Síndrome Uveodermatológica Canina (Síndrome de Vogt-Koyanagi-Harada-símile)

Lentigo

Características

O lentigo é uma doença assintomática caracterizada por uma ou mais máculas ou placas de pele preta. É comum em cães, com incidências maiores relatadas em animais de meia-idade ou idosos. É incomum em gatos, com maior incidência em jovens de pelame laranja.

Cães

Nos cães, o lentigo é observado como uma ou mais áreas de máculas ou placas de pele hiperpigmentada. As lesões são mais comumente encontradas na porção ventral do abdômen e no tórax.

Gatos

Em gatos, são observadas múltiplas máculas pretas de 1 a 10 mm de diâmetro, que podem coalescer, nos lábios, na gengiva, nos pavilhões auriculares ou nas pálpebras.

Principais Diagnósticos Diferenciais

O melanoma é o diagnóstico diferencial.

Diagnóstico

1. Anamnese e achados clínicos.
2. Dermato-histopatologia: hiperplasia epidérmica, hiperpigmentação e maiores números de melanócitos.

Tratamento e Prognóstico

1. Não há tratamento medicamentoso conhecido.
2. O prognóstico é bom, já que os lentigos são alterações cutâneas benignas e apenas um problema cosmético.

CAPÍTULO 11 ■ Anomalias da Pigmentação

Lentigo (Cont.)

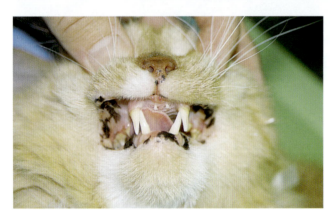

FIGURA 11-1 Lentigo. Múltiplas máculas pigmentadas nos lábios de um gato adulto jovem.

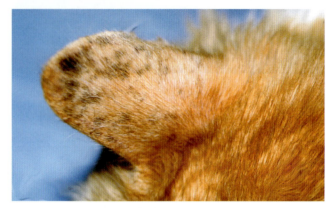

FIGURA 11-2 Lentigo. Múltiplas máculas pigmentadas no pavilhão auricular de um gato adulto jovem.

Hiperpigmentação Pós-inflamatória

Características
Na hiperpigmentação pós-inflamatória, há hiperpigmentação da pele (melanoderma) ou dos pelos (melanotriquia) como sequela de uma doença cutânea subjacente, como piodermite, demodicidose, dermatofitose ou hipersensibilidade. Essa hiperpigmentação pode ser focal e circunscrita, irregular ou difusa. É comum em cães e incomum em gatos.

Principais Diagnósticos Diferenciais
Os diagnósticos diferenciais incluem o lentigo e o melanoma.

Diagnóstico
Anamnese, achados clínicos e identificação de doenças subjacentes

Tratamento e Prognóstico
1. A causa subjacente deve ser identificada e tratada.
2. O prognóstico é bom. O melanoderma tende a se resolver de forma lenta após o tratamento da causa subjacente. A melanotriquia geralmente se resolve no próximo ciclo piloso.

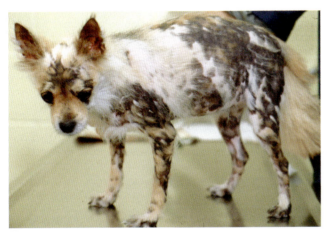

FIGURA 11-3 **Hiperpigmentação Pós-inflamatória.** Hiperpigmentação generalizada associada à resolução do eritema multiforme.

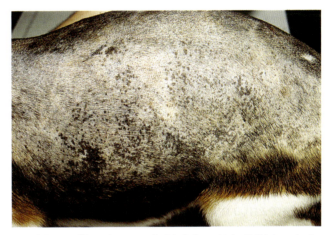

FIGURA 11-4 **Hiperpigmentação Pós-inflamatória.** Múltiplas máculas pigmentadas no flanco lateral de um cão. A dermatite papular inicial foi causada por uma dermatite de contato associada ao uso de um xampu medicamentoso.

Despigmentação Nasal (*Dudley Nose, Snow Nose*)

Características

A despigmentação nasal é um distúrbio idiopático em que os cães afetados nascem com focinho pigmentado que, mais tarde, passa a apresentar cor marrom-clara ou esbranquiçada. A despigmentação nasal pode ser intermitente, sazonal, resolver-se de forma espontânea ou ser uma alteração permanente. Apenas o focinho é acometido e sua textura áspera normal é preservada (nas doenças cutâneas autoimunes, há destruição da arquitetura normal). A despigmentação nasal é comum em cães, com maior incidência em Golden Retrievers, Labradores Retrievers de pelo amarelo, Huskies Siberianos e Malamutes do Alasca. O termo *despigmentação nasal* geralmente descreve um defeito permanente na pigmentação (falta indesejável em exposições), enquanto o termo em inglês *snow nose* (nariz de neve) descreve a despigmentação sazonal transiente.

Principais Diagnósticos Diferenciais

Os diagnósticos diferenciais incluem síndrome uveodermatológica, vitiligo, dermatite solar nasal, doenças cutâneas autoimunes e linfoma cutâneo.

Diagnóstico

1. Anamnese e achados clínicos.
2. Dermato-histopatologia: grande redução dos melanócitos epidérmicos e da melanina.

Tratamento e Prognóstico

1. Não há tratamento conhecido.
2. O prognóstico é bom, já que esse é um problema somente cosmético. No entanto, é considerado um defeito em cães de exposição.

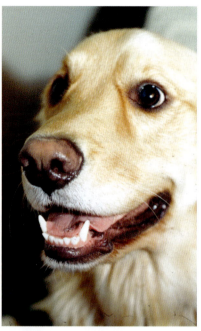

FIGURA 11-5 Despigmentação Nasal. Despigmentação nasal em um Golden Retriever, ocorrida durante o inverno.

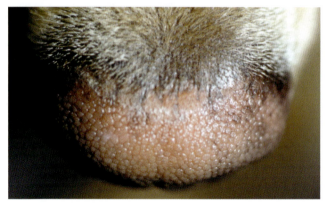

FIGURA 11-6 Despigmentação Nasal. Ampliação da foto do cão mostrado na Figura 11-5. Despigmentação sazonal no focinho de um Golden Retriever. O focinho recobrava completamente a pigmentação durante a primavera e o verão.

Vitiligo

Características

O vitiligo é uma doença assintomática caracterizada por uma ou mais áreas macular de despigmentação cutânea (leucoderma) ou pilosa (leucotriquia). As lesões geralmente surgem no começo da vida adulta e afetam o focinho, os lábios, a face, a mucosa bucal e os coxins. É incomum em cães, com maior incidência em Tervuren Belga, Pastor Alemão, Rottweiler e Doberman Pinscher. É rara em gatos, com maior incidência em Siameses.

Principais Diagnósticos Diferenciais

Os diagnósticos diferenciais incluem síndrome uveodermatológica, despigmentação nasal, doenças cutâneas autoimunes e linfoma cutâneo.

Diagnóstico

Dermato-histopatologia: a pele é essencialmente normal, exceto pela ausência de melanócitos. Uma fase inflamatória transiente pode ser observada.

Tratamento e Prognóstico

1. Nenhum tratamento foi consistentemente documentado nas espécies veterinárias; porém, os tratamentos usados nas doenças cutâneas autoimunes (pênfigo e lúpus) podem ser benéficos.
2. O tratamento com L-fenilalanina, em dose de 50 mg/kg por via oral (VO) a cada 24 horas, pode ser eficaz.
3. O prognóstico é bom. Essa é uma doença cosmética que não afeta a qualidade de vida do animal. A despigmentação geralmente é permanente, mas a repigmentação espontânea pode ocorrer em alguns animais.

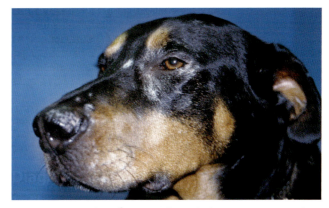

FIGURA 11-8 Vitiligo. Áreas multifocais de despigmentação no plano nasal e na face de um Doberman Pinscher adulto.

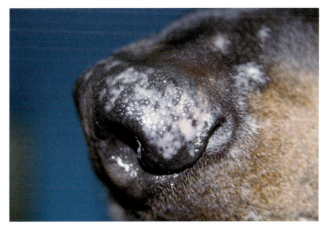

FIGURA 11-9 Vitiligo. Ampliação da foto do cão mostrado na Figura 11-8. A despigmentação puntiforme do plano nasal e do pelo é aparente.

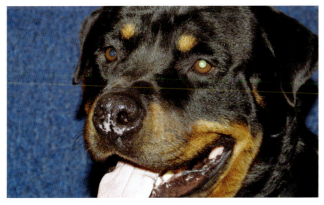

FIGURA 11-7 Vitiligo. Despigmentação no focinho de um Rottweiler adulto, típica dessa síndrome. Note o padrão puntiforme, que diferencia essa doença da despigmentação nasal sazonal e da maioria das doenças cutâneas autoimunes.

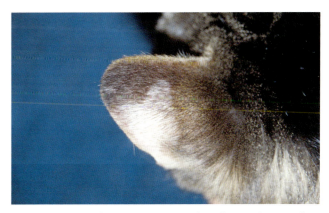

FIGURA 11-10 Vitiligo. Despigmentação bem demarcada no pavilhão auricular de um gato. Note o padrão assimétrico incomum.

376 CAPÍTULO 11 ■ Anomalias da Pigmentação

Vitiligo (Cont.)

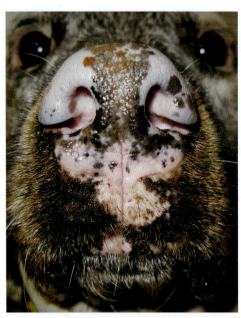

FIGURA 11-11 Vitiligo. Despigmentação no plano nasal de um cão afetado. Note a ausência de alteração da arquitetura normal do tecido e a escassez de inflamação, típicas das doenças cutâneas autoimunes.

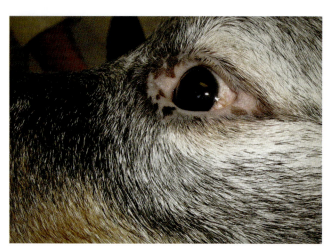

FIGURA 11-12 Vitiligo. Despigmentação nas pálpebras de um cão afetado. Note a ausência de alteração da arquitetura normal do tecido e a escassez de inflamação, típicas das doenças cutâneas autoimunes.

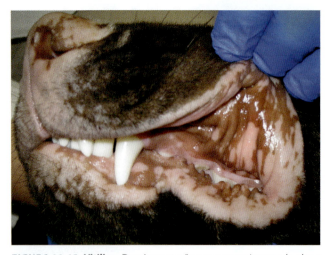

FIGURA 11-13 Vitiligo. Despigmentação com acometimento do plano nasal, do focinho e dos lábios de um cão.

Síndrome Uveodermatológica Canina (Síndrome de Vogt-Koyanagi-Harada-símile)

Características

A causa desse distúrbio não é completamente compreendida, mas parece haver participação de fatores imunomediados e hereditários. A produção de autoanticorpos contra melanócitos provoca panuveíte granulomatosa, leucoderma (despigmentação cutânea) e leucotriquia (despigmentação pilosa). É rara em cães, com maior incidência em adultos jovens e indivíduos de meia-idade, principalmente Akitas. Outras raças afetadas incluem Husky Siberiano, Samoieda, Chow Chow, Setter Irlandês, Dachshund, Fox Terrier, Pastor de Shetland, São Bernardo, Old English Sheepdog e Fila.

Os sinais oftálmicos, de aparecimento agudo, podem incluir diminuição ou ausência de reflexos pupilares à luz, blefaroespasmo, fotofobia, uveíte anterior, precipitados endoteliais, hifema, coriorretinite, conjuntivite, secreção ocular serosa; e, às vezes, descolamento de retina; catarata, íris bombé, glaucoma secundário e cegueira podem ocorrer. Os sinais oculares se desenvolvem logo antes, concomitantemente ou de forma subsequente à despigmentação simétrica e bem demarcada do focinho, dos lábios e das pálpebras. Ocasionalmente, o escroto ou a vulva, o ânus, os coxins e o palato duro também sofrem despigmentação. Em casos raros, as lesões cutâneas apresentam erosão, úlcera e descamação. Alguns cães podem apresentar despigmentação generalizada da pele e do pelame.

Principais Diagnósticos Diferenciais

Uveíte Bilateral

Nos casos de uveíte bilateral, os diagnósticos diferenciais incluem exposição a toxinas, infecção, trauma, neoplasia e doença imunomediada.

Despigmentação Cutânea

Nos casos de despigmentação cutânea, os diagnósticos diferenciais incluem vitiligo, outras doenças cutâneas autoimunes e linfoma cutâneo.

Diagnóstico

1. Anamnese, achados clínicos e descarte de outros diagnósticos diferenciais.
2. Achados oftálmicos: uveíte estéril e coriorretinite.
3. Dermato-histopatologia: incontinência pigmentar e dermatite interfacial liquenoide composta por grandes histiócitos, células mononucleares pequenas e células gigantes multinucleadas. Ocasionalmente, plasmócitos e linfócitos podem ser predominantes.

Tratamento e Prognóstico

1. O tratamento precoce e agressivo é essencial à prevenção da cegueira.
2. Os olhos devem ser tratados com glicocorticoides tópicos ou subconjuntivais até a resolução da uveíte. As terapias eficazes incluem as seguintes:
   - Solução oftálmica de dexametasona a 0,1% em cada olho OU a cada 4 horas
   - Solução oftálmica de prednisona a 1% OU a cada 4 horas
   - Dexametasona, em dose de 1 a 2 mg, aplicação subconjuntival OU
   - Triancinolona, em dose de 10 a 20 mg, aplicação subconjuntival OU, uma vez
   - Betametasona *depot*, em dose de 6 mg, aplicação subconjuntival OU, uma vez
3. Além disso, um cicloplégico tópico (solução oftálmica de atropina a 1%) deve ser instilado OU a cada 6 a 24 horas ou conforme necessário.
4. O tratamento com doses imunossupressoras de prednisona ou metilprednisolona oral deve ser instituído (Tabela 8-1). Após a resolução das lesões oculares (≈ 4-8 semanas), a dose deve ser gradualmente reduzida ao longo de várias (8-10) semanas até a obtenção da menor dose possível, administrada em dias alternados, que mantenha a remissão. Em caso de ausência de melhora significativa 2 semanas após a instituição da terapia, deve-se considerar a administração de medicamentos imunossupressores alternativos ou de outra classe.
5. Nos casos refratários, os glicocorticoides alternativos incluem a triancinolona e a dexametasona (Tabela 8-1).
6. Em caso de ineficácia da terapia sistêmica apenas com glicocorticoides ou desenvolvimento de efeitos adversos indesejados, o tratamento com ciclosporina, azatioprina oral, tetraciclina combinada à niacinamida ou ciclofosfamida pode ser benéfico e excluir a necessidade do uso de esteroides (Tabela 8-2). A resposta benéfica deve ser observada 8 a 12 semanas após a instituição do tratamento. Depois de atingir a remissão, tente reduzir ou interromper a administração de corticosteroides e, então, reduza a dose da azatioprina, da tetraciclina-niacinamida ou a dose e frequência de administração da ciclofosfamida para a terapia de manutenção em longo prazo (Tabela 8-2).
7. O prognóstico é reservado a bom. A terapia vitalícia geralmente é necessária e a manutenção do controle pode ser difícil. Se a uveíte não for tratada de forma precoce e agressiva ou se for mal controlada, glaucoma, catarata e cegueira são sequelas prováveis. A despigmentação cutânea geralmente é um problema apenas cosmético e pode ser permanente ou apresentar melhora incompleta em alguns casos.

378 CAPÍTULO 11 ■ Anomalias da Pigmentação

Síndrome Uveodermatológica Canina (Cont.)

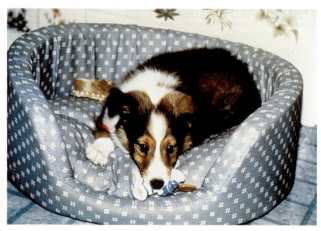

FIGURA 11-14 Síndrome Uveodermatológica Canina. Este Pastor de Shetland jovem foi precocemente diagnosticado. Com a progressão da doença, há perda da pigmentação cutânea. *(Cortesia de Campbell K, McLaughlin S: Generalized leukoderma and poliosis following uveitis in a dog, J Am Anim Hosp Assoc 22:121, 1986.)*

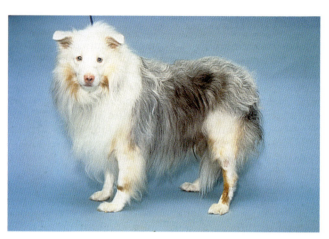

FIGURA 11-15 Síndrome Uveodermatológica Canina. Mesmo cão mostrado na Figura 11-11. A despigmentação progrediu ao longo de vários anos. *(Cortesia de Campbell K, McLaughlin S: Generalized leukoderma and poliosis following uveitis in a dog, J Am Anim Hosp Assoc 22:121, 1986.)*

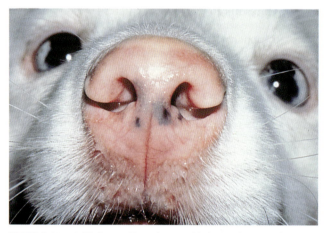

FIGURA 11-16 Síndrome Uveodermatológica Canina. Ampliação da foto do cão mostrado na Figura 11-12. A despigmentação nasal progrediu e é quase completa. *(Cortesia de Campbell K, McLaughlin S: Generalized leukoderma and poliosis following uveitis in a dog, J Am Anim Hosp Assoc 22:121, 1986.)*

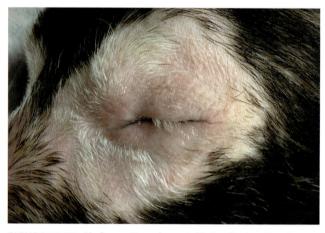

FIGURA 11-17 Síndrome Uveodermatológica Canina. Despigmentação do pelo e da pele ao redor do olho de um cão afetado. Note que a alopecia pode ou não ser associada a essa doença.

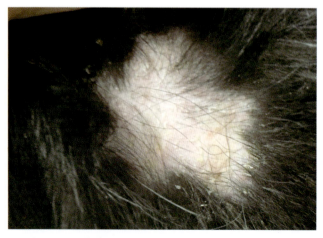

FIGURA 11-18 Síndrome Uveodermatológica Canina. Lesão despigmentada alopécica focal. Note a seborreia branda associada a esta lesão.

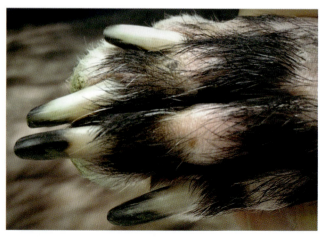

FIGURA 11-19 Síndrome Uveodermatológica Canina. Despigmentação das unhas e dos pelos na pata de um cão afetado.

CAPÍTULO | 12
Distúrbios da Queratinização e Seborreicos

- Calo
- Acne Felina
- Hiperqueratose Nasodigital Idiopática
- Paraqueratose Nasal Hereditária dos Labradores Retrievers
- Hiperqueratose Nasal Parassimpática (Xeromicteria: Focinho Seco)
- Seborreia Primária Canina
- Dermatose Responsiva à Vitamina A
- Síndrome do Comedão do Schnauzer
- Dermatose da Margem do Pavilhão Auricular de Cães
- Dermatose Responsiva a Zinco
- Hiperplasia da Glândula da Cauda (Cauda do Garanhão)
- Adenite Sebácea
- Síndrome Hepatocutânea (Dermatite Necrolítica Superficial, Eritema Migratório Necrolítico Superficial, Necrose Epidérmica Metabólica, Dermatopatia Diabética)
- Hiperqueratose Familiar dos Coxins
- Dermatite Facial dos Gatos Persas

Calo

Características

O calo é uma reação cutânea hiperplásica localizada em um trauma causado por pressão ou fricção. É comum em cães, com incidências maiores em indivíduos de raças de porte grande e gigante.

Uma placa hiperplásica, hiperpigmentada, hiperqueratótica e alopécica, de formato redondo a oval, se forma sobre os pontos ósseos de pressão. O cotovelo, o jarrete e o esterno (em cães de tórax profundo) são mais comumente afetados. As lesões podem apresentar úlceras, fístulas e exsudação em decorrência da infecção bacteriana secundária. Os folículos impactados ("pelos encravados") podem ficar dilatados e císticos com o passar do tempo.

Principais Diagnósticos Diferenciais

Os diagnósticos diferenciais incluem dermatofitose, demodicidose, piodermite e neoplasia.

Diagnóstico

1. De modo geral, o diagnóstico é baseado na anamnese e nos achados clínicos.
2. Citologia (exsudato): *debris* de queratina, inflamação purulenta ou piogranulomatosa, hastes pilosas livres e bactérias podem ser observados.
3. Dermato-histopatologia: extensa hiperplasia epidérmica, hiperqueratose ortoqueratótica a paraqueratótica, queratose folicular e dilatação de cistos foliculares.

Tratamento e Prognóstico

1. A observação sem tratamento é adequada nas lesões não infectadas.
2. Em caso de infecção secundária da lesão, o tratamento sistêmico prolongado (no mínimo por 4-6 semanas) com antibióticos deve ser instituído. Alternativamente, a aplicação tópica de dimetil sulfóxido (DMSO) combinado à enrofloxacina (de modo a produzir uma solução com 10 mg/mL) pode ser feita a cada 12 a 72 horas até a resolução das lesões.
3. Os "pelos encravados" devem ser cuidadosamente removidos dos calos, já que levam ao desenvolvimento de furunculose e infecção. Friccione os pelos com frequência (a cada 2-7 dias) usando um tecido, escova ou esponja na direção do crescimento do pelo. Retire os pelos com uma fita bastante adesiva; de modo geral, apenas os pelos encravados podem ser removidos, sem afetar os pelos ativos e saudáveis.
4. As camas e outras áreas de descanso devem ser acolchoadas; bandagens acolchoadas devem ser usadas para prevenção de traumas na área afetada.
5. Hidratantes, pomadas antibióticas (mupirocina), gel de peróxido de benzoíla a 2,5% ou gel de ácido salicílico-lactato de sódio-ureia devem ser aplicados na área afetada a cada 12 a 24 horas para amaciar a pele. No entanto, o desenvolvimento de infecções secundárias é provável caso os hidratantes sejam usados sem a instituição de medidas protetoras.
6. A excisão cirúrgica geralmente não é recomendada, já que a deiscência da ferida é uma possível complicação pós-operatória.
7. Nas lesões não infectadas, o prognóstico é bom. Esta é uma doença cosmética que não afeta a qualidade de vida do animal.

CAPÍTULO 12 ■ Distúrbios da Queratinização e Seborreicos

Calo *(Cont.)*

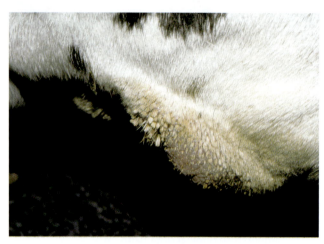

FIGURA 12-1 Calo. Espessamento da pele sobre o cotovelo de um cão. Os pelos estão agrupados e a pele parece parcialmente alopécica, o que é típico de um calo.

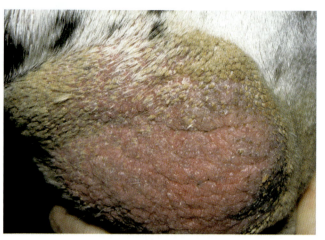

FIGURA 12-2 Calo. Ampliação da foto da lesão mostrada na Figura 12-1. A grande área alopécica de espessamento de pele sobre o cotovelo é típica dessa síndrome. Em cães de pelo curto, os pelos geralmente ficam impactados no interior dos folículos e do calo.

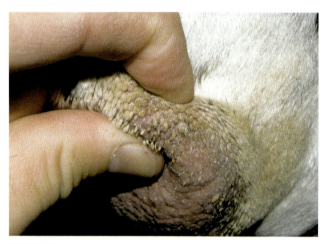

FIGURA 12-3 Calo. Ampliação da foto da lesão mostrada na Figura 12-1. O clínico está cuidadosamente pressionando o calo para expressão dos pelos impactados, que agora saem pela superfície da pele. Estes pelos são nichos para infecções recorrentes.

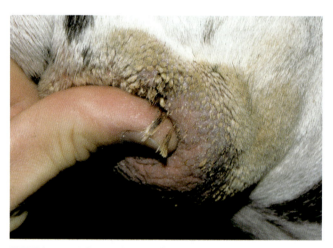

FIGURA 12-4 Calo. Ampliação da foto da lesão mostrada na Figura 12-1. Os pelos expressos são aparentes. Esta técnica não é recomendada, já que a ruptura interna forçada dos pelos pode causar celulite e escoriação.

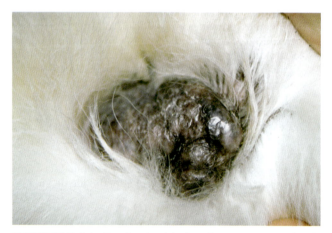

FIGURA 12-5 Calo. Uma área focal de alopecia e espessamento da pele sobre o cotovelo. As grandes estruturas císticas são folículos pilosos que ficaram obstruídos e apresentam *debris* de queratina.

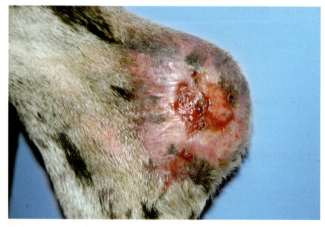

FIGURA 12-6 Calo. Grave alopecia e espessamento da pele com ulceração sobre o jarrete de um cão. A pressão crônica que leva à formação do calo também pode provocar úlceras de decúbito.

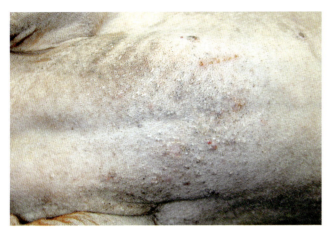

FIGURA 12-7 Calo. Uma placa no esterno, com área focal de alopecia e formação de comedões, causada pela pressão e fricção crônica em cães de tórax profundo. Essa placa é geralmente observada em Dachshunds.

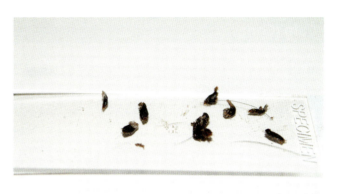

FIGURA 12-8 Calo. O material composto por queratina foi expresso de comedões da placa no esterno de um Dachshund. Note os grandes tampões de queratina formados pela pressão persistente produzida pelo decúbito esternal.

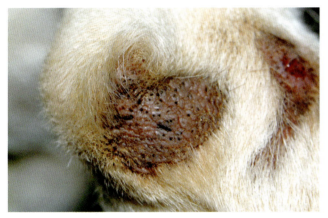

FIGURA 12-9 Calo. Os pelos encravados e mortos foram removidos. Note o comprimento inesperado da haste do pelo, que estava embebido no calo.

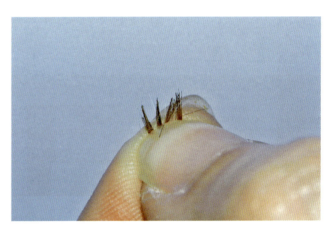

FIGURA 12-10 Calo. Pelos encravados que foram removidos de um calo.

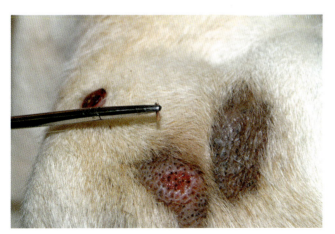

FIGURA 12-11 Calo. Um calo focal com ulceração decorrente da extrema pressão focal e da infecção secundária. Os pelos embebidos foram removidos.

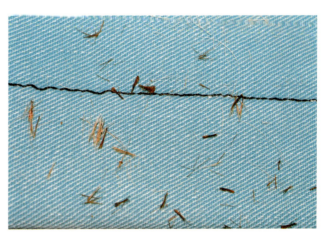

FIGURA 12-12 Calo. Numerosos pelos embebidos que foram removidos de um calo crônico.

382 CAPÍTULO 12 ■ Distúrbios da Queratinização e Seborreicos

Calo (Cont.)

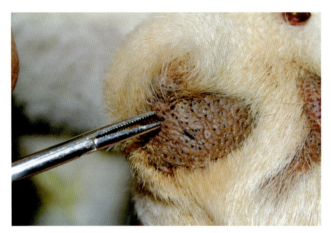

FIGURA 12-13 Calo. Pelos embebidos sendo removidos de um calo crônico. Note a diminuta haste pilosa exposta acima da superfície do calo.

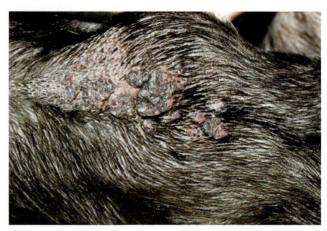

FIGURA 12-14 Calo. Um calo crônico com dilatação dos folículos císticos, desenvolvido devido à pressão crônica e subsequente obstrução da abertura folicular. Note a ausência de infecção ativa apesar dos grandes folículos císticos.

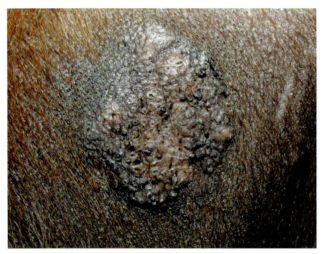

FIGURA 12-15 Calo. Um calo crônico com dilatação dos folículos císticos, desenvolvido devido à pressão crônica e subsequente obstrução da abertura folicular. Note a ausência de infecção ativa apesar dos grandes folículos císticos.

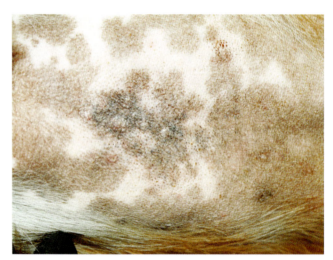

FIGURA 12-16 Calo. Os comedões criam folículos dilatados que geralmente apresentam infecção secundária e podem se romper, provocando furunculose. Os folículos são obstruídos (formando comedões) devido à pressão constante aplicada quando os cães de tórax profundo repousam em decúbito esternal.

Acne Felina

Características

A acne felina é a distúrbio de queratinização folicular e hiperplasia glandular. É comum em gatos.

Comedões assintomáticos (cravos) se formam no mento, no lábio inferior e, ocasionalmente, no lábio superior. Pápulas e pústulas e, raramente, furunculose e celulite podem se desenvolver caso haja infecção secundária. Nos casos graves, a pele acometida pode apresentar edema, espessamento, cistos ou escarificação.

Principais Diagnósticos Diferenciais

Os diagnósticos diferenciais incluem demodicidose, dermatofitose, dermatite por *Malassezia* e granuloma eosinofílico (na presença de edema).

Diagnóstico

1. Anamnese, achados clínicos e descarte de outros diagnósticos diferenciais.
2. Dermato-histopatologia: queratose, obstrução e dilatação folicular. Hiperplasia glandular, perifoliculite, foliculite, furunculose ou celulite podem ser observadas na presença de infecções bacterianas secundárias.

Tratamento e Prognóstico

1. Qualquer infecção bacteriana secundária deve ser tratada com os antibióticos sistêmicos adequados por pelo menos 2 a 3 semanas. As infecções por *Malassezia* devem ser tratadas com fluconazol, em dose de 10 mg/kg VO por dia, por 30 dias.
2. A tricotomia dos pelos ao redor das lesões, as compressas com água morna e a limpeza das áreas afetadas com lenços sem álcool para acne humana ou xampus de peróxido de benzoíla, enxofre-ácido salicílico ou etil lactato a cada 1 a 2 dias devem ser realizadas até a resolução das lesões e, então, conforme necessário, para manutenção do controle. De modo geral, a limpeza frequente do mento (a cada 2-3 dias) é necessária para prevenção de recidivas.
3. Os produtos tópicos alternativos que podem ser eficazes quando usados a cada 1 a 3 dias ou conforme necessário incluem os seguintes:
   - Pomada ou creme de mupirocina
   - Gel de peróxido de benzoíla a 2,5% (*Observação:* pode ser irritante em alguns gatos)
   - Creme ou loção de tretinoína a 0,01% a 0,025%
   - Gel de metronidazol a 0,75%
   - Medicamentos tópicos contendo clindamicina, eritromicina ou tetraciclina
4. Nos casos refratários graves, a administração sistêmica de vitamina A pode ser eficaz.
5. O prognóstico é bom, mas o tratamento sintomático vitalício geralmente é necessário ao controle. A não ser na presença de infecção secundária, esta é uma doença cosmética que não afeta a qualidade de vida do animal.

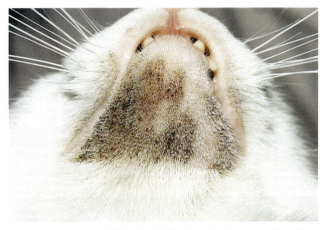

FIGURA 12-18 **Acne Felina.** O pelo foi tricotomizado para melhor visualização do eritema, da hiperpigmentação e dos comedões.

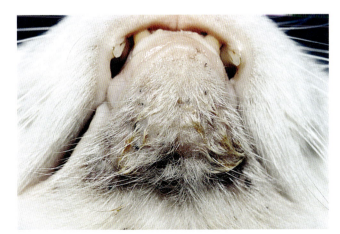

FIGURA 12-17 **Acne Felina.** Lesões papulares exsudativas úmidas no queixo de um gato adulto. A furunculose e a celulite provocaram o aumento de volume tecidual e a exsudação.

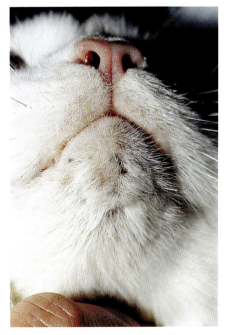

FIGURA 12-19 **Acne Felina.** Alopecia e escoriação como sequelas após o tratamento tópico com pomada de mupirocina.

CAPÍTULO 12 ■ Distúrbios da Queratinização e Seborreicos

Acne Felina (Cont.)

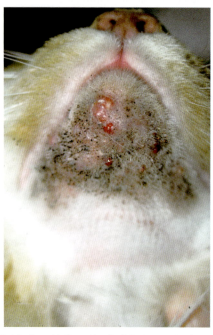

FIGURA 12-20 **Acne Felina.** O pelo foi tricotomizado, permitindo a melhor visualização dos comedões, das pápulas e das lesões drenantes neste caso grave de acne felina, que geralmente é limitado ao queixo.

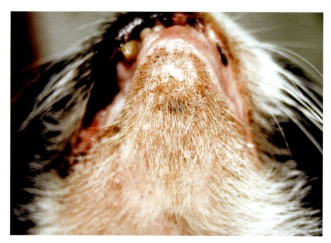

FIGURA 12-21 **Acne Felina.** A descoloração marrom é típica da formação de comedões associada à acne felina.

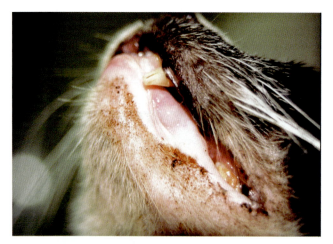

FIGURA 12-22 **Acne Felina.** Ampliação da foto do gato mostrado na Figura 12-21. As lesões se estenderam pela superfície lateral do lábio. Isso é incomum na acne felina.

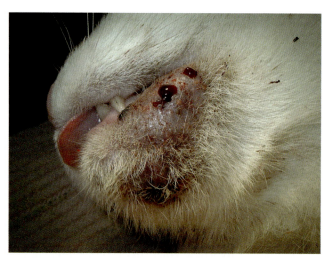

FIGURA 12-23 **Acne Felina.** Celulite e piodermite profunda causada pela acne felina crônica.

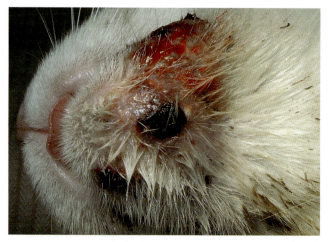

FIGURA 12-24 **Acne Felina.** Celulite e hematoma tecidoual causados pela natureza grave e crônica dessa doença.

Hiperqueratose Nasodigital Idiopática

Características

A hiperqueratose nasodigital idiopática é uma doença idiopática caracterizada pela formação excessiva de queratina no plano nasal ou nos coxins. É comum em cães idosos, principalmente Cocker Spaniels.

Há acúmulos espessos, duros e secos de queratina no plano nasal e/ou nos coxins ou ambos. O acúmulo de queratina tende a ser mais proeminente no dorso do focinho e nas margens dos coxins. A presença de erosões, úlceras e fissuras secundárias pode sugerir o diagnóstico de doença cutânea autoimune. A hiperqueratose digital excessiva pode provocar crescimentos córneos, que causam dor pela pressão contra os coxins adjacentes. O bloqueio do ducto nasolacrimal pode ser um fator contribuinte.

Principais Diagnósticos Diferenciais

Os diagnósticos diferenciais incluem cinomose, dermatose responsiva a zinco, dermatite superficial necrolítica, paraqueratose nasal hereditária, hiperqueratose familiar dos coxins, pênfigo foliáceo, lúpus eritematoso sistêmico ou discoide e leishmaniose.

Diagnóstico

1. Anamnese, achados clínicos e descarte de outros diagnósticos diferenciais
2. Dermato-histopatologia: hiperplasia epidérmica com extensa hiperqueratose ortoqueratótica ou paraqueratótica

Tratamento e Prognóstico

1. A intensidade do tratamento depende da gravidade das lesões.
2. Os ductos nasolacrimais devem ser irrigados.
3. Nos casos brandos e assintomáticos, a observação sem tratamento pode ser adequada.
4. Nos casos moderados a graves, as áreas afetadas devem ser hidratadas com imersão ou compressas de água morna por 5 a 10 minutos. Então, um emoliente deve ser aplicado a cada 24 horas até a remoção do excesso de queratina (≈ 7-10 dias). O tratamento deve continuar conforme necessário ao controle. Emolientes eficazes incluem os seguintes:
   - Vaselina
   - Pomada para assaduras
   - Amoniobituminosulfonato pomada
   - Gel de ácido salicílico-lactato de sódio-ureia
   - Tretinoína em gel
5. Nos crescimentos córneos, o excesso de queratina deve ser removido antes da instituição da terapia hidratante e emoliente.
6. Nas lesões com fissuras, uma pomada com antibiótico e glicocorticoide pode ser aplicada a cada 8 a 12 horas até a resolução.
7. O prognóstico é bom. Embora incurável, essa é uma doença cosmética que geralmente pode ser controlada com o tratamento sintomático.

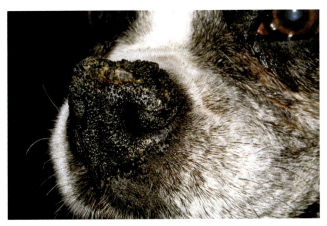

FIGURA 12-25 **Hiperqueratose Nasodigital Idiopática.** Graves projeções hiperqueratóticas vegetativas com formação de crostas no focinho de um Boxer idoso.

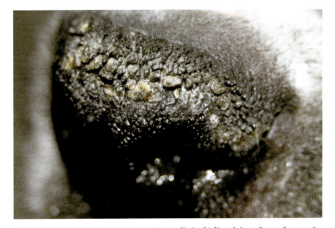

FIGURA 12-26 **Hiperqueratose Nasodigital Idiopática.** Grave formação de crostas e projeções vegetativas no focinho.

Hiperqueratose Nasodigital Idiopática (Cont.)

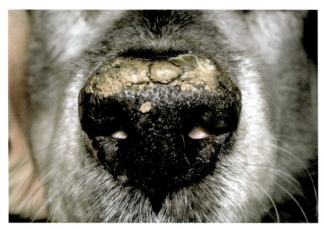

FIGURA 12-27 **Hiperqueratose Nasodigital Idiopática.** Crostas espessas e aderentes recobrindo a maior parte do plano nasal deste cão.

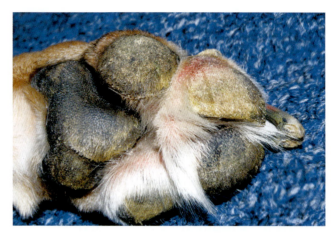

FIGURA 12-28 **Hiperqueratose Nasodigital Idiopática.** Branda hiperqueratose dos coxins sem outras lesões (em um quadro que seria mais típico de doenças cutâneas autoimunes ou da síndrome hepatocutânea).

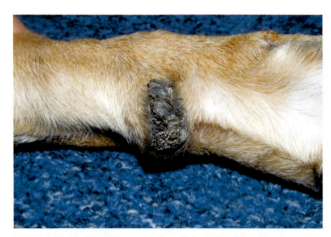

FIGURA 12-29 **Hiperqueratose Nasodigital Idiopática.** Hiperqueratose e formação de crostas no coxim do metacarpo.

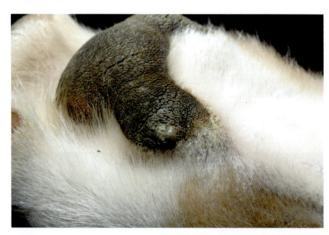

FIGURA 12-30 **Hiperqueratose Nasodigital Idiopática.** Uma área focal de hiperqueratose no coxim central de um Greyhound (cornos de Greyhound).

Hiperqueratose Nasodigital Idiopática **387**

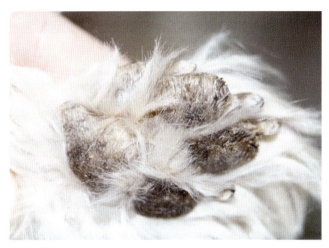

FIGURA 12-31 Hiperqueratose Nasodigital Idiopática. Hiperqueratose e formação de crostas nos coxins.

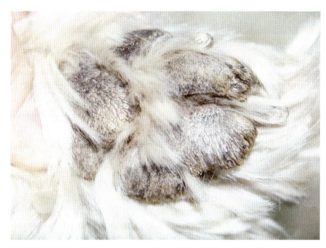

FIGURA 12-32 Hiperqueratose Nasodigital Idiopática. Hiperqueratose e formação de crostas com projeções vegetativas nos coxins.

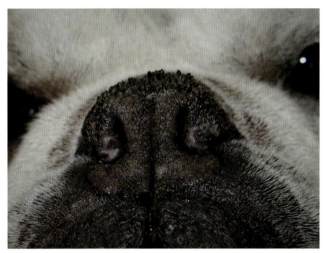

FIGURA 12-33 Hiperqueratose Nasodigital Idiopática. Vegetações queratínicas no plano nasal de um cão afetado.

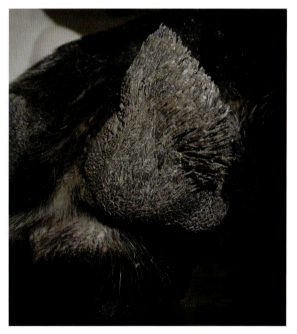

FIGURA 12-34 Hiperqueratose Nasodigital Idiopática. Espessamento e formação de crostas nos coxins.

Paraqueratose Nasal Hereditária dos Labradores Retrievers

Características

A paraqueratose nasal hereditária dos Labradores Retrievers é uma dermatose familiar clinicamente controlável, mas incurável, que surge entre 6 e 12 meses de idade. Suspeita-se que seja herdada de forma autossômica recessiva. É incomum em Labradores Retrievers e seus mestiços.

Há acúmulo de *debris* queratináceos acinzentados ou amarronzados no aspecto dorsal do plano nasal. Crostas, erosões, ulcerações, fissuras ou despigmentação podem ser observadas, mas não há prurido ou dor. A dermatose pode continuar estável, ser intermitente ou piorar de forma progressiva. As lesões geralmente são limitadas ao plano nasal, mas lesões descamativas e crostosas brandas na parte pilosa da ponte nasal e nos coxins hiperqueratóticos também podem ser observadas. Apesar dessas lesões, os cães afetados são saudáveis.

Principais Diagnósticos Diferenciais

Os diagnósticos diferenciais incluem cinomose, ictiose, dermatose responsiva a zinco, pênfigo eritematoso, pênfigo foliáceo, lúpus eritematoso sistêmico ou discoide, leishmaniose, hiperqueratose nasal idiopática e dermatite seborreica primária.

Diagnóstico

1. Descarte outros diagnósticos diferenciais.
2. Dermato-histopatologia (plano nasal): paraqueratose moderada a extensa, acúmulos multifocais de fluido proteináceo entre os queratinócitos no estrato córneo e no estrato espinhoso superficial, dermatite intersticial a interfacial linfoplasmocitária superficial branda a moderada, exocitose linfocítica e neutrofílica e incontinência pigmentar branda a moderada.

Tratamento e Prognóstico

1. Não há tratamento específico conhecido, mas as terapias utilizadas na hiperqueratose nasodigital idiopática podem ser eficazes. (Veja a seção anterior.)
2. Alternativamente, a melhora pode ser obtida por meio da aplicação tópica de propileno glicol (diluído em água a 50:50), vaselina ou vitamina E. A princípio, o tratamento deve ser aplicado nas lesões a cada 12 horas até a obtenção de uma resposta satisfatória e, então, usado conforme necessário para o controle vitalício.
3. Doses imunossupressoras de prednisona oral (2 mg/kg a cada 24 horas) podem ser eficazes, mas a administração diária em longo prazo é necessária à manutenção do controle. Portanto, a probabilidade de desenvolvimento de efeitos adversos inaceitáveis dos corticosteroides faz que essa opção terapêutica seja inadequada na maioria dos casos.
4. O prognóstico de cura é mau, mas os cães têm boa qualidade de vida com a terapia sintomática de rotina. Os cães afetados não devem se reproduzir.

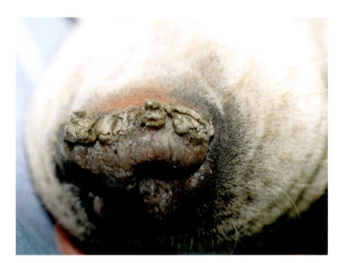

FIGURA 12-36 Paraqueratose Nasal Hereditária dos Labradores Retrievers. Grave formação de crostas e hiperqueratose com acometimento de quase todo o plano nasal. *(Cortesia de M. Paradis.)*

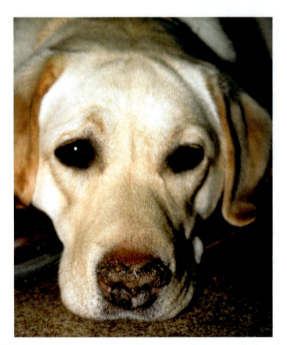

FIGURA 12-35 Paraqueratose Nasal Hereditária dos Labradores Retrievers. Hiperqueratose e formação de crostas no focinho de um Retriever do Labrador adulto jovem. *(Cortesia de M. Paradis.)*

Hiperqueratose Nasal Parassimpática (Xeromicteria: Focinho Seco)

Características

O distúrbio parassimpático pode provocar a perda da função normal da glândula nasal, localizada na porção lateral da mucosa do focinho. A glândula recebe inervação parassimpática através do nervo facial. Na presença concomitante de ceratoconjuntivite seca (KCS), pode haver dano às fibras parassimpáticas pré-ganglionares proximais ao gânglio pterigopalatino em associação a uma possível otite, com lesão das fibras nervosas que atravessam o osso temporal.

As lesões podem ser unilaterais ou bilaterais. Há acúmulo de *debris* queratináceos aderentes acinzentados ou amarronzados no aspecto dorsal do plano nasal. A dermatose pode ser estável, intermitente ou piorar de forma progressiva. As lesões são geralmente limitadas ao plano nasal, mas lesões descamativas e crostosas brandas podem ser observadas na parte pilosa da ponte nasal. Os cães afetados devem ser submetidos à avaliação para detecção de KCS e otite.

Principais Diagnósticos Diferenciais

Os diagnósticos diferenciais incluem idiopático paraqueratose nasal, doença cutânea autoimune (pênfigo foliáceo, lúpus eritematoso sistêmico ou discoide), cinomose, dermatose responsiva a zinco, dermatite superficial necrolítica e leishmaniose.

Diagnóstico

1. Anamnese, achados clínicos e descarte de outros diagnósticos diferenciais; a presença concomitante de KCS e otite pode dar evidências indicativas.
2. Dermato-histopatologia: hiperplasia epidérmica com hiperqueratose ortoqueratótica ou paraqueratótica extensa.

Tratamento e Prognóstico

1. A intensidade do tratamento depende da gravidade das lesões.
2. A administração de pilocarpina pode ser eficaz.
3. O tratamento é similar ao da hiperqueratose nasal idiopática:
   - Os ductos nasolacrimais devem ser irrigados
   - Nos casos brandos e assintomáticos, a observação sem tratamento pode ser adequada
   - Nos casos moderados a graves, as áreas afetadas devem ser hidratadas com imersão ou compressas de água morna por 5 a 10 minutos. Então, um hidratante deve ser aplicado a cada 24 horas até a remoção do excesso de queratina (≈ 7-10 dias). O tratamento deve continuar conforme necessário ao controle. Os emolientes eficazes incluem os seguintes:
     - Vaselina
     - Pomada para assaduras
     - Gel de ácido salicílico-lactato de sódio-ureia
4. O prognóstico é bom.

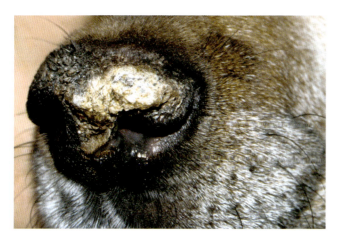

FIGURA 12-37 **Hiperqueratose Nasal Parassimpática.** Hiperqueratose e descamação assimétrica no plano nasal.

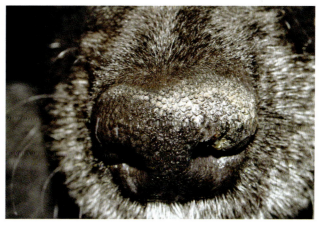

FIGURA 12-38 **Hiperqueratose Nasal Parassimpática.** Ampliação da foto do cão mostrado na Figura 12-37. O padrão assimétrico (apenas metade) de descamação é observado.

Hiperqueratose Nasal Parassimpática *(Cont.)*

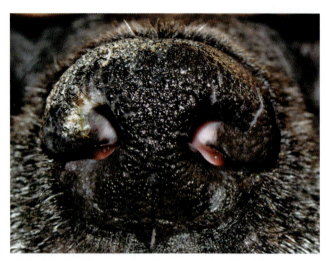

FIGURA 12-39 **Hiperqueratose Nasal Parassimpática.** Hiperqueratose simétrica do plano nasal.

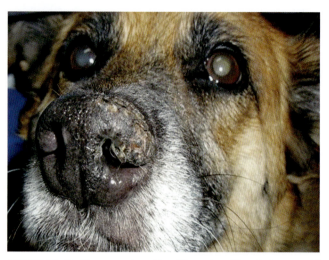

FIGURA 12-40 **Hiperqueratose Nasal Parassimpática.** O plano nasal é ressecado e descamativo na ausência de secreções normais da glândula nasal. A superfície estratificada normal permanece intacta, diminuindo a probabilidade de diagnóstico de doença cutânea autoimune.

Seborreia Primária Canina

Características

A seborreia primária canina é um distúrbio hereditário da queratinização. É comum em cães, com maior incidência em American Cocker Spaniel, Springer Spaniel Inglês, West Highland White Terrier e Basset Hound. Os sintomas clínicos aparecem na infância e, a princípio, podem ser brandos, mas pioram com a idade. Os sintomas podem ficar aparentes ou piorar durante a vida adulta após o desenvolvimento de uma doença subjacente concomitante.

Os sinais clínicos podem incluir pelame de má qualidade, seco e opaco; descamação (caspa) excessiva; cálculos foliculares; áreas e placas de descamação e formação de crostas; e odor cutâneo untuoso e desagradável. A maior parte do corpo é acometida em algum grau e a doença tende a ser mais grave nas áreas interdigitais, no períneo, na face, nas axilas, na porção ventral do pescoço, no abdômen e nas pregas cutâneas. O prurido é brando a intenso e a presença de otite externa ceruminosa é comum. Infecções secundárias da pele e das orelhas por bactérias e *Malassezia* geralmente são observadas.

Principais Diagnósticos Diferenciais

Os diagnósticos diferenciais incluem dermatose responsiva à vitamina A e outras causas de seborreia secundária (Quadro 12-1).

Diagnóstico

1. O diagnóstico é baseado na baixa idade ao aparecimento e na exclusão de outras causas de seborreia.
2. Dermato-histopatologia (não específica): dermatite perivascular, hiperplásica e superficial com hiperqueratose ortoqueratótica ou paraqueratótica, queratose folicular e disqueratose variável. Bactérias e leveduras podem ser observadas na queratina superficial e folicular. A presença de foliculite bacteriana secundária e dermatite leveduriforme é comum.

Tratamento e Prognóstico

1. Assegure a boa nutrição. Uma ração comercial que atenda às exigências do American Feed Control Officials (AAFCO) deve ser oferecida.
2. Qualquer infecção secundária, causada por bactérias ou Malassezia, na pele e nas orelhas deve ser submetida ao tratamento tópico e sistêmico adequado. A repetição periódica dos tratamentos ou a terapia de manutenção prolongada, em doses baixas, pode ser necessária, já que esses cães são suscetíveis a recidivas infecciosas.
3. Para o controle sintomático da otite ceruminosa, o cuidado de manutenção em longo prazo das orelhas é necessário. Os tratamentos óticos multimodais ou com agente de limpeza devem ser usados em cada orelha (AU) a cada 1 a 7 dias para controle do acúmulo de cerúmen.
4. Para o controle sintomático da seborreia, xampus antisseborreicos e emolientes podem ser usados a cada 2 a 7 dias até a melhora da condição cutânea (≈ 2-3 semanas); a seguir, a frequência dos banhos deve ser reduzida para a cada 1 a 2 semanas ou conforme necessário à manutenção.
5. A suplementação oral diária com ácidos graxos pode ser uma boa terapia adjunta (180 mg de ácido eicosapentaenoico [EPA]/10 lb [4,5 kg]).

QUADRO 12-1 Causas de Seborreia Secundária em Cães

Infecciosas
- Piodermite
- Dermatofitose
- Dermatite por *Malassezia*
- Leishmaniose

Alérgicas
- Dermatite por alergia à saliva das pulgas
- Atopia
- Hipersensibilidade alimentar
- Dermatite de contato

Endócrinas
- Hipotireoidismo
- Hiperadrenocorticismo
- Desequilíbrio de hormônios sexuais
- Diabetes *mellitus*

Parasitárias
- Demodicidose
- Escabiose
- Queiletielose
- Pediculose
- *Otodectes* spp.

Nutricionais
- Dermatose responsiva à vitamina A
- Dermatose responsiva a zinco
- Desequilíbrio dietético

Imunomediadas
- Pênfigo foliáceo
- Pênfigo eritematoso
- Lúpus eritematoso discoide
- Lúpus eritematoso sistêmico
- Reação cutânea a fármacos
- Adenite sebácea

Metabólicas
- Má absorção ou má digestão
- Dermatite superficial necrolítica

Neoplásicos
- Linfoma epiteliotrópico cutâneo

6. A vitamina A deve ser administrada em dose de 8.000 a 10.000 UI VO para cada 20 lb (9 kg) de peso, acompanhada por uma refeição gordurosa, a cada 24 horas. A melhora deve ser observada em 4 a 6 semanas.
7. Há diversos tratamentos históricos; de modo geral, eram ineficazes e provocavam numerosos efeitos adversos, mas incluíam os seguintes:
   - Em cães com seborreia pruriginosa, untuosa, grave e de odor desagradável, o tratamento sistêmico com

Seborreia Primária Canina (Cont.)

corticosteroides pode ser útil. A prednisona, em dose de 1 a 2 mg/kg VO, administrada a cada 24 horas até o controle dos sintomas (≈ 2 semanas) e, então, com redução à menor dosagem possível em dias alternados em caso de necessidade de terapia de manutenção. No entanto, efeitos adversos inaceitáveis associados aos corticosteroides e infecções recorrentes de pele e orelha são possíveis sequelas do tratamento prolongado com corticosteroides

- O tratamento com acitretina (um retinoide), em dose de 0,5 a 1 mg/kg VO a cada 24 horas, pode ser instituído em alguns cães
- A administração de calcitriol (vitamina D) 10 ng/kg/dia VO pode ajudar alguns casos. Os níveis séricos de cálcio devem ser cuidadosamente monitorados

8. O prognóstico é variável, dependendo da gravidade da seborreia. Essa é uma doença incurável cujo controle requer tratamento pela vida inteira. Os cães afetados não devem se reproduzir.

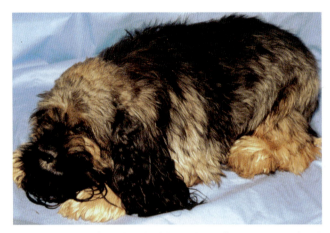

FIGURA 12-41 **Seborreia Primária Canina.** Pelame untuoso e de má qualidade em uma Cocker Spaniel fêmea castrada de 4 anos de idade. *(Cortesia de A. Yu.)*

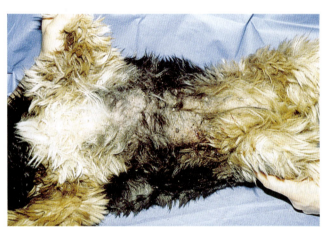

FIGURA 12-42 **Seborreia Primária Canina.** Ampliação da foto do cão mostrado na Figura 12-41. Alopecia parcial e dermatite seborreica na porção ventral do abdômen. *(Cortesia de A. Yu.)*

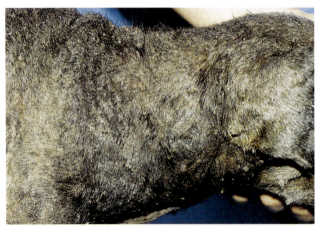

FIGURA 12-43 **Seborreia Primária Canina.** Ampliação da foto do cão mostrado na Figura 12-41. O pelame foi tricotomizado, revelando a presença de seborreia generalizada, descamações, crostas e eritema. *(Cortesia de A. Yu.)*

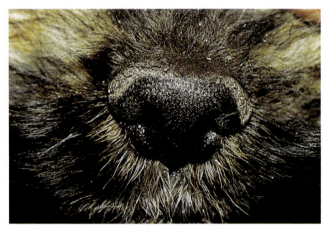

FIGURA 12-44 **Seborreia Primária Canina.** A descamação ao redor do focinho é característica dessa doença. *(Cortesia de A. Yu.)*

Seborreia Primária Canina 393

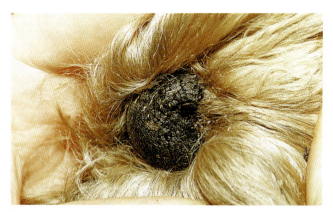

FIGURA 12-45 **Seborreia Primária Canina.** Hiperqueratose dos coxins. *(Cortesia de A. Yu.)*

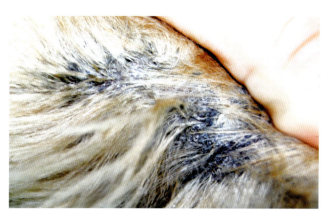

FIGURA 12-46 **Seborreia Primária Canina.** Dermatite seborreica ceruminosa que provoca descoloração e aglomeração dos pelos.

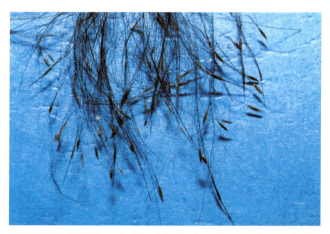

FIGURA 12-47 **Seborreia Primária Canina.** Observação de cálculos foliculares após a remoção dos pelos. Os cálculos foliculares são um achado característico em vários distúrbios primários da queratinização (seborreia primária, dermatose responsiva à vitamina A, adenite sebácea).

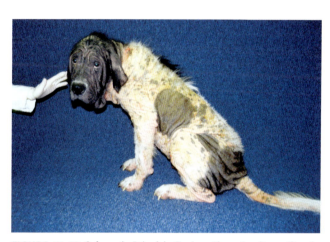

FIGURA 12-48 **Seborreia Primária Canina.** Alopecia e liquenificação generalizada com acometimento de toda a área superficial cutânea.

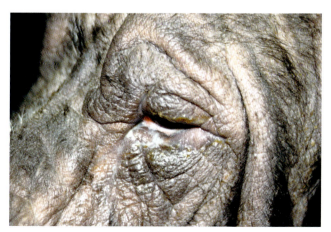

FIGURA 12-49 **Seborreia Primária Canina.** Mesmo cão mostrado na Figura 12-48. Alopecia e liquenificação em toda a superfície cutânea, incluindo as margens palpebrais.

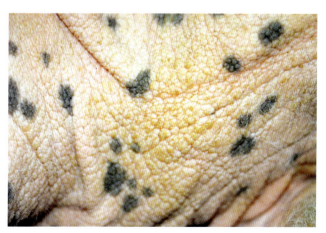

FIGURA 12-50 **Seborreia Primária Canina.** Ampliação da foto do cão mostrado na Figura 12-48. A liquenificação da pele e a alopecia são típicas da dermatite secundária por *Malassezia* associada à seborreia primária.

CAPÍTULO 12 ■ Distúrbios da Queratinização e Seborreicos

Seborreia Primária Canina (Cont.)

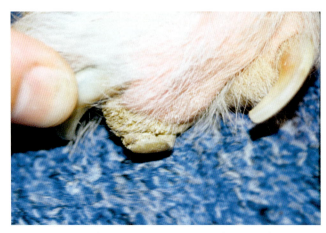

FIGURA 12-51 **Seborreia Primária Canina.** A formação de um corno cutâneo na margem do coxim é associada à seborreia primária.

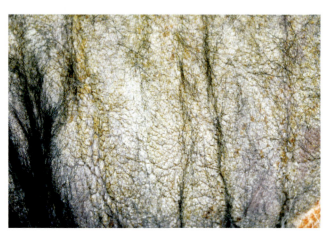

FIGURA 12-52 **Seborreia Primária Canina.** Alopecia e liquenificação com acometimento de toda a superfície cutânea.

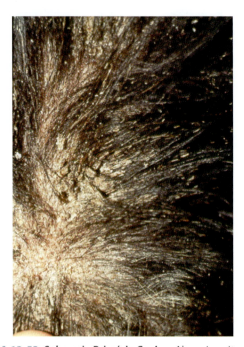

FIGURA 12-53 **Seborreia Primária Canina.** Alopecia, eritema, descamação e crostas são típicas dessa doença. As lesões podem ser focais ou generalizadas. *(Cortesia de A. Yu.)*

Dermatose Responsiva à Vitamina A

Características

A dermatose responsiva à vitamina A é um distúrbio de queratinização pouco compreendido que provavelmente é uma variante branda da seborreia primária canina. Esse distúrbio responde completamente ao tratamento com doses altas de vitamina A. É raro em cães, com incidências maiores relatadas em American Cocker Spaniels jovens (2 a 3 anos de idade).

A obstrução folicular extensa, as áreas focais de formação de crostas e as placas hiperqueratóticas apresentam tampões vegetativos queratináceos. As lesões são mais comumente observadas no aspecto ventral e lateral do tórax e do abdômen. Prurido brando a moderado, pelame seco e opaco com fácil remoção de pelos, odor corpóreo rançoso e descamação generalizada podem ser observados. A presença concomitante de otite externa ceruminosa é comum.

Principais Diagnósticos Diferenciais

Os diagnósticos diferenciais incluem seborreia primária, adenite sebácea, dermatose responsiva a zinco e outras causas de seborreia secundária (Quadro 12-1).

Diagnóstico

1. Descarte outros diagnósticos diferenciais.
2. Dermato-histopatologia: hiperqueratose ortoqueratótica folicular extensa e desproporcional, com hiperqueratose epidérmica mínima.
3. Resposta à vitamina A.

Tratamento e Prognóstico

1. Assegure a boa nutrição. Uma ração balanceada comercial para cães, que atenda as exigências da AAFCO, deve ser oferecida.
2. Qualquer infecção secundária, causada por bactérias ou *Malassezia*, na pele e nas orelhas deve ser submetida ao tratamento tópico e sistêmico adequado. A repetição periódica dos tratamentos ou a terapia de manutenção prolongada, em doses baixas, pode ser necessária, já que esses cães são suscetíveis a recidivas infecciosas.
3. Para o controle sintomático da otite ceruminosa, o cuidado de manutenção em longo prazo das orelhas é necessário. Os tratamentos óticos multimodais ou com agente de limpeza devem ser administrados AU a cada 1 a 7 dias para controle do acúmulo de cerúmen.
4. Para o controle sintomático da seborreia, xampus antisseborreicos e emolientes podem ser usados a cada 2 a 7 dias até a melhora da condição cutânea (≈ 2-3 semanas); a seguir, a frequência dos banhos deve ser reduzida para a cada 1 a 2 semanas ou conforme necessário à manutenção.
5. A suplementação oral diária com ácidos graxos pode ser uma boa terapia adjunta (180 mg EPA/10 lb [4,5 kg]).
6. A vitamina A deve ser administrada em dose de 8.000 a 10.000 UI VO para cada 20 lb (9 kg) de peso, acompanhada por uma refeição gordurosa, a cada 24 horas. A melhora deve ser observada em 4 a 6 semanas, com remissão clínica completa em 8 a 10 semanas.
7. O prognóstico é bom, mas a administração vitalícia de vitamina A geralmente é necessária à manutenção da remissão.

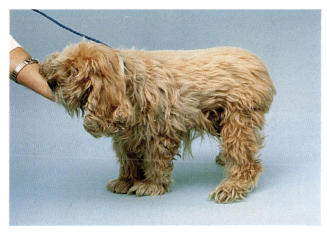

FIGURA 12-54 Dermatose Responsiva à Vitamina A. Pelame untuoso e de má qualidade em um Cocker Spaniel adulto. Note a semelhança com a seborreia primária canina. *(Cortesia de A. Yu.)*

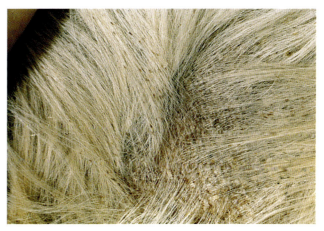

FIGURA 12-55 Dermatose Responsiva à Vitamina A. Ampliação da foto do cão mostrado na Figura 12-54. Descamação e cálculos foliculares podem ser observados. As lesões cutâneas são generalizadas. *(Cortesia de A. Yu.)*

Síndrome do Comedão do Schnauzer

Características

A síndrome do comedão em Schnauzer é um distúrbio comum da queratinização folicular, similar à acne, que ocorre em Schnauzers Miniaturas. A linha média dorsal das costas, entre os ombros e o sacro, apresenta quantidades variáveis de comedões (cravos) e pápulas com crostas sem dor ou prurido. Caso haja infecção secundária, pode haver o desenvolvimento de erupção papular disseminada e prurido.

Principais Diagnósticos Diferenciais

Os diagnósticos diferenciais incluem demodicidose, piodermite superficial e dermatofitose.

Diagnóstico

1. Idade, sexo e raça, histórico, achados clínicos e descarte de outros diagnósticos diferenciais.
2. Dermato-histopatologia: a porção superficial do folículo piloso é distendida por queratina. O infundíbulo dilatado por queratina pode ter aparência cística. A foliculite e a furunculose bacteriana secundária com ruptura dos comedões podem ser observadas.

Tratamento e Prognóstico

1. Em qualquer piodermite secundária, os antibióticos sistêmicos adequados devem ser administrados por 3 a 4 semanas.
2. Nas lesões brandas a moderadas, as áreas afetadas devem ser limpas com lenços para acne humana, almofadas de clorexidina/miconazol ou gel de peróxido de benzoíla a 2% a cada 1 a 2 dias até a resolução dos comedões (≈ 1-3 semanas). A seguir, essas áreas devem ser limpas a cada 2 a 7 dias ou conforme necessário para a manutenção do controle.
3. Nas lesões moderadas a graves, as áreas afetadas devem ser limpas com xampu de enxofre e ácido salicílico, etil lactato, alcatrão e enxofre ou peróxido de benzoíla e enxofre a cada 2 a 3 dias até a resolução dos comedões (≈ 1-3 semanas). A seguir, essas áreas devem ser limpas, conforme necessário, para o controle em longo prazo.
4. A administração de vitamina A, em dose de 8.000 a 10.000 UI VO para cada 20 lb (9 kg) de peso a cada 24 horas pode ser benéfica.
5. O prognóstico é bom. A não ser que as lesões apresentem infecção secundária, essa é uma doença cosmética que não afeta a qualidade de vida do animal e, de modo geral, é facilmente controlada com terapia sintomática de rotina.

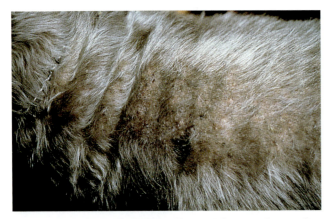

FIGURA 12-56 Síndrome de Comedões em Schnauzer. Os comedões são visíveis na área de alopecia parcial. *(Cortesia de W. Miller.)*

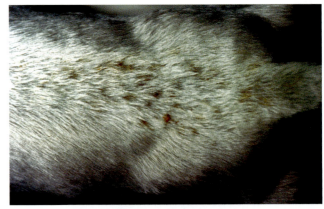

FIGURA 12-57 Síndrome de Comedões em Schnauzer. Esta alopecia irregular foi causada por numerosos comedões na área lombar deste Schnauzer. *(Cortesia de L. Frank.)*

Dermatose da Margem do Pavilhão Auricular de Cães

Características

A dermatose da margem da orelha é uma doença seborreica idiopática comum em cães com orelhas pendulares, principalmente Dachshunds. Com o passar do tempo, em muitos cães, há progressão e o desenvolvimento de sintomas típicos de doença vascular (vasculite).

A princípio, há um acúmulo de *debris* queratináceos, untuosos e macios nas bordas das orelhas. Com o passar do tempo, as margens da orelha podem apresentar alopecia, crostas, rachaduras, úlceras e fissuras. As lesões fissuradas podem ser dolorosas e induzir o animal a balançar a cabeça, o que exacerba ainda mais as fissuras e a dor. À exceção das margens da orelha, a pele é normal. Em caso de progressão das lesões e desenvolvimento de defeitos em cunha, ou ainda se outras regiões corpóreas forem afetadas (p. ex., focinho, unhas, cavidade oral), deve-se considerar o diagnóstico de doença cutânea autoimune ou vasculite.

Principais Diagnósticos Diferenciais

Os diagnósticos diferenciais incluem sarna, vasculite, neoplasia, doença cutânea autoimune e causas de seborreia secundária (Quadro 12-1).

Diagnóstico

1. Idade, sexo e raça, histórico, achados clínicos e descarte de outros diagnósticos diferenciais.
2. Dermato-histopatologia: extensa hiperqueratose ortoqueratótica ou paraqueratótica e queratose folicular.

Tratamento e Prognóstico

1. Não há tratamento específico conhecido.
2. O cão não deve ter acesso a fontes de calor seco (p. ex., fogões a lenha, lareiras, ductos de ventilação) devido à possibilidade de agravamento da dermatose.
3. Para remoção dos *debris* acumulados, limpe delicadamente as margens da orelha com xampu com enxofre e ácido salicílico ou peróxido de benzoíla a cada 1 a 2 dias até sua eliminação completa (≈ 5-14 dias, dependendo da gravidade). Continue limpando as margens da orelha conforme necessário para manutenção do controle.
4. Se as crostas acumuladas estiverem muito aderidas e endurecidas, as primeiras aplicações de xampu devem ser precedidas pela imersão em água morna por 5 a 10 minutos.
5. Um hidratante pode ser aplicado nas margens da orelha após cada tratamento com xampu.
6. Na presença de inflamação branda a moderada das margens da orelha, a terapia tópica com uma pomada de corticosteroide deve ser realizada a cada 24 horas nos primeiros 5 a 10 dias.
7. A suplementação diária com ácidos graxos essenciais de administração oral (180 mg EPA/10 lb [4,5 kg]), vitamina A (8.000-10.000 UI) ou zinco (zinco metionina ou sulfato de zinco em dose de 2-3 mg/kg/dia de zinco elementar) pode ajudar a resolução das lesões cutâneas. A melhora deve ser observada após 1 a 2 meses de terapia.
8. O tratamento com vitamina E, tetraciclina, doxiciclina ou niacinamida pode ser benéfico (Tabela 8-2).
9. O tratamento com pentoxifilina, em dose de 25 mg/kg VO a cada 12 horas com alimento, pode ser benéfico em alguns cães. A melhora deve ser observada em 1 a 3 meses de terapia.
10. Na presença de inflamação grave das margens da orelha e evidências de vasculite, o paciente deve ser avaliado para detecção de vasculite e doença cutânea autoimune e submetido ao tratamento indicado.
11. Caso as margens da orelha apresentem fissuras extensas e má resposta à terapia tópica, a conchectomia cosmética para remoção do tecido fissurado pode ser considerada. As lesões podem recidivar no sítio cirúrgico.
12. O prognóstico é variável, dependendo da gravidade. Essa doença é incurável, mas a maioria dos casos pode ser submetida ao controle sintomático.

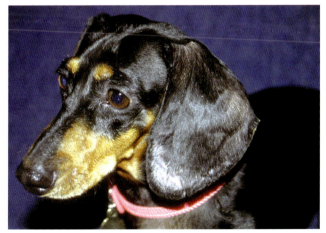

FIGURA 12-58 Dermatose da Margem do Pavilhão Auricular de Cães. Alopecia com dermatite descamativa na margem da orelha de um Dachshund adulto.

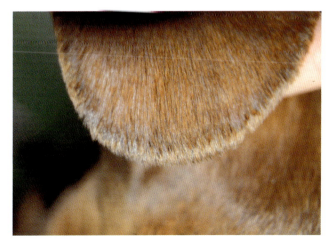

FIGURA 12-59 Dermatose da Margem do Pavilhão Auricular de Cães. Alopecia e formação de crostas na porção distal da margem da orelha de um Dachshund adulto jovem.

CAPÍTULO 12 ■ Distúrbios da Queratinização e Seborreicos

Dermatose da Margem do Pavilhão Auricular de Cães (Cont.)

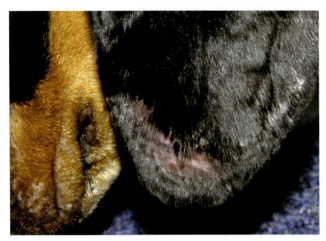

FIGURA 12-60 Dermatose da Margem do Pavilhão Auricular de Cães. Alopecia mais grave, com extensão pela lateral do pavilhão auricular.

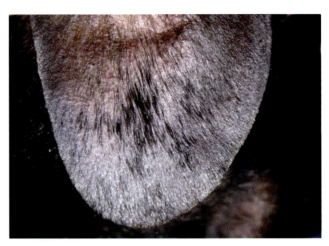

FIGURA 12-61 Dermatose da Margem do Pavilhão Auricular de Cães. Alopecia difusa com acometimento de quase todo o pavilhão auricular.

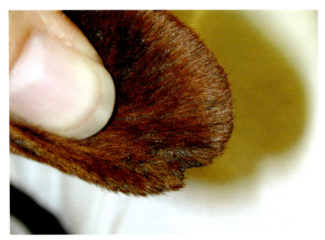

FIGURA 12-62 Dermatose da Margem do Pavilhão Auricular de Cães. Alopecia e descamação na margem da orelha, que apresenta um defeito em cunha. Este defeito é típico da lesão por vasculite.

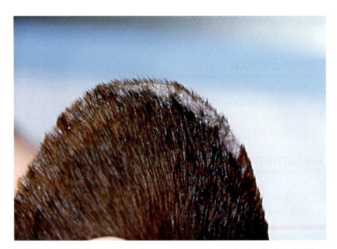

FIGURA 12-63 Dermatose da Margem do Pavilhão Auricular de Cães. Alopecia e descamação apenas na margem distal do pavilhão auricular deste Dachshund adulto. As lesões não são pruriginosas.

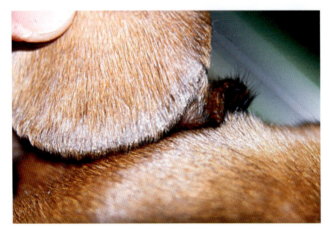

FIGURA 12-64 Dermatose da Margem do Pavilhão Auricular de Cães. Dermatite alopécica descamativa na margem da orelha.

Dermatose Responsiva a Zinco

Características

A dermatose responsiva a zinco é um distúrbio de queratinização induzido pela deficiência desse mineral. A menor capacidade congênita de absorção de zinco pelo trato intestinal e a dieta com baixa concentração de zinco absoluto ou com antagonismos minerais que impeçam a absorção do mineral presente no alimento (p. ex., dietas ricas em fitato [proteína vegetal], à base de cereal ou soja, suplementação excessiva de cálcio) podem causar deficiência de zinco. A doença é rara em cães, com maior incidência em indivíduos adultos jovens de raças do Norte (Husky Siberiano, Boston Terrier, Samoieda e Malamute do Alasca) e em filhotes de qualquer raça de crescimento rápido.

As áreas ao redor dos olhos e da boca podem apresentar crostas, descamação, eritema e alopecia; o focinho, o plano nasal, o pavilhão auricular e a genitália também podem ser acometidos. Placas hiperqueratóticas ou espessas e crostosas podem ser observadas nos cotovelos, nos jarretes e em outros pontos de pressão e em locais de trauma. Os coxins podem apresentar hiperqueratose e fissuras. As lesões podem ser assimétricas e associadas a prurido brando a moderado em alguns cães. Infecções cutâneas secundárias causadas por bactérias e *Malassezia* são comuns. Depressão, anorexia, linfadenomegalia e edema depressível da porção distal dos membros podem ser observados. Os filhotes com a doença grave apresentam redução do crescimento.

Principais Diagnósticos Diferenciais

Os diagnósticos diferenciais incluem seborreia primária, doença cutânea autoimune e outras causas de seborreia secundária (Quadro 12-1).

Diagnóstico

1. Descarte outros diagnósticos diferenciais.
2. Dermato-histopatologia: paraqueratose epidérmica e folicular difusa e extensa dermatite perivascular superficial. Papilomatose, espongiose e evidências de infecção secundária (pústulas intraepidérmicas, foliculite) são comuns.
3. Resposta à terapia com zinco.

Tratamento e Prognóstico

1. Qualquer infecção cutânea secundária causada por bactérias ou *Malassezia* deve ser submetida ao tratamento medicamentoso adequado por pelo menos 3 a 4 semanas.
2. Nos cães com deficiência de zinco induzida pela dieta, o desequilíbrio dietético deve ser identificado e corrigido. Apenas rações aprovadas pela AAFCO devem ser oferecidas. As lesões cutâneas devem resolver 2 a 6 semanas após a mudança da dieta.
3. A suplementação com zinco pode ser necessária em alguns cães, seja nos primeiros dias de mudança da dieta ou por toda a vida em caso de diminuição da capacidade de absorção do mineral. A administração oral de zinco metionina ou sulfato de zinco (em dose de 2-3 mg/kg/dia de zinco elementar) deve ser feita com alimento. A melhora deve ocorrer em 6 semanas. Em caso de ausência de resposta, a dose de zinco pode ser dobrada; alternativamente, outra fonte de zinco pode ser usada. Os sinais de intoxicação por zinco incluem depressão, anorexia, vômitos e diarreia. As lesões cutâneas associadas à intoxicação por zinco podem mimetizar aquelas provocadas pela deficiência do mineral; portanto, os níveis sanguíneos devem ser monitorados.
4. A instituição da administração oral de ácidos graxos essenciais pode permitir a redução da dose de zinco ou eliminar completamente a necessidade de suplementação em alguns cães.
5. A terapia sintomática concomitante com imersão em água morna, xampus antisseborreicos e aplicações tópicas de pomadas nas lesões pode ajudar a resolução.
6. As fêmeas que não apresentam bom controle das lesões com a suplementação com zinco devem ser castradas, já que o estro pode exacerbar a doença.
7. Na maioria dos cães, o prognóstico é bom, embora a suplementação vitalícia com zinco seja, às vezes, necessária.

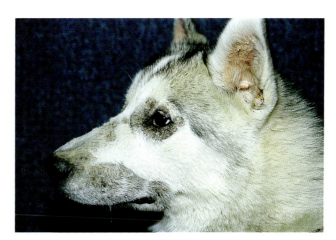

FIGURA 12-65 Dermatose Responsiva a Zinco. Alopecia e placas hiperqueratóticas na face de um Husky Siberiano adulto jovem.

Dermatose Responsiva a Zinco *(Cont.)*

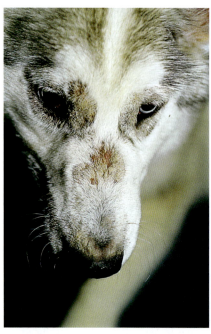

FIGURA 12-66 **Dermatose Responsiva a Zinco.** Mesmo cão mostrado na Figura 12-65. A alopecia e a descamação ao redor do focinho e dos olhos se resolveram com a suplementação com zinco.

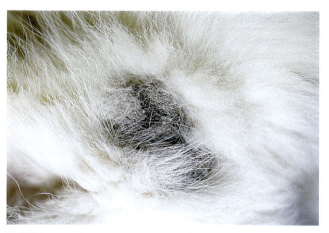

FIGURA 12-67 **Dermatose Responsiva à Zinco.** Uma placa seborreica e alopécica no abdômen.

Hiperplasia da Glândula da Cauda (Cauda do Garanhão)

Características

A hiperplasia da glândula da cauda é uma doença seborreica associada à hiperplasia das glândulas sebáceas na área da cauda (cães, gatos) ou na região perianal (cães). Em gatos, é uma doença idiopática localizada. Em cães, pode ser localizada ou associada a um distúrbio seborreico primário ou secundário generalizado. É comum em cães e é possível que machos não castrados sejam mais predispostos. A doença é incomum em gatos, com maior incidência em animais confinados em gaiolas ou com maus hábitos de limpeza por lambedura. Os gatos machos não castrados podem ser mais predispostos à doença.

Cães

Nos cães, a lesão é uma área elevada, oval, assintomática e de crescimento lento de perda de pelo no dorso da cauda, aproximadamente 2,5 a 5,0 cm distais à base da cauda. A pele acometida pode apresentar descamação, untuosidade e hiperpigmentação. Pústulas decorrentes da infecção bacteriana secundária podem ser observadas. Em cães com seborreia primária ou secundária, há outras lesões cutâneas.

Gatos

Uma faixa de pelo embaraçado ou um acúmulo de *debris* céreos e seborreicos é observado no dorso da cauda. A pele acometida pode apresentar hiperpigmentação ou alopecia parcial. As lesões são assintomáticas e não há outro acometimento cutâneo.

Principais Diagnósticos Diferenciais

Os diagnósticos diferenciais incluem demodicidose, dermatofitose, piodermite superficial e neoplasia.

Diagnóstico

1. Anamnese, achados clínicos e descarte de outros diagnósticos diferenciais
2. Dermato-histopatologia: hiperplasia da glândula sebácea

Tratamento e Prognóstico

1. Em cães com doença cutânea generalizada, a causa subjacente da seborreia deve ser identificada e controlada.
2. Em cães com infecção secundária, os antibióticos sistêmicos adequados devem ser administrados por 3 a 4 semanas.
3. Em cães e gatos, a melhora clínica pode ser observada com a terapia antisseborreica tópica localizada aplicada conforme necessário.
4. Em gatos, a lambedura para limpeza do pelame deve ser encorajada, minimizando o confinamento em gaiola. A escovação regular pelo proprietário pode ser necessária em gatos que não se lambem da maneira adequada.
5. Em cães machos, a castração pode induzir a regressão parcial a completa da lesão ou impedir seu maior crescimento. A melhora deve ser observada 2 meses após a castração. Nos gatos machos, a castração pode não induzir a resolução da lesão, mas pode ajudar a impedir a progressão.
6. Nos cães com lesões inaceitáveis do ponto de vista cosmético, o excesso de tecido glandular pode ser cirurgicamente removido. Sem a castração concomitante, porém, é provável que haja recidiva da lesão em 1 a 3 anos. O fechamento da ferida pode ser extremamente difícil.
7. O prognóstico é bom. Esta é uma doença cosmética que não afeta a qualidade de vida do animal.

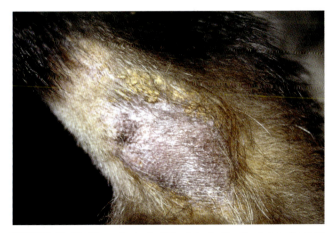

FIGURA 12-68 Hiperplasia da Glândula da Cauda. A área focal de alopecia com dermatite descamativa se desenvolveu sobre a área da glândula da cauda.

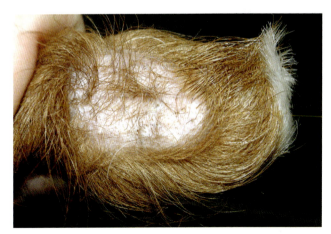

FIGURA 12-69 Hiperplasia da Glândula da Cauda. Dermatite alopécica com estruturas císticas sobre a glândula da cauda em um Spaniel Bretão adulto.

CAPÍTULO 12 ■ Distúrbios da Queratinização e Seborreicos

Hiperplasia da Glândula da Cauda *(Cont.)*

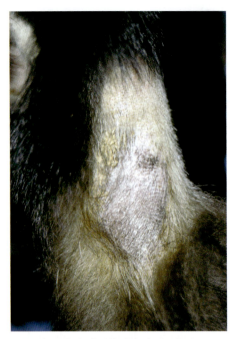

FIGURA 12-70 Hiperplasia da Glândula da Cauda. Dermatite alopécica sobre a glândula da cauda.

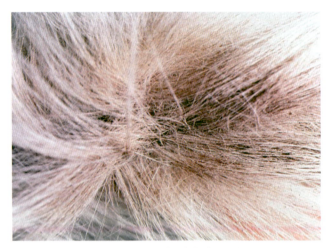

FIGURA 12-72 Hiperplasia da Glândula da Cauda. Maior aumento do gato mostrado na Figura 12-69. A descoloração da pele e do pelame é causada pela secreção glandular anormal. *(Cortesia de D. Angarano.)*

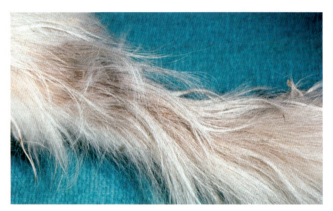

FIGURA 12-71 Hiperplasia da Glândula da Cauda. A alopecia parcial com área focal de pelame untuoso e de má qualidade na região dorsal da cauda é característica desse distúrbio. *(Cortesia de D. Angarano.)*

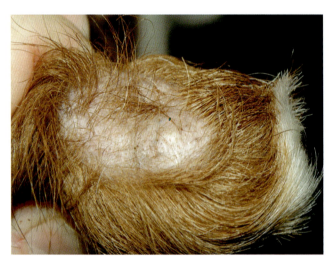

FIGURA 12-73 Hiperplasia da Glândula da Cauda. Alopecia e formação de comedões causadas pela hipertrofia da glândula da cauda.

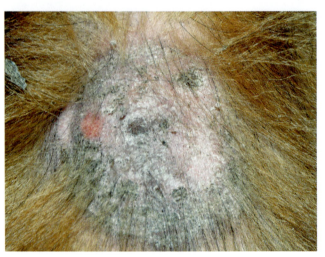

FIGURA 12-74 Hiperplasia da Glândula da Cauda. Alopecia e descamação na pele sobre a glândula da cauda causadas pela hipertrofia da glândula e provocando dermatite.

Adenite Sebácea

Características

A adenite sebácea é uma doença inflamatória destrutiva das glândulas sebáceas. É incomum em cães, com maior incidência em adultos jovens ou de meia-idade das raças Poodle Standard, Vizsla Húngaro, Akita e Samoieda. Suspeita-se que seja herdada de forma autossômica recessiva em Poodles Standard e Akitas.

O dorso das costas e do pescoço, o alto da cabeça, a face (plano nasal dorsal), as orelhas (pavilhões auriculares ou canais externos) e a cauda geralmente apresentam descamação branda a grave. A doença cutânea pode continuar localizada ou se tornar multifocal ou generalizada no tronco. Em cães de pelo curto, as descamações geralmente são finas e não aderentes. Nos cães de pelo longo, as descamações são muito aderidas aos pelos e o pelame pode ficar opaco, seco ou embaraçado; cálculos foliculares são comuns. A alopecia anular ou irregular (cães de pelo curto) ou difusa (cães de pelo longo) é observada com frequência. Nos cães de pelo longo, geralmente há perda do subpelo, enquanto os pelos primários não são acometidos. Os Akitas podem também apresentar untuosidade na pele e no pelame, com pápulas e pústulas; esses animais podem apresentar febre, depressão e perda de pelo. De modo geral, não há prurido, a não ser na presença de infecção secundária por bactérias ou *Malassezia*, que é comum. A doença subclínica (lesões histológicas sem sintomas clínicos) também foi documentada em Poodle Standard.

Principais Diagnósticos Diferenciais

Os diagnósticos diferenciais incluem a seborreia primária e as causas de seborreia secundária (Quadro 12-1).

Diagnóstico

1. Descarte outros diagnósticos diferenciais.
2. Dermato-histopatologia (do dorso do pescoço em casos subclínicos suspeitos): nas lesões em estágio inicial, há granulomas discretos nas áreas das glândulas sebáceas, sem acometimento de outros anexos cutâneos. Nas lesões crônicas, há ausência de glândulas sebáceas e sua substituição por fibrose. A obstrução folicular e a hiperqueratose podem ser observadas.

Tratamento e Prognóstico

1. Quaisquer infecções cutâneas secundárias causadas por bactérias ou *Malassezia* devem ser tratadas com os medicamentos sistêmicos adequados.
2. Nos casos brandos, a suplementação oral diária com ácidos graxos essenciais e a terapia tópica com xampus antisseborreicos, enxaguantes emolientes e umectantes, aplicada a cada 2 a 4 dias ou conforme necessário, podem controlar os sintomas de forma eficaz. A suplementação com ácidos graxos essenciais pode ser eficaz.
3. Nos casos mais graves, os tratamentos orais diários com doses altas de ácidos graxos e as aplicações tópicas de propileno glicol em água a 50% a 75%, em *spray*, de *sprays* hidratantes à base de água, podem ajudar a resolução das lesões.
4. A terapia sistêmica pode ser eficaz na prevenção da maior destruição da glândula sebácea e até mesmo no restauro à função glandular mais normal em alguns cães. Os cães devem ser tratados da seguinte maneira:
   - Administração de vitamina A, em dose de 8.000 a 10.000 UI VO para cada 20 lb (9 kg) de peso, a cada 24 horas
   - Ciclosporina (Atopica®) 5 a 10 mg/kg VO a cada 24 horas por 6 a 8 semanas ou até a observação de melhora; a seguir, a dose de ciclosporina deve ser reduzida à menor possível para prevenção de recidivas da doença (geralmente com administração em dias alternados)
5. Historicamente, muitos fármacos foram usados com resultados variáveis; esses medicamentos incluem os seguintes, assim como fármacos geralmente empregados em doenças cutâneas autoimunes:
   - Tetraciclina e niacinamida (como descrito na Tabela 8-2)
   - Prednisona, em dose de 2 mg/kg VO a cada 24 horas até o controle das lesões; a seguir, a dose é reduzida à menor possível, com administração em dias alternados, que controle os sinais
   - Isotretinoína, em dose de 1 mg/kg VO a cada 12-24 horas até a melhora das lesões (≈ 6 semanas); a seguir, a dose passa a ser de 1 mg/kg VO a cada 24-48 horas por 6 semanas; então, 1 mg/kg VO a cada 48 horas ou 0,5 mg/kg VO a cada 24 horas para manutenção; efeitos adversos hepáticos são comuns
   - Acitretina, em dose de 1 mg/kg VO a cada 12-24 horas até a melhora das lesões (≈ 6 semanas); a seguir, a dose passa a ser de 1 mg/kg VO a cada 24-48 horas por 6 semanas; então, 1 mg/kg VO a cada 48 horas ou 0,5 mg/kg VO a cada 24 horas para manutenção
   - Asparaginase, em dose de 10.000 UI IM a cada 7 dias por dois ou três tratamentos; a seguir, a administração deve ser feita conforme necessário
6. O prognóstico é variável, dependendo da gravidade da doença. Essa é uma doença incurável, mas o diagnóstico e o tratamento precoce melhoram o prognóstico do controle em longo prazo. Nos cães de pelo curto, que tendem a apresentar sintomas mais brandos, o prognóstico pode ser mais favorável do que em cães de pelo longo. Poodles Standard e Akitas apresentam maior tendência ao desenvolvimento da doença progressiva e refratária. Nos Poodles Standard, caso haja novo crescimento piloso, os pelos podem ser retos, ao invés de encaracolados. Os cães afetados não devem se reproduzir.

NOTA DO AUTOR

Quando necessário, use produtos para prevenção da infestação por pulgas e carrapatos cuja eficácia não dependa da função da glândula sebácea.

404 CAPÍTULO 12 ■ Distúrbios da Queratinização e Seborreicos

Adenite Sebácea (Cont.)

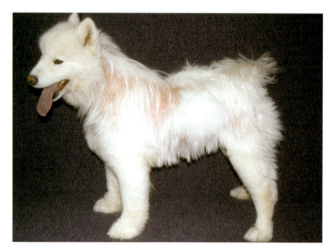

FIGURA 12-75 **Adenite Sebácea.** Alopecia generalizada e eritema causados pela adenite sebácea.

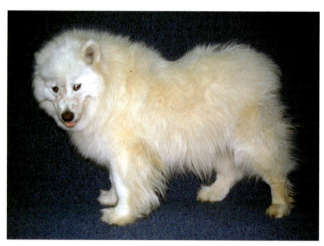

FIGURA 12-76 **Adenite Sebácea.** Mesmo cão mostrado na Figura 12-75. Após a terapia com vitamina A e os tratamentos tópicos, houve grande melhora da alopecia e da dermatite.

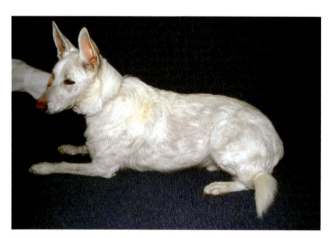

FIGURA 12-77 **Adenite Sebácea.** Alopecia generalizada, eritema e descamação típicos da adenite sebácea.

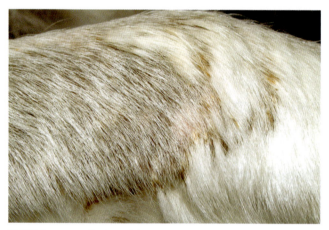

FIGURA 12-78 **Adenite Sebácea.** A alopecia e a dermatite descamativa são causadas pela ausência de produção de sebo, prejudicando a hidratação da pele e a função de barreira. Isso geralmente leva ao desenvolvimento de infecções secundárias.

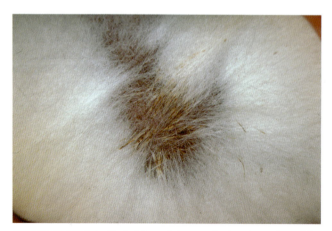

FIGURA 12-79 **Adenite Sebácea.** Aglomeração de pelos na face, típica dos defeitos da queratinização primária.

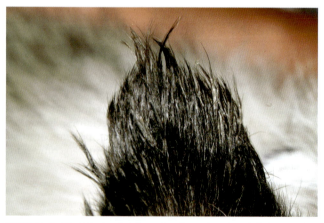

FIGURA 12-80 **Adenite Sebácea.** O pelame de má qualidade com descamações e crostas aderentes no pavilhão auricular é típico dessa doença.

Adenite Sebácea 405

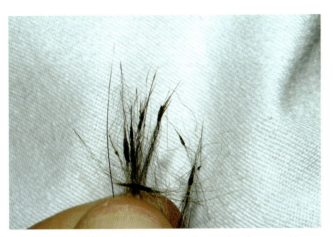

FIGURA 12-81 **Adenite Sebácea.** Quando os pelos são removidos, os cálculos foliculares aderem às hastes pilosas, o que é clássico dos defeitos de queratinização primária, como a adenite sebácea, a seborreia primária e a dermatose responsiva à vitamina A.

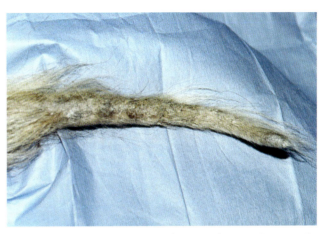

FIGURA 12-82 **Adenite Sebácea.** Alopecia e descamação na porção distal da cauda de um cão com lesões generalizadas.

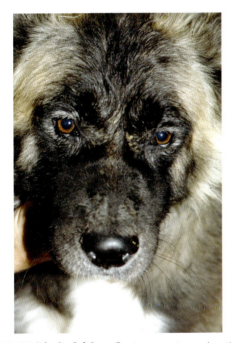

FIGURA 12-83 **Adenite Sebácea.** Crostas na ponte nasal e aglomeração de pelame na face.

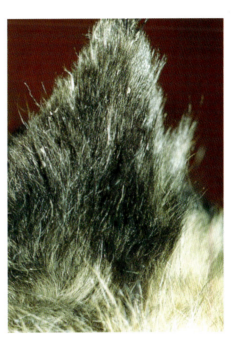

FIGURA 12-84 **Adenite Sebácea.** O pelame de má qualidade e a aglomeração de pelos são aparentes no pavilhão auricular deste cão. Estas lesões são geralmente observadas em padrão generalizado.

CAPÍTULO 12 ■ Distúrbios da Queratinização e Seborreicos

Adenite Sebácea (Cont.)

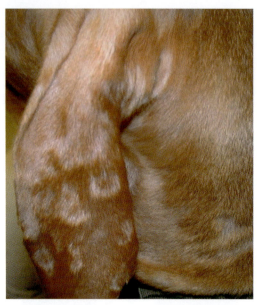

FIGURA 12-85 Adenite Sebácea. Alopecia multifocal com margens bem demarcadas no pavilhão auricular e no pescoço de um cão afetado.

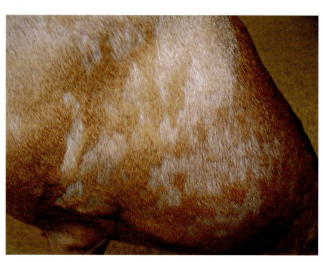

FIGURA 12-86 Adenite Sebácea. Alopecia multifocal generalizada no tronco de um cão.

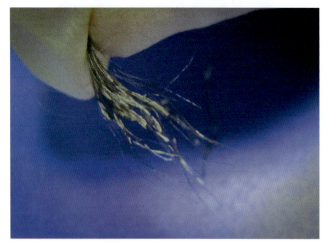

FIGURA 12-87 Adenite Sebácea. Pelos arrancados, mostrando os cálculos foliculares que são típicos dos distúrbios primários de queratinização.

Síndrome Hepatocutânea (Dermatite Necrolítica Superficial, Eritema Migratório Necrolítico Superficial, Necrose Epidérmica Metabólica, Dermatopatia Diabética)

Características

A síndrome hepatocutânea/dermatite superficial necrolítica é uma doença cutânea única em animais com hepatopatia crônica ou tumores pancreáticos secretores de glucagon. A patogênese exata é desconhecida, mas acredita-se que a maior gliconeogênese desencadeada pela hiperglucagonemia (tumor pancreático) ou o maior catabolismo hepático de aminoácidos (hepatopatia crônica) reduza a concentração plasmática de aminoácidos e cause a depleção de proteínas epidérmicas, levando ao desenvolvimento das lesões cutâneas da dermatite superficial necrolítica. A doença é incomum em cães e rara em gatos, com maior incidência em animais idosos. Entre os cães, as raças Pastor de Shetland, West Highland White Terrier, Cocker Spaniel e Terrier Escocês podem apresentar predisposição maior.

As lesões cutâneas são caracterizadas por eritema bilateralmente simétrico com prurido mínimo a intenso, descamação, formação de crostas, erosões e úlceras na porção distal dos membros e ao redor da boca e dos olhos. As lesões também podem ocorrer no pavilhão auricular, nos cotovelos, nos jarretes, na genitália externa, no ventre e na cavidade oral. Os coxins geralmente apresentam hiperqueratose branda a grave, fissuras e úlceras. A claudicação secundária às lesões nos coxins pode ser evidente. Polidipsia e poliúria podem ser observadas caso haja diabetes *mellitus* concomitante. Caso contrário, os sinais sistêmicos de doença metabólica subjacente raramente são evidentes à apresentação, mas podem se tornar aparentes em poucos a vários meses.

Principais Diagnósticos Diferenciais

Os diagnósticos diferenciais incluem linfoma epiteliotrópico cutâneo, pênfigo foliáceo ou vulgar, lúpus eritematoso sistêmico, erupção cutânea induzida por fármacos, furunculose grave (demodicidose, dermatofitose, piodermite) e dermatose responsiva a zinco.

Diagnóstico

1. Hemograma: neutrofilia ou anemia normocítica normocrômica não regenerativa.
2. Bioquímica sérica (insuficiência hepática): os achados geralmente incluem aumentos brandos a moderados nas atividades séricas de fosfatase alcalina (ALP) e alanina aminotransferase (ALT) e nas concentrações de bilirrubina total e ácidos biliares. A hipoalbuminemia e a redução do nível de ureia também são comuns. A hiperglicemia pode ser observada.
3. Concentrações plasmáticas de aminoácidos: grande redução (hipoaminoacidemia).
4. Concentrações séricas de glucagon: elevadas na presença de glucagonoma, podem ou não ser elevadas na presença de hepatopatia.
5. Ultrassonografia abdominal: evidências de hepatopatia crônica (fígado pequeno com padrão reticular hiperecoico e cercado por áreas hipoecoicas em padrão de "favo de mel"), tumor pancreático ou metástases hepáticas (focos hiperecoicos ou hipoecoicos no parênquima hepático).
6. Histopatologia (biópsia de fígado): a hepatopatia crônica geralmente é caracterizada por uma hepatopatia vacuolar distinta, com colapso de parênquima, ou fibrose hepática extensa (cirrose).
7. Dermato-histopatologia: as lesões em estágio inicial apresentam os achados diagnósticos de hiperqueratose paraqueratótica extensa e difusa com grande edema intercelular e intracelular, degeneração de queratinócitos na porção superior da epiderme e hiperplasia de células basais, que conferem a característica aparência histológica em "vermelho, branco e azul" da lesão com degeneração estriatonigra (SND). A dermatite perivascular superficial branda, com evidências de infecção secundária bacteriana, dermatofítica ou leveduriforme, pode ser observada. As lesões crônicas tendem a não apresentar alterações específicas e raramente são diagnósticas.

Tratamento e Prognóstico

1. Qualquer infecção cutânea secundária bacteriana ou leveduriforme deve ser tratada com as terapias antimicrobianas adequadas.
2. Se a causa subjacente for um glucagonoma passível de ressecção, a excisão cirúrgica do tumor é curativa.
3. Se o problema subjacente for a doença hepática, sua causa deve ser identificada e corrigida (p. ex., hepatotoxicidade por fármaco anticonvulsivo). Para melhora sintomática da função hepática, a terapia com um dos seguintes antioxidantes pode ser instituída:
   - S-adenosilmetionina (sAME) denosil, em dose de 18-22 mg/kg VO por dia (90 mg em animais pequenos, 225 mg em animais maiores)
   - Ursodiol, em dose de 10 mg/kg VO por dia
   - Vitamina E, 400 UI VO a cada 12 horas
4. Em cães com fibrose hepática, a administração de colchicina, em dose de 0,03 mg/kg VO a cada 24 horas, pode ajudar a retardar a progressão da fibrose. Os possíveis efeitos adversos do tratamento prolongado com colchicina incluem vômitos, hiperperistaltismo e diarreia.
5. A suplementação parenteral com aminoácidos é o tratamento sintomático de escolha para melhora das lesões cutâneas em animais com hepatopatia crônica e pode prolongar a sobrevida em vários meses. Uma solução cristalina de aminoácidos a 10%, em dose de 25 mL/kg por via intravenosa (IV), pode ser administrada via cateterismo jugular por 6 a 8 horas; alternativamente, uma solução de aminoácidos e eletrólitos a 3%, em dose de 25 mL/kg IV, pode ser administrada via cateterismo periférico por 8 horas. Os tratamentos podem ser repetidos a cada 7 a 10 dias ou conforme necessário. A melhora significativa das lesões cutâneas deve ser observada em 1 a 3 semanas.
6. A administração oral de soluções de aminoácidos também tem boa eficácia. Alternativamente, a suplementação oral com três a seis gemas cruas de ovos por dia, zinco e ácidos graxos essenciais pode ajudar a melhorar as lesões cutâneas em alguns animais, mas, de modo geral, esses tratamentos não são tão eficazes quanto a terapia intravenosa com aminoácidos.
7. O tratamento com doses anti-inflamatórias de prednisona pode causar a melhora temporária das lesões cutâneas, mas alguns cães podem desenvolver diabetes ou apresentar piora da doença hepática após o uso de glicocorticoides.

CAPÍTULO 12 ■ Distúrbios da Queratinização e Seborreicos

Síndrome Hepatocutânea (Cont.)

8. Os tratamentos tópicos sintomáticos (com xampus queratolíticos ou hidratantes) pode ajudar a melhorar as lesões cutâneas.
9. O prognóstico dos animais com hepatopatias crônicas ou neoplasias pancreáticas metastáticas é mau e a sobrevida após o aparecimento das esões cutâneas pode ser de apenas alguns meses.

 NOTA DO AUTOR
A pododermatite bacteriana e leveduriforme grave geralmente complicam a apresentação clínica dessa síndrome.

Padrão de Distribuição da Síndrome Hepatocutânea

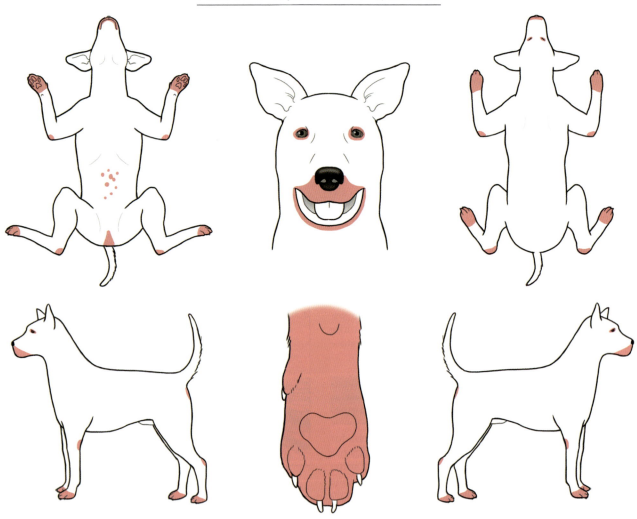

Síndrome Hepatocutânea 409

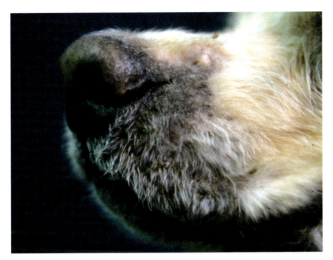

FIGURA 12-88 **Síndrome Hepatocutânea.** Dermatite descamativa alopécica no plano nasal e no focinho.

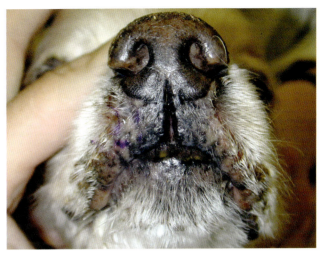

FIGURA 12-89 **Síndrome Hepatocutânea.** Ampliação da foto do cão mostrado na Figura 12-88. A dermatite descamativa alopécica nos lábios e no plano nasal é similar às lesões observadas nas doenças cutâneas autoimunes.

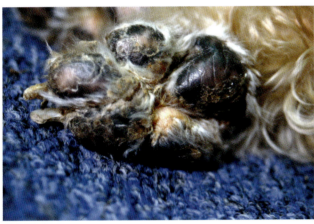

FIGURA 12-90 **Síndrome Hepatocutânea.** A hiperqueratose e a descamação grave dos coxins são achados comuns na síndrome hepatocutânea. Note a semelhança com uma doença cutânea autoimune.

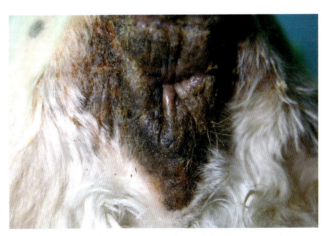

FIGURA 12-91 **Síndrome Hepatocutânea.** As lesões ao redor das membranas mucosas são comuns na síndrome hepatocutânea. Observa-se dermatite perianal.

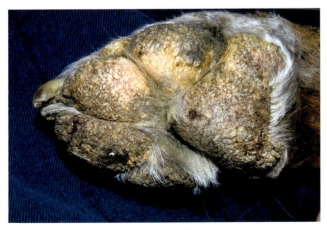

FIGURA 12-92 **Síndrome Hepatocutânea.** Grave descamação nos coxins de um cão com síndrome hepatocutânea.

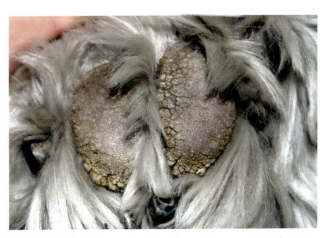

FIGURA 12-93 **Síndrome Hepatocutânea.** Hiperqueratose e descamação nos coxins. Note as semelhanças com uma doença cutânea autoimune.

410 CAPÍTULO 12 ■ Distúrbios da Queratinização e Seborreicos

Hiperqueratose Familiar dos Coxins (Cont.)

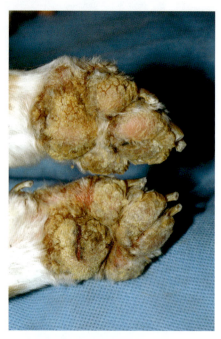

FIGURA 12-94 Síndrome Hepatocutânea. A descamação e a hiperqueratose grave dos coxins se desenvolveram ao longo de vários meses neste cão idoso sem raça definida. *(Cortesia de A. Yu.)*

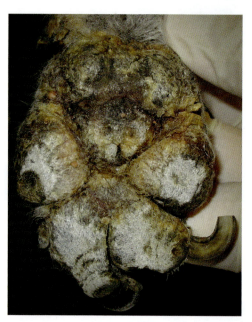

FIGURA 12-96 Síndrome Hepatocutânea. A grave hiperqueratose nos coxins é uma lesão clássica causada por essa doença.

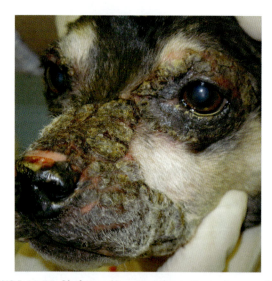

FIGURA 12-95 Síndrome Hepatocutânea. Grave descamação no focinho e na pele periocular de um cão. Note que as erosões e a despigmentação são muito similares às lesões causadas por doenças cutâneas autoimunes.

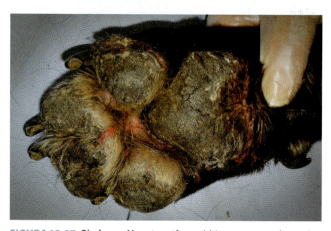

FIGURA 12-97 Síndrome Hepatocutânea. A hiperqueratose dos coxins, acompanhada por erosões teciduais, é típica dessa doença.

Hiperqueratose Familiar dos Coxins

Características

A hiperqueratose familiar dos coxins é um distúrbio familiar que causa hiperqueratose digital grave entre 5 e 6 meses de idade. É rara em cães, com maior incidência em Terriers Irlandeses, Dogues de Bordeaux e Kerry Blue Terriers. Nos Terriers Irlandeses, suspeita-se que a doença seja herdada de forma autossômica recessiva.

Ao nascimento, os coxins parecem ser normais, mas, por volta de 4 a 6 meses de idade, os cães afetados começam a apresentar grave hiperqueratose, espessamento, endurecimento e rachaduras nos coxins. Todas as superfícies de todos os coxins são acometidas; a seguir, a formação de crescimentos córneos e fissuras expansivas e o desenvolvimento de infecções bacterianas secundárias provocam claudicação grave e intermitente. Não há outro acometimento cutâneo, mas o desenvolvimento concomitante anormal das unhas, que são caracterizadas pelo crescimento um pouco mais rápido e por perfis arredondados, ao invés dos formatos em U, pode ser observado em Terriers Irlandeses.

Principais Diagnósticos Diferenciais

Os diagnósticos diferenciais incluem cinomose, dermatose responsiva a zinco, doença cutânea autoimune e dermatite superficial necrolítica.

Diagnóstico

1. Descarte outros diagnósticos diferenciais.
2. Dermato-histopatologia: hiperqueratose ortoqueratótica extensa com hiperplasia epidérmica branda a grave.

Tratamento e Prognóstico

1. Não há tratamento específico conhecido, mas as terapias usadas na hiperqueratose nasodigital idiopática podem ser eficazes.
2. Institua o tratamento sintomático com imersões diárias das patas em propileno glicol a 50% e esfoliação frequente dos coxins para remoção do excesso de queratina. A melhora significativa deve ser observada em 5 dias, mas a terapia vitalícia de manutenção é necessária ao controle.
3. Produtos tópicos à base de ácido salicílico e ureia podem ser benéficos.
4. Nas lesões fissuradas, uma pomada de antibiótico e glicocorticoide pode ser aplicada a cada 8 a 12 horas até a cicatrização; em caso de infecção secundária dos coxins, os antibióticos sistêmicos adequados devem ser administrados por 3 a 4 semanas.
5. As unhas de crescimento rápido devem ser cortadas com frequência.
6. O prognóstico de cura é mau, mas a maioria dos cães tem boa qualidade de vida com terapia sintomática de rotina. Os cães afetados não devem se reproduzir.

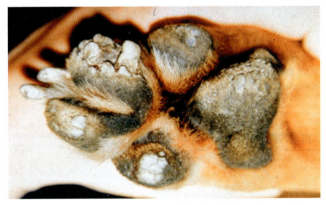

FIGURA 12-98 **Hiperqueratose Familiar dos Coxins.** A grave hiperqueratose e descamação dos coxins são características desse distúrbio. *(Cortesia de Paradis M: Footpad hyperkeratosis in a family of Dogues de Bordeaux, Vet Dermatol 3:75, 1992, Blackwell Science Ltd.)*

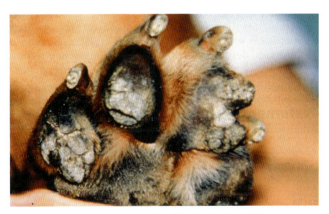

FIGURA 12-99 **Hiperqueratose Familiar dos Coxins.** A hiperqueratose grave levou à desfiguração do coxim. *(Cortesia de Paradis M: Footpad hyperkeratosis in a family of Dogues de Bordeaux, Vet Dermatol 3:75, 1992, Blackwell Science Ltd.)*

Dermatite Facial dos Gatos Persas

Características

A dermatite facial dos Gatos Persas é uma doença cutânea da face de causa não esclarecida. É incomum a rara em Persas e Himalaios, com maior incidência em filhotes mais velhos e adultos jovens.

Há acúmulo simétrico de *debris* céreos e pretos, que embaraçam os pelos, ao redor dos olhos ou da boca ou no mento. A princípio, as lesões não são pruriginosas, mas, com a progressão e o desenvolvimento de inflamação, o prurido passa a ser moderado a grave. Pregas faciais exsudativas e eritematosas, secreção ocular mucoide, eritema da pele pré-auricular e otite externa com *debris* ceruminosos e pretos nos canais auditivos também podem ser observados. As infecções cutâneas secundárias por bactérias e *Malassezia* são comuns. A linfadenomegalia submandibular pode ser observada.

Principais Diagnósticos Diferenciais

Os diagnósticos diferenciais incluem demodicidose, dermatofitose, dermatite por *Malassezia*, foliculite bacteriana e outras causas de seborreia secundária (Quadro 12-1).

Diagnóstico

1. Idade, sexo e raça, anamnese, achados clínicos e descarte de outros diagnósticos diferenciais.
2. Citologia (impressões cutâneas, *swab* ótico): *debris* ceruminosos. Bactérias ou leveduras podem ser observadas.
3. Dermato-histopatologia: os achados incluem acantose extensa, crostas superficiais que geralmente contêm sebo, degeneração hidrópica de células basais e ocasionais queratinócitos disqueratóticos. As disqueratoses são mais marcantes no epitélio folicular. A hiperplasia sebácea e o infiltrado dérmico superficial de eosinófilos, neutrófilos, mastócitos, histiócitos e ocasionais melanofagos são também típicos.

Tratamento e Prognóstico

1. Nenhuma terapia específica é conhecida.
2. Quaisquer infecções cutâneas secundárias causadas por bactérias ou *Malassezia* devem ser tratadas com os medicamentos sistêmicos adequados por pelo menos 3 a 4 semanas. A repetição periódica dos tratamentos geralmente é necessária, já que esses gatos são suscetíveis a recidivas infecciosas.
3. Alternativamente, o tratamento com ciclosporina, em dose de 5 a 7 mg/kg VO a cada 24 horas, pode ser benéfico em alguns gatos. A melhora deve ser observada em 4 a 6 semanas.
4. Os tratamentos com prednisolona, em dose de 1 a 3 mg/kg/dia VO por 2 a 4 semanas e, a seguir, 1 a 3 mg/kg VO a cada 48 horas, podem levar ao controle parcial do prurido e dos sintomas em alguns gatos. Os efeitos adversos podem ser comuns e graves com uso em longo prazo.
5. O prognóstico é reservado, já que a maioria dos gatos responde mal à terapia sintomática. Com o passar do tempo, as lesões podem se tornar refratárias à terapia contínua, principalmente se infecções bacterianas ou leveduriformes secundárias não forem identificadas e controladas. Os gatos afetados não devem se reproduzir.

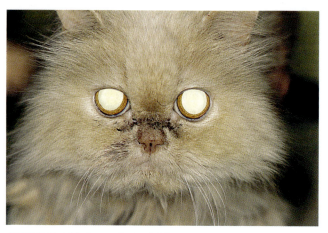

FIGURA 12-100 **Dermatite Facial dos Gatos Persas.** Exsudato preto e untuoso na face de um gato jovem.

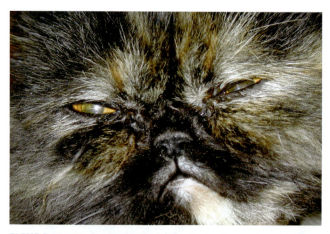

FIGURA 12-101 **Dermatite Facial dos Gatos Persas.** Exsudato ceruminoso preto na face de um gato Persa jovem. A coloração normal deste gato dificulta a visualização das lesões.

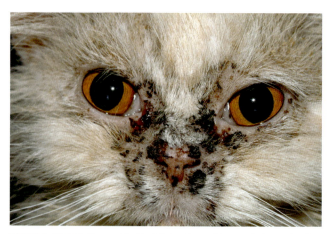

FIGURA 12-102 **Dermatite Facial dos Gatos Persas.** A dermatite descamativa e erosiva grave na face e no plano nasal deste gato jovem é típica dessa síndrome, mas foi causada pelo pênfigo foliáceo. Muitas doenças podem mimetizar essa síndrome, principalmente as infecções secundárias causadas por bactérias e por *Malassezia*.

CAPÍTULO | 13

Doenças dos Olhos, Unhas, Sacos Anais e Canais Auditivos

- Blefarite
- Otite Externa
- Hematoma Aural
- Melanoma
- Doença do Saco Anal
- Fístula Perianal (Furunculose Anal)
- Infecção Bacteriana das Unhas
- Infecção Fúngica das Unhas (Onicomicose)
- Onicodistrofia Lupoide Simétrica (Onicomadese Idiopática)

Blefarite

Características

A blefarite é a inflamação das pálpebras e pode ser causada por uma infecção bacteriana primária ou ser secundária a uma doença subjacente, como parasitoses, alergias, doença cutânea autoimune ou leishmaniose. O acometimento palpebral pode ser isolado ou associado a uma doença cutânea generalizada. É comum em cães e incomum em gatos.

Blefarite Bacteriana

As pálpebras acometidas apresentam prurido brando a intenso. De modo geral, há aumento de volume ou espessamento das pálpebras, que também apresentam eritema e alopecia, com pústulas, crostas e, às vezes, fístulas cutâneas. Uma ou mais glândulas palpebrais podem apresentar abscessos.

Hipersensibilidade à Ferroada ou à Picada de Insetos

O aparecimento de eritema palpebral, com aumento de volume (angioedema) ou massas focais elevadas, é agudo.

Hipersensibilidade de Contato (por Medicação Oftálmica Tópica)

Esse quadro é caracterizado pelo aparecimento agudo de alopecia e despigmentação da pálpebra, com extensa injeção da conjuntiva. Infecções bacterianas ou leveduriformes secundárias são comuns.

Alergia

O prurido (que faz o animal esfregar os olhos) sazonal (atopia) ou não sazonal (atopia, hipersensibilidade alimentar) provoca graus variáveis de eritema periocular, alopecia, liquenificação e hiperpigmentação. A ocorrência concomitante de conjuntivite e blefarite bacteriana secundária é comum. De modo geral, há outro acometimento cutâneo.

Doença Autoimune

A doença autoimune se manifesta como eritema, erosões e formação de crostas nas pálpebras, que não são pruriginosas a não ser na presença de infecções bacterianas secundárias. Lesões similares no dorso ou no plano nasal, nos lábios, nas orelhas, nos coxins ou em outras junções mucocutâneas, bem como lesões cutâneas generalizadas, também são observadas.

Leishmaniose

As lesões palpebrais podem incluir alopecia periocular e seborreia seca, ulceração das margens palpebrais com dermatite úmida, blefaredema difuso e granulomas nodulares discretos. O acometimento oftálmico geralmente é caracterizado por uveíte anterior, conjuntivite ou ceratoconjuntivite. Sinais sistêmicos concomitantes, como mal-estar, perda de peso, diarreia, insuficiência renal ou hepática, anemia, claudicação e lesões cutâneas em outras regiões corpóreas são comuns.

Principais Diagnósticos Diferenciais

Os diagnósticos diferenciais incluem demodicidose, dermatofitose, dermatite por *Malassezia*, celulite juvenil, doença cutânea autoimune (pênfigo ou lúpus) e infecção viral (rinotraqueíte, calicivírus).

Diagnóstico

1. O diagnóstico é, de modo geral, baseado na anamnese e nos achados clínicos e no descarte de outros diagnósticos diferenciais.
2. Citologia (pústula, abscesso): presença de inflamação supurativa e cocos bacterianos na presença de blefarite bacteriana primária ou secundária e de *Malassezia* na presença de dermatite secundária por leveduras.
3. Cultura bacteriana (pústula, abscesso): na presença de blefarite bacteriana primária ou secundária, *Staphylococcus* geralmente é isolado.

413

Blefarite (Cont.)

4. Dermato-histopatologia: os achados são variáveis, dependendo da causa subjacente.
5. Exames para diagnóstico de alergia: devem ser realizados nos casos com suspeita de atopia ou hipersensibilidade alimentar.

Tratamento e Prognóstico

1. Qualquer causa subjacente deve ser identificada e corrigida.
2. Nos casos com suspeita de dermatite de contato, a administração de quaisquer medicamentos tópicos deve ser interrompida.
3. Se houver prurido, um colar elizabetano deve ser usado para prevenção de trauma autoinduzido.
4. Compressas com água morna devem ser aplicadas nas áreas afetadas duas a três vezes por dia para diminuição do inchaço e remoção do exsudato.
5. Na presença de infecção bacteriana, uma preparação oftálmica tópica de antibiótico e glicocorticoides deve ser aplicada no olho afetado a cada 8 a 12 horas por 2 a 3 semanas. Os medicamentos eficazes incluem aqueles contendo os seguintes fármacos:
   - Bacitracina-neomicina-polimixina-hidrocortisona
   - Neomicina-prednisona
   - Gentamicina-betametasona
   - Não use nos casos com suspeita de dermatite de contato.
6. Na presença de blefarite bacteriana, os antibióticos sistêmicos adequados devem ser administrados por pelo menos 3 semanas.
7. Nos casos de blefarite autoimune, o tratamento com medicamentos imunossupressores deve ser instituído (Tabelas 8-1 e 8-2).
8. O tratamento sintomático com preparações oftálmicas tópicas à base de glicocorticoides ou anti-histamínicos pode ajudar a resolução dos casos de blefarite alérgica. A aplicação tópica de glicocorticoides oftálmicos é contraindicada nos casos de úlcera de córnea.
9. O prognóstico é bom em caso de possibilidade de identificação e correção ou controle da causa subjacente.

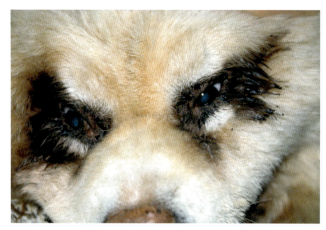

FIGURA 13-1 Blefarite. Descoloração e má qualidade do pelame ao redor dos olhos em um cão com blefarite bilateral.

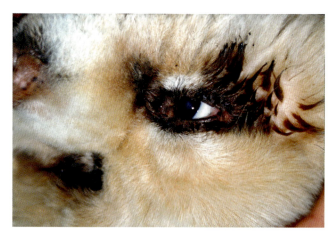

FIGURA 13-2 Blefarite. Ampliação da foto do cão mostrado na Figura 13-1. A descoloração e a má qualidade do pelame ao redor dos olhos, causada pela grande quantidade de secreção ocular, são aparentes.

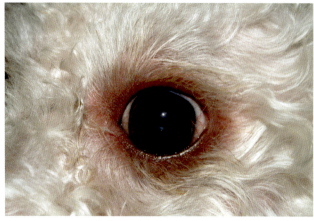

FIGURA 13-3 Blefarite. Alopecia periocular e eritema associados à dermatite alérgica.

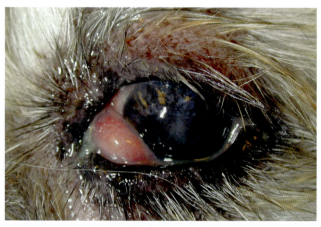

FIGURA 13-4 Blefarite. Alopecia periocular e eritema associados à dermatite alérgica. O exsudato ocular espesso é causado pela ceratoconjuntivite seca e pelo prolapso de terceira pálpebra.

Blefarite 415

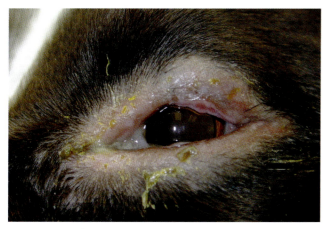

FIGURA 13-5 **Blefarite.** "Blefarite marginal" (síndrome imunomediada), provocando dermatite periocular descamativa, papular e alopécica.

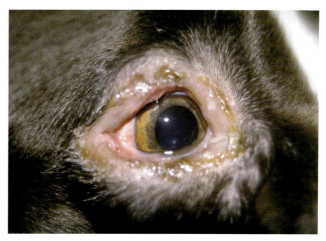

FIGURA 13-6 **Blefarite.** Mesmo cão mostrado na Figura 13-5. A "blefarite marginal" causou uma dermatite papular alopécica bilateral.

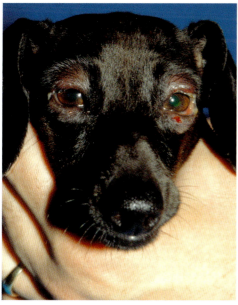

FIGURA 13-7 **Blefarite.** A dermatite eritematosa úmida e com aumento de volume, que acomete ambos os olhos, foi causada por uma infecção cutânea bacteriana. *(Cortesia de S. McLaughlin.)*

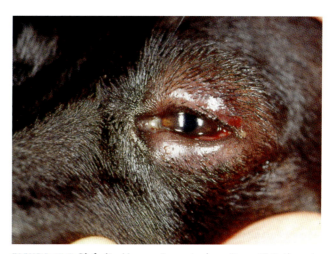

FIGURA 13-8 **Blefarite.** Mesmo cão mostrado na Figura 13-7. Alopecia, eritema e aumento de volume tecidual da pele periocular. *(Cortesia de S. McLaughlin.)*

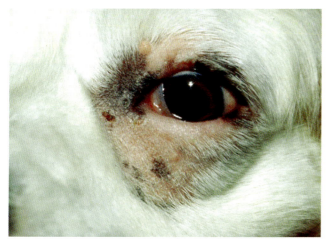

FIGURA 13-9 **Blefarite.** Alopecia e eritema com acometimento da pele periocular causada por uma piodermite bacteriana secundária. *(Cortesia de E. Willis.)*

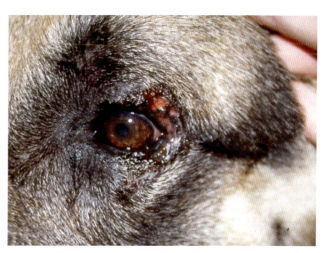

FIGURA 13-10 **Blefarite.** As lesões erosivas nas pálpebras deste Pastor Alemão adulto foram causadas por uma infecção bacteriana.

Otite Externa

Características

A otite externa é uma doença inflamatória aguda ou crônica do canal auditivo externo. Suas causas são numerosas e quase sempre há uma doença primária subjacente (Tabela 13-1) que altera a estrutura e a função normal do canal, levando ao desenvolvimento de uma infecção secundária (Tabela 13-2). A otite externa é comum em gatos e cães; Cocker Spaniels são bastante suscetíveis ao desenvolvimento de doença grave e crônica.

O prurido e a dor ótica são sintomas comuns de otite externa. O animal pode esfregar, chacoalhar ou inclinar a cabeça (colocando a orelha afetada para baixo) e coçar a orelha. Hematomas aurais também podem ser observados. A exsudação ótica, que pode ter odor desagradável, geralmente está presente. Nos casos agudos, a porção interna do pavilhão auricular e o canal auditivo geralmente apresentam eritema e aumento de volume. O canal auditivo pode também apresentar erosão e úlcera. Alopecia, escoriações e crostas são comuns no pavilhão auricular. Nos casos crônicos, hiperqueratose, hiperpigmentação e liquenificação do pavilhão auricular, assim como estenose do canal auditivo devido à fibrose ou à ossificação, são comuns. Pode haver diminuição da audição. A ocorrência concomitante de otite média deve ser suspeita em caso de presença da otite externa por 2 meses ou mais, mesmo que a aparência da membrana timpânica seja normal e não haja sinais clínicos de otite média (pendência ou incapacidade de movimentação do pavilhão auricular ou dos lábios, sialorreia, redução ou ausência de reflexo palpebral, queratite por exposição). Raramente, sintomas de otite interna (inclinação da cabeça, nistagmo, ataxia) podem ser observados. O exame oral pode revelar dor (otite média grave), inflamação ou massas (principalmente pólipos em gatos). Dependendo da causa subjacente, pode haver uma doença cutânea concomitante.

Diagnóstico

1. O diagnóstico é baseado na anamnese e nos achados clínicos.
2. Exame otoscópico: avalie o grau de inflamação, ulceração, estenose e alterações proliferativas; a quantidade e a natureza dos *debris* e da exsudação; a presença de corpos estranhos, ectoparasitas e massas; e a integridade da membrana timpânica.
3. Preparação com óleo mineral (*swab* ótico): observação de ácaros e ovos de *Otodectes* e *Demodex*.
4. Citologia (*swab* ótico): observação de bactérias, leveduras, hifas fúngicas, cerúmen, leucócitos e células neoplásicas.
5. Cultura bacteriana (exsudato da orelha externa ou média): sua realização é indicada em caso de observação de bactérias à citologia apesar da antibioticoterapia ou nos casos de suspeita de otite média.
6. Cultura fúngica: sua realização é indicada em caso de suspeita de otite dermatofítica, principalmente em gatos de pelo longo com otite ceruminosa.
7. Radiografia (bula timpânica), tomografia computadorizada (TC), ressonância magnética (RM): evidências de acometimento da bula timpânica (esclerose, opacificação) são observadas em aproximadamente 75% dos casos de otite média.
8. Dermato-histopatologia: pode ser indicada para identificação da causa primária (p. ex., doença autoimune, adenite sebácea, eritema multiforme) em caso de suspeita de neoplasia (massa no canal auditivo) ou realização de ressecção ou ablação do canal auditivo devido à otite em estágio terminal.

Tratamento e Prognóstico

1. As causas primárias da otite devem ser identificadas e corrigidas, se possível (Tabela 13-1).
2. Nos casos de orelha do nadador, a maceração dos canais auditivos pode ser prevenida pela instilação profilática de um agente secante depois que o cão se molhar (nadar, tomar banho) ou, em climas muito úmidos, duas a três vezes por semana. Os produtos eficazes contêm adstringentes ou álcool.
3. Nos casos de otite alérgica, o tratamento em longo prazo inclui o controle das alergias subjacentes, a resolução de qualquer otite infecciosa secundária causada por bactérias ou leveduras e a instituição da limpeza e do tratamento ótico a cada 3 a 7 dias para prevenção de recidivas. Nos animais com alergias subjacentes não podem ser identificadas ou completamente controladas, o uso cauteloso de preparações óticas com corticosteroides, com a menor frequência possível, pode prevenir as exacerbações da otite.
4. Nos casos de otite branda ou aguda, em casa, o proprietário deve realizar a limpeza ótica a cada 2 a 7 dias com um ceruminolítico (que não precise ser enxaguado) para prevenir o acúmulo de cerúmen e *debris*. A limpeza ótica a cada 3 a 7 dias pode ser necessária durante toda a vida do animal para prevenir recidivas da otite. O uso de *swabs* de algodão (que podem danificar o epitélio) não é recomendado.
5. Nos casos de otite grave ou crônica, a limpeza e a lavagem ótica hospitalar devem ser realizadas para remoção dos acúmulos de exsudato e *debris* dos canais auditivos verticais e horizontais (sob sedação ou anestesia, se necessário). O procedimento deve ser repetido a cada 2 a 7 dias até a remoção de todos os *debris*. Os produtos que podem ser usados na lavagem ótica incluem os seguintes:
   - Água ou soro fisiológico
   - Dioctil sulfosuccinato sódico (DSS) diluído em água morna ou soro fisiológico
   - Agente de limpeza ótica não ototóxico
   - Solução de iodo-povidona a 0,2% a 1% (pode ser ototóxica)
   - Solução de clorexidina a 0,05% a 0,2% (pode ser ototóxica)
   - O pré-tratamento (5 minutos antes da lavagem) com um produto de limpeza ótica à base de peróxido de ureia é muito eficaz na dissolução do exsudato, mas o agente DEVE ser removido do canal (pode ser ototóxico)
6. A administração sistêmica de glicocorticoides deve ser realizada em caso de dor ótica ou estenose do canal devido ao aumento de volume ou à proliferação tecidual. Em cães, a prednisona, em dose de 0,25 a 0,5 mg/kg por via oral (VO), deve ser administrada a cada 12 horas por 5 a 10 dias. Em gatos, a prednisolona, em dose de 0,5 a 1 mg/kg VO, deve ser administrada a cada 12 horas por 7 a 14 dias.

Doenças Individuais

7. Nos casos de ácaros de orelha, todos os cães e gatos afetados e contactantes devem ser tratados. Durante o tratamento

TABELA 13-1 Causas Primárias de Otite Externa

Fator Primário	Características	Comentários
Parasitas	*Otodectes cynotis*	São responsáveis por ≈ 50% dos casos de otite em gatos e 5%-10% das otites em cães. Cães e gatos podem ser portadores assintomáticos
	demodicidose	Pode causar otite ceruminosa em cães e gatos
	Sarcoptes scabiei	De modo geral, a margem da orelha e o terço ventral do pavilhão auricular externo são acometidos. A otite externa geralmente não é uma característica dessa doença
	Carrapatos duros, ácaros de colheita	Podem acometer o pavilhão auricular e o canal auditivo externo
	Carrapatos espinhosos da orelha	Uma causa incomum de otite externa em cães e gatos
Hipersensibilidades	Atopia	A otite externa é observada em 50%-80% dos cães atópicos. (Em 3%-5% desses casos, a otite externa é o único sintoma.) De modo geral, a otite é bilateral
	Hipersensibilidade alimentar	A otite externa é observada em até 80% de cães com hipersensibilidades alimentares. (Em mais de 20% desses cães, a otite externa é o único sintoma.)
	Dermatite de contato	O medicamento ótico (p. ex., neomicina, propileno glicol) pode causar reações de irritação na orelha. Deve-se suspeitar de dermatite de contato sempre que a doença ótica piorar de forma significativa durante tratamento tópico do animal
Doenças endócrinas	Hipotireoidismo	Otite externa ceruminosa bilateral. Mais comum em cães de meia-idade a idosos. De modo geral, há acometimento cutâneo. Os pavilhões auriculares tendem a ser mais acometidos do que os canais auditivos e outras áreas da pele são afetadas. As lesões podem incluir pústulas, vesículas, descamações, crostas, erosões e úlceras
Corpos estranhos		Os corpos estranhos tendem a causar otite externa unilateral. Procure por fragmentos de plantas, sujeira, pequenas pedras, cerúmen impactado, pelos soltos e medicamentos secos. De modo geral, o corpo estranho incitante não é identificado, já que é tão recoberto por cerumen que, quando removido durante a lavagem da orelha, não é reconhecível
Distúrbios da queratinização	Seborreia primária canina	Otite ceruminosa bilateral. De modo geral, há outro acometimento cutâneo, principalmente em Cocker Spaniels
	Dermatose facial dos Persas	Otite externa ceruminosa bilateral e dermatite seborreica facial. A malasseziose secundária é comum. Incomum a rara em gatos Persas
	Adenite sebácea	Pode causar descamação seca das orelhas e inflamação branda. De modo geral, há outro acometimento cutâneo. É rara em cães, com maior incidência em Poodles *standard*, Akitas e Samoiedas
Doenças autoimunes ou imunemediadas	Celulite juvenil	Celulite aguda no focinho e nas regiões perioculares com grande linfadenomegalia submandibular e pré-escapular. Otite externa exsudativa, febre e depressão também podem ser observadas. É incomum em cães com 3 semanas a 6 meses de idade, com maior incidência em Golden Retriever, Labradores Retrievers, Dachshunds, Pointers e Lhasa Apsos
Pólipos inflamatórios (gatos)		Podem causar otite externa unilateral recorrente. Os pólipos podem ser originários do revestimento da cavidade timpânica, do canal auditivo ou da nasofaringe
Neoplasia	Gatos	Adenomas e adenocarcinomas da glândula ceruminosa, adenomas e carcinomas da glândula sebácea, carcinomas espinocelulares, papilomas
	Cães	Adenomas e adenocarcinomas da glândula ceruminosa, papilomas, carcinomas basocelulares, carcinomas espinocelulares
Conformação	Orelhas pesadas e pendentes	Pode haver redução da circulação de ar e aumento de temperatura e umidade
	Canais auditivos estreitos	Nicho para infecção
	Retenção no canal auditivo	
	Pelo nos canais auditivos	
	Maior quantidade de tecido glandular	

Otite Externa (Cont.)

TABELA 13-2 Causas Secundárias de Otite Externa

Fatores Secundários	Comentários
Infecção bacteriana	Inclui *Staphylococcus* spp., *Streptococcus*, *Pseudomonas* spp., *Proteus* e *Escherichia coli*. A otite bacteriana recorrente geralmente é associada a alergias subjacentes.
Infecção leveduriforme	*Malassezia pachydermatis*. A otite leveduriforme recorrente geralmente é associada a alergias subjacentes.
Otite média	A otite externa crônica (com 2 meses de duração ou mais) geralmente é decorrente da extensão da doença para a orelha média. A otite média pode, então, ser uma fonte para a otite externa recorrente.
Alterações patológicas crônicas	Com a inflamação crônica, há fibrose da derme e da subcútis, que provocam estenose permanente do lúmen do canal. A cartilagem auditiva pode sofrer calcificação e ossificação. Secreções, células descamadas e microrganismos em proliferação podem ficar aprisionados. A calcificação da cartilagem da orelha é uma alteração permanente que não pode ser resolvida com a terapia medicamentosa.

ótico, outras terapias para eliminação de ácaros ectópicos devem ser instituídas. Os tratamentos eficazes nos casos de ácaros de orelha incluem os seguintes:
- Acaricida ótico conforme as instruções da bula (os produtos à base de ivermectina e milbemicina são seguros e altamente eficazes)
- Aplicação cutânea tópica de selamectina, em dose de 6 a 12 mg/kg, por duas vezes com 2 a 4 semanas de intervalo (cães)
- Tresaderm®, 0,125 a 0,25 mL em cada orelha (AU) a cada 12 horas por 2 a 3 semanas
- Ivermectina, em dose de 0,3 mg/kg VO a cada 7 dias por três a quatro tratamentos ou 0,3 mg/kg por via subcutânea (SC) a cada 10 a 14 dias por dois a três tratamentos
- Fipronil, 0,1 a 0,15 mL AU a cada 14 dias por dois a três tratamentos (com base em relatos de caso)

8. Nos casos de otite demodécica, os tratamentos eficazes para ácaros de orelha incluem os seguintes:
   - Acaricida ótico conforme as instruções da bula (os produtos à base de ivermectina e milbemicina são seguros e altamente eficazes)

   Um tratamento alternativo é o uso de uma solução de ivermectina injetável a 1%, com instilação de 0,1 a 0,15 mL AU a cada 24 horas, continuando pelo menos 2 semanas após a resolução clínica completa sem evidências de ácaros aos esfregaços óticos de acompanhamento.

9. Nas otites por levedura, preparações óticas antifúngicas devem ser transferidas para um frasco que permita a dosagem mais precisa, como um frasco conta-gotas, por exemplo. Então, 0,2 a 0,5 mL (1/4-1/2 gota) deve ser instilado na orelha afetada a cada 12 horas por pelo menos 2 a 4 semanas. O tratamento deve continuar até a ausência de microrganismos nos esfregaços óticos de acompanhamento, a resolução do edema ou da inflamação nos canais externos e a normalização do epitélio do canal auditivo.

Os produtos eficazes incluem os seguintes:
- Clotrimazol
- Cetoconazol
- Miconazol
- Tiabendazol
- Nistatina

10. Na otite externa ou média refratária grave causada por leveduras, além do tratamento antifúngico tópico, a terapia antifúngica sistêmica pode auxiliar a resolução caso administrada por pelo menos 3 a 4 semanas e, então, por mais 1 a 2 semanas após a cura clínica completa. As terapias eficazes incluem as seguintes:
    - Cetoconazol, em dose de 5 mg/kg VO a cada 12 horas ou 10 mg/kg VO a cada 24 horas com alimento
    - Fluconazol, em dose de 5 mg/kg VO a cada 12 horas ou 10 mg/kg VO a cada 24 horas com alimento
    - Itraconazol, em dose de 5 a 10 mg/kg VO a cada 24 horas com alimento
    - Terapia pulsada com itraconazol, em dose de 5 a 10 mg/kg VO a cada 24 horas com alimento, por 2 dias consecutivos a cada semana

11. Na otite bacteriana, preparações óticas com antibióticos devem ser transferidas para um frasco que permita a dosagem mais precisa, como um frasco conta-gotas, por exemplo. Então, 0,2 a 0,5 mL (1/4-1/2 gota) deve ser instilado na orelha afetada a cada 8 a 12 horas por pelo menos 2 a 4 semanas. O tratamento deve continuar até a ausência de microrganismos nos esfregaços óticos de acompanhamento, a resolução do edema ou da inflamação nos canais externos e a normalização do epitélio do canal auditivo. Os produtos eficazes incluem os seguintes:
    - Gentamicina
    - Enrofloxacina
    - Neomicina
    - Polimixina B
    - Polimixina E

12. Na otite média bacteriana, os antibióticos sistêmicos podem não atingir as concentrações teciduais suficientes para matar *Pseudomonas* spp. e prevenir a ocorrência de resistência a antibióticos; a maior dose possível de antibiótico que seja segura deve ser administrada concomitantemente ao uso tópico do mesmo antibiótico em alta concentração. Se o tratamento tópico foi usado de forma agressiva, mas sem sucesso, a administração de antibióticos sistêmicos pode ser indicada, com base nos resultados da cultura e do antibiograma, por, no mínimo, 4 semanas, continuando por 2 semanas após a cura clínica completa. Os antibióticos incluem os seguintes:
    - Ormetoprima-sulfadimetoxina, em dose de 27,5 mg/kg VO a cada 24 horas
    - Trimetoprima-sulfa, em dose de 22 mg/kg VO a cada 12 horas
    - Cefalexina, cefradina ou cefadroxil, em dose de 22 mg/kg VO a cada 8 horas
    - Ciprofloxacina, em dose de 15 mg/kg VO a cada 12 horas (*pode aumentar o risco de resistência bacteriana*)
    - Enrofloxacina, em dose de 20 mg/kg VO a cada 24 horas (*pode aumentar o risco de resistência bacteriana*)
    - Orbifloxacina, em dose de 7,5 mg/kg VO a cada 24 horas (*pode aumentar o risco de resistência bacteriana*)
    - Marbofloxacina, em dose de 5,5 mg/kg VO a cada 24 horas (*pode aumentar o risco de resistência bacteriana*)

13. Na otite por *Pseudomonas*, o tratamento agressivo deve ser realizado por pelo menos 2 a 4 semanas e, então, continuar por 2 semanas após a cura clínica completa. Todas as doenças subjacentes ou primárias devem ser identificadas e tratadas. Hoje, a maioria dos tratamentos eficazes inclui soluções de ácido tris-etilenediamino tetra-acético (EDTA) com altas concentrações de antibióticos e instiladas em grandes volumes (para assegurar a penetração profunda e impedir a diluição pelo exsudato). Os antibióticos devem ser escolhidos de acordo com os resultados da cultura e do antibiograma. Os antibióticos sistêmicos podem não atingir as concentrações teciduais suficientes (concentração para prevenção de mutações) para matar *Pseudomonas* spp. e prevenir a ocorrência de resistência a antibióticos. Em caso de uso de antibióticos sistêmicos, a maior dose possível de antibiótico que seja segura deve ser administrada concomitantemente ao uso tópico do mesmo antibiótico em alta concentração.
    - A solução de EDTA deve ser combinada à enrofloxacina de modo a obter a concentração final de 10 a 20 mg/mL. A solução deve ser usada a cada 12 a 24 horas para preenchimento completo do canal auditivo. Mesmo como terapia única, os surfactantes presentes em soluções enxaguantes limpam a orelha e, ao mesmo tempo, permitem a penetração profunda de altas concentrações de enrofloxacina no canal. Esse tratamento tem 80% de eficácia nos casos de otite crônica e recorrente até mesmo na presença de bactérias resistentes à enrofloxacina (devido ao tris-EDTA e à alta concentração de antibiótico)
    - Instilação de 0,5 mL de solução de tris-EDTA (com ou sem enrofloxacina a 10 mg/mL, gentamicina a 3 mg/mL ou amicacina a 9 mg/mL) a cada 8 a 12 horas
    - Instilação de 0,1 a 0,2 mL de sulfato de amicacina injetável (250 mg/mL) não diluído a cada 12 horas
    - Instilação de 0,5 mL de solução de sulfadiazina de prata a 0,1% (misture 1,5 mL [1/3 colher de sopa] de sulfadiazina de prata creme com 13,5 mL de água destilada ou misture 0,1 g de sulfadiazina de prata em pó com 100 mL de água destilada) a cada 12 horas
    - Instilação de 0,2 a 0,3 mL de infusão intrauterina equina de ticarcilina, não diluída a cada 8 horas
    - Ticarcilina em pó para injeção (o pó deve ser reconstituído conforme as instruções da bula e, então, a solução deve ser congelada em seringas, em alíquotas de 1 mL). Uma nova seringa deve ser descongelada todo dia e mantida sob refrigeração. A dose de 0,2 a 0,3 mL deve ser instilada nas orelhas afetadas a cada 8 horas

Doença em Estágio Terminal

14. Na otite proliferativa crônica, a terapia medicamentosa agressiva é necessária. A limpeza ótica deve ser realizada semanalmente. Na otite externa ou média causada por bactérias ou leveduras, o tratamento prolongado (por, no mínimo, 4 semanas) com antibióticos ou antifúngicos sistêmicos e tópicos deve ser instituído e mantido após a resolução clínica completa da infecção. Para redução da proliferação tecidual, a prednisona, em dose de 0,5 mg/kg VO, deve ser administrada a cada 12 horas por 2 semanas; a seguir, a dose deve ser de 0,5 mg/kg VO a cada 48 horas por 2 semanas. O retorno à normalidade é raro e, assim, a terapia de manutenção em longo prazo com preparações óticas com corticosteroides, como descrito para a otite alérgica, é quase sempre necessária.
15. Na doença em estágio terminal, as indicações por cirurgia incluem:
    - Tração-avulsão ou ressecção cirúrgica de pólipos inflamatórios ou massas.
    - Ressecção do canal auditivo lateral, que auxilia a ventilação e a drenagem e facilita a aplicação da medicação, mas raramente leva à cura, já que ainda há uma grande quantidade de tecido doente.
    - Ablação do canal auditivo vertical, caso essa área apresente alterações proliferativas, mas não haja acometimento do canal horizontal. A ablação total do canal auditivo e a osteotomia lateral da bula timpânica geralmente são indicadas ao alívio da dor crônica e do desconforto quando a otite externa e a otite média em estágio terminal não são mais responsivas ao tratamento médico.
16. O prognóstico é variável, dependendo da possibilidade de identificação e correção da causa subjacente e da cronicidade e gravidade da otite externa. Uma vez que Cocker Spaniels são bastante suscetíveis ao desenvolvimento de otite externa crônica e grave, o tratamento precoce e agressivo da otite externa primária e da inflamação secundária é justificado nessa raça.

> **NOTA DO AUTOR**
>
> Os componentes mais importantes para o sucesso do tratamento em longo prazo da otite são os seguintes:
> 1. Identificação e controle da doença primária subjacente; a otite infecciosa é secundária e as recidivas podem ser prevenidas apenas com o tratamento da doença primária.
> 2. Uso de volumes suficientes de medicamentos óticos para revestimento e penetração total no canal auditivo; na maioria dos pacientes, há necessidade de, no mínimo, 0,25 mL para administração da quantidade suficiente de medicamento.
> 3. Não trate e pare; ao invés disso, a limpeza ou o tratamento deve ser frequente (a cada 3-7 dias) para prevenir a recidiva da otite.
>
> É extremamente importante basear as decisões terapêuticas nos resultados da citologia (inicial e de acompanhamento) e nas impressões clínicas.
>
> O tratamento mais eficaz e menos ototóxico para a otite por *Pseudomonas* é a solução de enrofloxacina em alta concentração com tris-EDTA (com concentração final de 10 mg/mL). Em caso de ausência de melhora, considere a realização de lavagem ótica profunda e a avaliação da bula timpânica. A administração de antibióticos sistêmicos não parece melhorar a eficácia do tratamento realizado apenas com solução tópica.

Texto continua na p. 431

CAPÍTULO 13 ■ Doenças dos Olhos, Unhas, Sacos Anais e Canais Auditivos

Otite Externa *(Cont.)*

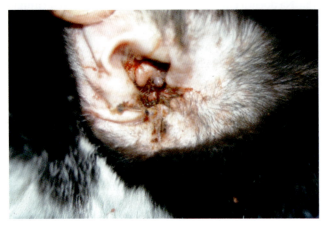

FIGURA 13-11 Otite Externa. Exsudato ceruminoso marrom em um gato com otite externa causada por uma infecção mista bacteriana e leveduriforme.

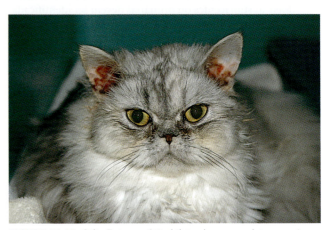

FIGURA 13-12 Otite Externa. Otite bilateral com exsudato ceruminoso marrom em um gato com alergia alimentar.

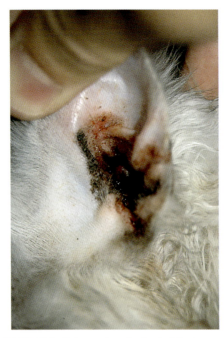

FIGURA 13-13 Otite Externa. Ampliação da foto do gato mostrado na Figura 13-12. O exsudato ceruminoso marrom foi causado por uma infecção leveduriforme secundária.

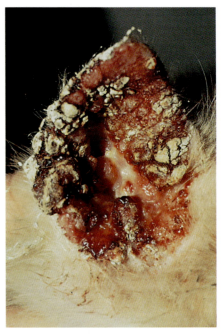

FIGURA 13-14 Otite Externa. Otite grave erosiva com a exsudato crostoso e estenose do canal auditivo em um gato com alergia alimentar. O material aderente cinza é a argila medicinal que o proprietário estava usando para proteger as orelhas.

Otite Externa 421

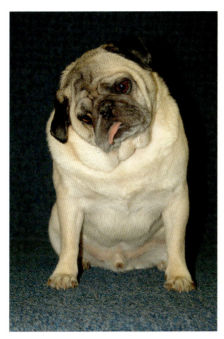

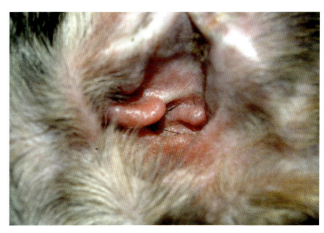

FIGURA 13-15 Otite Externa. Otite crônica, provocando inclinação da cabeça, em um cão. A inclinação da cabeça pode ser causada pela dor e pelo desconforto associados à otite externa ou por sintomas vestibulares relacionados à otite média.

FIGURA 13-16 Otite Externa. Eritema do canal auditivo externo e do pavilhão auricular em um cão alérgico com otite alérgica não infecciosa (estéril).

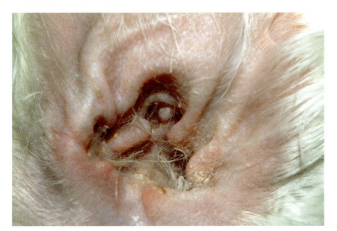

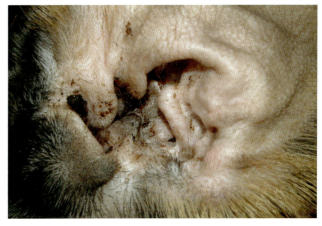

FIGURA 13-17 Otite Externa. Eritema do canal auditivo externo e do pavilhão auricular com brando exsudato ceruminoso pálido causados por uma infecção leveduriforme secundária associada a uma alergia subjacente.

FIGURA 13-18 Otite Externa. Exsudato ceruminoso marrom decorrente de uma infecção leveduriforme secundária associada a uma alergia subjacente.

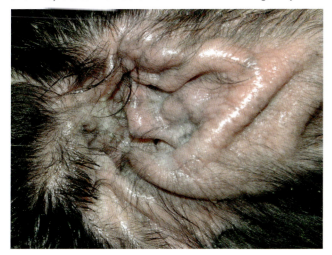

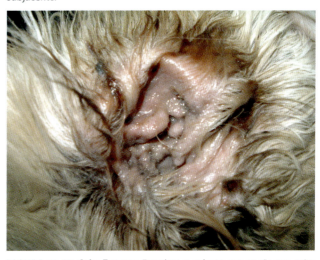

FIGURA 13-19 Otite Externa. Eritema e liquenificação do canal auditivo e do pavilhão auricular em um cão com otite alérgica crônica. A liquenificação é causada pela inflamação crônica. Note a ausência de exsudato e infecção secundária (otite alérgica estéril).

FIGURA 13-20 Otite Externa. Exsudato purulento em um cão com otite aguda. Note a ausência de alterações inflamatórias crônicas.

Otite Externa (Cont.)

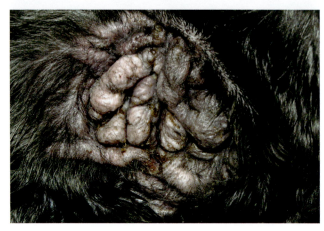

FIGURA 13-21 Otite Externa. Grave aumento de volume, liquenificação e estenose em um cão com otite recorrente crônica. As infecções recorrentes eram secundárias à dermatite alérgica subjacente.

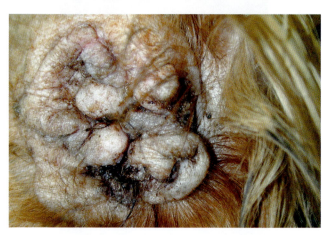

FIGURA 13-22 Otite Externa. Grave aumento de volume e liquenificação, provocando estenose completa do canal auditivo em um cão com doença endócrina.

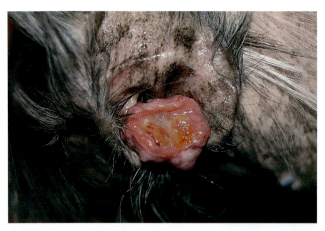

FIGURA 13-23 Otite Externa. Um adenocarcinoma de glândula ceruminosa ocluindo o canal auditivo externo.

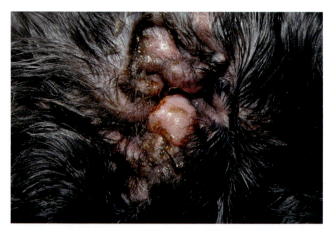

FIGURA 13-24 Otite Externa. Este tumor ótico bloqueou o canal auditivo externo e era um nicho para infecções bacterianas recorrentes crônicas.

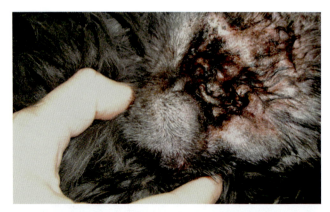

FIGURA 13-25 Otite Externa. Calcificação do canal auditivo em um Cocker Spaniel com otite crônica. À palpação, o canal auditivo é firme e não passível de compressão.

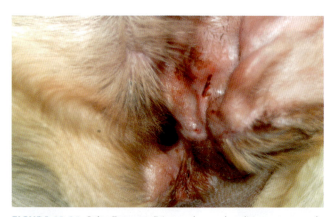

FIGURA 13-26 Otite Externa. Eritema do canal auditivo externo e do pavilhão auricular em um Retriever do Labrador anteriormente submetido a uma ressecção do canal auditivo lateral.

Otite Externa 423

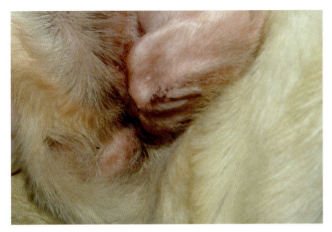

FIGURA 13-27 Otite Externa. Mesmo cão mostrado na Figura 13-26. Apesar da ressecção do canal auditivo lateral, em circunstâncias normais (sem tração), o canal auditivo se dobra, ocluindo, assim, a abertura. Essa anomalia conformacional causava infecções recorrentes.

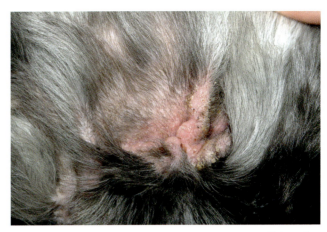

FIGURA 13-28 Otite Externa. Dermatite eritematosa no pavilhão auricular de um cão anteriormente submetido à ressecção total do canal auditivo. A otite persistente (dermatite do pavilhão auricular) era causada por uma doença alérgica subjacente que nunca foi identificada e controlada.

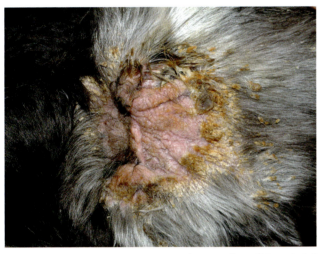

FIGURA 13-29 Otite Externa. Otite grave (dermatite do pavilhão auricular) com exsudato em um cão anteriormente submetido à ressecção total do canal auditivo. A doença subjacente ou primária nunca foi identificada e controlada, levando ao desenvolvimento de otite recorrente apesar da cirurgia.

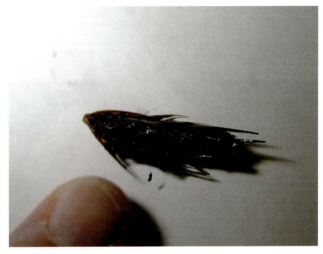

FIGURA 13-30 Otite Externa. Este fragmento de gramínea foi removido do canal auditivo de um cão com otite crônica. A otite persistiu por vários meses antes da identificação e da remoção do corpo estranho.

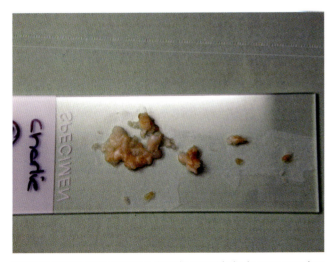

FIGURA 13-31 Otite Externa. Grande quantidade de pus e exsudato seco removido de uma bolha em um cão com otite crônica. É provável que este material, que permanecia na bolha apesar da limpeza frequente da orelha, predispunha o animal a infecções recorrentes.

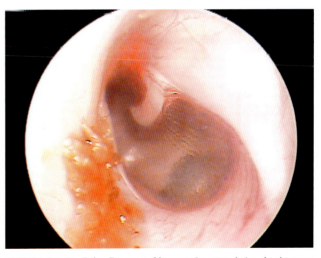

FIGURA 13-32 Otite Externa. Observação otoscópica do tímpano normal. A membrana timpânica é translúcida e o martelo é claramente visível. Há uma quantidade mínima de exsudato ótico e pouca inflamação.

Otite Externa (Cont.)

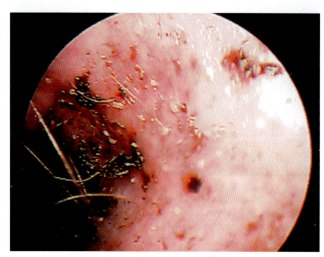

FIGURA 13-33 Otite Externa. Exsudato ótico escuro e preto em um canal auditivo externo inflamado devido à presença de *Otodectes*. Os ácaros são visíveis como partículas brancas no canal auditivo.

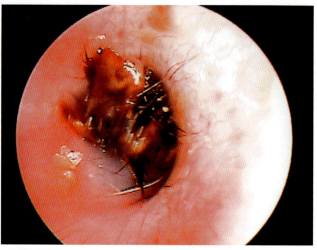

FIGURA 13-34 Otite Externa. Um tampão ceruminoso sobre a membrana timpânica de um canal auditivo inflamado. Note que os pelos na porção profunda do canal podem ser nichos para infecções recorrentes.

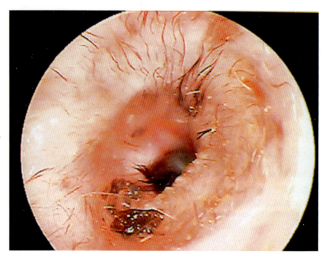

FIGURA 13-35 Otite Externa. Inflamação moderada do canal auditivo com exsudato purulento. A membrana timpânica e o martelo quase não são visíveis, mas parecem relativamente normais.

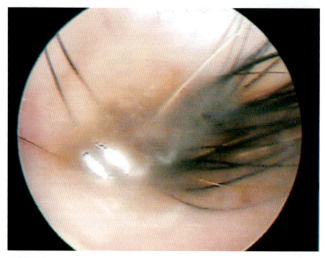

FIGURA 13-36 Otite Externa. A visualização da membrana timpânica foi impossibilitada pela grande presença de pus no interior do canal. Note os numerosos pelos que podem ser nicho para infecções recorrentes.

Otite Externa 425

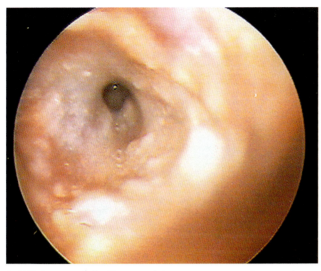

FIGURA 13-37 **Otite Externa.** Otite grave com exsudato purulento, hipertrofia glandular (aparência estratificada da parede do canal) e estenose da porção profunda do canal. A membrana timpânica é recoberta por um exsudato purulento.

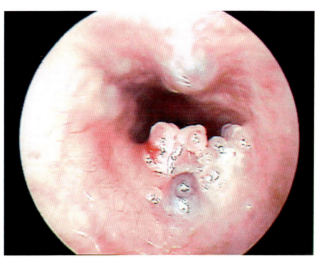

FIGURA 13-38 **Otite Externa.** Numerosos nódulos no canal auditivo externo. A hiperplasia e os cistos da glândula ceruminosa podem ser observados como nódulos eritematosos. Sem a realização de biópsia, é impossível excluir o diagnóstico de tumor maligno.

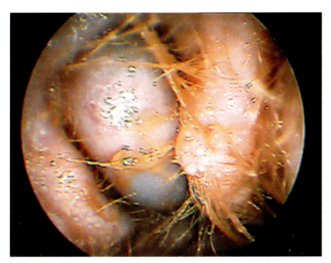

FIGURA 13-39 **Otite Externa.** Um tumor ótico ocluindo a porção profunda do canal auditivo.

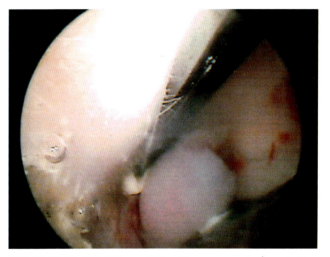

FIGURA 13-40 **Otite Externa.** Pólipo ótico em um gato. É possível ver o fórceps na região profunda do canal, na tentativa de acesso e remoção do pólipo.

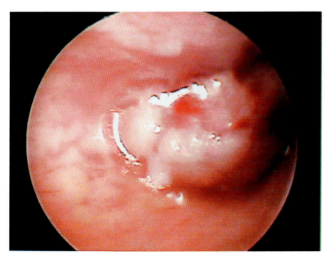

FIGURA 13-41 Otite Externa. Um tumor ótico.

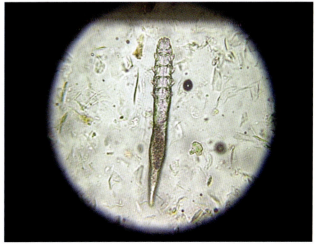

FIGURA 13-42 **Otite Externa.** Imagem microscópica de um *Demodex* observado com a objetiva ×10.

CAPÍTULO 13 ■ Doenças dos Olhos, Unhas, Sacos Anais e Canais Auditivos

Otite Externa *(Cont.)*

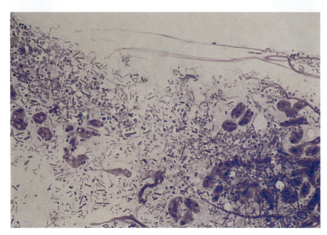

FIGURA 13-43 Otite Externa. Imagem microscópica de uma infecção bacteriana mista em um cão com otite recorrente crônicas, obtida com a objetiva ×10 (óleo). Note a presença de numerosas espécies de bactérias.

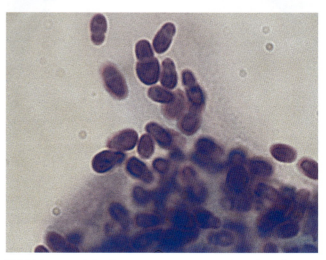

FIGURA 13-44 Otite Externa. Imagem microscópica de *Malassezia*, obtida com a objetiva ×100 (óleo).

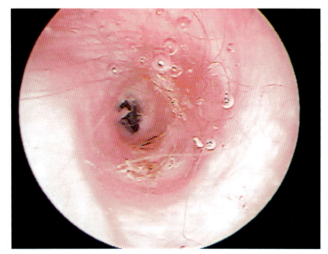

FIGURA 13-45 Otite Externa. Otite externa inflamatória com rompimento da membrana timpânica.

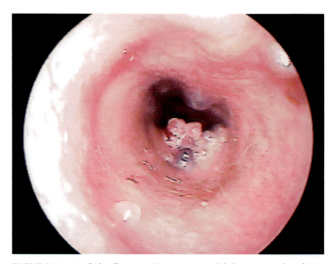

FIGURA 13-46 Otite Externa. Numerosos nódulos no canal auditivo externo.

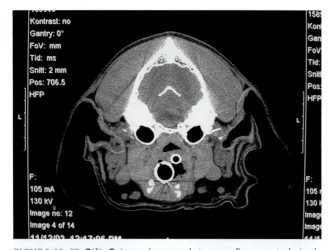

FIGURA 13-47 Otite Externa. Imagem de tomografia computadorizada de um cão com otite crônica. A bolha parece aberta, sem exsudato ou osteomielite. O canal auditivo esquerdo era ocluído por uma massa de tecido mole. A radiologia pode ajudar o clínico a identificar a presença de calcificação do canal auditivo, tumores e osteomielite da bolha (que é um indicador prognóstico).

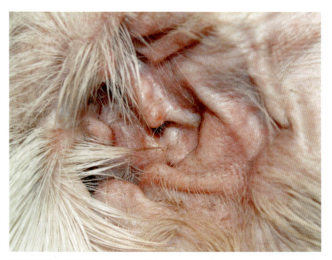

FIGURA 13-48 Otite Externa. Eritema generalizado com acometimento do canal auditivo externo e do pavilhão auricular em um cão alérgico sem infecção secundária; otite alérgica estéril.

Otite Externa 427

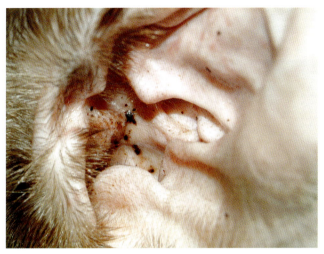

FIGURA 13-49 Otite Externa. Otite alérgica estéril com exsudato ótico brando.

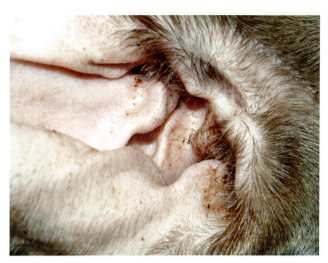

FIGURA 13-50 Otite Externa. Otite alérgica estéril com exsudato ceruminoso brando sem infecção secundária.

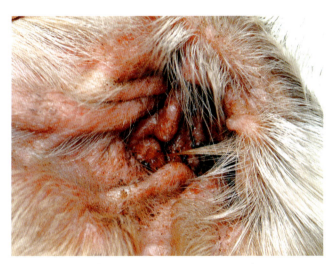

FIGURA 13-51 Otite Externa. Grave eritema e exsudato ceruminoso em um cão alérgico com a infecção mista bacteriana e leveduriforme secundária.

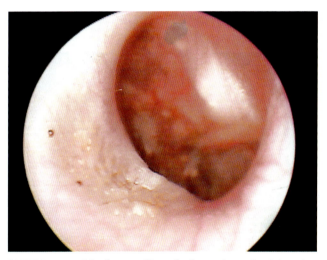

FIGURA 13-52 Otite Externa. Distensão da membrana timpânica sobre um pólipo em expansão em um gato. Note que o pólipo em si não pode ser reconhecido.

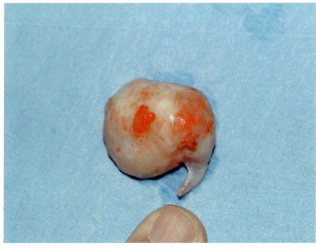

FIGURA 13-53 Otite Externa. Um pólipo ótico felino que foi removido.

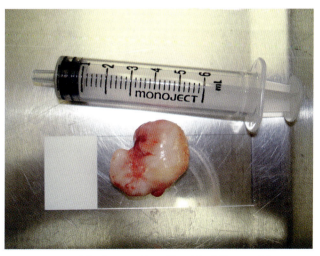

FIGURA 13-54 Otite Externa. Um pólipo ótico felino que foi removido.

428 CAPÍTULO 13 ■ Doenças dos Olhos, Unhas, Sacos Anais e Canais Auditivos

Otite Externa *(Cont.)*

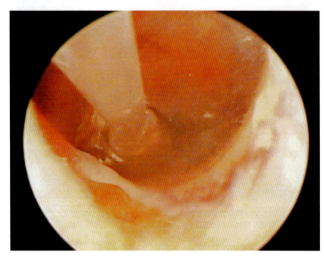

FIGURA 13-55 Otite Externa. Uma miringotomia foi realizada com um cateter do tipo TomCat; a bolha foi lavada e uma amostra, coletada.

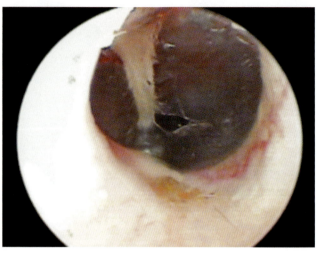

FIGURA 13-56 Otite Externa. Uma miringotomia foi realizada; a abertura é claramente visível, imediatamente cranial ao martelo.

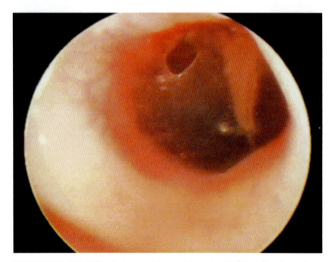

FIGURA 13-57 Otite Externa. Uma miringotomia foi realizada; a abertura é claramente visível, imediatamente caudal ao martelo.

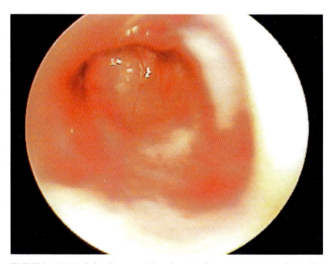

FIGURA 13-58 Otite Externa. Visualização de um tumor com obstrução quase total do canal ótico.

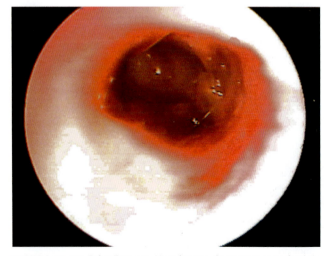

FIGURA 13-59 Otite Externa. Visualização de um tumor ao final do canal auditivo.

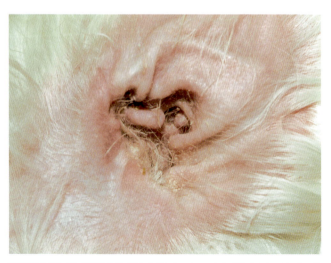

FIGURA 13-60 Otite Externa. Eritema e exsudato ótico esbranquiçado e seco em um cão alérgico com otite leveduriforme secundária.

Otite Externa | 429

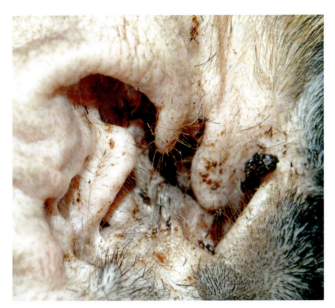

FIGURA 13-61 Otite Externa. Quantidade moderada de exsudato ceruminoso ótico em cão com hipotireoidismo e otite bacteriana secundária. Note que o exsudato apresenta as características geralmente associadas à infecção por leveduras, com necessidade de realização de citologia ótica.

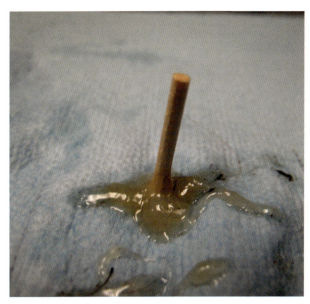

FIGURA 13-62 Otite Externa. Material mucoide removido da bolha de um Cavalier King Charles Spaniel com Otite Média Secretora Primária.

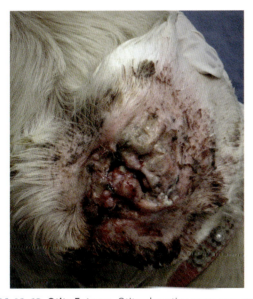

FIGURA 13-63 Otite Externa. Otite ulcerativa grave com exsudato purulento. Note o aumento de volume do tecido, que pode ser dificultar a diferenciação clínica de uma neoplasia ótica.

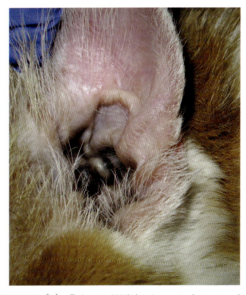

FIGURA 13-64 Otite Externa. Nódulo pigmentado no canal auditivo externo de um gato.

Otite Externa (Cont.)

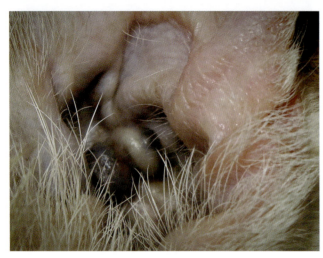

FIGURA 13-65 **Otite Externa.** Ampliação da foto do nódulo pigmentado no canal auditivo externo de um gato.

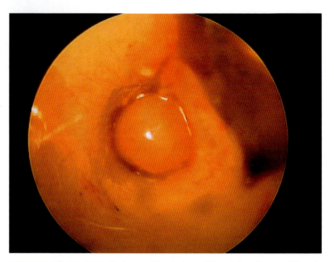

FIGURA 13-66 **Otite Externa.** Um único pólipo ótico de consistência macia observado com o vídeo otoscópio.

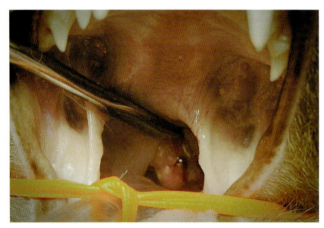

FIGURA 13-67 **Otite Externa.** Protrusão de um pólipo pela bolsa faríngea de um gato.

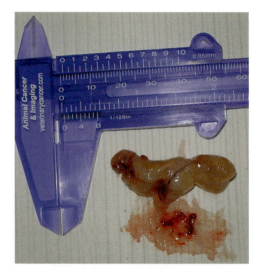

FIGURA 13-68 **Otite Externa.** Pólipo ótico após a remoção cirúrgica.

Hematoma Aural

Características

Essa doença é causada pela ruptura traumática de vasos e capilares no pavilhão auricular. Quando o animal chacoalha muito a cabeça, a ação centrífuga e a movimentação dos pavilhões auriculares provocam a ruptura dos vasos. O sangue, então, se acumula no espaço entre a pele e a cartilagem, criando, assim, um hematoma. O hematoma pode ser pequeno, mas o chacoalhar persistente da cabeça tende a criar hematomas que se estendem por todo o comprimento do pavilhão auricular. Os hematomas geralmente são unilaterais, mas lesões bilaterais podem ser observadas. Com o passar do tempo, o hematoma se solidifica, formando uma massa firme. A otite concomitante causada por ácaros de orelha, leveduras ou bactérias quase sempre está presente. Essa doença é incomum em cães e rara em gatos.

Principais Diagnósticos Diferenciais

Os diagnósticos diferenciais incluem neoplasia e cisto.

Diagnóstico

1. De modo geral, o diagnóstico é baseado na anamnese e nos sinais clínicos.
2. Exame otoscópico do canal auditivo para identificação da otite externa.
3. A citologia do canal auditivo revela a presença de *Otodectes*, bactérias ou leveduras.
4. O aspirado com agulha fina do hematoma revela a presença de sangue.

Tratamento e Prognóstico

1. A otite deve ser tratada de forma agressiva para diminuição do chacoalhar da cabeça.
2. A administração oral de prednisona, em dose de 1 mg/kg a cada 12 a 24 horas por 5 dias, ajuda a reduzir a inflamação, o prurido intenso e o desconforto que causaram o chacoalhar da cabeça.
3. Antibióticos devem ser administrados para tratar qualquer infecção secundária até a cicatrização completa da orelha (Tabela 2-1).
4. O hematoma deve ser drenado assim que possível. Se o hematoma ficar organizado, a realização da intervenção cirúrgica é mais difícil, com maior formação de tecido cicatricial. Várias técnicas são comumente usadas na drenagem dos hematomas:
   - **Técnica cirúrgica:** O pavilhão auricular é incisado sobre o comprimento do hematoma e o conteúdo é removido. A cavidade é lavada e suturas de espessura total são colocadas em intervalos regulares (com 1 cm de distância) para manter a adesão das camadas teciduais. Alguma forma de *stent* ou dispositivo espaçador de sutura deve ser usada para impedir que os pontos fiquem embebidos na pele; tubos de drenagem, botões ou pedaços de filmes radiográficos também podem ser empregados. Após a cicatrização da lesão, as suturas são removidas (geralmente depois de vários dias a semanas). Essa técnica é a mais invasiva e deve ser utilizada em hematomas organizados crônicos sem fluido central.
   - **Técnica de canulação:** Uma pequena incisão (0,5 mm) é realizada na região mais dependente do hematoma. O sangue é removido e a cavidade é lavada para remoção de quaisquer coágulos; uma cânula para teto bovino é inserida na incisão e deixada aberta para drenagem do hematoma. De modo geral, a drenagem diminui ao longo dos dias. Quando o hematoma parecer resolvido e os planos teciduais estiverem aderidos (vários dias a semanas), a cânula pode ser removida por meio de sua agitação delicada. A abertura remanescente deve cicatrizar de forma espontânea.
   - **Técnica de drenagem por sucção:** Um dreno de sucção ativa pode ser inserido no hematoma e fixado na cabeça do paciente. Esses drenos mantêm a pressão negativa constante e permitem a adesão das camadas teciduais. Em um método, um cateter do tipo *butterfly* é modificado por meio da remoção do canhão e fenestração da porção distal do tubo. O tubo é, então, inserido no hematoma através de uma pequena incisão e fixado por meio de suturas. A agulha *butterfly* é, então, fixada na cabeça do animal e um tubo Vacutainer® é ligado à agulha. O tubo Vacutainer® faz a sucção constante e permite a adesão das camadas teciduais. O tubo Vacutainer® deve ser substituído a cada 12 horas. Quando o volume diário coletado de exsudato for inferior a 2 mL/dia, o aparato pode ser removido (geralmente em 5-7 dias).
   - **Técnica de biópsia por *punch*:** Um *punch* de biópsia de 6 mm é usado para fazer um ou mais orifícios de drenagem, que são deixados abertos para permitir a remoção do exsudato durante a adesão das camadas teciduais. Esses orifícios cicatrizam por segunda intenção.
   - **Técnica com *laser*:** Um *laser* de dióxido de carbono (CO_2) é usado para fazer um ou mais orifícios de drenagem sobre o hematoma. Essas lesões são deixadas abertas para permitir a drenagem durante a adesão das camadas teciduais. As lesões criadas com o *laser* cicatrizam por segunda intenção. A simples remoção do sangue por meio de aspiração com seringa leva à resolução imediata, mas o hematoma quase sempre recidiva após algumas horas.
5. O prognóstico é bom, mas as recidivas são comuns, principalmente na ausência de controle da causa primária da infecção secundária (alergias, endocrinopatias, pólipos, neoplasia).

432 CAPÍTULO 13 ■ Doenças dos Olhos, Unhas, Sacos Anais e Canais Auditivos

Hematoma Aural (Cont.)

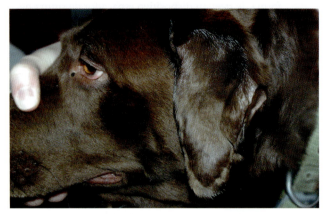

FIGURA 13-69 **Hematoma Aural.** Um Retriever do Labrador adulto com um hematoma do pavilhão auricular distal. Observa-se aumento de volume e "abaulamento" do pavilhão auricular.

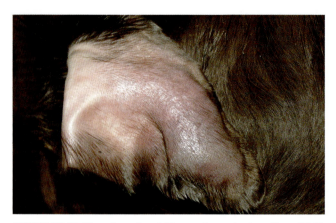

FIGURA 13-70 **Hematoma Aural.** Mesmo cão mostrado na Figura 13-69. A superfície medial do pavilhão auricular apresenta, claramente, o abaulamento causado pelo acúmulo de sangue.

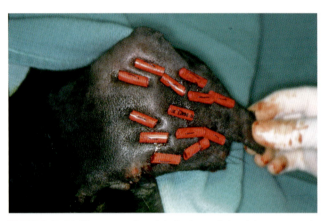

FIGURA 13-71 **Hematoma Aural.** A técnica tradicional de sutura usada no tratamento dos hematomas aurais. *(Cortesia de D. J. Krahwinkel.)*

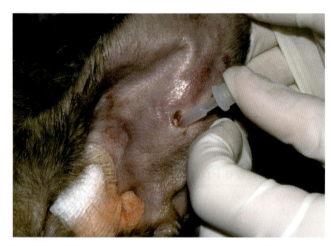

FIGURA 13-72 **Hematoma Aural.** Uma cânula para teto bovino sendo inserida na margem dependente do hematoma, que foi incisada. Note que uma compressa de gaze foi colocada no canal auditivo para prevenção da introdução de sangue e exsudato.

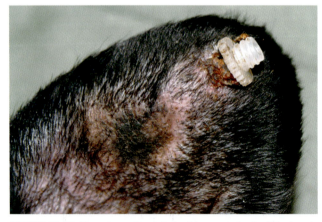

FIGURA 13-73 **Hematoma Aural.** A cânula para teto bovino foi colocada a aproximadamente 7 dias. A drenagem diminuiu de forma substancial e as camadas teciduais estão aderidas, o que previne a recidiva do hematoma após a remoção da cânula.

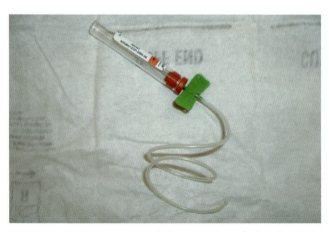

FIGURA 13-74 **Hematoma Aural.** Um cateter *butterfly* de calibre 22 foi modificado, por meio da remoção do canhão da seringa e do corte de pequenas aberturas no tubo. A agulha permanece e será inserida em um tubo Vacutainer* para realização de sucção ativa.

Hematoma Aural

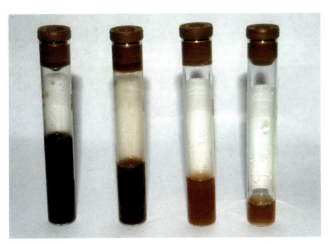

FIGURA 13-75 Hematoma Aural. Quatro tubos Vacutainer®, mostrando a redução gradual da secreção coletada a partir do hematoma aural. Cada tubo Vacutainer® foi mantido por 24 horas.

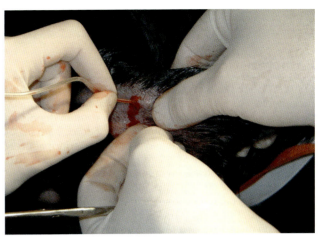

FIGURA 13-76 Hematoma Aural. Um dreno ativo foi colocado com o uso de um cateter *butterfly* modificado e tubos Vacutainer®. Uma pequena incisão foi feita no hematoma e o conteúdo foi expresso antes da inserção do tubo que, então, foi fixada com suturas.

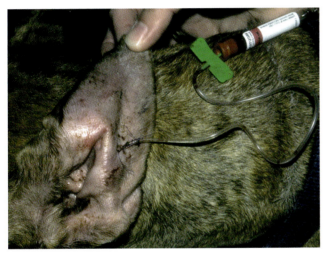

FIGURA 13-77 Hematoma Aural. O cateter *butterfly* modificado foi inserido no hematoma e fixado com suturas. A agulha foi inserida em um tubo Vacutainer®.

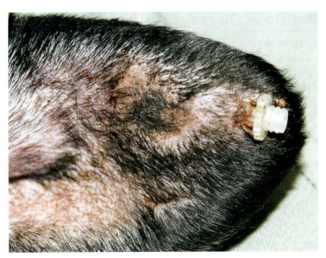

FIGURA 13-78 Hematoma Aural. Uma cânula para teto bovino foi colocada por meio de uma pequena incisão no hematoma, permitindo a drenagem por vários dias enquanto os tecidos voltavam a aderir.

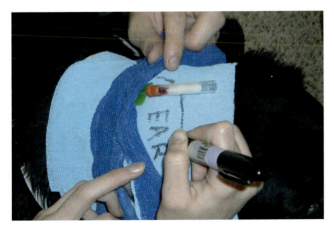

FIGURA 13-79 Hematoma Aural. O dispositivo de sucção ativa e o pavilhão auricular foram protegidos por um curativo no alto da cabeça do cão. Note que a posição do pavilhão auricular foi claramente marcada no curativo, prevenindo a ocorrência de trauma inadvertido (corte) durante sua remoção.

Melanoma

Características

O tumor pode ser benigno ou maligno, mas a maioria dos melanomas nos leitos ungueais é maligna. Em cães, o melanoma é a segunda neoplasia digital mais comum depois do carcinoma espinocelular. É comum em cães idosos, com maior incidência em cães com pele muito pigmentada, principalmente Schnauzers Miniaturas e Standard e Terriers Escoceses. Setters Irlandeses e Golden Retrievers também podem ser mais predispostos. A doença é rara em gatos idosos.

De modo geral, o melanoma é um crescimento verrucoso, pedunculado, firme, em formato de domo, alopécico, de cor marrom ou preta, bem circunscrito e solitário, com 0,5 a 10 cm de diâmetro. Os melanomas malignos podem ser pigmentados ou não pigmentados (amelanóticos), ulcerados e tendem a ser maiores e a crescer com maior rapidez do que os melanomas benignos. A paroníquia bacteriana secundária e a deformação das unhas também podem ser observadas.

Principais Diagnósticos Diferenciais

Os diagnósticos diferenciais incluem outras neoplasias, infecção ou osteomielite bacteriana das unhas e infecção fúngica.

Diagnóstico

1. Citologia: células estreladas ou fusiformes, redondas ou ovais, com quantidade moderada de citoplasma e grânulos de pigmento marrom a preto-esverdeado. Os melanomas malignos podem ter menos pigmento e apresentar maior pleomorfismo, mas o caráter maligno não pode ser determinado de forma confiável à citologia.
2. Dermato-histopatologia: acúmulo de melanócitos neoplásicos, que podem ser células fusiformes, epiteliais ou redondas. As células podem ser dispostas em grupos, cordões ou espirais similares a nervos e apresentar graus variáveis de pigmentação. A infiltração de macrófagos ricos em pigmentos é comum. As neoplasias benignas são circunscritas e apresentam pouca variabilidade nuclear e baixa taxa mitótica. Os melanomas malignos podem apresentar maior invasividade, pleomorfismo celular e figuras de mitose (incluindo figuras atípicas). O índice mitótico é a forma mais confiável para previsão do comportamento biológico; porém, 10% dos melanomas histologicamente benignos têm comportamento maligno.
3. Radiografia (dedo afetado): o aumento de volume do tecido mole e a proliferação ou lise óssea de P3 podem ser observados.
4. Os animais acometidos devem ser submetidos a exames para detecção de metástases em linfonodos regionais (aspirado ou citologia, biópsia ou histopatologia) e órgãos internos (radiografia, ultrassonografia).

Tratamento e Prognóstico

1. O tratamento de escolha é a excisão cirúrgica radical ou a amputação de P3, já que os melanomas benignos não podem ser clinicamente diferenciados dos malignos.
2. A terapia adjunta com vacinas ou quimioterapia pode ajudar a prolongar o tempo de sobrevida em alguns cães com melanoma maligno.
3. O prognóstico do melanoma benigno é bom. O prognóstico do melanoma maligno é mau, já que as recidivas após a cirurgia e as metástases são comuns.

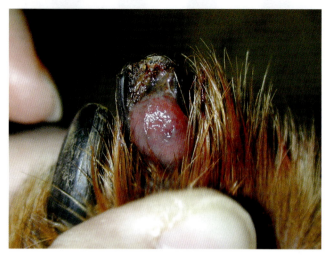

FIGURA 13-80 Melanoma. Melanoma amelanótico no dedo de um Rottweiler de meia-idade. *(Cortesia de L. Frank.)*

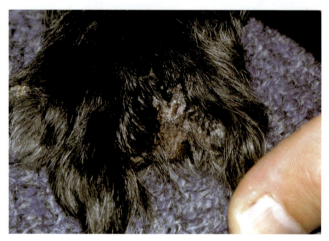

FIGURA 13-81 Melanoma. Recidiva de um melanoma maligno no local de uma amputação digital prévia. Os melanomas malignos na porção distal dos membros geralmente são agressivos.

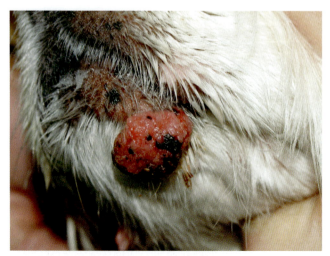

FIGURA 13-82 Melanoma. Um melanoma amelanótico no lábio de um Cocker Spaniel idoso. Note a semelhança com tumores mais benignos, que são mais comuns em Cocker Spaniels idosos.

Doença do Saco Anal

Características

A doença do saco anal provoca impactação, que pode ser seguida por uma infecção secundária (saculite) e pela formação de abscessos. A doença do saco anal recorrente geralmente é associada a uma hipersensibilidade alimentar ou atopia subjacente. É comum em cães, com maior incidência observada em animais de porte pequeno. É rara em gatos.

Os comportamentos de esfregar, lamber ou morder a região perineal são sintomas comuns de impactação do saco anal e saculite. Tenesmo, dor à defecação, comportamento de perseguir o próprio rabo e dermatite perineal piotraumática podem ser observados. Com a abscedação, eritema e aumento de volume perianal, um trato drenante exsudativo (em caso de ruptura do abscesso) e febre podem ser observados.

Principais Diagnósticos Diferenciais

Os diagnósticos diferenciais incluem neoplasia do saco anal, fístula perianal, alergia alimentar e infestações por cestódeos.

Diagnóstico

1. Palpação digital dos sacos anais distendidos e obstruídos.
2. Expressão e exame do conteúdo do saco anal:
   - Saco anal normal: contém fluido transparente ou de cor clara, marrom-amarelada
   - Saco anal impactado: material é espesso, marrom e pastoso
   - Saculite anal: exsudatos de consistência cremosa e cor amarela ou mais fluidos e de coloração amarela-esverdeada
   - Abscesso do saco anal: geralmente há um exsudato purulento de cor marrom-avermelhada

Tratamento e Prognóstico

1. Qualquer hipersensibilidade subjacente deve ser identificada e tratada, principalmente nos casos de alergia alimentar.
2. Nos casos de impactação do saco anal, a expressão manual deve ser realizada.
3. Nos casos de saculite anal, os sacos anais devem ser manualmente expressos e lavados com solução de clorexidina a 0,025% ou povidona-iodo a 0,4%. Então, uma pomada com antibiótico e glicocorticoide (p. ex., Panalog®, Otomax®) deve ser instilada nos sacos anais. Além disso, os antibióticos sistêmicos adequados de amplo espectro devem ser administrados por 7 a 14 dias.
4. Nos casos de abscesso do saco anal, a drenagem deve ser realizada se o saco anal ainda não estiver rompido. O saco anal deve ser limpo e irrigado com solução de clorexidina a 0,025% ou povidona-iodo a 0,4% e, então, uma pomada com antibiótico e glicocorticoide (p. ex., Panalog®, Otomax®) deve ser instilada. A aplicação de compressas mornas na área afetada ou a hidroterapia pode realizada a cada 12 a 24 horas para assegurar a drenagem e promover a cicatrização. Um antibiótico tópico, em creme ou pomada, deve ser aplicado na área afetada a cada 12 horas e os antibióticos sistêmicos adequados de amplo espectro devem ser administrados por 7 a 14 dias.
5. Nos casos de recidivas de impactação, saculite ou abscesso, a excisão cirúrgica do saco anal afetado geralmente é curativa. No entanto, a incontinência fecal temporária ou permanente é uma possível complicação pós-operatória; além disso, há o desenvolvimento de fístulas drenantes em caso de realização incompleta da saculectomia anal.
6. O prognóstico é variável. A expressão manual de rotina do saco anal pode auxiliar a prevenção de recidivas.

> **NOTA DO AUTOR**
> - Se os pacientes também apresentarem otite, a alergia alimentar deve ser bastante considerada como possível causa subjacente ou primária da saculite anal.
> - A expressão precoce e frequente de sacos anais normais pode irritar o tecido e as glândulas, aumentando a necessidade de expressão com frequência ainda maior.

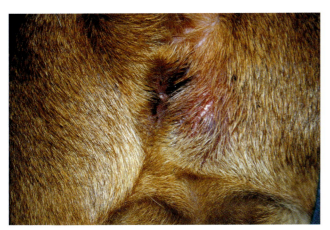

FIGURA 13-83 Doença do Saco Anal. Alopecia e eritema em um saco anal inflamado e infectado.

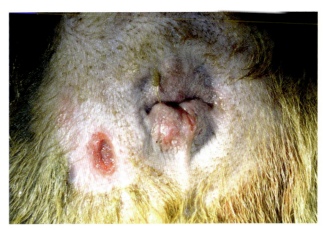

FIGURA 13-84 Doença do Saco Anal. Houve ruptura do abscesso infectado do saco anal, provocando uma lesão ulcerativa.

CAPÍTULO 13 ■ Doenças dos Olhos, Unhas, Sacos Anais e Canais Auditivos

Doença do Saco Anal *(Cont.)*

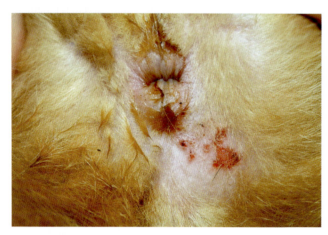

FIGURA 13-85 **Doença do Saco Anal.** Dermatite erosiva descamativa alopécica em um gato com saculite anal.

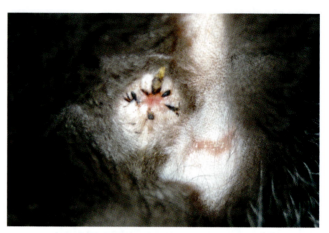

FIGURA 13-86 **Doença do Saco Anal.** Alopecia e cicatriz eritematosa no local em que um abscesso do rompido no saco anal de um gato.

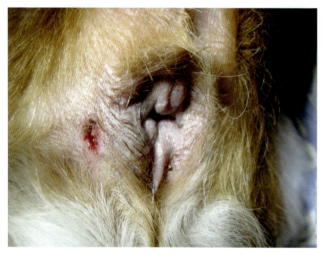

FIGURA 13-87 **Doença do Saco Anal.** Ruptura de um abscesso no saco anal de um cão.

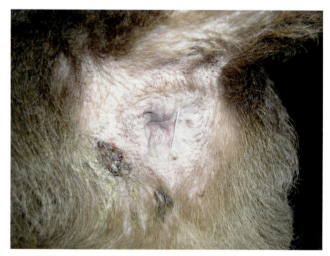

FIGURA 13-88 **Doença do Saco Anal.** Uma lesão descamativa alopécica sobre o saco anal em um cão.

Fístula Perianal (Furunculose Anal)

Características

Essa é uma doença inflamatória crônica, ulcerativa, progressiva e geralmente debilitante dos tecidos perianais, anais e perirretais. A causa não foi esclarecida, mas suspeita-se da existência de fatores anatômicos e da desregulação da resposta imunológica. A alergia alimentar é uma causa incriminada, mas não comprovada. A doença é incomum em cães, com maior incidência em Pastores Alemães de meia-idade.

As lesões perianais geralmente são dolorosas e podem ser brandas a graves, variando de seios drenantes, trajetos fistulosos e erosões pequenas e puntiformes a ulcerações, às vezes com extensão profunda na região perianal e acometimento do tecido retal. As lesões geralmente não são associadas aos sacos anais. À palpação retal, o ânus e o reto podem apresentar espessamento e fibrose. Os sintomas associados podem incluir lambedura perianal frequente, secreção anorretal mucopurulenta e de odor desagradável, tenesmo, dor à defecação, constipação, abaixamento da cauda, maior frequência de evacuação, dor durante o exame da cauda e da região perianal, perda de peso e letargia. Os cães afetados podem apresentar estenoses retais. A doença intestinal inflamatória subclínica a clínica pode ser observada.

Principais Diagnósticos Diferenciais

Os diagnósticos diferenciais incluem neoplasia, ruptura de abscesso do saco anal e infecção bacteriana ou fúngica profunda.

Diagnóstico

1. O diagnóstico é, de modo geral, baseado na anamnese e nos achados clínicos e no descarte de outros diagnósticos diferenciais.
2. Dermato-histopatologia: inflamação com hidradenite, necrose epitelial no infundíbulo folicular, agregados de eosinófilos e uma resposta inflamatória intensa, com plasmócitos, linfócitos, macrófagos e nódulos linfoides perivasculares.
3. Histopatologia (cólon): colite branda a grave.

Tratamento e Prognóstico

1. Qualquer hipersensibilidade alimentar subjacente deve ser identificada e tratada.
2. A combinação de vários tratamentos geralmente leva à resolução clínica completa e mais rápida.
3. A higiene tópica (tosa da área afetada, limpeza diária com enxaguantes à base de clorexidina a 0,025%) deve ser realizada.
4. Nos casos de infecção bacteriana secundária, a administração sistêmica de antibióticos deve ser realizada por curto período (10-21 dias).
5. A aplicação tópica de soluções não alcóolicas de corticosteroide a cada 12 a 24 horas pode ser benéfica.
6. A aplicação tópica de tacrolimus parece ser a terapia mais eficaz em longo prazo. A aplicação deve ser realizada a cada 12 horas até a resolução das lesões e, então, a cada 24 a 72 horas para prevenção de recidivas.
7. O tratamento prolongado (3-5 meses) com ciclosporina (Atopica®) é eficaz em muitos cães. Administre 5 mg/kg VO a cada 12 a 24 horas; essa dose deve ser mantida por pelo menos 4 semanas após a resolução completa. Alguns cães podem precisar da terapia vitalícia com ciclosporina em baixa dose para manutenção da remissão. A dosagem e, portanto, o custo da ciclosporina podem ser reduzidos (30%-50%) em caso de adição de cetoconazol (5-10 mg/kg VO a cada 24 horas) ao esquema terapêutico (monitore a função hepática).
8. O tratamento prolongado com prednisona pode ser eficaz em alguns cães. O clínico deve administrar 2 mg/kg VO a cada 24 horas por 2 semanas e, a seguir, 1 mg/kg VO a cada 24 horas por 4 semanas e, depois, 1 mg/kg VO a cada 48 horas para manutenção. Os efeitos adversos do tratamento prolongado e com doses altas de corticosteroides podem ser graves.
9. A cirurgia agressiva para debridamento das úlceras e remoção das fístulas pode ser eficaz em alguns cães. Os procedimentos cirúrgicos incluem excisão, cauterização química, criocirurgia, *deroofing* e fulguração e excisão a *laser*. No entanto, múltiplas cirurgias podem ser necessárias e as complicações pós-operatórias (p. ex., recidiva das fístulas, estenose anal, incontinência fecal) são comuns.
10. O prognóstico é variável. Hoje, o tratamento com ciclosporina e a excisão cirúrgica das lesões residuais (se necessária) parecem oferecer o melhor prognóstico de cura. A taxa de recidiva é maior nos cães com a doença crônica antes da instituição do tratamento.

NOTA DO AUTOR

- A maioria dos pacientes pode entrar em remissão com o tratamento sistêmico com corticosteroides com ou sem ciclosporina (Atopica®); a seguir, a remissão pode ser mantida apenas com uma pomada tópica de tacrolimus, sem terapia sistêmica.
- A alergia alimentar e a neoplasia devem ser excluídas como causas subjacentes da destruição tecidual.
  - O primeiro objetivo é controlar os sinais e a dor associada à doença do intestino grosso e o segundo objetivo é a resolução dos tratos sinusais perianais.

Fístula Perianal (Cont.)

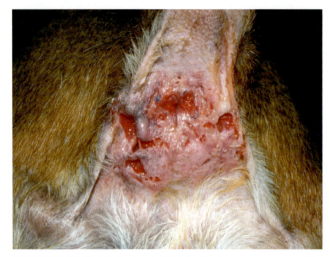

FIGURA 13-89 **Fístula Perianal.** Múltiplas fístulas com grave destruição do tecido anal e perianal normal. Note que as lesões não são limitadas aos sacos anais.

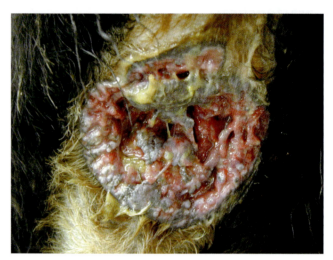

FIGURA 13-90 **Fístula Perianal.** Dermatite ulcerativa grave em toda a região perianal com numerosas fístulas profundas. Note o exsudato purulento.

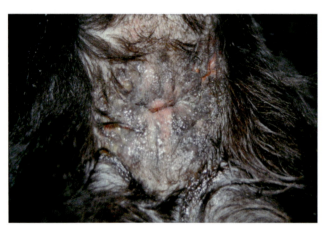

FIGURA 13-91 **Fístula Perianal.** Numerosas fístulas com exsudato purulento.

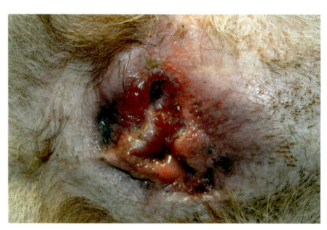

FIGURA 13-92 **Fístula Perianal.** Fístula profunda com aumento de volume e inflamação. Note a destruição da arquitetura normal do ânus.

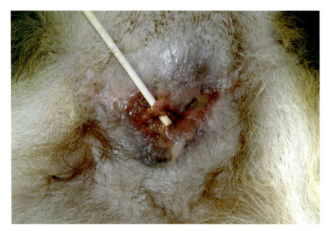

FIGURA 13-93 **Fístula Perianal.** Numerosas fístulas com redundância de pele e pontes teciduais.

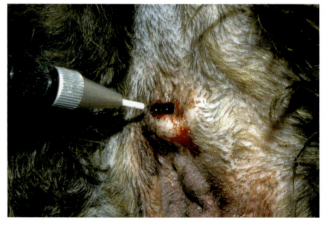

FIGURA 13-94 **Fístula Perianal.** Um *laser* foi usado na remoção do tecido redundante e na debridação das fístulas não cicatrizadas. O tecido tratado responde com um processo vigoroso de cicatrização.

Fístula Perianal | 439

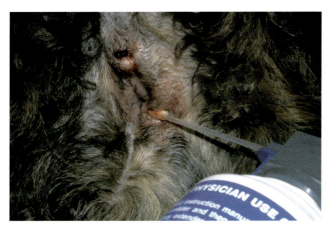

FIGURA 13-95 Fístula Perianal. A solução comercial de criocirurgia foi usada no congelamento de uma fístula profunda. O tecido tratado responde com um processo vigoroso de cicatrização.

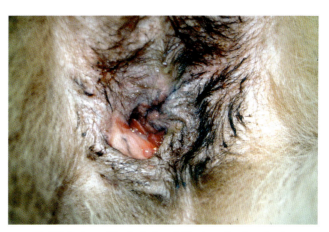

FIGURA 13-96 Fístula Perianal. Fístula perianal profunda.

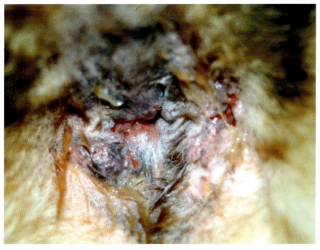

FIGURA 13-97 Fístula Perianal. Fístula perianal após a instituição da terapia imunossupressora. Note a ausência de inflamação ativa e eritema.

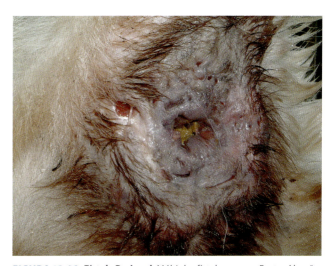

FIGURA 13-98 Fístula Perianal. Múltiplas fístulas em um Pastor Alemão. Note que as lesões não são limitadas às áreas adjacentes ao saco anal.

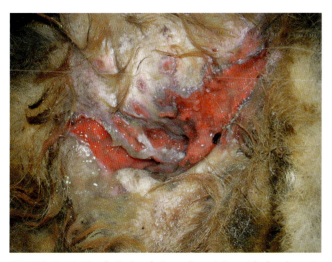

FIGURA 13-99 Fístula Perianal. Grave destruição tecidual e ulceração com fissuras no tecido perianal de um cão.

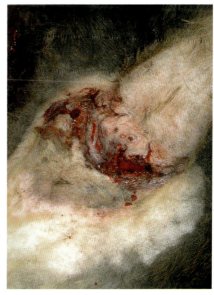

FIGURA 13-100 Fístula Perianal. Fissuras profundas e graves com acometimento do tecido perianal de um cão.

Infecção Bacteriana das Unhas

Características

As infecções bacterianas das unhas são quase sempre secundárias a uma causa subjacente. Em caso de acometimento de uma unha, deve-se suspeitar de trauma. Se muitas unhas estiverem infectadas, as doenças subjacentes que devem ser descartadas incluem hipotireoidismo, hiperadrenocorticismo, alergias, doenças autoimunes, onicodistrofia lupoide simétrica e neoplasia.

As unhas afetadas geralmente apresentam fraturas e exsudação, além de paroníquia, aumento de volume dos dedos e dor. A unha pode cair. O animal pode apresentar linfadenomegalia regional. Em caso de acometimento de múltiplas unhas, pode haver febre e depressão. A osteomielite pode ser uma sequela da infecção crônica.

Principais Diagnósticos Diferenciais

Os diagnósticos diferenciais incluem trauma, infecção fúngica, neoplasia, alergias, doenças cutâneas autoimunes, onicodistrofia lupoide simétrica e neoplasia.

Diagnóstico

1. O diagnóstico é, de modo geral, baseado na anamnese e nos achados clínicos e no descarte de outros diagnósticos diferenciais.
2. Citologia (exsudatos da unha ou da prega ungueal): inflamação supurativa a (pio)granulomatosa com bactérias.
3. Cultura bacteriana (exsudatos da unha ou da prega ungueal, porção proximal da placa ungueal avulsionada): de modo geral, *Staphylococcus* é isolado. Infecções bacterianas mistas são comuns.
4. Radiografia (P3): observação de evidências de osteomielite.

Tratamento e Prognóstico

1. A causa subjacente deve ser identificada e corrigida.
2. Quaisquer unhas soltas ou porções fraturadas das unhas traumatizadas devem ser removidas. Nos casos graves ou refratários, pode ser necessário remover a unha afetada sob anestesia geral.
3. A administração prolongada (semanas a meses) de antibióticos sistêmicos deve ser mantida por pelo menos 2 semanas após a resolução clínica completa. A escolha do antibiótico deve ser baseada nos resultados da cultura e do antibiograma. Na ausência desses dados, os antibióticos que podem ser empiricamente eficazes incluem as cefalosporinas com amoxicilina-clavulanato e sulfonamidas potencializadas (Tabela 2-1).
4. A lavagem tópica das patas com xampu de clorexidina a 2% a 4% ou as imersões dos membros em solução de clorexidina a 0,025% a cada 8 a 12 horas nos primeiros 7 a 10 dias de antibioticoterapia pode auxiliar a resolução. Lenços de limpeza (lenços sem álcool para acne, compressas de clorexidina ou outros lenços antimicrobianos) usados a cada 12 a 72 horas funcionam bem.
5. Nos casos refratários com osteomielite em P3, a amputação de P3 pode ser necessária.
6. O prognóstico de novo crescimento da unha é bom (a não ser que P3 tenha sido amputado).

> **NOTA DO AUTOR**
> - Antibióticos da classe das fluoroquinolonas devem apenas ser usados como último recurso, devido ao possível maior risco pelo desenvolvimento de *Staphylococcus* resistente à meticilina.
> - As unhas que voltam a crescer podem nunca ser completamente normais; porém, a fragilidade e o desconforto devem se resolver com o tratamento.

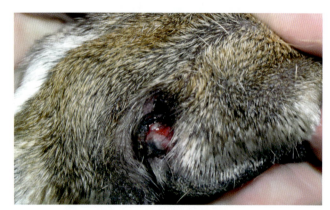

FIGURA 13-101 Infecção Bacteriana das Unhas. Distrofia ungueal causada por uma infecção bacteriana crônica.

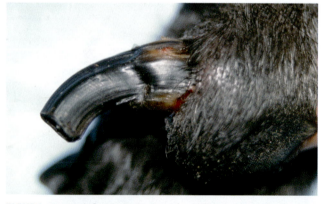

FIGURA 13-102 Infecção Bacteriana das Unhas. Fratura na linha média da base desta unha, acompanhada por exsudato purulento. Uma população bacteriana mista foi cultivada a partir do exsudato.

Infecção Bacteriana das Unhas 441

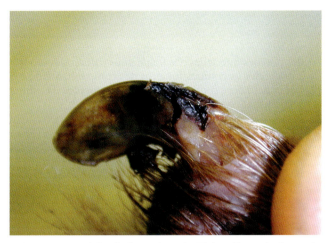

FIGURA 13-103 **Infecção Bacteriana das Unhas.** Uma unha fraturada, apresentando numerosas fissuras. O exsudato continha alto número de bactérias.

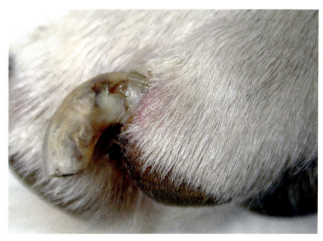

FIGURA 13-104 **Infecção Bacteriana das Unhas.** Uma unha fraturada em decorrência de um trauma, com infecção bacteriana secundária.

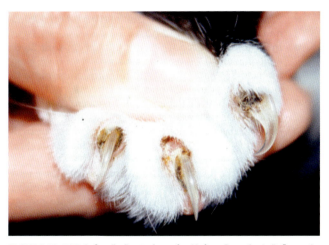

FIGURA 13-105 **Infecção Bacteriana das Unhas.** Paroníquia (inflamação do leito ungueal) causada por uma infecção bacteriana neste gato. Note a semelhança com o pênfigo foliáceo.

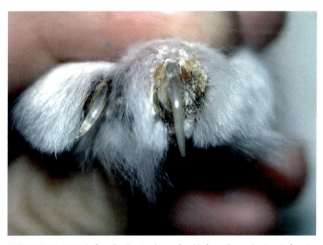

FIGURA 13-106 **Infecção Bacteriana das Unhas.** Paroníquia e infecção bacteriana secundária em um gato com dermatite alérgica. Note a semelhança com o pênfigo em gatos.

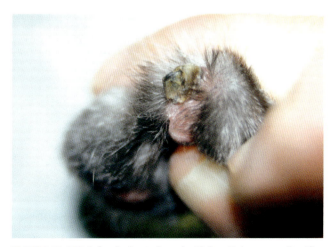

FIGURA 13-107 **Infecção Bacteriana das Unhas.** Unha curta e distrófica causada por uma infecção bacteriana crônica.

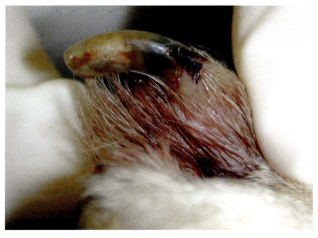

FIGURA 13-108 **Infecção Bacteriana das Unhas.** Unha fraturada com infecção secundária.

Infecção Fúngica das Unhas (Onicomicose)

Características

As infecções fúngicas das unhas geralmente são causadas por dermatófitos, embora casos isolados de infecção por outros fungos tenham sido relatados. De modo geral, apenas uma ou duas unhas são afetadas. Essas infecções são raras em cães e gatos. A paroníquia leveduriforme secundária é comum em cães alérgicos.

As unhas afetadas geralmente são friáveis e têm formato anômalo. A paroníquia associada é comum. A doença cutânea generalizada pode ser observada, principalmente em caso de acometimento de múltiplas unhas.

Principais Diagnósticos Diferenciais

Os diagnósticos diferenciais incluem onicodistrofia lupoide simétrica, trauma, infecção bacteriana, neoplasia, doenças cutâneas autoimunes e alergias subjacentes.

Diagnóstico

1. Descarte outros diagnósticos diferenciais.
2. Cultura fúngica (fragmentos proximais da unha): *Trichophyton* spp. é mais comumente isolado, mas a infecção por *Microsporum* spp. e, mais raramente, fungos não dermatofíticos (*Malassezia* spp.) pode ser observada.

Tratamento e Prognóstico

1. Quaisquer unhas soltas ou com crostas devem ser removidas.
2. Nas infecções ungueais verdadeiras (unhas moles e distróficas), a terapia antifúngica sistêmica prolongada (6 meses ou mais) deve ser administrada por pelo menos 1 a 3 meses após o novo crescimento completo da unha. As unhas devem ser cortadas com frequência para remoção das porções infectadas. Os fragmentos cortados devem ser submetidos às culturas fúngicas de acompanhamento e o tratamento deve continuar até que os resultados da cultura sejam negativos.
3. Os fármacos antifúngicos que podem ser eficazes incluem os seguintes:
    - Cetoconazol, em dose de 5 a 10 mg/kg VO a cada 24 horas com alimento
    - Fluconazol, em dose de 5 a 10 mg/kg VO a cada 24 horas com alimento
    - Terbinafina, em dose de 15 a 30 mg/kg VO a cada 24 horas com alimento
    - Itraconazol, em dose de 5 a 10 mg/kg VO a cada 24 horas com alimento
    - Historicamente, griseofulvina micronizada, em dose de 50 a 75 mg/kg VO a cada 12 horas com alimento rico em gordura
4. As terapias tópicas concomitantes que podem ajudar incluem as seguintes:
    - Produtos à base de clotrimazol, miconazol ou terbinafina aplicados a cada 12 horas
    - Imersão das patas por 5 a 10 minutos em solução de enilconazol a 0,2% a cada 24 horas
    - Imersão das patas por 5 a 10 minutos em solução de clorexidina a cada 12 horas
    - Produtos à base de tiabendazol, 1 gota em cada unha a cada 8 horas (não é tão eficaz quanto as outras escolhas)
    - Imersão das patas por 5 a 10 minutos em solução de povidona-iodo a 0,4% a cada 6 horas (não é tão eficaz quanto as outras escolhas)
5. O prognóstico é reservado a bom. Em muitos cães, a resolução é incompleta apesar da terapia antifúngica agressiva. Nesses casos, a amputação de P3 ou o tratamento prolongado com doses baixas de cetoconazol ou itraconazol pode ser necessário.

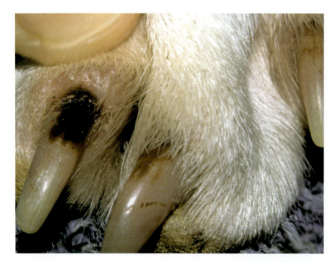

FIGURA 13-109 Infecção Fúngica das Unhas. A descoloração marrom da base das unhas foi causada por uma infecção secundária por *Malassezia* associada à dermatite alérgica. O exsudato marrom é muito aderente à unha e pode ser confundido com a pigmentação normal.

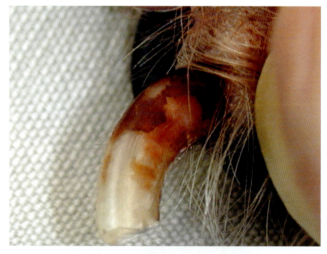

FIGURA 13-110 Infecção Fúngica das Unhas. A descoloração marrom da base das unhas foi causada por uma infecção secundária por *Malassezia*. Esta descoloração marrom é diferente da pigmentação normal por não se estender a todo o comprimento da unha.

Infecção Fúngica das Unhas　443

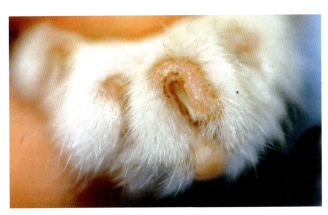

FIGURA 13-111 Infecção Fúngica das Unhas. Alopecia e eritema no leito ungueal causados pela infecção por *Microsporum canis*.

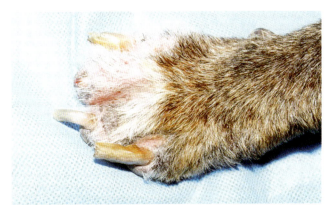

FIGURA 13-112 Infecção Fúngica das Unhas. Alopecia difusa, eritema e formação de crostas na pata causada pela infecção por *Trichophyton mentagrophytes*. A onicomicose causou distrofia e destruição ungueal. *(Cortesia de A. Yu.)*

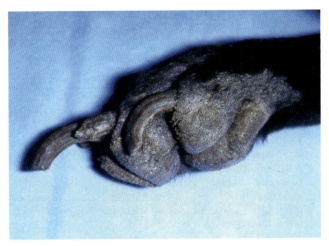

FIGURA 13-113 Infecção Fúngica das Unhas. Onicomicose causada por uma infecção por *Trichophyton mentagrophytes*. As unhas são distróficas e há dermatite alopécica. *(Cortesia de D. Angarano.)*

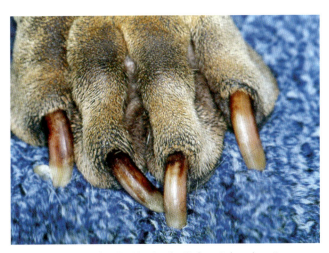

FIGURA 13-114 Infecção Fúngica das Unhas. A descoloração marrom da base das unhas foi causada por uma infecção secundária por *Malassezia* associada à dermatite alérgica.

Onicodistrofia Lupoide Simétrica (Onicomadese Idiopática)

Características

Essa doença, que se suspeita ser imunemediada, provoca a perda da unha (onicomadese). É incomum a rara em cães, com maior incidência em adultos jovens à meia-idade. Pastores Alemães e Rottweilers podem ser mais predispostos, mas muitas raças são afetadas.

De modo geral, há perda aguda da unha. A princípio, uma a duas são perdidas, mas ao longo de algumas semanas a vários meses, todas as unhas caem. As novas unhas apresentam formatos anômalos, consistência mole ou quebradiça, descoloração e friabilidade e também tendem a cair. As patas afetadas geralmente são dolorosas e pruriginosas. A paroníquia é incomum, a não ser que haja uma infecção bacteriana secundária. Os cães afetados não têm outro acometimento cutâneo e, à exceção da alteração ungueal, são saudáveis.

Principais Diagnósticos Diferenciais

Os diagnósticos diferenciais incluem infecção fúngica e bacteriana das unhas, doenças cutâneas autoimunes, erupção cutânea induzida por fármacos e vasculite.

Diagnóstico

1. Descarte outros diagnósticos diferenciais.
2. Sintomas clínicos e anamnese.
3. A dermato-histopatologia (amputação de P3) não é recomendada a não ser que seja necessário excluir o diagnóstico de neoplasia: degeneração hidrópica de células basais, degeneração ou apoptose de queratinócitos na camada de células basais, incontinência pigmentar e dermatite interfacial liquenoide.

Tratamento e Prognóstico

1. Os antibióticos sistêmicos adequados devem ser administrados por pelo menos 6 semanas caso haja paroníquia bacteriana secundária.
2. As novas unhas devem ser cortadas com frequência (≈ a cada 2 semanas) para prevenção de rachaduras.
3. A suplementação oral diária com ácidos graxos, em dose de 180 mg de ácido eicosapentaenoico (EPA)/10 lb (4,5 kg) geralmente é eficaz. O novo crescimento perceptível da unha deve ser observado 3 meses após a instituição da terapia.
4. Na ausência de melhora com a suplementação com ácidos graxos, a administração de vitamina E, em dose de 200 a 400 IU VO a cada 12 horas, pode ser eficaz. O novo crescimento da unha deve ser observado 3 meses após a instituição da terapia.
5. A terapia combinada com tetraciclina e niacinamida também pode ser eficaz. O clínico deve dar 250 mg de cada fármaco (cães < 10 kg) ou 500 mg de cada fármaco (cães > 10 kg) VO a cada 8 horas até o novo crescimento perceptível da unha (≈ 3-6 meses). A seguir, cada fármaco deve ser administrado a cada 12 horas por 2 meses e, depois, a terapia prolongada de manutenção é instituída com a administração de cada fármaco a cada 24 horas. Alternativamente, a administração de doxiciclina, em dose de 5 a 10 mg/kg (ao invés disso de tetraciclina) a cada 12 a 24 horas, pode ser eficaz.
6. Outra opção terapêutica é a pentoxifilina, em dose de 10 a 25 mg/kg VO a cada 8 a 12 horas.
7. A ciclosporina (Atopica®) teve certa eficácia quando administrada em dose de 10 mg/kg/dia por 2 a 3 meses e, a seguir, na menor dose possível para prevenção da recidiva da doença.
8. Nos casos refratários ao tratamento médico e associados à dor intensa, a remoção terapêutica das unhas pode aliviar o desconforto.
9. Nos casos refratários graves, o tratamento similar ao empregado nas doenças cutâneas autoimunes pode ser necessário; porém, os efeitos adversos podem fazer que a remoção terapêutica das unhas seja a melhor opção terapêutica para o controle em longo prazo sem efeitos metabólicos significativos.
10. O prognóstico de novo crescimento da unha é bom, embora algumas unhas possam continuar deformadas ou friáveis. Em alguns cães, a terapia pode ser interrompida após 6 meses. Em outros, a terapia prolongada é necessária à manutenção da remissão. Nos casos refratários à terapia medicamentosa, a amputação de P3 pode ser considerada.

Onicodistrofia Lupoide Simétrica | **445**

Padrão de Distribuição da Onicodistrofia Lupoide Simétrica

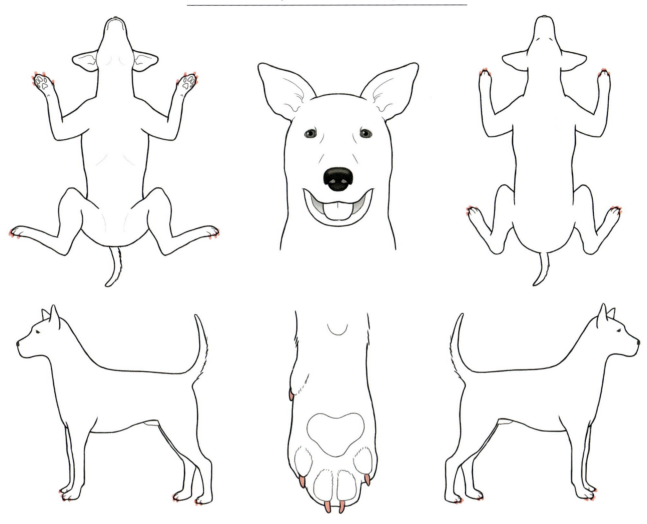

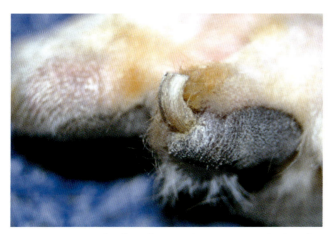

FIGURA 13-115 Onicodistrofia Lupoide Simétrica. Unha distrófica com crescimento em direção anormal. Todas as unhas foram destruídas e substituídas por unhas deformadas anormais.

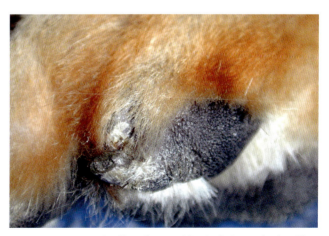

FIGURA 13-116 Onicodistrofia Lupoide Simétrica. Unha distrófica, curta e malformada. As unhas anormais são mais predispostas à fratura e à avulsão traumática.

446 CAPÍTULO 13 ■ Doenças dos Olhos, Unhas, Sacos Anais e Canais Auditivos

Onicodistrofia Lupoide Simétrica (Cont.)

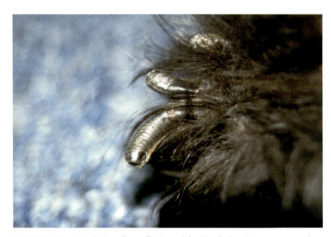

FIGURA 13-117 **Onicodistrofia Lupoide Simétrica.** Numerosas unhas distróficas com crescimento em direções anormais.

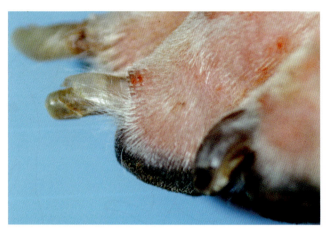

FIGURA 13-118 **Onicodistrofia Lupoide Simétrica.** A distrofia de diversas unhas, em mais de uma pata, é característica desse distúrbio. A pele era normal, à exceção das alterações iatrogênicas associadas à tosa.

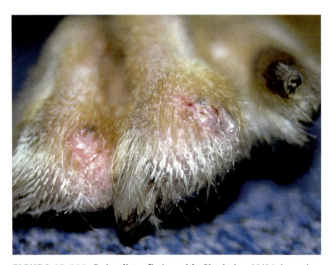

FIGURA 13-119 **Onicodistrofia Lupoide Simétrica.** Múltiplas unhas distróficas.

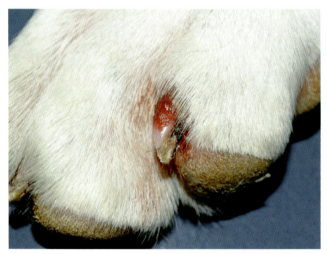

FIGURA 13-120 **Onicodistrofia Lupoide Simétrica.** Acometimento grave e óbvio da unha, sem evidências de dermatite nos leitos ungueais adjacentes.

Onicodistrofia Lupoide Simétrica

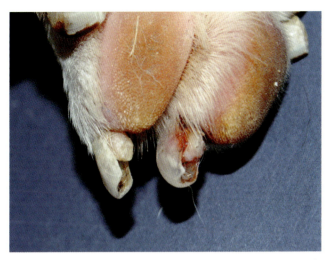

FIGURA 13-121 Onicodistrofia Lupoide Simétrica. A estrutura de queratina da unha se separou do tecido vascular subjacente em múltiplos dedos. Estas unhas acabarão sendo eliminadas.

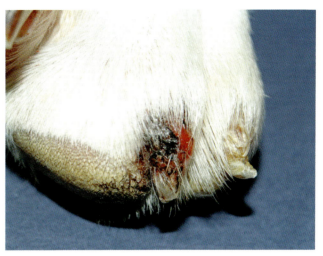

FIGURA 13-122 Onicodistrofia Lupoide Simétrica. As unhas caíram, deixando o tecido vascular exposto e doloroso. As unhas voltarão a crescer, mas é provável que nunca sejam completamente normais.

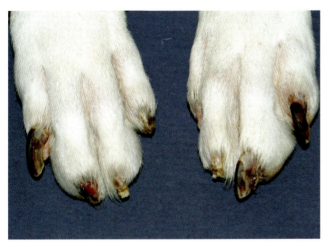

FIGURA 13-123 Onicodistrofia Lupoide Simétrica. A ausência de dermatite e a perda de múltiplas unhas é característica dessa doença.

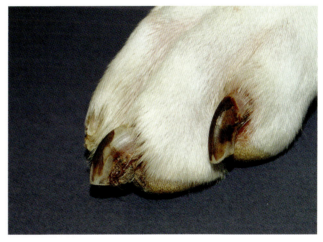

FIGURA 13-124 Onicodistrofia Lupoide Simétrica. Acometimento de múltiplos dedos sem dermatite concomitante.

CAPÍTULO | 14

Tumores Neoplásicos e não Neoplásicos

AMY LEBLANC*

- Epitelioma Córneo Intracutâneo (Ceratoacantoma, Acantoma Queratinizante Infundibular)
- Dermatose Solar Felina
- Dermatose Solar Canina
- Carcinoma Espinocelular
- Doença de Bowen ou Carcinoma Espinocelular Multifocal *In Situ*
- Tumor ou Carcinoma Basocelular
- Tumores dos Folículos Pilosos
- Tumores das Glândulas Sebáceas
- Tumores das Glândulas Perianais
- Tumores e Cistos das Glândulas Sudoríparas Apócrinas (Epitríquias)
- Nódulo Fibropruriginoso
- Fibroma
- Fibrossarcoma
- Dermatofibrose Nodular
- Hemangioma
- Hemangiossarcoma
- Hemangiopericitoma
- Lipoma
- Lipossarcoma
- Mastocitoma
- Linfoma não Epiteliotrópico (Linfossarcoma)
- Linfoma Epiteliotrópico (Micose Fungoide)
- Plasmocitoma Cutâneo
- Histiocitoma Cutâneo
- Histiocitose Cutânea
- Histiocitose Sistêmica
- Histiocitose Maligna
- Melanocitoma e Melanoma Cutâneo
- Tumor Venéreo Transmissível
- Nevo Colagenoso
- Cisto Folicular - Cisto de Inclusão Epidérmica (Cisto Infundibular)
- Cornos Cutâneos
- Pólipos Cutâneos (Papiloma Fibrovascular)
- Calcinose Circunscrita

Epitelioma Córneo Intracutâneo (Ceratoacantoma, Acantoma Queratinizante Infundibular)

Características

O epitelioma córneo intracutâneo é uma neoplasia benigna originária do folículo piloso. É incomum em cães. Nódulos solitários podem ocorrer em cães de qualquer idade ou raça; nódulos multicêntricos são mais comuns em Elkhound Norueguses e Keeshonds machos jovens.

Há nódulos dérmicos ou subcutâneos (SC), únicos a múltiplos (até 40-50), firmes a flutuantes e bem-circunscritos, com 0,5 a 4 cm de diâmetro. Os nódulos podem ser parcialmente alopécicos e a maioria apresenta um poro central dilatado, de tamanho variável, que se abre diretamente na superfície cutânea; a partir desse poro, um material queratináceo de coloração marrom-acinzentada pode ser expresso. Os poros grandes podem conter um tampão de queratina duro e de aparência córnea. Os tumores localizados em regiões profundas da derme e na subcútis podem não ter poros. As lesões podem surgir em qualquer local do corpo, mas são mais comuns na porção dorsal do pescoço, nas costas e na cauda.

Diagnóstico

1. Citologia: *debris* celulares amorfos e células epiteliais estratificadas cornificadas adultas com cristais de colesterol.
2. Dermato-histopatologia: cavidade lamelada e preenchida por queratina (que pode conter um poro até a superfície cutânea) revestida por células epiteliais estratificadas. A ruptura focal pode liberar a queratina na derme, incitando uma reação piogranulomatosa no tecido adjacente.

* Este capítulo foi originalmente escrito por K. S. Coyner.

Tratamento e Prognóstico

1. A excisão cirúrgica ou a *laser* é curativa nos casos com lesões solitárias ou em número baixo. A crioterapia também pode ser eficaz.
2. Nas lesões múltiplas, o tratamento com acitretina, em dose de 0,5 a 2 mg/kg/dia por via oral (VO), ou isotretinoína, em dose de 1 a 3 mg/kg/dia VO, pode ser eficaz em alguns cães. A boa resposta deve ser observada após 3 meses de tratamento. Os animais que respondem geralmente precisam de terapia vitalícia para manutenção da remissão. A vitamina A (em dose de 8.000-10.000 UI/10 kg/dia VO) pode ser uma alternativa menos potente.
3. Após a remoção cirúrgica, o prognóstico de cura é bom em cães com uma lesão solitária, mas animais com mais de um tumor tendem a desenvolver novas neoplasias em outros locais. O prognóstico de resolução das lesões múltiplas é moderado a bom com o tratamento medicamentoso. Esses tumores são benignos e não formam metástases.

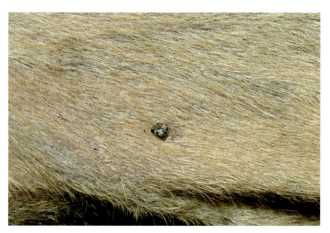

FIGURA 14-1 Epitelioma Córneo Intracutâneo. Um pequeno nódulo de queratina associado a um tumor subjacente. O nódulo de queratina pode facilmente ser confundido com uma crosta.

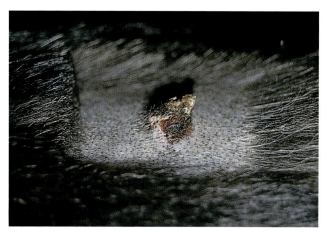

FIGURA 14-2 Epitelioma Córneo Intracutâneo. Um epitelioma intracutâneo córneo e um corno cutâneo na porção lateral do tórax de um Pastor Alemão adulto jovem.

Dermatose Solar Felina

Características

Esse tipo de dermatose é causado pelo dano actínico à pele com pelos brancos. A princípio, há uma queimadura solar, mas, com a exposição repetida à luz ultravioleta, pode haver o desenvolvimento de lesões pré-neoplásicas (queratoses actínicas, carcinoma espinocelular [SCC] *in situ*) e SCC. A doença é comum em gatos idosos com acesso a áreas externas ou em gatos confinados que gostam de tomar banhos de sol.

A princípio, há eritema brando, descamação e alopecia na pele revestida por pelos brancos. Com a exposição contínua à luz solar, a pele apresenta eritema e alopecia progressiva e acompanhada por descamação, úlceras e dor. As pontas ou as margens das orelhas são mais comumente afetadas, mas as lesões também podem ocorrer nas pálpebras, no focinho ou no plano nasal com pelos brancos ou ainda nos lábios.

Principais Diagnósticos Diferenciais

Os diagnósticos diferenciais incluem dermatofitose, trauma, doença cutânea autoimune, vasculite, hipersensibilidade (a pulgas, alimentar, atopia) e SCC.

Diagnóstico

1. O diagnóstico é, de modo geral, baseado na idade, no sexo e na raça do animal, na anamnese e nos achados clínicos.
2. Dermato-histopatologia: nas lesões em estágio inicial, hiperplasia epidérmica e dermatite perivascular superficial podem ser observadas. Células epidérmicas com vacúolos, queratinócitos disqueratóticos e degeneração basofílica de elastina (elastose solar) também podem ser observados. Nas lesões avançadas, a epiderme pode ser displásica, sem invasão da membrana basal (queratose actínica), ou a derme pode ser invadida por nichos de células epidérmicas displásicas (SCC).

Tratamento e Prognóstico

1. Os gatos afetados devem ser mantidos em ambientes internos e sem acesso a banhos de sol entre 9 horas da manhã e 4 horas da tarde.
2. Se certa exposição solar for inevitável, um protetor solar à prova d'água (dióxido de titânio) com fator de proteção solar (FPS) de pelo menos 30 pode ser aplicado duas vezes ao dia para proteção das orelhas, mas o uso desse produto ao redor dos olhos, do focinho ou da boca dos gatos não é recomendado.
3. O tratamento com β-caroteno, em dose de 30 mg/gato VO a cada 12 horas, pode ser eficaz na resolução das lesões pré-neoplásicas. Esse tratamento não é eficaz em caso de desenvolvimento de SCC.
4. O tratamento com um retinoide sintético, a acitretina (5-10 mg/gato VO a cada 24 horas) pode ser eficaz no tratamento das lesões actínicas não neoplásicas em alguns gatos (monitore a função hepática). A vitamina A pode ser usada como uma alternativa menos potente.
5. A excisão cirúrgica, a ablação com *laser*, o tratamento do carcinoma *in situ* (veja o tratamento do SCC) e a crioterapia podem ser curativas.
6. A tomoterapia, uma forma avançada de radioterapia com modulação de intensidade que utiliza a precisão da tecnologia de escaneamento da tomografia computadorizada (TC), pode vir a oferecer melhor resultado no futuro em comparação aos atuais esquemas terapêuticos convencionais.
7. O prognóstico é bom caso a maior exposição à luz solar possa ser evitada antes do desenvolvimento de SCCs invasivos.

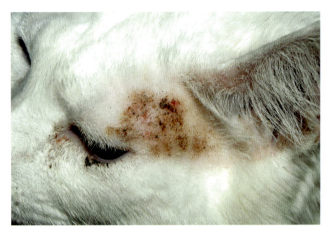

FIGURA 14-3 Dermatose Solar Felina. As lesões eritematosas papulares multifocais na região pré-auricular de um gato branco são típicas da dermatite actínica. Note que a formação de crostas obscurece a real dermatite.

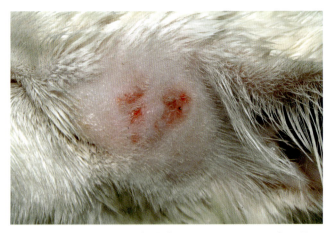

FIGURA 14-4 Dermatose Solar Felina. Mesmo gato mostrado na Figura 14-3. As crostas foram removidas, revelando as lesões eritematosas papulares.

Dermatose Solar Felina **451**

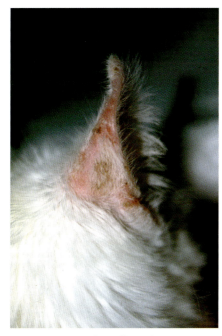

FIGURA 14-5 **Dermatose Solar Felina.** Alopecia, eritema, erosões e formação de crostas no pavilhão auricular. Com o passar do tempo, há o desenvolvimento de pápulas, com erosão e ulceração, sugerindo a progressão ao carcinoma espinocelular.

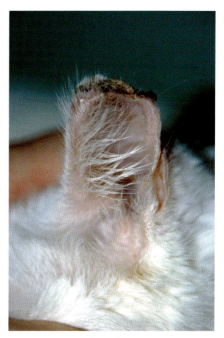

FIGURA 14-6 **Dermatose Solar Felina.** A lesão na margem distal da orelha deste gato progrediu a um carcinoma espinocelular, destruindo a arquitetura normal da orelha.

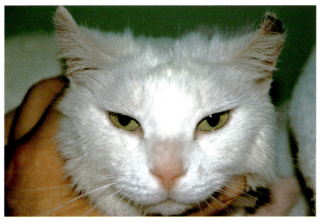

FIGURA 14-7 **Dermatose Solar Felina.** Eritema e formação de crostas no pavilhão auricular de um gato idoso.

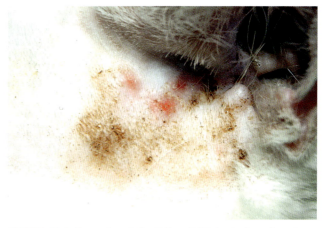

FIGURA 14-8 **Dermatose Solar Felina.** Múltiplas lesões eritematosas papulares na área pré-auricular de um gato branco. Note que a área focal de erosão pode ter progredido ao carcinoma espinocelular.

Dermatose Solar Canina

Características

A dermatose solar canina é causada pelo dano actínico à pele clara ou não pigmentada e à pele revestida por poucos pelos no focinho ou no tronco. A exposição repetida à luz ultravioleta pode levar ao desenvolvimento de lesões pré-neoplásicas (queratoses actínicas, SCC *in situ*). A dermatose solar nasal é incomum em cães, com maior incidência em animais com acesso a áreas externas. A dermatose solar do tronco também é incomum em cães, com maior incidência em cães de áreas externas que gostam muito de banhos de sol ou que são mantidos em locais sem sombras. As raças mais predispostas ao desenvolvimento de dermatose solar do tronco incluem os Boxers e Bull Terriers brancos, os American Staffordshire Terriers, os Beagles, os Dálmatas e os Bracos Alemães de Pelo Curto.

Lesões Nasais

A princípio, o focinho e a pele adjacente não pigmentada e glabra apresentam eritema e descamação (queimadura solar). A exposição contínua à luz solar leva ao desenvolvimento de alopecia, formação de crostas, erosões, ulceração e escoriação.

Lesões do Tronco

A princípio, a pele acometida apresenta eritema e descamação (queimadura solar). Com a exposição contínua à luz solar, há o desenvolvimento de máculas, pápulas, placas e nódulos eritematosos. Essas lesões podem apresentar descamação, erosão e úlceras. Espessamentos irregulares palpáveis, com pele visualmente normal, podem ser detectados. Os aspectos ventrais e laterais do abdômen e a parte interna das coxas são acometidos com maior frequência, mas as lesões também podem ser observadas nos flancos, na ponta da cauda ou na porção distal dos membros. A piodermite secundária é comum.

Principais Diagnósticos Diferenciais

Lesões Nasais

Os diagnósticos diferenciais incluem piodermite nasal, demodicidose, dermatofitose, lúpus eritematoso discoide, pênfigo eritematoso e neoplasias (principalmente o SCC).

Lesões do Tronco

Os diagnósticos diferenciais incluem demodicidose, dermatofitose, piodermite, reação a fármacos e neoplasias.

Diagnóstico

1. O diagnóstico é geralmente baseado no histórico de exposição prolongada à luz solar, nos achados clínicos e no descarte de outros diagnósticos diferenciais.
2. Dermato-histopatologia: nas lesões em estágio inicial, hiperplasia epidérmica e dermatite perivascular superficial podem ser observadas. Células epidérmicas com vacúolos, queratinócitos disqueratóticos e degeneração basofílica de elastina (elastose solar) também podem ser observados. Nas lesões avançadas, a epiderme pode ser displásica, sem invasão da membrana basal (queratose actínica, carcinoma *in situ*).

Tratamento e Prognóstico

1. A maior exposição à luz solar, principalmente entre 9 e 16 horas, deve ser prevenida.
2. Se certa exposição solar for inevitável, um bloqueador solar (óxido de zinco) ou filtro solar (dióxido de titânio) deve ser aplicado nas áreas suscetíveis duas vezes ao dia. Os protetores solares devem ser à prova d'água e ter FPS de pelo menos 30.
3. Caso as lesões apresentem infecção secundária, os antibióticos sistêmicos adequados devem ser administrados por 2 a 3 semanas.
4. Tratamentos sistêmicos:
   - Beta-caroteno (30 mg VO a cada 12 horas por 30 dias e, a seguir, 30 mg/dia por toda a vida do animal)
   - Vitamina A (800-1.000 UI/kg VO a cada 24 horas)
   - Firocoxib (Previcox®, 5 mg/kg VO a cada 24 horas)

   Tratamentos tópicos:
   - Imiquimod a 5% em creme, aplicado 2-3 vezes por semana
   - Diclofenaco a 1-3% em gel, aplicado 1-2 vezes por dia
5. A tomoterapia, uma forma avançada de radioterapia com modulação de intensidade que utiliza a precisão da tecnologia de escaneamento da TC, pode vir a oferecer melhor resultado no futuro em comparação aos atuais esquemas terapêuticos.
6. O prognóstico é variável, dependendo da cronicidade da lesão. Ao evitar a exposição solar, os casos de dermatose solar nasal em estágio inicial geralmente cicatrizam por completo. No entanto, as lesões nasais ulcerativas e crônicas geralmente se resolvem, mas apresentam cicatrizes, e, com a exposição contínua à luz solar, pode haver o desenvolvimento de SCC. Nos casos de dermatose solar do tronco em estágio inicial, o prognóstico é bom se a exposição à luz solar for evitada. Com a exposição contínua à luz solar, a probabilidade de desenvolvimento de SCC é alta. A pele do tronco danificada pelo sol é também predisposta ao desenvolvimento de hemangiomas ou hemangiossarcomas.

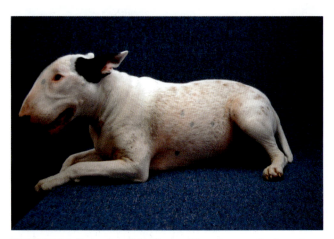

FIGURA 14-9 Dermatose Solar Canina. Alopecia generalizada e eritema na face e no tronco de um Bull Terrier.

Dermatose Solar Canina 453

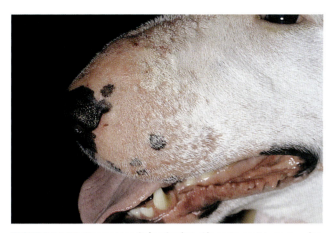

FIGURA 14-10 **Dermatose Solar Canina.** Alopecia e eritema com dermatite papular no focinho. *(Cortesia de D. Angarano.)*

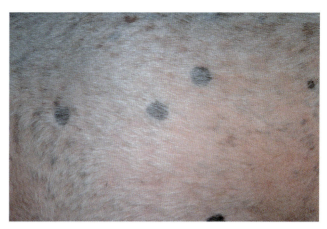

FIGURA 14-11 **Dermatose Solar Canina.** Ampliação da foto da porção lateral do tórax de um cão com dermatite solar. A pele apresenta eritema e alopecia irregular. As áreas pigmentadas podem parecer deprimidas ou atrofiadas, em uma ilusão criada pelo aumento de volume da pele adjacente não pigmentada.

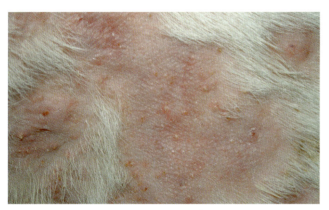

FIGURA 14-12 **Dermatose Solar Canina.** Área focal de dermatite solar com pele eritematosa alopécica. Note que há oclusão parcial dos folículos pilosos, formando comedões que podem apresentar inflamação ou infecção secundária.

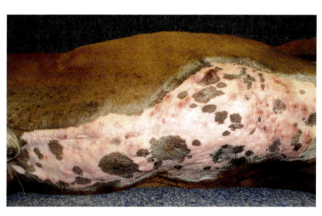

FIGURA 14-13 **Dermatose Solar Canina.** Dermatite generalizada solar no ventre de um Boxer. A pele é eritematosa e edematosa, com áreas focais de escoriação. Vários nódulos ulcerados, que podem ser carcinomas espinocelulares, são observados.

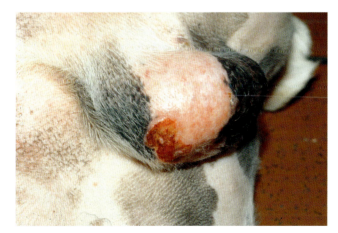

FIGURA 14-14 **Dermatose Solar Canina.** Esta área focal de ulceração no escroto de um Boxer progrediu a um carcinoma espinocelular.

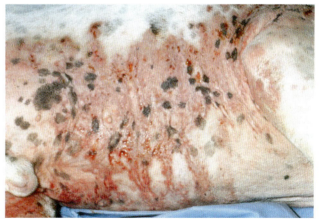

FIGURA 14-15 **Dermatose Solar Canina.** Esta grande placa eritematosa no abdômen foi formada por uma combinação de dermatite solar crônica e carcinoma espinocelular. As áreas pigmentadas da pele foram protegidas e, assim, não acometidas.

CAPÍTULO 14 ■ Tumores Neoplásicos e não Neoplásicos

Dermatose Solar Canina (Cont.)

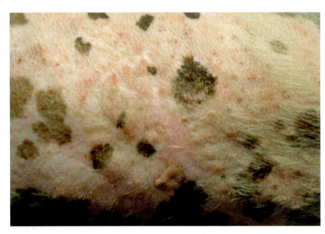

FIGURA 14-16 **Dermatose Solar Canina.** Ampliação da foto do abdômen de um cão com dermatite solar. Note que as regiões pigmentadas parecem deprimidas ou atrofiadas. Essa é uma ilusão criada pelo aumento de volume da pele adjacente não pigmentada.

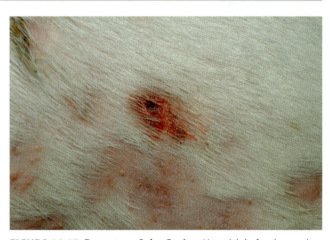

FIGURA 14-17 **Dermatose Solar Canina.** Um nódulo focal com ulceração e drenagem. Esta lesão progrediu à formação de um carcinoma espinocelular.

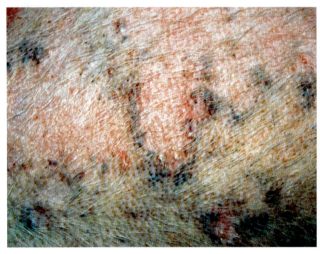

FIGURA 14-18 **Dermatose Solar Canina.** Dermatite eritematosa grave com uma erupção papular coalescente causada pela exposição solar.

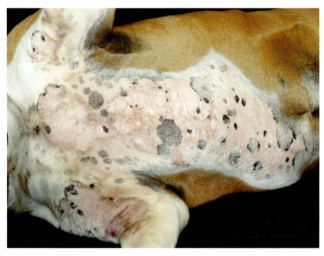

FIGURA 14-19 **Dermatose Solar Canina.** Grave eritema com acometimento apenas das áreas não pigmentadas da pele no ventre de um Boxer.

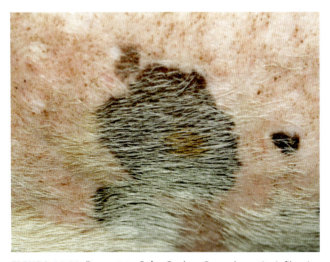

FIGURA 14-20 **Dermatose Solar Canina.** Grave dermatite infiltrativa com acometimento apenas da pele não pigmentada. As áreas pigmentadas tendem a parecer muito delgadas, mas, na verdade, há aumento da espessura da pele não pigmentada devido ao infiltrado celular anormal.

Carcinoma Espinocelular

Características

O carcinoma espinocelular é uma neoplasia maligna dos queratinócitos que é responsável por 15% dos tumores cutâneos em gatos e 5% dos tumores cutâneos em cães. Essas neoplasias tendem a ocorrer na pele com poucos pelos, não pigmentada e danificada pelo sol e podem ser precedidas pela queratose actínica (solar). Recentemente, a infecção por papilomavírus foi implicada no desenvolvimento tumoral em cães, já que o antígeno desse patógeno pode ser encontrado em até 50% dos SCCs caninos. O SCC é comum em cães, com maior incidência em indivíduos idosos. Os tumores no flanco e no ventre induzidos pela luz solar são mais comuns em raças pouco pigmentadas, como Dálmata, Beagle, Whippet e Bull Terrier Inglês de cor branca. A doença é comum em gatos, com maior incidência em indivíduos brancos idosos. A incidência de SCC induzido pelo sol é maior nas áreas geográficas com luz solar intensa.

Cães

O carcinoma espinocelular geralmente é observado como lesões proliferativas ou ulcerativas únicas, mas talvez múltiplas, no tronco, nos membros, nos dedos, no escroto, no focinho e nos lábios. Os tumores proliferativos tendem a ter aparência verrucosa, com tamanho variável, e podem ulcerar e sangrar com facilidade. As lesões ulcerativas similares a crateras começam como erosões rasas e crostosas que se aprofundam. Os tumores do leito ungueal tendem a ocorrer em um dedo, mas múltiplos dedos podem ser acometidos, principalmente em cães de grande porte e pelame preto, como Labradores Retrievers, Pastores Alemães e Poodles Standard. Os dedos afetados geralmente apresentam aumento de volume, dor e unhas ausentes ou de formato anômalo.

Gatos

O carcinoma espinocelular se manifesta como lesões proliferativas, descamativas ou ulcerativas que podem sangrar com facilidade. Esses tumores tendem a não acometer o pavilhão auricular, o focinho e as pálpebras não pigmentadas.

Diagnóstico e Estadiamento

1. Citologia (geralmente não diagnóstica): as células podem variar de pequenas células epiteliais redondas mal diferenciadas com citoplasma basofílico a células epiteliais não queratinizadas, angulares, grandes e mais adultas, com citoplasma abundante, núcleos retidos e vacuolação perinuclear.
2. Dermato-histopatologia: massas irregulares de queratinócitos atípicos que se proliferam para baixo e invadem a derme.
3. Os linfonodos regionais e os pulmões devem ser submetidos à triagem cuidadosa para detecção de metástases tumorais com citologia ou biópsia de linfonodos e radiografias de tórax em três projeções, respectivamente.

Tratamento e Prognóstico

1. O tratamento de escolha é a excisão cirúrgica completa precoce que inclui a amputação dos tumores digitais. Os tecidos excisados devem ser submetidos à análise histopatológica para avaliação da completude da excisão (avaliação das margens). A ablação com *laser* pode ser adequada em lesões superficiais.
2. A crioterapia ou a ablação com *laser* pode ser adequada em lesões superficiais pequenas.
3. Em lesões não passíveis de ressecção ou que podem ser submetidas à ressecção parcial, a radioterapia adjuvante (principalmente a radioterapia com feixes de elétrons) ou o estrôncio 90 (uma forma de radioterapia superficial) pode ser eficaz.
4. Alternativamente, nas lesões não passíveis de ressecção, a quimioterapia intralesional (cisplatina, bleomicina, carboplatina, 5-fluorouracil), a hipertermia local ou a terapia fotodinâmica pode ser eficaz em alguns casos. A quimioterapia sistêmica tem eficácia menos consistente no tratamento do SCC, embora a administração oral de fosfato de toceranib em pacientes com lesões refratárias também tenha sido relatada.
5. A tomoterapia, uma forma avançada de radioterapia com modulação de intensidade que utiliza a precisão da tecnologia de escaneamento da TC, pode vir a oferecer melhor resultado no futuro em comparação com os atuais esquemas terapêuticos.
6. Para a prevenção do desenvolvimento de novas lesões induzidas pelo sol, a futura exposição à luz ultravioleta deve ser evitada. (Veja "Dermatose Solar".)
7. Em cães, o prognóstico é variável, dependendo do grau de diferenciação e do local da lesão. A maioria dos tumores é localmente invasiva e o desenvolvimento de metástases é lento, embora o SCC digital tenda a ser mais agressivo e a metastatizar com maior facilidade. Em gatos, o prognóstico depende do tamanho e do grau de diferenciação do tumor; neoplasias menores e bem diferenciadas têm prognóstico melhor do que as lesões extensas ou mal diferenciadas.

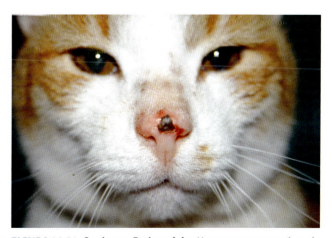

FIGURA 14-21 Carcinoma Espinocelular. Um pequeno tumor ulcerado no plano nasal não pigmentado de um gato.

CAPÍTULO 14 ■ Tumores Neoplásicos e não Neoplásicos

Carcinoma Espinocelular *(Cont.)*

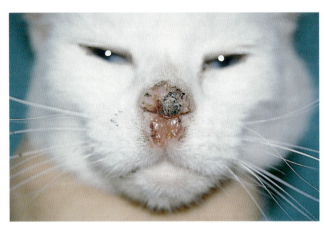

FIGURA 14-22 Carcinoma Espinocelular. Eritema, ulceração e formação de crostas no focinho de um gato branco adulto. As primeiras lesões eram típicas da dermatose solar.

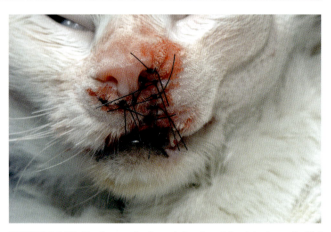

FIGURA 14-23 Carcinoma Espinocelular. A excisão cirúrgica radical foi necessária para a remoção de todo o tumor. A correção cirúrgica teria sido muito mais fácil caso realizada antes. *(Cortesia de R. Seamen.)*

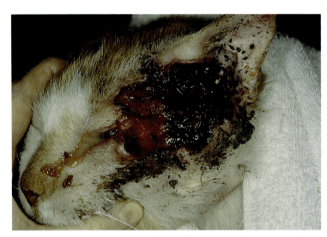

FIGURA 14-24 Carcinoma Espinocelular. Grave destruição tecidual e proliferação tumoral na face e no tecido periocular de um gato. *(Cortesia de S. McLaughlin.)*

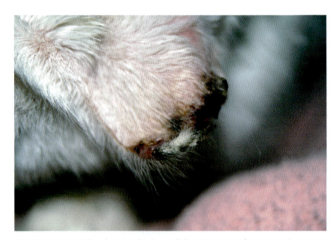

FIGURA 14-25 Carcinoma Espinocelular. Necrose e formação de crostas na margem distal da orelha de um gato branco adulto.

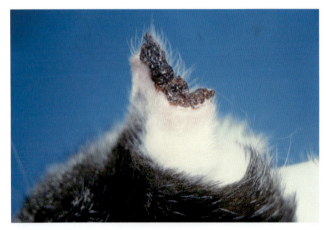

FIGURA 14-26 Carcinoma Espinocelular. Grave destruição tecidual de toda a porção distal do pavilhão auricular causada pela progressão do carcinoma espinocelular. A detecção e a intervenção terapêutica precoce melhoraram os resultados cosméticos.

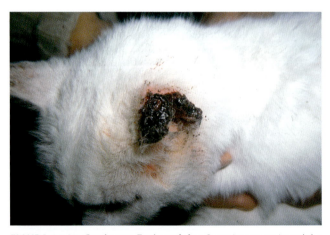

FIGURA 14-27 Carcinoma Espinocelular. O carcinoma espinocelular progrediu além do pavilhão auricular. A ressecção cirúrgica desse tumor será difícil, com necessidade de cirurgia reconstrutiva extrema.

Carcinoma Espinocelular 457

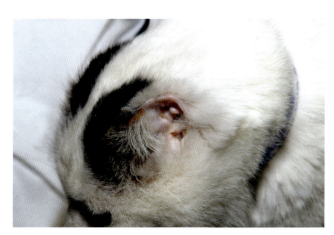

FIGURA 14-28 Carcinoma Espinocelular. A amputação do pavilhão auricular deste gato foi realizada para remoção do tumor. A detecção e a intervenção terapêutica precoce melhoraram os resultados cosméticos.

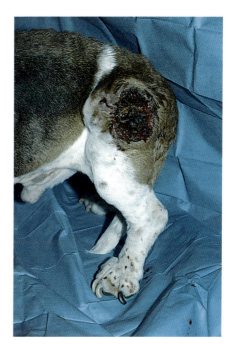

FIGURA 14-29 Carcinoma Espinocelular. Um grande tumor ulcerado no quadril de um Basset Hound idoso.

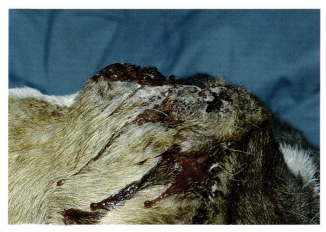

FIGURA 14-30 Carcinoma Espinocelular. Ampliação da foto do cão mostrado na Figura 14-29. Esse tumor elevado apresenta uma úlcera profunda, onde a destruição tecidual forma uma cratera central.

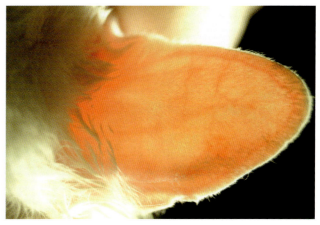

FIGURA 14-31 Carcinoma Espinocelular. Área focal de carcinoma *in situ* no pavilhão auricular de um gato branco. O pavilhão auricular foi iluminado por trás para demonstrar as lesões eritematosas focais.

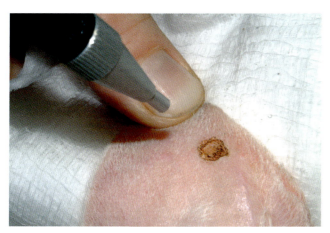

FIGURA 14-32 Carcinoma Espinocelular. Um *laser* de dióxido de carbono foi usado na ablação do tecido neoplásico focal. Essa técnica permite a boa demarcação das bordas e lesão mínima ao tecido adjacente.

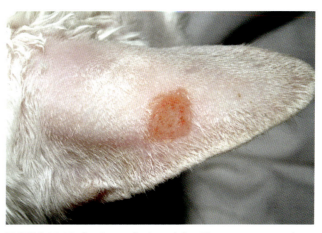

FIGURA 14-33 Carcinoma Espinocelular. Mesmo gato mostrado na Figura 14-32. O tumor foi removido por ablação, deixando uma área focal de ulceração.

CAPÍTULO 14 ■ Tumores Neoplásicos e não Neoplásicos

Carcinoma Espinocelular   (Cont.)

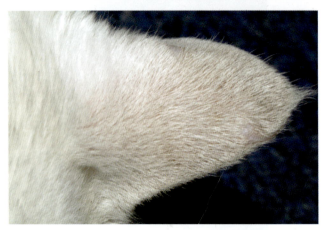

FIGURA 14-34 **Carcinoma Espinocelular.** Mesmo gato mostrado na Figura 14-32. Três semanas após tratamento, a área focal está cicatrizada e o pelo voltou a crescer. A detecção e a intervenção terapêutica precoce melhoraram os resultados cosméticos.

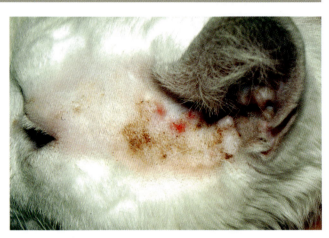

FIGURA 14-35 **Carcinoma Espinocelular.** Carcinoma espinocelular multifocal na área pré-auricular de um gato branco.

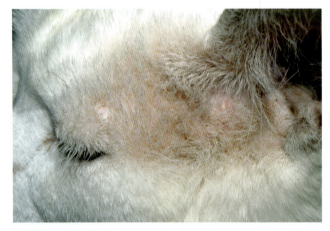

FIGURA 14-36 **Carcinoma Espinocelular.** Mesmo gato mostrado na Figura 14-35. Os tumores foram removidos por ablação com *laser* de dióxido de carbono e cicatrizaram. A detecção e a intervenção terapêutica precoce melhoraram os resultados cosméticos.

Doença de Bowen ou Carcinoma Espinocelular Multifocal *In Situ*

Características

A doença de Bowen é uma síndrome de neoplasias superficiais multifocais de queratinócitos. As lesões podem ocorrer na pele pigmentada ou não exposta à luz ultravioleta. A doença de Bowen ocorre em animais idosos. É incomum em gatos e rara em cães. Nos gatos, as lesões são provavelmente induzidas pela infecção por papilomavírus.

Gatos

As lesões são placas pigmentadas descamativas, únicas a múltiplas, com 0,5 a 4 cm de diâmetro e geralmente são alopécicas, ulceradas, dolorosas e sangram com facilidade. As lesões tendem a ser crônicas (meses a anos) e podem ser intermitentes. As lesões afetam áreas bem pilosas da cabeça, do pescoço, dos ombros, dos membros anteriores e dos dedos.

Cães

Lesões nodulares, orais ou genitais podem ocorrer além daquelas descritas em gatos. As lesões *in situ* podem progredir ao SCC invasivo, mas isso é imprevisível.

Diagnóstico

Dermato-histopatologia: displasia epitelial superficial irregular, sem destruição da membrana basal. A hiperqueratose e a hipermelanose são comuns e a formação de crostas com infecção secundária e inflamação subsequente podem ocorrer. Nos gatos, as alterações papilomatosas podem ser evidentes nas margens tumorais e 45% das lesões apresentam antígeno de papilomavírus.

Tratamento e Prognóstico

1. Nas lesões únicas ou em baixo número, a excisão cirúrgica ou a ablação com *laser* pode ser curativa, mas novas lesões podem surgir em outros locais.
2. As lesões com menos de 2 a 4 mm de espessura podem ser tratadas com a plesioterapia com estrôncio 90.
3. Em um relato, um cão a princípio respondeu à administração tópica de 5-fluorouracil (a frequência e a duração do tratamento não foram especificadas), com regressão das lesões cutâneas e aparência controlada das novas lesões.
4. A acitretina, em dose de 5 a 10 mg/gato VO a cada 24 horas, pode ser eficaz em alguns casos.
5. A aplicação tópica de creme de imiquimod a 5% nas lesões pode auxiliar como terapia imunomoduladora. O medicamento deve ser aplicado a cada 24 a 48 horas até a observação de resposta (geralmente 2-3 semanas). (Um colar elizabetano pode ser usado para impedir que o animal se lamba durante o tratamento). Monitore a função hepática.
6. O prognóstico de cura é reservado, já que novas lesões podem continuar a se desenvolver. As lesões *in situ* podem progredir ao SCC invasivo.

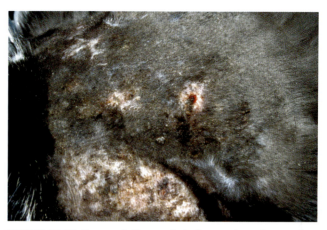

FIGURA 14-37 **Doença de Bowen.** As lesões papulares descamativas multifocais na pele pigmentada de um gato adulto são típicas dessa síndrome.

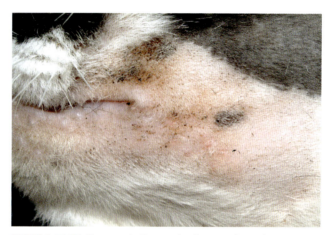

FIGURA 14-38 **Doença de Bowen.** Lesões papulares descamativas multifocais na face. Note a natureza branda e sutil das lesões.

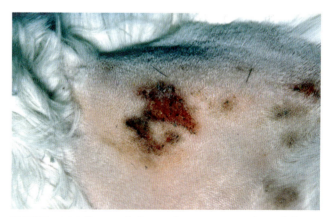

FIGURA 14-39 **Doença de Bowen.** Lesões pigmentadas multifocais. É fácil não perceber a extensão dessas lesões, a não ser que o pelo seja removido.

CAPÍTULO 14 ■ Tumores Neoplásicos e não Neoplásicos

Doença de Bowen ou Carcinoma Espinocelular Multifocal *In Situ* (Cont.)

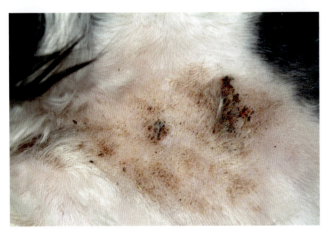

FIGURA 14-40 **Doença de Bowen.** As lesões papulares descamativas multifocais na pele pigmentada de um gato adulto são típicas dessa síndrome.

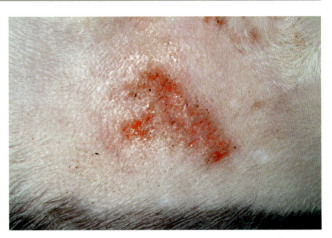

FIGURA 14-41 **Doença de Bowen.** As pápulas coalescentes formaram uma placa na pele não pigmentada deste gato.

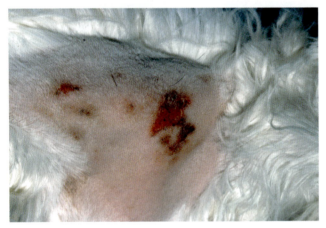

FIGURA 14-42 **Doença de Bowen.** Lesões pigmentadas multifocais.

Tumor ou Carcinoma Basocelular

Características

O tumor basocelular é uma neoplasia originária de células basais da epiderme, dos folículos pilosos, das glândulas sebáceas ou das glândulas sudoríparas que tende a ter comportamento benigno. É incomum em cães idosos e animais das raças Cocker Spaniel, Poodle, Pastor de Shetland, Kerry Blue Terrier e Husky Siberiano, que talvez apresentem maior predisposição. A doença é comum em gatos idosos (15%-26% de todos os tumores cutâneos felinos), com possível predisposição maior em Siameses, Himalaios e Persas.

De modo geral, o tumor basocelular se manifesta como um nódulo solitário, bem circunscrito, elevado, redondo e firme a flutuante com 1 a 10 cm de diâmetro e pode ser pigmentado, alopécico ou ulcerado. As lesões são mais comumente observadas na cabeça, no pescoço, no tórax ou na região dorsal do tronco.

Diagnóstico

1. Citologia: os tumores basocelulares apresentam células epiteliais pequenas, bem uniformes, redondas a cuboides com citoplasma basofílico escasso que podem estar dispostas em grupos ou fitas. Os carcinomas basocelulares podem apresentar os critérios padrões de tumores malignos, mas sua diferenciação citológica de tumores benignos pode ser difícil.
2. Dermato-histopatologia: massa não encapsulada, geralmente lobulada, intradérmica a SC e composta por cordões ou nichos de células basais neoplásicas. Os tumores podem ser pigmentados ou císticos ou apresentar áreas centrais de diferenciação espinocelular.

Tratamento e Prognóstico

1. O tratamento de escolha é a excisão cirúrgica completa. Os tecidos excisados devem ser submetidos à análise histopatológica para avaliação da completude da excisão (avaliação das margens).
2. A crioterapia ou ablação com *laser* pode ser eficaz em massas pequenas.
3. O prognóstico é bom. Os tumores basocelulares são benignos e os carcinomas basocelulares são tumores malignos de baixo grau e metástases são muito raras.

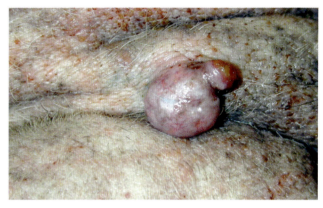

FIGURA 14-44 Tumores Basocelulares. Um nódulo multilobulado.

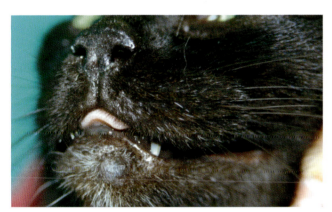

FIGURA 14-43 Tumores Basocelulares. Um nódulo pigmentado no mento de um gato adulto.

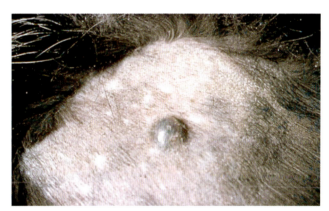

FIGURA 14-45 Tumores Basocelulares. Este nódulo pigmentado no tronco de um gato adulto é típico desse tumor.

Tumores dos Folículos Pilosos

Características

Os tumores do folículo piloso geralmente são neoplasias benignas de células germinativas do folículo piloso que são classificadas de acordo com a direção da diferenciação dos anexos cutâneos. Essas neoplasias são comuns em cães e raras em gatos. Os tricoepiteliomas e os pilomatrixomas são os tumores foliculares mais comuns.

Tricoepitelioma

O tricoepitelioma é um tumor benigno de células que se diferenciam em folículos pilosos e estruturas das hastes. É comum em cães e incomum em gatos, com maior incidência em animais com mais de 5 anos. Entre os cães, Basset Hounds, Golden Retrievers, Pastores Alemães, Schnauzers Miniaturas, Poodles Standard e Spaniels podem ser mais predispostos. Entre os gatos, os Persas podem ser predispostos. Os tumores geralmente são massas multilobuladas únicas (podem ser múltiplas em Bassets), alopécicas, firmes e de cor branca a cinza, que podem ulcerar. Os tumores têm 1 mm a 2 cm ou mais de tamanho. De modo geral, estão localizados no tronco e nos membros em cães e na cabeça, na cauda e nos membros em gatos.

Pilomatrixoma

Essa neoplasia benigna é originária de células do bulbo ou da matriz pilosa. É incomum em cães e muito rara em gatos, sendo observada em animais com 5 a 10 anos de idade. Entre os cães, Kerry Blue Terriers, Poodles e Old English Sheepdogs podem ser mais predispostos. Os tumores são massas dérmicas ou SC solitárias, geralmente alopécicas, firmes, às vezes ulceradas ou calcificadas, bem circunscritas e de formato abaulado ou em placas que podem ser císticas ou pigmentadas, têm 1 a 10 cm de tamanho e são mais comumente observadas no tronco.

Tricoblastoma

O tricoblastoma é uma neoplasia benigna de células originárias do epitélio germinativo piloso primitivo. É incomum em cães e gatos de meia-idade. Entre os cães, Poodles e Cocker Spaniels parecem ser predispostos. Os tumores têm 1 a 2 cm e são nódulos alopécicos solitários, firmes e de formato abaulado, mais comumente observados na cabeça e no pescoço em cães e na metade cranial do tronco em gatos.

Tricolemoma

O tricolemoma é um tumor benigno de células que se diferenciam em direção à bainha externa da raiz do folículo piloso. É rara em cães e gatos, sendo observado em animais com 5 a 13 anos de idade. Entre os cães, os Afghan Hounds podem ser predispostos. Os tumores têm 1 a 7 cm e são nódulos firmes e circunscritos, geralmente na cabeça e no pescoço.

Tricofoliculoma

Este tumor benigno do folículo piloso pode ser um hamartoma folicular ou pilossebáceo ao invés de uma neoplasia verdadeira. É raro em cães e gatos e não há predileção etária, racial ou local conhecida. Os tumores são nódulos solitários de formato abaulado que podem ter uma depressão ou abertura central que apresenta pelos ou material sebáceo.

Dilatação do Poro de Winer

Este é um tumor benigno ou cisto do folículo piloso. É incomum em gatos idosos e tem aparência de uma massa ou cisto firme e solitário (com menos de 1 cm) com abertura central preenchida por queratina. Ocasionalmente, a queratina pode parecer formar um corno cutâneo. Os nódulos são mais comuns no tronco, na cabeça e no pescoço.

Diagnóstico

1. Citologia (geralmente não diagnóstica): os tumores do folículo piloso são caracterizados por células epiteliais estratificadas cornificadas e adultas e *debris* celulares amorfos. Células epiteliais pequenas, uniformes e de tipo basal podem ser ocasionalmente observadas.
2. Dermato-histopatologia: os tumores do folículo piloso são classificados segundo o padrão histológico e a aparência das células tumorais basaloides. Dependendo do tipo tumoral, as massas podem ser sólidas ou císticas e conter queratina.

Tratamento e Prognóstico

1. A observação sem tratamento é razoável, já que esses tumores são benignos.
2. A excisão cirúrgica é curativa.
3. O prognóstico é bom. Os tumores benignos do folículo piloso não são localmente invasivos, não causam metástases e raramente recidivam após a remoção cirúrgica. Embora sejam extremamente raros, pilomatrixomas metastáticos com complicações neurológicas foram relatados em dois cães.

Tumores dos Folículos Pilosos **463**

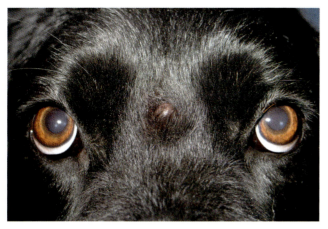

FIGURA 14-46 **Tumores dos Folículos Pilosos.** Este pequeno nódulo sem exsudação é típico desses tumores.

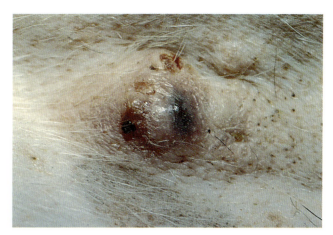

FIGURA 14-47 **Tumores dos Folículos Pilosos.** Um pequeno nódulo pigmentado. Note a semelhança com os tumores basocelulares, os tumores apócrinos e os melanomas.

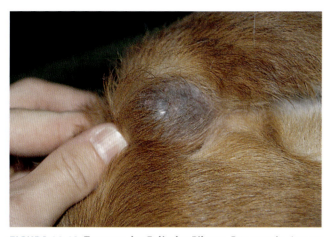

FIGURA 14-48 **Tumores dos Folículos Pilosos.** Este grande cisto no tórax ventral de um cão idoso, mestiço de Hound, foi associado a um tumor folicular.

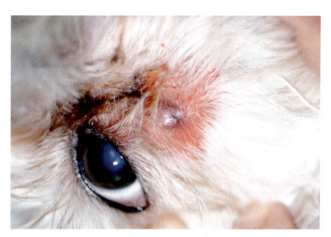

FIGURA 14-49 **Tumores dos Folículos Pilosos.** Um nódulo cístico alopécico na pele periocular.

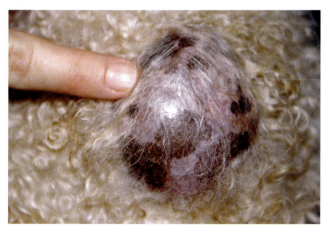

FIGURA 14-50 **Tumores dos Folículos Pilosos.** Um grande tumor cístico alopécico no quadril de um cão.

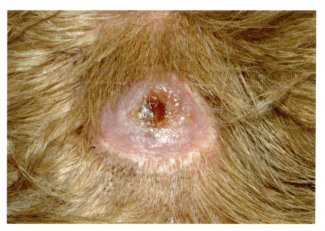

FIGURA 14-51 **Tumores dos Folículos Pilosos.** Um tumor com crostas, alopécico e focal.

Tumores das Glândulas Sebáceas

Características

A hiperplasia sebácea nodular, os epiteliomas sebáceos e os adenomas sebáceos são tumores benignos dos sebócitos. Essas doenças são comuns em cães idosos, com maior incidência em Poodles, Cocker Spaniels, Schnauzers Miniaturas e Terriers (adenoma ou hiperplasia sebácea) e em Shih Tzus, Lhasa Apsos, Huskies Siberianos e Setter Irlandeses (epiteliomas sebáceos). Os tumores benignos da glândula sebácea são incomuns em gatos idosos e talvez os Persas sejam mais predispostos. Os adenocarcinomas da glândula sebácea são tumores malignos raros de cães e gatos idosos. Entre os cães, os Cocker Spaniels são mais predispostos.

Os tumores sebáceos benignos geralmente são crescimentos verrucosos solitários, firmes e elevados com poucos milímetros a vários centímetros de diâmetro. As lesões podem ser amareladas ou pigmentadas, alopécicas, untuosas ou ulceradas. Os nódulos de hiperplasia sebácea podem ser múltiplos. Os adenocarcinomas sebáceos tendem a ser nódulos intradérmicos solitários, alopécicos, ulcerados ou eritematosos com menos de 4 cm que invadem a subcútis. Os tumores da glândula sebácea são mais comuns no tronco, nos membros, na cabeça e nas pálpebras em cães e na cabeça em gatos.

Diagnóstico

1. Crescimentos verrucosos distintos.
2. Citologia:
   - *Hiperplasia ou adenoma sebáceo:* as células são esfoliadas em grupos e têm aparência similar à das células sebáceas normais, com citoplasma xantomatoso de cor azul clara e pequenos núcleos escuros
   - *Epitelioma sebáceo:* células epiteliais pequenas, bastante uniformes, às vezes melanóticas, com baixos números de células sebáceas
   - *Carcinoma sebáceo:* células basaloides extremamente basofílicas com pleomorfismo nuclear e celular
3. Dermato-histopatologia:
   - *Hiperplasia sebácea:* múltiplos lóbulos sebáceos adultos com aumento de volume e uma única camada periférica de células germinativas basaloides e um ducto central. Figuras de mitose não são observadas
   - *Adenoma sebáceo:* similar à hiperplasia, mas com maiores números de células germinativas basaloides e sebócitos imaturos. A baixa atividade mitótica e a perda de organização são observadas ao redor do ducto central
   - *Epitelioma sebáceo:* múltiplos lóbulos de células epiteliais basaloides entremeadas a tecido colagenoso reativo e inflamação secundária. A atividade mitótica é razoavelmente alta. Áreas disseminadas de diferenciação sebácea, metaplasia espinocelular ou melanização podem ser observadas
   - *Adenocarcinoma de glândula sebácea:* lóbulos mal definidos de células epiteliais grandes com graus variáveis de diferenciação sebácea e vacuolação citoplasmática. Os núcleos são grandes e a atividade mitótica é moderadamente alta

Tratamento e Prognóstico

1. Nos tumores benignos da glândula sebácea, a observação sem tratamento é razoável.
2. A excisão cirúrgica (ablação com *laser* ou criocirurgia) do tumor benigno da glândula sebácea geralmente é curativa nas lesões cosmeticamente inaceitáveis ou que incomodem o cão.
3. Nos adenocarcinomas da glândula sebácea, a excisão cirúrgica completa é recomendada.
4. O prognóstico é bom. Os tumores benignos da glândula sebácea não são localmente invasivos, não formam metástases e raramente recidivam após a remoção cirúrgica. Os adenocarcinomas da glândula sebácea são localmente infiltrativos e, às vezes, há acometimento de linfonodos regionais, mas as metástases distantes são incomuns.

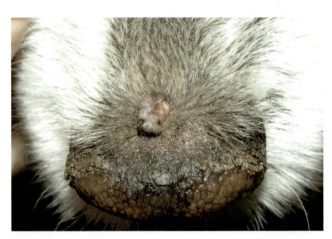

FIGURA 14-52 Tumores das Glândulas Sebáceas. Este adenoma sebáceo no plano nasal mostra a característica aparência verrucosa.

Tumores das Glândulas Sebáceas **465**

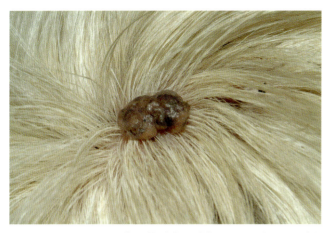

FIGURA 14-53 Tumores das Glândulas Sebáceas. Este adenoma sebáceo persistiu por muitos anos com pouca progressão.

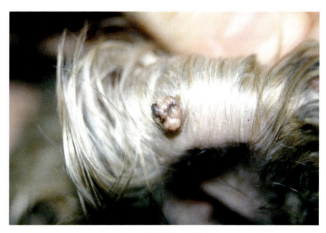

FIGURA 14-54 Tumores das Glândulas Sebáceas. Este adenoma sebáceo no pavilhão auricular mostra o tamanho e o formato característicos desses tumores.

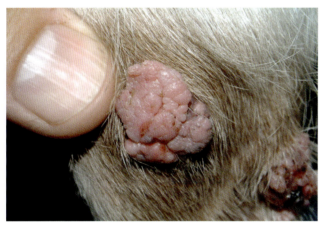

FIGURA 14-55 Tumores das Glândulas Sebáceas. Os adenomas sebáceos geralmente são pequenos (do tamanho de uma borracha de lápis), mas podem progredir e formar lesões maiores.

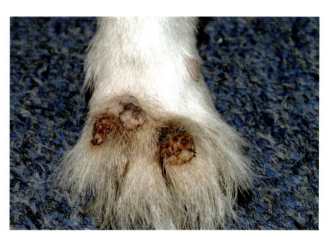

FIGURA 14-56 Tumores das Glândulas Sebáceas. Múltiplos adenomas sebáceos na pata. Alguns cães apresentam múltiplos tumores distribuídos por todo o corpo.

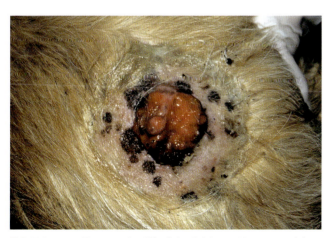

FIGURA 14-57 Tumores das Glândulas Sebáceas. Um tumor sebáceo infiltrativo e agressivo.

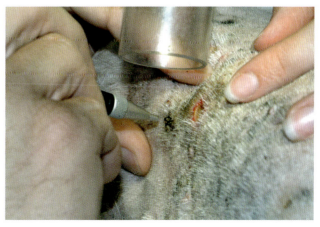

FIGURA 14-58 Tumores das Glândulas Sebáceas. A ablação com *laser* de dióxido de carbono é um bom método para o tratamento de pacientes com numerosos adenomas sebáceos.

Tumores das Glândulas Sebáceas (Cont.)

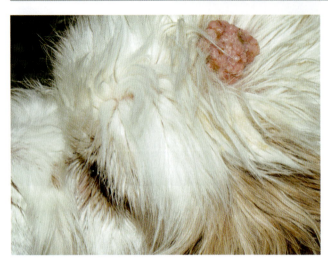

FIGURA 14-59 **Tumores das Glândulas Sebáceas.** Um grande tumor na cabeça de um Cocker Spaniel idoso, com o clássico formato verrucoso desse tipo tumoral.

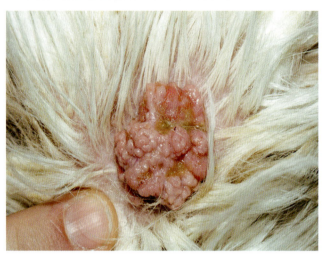

FIGURA 14-60 **Tumores das Glândulas Sebáceas.** O formato verrucoso é característico desse tipo de tumor.

Tumores das Glândulas Perianais

Características

Esses tumores geralmente são crescimentos benignos originários das glândulas circunanais (hepatoides), talvez de forma secundária à estimulação androgênica. Os adenomas perianais são comuns em cães machos idosos e não castrados e incomuns em fêmeas e machos castrados. Adenocarcinomas da glândula perianal são incomuns e ocorrem em frequência igual em cães idosos machos e fêmeas, independentemente de serem castrados ou não.

Os adenomas são nódulos dérmicos firmes, redondos a lobulares, solitários ou múltiplos, de crescimento lento e tamanho variável que podem ulcerar. Os tumores geralmente são adjacentes ao ânus, mas podem também ocorrer na cauda, na base da cauda, no períneo ou no prepúcio ou podem formar um anel protuberante difuso no tecido ao redor do ânus. Os adenocarcinomas perianais têm aparência similar à dos adenomas, mas tendem a crescer e ulcerar com maior rapidez.

Diagnóstico

1. Citologia: aglomerados de células epiteliais hepatoides grandes, redondas a poliédricas, com citoplasma abundante de cor azul clara, núcleos redondos a ovais e um a dois nucléolos. Uma segunda população de "células reservas" epiteliais menores também é comumente observada. Os adenocarcinomas não podem ser citologicamente diferenciados com confiança dos adenomas.
2. Dermato-histopatologia: lóbulos de células poligonais similares a hepatócitos com citoplasma eosinofílico abundante, com vacúolos delicados e núcleos redondos centrais. Uma borda de células reservas basais cerca cada lóbulo. A metaplasia espinocelular pode ser observada. Figuras de mitose são raramente observadas nos adenomas. Os adenocarcinomas parecem similares aos adenomas, mas apresentam maior anisocitose/anisocariose e frequentes figuras de mitose.

Tratamento e Prognóstico

1. Nos cães machos não castrados, a castração e a remoção do tumor é o tratamento de escolha na maioria dos adenomas perianais.
2. Nas lesões benignas extensas ou difusas, a castração deve ser primeiramente realizada; após vários meses, a redução do volume tumoral faz que a remoção da massa seja mais segura e fácil.
3. A excisão cirúrgica é também indicada nos adenomas de fêmeas ou machos castrados.
4. A crioterapia ou a ablação com *laser* pode ser eficaz nos adenomas com menos de 1 a 2 cm de diâmetro.
5. A terapia com estrógeno pode reduzir o tamanho do adenoma, mas pode causar supressão fatal da medula óssea e, portanto, não é recomendada.
6. Os adenocarcinomas perianais não regridem após a castração, e a excisão cirúrgica completa é o tratamento de escolha. A radioterapia e a quimioterapia podem reduzir a progressão da doença em tumores submetidos à excisão incompleta.
7. A recidiva dos adenomas após a castração ou a ressecção deve levar à investigação do subjacente hiperadrenocorticismo possível.
8. O prognóstico do adenoma perianal é bom, já que os tumores são benignos e não geralmente recidivam após a castração.

O prognóstico dos adenocarcinomas perianais é moderado a reservado, já que a recidiva com invasão local após a cirurgia ou metástases podem ocorrer, mais comumente nos linfonodos regionais (sublombares ou pélvicos), no fígado e no pulmão. O prognóstico é mau em cães com adenocarcinomas com mais de 5 cm e aqueles com metástases no momento do diagnóstico, que podem sobreviver por apenas alguns meses.

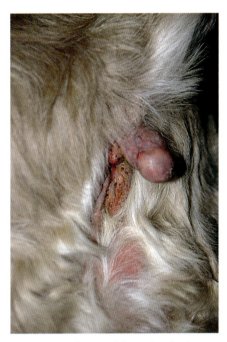

FIGURA 14-61 Tumores das Glândulas Perianais. Um tumor pedunculado e alongado no tecido perianal de um Cocker Spaniel idoso.

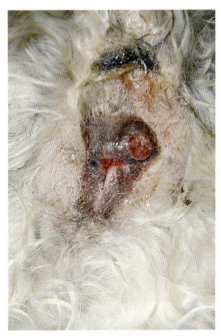

FIGURA 14-62 Tumores das Glândulas Perianais. Nódulo ulcerado no tecido perianal de um Cocker Spaniel idoso.

CAPÍTULO 14 ■ Tumores Neoplásicos e não Neoplásicos

Tumores das Glândulas Perianais   (Cont.)

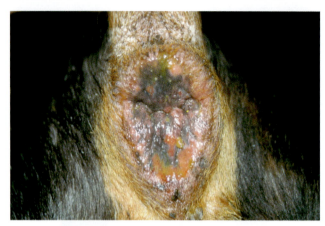

FIGURA 14-63 **Tumores das Glândulas Perianais.** Grave proliferação tecidual ao redor da mucosa anal.

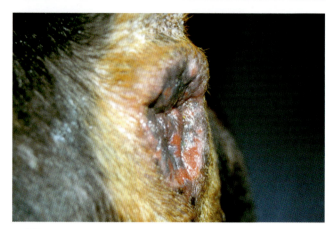

FIGURA 14-64 **Tumores das Glândulas Perianais.** Mesmo cão mostrado na Figura 14-63. O tecido com aumento de volume se protrui além da arquitetura anal normal.

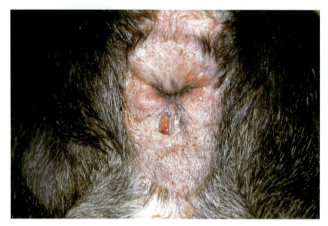

FIGURA 14-65 **Tumores das Glândulas Perianais.** Aumento de volume do tecido anal e presença de um nódulo focal.

Tumores e Cistos das Glândulas Sudoríparas Apócrinas (Epitríquias)

Características

Os cistos das glândulas sebáceas apócrinas são lesões similares a tumores benignos. Os adenomas e adenocarcinomas da glândula sudorípara apócrina podem ser originários da glândula apócrina ou de células do ducto apócrino. As lesões são incomuns em cães e gatos, com maior incidência em animais idosos. Entre os cães, Pastores Alemães e Golden Retrievers podem ser mais predispostos ao desenvolvimento de tumores apócrinos. Os gatos Siameses podem ser mais predispostos aos carcinomas.

Cães

Os cistos apócrinos são nódulos intradérmicos elevados, redondos e flutuantes com 0,5 a 3,0 cm e que contêm fluido transparente. Os cistos são mais comumente observados na cabeça. Os adenomas da glândula sudorípara apócrina geralmente são tumores dérmicos ou SC solitários, elevados, alopécicos e circunscritos que podem ter coloração avermelhada. Os tumores podem ser firmes, císticos ou ulcerados e ter 0,5 a 4 cm de diâmetro. Os carcinomas da glândula sudorípara apócrina geralmente são crescimentos solitários que podem ter aparência clínica similar à do adenoma. Os tumores da glândula sudorípara são mais comuns na cabeça, no pescoço, no tronco e nos membros.

Gatos

Múltiplos cistos apócrinos de 2 a 10 mm foram descritos nas pálpebras de gatos Persas e Himalaios. Os adenomas e adenocarcinomas apócrinos podem ser clinicamente indistinguíveis; porém, os adenocarcinomas tendem a ser mais ulcerativos, firmes e inflamados. Os tumores geralmente são lesões solitárias, bem circunscritas, elevadas, firmes ou císticas com poucos milímetros a poucos centímetros de diâmetro. Os nódulos podem ter coloração avermelhada e ulcerações. Os adenomas são mais comuns na cabeça em gatos; os adenocarcinomas podem ocorrer em qualquer local do corpo.

Diagnóstico

1. Citologia (geralmente não diagnóstica):
   - *Cisto apócrino:* de modo geral, apresenta fluido acelular com macrófagos ocasionais
   - *Adenoma apócrino:* poucas células médias, redondas ou ovais com núcleos excêntricos e grandes gotículas intracitoplasmáticas de produto de secreção
   - *Adenocarcinoma apócrino:* grupos de pequenas células epiteliais basofílicas com citoplasma azul e escasso. A maioria das células pode ser bastante uniforme com uma subpopulação de células maiores e mais pleomórficas
2. Dermato-histopatologia:
   - *Cisto apócrino:* cistos de tamanho variável, únicos a múltiplos e dilatados de glândula epitríquia, revestidos por uma ou duas camadas de epitélio secretor colunar normal a atenuado
   - *Adenoma apócrino:* nódulo dérmico circunscrito composto por múltiplos cistos, revestido por epitélio colunar geralmente proliferativo e contendo fluido transparente ou eosinofílico. A atividade mitótica é baixa
   - *Adenocarcinoma apócrino:* sua arquitetura é similar à do adenoma. No entanto, há pleomorfismo nuclear e maior atividade mitótica e as células neoplásicas podem ser localmente invasivas

Tratamento e Prognóstico

1. O tratamento de escolha é a excisão cirúrgica completa.
2. A observação sem tratamento também é uma opção nos cistos e adenomas apócrinos, já que essas lesões são benignas.
3. O prognóstico dos cistos e adenomas apócrinos é bom, já que a remoção cirúrgica é curativa. O prognóstico dos adenocarcinomas da glândula apócrina é variável. Os tumores podem ser localmente invasivos e recidivar após a cirurgia; 20% ou mais dos casos são associados ao acometimento linfático ou a metástases distantes.

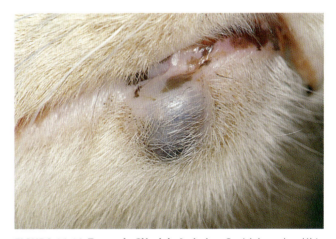

FIGURA 14-66 Tumor de Glândula Apócrina. O nódulo azul no lábio inferior deste gato adulto é típico de um tumor apócrino. Note a semelhança com os tumores basocelulares, os melanomas e os tumores foliculares.

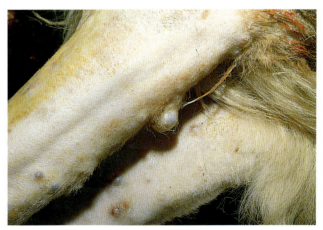

FIGURA 14-67 Tumor de Glândula Apócrina. Um cisto de glândula apócrina na perna de um cão adulto.

Nódulo Fibropruriginoso

Características

Embora a patogênese seja desconhecida, os nódulos fibropruriginosos ocorrem apenas em cães com hipersensibilidade crônica a picadas de pulga. Essas lesões são incomuns em cães, com maior incidência em indivíduos idosos, principalmente Pastores Alemães puros e mestiços.

Os nódulos fibropruriginosos são lesões nodulares múltiplas, alopécicas, firmes, estacionárias ou pedunculadas com 0,5 a 2 cm de diâmetro que podem ser eritematosas ou hiperpigmentadas. As lesões podem ser macias ou hiperqueratóticas e, ocasionalmente, ulceram. Essas lesões são observadas na área lombossacra dorsal em cães com hipersensibilidade crônica a picadas de pulga.

Diagnóstico

1. De modo geral, o diagnóstico é baseado na anamnese e nos achados clínicos.
2. Dermato-histopatologia: hiperplasia grave, às vezes com ulceração, da epiderme, com fibrose dérmica e inflamação que podem obscurecer as estruturas dos anexos cutâneos.

Tratamento e Prognóstico

1. A hipersensibilidade subjacente a picadas de pulga deve ser tratada.
2. As lesões cosmeticamente inaceitáveis podem ser submetidas à excisão cirúrgica.
3. O prognóstico é bom. Embora os nódulos fibropruriginosos raramente se resolvam de forma espontânea, são lesões benignas que não afetam a qualidade de vida do cão. O controle de pulgas deve prevenir o desenvolvimento de novas lesões.

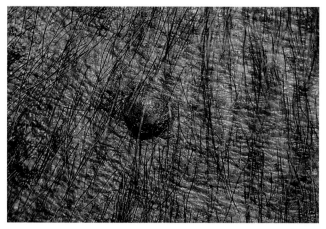

FIGURA 14-68 Nódulo Fibropruriginoso. Este pequeno nódulo pigmentado se desenvolveu na região lombar de um Schnauzer adulto com dermatite grave por alergia à saliva das pulgas.

Fibroma

Características

O fibroma é uma neoplasia benigna de fibroblastos dérmicos ou SC. É incomum em gatos e cães de meia-idade a idosos, com maior incidência em Boxers, Golden Retrievers e Doberman Pinschers.

De modo geral, o fibroma é uma massa dérmica ou SC solitária, bem circunscrita, firme, de formato abaulado ou pedunculado com 1 a 5 cm de diâmetro. A epiderme sobrejacente pode ser alopécica e atrófica. As lesões podem ocorrer em qualquer local do corpo, mais comumente nos membros e nos flancos.

Diagnóstico

1. Citologia (geralmente não diagnóstica, já que os tumores mesenquimatosos esfoliam pouco): poucas células fusiformes uniformes com núcleos escuros, redondos a ovais e um a dois pequenos nucléolos.
2. Dermato-histopatologia: nódulo dérmico ou SC bem circunscrito de fibroblastos adultos com produção abundante de colágeno que desloca as estruturas dérmicas normais dos anexos cutâneos. Figuras de mitose são muito raras.

Tratamento e Prognóstico

1. A observação sem tratamento é razoável, já que esses tumores são benignos.
2. A excisão cirúrgica completa é curativa nos tumores cosmeticamente inaceitáveis.
3. O prognóstico é bom. Os fibromas são benignos, não invasivos e não metastáticos.

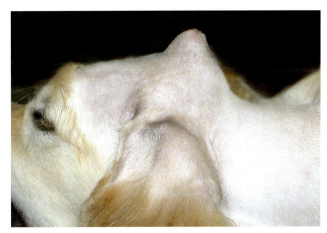

FIGURA 14-70 Fibroma. Um grande tumor na cabeça de um Golden Retriever jovem. O pelo foi tricotomizado em preparação para a remoção cirúrgica.

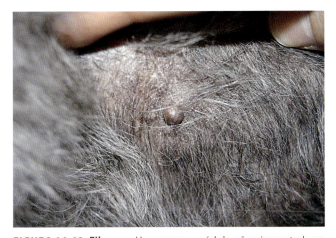

FIGURA 14-69 Fibroma. Um pequeno nódulo não pigmentado na porção lateral do tórax de um Schnauzer idoso.

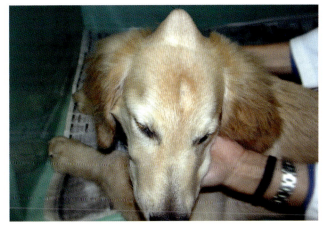

FIGURA 14-71 Fibroma. Mesmo cão mostrado na Figura 14-70. Um grande tumor na cabeça de um Golden Retriever jovem.

Fibrossarcoma

Características

O fibrossarcoma é uma neoplasia maligna originária de fibroblastos dérmicos ou SC. Em cães, ocorre de forma espontânea. Em gatos, pode surgir de forma espontânea, ser induzido pelo vírus do sarcoma felino (FeSV) ou ser induzido por vacinas, principalmente as vacinas da leucemia felina, da raiva ou com adjuvantes. O fibrossarcoma é incomum em cães, com maior incidência em indivíduos idosos, principalmente Golden Retrievers e Dobermans. É comum em gatos, com maior incidência de lesões induzidas por FeSV em gatos com menos de 5 anos de idade e maior incidência em gatos idosos entre os tumores não associados a FeSV ou vacinações.

Cães

De modo geral, o fibrossarcoma é uma massa SC solitária e firme que é mal circunscrita e nodular a irregular e com 1 a 15 cm de diâmetro. A superfície pode ser alopécica e ulcerada. Os tumores geralmente surgem na cabeça e nos membros proximais e podem ser fixos ao tecido subjacente.

Gatos

Os fibrossarcomas são massas dérmicas ou SC de infiltração rápida que são firmes, mal circunscritas e nodulares a irregulares, com 0,5 a 15 cm de diâmetro. As lesões podem ser alopécicas e ulceradas. Os fibrossarcomas associados ao FeSV tendem a ser multicêntricos, enquanto os tumores não causados pelo FeSV geralmente são solitários. Os tumores mais comumente ocorrem no tronco, na porção distal dos membros e no pavilhão auricular. Os fibrossarcomas pós-vacinação surgem no tecido SC de locais de vacinação prévia 1 mês a 4 anos após a imunização e são maiores e crescem com maior rapidez do que as lesões não induzidas pelas vacinas. Os sarcomas pós-vacinação podem apresentar diversas características histológicas, incluindo, mas não limitadas a, fibrossarcoma, sarcoma indiferenciado e histiocitoma fibroso maligno.

Diagnóstico

1. Exame para detecção da leucemia felina: resultado positivo em gatos com tumores induzidos pelo FeSV.
2. Citologia: as células podem ser fusiformes, ovais ou estreladas e conter múltiplos núcleos. O pleomorfismo celular, o tamanho nuclear e a basofilia citoplasmática variam conforme o grau de diferenciação tumoral. A multinucleação pode ser observada no histiocitoma fibroso maligno.
3. Dermato-histopatologia: feixes entrelaçados e desorganizados de células fusiformes arredondadas, infiltrativas e não encapsuladas. A atividade mitótica, as células multinucleadas e a produção de colágeno são variáveis. Nas lesões induzidas pela vacinação, a inflamação linfoide e granulomatosa periférica pode ser observada, bem como macrófagos epitelioides e células gigantes histiocíticas multinucleadas com material basofílico amorfo intracitoplasmático (que se acredita ser o adjuvante). Nos gatos, os tumores induzidos pelas vacinas tendem a apresentar necrose mais extensa, maior pleomorfismo e maior índice mitótico em comparação às lesões não induzidas por vacinas.

Tratamento e Prognóstico

1. O tratamento de escolha nos tumores únicos é a excisão cirúrgica ampla ou a amputação do membro acometido. A excisão cirúrgica deve ser realizada com obtenção pré-operatória de imagens transversais (por TC ou ressonância magnética).
2. A radioterapia geralmente é usada antes ou após a cirurgia nos casos em que a excisão completa é difícil e é muito importante quando associada à cirurgia no tratamento dos sarcomas associados a vacinas em felinos.
3. A quimioterapia (cloridrato de doxorrubicina, mitoxantrona) pode ser eficaz na redução de tumores não passíveis de ressecção. O uso de fosfato de toceranib também foi relatado como agente único e combinado à doxorrubicina para redução desses tumores.
4. O prognóstico dos tumores solitários é variável. Os fatores que influenciam o prognóstico incluem tamanho do tumor, completude da excisão, grau histológico, localização, presença de acometimento ósseo e profundidade de invasão. Tumores pequenos, superficiais e de grau baixo ou em membros submetidos à amputação têm prognóstico melhor; nos tumores extensos, profundos, localizados no tronco, induzidos por vacinas ou de alto grau, o prognóstico é mau e há tendência à recidiva local após a cirurgia. O intervalo mediano livre de doença nos gatos submetidos ao tratamento cirúrgico em uma clínica particular (2 meses) é significativamente menor do que o observado quando o procedimento é realizado por um cirurgião veterinário especializado (9 meses). Na maioria dos gatos, o tratamento em longo prazo apenas com a cirurgia não é eficaz e há necessidade de radioterapia adjuvante para melhora do controle local do tumor. As metástases distantes são, de modo geral, incomuns, mas podem ocorrer em até 24% dos gatos com tumores induzidos por vacinas.
5. A tomoterapia, uma forma avançada de radioterapia com modulação de intensidade que utiliza a precisão da tecnologia de escaneamento da TC, pode vir a oferecer melhor resultado no futuro em comparação aos atuais esquemas terapêuticos.
6. Na presença de múltiplos tumores induzidos por FeSV, o prognóstico é mau. A cirurgia é ineficaz nos gatos com tumores induzidos por esse vírus devido à natureza multicêntrica da doença.

Fibrossarcoma 473

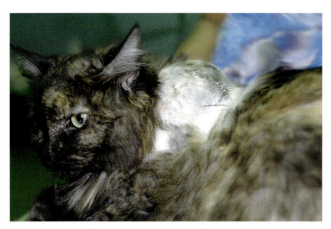

FIGURA 14-72 Fibrossarcoma. Um grande fibrossarcoma induzido pela vacinação no dorso de um gato.

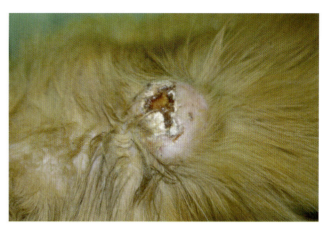

FIGURA 14-73 Fibrossarcoma. Um grande tumor com ulceração da superfície cutânea.

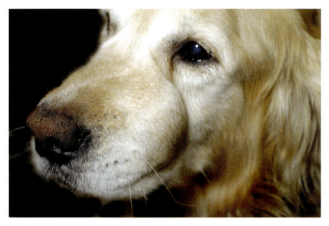

FIGURA 14-74 Fibrossarcoma. Este tumor de progressão rápida provocou um aumento de volume assimétrico da face deste Golden Retriever.

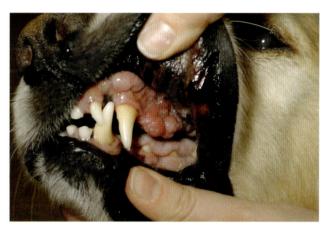

FIGURA 14-75 Fibrossarcoma. Mesmo cão mostrado na Figura 14-74. Presença de múltiplos nódulos neoplásicos na gengiva.

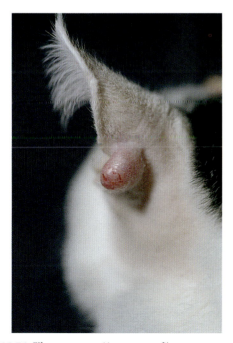

FIGURA 14-76 Fibrossarcoma. Um pequeno fibrossarcoma no pavilhão auricular de um gato adulto.

Dermatofibrose Nodular

Características

A dermatofibrose nodular é uma síndrome em que o aparecimento de nódulos fibróticos dérmicos é associado à doença cística renal concomitante e, em fêmeas não castradas, a leiomiomas uterinos. Embora a patogênese exata seja desconhecida, a herança autossômica dominante foi postulada em Pastores Alemães. A doença é rara em cães, com maior incidência em Pastores Alemães de meia-idade a idosos.

A doença é caracterizada pelo aparecimento súbito de múltiplos nódulos cutâneos. Os nódulos dérmicos e SC são firmes, bem circunscritos e têm vários milímetros a 4 cm de diâmetro. A sobrejacente aos nódulos pode ser espessada, hiperpigmentada, alopécica ou ulcerada. As lesões são mais comuns nos membros, na cabeça e nas orelhas. Cistos epiteliais, cistadenomas ou cistadenocarcinomas renais unilaterais ou bilaterais, além de leiomiomas uterinos, são também observados. As lesões cutâneas geralmente precedem os sinais clínicos da doença subjacente em meses a anos.

Diagnóstico

1. Dermato-histopatologia: massa dérmica ou SC circunscrita e composta por feixes estruturalmente normais de colágeno.
2. Radiografia, ultrassonografia ou laparotomia exploratória: doença cística ou neoplásica renal ou neoplasia uterina.

Tratamento e Prognóstico

1. O tratamento de escolha é a nefrectomia em caso de acometimento de apenas um rim e a ovário-histerectomia na presença de leiomiomas uterinos. Infelizmente, a doença renal tende a ser bilateral.
2. As lesões cutâneas são removidas apenas por motivos cosméticos ou se interferirem com a função.
3. O prognóstico em longo prazo é mau, já que a doença cística ou neoplásica renal subjacente é invariavelmente fatal. No entanto, em uma grande compilação dos casos, a idade média ao diagnóstico das lesões cutâneas precedeu a idade média do animal ao óbito em 3 anos. Os cães afetados não devem se reproduzir.

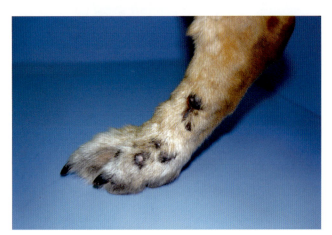

FIGURA 14-77 Dermatofibrose Nodular. Os múltiplos nódulos hiperpigmentados e alopécicos na perna de um Pastor Alemão são característicos dessa síndrome.

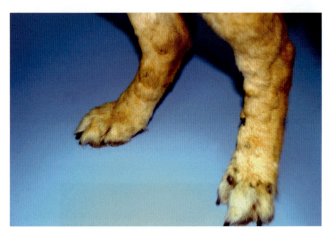

FIGURA 14-78 Dermatofibrose Nodular. Mesmo cão mostrado na Figura 14-77. Presença de múltiplos nódulos hiperpigmentados e alopécicos nos membros.

Hemangioma

Características

O hemangioma é um tumor benigno das células endoteliais dos vasos sanguíneos. É incomum em cães, com maior incidência em cães idosos, principalmente naqueles com ventre com pigmentação clara e poucos pelos (p. ex., Pit Bulls, Dálmatas, Beagles, Greyhounds, Whippets, Greyhounds Italianos), sugerindo que a exposição à luz ultravioleta possa ser um fator causal. As raças mais predispostas ao desenvolvimento de lesões não induzidas pela luz solar incluem Airedale, Boxer, Springer Spaniel, Pastor Alemão e Golden Retriever. O hemangioma é raro em gatos, com maior incidência em gatos machos idosos.

O hemangioma geralmente aparece como crescimento dérmico ou SC redondo, solitário, bem circunscrito, firme a flutuante, elevado, de cor vermelha a preta-avermelhada, com 0,5 a 4 cm de diâmetro. Os hemangiomas da pele glabra podem ter a aparência de grupos ou agregados, em formato de placa, de vasos sanguíneos. Os tumores são mais comuns no tronco e nos membros de cães e na cabeça e nos membros de gatos.

Diagnóstico

1. Citologia (geralmente não diagnóstica): presença principalmente de sangue com poucas células endoteliais de aparência normal, que podem ser ovais, estreladas ou fusiformes com citoplasma azul moderado e núcleo médio e redondo com um a dois pequenos nucléolos.
2. Dermato-histopatologia: nódulo dérmico ou SC bem circunscrito, formado por espaços dilatados preenchidos por sangue e revestidos por células endoteliais achatadas de aparência relativamente normal. Figuras de mitose não são observadas. As lesões induzidas pelo sol podem ser acompanhadas por dermatite e elastose solar.

Tratamento e Prognóstico

1. A excisão cirúrgica completa é curativa. A crioterapia também pode ser usada junto com a cirurgia nas lesões dérmicas pequenas.
2. Se a cirurgia for contraindicada, a observação sem tratamento pode ser razoável, já que esses tumores são benignos.
3. Para prevenir o desenvolvimento de novas lesões induzidas pelo sol, a futura exposição à luz ultravioleta deve ser evitada.
4. O prognóstico é bom. Os hemangiomas são benignos e não invasivos e não recidivam após a excisão cirúrgica; porém, ocasionalmente, as lesões induzidas pelo sol sofrem transformação maligna.

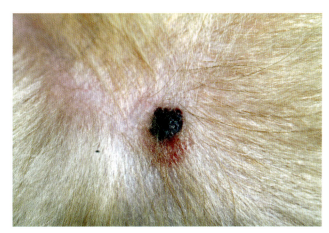

FIGURA 14-79 Hemangioma. A proliferação vascular focal típica dessa neoplasia. Note a coloração "arroxeada" do nódulo.

Hemangiossarcoma

Características

O hemangiossarcoma é uma neoplasia maligna de células endoteliais dos vasos sanguíneos que pode acometer a pele como sítio primário ou metastático. O dano solar pode participar do desenvolvimento de tumores na pele glabra ventral de cães de pelame curto e pigmentação clara (principalmente Whippets, Greyhounds Italianos, Beagles, Dogues Alemães e Buldogues Ingleses) e na cabeça e nas orelhas de gatos brancos. O hemangiossarcoma é incomum em cães idosos e gatos. Entre os cães, os Pastores Alemães e Golden Retrievers podem ser mais predispostos às lesões não induzidas pelo sol.

Os tumores podem ocorrer na derme (principalmente na pele glabra do ventre) ou no tecido SC. Os tumores podem ser clinicamente similares aos hemangiomas (placas ou nódulos de cor vermelha ou preta-avermelhada < 4 cm) ou massas SC mal definidas, esponjosas, de cor vermelha a preta e com até 10 cm de diâmetro. Alopecia, sangramento e ulceração são comuns. Anomalias hemostáticas, como trombocitopenia e coagulação intravascular disseminada (CID), podem ocorrer. As lesões são mais comuns nos membros e no tronco em cães e na cabeça, nas orelhas, na porção ventral do tronco e na porção distal dos membros em gatos.

Diagnóstico

1. Citologia (pode ser não diagnóstica): há principalmente sangue com células endoteliais neoplásicas de aparência variável, de células normais a grandes células pleomórficas com citoplasma basofílico e nucléolos proeminentes.
2. Dermato-histopatologia: massa infiltrativa dérmica ou SC de células fusiformes hipercromáticas pleomórficas atípicas com tendência à formação de canais vasculares. A taxa mitótica é variável.
3. Os animais acometidos devem ser submetidos a exames para detecção de neoplasias internas e outros sítios de metástases (radiografia de tórax ou ultrassonografia abdominal).

Tratamento e Prognóstico

1. A excisão cirúrgica radical isolada é adequada nos tumores dérmicos.
2. A excisão cirúrgica e a quimioterapia adjunta (cloridrato de doxorrubicina, ciclofosfamida) são indicadas nos casos de acometimento de estruturas mais profundas do que a derme.
3. O prognóstico dos tumores estritamente dérmicos é bom após a excisão cirúrgica completa. O prognóstico dos tumores SC é mau devido à alta incidência de recidiva local ou metástases.

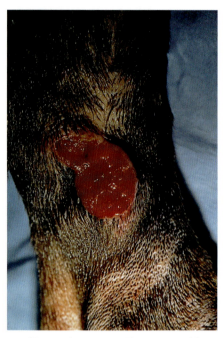

FIGURA 14-80 Hemangiossarcoma. Um tumor proliferativo ulcerado no membro distal de um cão. *(Cortesia de L. Schmeitzel.)*

Hemangiopericitoma

Características

O hemangiopericitoma é uma neoplasia originária de pericitos vasculares pertencentes a uma família diversa de sarcomas de tecido mole. É comum em cães idosos, com maior incidência em raças de grande porte, principalmente Pastor Alemão, Setter Irlandês e Husky Siberiano. É raro em gatos.

De modo geral, o hemangiopericitoma se manifesta como um tumor dérmico a SC, solitário, bem circunscrito, macio a firme e multinodular com 2 a 25 cm de diâmetro. O tumor pode ser fixo ao tecido subjacente. As lesões podem ser hiperpigmentadas, alopécicas ou ulceradas e são mais comumente encontradas nos membros, no tórax e no flanco.

Diagnóstico

1. Citologia (esses tumores, apesar da origem mesenquimatosa, geralmente esfoliam bem, gerando amostras altamente celulares): a morfologia da célula tumoral varia de fusiforme a estrelada, com citoplasma escasso, azul claro a médio, e núcleo redondo ou oval com cromatina uniformemente pontilhada e um a dois nucléolos proeminentes.
2. Dermato-histopatologia: massa SC ou dérmica, multilobular e não encapsulada composta por pequenas células fusiformes e poligonais com poucas figuras de mitose e dispostas em lâminas ou espirais concêntricas ao redor de um lúmen vascular central. As células tumorais que não estão nas espirais podem parecer células epitelioides arredondadas com citoplasma eosinofílico abundante.

Tratamento e Prognóstico

1. O tratamento de escolha é a excisão cirúrgica radical do tumor (margens laterais de 2-3 cm com inclusão de um plano facial profundo) ou a amputação do membro acometido caso a excisão completa não seja possível.
2. A radioterapia adjunta aumenta o intervalo livre de doença de forma significativa em animais com tumores submetidos à excisão incompleta.
3. A tomoterapia, uma forma avançada de radioterapia com modulação de intensidade que utiliza a precisão da tecnologia de escaneamento da TC, pode vir a oferecer melhor resultado no futuro em comparação com os atuais esquemas terapêuticos.
4. O prognóstico é variável. Após a cirurgia, pode haver recidiva local, mas metástases são raras. O grau histológico do tumor, com base no índice mitótico, no grau de diferenciação histológica e na porcentagem de necrose, prevê o potencial metastático. Os tumores presentes por mais de 2 meses antes da cirurgia e os tumores com maior necrose à histologia podem ter maior taxa de recidiva. Da mesma maneira, os tumores com padrão histológico epitelioide e localização não cutânea podem apresentar maior risco de recidiva ou metástases.

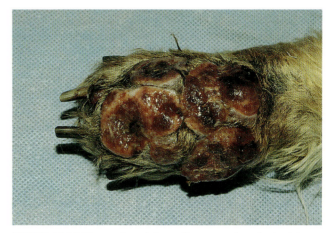

FIGURA 14-81 **Hemangiopericitoma.** Este tumor ulcerado alopécico na superfície dorsal da pata é típica do hemangiopericitoma.

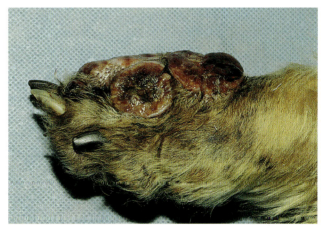

FIGURA 14-82 **Hemangiopericitoma.** Ampliação da foto do cão mostrado na Figura 14-81. Este tumor proliferativo ulcerado se estende além da pata.

CAPÍTULO 14 ■ Tumores Neoplásicos e não Neoplásicos

Lipoma

Características

O lipoma é uma neoplasia benigna de lipócitos SC (ocasionalmente dérmicos). É comum em cães de meia-idade a idosos, principalmente Dobermans, Labradores Retrievers e Schnauzers Miniaturas. É incomum em gatos idosos, com possível maior predisposição de gatos Siameses.

O lipoma se manifesta como uma massa SC única a múltipla, móvel, bem circunscrita, de formato abaulado a multilobulado, macia a firme, com 1 a 30 cm de diâmetro. Menos comumente, os tumores podem ser grandes massas macias e mal circunscritas que infiltram músculos, tendões e fáscias subjacentes (lipoma infiltrativo). As lesões geralmente ocorrem no tórax, no abdômen e nos membros.

Diagnóstico

1. Citologia: os aspirados têm aparência macroscópica oleosa e geralmente são dissolvidos por colorações alcóolicas, deixando áreas claras com números variáveis de lipócitos com núcleos picnóticos e comprimidos contra a membrana celular por glóbulos intracelulares de gordura.
2. Dermato-histopatologia: nódulos bem circunscritos compostos por lâminas sólidas de lipócitos adultos que podem ter uma cápsula de tecido fibroso adulto. Não há figuras de mitose. Os lipomas infiltrativos são compostos por lâminas de lipócitos adultos, que se difundem pelos planos fasciais até os feixes musculares e o tecido conjuntivo.

Tratamento e Prognóstico

1. Nos tumores pequenos e bem circunscritos, a observação sem tratamento é razoável.
2. A excisão cirúrgica é o tratamento de escolha nos tumores cosmeticamente inaceitáveis ou de crescimento rápido.
3. Os lipomas infiltrativos devem ser tratados por meio da cirurgia agressiva precoce, que pode ser seguida pela radioterapia adjunta caso a excisão seja incompleta.
4. O prognóstico dos lipomas bem encapsulados é bom. O prognóstico dos lipomas infiltrativos é reservado, já que a recidiva pós-cirúrgica é comum. Os lipomas infiltrativos provocam destruição do tecido muscular e conjuntivo, mas não são metastáticos.

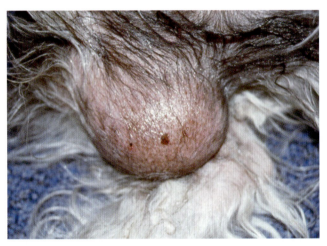

FIGURA 14-84 Lipoma. Um grande lipoma no tórax ventral de um Schnauzer idoso.

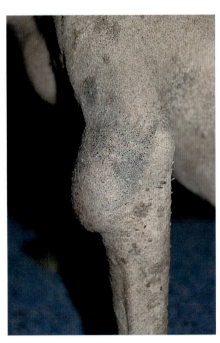

FIGURA 14-83 Lipoma. Este tumor mole se desenvolveu ao longo de vários anos no antebraço deste cão idoso.

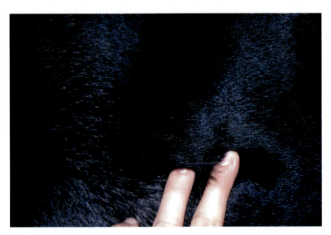

FIGURA 14-85 Lipoma. O lipoma na porção lateral do tórax deste cão idoso mestiço de Labrador Retriever era de difícil visualização, mas fácil palpação.

Lipoma 479

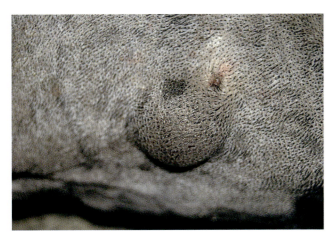

FIGURA 14-86 Lipoma. Ampliação da foto do cão mostrado na Figura 14-84. A tricotomia do pelame facilitou a visualização do tumor.

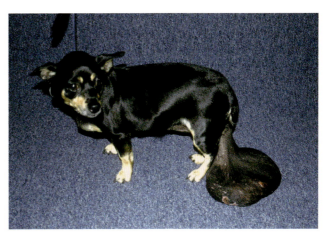

FIGURA 14-87 Lipoma. Um enorme lipoma pendular originário do tecido perianal.

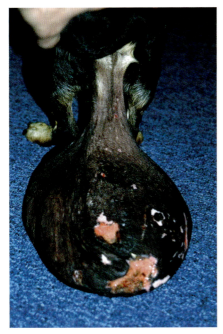

FIGURA 14-88 Lipoma. Mesmo cão mostrado na Figura 14-87. A natureza pendular deste lipoma enorme é aparente.

Lipossarcoma

Características

O lipossarcoma é um tumor maligno dos lipoblastos SC. Os lipossarcomas são localmente invasivos e podem formar metástases nos pulmões, no fígado, no baço ou nos ossos. Esses tumores são raros em cães e gatos. Os animais idosos são mais predispostos.

Os lipossarcomas são massas solitárias, mal circunscritas, macias a firmes com 0,5 a 20 cm de diâmetro. Esses tumores são mais comuns no tecido SC profundo do tórax, na porção ventral do abdômen, no tronco e na área proximal dos membros.

Diagnóstico

1. Os lipossarcomas geralmente são clínica e citologicamente indistinguíveis dos lipomas; assim, a realização de biópsia é necessária para o estabelecimento do diagnóstico definitivo.
2. Dermato-histopatologia: lipoblastos neoplásicos com diferenciação variável, de formato estrelado, fusiforme ou redondo com citoplasma eosinofílico com vacúolos pequenos e coloração positiva para gordura.

Tratamento e Prognóstico

1. A excisão cirúrgica agressiva é o tratamento de escolha, já que os tumores são localmente invasivos.
2. A radioterapia com feixe externo pode ser uma boa terapia adjunta nas massas submetidas à ressecção incompleta.
3. A tomoterapia, uma forma avançada de radioterapia com modulação de intensidade que utiliza a precisão da tecnologia de escaneamento da TC, pode vir a oferecer melhor resultado no futuro em comparação aos atuais esquemas terapêuticos.
4. O prognóstico de cura é reservado devido à natureza invasiva desse tumor, embora o tempo de sobrevida após a cirurgia geralmente seja prolongado de forma significativa com a ressecção cirúrgica agressiva e o uso da radioterapia adjuvante com feixe externo.

Mastocitoma

Características

O mastocitoma é um tumor maligno originário de mastócitos do tecido dérmico. É o tumor cutâneo mais comum em cães (16%-21% dos tumores relatados) e o segundo tumor mais comum em gatos (20% dos tumores relatados), com maior incidência em animais idosos. Entre os cães, as raças mais predispostas incluem Boxer, Pug, Boston Terrier, Labrador Retriever, Weimaraner, Beagle, Shar Pei e Golden Retriever. Entre os gatos, os Siameses são mais predispostos.

Cães

As lesões são variáveis e podem incluir edema, pápulas, nódulos ou massas pedunculadas na derme ou no tecido SC, com poucos milímetros a vários centímetros de diâmetro. As lesões podem ser mal ou bem circunscritas, macias ou firmes, alopécicas ou ulceradas e eritematosas, hiperpigmentadas ou de coloração igual à da pele. Os tumores geralmente são solitários, mas podem ser múltiplos e são mais comumente encontrados no tronco, no períneo e nos membros. Úlceras gástricas ou duodenais ou coagulopatias podem ser observadas devido à liberação dos produtos dos grânulos dos mastócitos (p. ex., histamina, heparina).

Gatos

De modo geral, o mastocitoma tem aparência de um nódulo intradérmico solitário que pode ser eritematoso e alopécico ou ulcerado e tem 0,2 a 3 cm. As lesões podem ser infiltrativas e apresentar aumento de volume difuso. Múltiplos grupos de nódulos SC com 0,5 a 1 cm de tamanho podem ser observados em gatos jovens (< 4 anos de idade) (subtipo histiocítico); esses tumores podem regredir de forma espontânea. Os gatos Siameses parecem ser mais predispostos a ambos os tipos de mastocitomas. Os tumores são mais comumente encontrados na cabeça e no pescoço. A maioria dos mastocitomas cutâneos em gatos é bem diferenciada e seu comportamento é considerado benigno. Os gatos afetados raramente apresentam anomalias sistêmicas, embora prurido intermitente e trauma autoinduzido sejam comuns. Em casos raros, tumores cutâneos histopatologicamente anaplásicos e com comportamento maligno são observados em gatos; metástases cutâneas de um mastocitoma visceral primário, geralmente com acometimento do baço, foram relatadas.

Diagnóstico

1. Citologia: muitas células redondas, com núcleos redondos e grânulos intracitoplasmáticos basofílicos com coloração variável, dependendo do grau de diferenciação tumoral. Eosinófilos também podem ser observados em associação a células tumorais.
2. Dermato-histopatologia: lâminas infiltrativas, não encapsuladas, ou cordões densos de células redondas com núcleos centrais e citoplasma abundante com grânulos variavelmente basofílicos. Os eosinófilos podem ser numerosos. Os mastocitomas histiocíticos de gatos jovens são pouco granulados e contêm agregados linfoides.
3. Os animais com tumores mal diferenciados ou submetidos à excisão incompleta ou ainda que apresentem sinais de doença sistêmica devem ser examinados para detecção de metástases (aspirado de linfonodo regional, radiografia, ultrassonografia +/- aspirado de fígado, baço ou medula óssea).

Tratamento e Prognóstico

1. Nos tumores solitário sem metástases, a excisão cirúrgica ampla (com margens de, no mínimo, 3 cm) é o tratamento de escolha e geralmente é curativa nas lesões de grau I (bem diferenciadas) e grau II (com diferenciação intermediária). Após a cirurgia, o acompanhamento de rotina deve ser realizado a cada 2 a 3 meses, com exame do sítio operatório e dos linfonodos regionais.
2. A radioterapia prolonga o intervalo livre de doença nos casos de excisão incompleta dos tumores.
3. A administração intralesional de triancinolona foi usada em alguns casos de tumores submetidos à ressecção incompleta ou não passíveis de ressecção, com resultados variáveis.
4. Nas lesões disseminadas, o tratamento oral com prednisona, em dose de 2 mg/kg/dia por 2 semanas, passando a 1 mg/kg/dia por 2 semanas e, então, a 1 mg/kg a cada 48 horas indefinidamente pode induzir a remissão temporária ou ser paliativo.
5. Outros tratamentos paliativos para a doença metastática incluem o uso de bloqueadores H_1 (p. ex., difenidramina), bloqueadores H_2 (p. ex., cimetidina, famotidina, ranitidina) ou o inibidor de bomba de prótons omeprazol para diminuição dos efeitos gastrointestinais da hiperistaminemia. Nos casos com ulceração gastrointestinal ativa, a administração de sucralfato e misoprostol pode auxiliar.
6. De modo geral, a quimioterapia tem valor variável na doença disseminada; porém, a lomustina (CCNU), a vinblastina e o toceranib podem ser eficazes.
7. A tomoterapia, uma forma avançada de radioterapia com modulação de intensidade que utiliza a precisão da tecnologia de escaneamento da TC, pode vir a oferecer melhor resultado no futuro em comparação aos atuais esquemas terapêuticos.
8. Nos cães, o prognóstico é variável e é altamente dependente do grau tumoral, do estágio da doença e do tipo de tratamento usado. O fator prognóstico mais importante é o grau histológico do tumor; a excisão completa de tumores de grau I (bem diferenciados) geralmente é curativa (< 10% metástases), mas cães com tumores de grau III (mal diferenciados) geralmente sucumbem à recidiva local ou metástase em meses (55%-96% de metástases). O aumento de marcadores de proliferação celular, como o índice mitótico superior a 5 (número de mitoses por 10 campos em aumento maior), a coloração pela prata das regiões organizadoras de nucléolos (AgNOR) e Ki-67 são associadas ao prognóstico reservado. A localização tumoral também tem valor prognóstico; tumores nas regiões inguinais, perineais e subungueais, no focinho e na cavidade oral ou nasal frequentemente formam metástases, mas tumores apendiculares tendem a apresentar prognóstico melhor. A raça também pode influenciar o prognóstico; os Boxers tendem a apresentar tumores mais bem diferenciados e, em Shar Peis, os tumores tendem a ser mal diferenciados e de comportamento agressivo. A doença mastocitária multifocal é comum em Weimaraners, Pugs, Boxers e Boston Terriers. O prognóstico dos mastocitomas

CAPÍTULO 14 ■ Tumores Neoplásicos e não Neoplásicos

Mastocitoma (Cont.)

cutâneos primários em gatos é bom; porém, casos de mastocitoma disseminado na pele geralmente têm prognóstico muito mau e podem representar a extensão de um tumor primário abdominal (baço, fígado ou trato intestinal).

Os mastocitomas cutâneos primários felinos geralmente são benignos e a excisão é curativa. Os mastocitomas histiocíticos em gatos jovens geralmente regridem de forma espontânea em 4 a 24 meses.

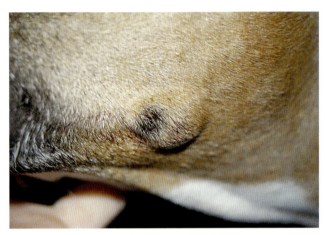

FIGURA 14-89 **Mastocitoma.** Um grande nódulo na porção ventral da mandíbula de um Boxer adulto.

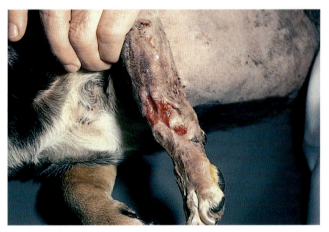

FIGURA 14-90 **Mastocitoma.** Múltiplos nódulos e ulcerações no membro distal. Imediatamente depois da obtenção desta imagem, o membro começou a inchar, devido à liberação de histamina durante a palpação diagnóstica do tumor. *(Cortesia de D. Angarano.)*

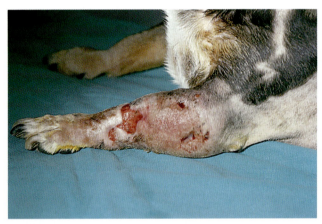

FIGURA 14-91 **Mastocitoma.** Ampliação da foto do cão mostrado na Figura 14-90. O aumento de volume do membro anterior se deve ao angioedema causado pela liberação de histamina. *(Cortesia de D. Angarano.)*

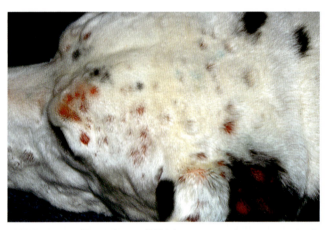

FIGURA 14-92 **Mastocitoma.** Múltiplos tumores eritematosos e alopécicos na cabeça e no pavilhão auricular de um Dálmata.

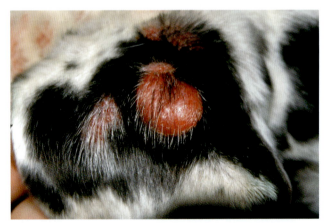

FIGURA 14-93 **Mastocitoma.** Mesmo cão mostrado na Figura 14-92. O nódulo eritematoso alopécico no pavilhão auricular é característico desse tipo tumoral.

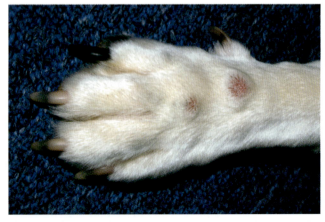

FIGURA 14-94 **Mastocitoma.** Múltiplos tumores eritematosos e alopécicos na pata.

Mastocitoma 483

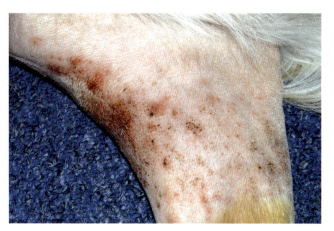

FIGURA 14-95 Mastocitoma. Múltiplas lesões eritematosas papulares na face interna do membro posterior de um Golden Retriever idoso. Note a semelhança com as lesões causadas pela foliculite (piodermite, *Demodex*, dermatofitose).

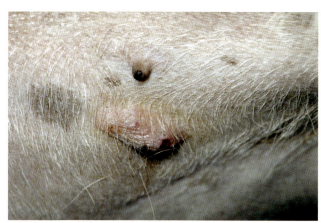

FIGURA 14-96 Mastocitoma. Um mastocitoma focal. Note a aparência incomum (pele pendente e ausência de um nódulo sólido, alopecia ou eritema).

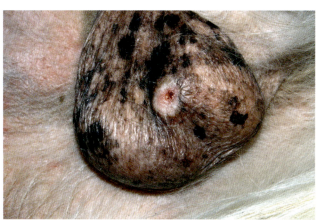

FIGURA 14-97 Mastocitoma. Mastocitoma ulcerado focal no escroto. Note a semelhança com o carcinoma espinocelular.

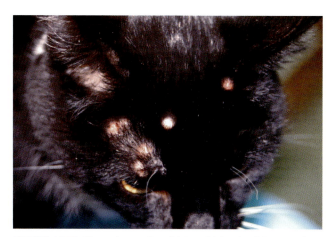

FIGURA 14-98 Mastocitoma. Os múltiplos nódulos alopécicos na cabeça de um gato adulto são típicos desse tumor em felinos.

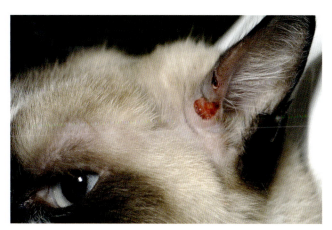

FIGURA 14-99 Mastocitoma. Alopecia focal em um nódulo no dorso de um gato adulto.

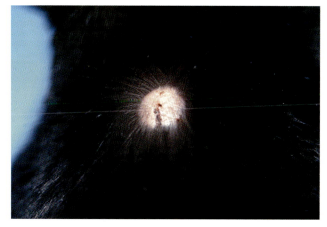

FIGURA 14-100 Mastocitoma. Um nódulo eritematoso alopécico na base do pavilhão auricular de um gato Siamês adulto. *(Cortesia de R. Seamen.)*

CAPÍTULO 14 ■ Tumores Neoplásicos e não Neoplásicos

Mastocitoma (Cont.)

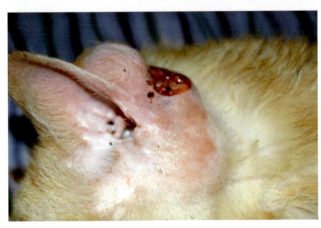

FIGURA 14-101 Mastocitoma. Um grande tumor ulcerado na base do pavilhão auricular de um gato.

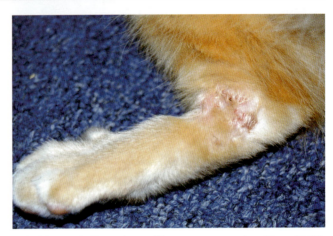

FIGURA 14-102 Mastocitoma. Mesmo gato mostrado na Figura 14-101. Múltiplos tumores nodulares na porção distal do membro de um gato com mastocitomas metastáticos.

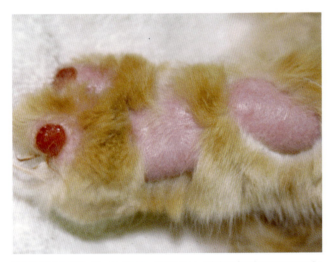

FIGURA 14-103 Mastocitoma. Múltiplos nódulos alopécicos na porção distal do membro de um gato adulto. Note a variação nas características tumorais, com algumas lesões eritematosas e ulceradas.

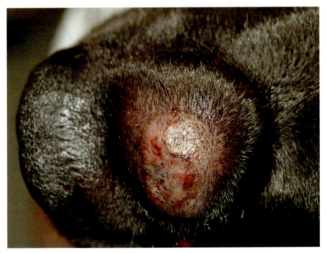

FIGURA 14-104 Mastocitoma. Esta lesão focal com infiltração, alopecia e erosão da superfície cutânea é típica dos mastocitomas. Note a semelhança com o quérion fúngico.

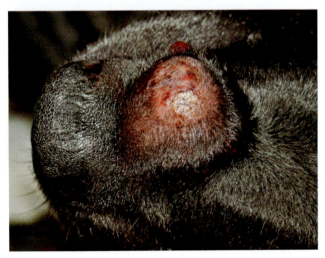

FIGURA 14-105 Mastocitoma. Um tumor focal no focinho de um cão de meia-idade, com alopecia e erosão cutânea. Note a semelhança com o quérion fúngico.

Linfoma não Epiteliotrópico (Linfossarcoma)

Características

O linfoma não epiteliotrópico é uma neoplasia maligna que pode ser originária de linfócitos B ou T. É incomum em cães e gatos, com maior incidência em animais idosos.

De modo geral, o linfoma não epiteliotrópico tem aparência de nódulos dérmicos a SC, múltiplos, firmes, que podem ser alopécicos e frequentemente apresentam úlceras. Os tumores podem ser arciformes ou serpiginosos. As lesões ocorrem principalmente no tronco, na cabeça e nos membros. O prurido e o acometimento da mucosa oral são raros. Sinais concomitantes de doença sistêmica são comuns.

Diagnóstico

1. Citologia: numerosos linfócitos neoplásicos.
2. Dermato-histopatologia: infiltração nodular a difusa da derme e/ou da subcútis por lâminas de linfócitos neoplásicos homogêneos, sem acometimento de glândulas ou folículos pilosos.
3. Os animais acometidos devem ser submetidos a exames para detecção da doença em órgãos internos e linfonodos.

Tratamento e Prognóstico

1. Nas lesões solitárias, a excisão cirúrgica ou a radioterapia é o tratamento de escolha.
2. Na doença disseminada, a quimioterapia combinada (prednisona com fármacos citotóxicos, como ciclofosfamida, vincristina, L-asparaginase e doxorrubicina) pode induzir a remissão durável, principalmente em linfomas de células não T.
3. O prognóstico é mau. Os tumores são altamente malignos e geralmente acometem múltiplos órgãos e outros sistemas corpóreos.

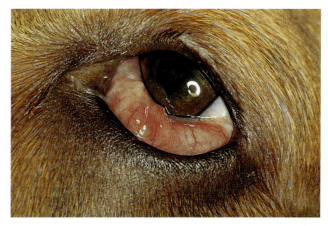

FIGURA 14-107 **Linfoma não Epiteliotrópico.** Infiltração do tecido conjuntival por linfócitos neoplásicos. *(Cortesia de J. MacDonald.)*

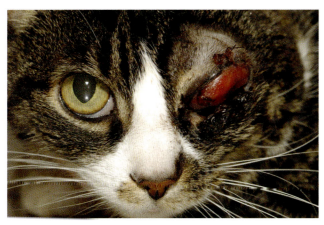

FIGURA 14-106 **Linfoma não Epiteliotrópico.** Um grande tumor erosivo originário do tecido conjuntival de um gato adulto. *(Cortesia de R. Seamen.)*

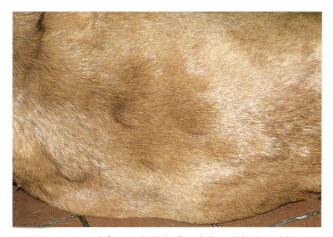

FIGURA 14-108 **Linfoma não Epiteliotrópico.** Múltiplos nódulos no dorso de um Labrador Retriever idoso. *(Cortesia de J. MacDonald.)*

486 CAPÍTULO 14 ■ Tumores Neoplásicos e não Neoplásicos

Linfoma não Epiteliotrópico (Cont.)

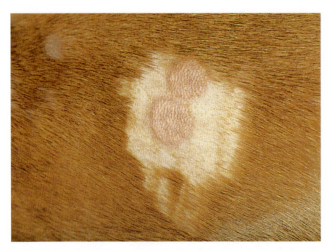

FIGURA 14-109 Linfoma não Epiteliotrópico. Ampliação da foto do cão mostrado na Figura 14-108. A área foi tricotomizada para melhor visualização dos tumores. *(Cortesia de J. MacDonald.)*

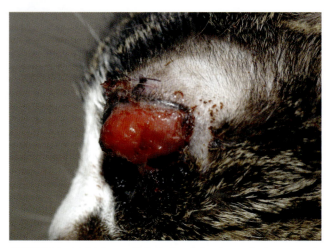

FIGURA 14-110 Linfoma não Epiteliotrópico. Protrusão de um grande tumor conjuntival erodido do olho de um gato. *(Cortesia de R. Seamen.)*

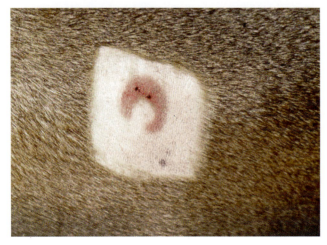

FIGURA 14-111 Linfoma não Epiteliotrópico. Um tumor em formato de C no tronco de um cão idoso. *(Cortesia de D. Angarano.)*

Linfoma Epiteliotrópico (Micose Fungoide)

Características

O linfoma epiteliotrópico é uma neoplasia maligna originária de linfócitos T. É incomum em cães e gatos, com maior incidência em animais idosos. Entre os cães, Terriers Escoceses, Boxers e Golden Retrievers são mais predispostos.

Cães

Os sintomas cutâneos podem incluir placas ou nódulos únicos a múltiplos com poucos milímetros a vários centímetros de diâmetro. A despigmentação mucocutânea e a ulceração ou eritema generalizado, alopecia, descamação e prurido podem ser observados. Os coxins podem ser hiperqueratóticos, ulcerados ou despigmentados. A estomatite ulcerativa pode ser observada. Na maioria dos casos, a doença progride de forma lenta; a cronicidade, a linfadenomegalia periférica e os sinais de acometimento sistêmico são comumente observados.

Gatos

Os sintomas cutâneos incluem eritrodermia esfoliativa pruriginosa com alopecia e formação de crostas. Placas ou nódulos eritematosos podem ser observados, principalmente na cabeça e no pescoço. O acometimento oral e mucocutâneo é menos comum do que em cães.

Diagnóstico

1. Citologia: células linfoides neoplásicas redondas abundantes geralmente são histiocíticas, com citoplasma basofílico e pleomórfico e núcleos endentados a lobulares.
2. Dermato-histopatologia: banda liquenoide de linfócitos neoplásicos pleomórficos que infiltram a derme superficial e a superfície dos epitélios dos folículos e das glândulas sudoríparas. As células neoplásicas podem ser observadas em pequenas vesículas intraepidérmicas (microabscessos de Pautrier).
3. Os animais acometidos devem ser submetidos a exames para detecção da doença em órgãos internos e linfonodos.

Tratamento e Prognóstico

1. Nas lesões solitárias, a excisão cirúrgica ou a radioterapia (principalmente com feixe externo) é o tratamento de escolha.
2. A quimioterapia combinada (prednisona e fármacos citotóxicos) tem eficácia mínima. Há relatos de que a lomustina (CCNU), a peg-asparaginase ou a doxorrubicina lipossomal possam ser mais eficazes do que outros fármacos.
3. O tratamento com isotretinoína, em dose de 3 a 4 mg/kg/dia (cães) ou 10 mg/animal a cada 24 horas (gatos) VO, pode melhorar os sinais clínicos em alguns indivíduos acometidos.
4. Há relatos de que a administração de interferon alfa 2a, em dose de 1 a 1,5 milhão de U/m^2 SC três vezes por semana, pode ser eficaz em alguns cães.
5. A suplementação com óleo de cártamo (que contém altos níveis de ácido linoleico), em dose de 3 mL/kg VO misturada ao alimento duas vezes por semana, pode melhorar os sinais clínicos em alguns animais.
6. A tomoterapia helical, uma forma avançada de radioterapia com modulação de intensidade guiada por imagem, combinada à tecnologia de impressão em três dimensões, pode vir a oferecer melhor resultado no futuro em comparação aos atuais esquemas terapêuticos.
7. Independentemente do tratamento, o prognóstico é mau e a maioria dos animais sobrevive por menos de 6 meses após o diagnóstico.

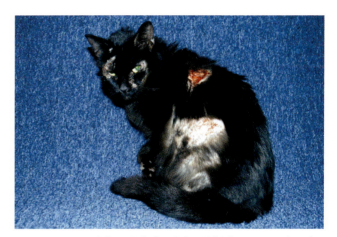

FIGURA 14-112 Linfoma Epiteliotrópico. Múltiplos tumores ulcerados, com descamação e alopecia, em todo o corpo de um gato adulto. O gato havia sido submetido ao tratamento de uma dermatite alérgica sem resposta.

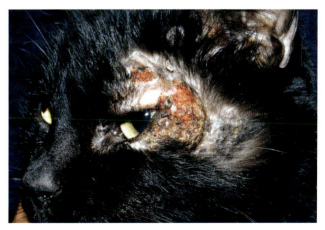

FIGURA 14-113 Linfoma Epiteliotrópico. Mesmo gato mostrado na Figura 14-112. Lesões descamativas ulceradas e alopécicas ao redor do olho.

488 CAPÍTULO 14 ■ Tumores Neoplásicos e não Neoplásicos

Linfoma Epiteliotrópico (*Cont.*)

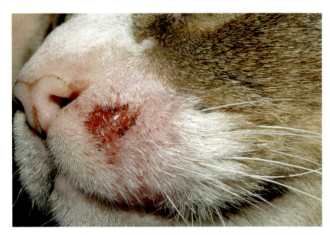

FIGURA 14-114 Linfoma Epiteliotrópico. Lesões ulceradas alopécicas focais no lábio de um gato. Note que há aumento de volume de todo o lábio devido à infiltração por células neoplásicas.

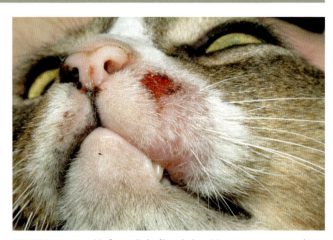

FIGURA 14-115 Linfoma Epiteliotrópico. Mesmo gato mostrado na Figura 14-114. A lesão ulcerada e o aumento de volume labial simétrico são observados.

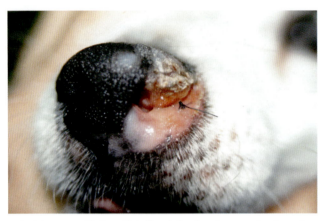

FIGURA 14-116 Linfoma Epiteliotrópico. Despigmentação, ulceração e destruição tecidual unilateral no plano nasal de um cão. Note a semelhança com a doença cutânea autoimune, a vasculite e a reação a fármacos.

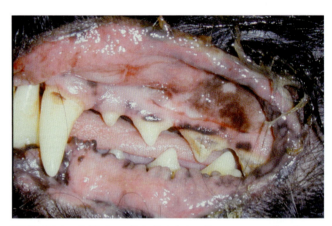

FIGURA 14-117 Linfoma Epiteliotrópico. Grave aumento de volume e exsudação da mucosa oral causada pela infiltração tumoral. Note a semelhança com a doença cutânea autoimune, a vasculite e a reação a fármacos.

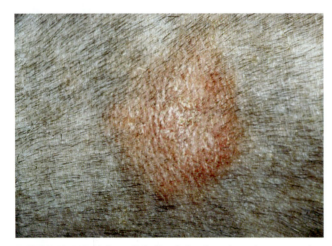

FIGURA 14-118 Linfoma Epiteliotrópico. Esta placa eritematosa e descamativa é típica das lesões tumorais brandas.

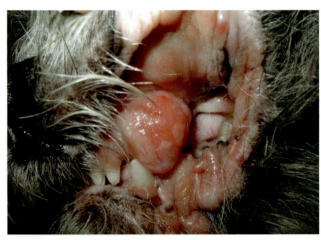

FIGURA 14-119 Linfoma Epiteliotrópico. Massa focal na gengiva.

Linfoma Epiteliotrópico

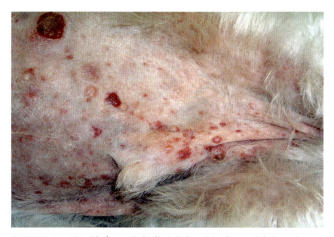

FIGURA 14-120 **Linfoma Epiteliotrópico.** Pápulas e nódulos eritematosos múltiplos no abdômen. Note a semelhança com as lesões causadas pela foliculite (piodermite, *Demodex,* dermatofitose).

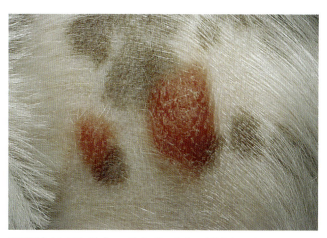

FIGURA 14-121 **Linfoma Epiteliotrópico.** Nódulos eritematosos no tronco.

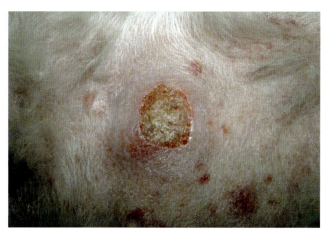

FIGURA 14-122 **Linfoma Epiteliotrópico.** Uma grande lesão ulcerativa e descamativa no abdômen. Note as lesões eritematosas papulares adjacentes, que podem facilmente ser confundidas com a foliculite.

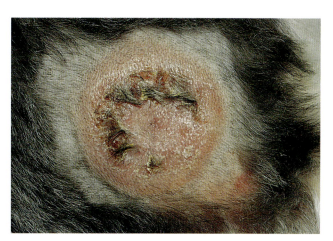

FIGURA 14-123 **Linfoma Epiteliotrópico.** Este grande tumor eritematoso e alopécico apresenta uma depressão central similar a uma cratera.

Plasmocitoma Cutâneo

Características

O plasmocitoma cutâneo é uma neoplasia originária de plasmócitos. É incomum em cães, com maior incidência em animais idosos. Cocker Spaniels podem ser mais predispostos. A doença é muito rara em gatos.

De modo geral, o plasmocitoma cutâneo é um nódulo dérmico solitário, bem circunscrito, macio ou firme, ocasionalmente pedunculado ou ulcerado, eritematoso e com poucos milímetros a vários centímetros (geralmente 1-2 cm) de diâmetro. As lesões geralmente são observadas no canal auditivo externo ou nos lábios, no tronco ou nos dedos. As lesões digitais podem ser ulceradas e sangrar com facilidade. O mieloma múltiplo concomitante é raro em cães, mas pode ser mais comum em gatos, principalmente quando os plasmocitomas são localizados na região do jarrete.

Diagnóstico

1. Citologia: muitas células redondas que podem parecer plasmócitos típicos com halos perinucleares ou ser menos plasmocitoides e apresentar quantidade moderada de citoplasma azul escuro e núcleos excêntricos redondos com cromatina pontilhada. Células binucleadas e multinucleadas são comuns.
2. Dermato-histopatologia: tumor bem circunscrito de células redondas e dispostas em pequenos lóbulos sólidos e separados por estroma delicado. Grande pleomorfismo celular, ocasionais células binucleadas e índice mitótico moderado a alto são observados. Plasmócitos reconhecíveis com halos perinucleares são visíveis, principalmente na periferia.

Tratamento e Prognóstico

1. O tratamento de escolha é a excisão cirúrgica completa.
2. O prognóstico é bom em cães. As recidivas locais e as metástases são raras. Em gatos, o prognóstico é reservado, com probabilidade de desenvolvimento de doença sistêmica ou metástases em linfonodos regionais.

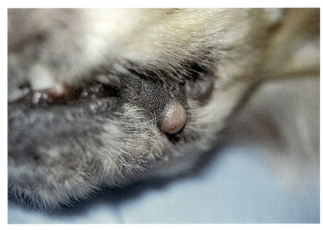

FIGURA 14-125 Plasmocitoma Cutâneo. Pequeno nódulo alopécico no lábio inferior de um mestiço adulto.

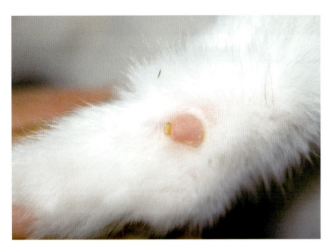

FIGURA 14-124 Plasmocitoma Cutâneo. Nódulo alopécico focal na porção distal do membro.

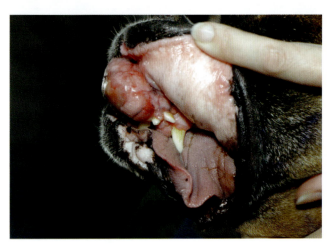

FIGURA 14-126 Plasmocitoma Cutâneo. Grande tumor proliferativo na gengiva.

Histiocitoma Cutâneo

Características

O histiocitoma cutâneo é uma neoplasia benigna de células mononucleares derivadas de células de Langerhans da epiderme. É comum em cães, com maior incidência em adultos com menos de 4 anos de idade. É raro em gatos.

De modo geral, há um nódulo dérmico solitário, de crescimento rápido, firme, bem circunscrito, eritematoso, elevado e alopécico com 0,5 a 4 cm de diâmetro. As lesões podem ser ulceradas e são mais comuns na cabeça, no pavilhão auricular e nos membros.

Diagnóstico

1. Citologia: grandes células redondas com quantidade moderada de citoplasma azul claro e finamente granular e núcleos redondos ou reniformes com cromatina rendilhada, múltiplos nucléolos indistintos e poucas a muitas figuras de mitose. Os aspirados das lesões em fase de regressão também apresentam linfócitos.
2. Dermato-histopatologia: lâminas dérmicas infiltrativas, densas e circunscritas de histiócitos homogêneos a pleomórficos que podem se estender até o epitélio. Figuras de mitose podem ser observadas e a infiltração linfocítica é comum. As lesões mais antigas geralmente apresentam áreas multifocais de necrose.

Tratamento e Prognóstico

1. A observação sem tratamento é razoável, já que a maioria das lesões regride de forma espontânea em 3 meses.
2. Nas lesões que não regridem de forma espontânea, a excisão cirúrgica ou a crioterapia é curativa.
3. O prognóstico é bom.

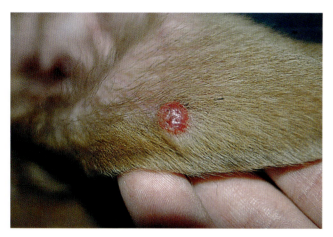

FIGURA 14-127 **Histiocitoma Cutâneo.** Pequeno nódulo eritematoso alopécico no pavilhão auricular de um cão adulto jovem.

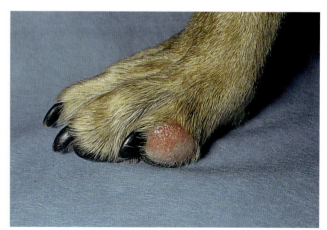

FIGURA 14-128 **Histiocitoma Cutâneo.** O tumor eritematoso e alopécico na pata deste cão jovem é típico de um histiocitoma cutâneo. *(Cortesia de D. Angarano.)*

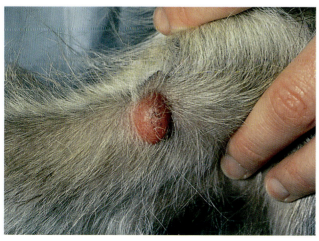

FIGURA 14-129 **Histiocitoma Cutâneo.** O tumor eritematoso e alopécico no membro distal de um cão jovem é típico dessa neoplasia. *(Cortesia de D. Angarano.)*

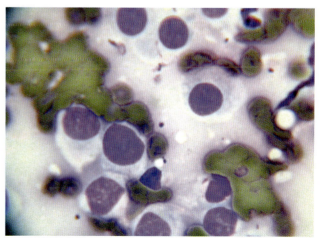

FIGURA 14-130 **Histiocitoma Cutâneo.** Imagem microscópica das típicas células redondas obtidas por meio da aspiração com agulha fina de um histiocitoma, à observação com a objetiva ×100 (óleo).

CAPÍTULO 14 ■ Tumores Neoplásicos e não Neoplásicos

Histiocitoma Cutâneo (Cont.)

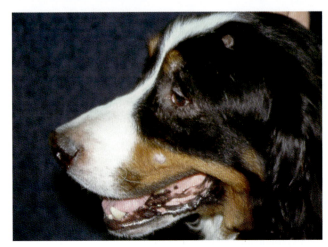

FIGURA 14-131 **Histiocitoma Cutâneo.** Múltiplos nódulos alopécicos na cabeça de um Bernese Mountain Dog adulto.

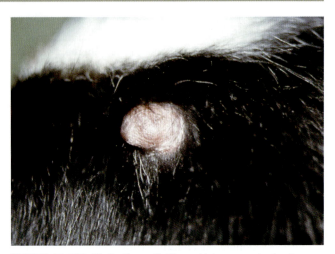

FIGURA 14-132 **Histiocitoma Cutâneo.** Maior aumento do cão mostrado na Figura 14-131. O nódulo alopécico na cabeça é aparente.

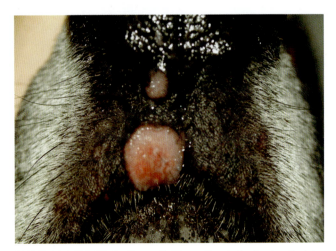

FIGURA 14-133 **Histiocitoma Cutâneo.** Uma lesão focal no focinho de um cão jovem, mostrando a natureza infiltrativa e espessa da lesão.

Histiocitose Cutânea

Características

A histiocitose cutânea é um distúrbio proliferativo histiocítico benigno e raro em cães que acomete apenas estruturas cutâneas; acredita-se que represente um processo reativo, e não neoplásico. Os cães afetados têm 2 a 13 anos de idade. Golden Retrievers, Pastores de Shetland e Collies podem ser mais predispostos.

Múltiplos nódulos ou placas eritematosas dérmicas (raramente SC) podem ser alopécicas ou ulceradas e têm 1 a 5 cm de tamanho. Os nódulos não são dolorosos ou pruriginosos, a não ser que apresentem infecções secundárias. O número de lesões é variável e pode ser baixo ou chegar a mais de 50. As lesões são mais frequentemente observadas na cabeça, no pescoço, no períneo, no escroto e nos membros e tendem a ser intermitentes ou a regredir e reaparecer em novas áreas. A mucosa nasal pode ser afetada, mas não há acometimento sistêmico e de linfonodo.

Diagnóstico

1. Citologia: numerosos histiócitos grandes, pálidos, redondos a ovais.
2. Dermato-histopatologia: acúmulos difusos, geralmente perianexos ou perivasculares, de uma mistura de linfócitos, plasmócitos, neutrófilos e grandes histiócitos, com núcleos extensos, vesiculares e geralmente endentados. As figuras de mitose são numerosas e pode haver acometimento vascular ou trombose. A imunoistoquímica pode ser necessária à confirmação da presença de células histiocíticas. Colorações especiais são necessárias para a exclusão de causas infecciosas da inflamação histiocítica.

Tratamento e Prognóstico

1. Aproximadamente 50% dos casos respondem a doses imunossupressoras de glicocorticoides. A adição de fármacos citotóxicos ao esquema terapêutico pode melhorar a resposta.
2. A ciclosporina (Atopica®) A ou a leflunomida é útil nos casos que respondem mal a corticosteroides.
3. A excisão cirúrgica é eficaz em uma minoria de casos.
4. O prognóstico é reservado. Embora não haja acometimento sistêmico, a maioria dos casos é episódica ou progride de forma contínua, com necessidade de terapia imunossupressora prolongada para controle.

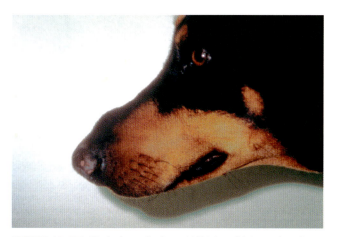

FIGURA 14-134 **Histiocitose Cutânea.** Múltiplos nódulos na face de um cão adulto. *(Cortesia de L. Frank.)*

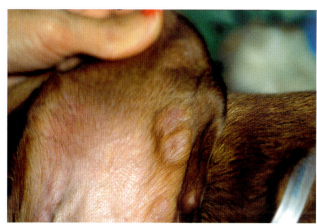

FIGURA 14-135 **Histiocitose Cutânea.** Mesmo cão mostrado na Figura 14-134. Múltiplos nódulos no pavilhão auricular. *(Cortesia de L. Frank.)*

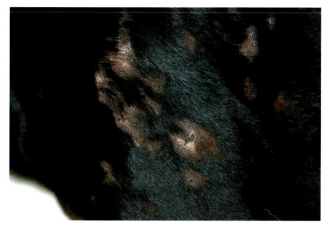

FIGURA 14-136 **Histiocitose Cutânea.** Mesmo cão mostrado na Figura 14-134. Note os múltiplos nódulos no corpo. *(Cortesia de L. Frank.)*

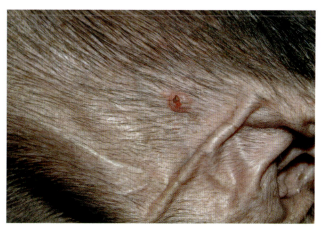

FIGURA 14-137 **Histiocitose Cutânea.** Uma lesão focal no pavilhão auricular de um cão infectado.

CAPÍTULO 14 ■ Tumores Neoplásicos e não Neoplásicos

Histiocitose Cutânea (Cont.)

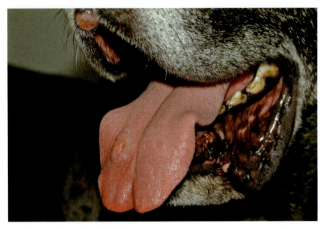

FIGURA 14-138 **Histiocitose Cutânea.** Uma lesão infiltrativa focal na língua de um cão infectado. Este paciente apresentou lesões focais múltiplas causadas pela infecção.

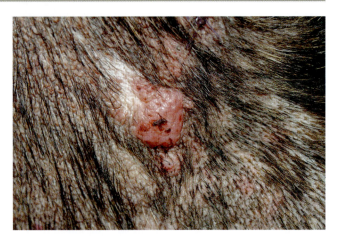

FIGURA 14-139 **Histiocitose Cutânea.** Uma lesão focal sem a drenagem purulenta que é típica de outras infecções sistêmicas.

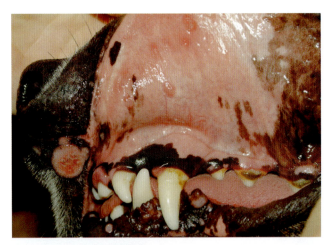

FIGURA 14-140 **Histiocitose Cutânea.** A lesão infiltrativa focal nos lábios e no plano nasal é causada pela infecção.

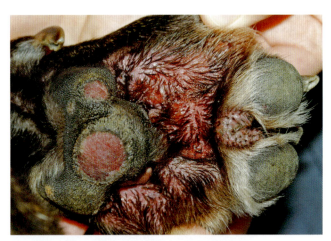

FIGURA 14-141 **Histiocitose Cutânea.** A ulceração profunda dos coxins é causada pela infecção sistêmica. Note a semelhança com a doença cutânea autoimune. A biópsia e a cultura diferenciam essas duas doenças.

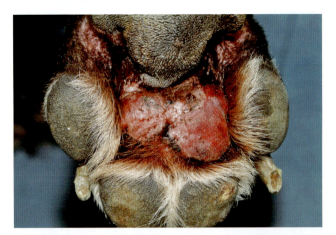

FIGURA 14-142 **Histiocitose Cutânea.** Mesmo cão mostrado na Figura 14-141. Ulceração de múltiplos coxins devido à infecção profunda.

Histiocitose Sistêmica

Características

A histiocitose sistêmica é um distúrbio proliferativo de histiócitos que acomete a pele e os órgãos internos. É rara em cães, com maior incidência em machos adultos jovens ou de meia-idade da raça Bernese Mountain Dog.

Pápulas, placas e nódulos pilosos ou alopécicos multifocais podem apresentar úlceras. As lesões são mais graves nas pálpebras, no focinho, no plano nasal, nos membros e no escroto. Os nódulos medem até 4 cm de diâmetro, podem se estender à subcútis e não são dolorosos ou pruriginosos. A linfadenomegalia generalizada pode ser observada. As lesões também podem ocorrer no pulmão, no baço, no fígado, na medula óssea e na cavidade nasal, provocando sinais não cutâneos de anorexia, perda de peso e estertoração respiratória; nesses casos, a doença é mais similar à histiocitose maligna (veja a discussão a seguir). Em alguns cães, a doença se desenvolve de forma rápida, mas, em outros, a progressão é mais prolongada, com episódios alternados de exacerbação e remissão.

Diagnóstico

1. Citologia: numerosos histiócitos grandes, pálidos, redondos a ovais.
2. Dermato-histopatologia da pele ou dos órgãos internos acometidos: acúmulos difusos, geralmente perianexos ou perivasculares, de uma mistura de linfócitos, plasmócitos, neutrófilos e grandes histiócitos, com núcleos extensos, vesiculares e geralmente endentados. As figuras de mitose são numerosas e pode haver acometimento vascular ou trombose. A imunoistoquímica pode ser necessária à confirmação da presença de células histiocíticas. Colorações especiais são necessárias para a exclusão de causas infecciosas da inflamação histiocítica.

Tratamento e Prognóstico

1. Doses imunossupressoras de glicocorticoides geralmente são ineficazes.
2. A ciclosporina (Atopica®) A e a leflunomida foram usadas com sucesso em alguns casos. Embora alguns cães possam continuar assintomáticos por um período indefinido após interrupção da terapia, outros precisam de tratamento contínuo para manutenção da remissão.
3. O prognóstico é reservado a mau. A maioria dos casos é episódica ou progride de forma contínua, com necessidade de terapia imunossupressora prolongada.

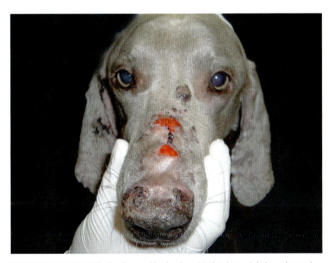

FIGURA 14-143 Histiocitose Sistêmica. Múltiplos nódulos ulcerados na face e no plano nasal de um Weimaraner adulto. Note a semelhança das lesões no plano nasal com a doença cutânea autoimune e o linfoma epiteliotrópico.

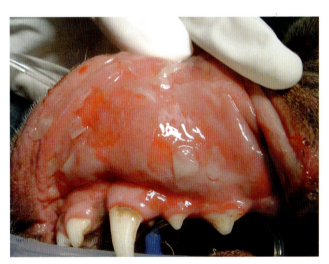

FIGURA 14-144 Histiocitose Sistêmica. Mesmo cão mostrado na Figura 14-143. Erosões na mucosa oral.

CAPÍTULO 14 ▪ Tumores Neoplásicos e não Neoplásicos

Histiocitose Sistêmica (Cont.)

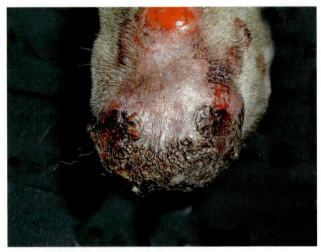

FIGURA 14-145 Histiocitose Sistêmica. Mesmo cão mostrado na Figura 14-143. Múltiplos nódulos ulcerados na face e no plano nasal de um Weimaraner adulto. Note a semelhança das lesões no plano nasal com a doença cutânea autoimune e o linfoma epiteliotrópico.

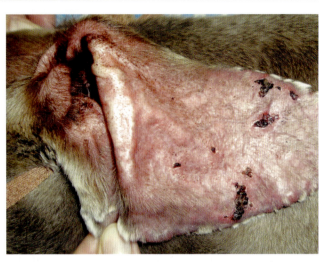

FIGURA 14-146 Histiocitose Sistêmica. Mesmo cão mostrado na Figura 14-143. Múltiplos nódulos no pavilhão auricular.

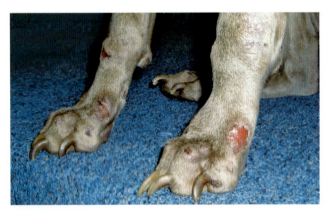

FIGURA 14-147 Histiocitose Sistêmica. Mesmo cão mostrado na Figura 14-143. Múltiplos nódulos ulcerados nos membros e nas patas de um Weimaraner adulto.

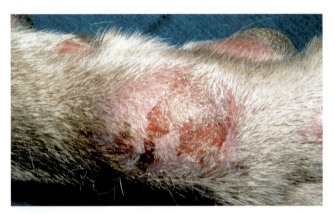

FIGURA 14-148 Histiocitose Sistêmica. Mesmo cão mostrado na Figura 14-143. Erosão e alopecia em um nódulo na perna.

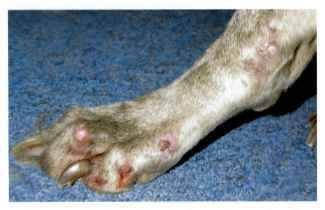

FIGURA 14-149 Histiocitose Sistêmica. Mesmo cão mostrado na Figura 14-143. Múltiplos nódulos ulcerados nos membros e nas patas de um Weimaraner adulto.

Histiocitose Maligna

Características

A histiocitose maligna é uma neoplasia maligna dos histiócitos. A doença é rara em cães, com maior incidência em indivíduos de meia-idade a idosos e em Bernese Mountain Dogs. Outras raças mais predispostas incluem Labrador Retriever, Rottweiler, Golden Retriever e Flat-Coated Retriever.

As lesões cutâneas são incomuns, mas, caso presentes, são caracterizadas por múltiplos nódulos firmes, dérmicos a SC, que podem ser alopécicos ou ulcerados. As lesões podem aparecer em qualquer local do corpo. O baço, os linfonodos, o pulmão e a medula óssea são primariamente afetados e os animais com a doença disseminada podem ter lesões em outros órgãos, como o fígado, os ossos, o sistema nervoso central (SNC) e os rins. Os sintomas clínicos comuns incluem letargia, perda de peso, linfadenomegalia, hepatoesplenomegalia, pancitopenia, sinais respiratórios e doença do SNC.

Diagnóstico

1. Citologia: grandes histiócitos pleomórficos atípicos com citoplasma abundante, com grânulos ou vacúolos finos e núcleo único ou múltiplo, oval a reniforme. A fagocitose de eritrócitos e leucócitos por células tumorais multinucleadas é comumente observada.
2. Dermato-histopatologia (pele ou órgãos internos afetados): proliferação não encapsulada e mal demarcada de histiócitos anaplásicos pleomórficos que podem ser redondos ou fusiformes. Células gigantes multinucleadas, células com núcleos anormais e figuras bizarras de mitose são comuns.

Tratamento e Prognóstico

Embora a quimioterapia (mais comumente CCNU ou doxorrubicina combinada ao tratamento com corticosteroide; há relatos de respostas à L-asparaginase) possa prolongar a sobrevida em alguns casos, o prognóstico é mau. Essa é uma doença altamente maligna, de progressão rápida e fatal.

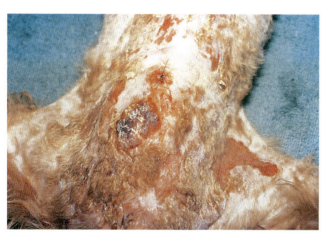

FIGURA 14-150 Histiocitose Maligna. Áreas generalizadas de alopecia, eritema, erosões e formação de crostas. *(Cortesia de D. Angarano.)*

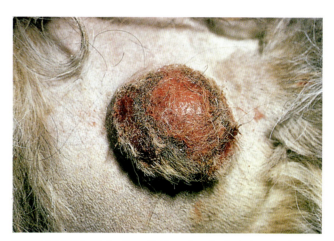

FIGURA 14-151 Histiocitose Maligna. Ampliação da foto do cão mostrado na Figura 14-150. Alopecia, eritema e erosões no escroto. *(Cortesia de D. Angarano.)*

Melanocitoma e Melanoma Cutâneo

Características

Essa doença é caracterizada por uma proliferação benigna (melanocitoma) ou maligna (melanoma) de melanócitos. A maioria dos casos (85%) é benigna. Nos cães, uma vez que os melanocitomas e os melanomas ocorrem na pele revestida por pelos ou na cavidade oral, a exposição ao sol parece não ser um fator causal. Os conglômeros (*clusters*) raciais e familiares observados em animais domésticos sugerem a existência de suscetibilidade genética. Alterações em oncogenes, genes de supressão tumoral e imunovigilância também estão envolvidas. Esses tumores são comuns em cães idosos e raros em gatos idosos. Entre os cães, as raças mais predispostas incluem Terrier Escocês, Airedale, Doberman Pinscher, Cocker Spaniel, Poodle, Setter Irlandês e Schnauzer.

Os melanocitomas geralmente são crescimentos pedunculados ou verrucosos alopécicos solitários, bem circunscritos, de formato abaulado, firmes e de cor marrom a preta com 0,5 a 10 cm de diâmetro. Tumores em formato de placa também podem ser observados. Os melanomas malignos podem ser pigmentados ou não (amelanóticos), ulcerados e tendem a ser maiores e a crescer com maior rapidez do que os melanocitomas benignos. Os tumores malignos tendem a formar metástases primeiro nos linfonodos regionais e, então, nos pulmões. As lesões podem surgir em qualquer local do corpo, mas, em cães, são mais comuns na cabeça, no tronco e nos dedos. Em gatos, as lesões são mais comumente observadas na cabeça.

Diagnóstico

1. Citologia: células redondas, ovais, estreladas ou fusiformes com quantidade moderada de citoplasma contendo grânulos de pigmento marrom a preto-esverdeado. Os melanomas malignos podem ter menos pigmento e apresentar maior pleomorfismo, mas o comportamento maligno não pode ser determinado de forma confiável à citologia.
2. Dermato-histopatologia: acúmulo de melanócitos neoplásicos que podem ter aparência fusiforme, epitelial ou redonda, com graus variáveis de pigmentação. As células podem ser dispostas em grupos, cordões ou espirais similares a nervos. A infiltração por macrófagos contendo pigmento é comum. As neoplasias benignas são circunscritas e apresentam baixa variabilidade nuclear e baixa taxa mitótica. Os melanomas malignos podem apresentar maior invasividade, pleomorfismo celular mais extenso e maior número de figuras de mitose (incluindo figuras atípicas). O índice mitótico é a forma mais confiável de previsão do comportamento biológico (a taxa mitótica < 3 mitoses/10 campos de maior aumento geralmente é associada ao comportamento benigno); porém, 10% dos melanocitomas histologicamente benignos têm comportamento maligno.
3. Os animais com melanomas malignos devem ser submetidos a exames para detecção de metástases em linfonodos regionais e órgãos internos do tórax e do abdômen.

Tratamento e Prognóstico

1. O tratamento de escolha é a excisão cirúrgica radical, já que os melanocitomas benignos não podem ser clinicamente diferenciados dos melanomas malignos.
2. Se a excisão cirúrgica for incompleta, as opções terapêuticas adjuntas incluem a radioterapia e a hipertermia local.
3. A quimioterapia (carboplatina, piroxicam e dacarbazina) pode prolongar a sobrevida em alguns casos de doença maligna, mas, de modo geral, as taxas de resposta à quimioterapia são baixas.
4. Embora tenham sido avaliadas principalmente no melanoma maligno oral canino, as vacinas com DNA xenogênico da Merial podem ser úteis no combate das metástases sistêmicas dos melanocitomas cutâneos malignos.
5. A tomoterapia, uma forma avançada de radioterapia com modulação de intensidade que utiliza a precisão da tecnologia de escaneamento da TC, pode vir a oferecer melhor resultado no futuro em comparação aos atuais esquemas terapêuticos.
6. O prognóstico dos melanocitomas benignos é bom. O prognóstico dos melanomas malignos é mau, principalmente se o tumor for grande, e as recidivas e as metástases pós-cirúrgicas são comuns. A localização do tumor é prognóstica: a maioria dos melanomas orais e mucocutâneos (exceto na pálpebra) e 50% dos melanomas nos leitos ungueais são malignos. A raça também é prognóstica: mais de 75% das neoplasias melanocíticas em Dobermans e Schnauzers Miniaturas têm comportamento benigno e 85% daquelas em Poodles Miniaturas têm comportamento maligno.

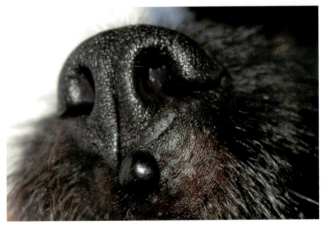

FIGURA 14-152 Melanocitoma/Melanoma Cutâneo. Um nódulo pigmentado bastante próximo ao plano nasal de um cão adulto.

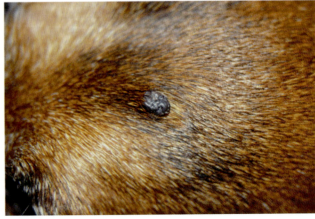

FIGURA 14-153 Melanocitoma/Melanoma Cutâneo. Um nódulo pigmentado focal na cabeça de um cão adulto.

Melanocitoma e Melanoma Cutâneo 499

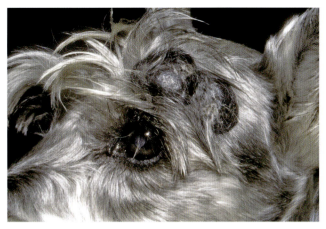

FIGURA 14-154 **Melanocitoma/Melanoma Cutâneo.** Um melanoma hiperpigmentado, alopécico e multilobulado na cabeça de um Schnauzer adulto.

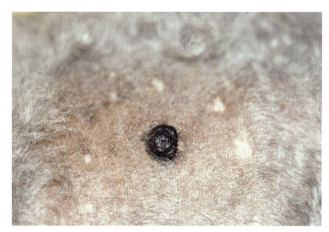

FIGURA 14-155 **Melanocitoma/Melanoma Cutâneo.** Um nódulo pigmentado focal.

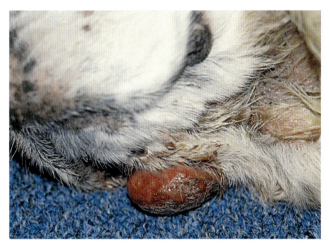

FIGURA 14-156 **Melanocitoma/Melanoma Cutâneo.** Um melanoma amelanótico ulcerado na porção ventral do pescoço de um Cocker Spaniel idoso.

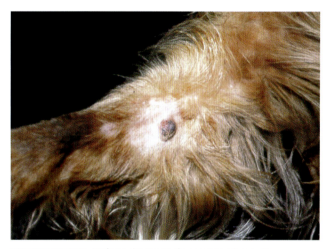

FIGURA 14-157 **Melanocitoma/Melanoma Cutâneo.** Um pequeno nódulo pigmentado no membro distal de um Golden Retriever adulto.

Tumor Venéreo Transmissível

Características

O tumor venéreo transmissível (TVT) é uma neoplasia benigna a maligna de origem celular desconhecida que pode ser induzida por vírus. A maioria das células do TVT apresenta 59 cromossomos, diferentemente das células normais do cão, que têm 78. A expressão do antígeno de histocompatibilidade principal (MHC) de classe II antígeno pelas células do TVT canino sugere a origem reticuloendotelial. As células neoplásicas também expressam lisozima e imunorreatividade à α1-antitripsina, assim como um marcador macrofágico canino, indicando a histogênese de linhagem monocítica/macrofágica do TVT. As células neoplásicas viáveis geralmente são transplantadas durante o coito, mas podem ser inoculadas em múltiplos locais quando os cães se lambem, farejam ou se coçam. Os cães com a infecção natural podem desenvolver uma resposta imunológica antitumoral, que induz a resolução espontânea da doença. Essa doença é incomum em cães, com maior incidência em fêmeas sexualmente ativas de regiões tropicais e subtropicais.

As massas nodulares ou verrucosas, dérmicos ou SC, únicas a múltiplas, firmes a friáveis, de cor vermelha ou similar à da pele, geralmente hemorrágicas, têm 1 a 20 cm de diâmetro. As lesões são mais comumente observadas na genitália externa, mas podem também ocorrer em outras regiões do corpo, principalmente na face e nos membros. Ulcerações e infecções bacterianas secundárias podem ocorrer. As metástases (em linfonodos, pele, olho, fígado ou cérebro) são raras, mas podem ser observadas, principalmente em animais imunossuprimidos e filhotes.

Diagnóstico

1. Citologia: grandes células redondas e pleomórficas, com quantidade moderada de citoplasma azul, com vacúolos distintos, e núcleos redondos com cromatina de aparência similar a um cordão e um a dois nucléolos extensos. Figuras de mitose e baixos números de linfócitos, plasmócitos e histiócitos podem ser observados.
2. Dermato-histopatologia: lâminas de células redondas uniformes entremeadas a um estroma colagenoso delicado. Os núcleos são grandes e hipercromáticos e as células apresentam citoplasma azul claro com vacúolos. O índice mitótico é alto. Necrose e infiltração linfocítica podem ser observadas.

Tratamento e Prognóstico

1. O tratamento de escolha é a administração de vincristina, em dose de 0,5-0,7 mg/m^2 por via intravenosa a cada 7 dias até a remissão clínica completa (≈ 4-6 semanas).
2. Alternativamente, a radioterapia com feixe externo pode ser eficaz nos casos resistentes à vincristina.
3. Embora a remoção cirúrgica possa ser considerada nas lesões pequenas localizadas, a taxa de recidiva pós-cirúrgica é de 20% a 60%.
4. O prognóstico geralmente é bom. Embora os tumores possam regredir de forma espontânea, o tratamento é recomendado para prevenir o desenvolvimento de metástases.

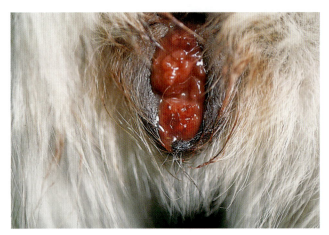

FIGURA 14-158 Tumor Venéreo Transmissível. Um tumor multilobulado na mucosa vaginal de um cão adulto. A massa verrucosa é típica do tumor venéreo transmissível.

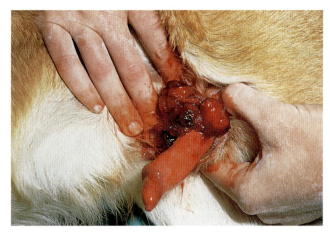

FIGURA 14-159 Tumor Venéreo Transmissível. Uma grande massa multilobulada na base do pênis de um cão adulto. A hemorragia foi causada pelo trauma tumoral provocado pelo prepúcio. *(Cortesia de C. Calvert.)*

Nevo Colagenoso

Características

O nevo colagenoso é um defeito do desenvolvimento da pele que pode ou não ser congênito e é caracterizado por hiperplasia colagenosa. A doença é incomum em cães.

De modo geral, os nevos colagenosos são nódulos dérmicos únicos, firmes, bem circunscritos, de formato achatado a abaulado, com 0,5 a 5 cm de diâmetro (geralmente < 1 cm). As lesões podem apresentar erosões superficiais e alopecia ou hiperpigmentação. As lesões podem surgir em qualquer local do corpo, mas são mais comuns na cabeça, no pescoço e nos membros.

Diagnóstico

Dermato-histopatologia: massa pouco celular de colágeno adulto que geralmente não desloca as estruturas anexas

Tratamento e Prognóstico

1. A observação sem tratamento é razoável, já que essas lesões são benignas.
2. Nas lesões cosmeticamente inaceitáveis, a excisão cirúrgica é curativa.
3. O prognóstico é bom, já que esses tumores não são neoplásicos.

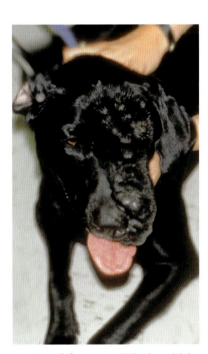

FIGURA 14-160 **Nevo Colagenoso.** Múltiplos nódulos e tumores na cabeça de um Labrador Retriever adulto. *(Cortesia de University of Florida, material de caso.)*

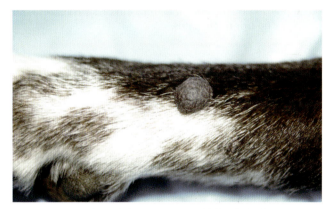

FIGURA 14-161 **Nevo Colagenoso.** Este nódulo solitário hiperpigmentado e alopécico é típico desse tumor.

Cisto Folicular - Cisto de Inclusão Epidérmica (Cisto Infundibular)

Características

É uma estrutura cística não neoplásica com revestimento epitelial. É comum em cães e incomum em gatos, com maior incidência em animais de meia-idade. Em cães, as raças mais predispostas podem ser Boxer, Shih Tzu, Schnauzer e Basset Hound.

De modo geral, há um aumento de volume intradérmico, solitário, bem circunscrito, firme a flutuante, com 0,5 a 5 cm (geralmente < 2 cm) de diâmetro e que pode ser alopécico. A lesão pode apresentar inflamação ou infecção secundária, ser dolorosa ou pruriginosa ou se romper, com liberação de material caseoso, espesso e de cor cinza a marrom-amarelada. As lesões são mais comumente observadas na cabeça, no tronco ou na porção proximal dos membros em cães e na cabeça, no pescoço e no tronco em gatos.

Diagnóstico

1. Citologia: *debris* celulares amorfos e células epiteliais queratinizadas adultas com cristais de colesterol.
2. Dermato-histopatologia: estrutura cística preenchida por queratina lamelada e revestida por epitélio espinocelular estratificado normal. A ruptura do cisto pode levar ao desenvolvimento de uma resposta inflamatória piogranulomatosa adjacente.

Tratamento e Prognóstico

1. A observação sem tratamento é razoável, já que as lesões são benignas.
2. A excisão cirúrgica é curativa nas lesões cosmeticamente inaceitáveis.
3. O conteúdo do cisto não deve ser manualmente expresso, já que o rompimento da parede cística na derme pode levar ao desenvolvimento de reação de corpo estranho e infecção.
4. O prognóstico é bom, já que os cistos não são neoplásicos.

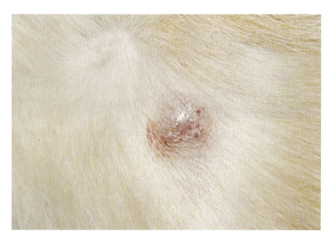

FIGURA 14-162 Cisto Folicular – Cisto de Inclusão Epidérmica. Este nódulo eritematoso alopécico é típico dos pequenos cistos foliculares. O cisto se rompeu durante a palpação.

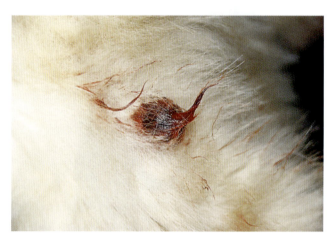

FIGURA 14-163 Cisto Folicular – Cisto de Inclusão Epidérmica. Ampliação da foto do cão mostrado na Figura 14-162. O cisto folicular se rompeu durante a palpação.

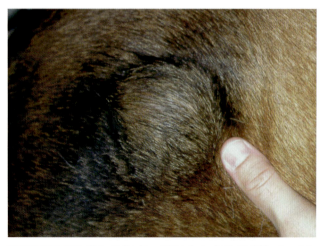

FIGURA 14-164 Cisto Folicular – Cisto de Inclusão Epidérmica. Este grande cisto folicular foi associado a um tumor folicular primário.

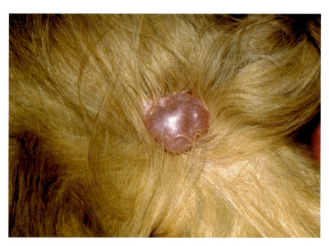

FIGURA 14-165 Cisto Folicular – Cisto de Inclusão Epidérmica. Um grande cisto folicular. A vesícula preenchida por fluido é aparente.

Cisto Folicular - Cisto de Inclusão Epidérmica **503**

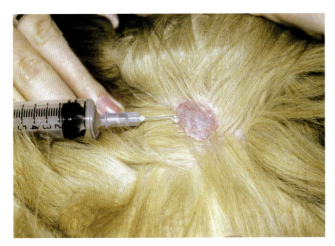

FIGURA 14-166 Cisto Folicular – Cisto de Inclusão Epidérmica. Mesmo cão mostrado na Figura 14-165. Drenagem do fluido do cisto.

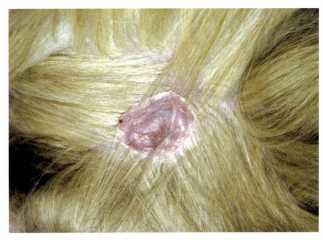

FIGURA 14-167 Cisto Folicular – Cisto de Inclusão Epidérmica. Mesmo cão mostrado na Figura 14-165. O fluido foi removido e o cisto desinchou.

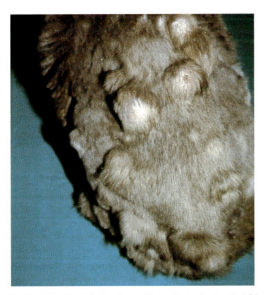

FIGURA 14-168 Cisto Folicular – Cisto de Inclusão Epidérmica. Múltiplos cistos foliculares no corpo de um gato adulto. (Cortesia de *D. Angarano.*)

Cornos Cutâneos

Características

O corno cutâneo é uma massa circunscrita, cônica ou cilíndrica de queratina que pode ser originária de actínica queratose, SCC, papiloma, poro dilatado ou acantoma queratinizante infundibular. Também pode ser observado como uma lesão única nos coxins de gatos infectados pelo vírus da leucemia felina. Múltiplos cornos cutâneos que surgem sob as unhas foram também descritos em gatos negativos para o vírus da leucemia felina. A doença é incomum em cães e gatos.

Massas córneas, cônicas ou cilíndricas, únicas ou múltiplas de queratina firme têm vários milímetros de diâmetro e até 2 cm de comprimento.

Diagnóstico

1. Dermato-histopatologia: uma área bem demarcada de hiperplasia epidérmica papilomatosa com protrusão de uma coluna compacta de queratina, similar a uma unha. A epiderme dos cornos cutâneos associados à leucemia felina pode apresentar queratinócitos disqueratóticos ou multinucleados.
2. Os gatos com lesões nos coxins devem ser submetidos a exames para detecção da infecção pelo vírus da leucemia felina.

Tratamento e Prognóstico

1. O tratamento de escolha é a excisão cirúrgica completa.
2. Embora os cornos cutâneos em si sejam benignos, o prognóstico é variável, dependendo da causa subjacente.

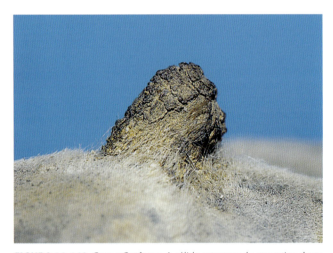

FIGURA 14-169 **Corno Cutâneo.** A sólida estrutura de queratina deste corno cutâneo pode ser observada.

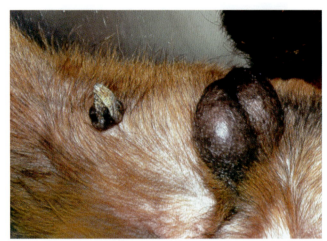

FIGURA 14-170 **Corno Cutâneo.** Um corno cutâneo na porção caudal da coxa de um cão adulto sem raça definida.

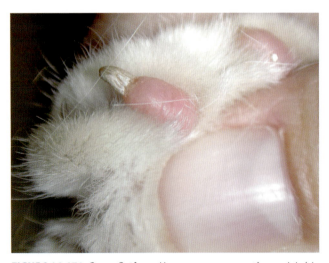

FIGURA 14-171 **Corno Cutâneo.** Um pequeno corno cutâneo originário do coxim digital de um gato adulto.

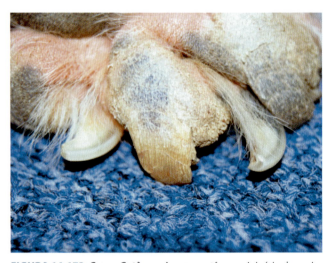

FIGURA 14-172 **Corno Cutâneo.** A corno cutâneo originário do coxim digital de um cão com seborreia primária.

Cornos Cutâneos 505

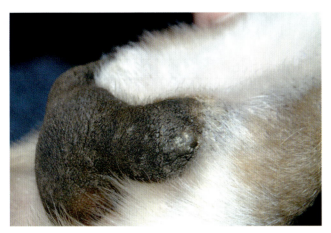

FIGURA 14-173 **Corno Cutâneo.** Uma lesão hiperqueratótica focal no coxim central de um Greyhound adulto.

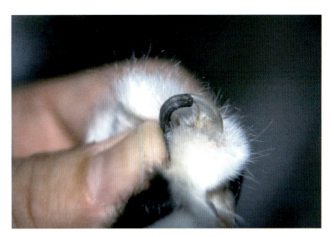

FIGURA 14-174 **Corno Cutâneo.** Um corno cutâneo originário do coxim digital de um gato adulto.

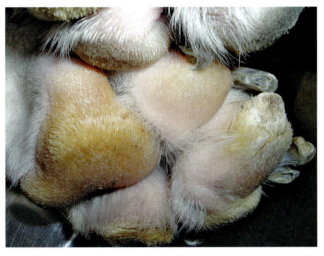

FIGURA 14-175 **Corno Cutâneo.** Uma lesão hiperqueratótica originária do coxim digital de um cão adulto.

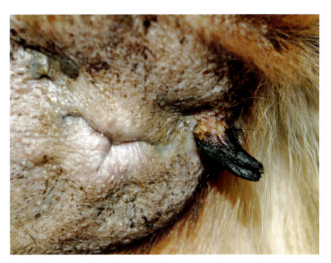

FIGURA 14-176 **Corno Cutâneo.** Este corno cutâneo se desenvolveu no tecido perianal de um cão.

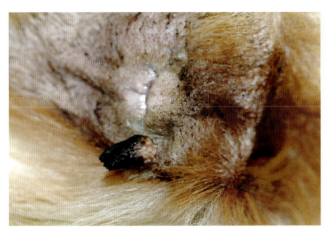

FIGURA 14-177 **Corno Cutâneo.** Mesmo cão mostrado na Figura 14-176. A produção anormal de queratina forma uma estrutura similar a uma unha no tecido perianal.

Pólipos Cutâneos (Papiloma Fibrovascular)

Características

O pólipo cutâneo é um crescimento benigno de origem fibrovascular que pode ser uma resposta cutânea hiperplásica a traumas repetitivos. É incomum em cães, com maior incidência em animais de meia-idade ou idosos de raças de porte grande e gigante. A doença é rara em gatos.

Os crescimentos firmes e pedunculados medem entre 1 e 2 cm de comprimento e poucos milímetros de diâmetro. As lesões maiores podem ser ulceradas. As lesões são mais comuns no esterno, nas proeminências ósseas e no tronco.

Diagnóstico

Dermato-histopatologia: epiderme hiperplásica acima de um centro de tecido conjuntivo colagenoso vascularizado. Não há anexos cutâneos.

Tratamento e Prognóstico

1. A observação sem tratamento é razoável, já que essas lesões são benignas.
2. A excisão cirúrgica, a ablação com *laser* e a criocirurgia são curativas em lesões cosmeticamente inaceitáveis.
3. O prognóstico é bom, já que esses crescimentos não são neoplásicos.

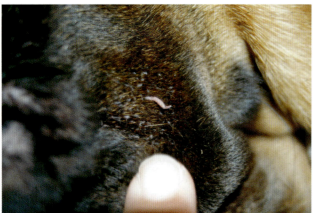

FIGURA 14-178 **Pólipo Cutâneo.** Um pequeno pólipo cutâneo focal na face de um cão adulto.

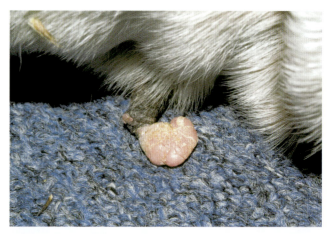

FIGURA 14-179 **Pólipo Cutâneo.** Um pólipo cutâneo no pescoço de um cão adulto.

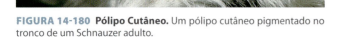

FIGURA 14-180 **Pólipo Cutâneo.** Um pólipo cutâneo pigmentado no tronco de um Schnauzer adulto.

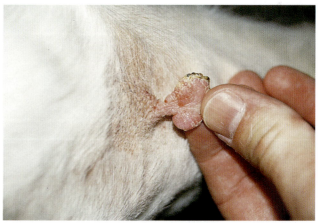

FIGURA 14-181 **Pólipo Cutâneo.** Ampliação da foto do cão mostrado na Figura 14-179. O pequeno pedículo que liga o pólipo cutâneo ao corpo é visível.

Calcinose Circunscrita

Características

A calcinose circunscrita é uma área focal de calcificação distrófica que ocorre em locais de trauma repetitivo ou prévio, como pontos de pressão, coxins, locais de corte de orelha ou sítios de injeção ou lesão (p. ex., feridas por mordedura, trauma repetitivo por enforcadores). Múltiplos nódulos foram descritos em associação à osteodistrofia hipertrófica canina (HOD) e à poliartrite. A doença é incomum em cães, com maior incidência em animais jovens (< 2 anos de idade) de raças de grande porte (principalmente Pastor Alemão). É muito rara em gatos.

De modo geral, a calcinose circunscrita se manifesta como uma massa SC ou dérmica profunda única, firme, pilosa ou alopécica e de formato abaulado que pode ulcerar e liberar uma substância arenosa branca. Os nódulos têm 0,5 a 7 cm de diâmetro. As lesões são mais frequentemente observadas sobre proeminências ósseas, como o cotovelo e as áreas laterais do metatarso e das falanges do membro posterior. Raramente, as lesões podem ocorrer na porção dorsal do pescoço, da língua, da bochecha ou da base do pavilhão auricular.

Diagnóstico

1. Citologia (pode ser não diagnóstica): material arenoso, branco e amorfo que se torna basofílico quando corado.
2. Dermato-histopatologia: acúmulos multifocais de *debris* basofílicos amorfos, de granulação fina ou não, na derme profunda ou no tecido SC, cercado por inflamação granulomatosa.

Tratamento e Prognóstico

1. A excisão cirúrgica completa é curativa.
2. As lesões múltiplas associadas à HOD ou à poliartrite podem se resolver de forma espontânea com a cura da doença associada.
3. O prognóstico é bom, já que esses crescimentos não são neoplásicos.

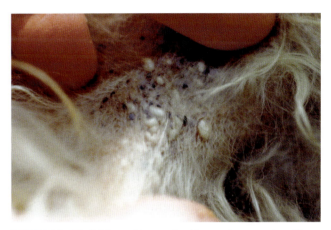

FIGURA 14-183 Calcinose Circunscrita. Mesmo cão mostrado na Figura 14-182. Múltiplas pápulas brancas.

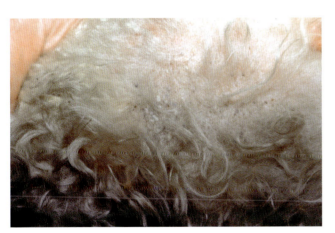

FIGURA 14-182 Calcinose Circunscrita. Múltiplas pápulas brancas. Note a semelhança com milia, que geralmente é observado em raças alopécicas ou com displasia folicular.

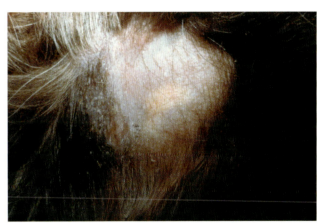

FIGURA 14-184 Calcinose Circunscrita. A alopecia permite a visualização do material calcificado na pele. *(Cortesia de M. Austel.)*

CAPÍTULO | 15

Dermatologia de Aves e Animais Exóticos

CHERYL GREENACRE

- DOENÇAS PARASITÁRIAS
  - Acaríase
  - Pediculose
  - Parasitas Subcutâneos
  - Miíase e Infestação por Pulgas e Carrapatos
- DOENÇAS BACTERIANAS
  - Sífilis Bacteriana em Coelhos (*Treponema cuniculi*)
  - Pododermatite Ulcerativa (Jarretes Doloridos em Coelhos; *Bumblefoot* em Aves)
  - Micobacteriose — Aves
  - Dermatite Bacteriana — Aves, Furões, Tartarugas
  - Dermatite Bacteriana — Cobaias (Saco Anal)
  - Sepse *versus* Ecdise em Répteis
  - Abscesso Auricular (Orelha) — Tartarugas
- DOENÇA VIRAL
  - Doença de Bico e Penas em Psitacídeos — Aves
  - Papilomavírus — Furões (Digital), Coelhos (Oral/Retal), Coelhos (Facial)
  - Massas Papilomatosas Cloacais ou Orais — Aves
  - Doença de Corpúsculos de Inclusão Viral — Serpentes
- DOENÇAS FÚNGICAS
  - Dermatite Fúngica (Dermatofitose) — Chinchila
  - Granuloma Fúngico — Tartarugas
  - Dermatite Fúngica (*Chrysosporium* spp.) — Bearded Dragon (Dragões-Barbudos, Pogona)
- NEOPLASIAS
  - Mastocitoma — Furões
  - Tumor Cortical Adrenal — Furões
  - Adenoma e Adenocarcinoma da Glândula Apócrina do Prepúcio — Furões
  - Fibroadenoma Mamário — Rato, Camundongo
  - Tricoblastoma (Tumor Basocelular) — Coelho, Cobaia
  - Bolsas Guturais de Hamsters
  - Tumor da Glândula Odorífera Ventral — Gerbils
  - Carcinoma Espinocelular — Aves, Tartarugas
  - Lipoma — Aves
  - Xantoma — Aves
  - Hipertrofia Marrom da Região das Narinas (Cera) — Periquitos-australianos (Periquitos)
- TRAUMA
  - Hematoma — Aves
  - Trauma por Mordedura — Aves
  - Necrose por Enrofloxacina Injetável
  - Ruptura do Saco Aéreo — Aves
  - Síndrome de Constrição Digital — Aves
  - Hérnia — Aves
  - Prolapso de Cloaca — Aves
  - Trauma por Mordedura — Serpentes, Iguanas
  - Reparo do Casco — Jabutis, Cágados e Tartarugas
- DOENÇAS METABÓLICAS, NUTRICIONAIS OU ENDÓCRINAS
  - Deficiência de Vitamina A — Aves, Tartarugas
  - Ovário Cístico — Cobaias
- OUTRAS DOENÇAS
  - Crescimento Excessivo de Bico — Aves
  - Avulsão de Penas, Lesão por Mastigação e Automutilação — Aves
  - Cisto de Penas — Aves
  - Foliculite da Crista — Galinhas
  - Excesso de Queratina — Patas de Cobaias
  - Glândulas do Quadril — Hamsters
  - Unção — Ouriço
  - Lágrimas Porfirínicas — Rato
  - Rinorreia ou Irritação por Porfirina — Gerbils
  - Aplicação Incorreta de Vacinas — Aves
  - Variedades Alopécicas
  - Tatuagem — Furões, Coelhos, Aves

Doenças Parasitárias

Acaríase

Características

Os ácaros comuns em aves e animais exóticos geralmente são espécie-específicos (Tabela 15-1). Os ácaros do pelame tendem a causar caspa e alopecia irregular com pouco prurido associado. O ácaro do pelame de coelhos (*Cheyletiella parasitovorax*) é considerado zoonótico e provoca hiperemia e prurido brando em seres humanos. O ácaro da orelha, *Otodectes cyanotis*, é comumente observado em furões e pode também acometer gatos; portanto é importante tratar todos os animais suscetíveis da casa. A presença de cerúmen preto em furões não necessariamente indica a infestação pelo ácaro da orelha. O ácaro da orelha de coelhos, *Psoroptes cuniculi*, pode causar tamanho acúmulo de crostas secas que o pavilhão auricular, antes em pé, pode ficar pendente. *Demodex* spp. são comumente encontrados em hamsters com mais de 2 anos de idade com hiperadrenocorticismo concomitante. Hamsters e gerbis geralmente são expostos aos ácaros quando jovens, mas não apresentam sinais clínicos até estarem imunocomprometidos. Coelhos e cobaias com prurido intenso devem ser submetidos a exames para detecção de seus respectivos ácaros, já que esse é o diagnóstico diferencial mais comum. Ouriços pigmeus africanos mantidos como animais de estimação nos Estados Unidos podem apresentar *Chorioptes* spp., *Sarcoptes* spp. ou *Caparinia* spp., com perda de espinhos e descamações cutâneas. Ouriços jovens, com 8 a 12 semanas de idade, perdem muitos de seus espinhos neonatos de forma normal, e isto não deve ser confundido com a acaríase. Aves, geralmente periquitos-australianos e canários, infectadas com *Knemidokoptes* costumam apresentar depressões no bico e na pele facial (periquitos-australianos) ou na pele dos membros (canários). Os ácaros de serpentes (*Ophionyssus* spp.) podem ser observados em qualquer lugar do corpo, mas geralmente são encontrados ao redor dos olhos ou na fenda cutânea abaixo do mento. Nas serpentes, as infestações graves podem causar anemia significativa.

Principais Diagnósticos Diferenciais

Os diagnósticos diferenciais incluem piodermite superficial, dermatofitose e trauma. Em coelhos, a sífilis (*Treponema cuniculi*) é um diagnóstico diferencial.

TABELA 15-1 Ácaros Comuns de Aves e Animais Exóticos

Ácaro	Características	Ácaro	Características
Ácaros do Pelame		**Pele**	
Camundongo		**Hamster**	Comum em casos secundários à doença de Cushing
Myobia musculi	Encontrado na cabeça, no pescoço e na área do ombro	*Demodex criceti*	Encontrado na epiderme
Radfordia affinis		*Demodex aurati*	Encontrado em áreas profundas (folículos pilosos, glândulas sebáceas)
Myocoptes musculinus	Encontrado em todo o corpo	**Cobaia**	
Rato		*Trixacarus caviae*	Prurido grave: pescoço, ombro, região inguinal
Radfordia ensifera		*Chirodiscoides caviae*	Ausência de prurido: região lombar, área lateral dos membros posteriores
Coelho			
Cheyletiella parasitovorax	"Ácaro da caspa ambulante", zoonótico	**Coelho**	
Listrophus gibbus		*Sarcoptes scabiei*	Prurido intenso, automutilação
Ácaros de Orelha		**Periquitos-australianos e Canários**	
Rato		*Knemidokoptes pili*	"Ácaro das pernas e face escamosas", pequenas depressões no bico e na pele
Notoedres muris			
Coelho		*Ornithonyssus sylviarum*	
Psoroptes cuniculi	Crostas secas no canal auditivo e no pavilhão auricular	**Serpente**	
Furão		*Ophionyssus natricis*	Verifique as criptas ao redor dos olhos e a fenda abaixo do mento
Otodectes cynotis	Exsudato ceruminoso e escuro nas orelhas		
Hamster			
Notoedres notoedres	Encontrado nas orelhas, no focinho, nas patas e no ânus		

Acaríase *(Cont.)*

Diagnóstico

Microscopia de raspados de pele (profundos nos casos de suspeita de *Sarcoptes scabei*) ou preparação com fitas para detecção de ácaros do pelame ou seus ovos.

Tratamento e Prognóstico

1. De modo geral, o tratamento de ácaros na maioria das espécies é feito com ivermectina, em dose de 0,2 mg/kg por via oral (VO), por via subcutânea (SC) ou, preferencialmente, aplicação tópica repetida por 10 a 14 dias, com algumas importantes exceções: nunca use ivermectina em tartarugas, jabutis ou cágados, pois o animal pode morrer devido à deficiência da barreira hematoencefálica; nunca injete ivermectina em aves, principalmente as de porte pequeno, porque o excipiente de propilenoglicol pode causar reação anafilática e morte.
2. A selamectina também foi usada no tratamento de ácaros em ouriços, em dose tópica de 6 mg/kg. Em coelhos, a selamectina resolve a infecção por ácaros de orelha com uma dose. Durante o tratamento de coelhos com ácaros de orelha, é importante não remover as crostas, que caem em 1 semana após a instituição da terapia, com pouquíssimo trauma.
3. Não coloque os medicamentos para ácaro, como aqueles com paradiclorobenzeno, na lateral da gaiola, pois podem ser tóxicos para as aves e não são eficazes nessas espécies.
4. Hamsters com hiperplasia adrenal concomitante podem responder ao tratamento com op'DDD (mitotano).
5. Uma vez que os ácaros da serpente passam períodos fora do hospedeiro, qualquer material poroso do ambiente deve ser descartado; uma solução bem misturada de ivermectina (5 mg) em 0,95 L de água pode ser aplicada como *spray* nas superfícies não porosas.
6. Consulte mais informações sobre fármacos em *Carpenter's Exotic Animal Formulary*.

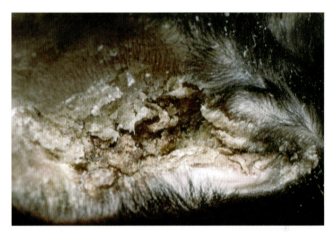

FIGURA 15-2 Acaríase. Coelho com um típico caso brando de ácaros de orelha causado por *Psoroptes cuniculi*.

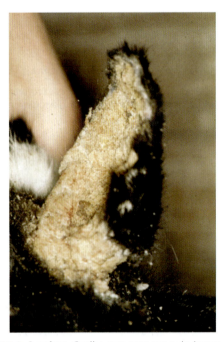

FIGURA 15-1 Acaríase. Coelho com caso grave de ácaros de orelha, causado por *Psoroptes cuniculi*.

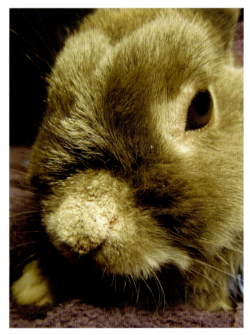

FIGURA 15-3 Acaríase. Coelho com sarna causada por *Sarcoptes* spp. Este coelho apresentava prurido intenso.

Acaríase

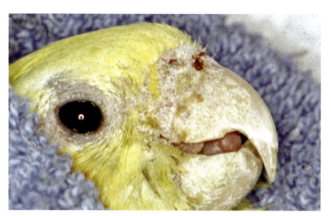

FIGURA 15-4 Acaríase. Calopsita com infestação por *Knemidokoptes pili*, conhecido como *ácaro das pernas e face escamosas* (vista lateral).

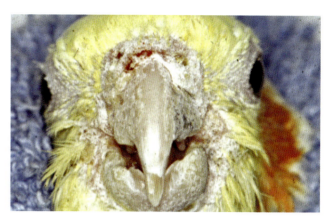

FIGURA 15-5 Acaríase. Calopsita com infestação por *Knemidokoptes pili*, conhecido como *ácaro das pernas e face escamosas* (vista frontal).

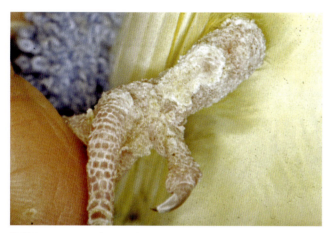

FIGURA 15-6 Acaríase. Calopsita com infestação por *Knemidokoptes pili*, conhecido como *ácaro das pernas e face escamosas* (vista da superfície plantar da pata).

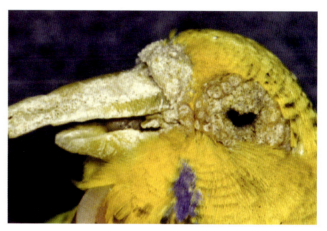

FIGURA 15-7 Acaríase. Periquito-australiano com caso grave de infestação por *Knemidokoptes pili*, conhecido como *ácaro das pernas e face escamosas*, que causou a deformação do bico.

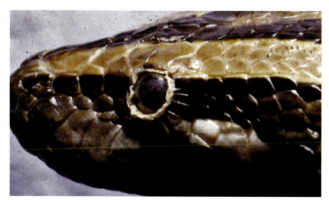

FIGURA 15-8 Acaríase. Píton-real com retenção da membrana ocular causada pela infestação por *Oophinysus* spp. Os ácaros vivem na cripta ao redor dos olhos e interferem na ecdise normal nesta área.

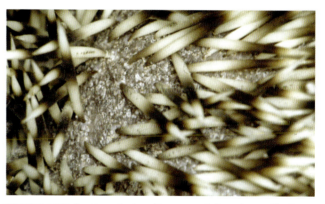

FIGURA 15-9 Acaríase. Ouriço africano com infestação por *Chorioptes* spp. A perda de espinhos, a pele seca e descamada e o prurido são típicos.

Pediculose

Características

O piolho de camundongos (*Polyplax serrata*) é comum em camundongos silvestres e provoca anemia, debilitação e prurido intenso. Seu achado em animais de estimação indica a exposição a camundongos silvestres. O piolho espinho dos ratos (*Polyplax spinulosa*) é raro, mas também pode causar prurido, irritabilidade e anemia. Os piolhos de cobaias (*Gliracola porcelli, Gyropus ovalis*) são comumente observados e, em grandes números, podem causar prurido, pelame áspero e alopecia. O piolho dos gerbis é *Hoplopleura meridionidis*. Os piolhos de aves são pouco observados em psitaformes, mas são comuns em galinhas e pavões criados em casas. O piolho da cabeça de galinhas (*Cuclotogaster heterographus*) é encontrado na cabeça de galinhas e pavões. O piolho do corpo de galinhas (*Menacanthus stramineus*) é encontrado na região da cloaca de diversas aves domésticas, incluindo galinhas, pavões, galinhas-d'angola, codornas, faisões, patos e gansos.

Principais Diagnósticos Diferenciais

Os diagnósticos diferenciais incluem outros ectoparasitas.

Diagnóstico

Microscopia de preparação com fita ou pelo avulsionado com observação do parasita ou de seus ovos (lêndeas).

Tratamento e Prognóstico

De modo geral, o tratamento de piolhos é feito com ivermectina, em dose de 0,2 mg/kg VO, SC ou tópica, com algumas importantes exceções: nunca use ivermectina em tartarugas, jabutis ou cágados, pois o animal pode morrer devido à deficiência da barreira hematoencefálica; nunca injete ivermectina em aves, principalmente as de porte pequeno, porque o excipiente de propilenoglicol pode causar reação anafilática e morte. Consulte mais informações sobre fármacos em *Carpenter's Exotic Animal Formulary*.

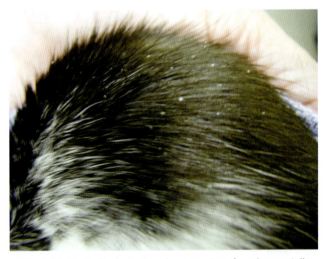

FIGURA 15-10 Pediculose. Rato de estimação infestado por piolhos não identificados. Os piolhos e lêndeas eram visíveis a olho nu sobre todo o dorso.

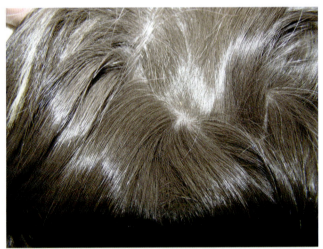

FIGURA 15-11 Pediculose. Cobaia infestada por piolhos não identificados, mas provavelmente *Gliricola* spp., já que o animal não apresentava prurido. Os piolhos e lêndeas eram visíveis a olho nu na área inguinal.

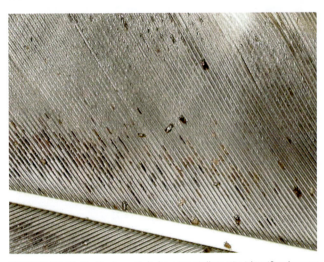

FIGURA 15-12 Pediculose. Galinha com piolhos não identificados nas penas.

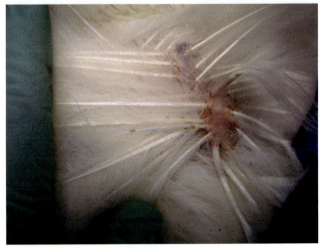

FIGURA 15-13 Pediculose. Galinha Legorne branca infestada por piolhos (*Menacanthus stramineus*). Note os mais de 10 piolhos de cor bege-amarelada na base das penas.

Parasitas Subcutâneos

Características

Papagaios recentemente importados às vezes apresentam uma massa SC de nematódeos adultos do gênero *Pelicitus* spp. Répteis recentemente importados, incluindo lagartixas-diurnas-de-madagascar, podem apresentar uma massa celômica ou SC de *Thamagadia* ou *Magnathamagadia* spp. adultos. Coelhos que pastam em áreas externas ou são alimentados com gramíneas frescas podem apresentar míiase SC causada por *Cuterebra* spp. O ovo de *Cuterebra* é ingerido e as larvas migram da cavidade oral ou do esôfago até um sítio SC, com formação de um orifício respiratório na pele.

Principais Diagnósticos Diferenciais

Os diagnósticos diferenciais incluem neoplasias, abscessos e outros granulomas.

Diagnóstico

Em répteis e aves, uma massa SC de aproximadamente 1 × 1 cm pode ter formato vermiforme. Em coelhos, a massa SC com cerca de 4 × 2 cm apresenta um orifício respiratório característico e, às vezes, é possível observar a movimentação subcutânea da larva pelo orifício respiratório.

Tratamento e Prognóstico

1. A remoção cirúrgica é o melhor tratamento.
2. Em coelhos, remova o parasita, com o animal em anestesia geral, por meio da incisão cirúrgica da pele em cada direção a partir do orifício respiratório, com cuidado para não traumatizar o parasita, o que libera seus antígenos. Faça a limpeza e a debridação da ferida e deixe-a aberta para cicatrização por segunda intenção, com limpeza diária.

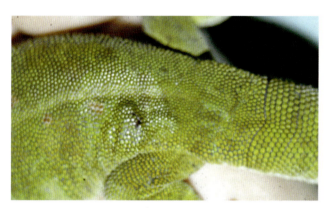

FIGURA 15-14 **Parasitas Subcutâneos.** Uma lagartixa-diurna-de-madagascar com infestação subcutânea por nematódeos da espécie *Magnathamagadia* ou *Thamagadia* spp. Os parasitas foram facilmente removidos com cirurgia. Mais tarde, o mesmo nematódeo foi encontrado na área celômica.

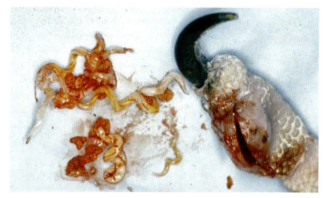

FIGURA 15-15 **Parasitas Subcutâneos.** Um psitacídeo recentemente importado com infestação subcutânea por nematódeos da espécie *Pelicitus* spp. Os parasitas foram facilmente removidos com cirurgia. Neste caso, o diagnóstico foi confirmado pela visualização de ovos de nematódeo no exame citológico de um aspirado da massa.

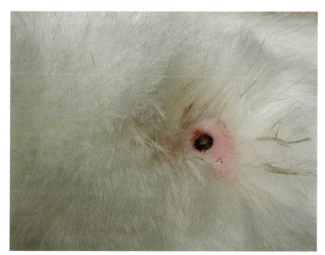

FIGURA 15-16 **Parasitas Subcutâneos.** Larva subcutânea de *Cuterebra* spp. em um coelho doméstico. Note o parasita respirando através de um orifício na pele.

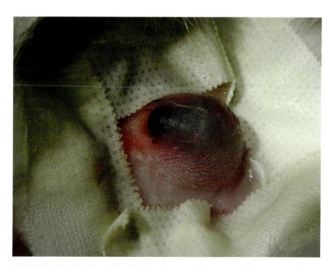

FIGURA 15-17 **Parasitas Subcutâneos.** Mesmo coelho mostrado na figura anterior preparado para a remoção cirúrgica da larva. Este coelho apresentava múltiplas larvas no tecido subcutâneo.

Miíase e Infestação por Pulgas e Carrapatos

Características

A miíase é mais comum em coelhos criados em áreas externas e aves silvestres. Diversos carrapatos podem infestar coelhos domésticos criados em áreas externas ou coelhos silvestres. As pulgas são ocasionalmente observadas em coelhos e furões; esses últimos parecem bastante suscetíveis a infestações intensas e ao desenvolvimento subsequente de anemia fatal. O prurido geralmente é brando.

Diagnóstico

Visualização direta da miíase, das pulgas ou dos carrapatos na pele.

Tratamento e Prognóstico

1. Remoção ou, nos casos de miíase, uso de nitempiram (Capstar®) na dose de 1 mg/kg VO.
2. De modo geral, o tratamento antipulgas em furões é similar ao realizado em gatos.
3. Os coelhos nunca devem ser tratados com fipronil (Frontline®), que pode causar convulsões e/ou morte.
4. Os coelhos podem ser tratados com imidocloprid (Advantage®) ou produtos à base de piretrina.

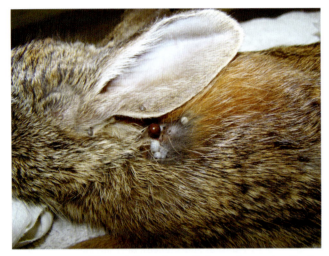

FIGURA 15-18 **Miíase e Infestação por Pulgas e Carrapatos.** Coelho silvestre infestado por uma espécie não identificada de carrapatos.

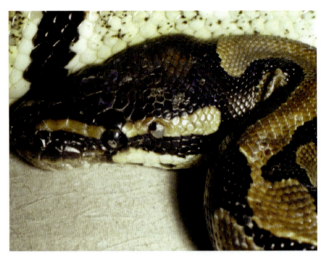

FIGURA 15-19 **Miíase e Infestação por Pulgas e Carrapatos.** Esta píton-real recentemente importada apresentava infestação por carrapatos de corpo chato. Esses carrapatos foram enviados para identificação e não pertenciam à espécie vetora de *Ehrlichia ruminantium* causadora de hidropericárdio que poderia trazer a doença da África para os Estados Unidos.

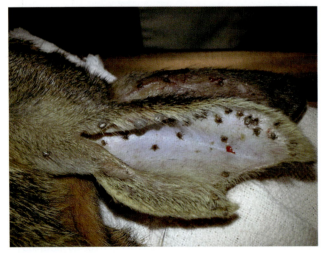

FIGURA 15-20 **Miíase e Infestação por Pulgas e Carrapatos.** Coelho silvestre infestado por muitos carrapatos.

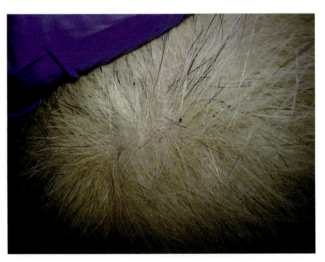

FIGURA 15-21 **Miíase e Infestação por Pulgas e Carrapatos.** Furão com pulgas e detritos de pulgas. As infestações graves são comuns em furões.

Doenças Bacterianas

Sífilis Bacteriana em Coelhos (*Treponema cuniculi*)

Características

Essa doença sexualmente transmitida de coelhos provoca lesões descamativas e erosivas na pele e nas junções mucocutâneas do períneo, da região periocular, das áreas periorais e, às vezes, da base da orelha. Essa doença não é zoonótica; a sífilis humana é causada por *T. pallidum*. O período de incubação é longo, de aproximadamente 3 a 6 semanas.

Principais Diagnósticos Diferenciais

Os diagnósticos diferenciais incluem acaríase ou papilomavírus, que geralmente acometem outras áreas do corpo além das junções mucocutâneas.

Diagnóstico

O diagnóstico geralmente é baseado nos sinais clínicos típicos e na resposta ao tratamento, mas o diagnóstico definitivo pode ser obtido por meio da identificação do microrganismo à biópsia ou do exame microscópico direto do fluido coletado após a remoção das crostas superficiais e a expressão da pele. Com a adição de algumas gotas de soro fisiológico e o abaixamento do condensador do microscópio, as bactérias móveis podem ser observadas.

Tratamento e Prognóstico

1. Essa doença é, às vezes, autolimitante.
2. Se o coelho for destinado à reprodução ou se as lesões forem preocupantes, o tratamento é recomendado e deve ser realizado com penicilina G procaína com benzatina, administrada por via SC APENAS a cada 7 dias por 3 tratamentos. Lembre-se de nunca dar penicilinas orais a coelhos devido ao desenvolvimento de enterite fatal.
3. Consulte mais informações sobre fármacos em *Carpenter's Exotic Animal Formulary*.

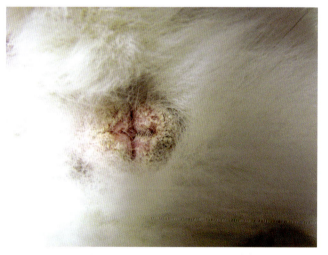

FIGURA 15-22 Sífilis em Coelhos. Região perineal do mesmo coelho mostrado na Figura 15-23, com caso brando a moderado típico de sífilis causada por *Treponema cuniculi*. As lesões são próximas às junções mucocutâneas.

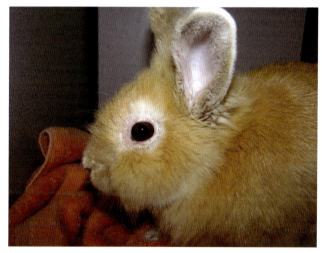

FIGURA 15-23 Sífilis em Coelhos. Fêmea adulta jovem com caso brando a moderado típico de sífilis causada por *Treponema cuniculi*. As lesões são próximas às junções mucocutâneas.

CAPÍTULO 15 ■ Dermatologia de Aves e Animais Exóticos

Sífilis Bacteriana em Coelhos *(Cont.)*

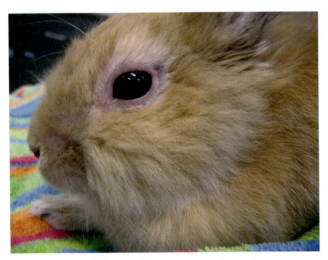

FIGURA 15-24 Sífilis em Coelhos. Sífilis em coelhos após o tratamento. Mesmo coelho mostrado na Figura 15-23 após 3 semanas de tratamento com administração subcutânea de penicilina procaína benzatina a cada 7 dias.

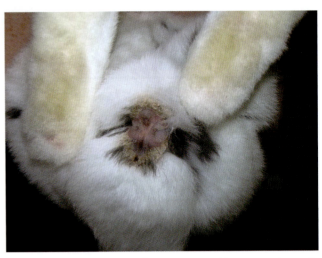

FIGURA 15-25 Sífilis em Coelhos. Caso grave. Note a grave formação de crostas na região perigenital.

Pododermatite Ulcerativa (Jarretes Doloridos em Coelhos; *Bumblefoot* em Aves)

Características

As causas de pododermatite ulcerativa em coelhos incluem a obesidade, a pouca quantidade (determinada geneticamente) de pelos na superfície plantar do "jarrete" (na verdade, a superfície plantar do metatarso proximal) ou os traumas decorrentes do uso de substrato aramado ou carpete, com desgaste do pelame. Os pelos constituem uma proteção da superfície plantar. A pododermatite branda é associada à alopecia e à hiperemia da pele intacta. Na pododermatite moderada, há perda da barreira cutânea, com erosões, descamações, formação de tecido proliferativo, aumento de volume ou infecção da pele. A pododermatite grave com osteomielite pode facilmente ocorrer, já que há pouca cobertura por tecido mole nessa área. As cobaias apresentam essa mesma doença, mas a causa geralmente é associada à falta de higiene atual ou passada e seu tratamento é muito difícil.

Aves de rapina criadas em cativeiro comumente apresentam pododermatite por ficarem em pé na maior parte do dia. Foi demonstrado que, durante o voo, a temperatura e o suprimento sanguíneo para as patas dessas aves aumentam de forma expressiva. As superfícies plantares dos dedos são mais comumente afetadas em aves de rapina, passeriformes e psitacídeos de pequeno porte; nos papagaios, a superfície plantar do tarso-metatarso tende a ser afetada. Poleiros pequenos ou de tamanhos uniformes, hipovitaminose A, obesidade e o apoio do peso corpóreo nos jarretes são causas usuais em papagaios de estimação.

Principais Diagnósticos Diferenciais

Em coelhos, é possível que um tumor, como um fibrossarcoma, forme uma massa nessa área, com aparência similar à de um abscesso.

Diagnóstico

O diagnóstico é baseado na visualização direta. Uma radiografia pode determinar a presença de osteomielite.

Tratamento e Prognóstico

Coelhos

A pododermatite branda de coelhos pode melhorar com mudanças no manejo, como a colocação de uma superfície firme (como uma tábua de carne), a remoção do aramado, a limitação ou eliminação do tempo sobre o carpete, o uso de toalhas ou feno ou a colocação de um curativo para cobrir e proteger o metatarso proximal. O carpete cria forças de cisalhamento e quebra o pelo no aspecto plantar da pata. O prognóstico da pododermatite branda é bom. Os casos moderados a graves podem precisar de cirurgia para a remoção das áreas com abscessos, irrigação da articulação infectada por vários dias e administração de antibióticos (com base em culturas aeróbicas e anaeróbicas). O prognóstico da pododermatite moderada e grave é reservado a grave, respectivamente. A enrofloxacina é o antibiótico mais seguro para coelhos e tem boa penetração óssea, mas não é eficaz contra bactérias anaeróbicas. O metronidazol e o cloranfenicol geralmente são usados em coelhos com infecção por *Fusobacterium necrophorum* ou outras bactérias anaeróbicas.

Cobaias

As cobaias com pododermatite precisam de tratamento similar, mas sua doença tende a ser mais grave e apresentar tecido proliferativo de granulação. A imersão da pata em água morna, com ou sem sulfato de magnésio, ou em solução de clorexidina ajuda a amolecer o tecido endurecido, proliferativo e crostoso; produtos emolientes têm o mesmo efeito. Os curativos coloidais ou com mel medicinal, ou produtos similares até a cicatrização completa, também ajudam a manter a área limpa e úmida, encorajando a resolução. A administração parenteral prolongada de antibióticos, escolhidos conforme os resultados das culturas aeróbicas e anaeróbicas, geralmente é necessária. Na presença de osteomielite, a enrofloxacina e o cloranfenicol são boas escolhas.

Aves

Nas aves, a pododermatite branda pode melhorar com alterações de manejo, como a colocação de poleiros mais largos, de diâmetros variáveis e acolchoados, o uso de substrato mais macio, a mudança da dieta, com redução do teor de gordura ou das calorias ou, ainda, com suplementação de vitamina A e, mais importante, a realização de exercícios para aumentar a circulação sanguínea nas patas. Na presença de infecção, a cirurgia e/ou a administração prolongada de antibióticos, escolhidos conforme os resultados da cultura (aeróbica e anaeróbica), e o uso de curativos podem ser necessários. Os curativos podem ter formato de bola ou de "sapato para neve", com porção inferior achatada para dispersão do peso sobre uma área superficial maior; o curativo ainda pode ser feito de forma a não pesar na parte inferior da pata, com fixação de uma barra em formato de U no membro ou colocação de espuma ou outro material de modo circular. A troca frequente do curativo é necessária para mantê-lo limpo e seco. O prognóstico da pododermatite moderada e grave é reservado a grave, respectivamente. As opções terapêuticas são similares às usadas em mamíferos de pequeno porte, anteriormente descritas. Lembre-se de que galinhas são animais de produção e que o uso de determinados antibióticos, como as fluoroquinolonas e as cefalosporinas, é proibido nessa espécie, mesmo que sejam animais de estimação.

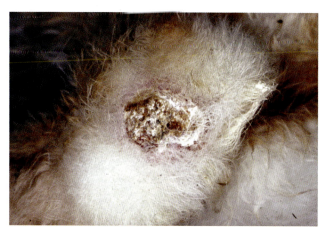

FIGURA 15-26 Pododermatite Ulcerativa. Coelho com caso moderado de pododermatite ulcerativa com erosão cutânea e desenvolvimento de uma crosta com inflamação na superfície plantar da pata.

Pododermatite Ulcerativa (Cont.)

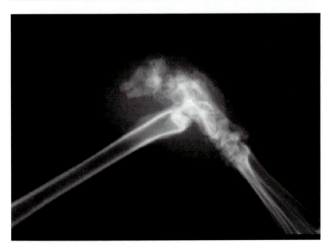

FIGURA 15-27 Pododermatite Ulcerativa. Radiografia de um coelho com um caso grave de pododermatite ulcerativa, com osteomielite do tarso e da articulação tibiotarsal.

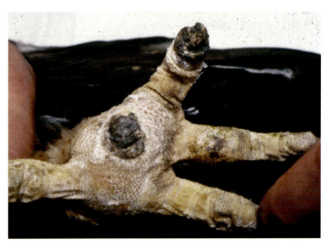

FIGURA 15-28 Pododermatite Ulcerativa. Ave de rapina sob anestesia com um caso grave de pododermatite ulcerativa (*bumblefoot*) na superfície plantar da pata. A área afetada da pata é típica de aves de rapina.

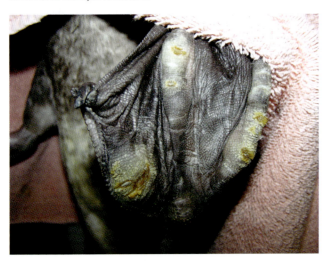

FIGURA 15-29 Pododermatite Ulcerativa. Pato com pododermatite ulcerativa (*bumblefoot*) moderada a grave na superfície plantar da pata. A área afetada da pata é típica de anseriformes (patos, gansos, cisnes).

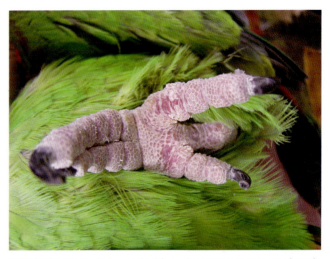

FIGURA 15-30 Pododermatite Ulcerativa. Papagaio com caso brando de pododermatite ulcerativa. Esse caso começou como uma hipovitaminose A decorrente de uma dieta composta apenas por sementes; a pele ficou alterada e mais fina, com maior predisposição ao desenvolvimento de erosões plantares.

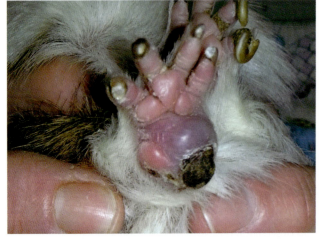

FIGURA 15-31 Pododermatite Ulcerativa. Uma cobaia macho de 3 anos de idade com grave pododermatite ulcerativa bilateral. Note a crosta sobre uma área de aumento de volume na área plantar medial da pata direita.

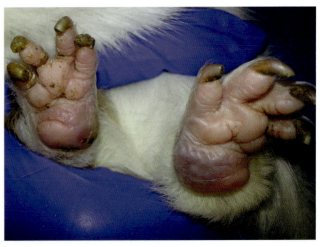

FIGURA 15-32 Pododermatite Ulcerativa. A mesma cobaia mostrada na Figura 15-31 após 3 meses de tratamento.

Pododermatite Ulcerativa | 519

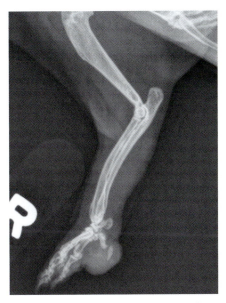

FIGURA 15-33 **Pododermatite Ulcerativa.** Radiografias ventrodorsal, lateral esquerda e lateral direita, respectivamente, obtidas no primeiro dia de atendimento. Note o extenso aumento de volume do tecido mole associado ao aspecto palmar medial de ambos os metacarpos. O carpo acessório esquerdo, o carpo falciforme e o primeiro metacarpo apresentam uma quantidade moderada de nova proliferação óssea e lise focal, o que é altamente sugestivo de osteomielite.

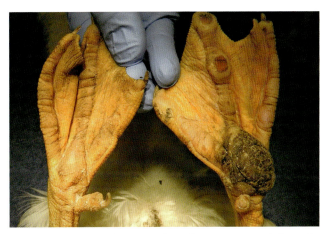

FIGURA 15-34 **Pododermatite Ulcerativa.** Pato com podogermatite grave na pata esquerda causada pelo excesso de peso imposto à pata direita pela luxação do tendão gastrocnêmio direito. Note o aumento de volume do jarrete direito.

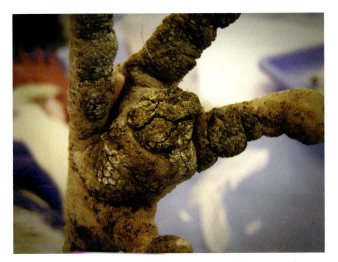

FIGURA 15-35 **Pododermatite Ulcerativa.** Galinha Legorn branca adulta com um caso moderado de pododermatite ulcerativa (*bumblefoot*) na superfície plantar da pata. A área afetada da pata é típica em galináceos.

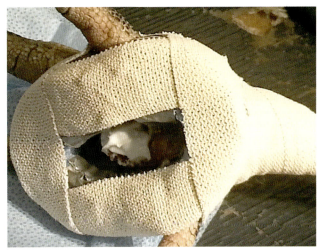

FIGURA 15-36 **Pododermatite Ulcerativa.** Um caso grave de pododermatite ulcerativa na área plantar de um grou adulto em tratamento com uma bandagem em forma de rosca para alívio da pressão na área afetada e manutenção de sua abertura para limpeza e tratamento tópico com sulfadiazina de prata em creme (o material branco observado).

Micobacteriose — Aves

Características

A micobacteriose causada por *Mycobacterium avium, Mycobacterium genavense* e outras espécies foi periodicamente descrita em papagaios. Uma forma cutânea rara foi descrita e se apresenta como lesões elevadas nos membros que não cicatrizam ou não respondem aos antibióticos convencionais. A forma típica da micobacteriose em aves tende a afetar o fígado e o sistema gastrointestinal (GI).

Principais Diagnósticos Diferenciais

Essa lesão pode ter aparência similar à de uma ferida traumática com infecção secundária e de cicatrização lenta.

Diagnóstico

As micobactérias podem ser detectadas em colorações especiais de uma amostra de biópsia. A coloração álcool-acidorresistente modificada de Fite deve ser especificamente solicitada, já que esta coloração normal pode destruir os delicados tipos de micobactérias que infectam as aves.

Tratamento e Prognóstico

A eutanásia, e não o tratamento, é recomendada devido ao potencial zoonótico dessa doença, que, historicamente, é difícil de tratar em seres humanos e pode ser fatal. Ainda assim, tratamentos foram tentados com três a cinco medicamentos, incluindo etambutol, administrados diariamente ou duas vezes ao dia por 1 ano ou mais, com documentação de recidiva após a interrupção da terapia. Consulte a Secretaria de Saúde para saber quais são as implicações legais do tratamento de um animal em sua área.

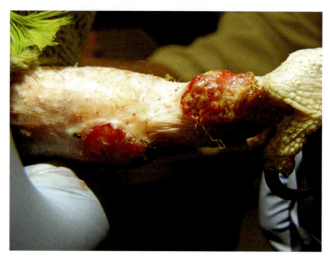

FIGURA 15-37 Micobacteriose. Papagaio com feridas crônicas, não cicatrizadas, na pata causadas por *Mycobacterium kansasii*. O papagaio foi submetido a eutanásia após a confirmação do diagnóstico por meio de coloração álcool-acidorresistente de Fite modificada e reação em cadeia da polimerase realizadas no Washington State Diagnostic Laboratory.

Dermatite Bacteriana — Aves, Furões, Tartarugas

Características

Não é comum que as aves apresentem dermatite bacteriana, a não ser que haja acometimento da superfície plantar da pata, como descrito na seção sobre a pododermatite ulcerativa, ou um trauma subjacente que permitiu o início da infecção; nesse caso, as bactérias geralmente são Gram-negativas. Um furão com suspeita de alergia e infecção secundária por *Pseudomonas* spp. apresentou dermatite depois que o proprietário construiu um viveiro com sequoia. Após a remoção do novo viveiro e o tratamento antibiótico adequado, o furão se recuperou de forma completa. As tartarugas comumente apresentam infecções bacterianas ou fúngicas no casco decorrentes de traumas ou má higiene ambiental.

Principais Diagnósticos Diferenciais

Os diagnósticos diferenciais incluem infecção fúngica e neoplasia.

Diagnóstico

O diagnóstico geralmente é estabelecido por meio de culturas aeróbicas e anaeróbicas e antibiogramas, mas também citologia, biópsia ou cultura fúngica. Não há relatos de exames para detecção de alergia em furões. Nesse caso, a suspeita era alta porque a doença começou após a exposição ao novo viveiro.

Tratamento e Prognóstico

1. Limpeza e debridamento da ferida, às vezes com repetição em vários dias. O fechamento primário é realizado quando a infecção está controlada. As lesões nos cascos de tartarugas são deixadas abertas para cicatrização por segunda intenção, mas devem ser mantidas limpas.
2. Os heterófilos das aves não apresentam mieloperoxidase, uma enzima que liquidifica o pus, portanto não coloque drenos nas feridas.
3. As feridas contaminadas são tratadas como em outros animais.
4. A administração de antibiótico deve ter como base os resultados da cultura.

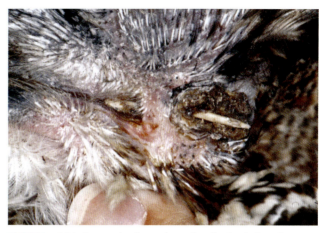

FIGURA 15-39 **Dermatite Bacteriana.** Ampliação da foto da coruja mostrada na Figura 15-38.

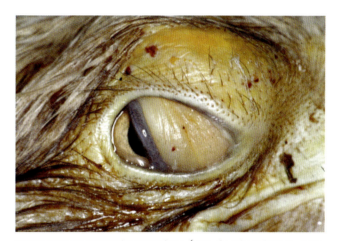

FIGURA 15-40 **Dermatite Bacteriana.** Águia-de-cabeça-branca adulta, criada em cativeiro, com um abscesso subcutâneo supraorbital.

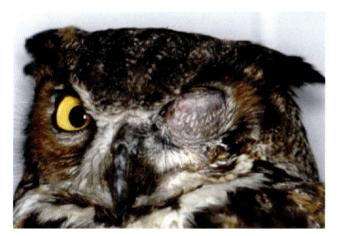

FIGURA 15-38 **Dermatite Bacteriana.** Corujão-orelhudo com um espinho de porco-espinho na pele abaixo do olho esquerdo. O espinho foi removido sob anestesia e a ferida foi limpa para cicatrização por segunda intenção.

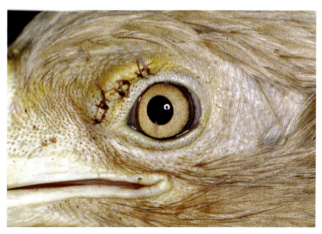

FIGURA 15-41 **Dermatite Bacteriana.** Mesma águia-de-cabeça-branca adulta com um abscesso subcutâneo supraorbital após a remoção cirúrgica.

CAPÍTULO 15 ■ Dermatologia de Aves e Animais Exóticos

Dermatite Bacteriana — Aves, Furões, Tartarugas (Cont.)

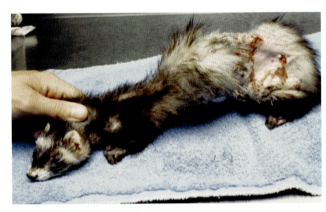

FIGURA 15-42 Dermatite Bacteriana. Furão adulto jovem com dermatite bacteriana grave causada por *Pseudomonas aeruginosa*. O proprietário havia feito um viveiro de sequoia para o furão e, embora isso não tenha sido comprovado, suspeita-se de que o furão era alérgico à madeira. O furão respondeu bem à antibioticoterapia adequada baseada nos resultados da cultura.

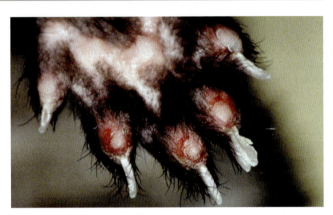

FIGURA 15-43 Dermatite Bacteriana. Mesmo furão mostrado na Figura 15-42 com dermatite bacteriana na superfície plantar da pata.

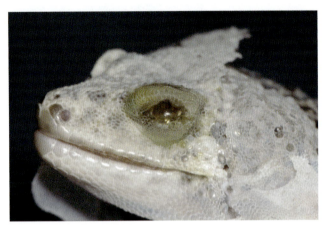

FIGURA 15-44 Dermatite Bacteriana. Geco-leopardo adulto com caso grave de disecdise (muda anormal de pele) com duas ou três descamações sucessivas ainda não removidas. Na cultura da secreção ocular verde, houve crescimento de *Pseudomonas aeruginosa*.

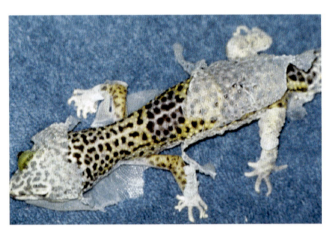

FIGURA 15-45 Dermatite Bacteriana. Mesmo geco mostrado na Figura 15-44 com disecdise (muda anormal da pele de todo o corpo). Os fragmentos de pele retidos nos dedos comprimiram o suprimento sanguíneo e provocaram a necrose dos dedos. Este geco respondeu à antibioticoterapia adequada baseada na cultura e aos múltiplos banhos de imersão em água morna, mas perdeu quase todos os dedos.

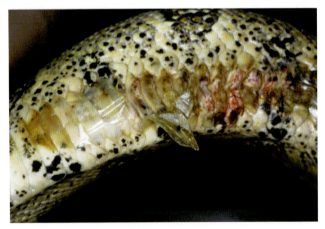

FIGURA 15-46 Dermatite Bacteriana. Superfície ventral de uma serpente (boa) com dermatite bacteriana secundária a uma queimadura.

Dermatite Bacteriana — Cobaias (Saco Anal)

Características
Cobaias machos idosas parecem ser suscetíveis ao acúmulo excessivo de *debris* sebáceos de odor característico e infecção bacteriana secundária na área do saco anal, imediatamente caudal ao ânus. Essa é a localização da glândula sebácea odorífera usada na demarcação de território.

Principais Diagnósticos Diferenciais
Os diagnósticos diferenciais incluem infecção fúngica e neoplasia.

Diagnóstico
O diagnóstico é baseado na aparência típica.

Tratamento e Prognóstico
1. Limpeza e debridamento meticuloso do tecido necrótico da área. A primeira limpeza profunda geralmente requer anestesia ou sedação. Aplique um antibacteriano em creme ou pomada. Limpe e irrigue a lesão diariamente, conforme necessário. A administração parenteral de antibióticos pode ser necessária. Mantenha o animal em local limpo.
2. O prognóstico é bom com a limpeza vigilante e o tratamento.

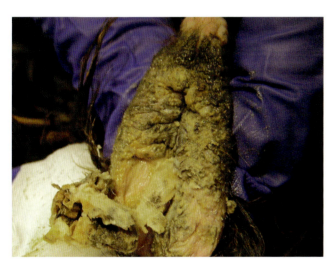

FIGURA 15-47 **Dermatite Bacteriana.** Dermatite bacteriana do saco anal em uma cobaia. Note os *debris* sebáceos em um saco anal anormalmente grande caudal ao ânus.

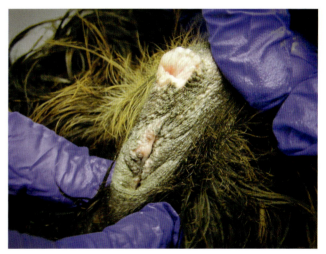

FIGURA 15-48 **Dermatite Bacteriana.** Mesma cobaia após 2 dias de limpeza agressiva da área, aplicação de sulfadiazina de prata em creme e administração oral de trimetoprima-sulfametoxazol.

Sepse versus Ecdise em Répteis

Características

Nos répteis, a sepse bacteriana pode se manifestar como hiperemia ventral em tartarugas ou serpentes e hiperemia conjuntival em lagartos. Historicamente, *Pseudomonas, Aeromonas e Klebsiella* spp. são os isolados bacterianos mais comuns em répteis. Ocasionalmente, as serpentes constritoras também podem apresentar celulite no sítio de infecção, o que causa tremendo aumento de volume. Durante a ecdise, a pele antiga das serpentes sai como uma peça única; os lagartos, porém, soltam pedaços de pele da cabeça aos pés. Nas serpentes, a membrana ocular é a primeira a ser eliminada, fazendo que os olhos fiquem límpidos, em vez de avermelhados, marcando o início da muda. Então, a serpente perde toda a pele em um fragmento invertido. A disecdise é uma muda anormal e geralmente causada pela baixa umidade do ambiente. Uma semana antes e uma semana após a muda, a serpente pode apresentar sinais que mimetizam uma doença respiratória, já que a maior quantidade de fluido envolvida na ecdise provoca um som similar a estertores úmidos à auscultação e há hiperemia ventral.

Principais Diagnósticos Diferenciais

A infecção localizada na pele ou no casco ventral também pode causar hiperemia, mas não de forma generalizada. Dias a semanas antes da ecdise normal, a serpente pode apresentar sinais similares, com hiperemia ventral e até mesmo aumento dos sons respiratórios. A doença com corpo de inclusão pode ser associada à disecdise, bem como a sinais neurológicos. A sepse também pode provocar hiperemia ventral. A doença respiratória também pode causar estertores úmidos.

Diagnóstico

Caso a pele fique descorada com a pressão digital, é hiperemia, e não a pigmentação do animal.

Tratamento e Prognóstico

1. Descubra a fonte da infecção, solicite cultura ou hemocultura e institua o tratamento com os antibióticos adequados. As infecções focais devem ser debridadas e tratadas com antibióticos tópicos e sistêmicos escolhidos conforme os resultados da cultura.
2. Em répteis, a antibioticoterapia é normalmente administrada por 6 a 10 semanas.
3. Para encorajar a ecdise, o réptil deve ser banhado em água morna. Nunca puxe a pele, principalmente a membrana ocular, pois pode haver dano cutâneo ou córneo. A pele antiga pode ser delicadamente removida com água.
4. Aumente a umidade no hábitat por meio da colocação de uma vasilha larga e rasa de água com tamanho suficiente para que a serpente se molhe sozinha.

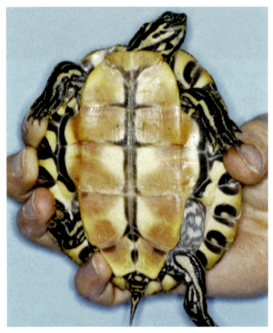

FIGURA 15-49 **Sepse.** Hiperemia ventral do plastrão de uma tartaruga-de-ouvido-vermelho secundária à sepse decorrente de uma pneumonia bacteriana.

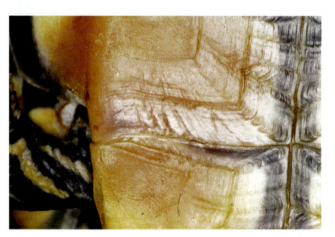

FIGURA 15-50 **Sepse.** Ampliação da foto da tartaruga mostrada na Figura 15-49.

Sepse versus *Ecdise* em Répteis | **525**

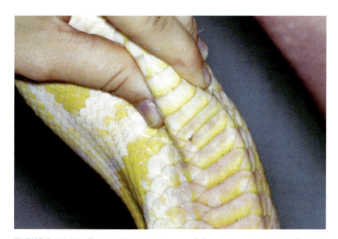

FIGURA 15-51 Sepse. Hiperemia ventral das escamas ventrais de uma serpente albina secundária à sepse de uma pneumonia bacteriana.

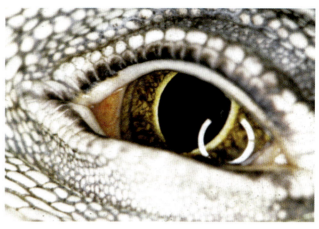

FIGURA 15-52 Sepse. Hiperemia da conjuntiva de uma iguana verde secundária à sepse de uma pneumonia bacteriana.

Abscesso Auricular (Orelha) — Tartarugas

Características

Esse é um abscesso caseoso que provoca aumento de volume, geralmente extenso, sob a membrana timpânica externa do lado da cabeça. Pode ser bilateral e geralmente é observado em tartarugas silvestres do gênero *Terrapene* ou tartarugas-de-ouvido-vermelho. Segundo algumas evidências, o hematoma auricular pode ser causado pela hipovitaminose A e sua ocorrência em tartarugas silvestres pode ser associada à exposição a organofosforados. Essa doença é muito comum.

Principais Diagnósticos Diferenciais

Os diagnósticos diferenciais incluem neoplasias ou outros granulomas.

Diagnóstico

O diagnóstico é feito pela aparência clínica.

Tratamento e Prognóstico

1. A remoção cirúrgica do pus caseoso é realizada após a incisão da membrana timpânica (miringotomia). É importante remover cerca de 50% do tímpano para deixar um orifício amplo para irrigação com soro fisiológico morno pelo maior número de dias possível após a cirurgia (tente por 3 dias). Em outras palavras, deixe a ferida aberta para a cicatrização por segunda intenção. De modo geral, o tampão caseoso pode ser removido da orelha interna em um único fragmento.
2. Mantenha as tartarugas aquáticas em ambiente seco até a cicatrização do sítio cirúrgico.
3. Não instile produtos que possam ser ototóxicos (amicacina, enrofloxacina, clorexidina ou soluções de iodo) na orelha.
4. Antibióticos sistêmicos geralmente são administrados.

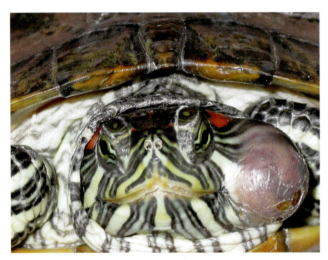

FIGURA 15-53 Abscesso Auricular. Uma tartaruga-de-ouvido-vermelho criada em cativeiro com um abscesso auricular na orelha esquerda. A pele sobre o abscesso é a membrana timpânica. A cirurgia sob anestesia para lancetar, remover o abscesso e irrigar a cavidade resolveu a doença.

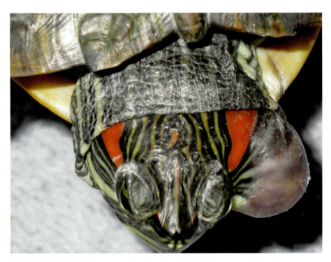

FIGURA 15-54 Abscesso Auricular. Outra imagem da tartaruga com um abscesso auricular mostrada na Figura 15-53.

Doença Viral

Doença de Bico e Penas em Psitacídeos — Aves

Características

O vírus da doença do bico e das penas dos psitacídeos (PBFD) tende a causar sinais clínicos em psitacídeos em cativeiro e silvestres do Velho Mundo (Austrália e África), como cacatuas, periquitos, papagaios-cinzentos e calopsitas. O vírus da PBFD é endêmico em muitos bandos livres de psitacídeos na Austrália. Os poucos casos de PBFD clínica foram documentados em espécies do Novo Mundo, incluindo araracangas, papagaios-diadema e papagaios-verdadeiros e jandaias-verdadeiras. O vírus da PBFD é eliminado nas fezes, nas plúmulas e diversas excreções e secreções. As aves assintomáticas podem disseminar o vírus por anos antes de apresentarem quaisquer sinais clínicos. Formas peragudas, agudas e crônicas de PBFD são observadas em papagaios. De modo geral, a progressão da doença é determinada pela idade da ave ao início dos sinais clínicos. Nas aves jovens, a progressão da doença é mais rápida. A PBFD crônica é mais comum e caracterizada pela distrofia simétrica, de progressão lenta, das penas em desenvolvimento, que piora a cada muda sucessiva. A distrofia das penas inclui retenção de bainhas, hemorragia pulpar, penas curvas e constrições circunferenciais da haste da pena. De modo geral, as plúmulas e as tetrizes são afetadas antes das penas primárias. As aves podem apresentar alopecia completa e, às vezes, anomalias do bico, com alongamento progressivo e necrose do palato rostral ao bico superior. Essas aves geralmente apresentam imunocomprometimento e morrem por infecções bacterianas ou fúngicas secundárias. A variante do vírus da PBFD chamada circovírus 2 de psitacídeos (PsCV-2) foi descrita em lóris e não é tão patogênica quanto o primeira PBFD isolado. Os lóris com PsCV-2 apresentaram lesões clínicas nas penas similares às causadas pela PBFD, mas com menor gravidade, e, mais importante, recuperaram-se. Outras espécies de aves, além dos lóris, podem ser infectadas pelo PsCV-2.

Principais Diagnósticos Diferenciais

Qualquer dano à pena em desenvolvimento, como uma infecção bacteriana ou fúngica do folículo ou um trauma folicular, pode causar constrição das hastes das penas.

Diagnóstico

Os exames com sonda de DNA são realizados em sangue total e detectam o DNA viral, portanto o resultado positivo indica a presença de DNA viral de PBFD no sangue no momento da coleta da amostra. Se a ave apresentar resultado positivo, mas não sinais clínicos, recomenda-se a repetição do exame em 90 dias para verificar se ainda há presença de DNA viral. Caso o resultado seja positivo, a ave está infectada, mas, se for negativo, a ave apresentou uma infecção transiente, que foi resolvida. Qualquer ave com anomalias em penas deve ser submetida à biópsia de folículo, e a hibridização *in situ* de DNA deve ser realizada, além do exame com sonda de DNA, porque algumas aves com doença clínica apresentam viremia tão extensa, que o resultado é negativo. Isso também pode ocorrer em caso de leucopenia extrema. Corpos de inclusão intracitoplasmática são observados na medula óssea, no timo e na bursa. As sondas de DNA usadas no University of Georgia Infectious Disease Laboratory podem distinguir PBFD e PsCV-2.

Tratamento e Prognóstico

1. Uma vez que o vírus não é envelopado, ele é muito estável e pode sobreviver por anos no ambiente, e é resistente à destruição com desinfetantes comuns. O circovírus derivado de culturas celulares foi morto com iodo a 1%, hipoclorito de sódio, B-propiolactona a 0,4%, glutaraldeído a 1% ou 80° C por 1 hora.
2. O exame com sonda de DNA pode ser usado na detecção do DNA viral em um *swab* do ambiente para auxiliar a determinação da eficácia das tentativas de desinfecção.
3. O tratamento é de suporte, com administração de antimicrobianos nos casos de infecções secundárias.
4. Após o desenvolvimento de sinais clínicos, a doença é sempre fatal nos casos de infecção por PBFD-1. Algumas aves expostas montam uma resposta imune, recuperam-se e nunca apresentam sinais clínicos. Essas aves não disseminam o vírus e são consideradas naturalmente vacinadas.
5. A prevenção, por meio de exames e isolamento, é hoje a melhor forma de controle dessa doença nos Estados Unidos.

Doença de Bico e Penas em Psitacídeos — Aves (Cont.)

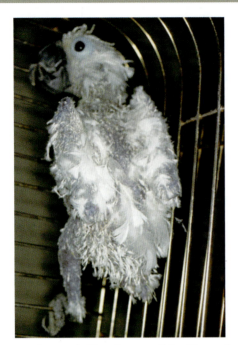

FIGURA 15-55 **Doença de Bico e Penas em Psitacídeos — Aves.** Cacatua adulta com doença do bico e das penas dos psitacídeos em estágio terminal. Note que há acometimento das penas de todo o corpo, inclusive da cabeça.

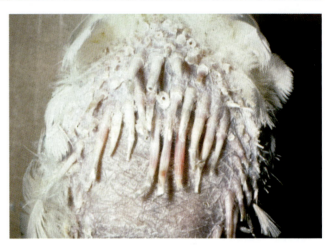

FIGURA 15-56 **Doença de Bico e Penas em Psitacídeos — Aves.** Cacatua adulta com doença do bico e das penas dos psitacídeos em estágio terminal. As penas no alto da cabeça crescem de forma anormal, com retenção e compressão das bainhas.

Papilomavírus — Furões (Digital), Coelhos (Oral/Retal), Coelhos (Facial)

Características

Em furões, os papilomas são lesões secas e proliferativas nas superfícies plantares das patas. Em coelhos, há uma forma oral de papiloma que é observada na cavidade oral e tende a ser autolimitante. Ocasionalmente, os coelhos também apresentam papilomas retais que não são autolimitantes e precisam ser tratados. O papilomavírus de coelhos que afeta a face causa projeções proliferativas, queratinizadas e córneas na face que predispõem ao desenvolvimento de carcinoma espinocelular (SCC). O papiloma facial de coelhos é disseminado por mosquitos que se alimentam de coelhos silvestres infectados; assim, os animais devem ser mantidos em locais fechados.

Principais Diagnósticos Diferenciais

O papiloma facial em coelhos pode, a princípio, com queratinização mínima, ter aparência similar à de lesões associadas à sífilis. Não há outras massas vermelhas, elevadas e de superfície irregular na área oral ou retal de coelhos.

Diagnóstico

O diagnóstico é estabelecido pelo exame histopatológico da biópsia.

Tratamento e Prognóstico

1. Os papilomas digitais de furões geralmente não requerem tratamento, a não ser que sejam extensos ou sofram traumas constantes.
2. Os papilomas orais de coelhos geralmente são monitorados até sua resolução, depois de vários meses. Essas lesões raramente interferem na mastigação.
3. Os papilomas retais de coelhos podem ser monitorados ou, se associados a tenesmo, são mais bem tratados por meio da aplicação semanal de nitrato de prata com o animal anestesiado. Imediatamente após a aplicação do nitrato de prata, interrompa a queimadura química mediante enxágue com água. O papiloma retal desaparece depois de três ou quatro tratamentos, mas pode recidivar.
4. O papiloma facial de coelhos precisa ser cirurgicamente removido para prevenção do desenvolvimento posterior de SCC, mas isso é difícil, porque há pouco tecido para permitir o fechamento adequado após a ressecção cirúrgica das massas. O prognóstico é bom, com exceção dos coelhos com SCC secundário à forma facial.

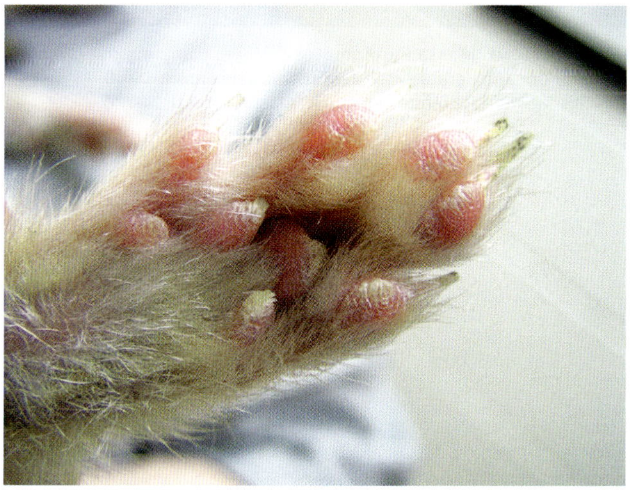

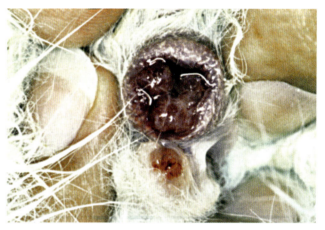

FIGURA 15-58 Papilomavírus. Coelho com crescimento proliferativo na porção mais externa do ânus creditado à infecção por um papilomavírus. Massas similares podem ser observadas na cavidade oral.

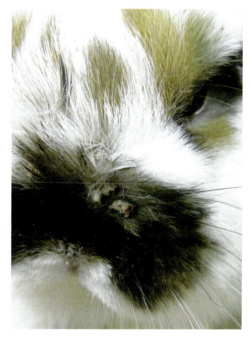

FIGURA 15-59 Papilomavírus. Coelho com papilomavírus facial, um vírus diferente do papilomavírus oral que acomete essa espécie. O papilomavírus facial é disseminado por mosquitos que picaram um coelho silvestre infectado. As massas continuam a crescer e podem predispor ao desenvolvimento de carcinoma espinocelular em coelhos domésticos. Este coelho era mantido em um viveiro externo.

FIGURA 15-57 Papilomavírus. Furão com área hiperqueratótica digital creditada à infecção por um papilomavírus.

Massas Papilomatosas Cloacais ou Orais — Aves

Características

Agora sabidamente causadas pelo vírus do herpes 3 de psitacídeos, as massas papilomatosas da cloaca e da cavidade oral de papagaios, principalmente papagaios do gênero *Amazona* e araras, parecem papilomas, mas, na histopatologia, não apresentam as extensões epiteliais observadas nos papilomas verdadeiros. Massas vermelhas, proliferativas e de superfície irregular geralmente são observadas no proctodeu da parte interna da cloaca, mas também podem ocorrer na cavidade oral ou, pior, mas raramente, em qualquer ponto do trato GI. A doença pode ser sexualmente transmitida. Os papagaios do gênero *Amazona* também podem apresentar, concomitantemente, carcinoma do ducto biliar causado pelo mesmo vírus.

Principais Diagnósticos Diferenciais

Nenhum; os sinais clínicos típicos não são observados em outras doenças.

Diagnóstico

Observação direta dos sinais clínicos típicos e exame histopatológico da aspiração com agulha fina (FNA) ou da biópsia. Os papagaios do gênero *Amazona* devem sempre ser submetidos à avaliação bioquímica das enzimas hepáticas e dos ácidos biliares, ou alguns veterinários podem tentar, de forma agressiva, a avaliação endoscópica e a biópsia do fígado para diagnóstico do carcinoma do ducto biliar.

Tratamento e Prognóstico

1. O melhor tratamento para a papilomatose cloacal e mesmo oral é a aplicação semanal de nitrato de prata com a ave sob anestesia. Imediatamente após a aplicação do nitrato de prata, interrompa a queimadura química por meio de enxágue com água. Após três ou quatro tratamentos, a papilomatose retal desparece, mas recidiva, principalmente após surtos de estresse, como é típico com os vírus do herpes; assim, o prognóstico é reservado.
2. A papilomatose no trato GI pode requerer ressecção cirúrgica.
3. Nos papagaios do gênero *Amazona* com carcinoma concomitante do ducto biliar, o prognóstico é mau.
4. A administração de aciclovir pode ajudar, mas isso não foi comprovado.

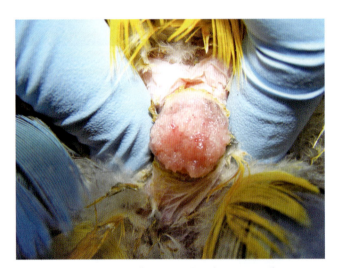

FIGURA 15-60 Massa Papilomatosa. Grande massa papilomatosa na cloaca de uma arara-canindé causada pelo vírus do herpes de psitacídeos.

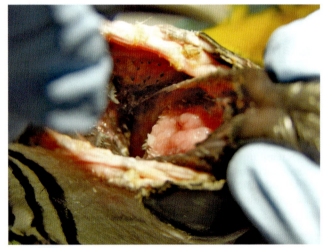

FIGURA 15-61 Massa Papilomatosa. Massa papilomatosa na cóana (teto da boca) da arara-canindé mostrada na Figura 15-60. As massas coanais são menos comuns do que as massas cloacais.

Massas Papilomatosas Cloacais ou Orais — Aves **531**

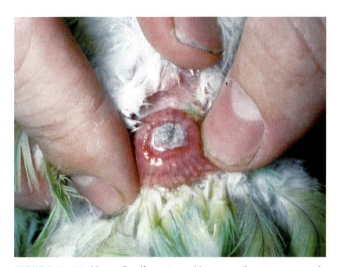

FIGURA 15-62 **Massa Papilomatosa.** Massa papilomatosa causada pelo vírus do herpes de psitacídeos após tratamento, sob anestesia, com o cauterizador químico nitrato de prata. A área foi irrigada com água para interromper a cauterização. Os tratamentos semanais por 5 semanas resolveram a infecção, mas o estresse, como o observado sempre que o proprietário se mudava, provoca o retorno da massa.

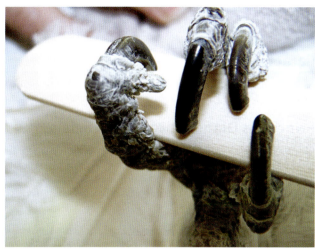

FIGURA 15-63 **Massa Papilomatosa.** Uma cacatua com massa hiperqueratótica nos dedos consistente com a infecção por um adenovírus. Não há necessidade de tratamento.

Doença de Corpúsculos de Inclusão Viral – Serpentes

Características

As serpentes constritoras geralmente apresentam sinais neurológicos e disecdise (muda anormal de pele).

Principais Diagnósticos Diferenciais

Muitos fatores podem contribuir para a disecdise, principalmente a baixa umidade ambiental. Os diagnósticos diferenciais a serem descartados em serpentes com sinais neurológicos são toxinas, traumas, neoplasias e doenças cerebrais infecciosas.

Diagnóstico

Demonstração de corpos de inclusão na tonsila esofágica, no rim ou no fígado.

Tratamento e Prognóstico

1. Não há tratamento para a doença causada por esse vírus contagioso e, assim, o prognóstico é mau.
2. O tratamento é composto pela prevenção da disseminação a outras serpentes.

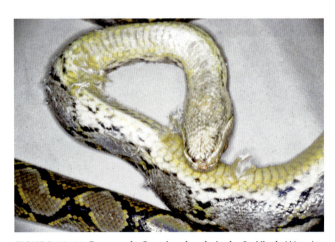

FIGURA 15-64 Doença de Corpúsculos de Inclusão Viral. Além dos sinais neurológicos, as serpentes com doença com corpo de inclusão geralmente apresentam disecdise (muda anormal de pele).

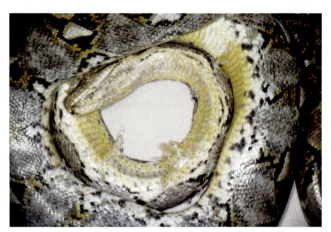

FIGURA 15-65 Doença de Corpúsculos de Inclusão Viral. Mesma serpente mostrada na Figura 15-64.

Doenças Fúngicas

Dermatite Fúngica (Dermatofitose) — Chinchila

Características

Os sinais clínicos de dermatofitose em mamíferos de pequeno porte são muito similares aos observados em cães ou gatos. A espécie exótica que mais comumente apresenta dermatofitose é a chinchila, embora qualquer mamífero de pequeno porte possa ter a doença. De modo geral, *Trichophyton* spp. são mais comuns do que *Microsporum* spp.

Principais Diagnósticos Diferenciais

Os diagnósticos diferenciais incluem trauma e dermatite bacteriana.

Diagnóstico

A cultura em meio para detecção de dermatófitos (DTM) pode ser realizada. Os dermatófitos tendem a metabolizar a proteína no meio de cultura primeiro, liberando metabólitos alcalinos que mudam a cor do meio de amarela para vermelha mais ou menos ao mesmo tempo em que surge a colônia de dermatófitos. Por isso é importante registrar diariamente, por 21 dias, a cor do meio e o aparecimento das colônias fúngicas. Em caso de crescimento de um não dermatófito, a mudança para a cor vermelha geralmente ocorre vários dias após o aparecimento das colônias fúngicas. Algumas placas possuem dois meios diferentes, DTM de um lado e ágar para estimulação de esporulação (ESA) do outro, o que aumenta o crescimento fúngico. A citologia e a biópsia também podem ser realizadas, mas são mais invasivas.

Tratamento e Prognóstico

1. A aplicação tópica de miconazol em creme geralmente é realizada diariamente por 3 meses ou pelo menos 1 mês após a resolução dos sinais clínicos. O xampu de miconazol e clorexidina também pode ser usado, assim como antifúngicos orais, como o fluconazol.
2. A administração oral de griseofulvina é descrita na literatura mais antiga, mas, hoje, geralmente é evitada devido aos efeitos colaterais hepáticos.

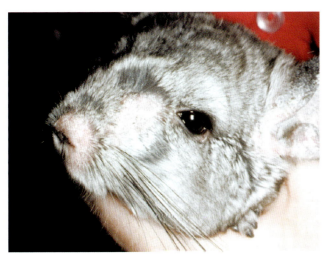

FIGURA 15-66 **Dermatite Fúngica.** Chinchila com dermatofitose na face que respondeu ao tratamento em longo prazo com creme tópico de miconazol.

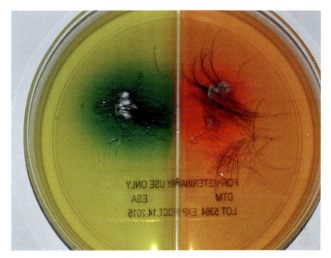

FIGURA 15-67 **Dermatofitose.** Resultado positivo do meio de cultura para detecção de dermatófitos (DTM) e do ágar para estimulação de esporulação 5 dias após a coleta de pelo e *debris* de pele de uma cobaia com suspeita de dermatofitose. Uma escova de dentes estéril foi usada para coletar a amostra e delicadamente pressioná-la, justamente com pelos obtidos da borda da lesão, no ágar. Note a formação precoce da colônia e a mudança da cor do DTM de amarela para vermelha.

Granuloma Fúngico — Tartarugas

Características
Massa SC firme, imóvel e de crescimento lento.

Principais Diagnósticos Diferenciais
Trauma ou dermatite bacteriana.

Diagnóstico
Biópsia e cultura.

Tratamento e Prognóstico
Remoção cirúrgica e terapia antifúngica prolongada.

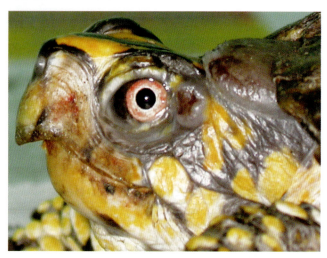

FIGURA 15-68 Doença Fúngica (*Chrysosporium* spp). Tartaruga silvestre do gênero *Terrapene* com múltiplos granulomas fúngicos, inclusive um na área cervical dorsal (mostrado aqui) causado por *Chrysosporium*, um fungo pigmentado.

Dermatite Fúngica (*Chrysosporium* spp.) — *Bearded Dragon* (Dragões-Barbudos, Pogona)

Características
Dermatite erosiva associada à doença sistêmica, comum em dragões-barbudos e camaleões.

Principais Diagnósticos Diferenciais
Trauma ou dermatite bacteriana.

Diagnóstico
Biópsia e cultura.

Tratamento e Prognóstico
1. Administração tópica de antifúngicos, como imersão em iodo diluído, aplicação tópica de sulfadiazina de prata em creme e bandagens tópicas com anfotericina B, para encorajar a cicatrização, associada à administração parenteral de antifúngicos, como itraconazol.
2. Elevação da temperatura ambiental e correção de qualquer doença subjacente ou da desnutrição.
3. Nos casos graves, o prognóstico é mau.

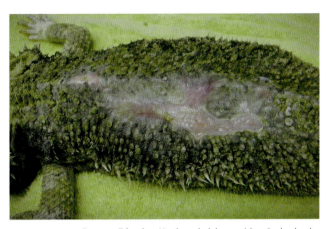

FIGURA 15-69 **Doença Fúngica.** Um *bearded dragon* (dragão-barbudo, pogona) adulto com infecção fúngica grave por *Chrysosporium* spp. em fase de resolução.

Neoplasias

Mastocitoma — Furões

Características

Nos furões, os mastocitomas são muito comuns e são lesões cutâneas erosivas, redondas, de cor vermelha a rosa, que podem ou não ser elevadas, com piora ou resolução espontânea. Diferentemente do observado em cães, os mastocitomas em furões não são conhecidos por formar metástases.

Principais Diagnósticos Diferenciais

Uma ferida traumática de cicatrização lenta que pode ser similar a um mastocitoma em um furão ou, raramente, um tumor cutâneo de outro tipo.

Diagnóstico

Uma vez que a doença é muito comum e tenha a apresentação típica de "uma ferida que vai e volta ou que não cicatriza direito", muitos veterinários fazem o diagnóstico a partir dos sinais clínicos. O diagnóstico definitivo é baseado no exame histopatológico.

Tratamento e Prognóstico

Se a massa provocar irritação ou sangramento excessivo por causa de sua localização, a remoção é recomendada.

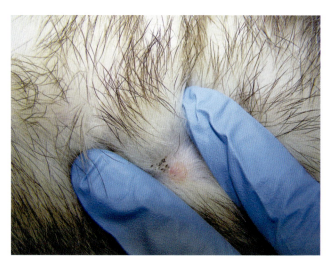

FIGURA 15-70 Mastocitoma. Furão com mastocitoma com elevação discreta e cor rósea, um achado muito comum, mas benigno nessa espécie.

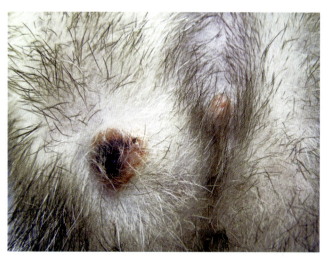

FIGURA 15-71 Mastocitoma. Furão com mastocitoma acompanhado por descamação, erosão e eritema. Esses tumores benignos somente precisam ser removidos caso estejam em uma área muito móvel e causem dor ou desconforto, como nos dedos.

Tumor Cortical Adrenal — Furões

Características

A incidência de doença adrenal em furões de estimação nos Estados Unidos é estimada em aproximadamente 43% dos animais com mais de 3 anos de idade e, às vezes, acomete ambas as glândulas. A causa da alta incidência desse e de outros tumores em furões é desconhecida, embora as teorias incluam a consanguinidade e a castração em qualquer idade. O tecido adrenal e o tecido gonadal são originários das mesmas células-tronco e a castração dos furões estimula as adrenais. De modo geral, a doença é comum em furões com mais de 3 anos de idade, mas o tumor adrenal já foi diagnosticado aos 10 meses. Os sinais clínicos incluem simétrica bilateral e alopecia, pelame áspero e seco, atrofia muscular, distensão abdominal e esplenomegalia (hematopoiese extramedular). Os sinais clínicos podem também incluir aumento de volume vulvar, até mesmo em fêmeas castradas, hiperplasia prostática e subsequente bloqueio uretral em machos, prurido, agressividade, retorno ao comportamento masculino em machos castrados ou supressão da medula óssea em machos ou fêmeas.

Principais Diagnósticos Diferenciais

As adrenais afetadas apresentam hiperplasia (uma possível doença pré-neoplásica), adenoma ou adenocarcinoma. Ocasionalmente, outros tumores, incluindo leiomiossarcomas e feocromocitomas, são diagnosticados. A anemia aplásica em uma fêmea não castrada pode ser associada a alopecia simétrica bilateral.

Diagnóstico

O diagnóstico é baseado nos sinais clínicos, na função adrenal ou na ultrassonografia. A vantagem da ultrassonografia é a identificação de qual adrenal foi acometida, o que influencia as decisões terapêuticas. Os níveis de cortisol, o teste de estimulação com hormônio adrenocorticotrópico (ACTH) e o teste de supressão com dexametasona são inconsistentes e têm pouco valor em furões. Em um estudo, 14 de 17 furões com diagnóstico de tumor adrenal apresentaram resultados normais ao teste de estimulação com ACTH. Nesses animais, a função hormonal (realizada pelo University of Tennessee Endocrinology Laboratory) é um exame sensível para detecção de doença adrenal (Tabela 15-2).

Os exames de função hormonal podem ser o indicador mais sensível de doença adrenal, mas não trazem informações de qual adrenal está acometida. Caso a cirurgia seja uma opção, a ultrassonografia deve ser realizada antes do procedimento. A identificação da adrenal acometida pela ultrassonografia tem várias vantagens, incluindo o conhecimento de qual glândula deve ser removida (às vezes, no início da progressão da doença, é difícil fazer essa determinação na análise macroscópica), qual tipo de cirurgia será feito (adrenalectomia esquerda, relativamente simples, ou direita, mais difícil) ou dar uma estimativa inicial de custo e comunicar o provável resultado da cirurgia ou do tratamento medicamentoso ao proprietário. Normalmente, a adrenal tem cor rosa-amarelada e formato elíptico, com cerca de 3 mm de espessura e 5 mm de comprimento. Se a glândula tiver aparência "inchada" ou diâmetro de 3 mm ou mais, a doença deve ser suspeitada. A adrenal direita é dorsal e ligada à veia cava. Às vezes, a parede da veia cava dorsal é afetada, e uma massa tumoral pedunculada é intraluminal, obstruindo parcial ou completamente o fluxo sanguíneo.

Tratamento e Prognóstico

1. O tratamento da doença adrenal em furões é composto por cirurgia para remoção completa da glândula acometida ou terapia hormonal para alívio dos sinais clínicos associados à doença.
2. Se o tumor estiver na adrenal esquerda, o tratamento de escolha é a adrenalectomia esquerda, relativamente simples.
3. Se o tumor estiver na adrenal direita, a remoção cirúrgica completa é arriscada e tende a ser difícil devido à sua grande associação com a superfície dorsal da veia cava caudal. Lupas e instrumentos microcirúrgicos, como a pinça pediátrica Satinsky e a sutura vascular de náilon 8-0, são necessários para ligar a veia cava durante a remoção completa da adrenal direita. A remoção incompleta da glândula leva à recidiva do tumor, portanto as opções terapêuticas para o tumor adrenal direito incluem a cirurgia e a terapia hormonal.
4. A terapia hormonal não interrompe o crescimento do tumor; apenas melhora os sinais clínicos por reduzir a produção dos hormônios através de um mecanismo de *feedback* negativo.
5. O mitotano e outros fármacos usados em cães para diminuição da hiperplasia adrenal raramente reduzem os sinais clínicos em furões, portanto não são recomendados. O mitotano afeta o tecido adrenal hiperplásico e, na maioria dos casos, os furões apresentam adenoma ou adenocarcinoma adrenal.
6. A terapia hormonal com acetato de leuprolida, um agonista do hormônio liberador de gonadotropina (GnRH), é eficaz na neutralização dos sinais clínicos associados à doença adrenal em furões. A dose de acetato de leuprolida é de 100 microgramas/kg por via intramuscular (IM) mensalmente e de 2 mg/kg de 4 em 4 meses. A injeção humana de acetato de leuprolida pode ser dividida em doses adequadas para furões e congelada por até 3 meses; doses individuais podem ser adquiridas na Professional Arts Pharmacy (410-747-6870).
7. A deslorelina, outro agonista de GnRH comercializado como implante com duração de 9 a 12 meses, está aprovada

TABELA 15-2 Função Adrenal em Furões (University of Tennessee)

Função Adrenal em Furões	Intervalo de Referência (pmol/L)
Estrógeno	30-180
17-OH–progesterona	0-0,8
Androstenediona	0-15

CAPÍTULO 15 ■ Dermatologia de Aves e Animais Exóticos

Tumor Cortical Adrenal — Furões *(Cont.)*

para uso em furões nos Estados Unidos na dose de 4,7 mg por implante.

8. O prognóstico é bom, já que até mesmo o adenocarcinoma adrenal em furões raramente forma metástases. O prognóstico em furões machos com acometimento prostático associado é reservado e, caso haja prostatite bacteriana, é mau.

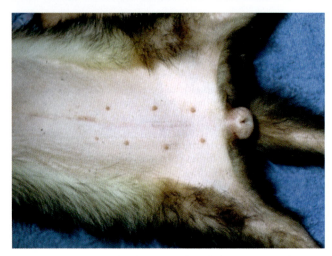

FIGURA 15-72 Tumor Cortical Adrenal. Furão fêmea castrada de 3 anos de idade com um tumor cortical adrenal que causou alopecia da cauda e aumento de volume vulvar (de modo geral, a vulva é pouco visível).

Adenoma e Adenocarcinoma da Glândula Apócrina do Prepúcio — Furões

Características

Em furões, os adenomas da glândula apócrina do prepúcio e, menos comumente, os adenocarcinomas podem ser observados. O exame físico meticuloso em um furão deve incluir a palpação do prepúcio para detecção de quaisquer massas. Esses tumores geralmente são redondos, firmes e SC.

Principais Diagnósticos Diferenciais

Os diagnósticos diferenciais incluem outras neoplasias, abscessos, cistos e granulomas.

Diagnóstico

O diagnóstico definitivo é baseado no exame histopatológico.

Tratamento e Prognóstico

Remoção cirúrgica imediata, com a maior margem possível, e fechamento da incisão sem tensão.

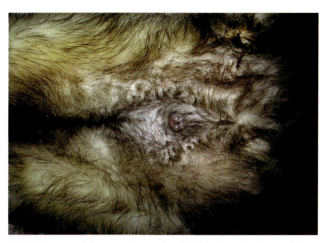

FIGURA 15-73 Adenocarcinoma da Glândula Apócrina Prepucial em um Furão Macho Adulto. Este furão apresentava desconforto ao urinar.

Fibroadenoma Mamário — Rato, Camundongo

Características

A incidência e os tipos de tumores variam significativamente conforme a linhagem do animal, bem como idade, sexo, dieta, ingestão calórica e ambiente. Infelizmente, o conhecimento genético dos ratos de estimação é desconhecido. O tumor mais comum em ratos é o da glândula mamária, com incidência de 30% a 57% em Sprague-Dawley fêmeas, 50% a 90% em ratas idosas e 16% em ratos machos. A maioria dos tumores mamários em ratos é composta por fibroadenomas (sensíveis à prolactina), dos quais cerca de 10% são adenocarcinomas (sensíveis a estrógeno). Em camundongos, é o oposto: 90% são fibroadenocarcinomas e 10% são fibroadenomas.

Diferentemente dos ratos, os camundongos são mais comumente afetados por adenocarcinomas mamários, e não fibroadenomas. Os tumores estão localizados no pescoço (até mesmo no dorso do pescoço), no flanco e nas regiões inguinal e axilar e tendem a formar metástases no pulmão. Esses adenocarcinomas mamários geralmente são macios, pomposos, altamente vascularizados e infiltrativos. De modo geral, a remoção dos tumores mamários em camundongos não é recomendada, já que o procedimento é difícil e associado a dano tecidual e hemorragia significativa; além disso, a taxa de metástases é alta. Nos ratos, os fibroadenomas são bem demarcados, ovoides ou discoides, geralmente associados a um grande vaso e podem logo atingir 10 cm de diâmetro. Os tumores são bem tolerados pelo rato até chegarem a este tamanho, que interfere na movimentação, ou apresentarem ulceração, hemorragia ou necrose, com possível desenvolvimento de infecção bacteriana secundária ou sepse.

Principais Diagnósticos Diferenciais

O diagnóstico diferencial primário é abscesso ou outros tumores SC.

Diagnóstico

Exame histopatológico por FNA ou biópsia incisional ou, preferencialmente, excisional.

Tratamento e Prognóstico

1. Os fibroadenomas mamários em ratos são facilmente removidos com cirurgia, mas tendem a recidivar no tecido mamário adjacente.
2. A remoção de algumas massas inguinais é mais difícil devido à associação com a uretra.
3. O tecido mamário pode ocorrer em qualquer local, do ombro até pescoço, ventre, flanco e base da cauda.
4. Os ratos raramente tentam arrancar as suturas, mas, se necessário, colares elizabetanos especiais podem ser adquiridos de fornecedores de material para biotérios.
5. Um estudo mostrou que ratas submetidas a ovariectomia aos 90 dias de idade apresentavam incidência significativamente menor de tumores mamários do que fêmeas não submetidas ao procedimento, de 2 de 47 em comparação com 24 de 29, respectivamente. No entanto, há poucas evidências de que a castração de uma rata adulta previna a ocorrência ou a recidiva de fibroadenoma ou fibroadenocarcinoma.
6. Uma vez que 90% dos tumores mamários em ratos são fibroadenomas e sensíveis à prolactina, a administração do antiestrógenos, como o tamoxifeno, não tem eficácia, a não ser que o tumor seja um fibroadenocarcinoma, como observado em camundongos ou em 10% dos ratos.
7. Foi demonstrado que a restrição calórica diminui a incidência de tumores em camundongos.

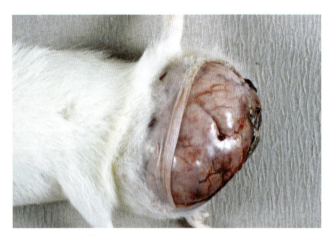

FIGURA 15-74 **Fibroadenoma Mamário.** Rato de 2 anos de idade com um grande fibroadenoma mamário. Este rato foi submetido à eutanásia devido ao acometimento ou compressão uretral, mas a maioria desses tumores em ratos é facilmente isolada com ligadura vascular simples. A ocorrência de recidiva é comum.

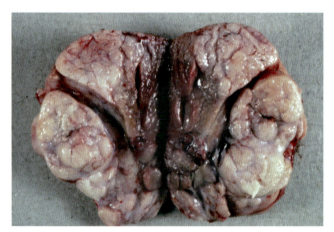

FIGURA 15-75 **Fibroadenoma Mamário.** A maioria dos tumores mamários em ratos é composta por fibroadenomas como este, que apresentava tecido fibroso e tecido adenomatoso.

Tricoblastoma (Tumor Basocelular) — Coelho, Cobaia

Características

Os tricoblastomas são muito comuns em cobaias e, às vezes, são observados em coelhos como massas dérmicas a subdérmicas elevadas e erosivas. Com a remoção cirúrgica, o prognóstico é bom.

Principais Diagnósticos Diferenciais

Os diagnósticos diferenciais incluem neoplasias e abscessos.

Diagnóstico

O diagnóstico definitivo é baseado na histopatologia.

Tratamento

Cirurgia para remoção completa, se possível com margens de 1 cm.

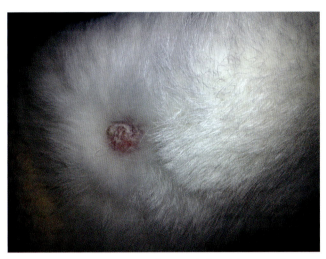

FIGURA 15-76 Tricoblastoma. Área caudodorsal de um coelho mostrando a típica aparência elevada e erosiva de um tricoblastoma. Este caso foi confirmado na histopatologia.

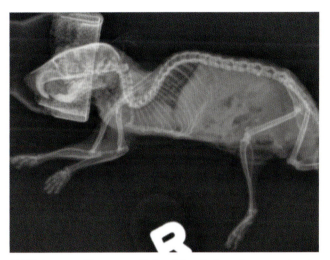

FIGURA 15-77 Hiperostose Poliostótica. Radiografias ventrodorsal e lateral de um hamster com alopecia em ambos os membros, com aumento da densidade de todos os ossos, o que sugere o diagnóstico de hiperostose poliostótica por maior produção de estrógeno. Suspeitou-se da presença de um tumor secretor de estrógeno.

Bolsas Guturais de Hamsters

Características

As bolsas guturais, que podem se estender por metade do comprimento do corpo, são usadas para o armazenamento temporário de alimento e, quando repletas, não devem ser confundidas com um tumor. Um amendoim inteiro com casca pode caber na bolsa gutural de um hamster sírio.

Principais Diagnósticos Diferenciais

O tumor da bolsa gutural é raro, mas uma massa SC pode estar na mesma área que a bolsa gutural.

Diagnóstico

A bolsa gutural pode ser invertida ou explorada com um *swab* de algodão para determinação da presença de uma massa SC ou de alimento.

Tratamento

1. Nos casos de comportamento normal de armazenamento de alimentos, nenhum.
2. Remova o alimento na presença de necrose e adesão.

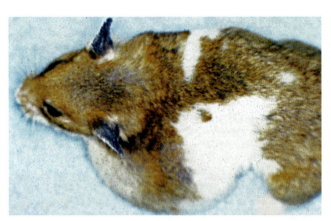

FIGURA 15-78 Bolsa Gutural do Hamster. Este hamster sírio (dourado) tinha um amendoim na bolsa gutural, que pode se estender até metade do comprimento do corpo. Não confunda com uma massa neoplásica.

Tumor da Glândula Odorífera Ventral — Gerbils

Características

É importante saber a aparência da glândula abdominal ventral normal dos gerbils em comparação com a cancerosa. Os adenomas benignos da glândula abdominal ventral foram relatados como os terceiros tumores de ocorrência espontânea mais comuns em gerbils.

Principais Diagnósticos Diferenciais

Capacidade de diferenciação da glândula abdominal ventral normal e anormal. Na presença de ulceração, a avaliação histopatológica da FNA ou da biópsia incisional ou excisional dá o diagnóstico definitivo.

Diagnóstico

De modo geral, os tumores da glândula odorífera abdominal ventral apresentam inflamação, ulceração e infecção bacteriana secundária.

Tratamento e Prognóstico

1. Remoção cirúrgica da massa caso a glândula seja anormal.
2. O prognóstico após a remoção cirúrgica completa é bom.

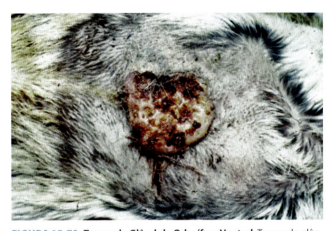

FIGURA 15-79 Tumor da Glândula Odorífera Ventral. Tumor da glândula odorífera abdominal ventral em um gerbil.

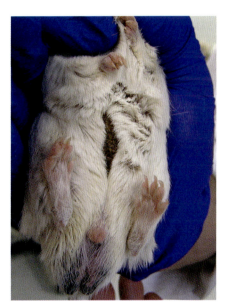

FIGURA 15-80 Glândula Odorífera Abdominal Ventral Normal de Gerbil para Comparação. Não confunda a glândula normal com uma massa.

Carcinoma Espinocelular — Aves, Tartarugas

Características

Em aves, o SCC tende a ser mais frequente em papagaios do gênero *Amazona*, araras e papagaios-cinzentos; a glândula uropigiana pode apresentar queratinização excessiva, com aparência quase córnea. As aves com hipovitaminose A crônica decorrente da alimentação exclusiva com sementes tendem a desenvolver SCC na cavidade oral (principalmente papagaios do gênero *Amazona*), talvez de forma secundária à metaplasia espinocelular crônica. Em tartarugas, observa-se uma massa SC ou dérmica.

Principais Diagnósticos Diferenciais

Os diagnósticos diferenciais incluem outros tumores e granulomas fúngicos.

Diagnóstico

Exame histopatológico da FNA ou da biópsia incisional ou excisional.

Tratamento e Prognóstico

1. Se possível, remoção com margens extensas. Se isso não for possível, remoção da maior parte do tumor e realização de radioterapia e quimioterapia.
2. As aves e, principalmente, os répteis parecem ser refratários à radioterapia, mesmo em doses altas. A radioterapia com estrôncio 90 destruiu apenas o tecido tumoral a 1 mm da sonda em uma tartaruga do gênero *Terrapene*.
3. A administração intralesional e intravenosa de cisplatina teve sucesso variável em aves.

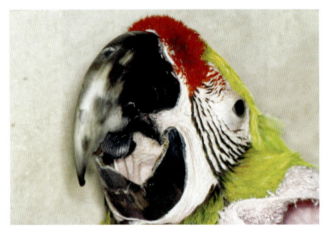

FIGURA 15-81 **Carcinoma Espinocelular.** Carcinoma espinocelular do bico e dos tecidos adjacentes em uma arara-militar-grande. A radioterapia e a quimioterapia não diminuíram o crescimento do tumor.

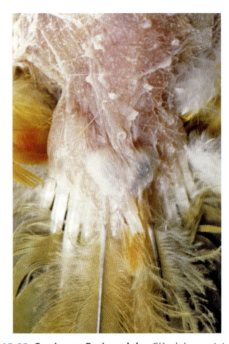

FIGURA 15-83 **Carcinoma Espinocelular.** Glândula uropigiana normal em um periquito mostrando a aparência bilobada do órgão. É bom saber a conformação normal para poder reconhecer a glândula uropigiana anormal, como aquela acometida por infecções ou neoplasias.

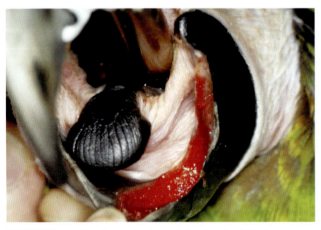

FIGURA 15-82 **Carcinoma Espinocelular.** Ampliação da foto da ave mostrada na Figura 15-81.

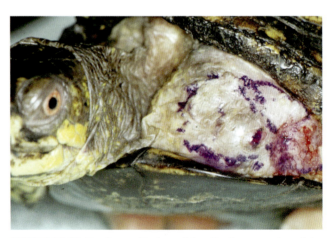

FIGURA 15-84 **Carcinoma Espinocelular.** Carcinoma espinocelular em uma tartaruga silvestre do gênero *Terrapene* mantida em cativeiro. A radioterapia com estrôncio não foi eficaz e o tumor se disseminou para a cavidade celômica cranial.

Lipoma — Aves

Características

Os lipomas são comuns em periquitos-australianos e cacatuas galahs (*Eolophus roseicapilla*), mas podem ser observados em qualquer espécie de ave. De modo geral, os lipomas são massas macias de cor amarela a bege sobre a extremidade cranial da quilha ou a área celômica ventral.

Principais Diagnósticos Diferenciais

Raramente um lipossarcoma pode ser observado com aparência similar. Os lipomas crônicos também podem ser associados a tecido granulomatoso e necrose de gordura.

Diagnóstico

Exame histopatológico de FNA ou biópsia.

Tratamento e Prognóstico

1. A perda de peso, por meio de dieta e exercício, é recomendada se a ave apresentar sobrepeso e for alimentada apenas com sementes.
2. O uso de suplementação tireoidiana é controverso e não deve ser realizado, a não ser que a ave comprovadamente tenha hipotireoidismo conforme a avaliação dos níveis de tiroxina.
3. Um estudo avaliou o uso de L-carnitina e obteve resultados variáveis.
4. A cirurgia foi usada nos casos graves, quando a massa interferia na atividade normal.

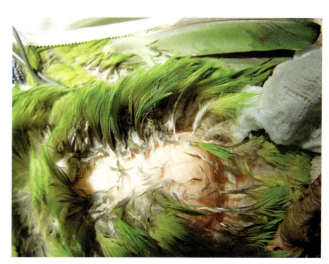

FIGURA 15-85 **Lipoma.** Papagaio com um lipoma subcutâneo imediatamente caudal ao esterno.

Xantoma — Aves

Características
Os xantomas são tumores localmente invasivos da pele das aves, apresentam cor amarelo vivo e geralmente estão associados a um histórico de trauma cutâneo na área afetada.

Principais Diagnósticos Diferenciais
Não há outra massa de cor tão amarela quanto o xantoma.

Diagnóstico
O exame histopatológico mostra as características fissuras de colesterol.

Tratamento e Prognóstico
A excisão cirúrgica da massa com margens é necessária para a prevenção de maior disseminação.

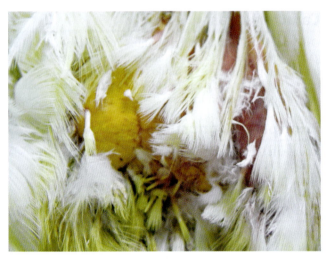

FIGURA 15-86 **Xantoma.** Uma calopsita com um xantoma, um tumor de cor amarelo brilhante associado a uma área de trauma crônico. Neste caso não havia um trauma conhecido. Os xantomas têm natureza invasiva local agressiva, de modo que a realização de cirurgia é altamente recomendada para a remoção completa da massa.

Hipertrofia Marrom da Região das Narinas (Cera) — Periquitos-Australianos (Periquitos)

Características

A cera, a área ao redor das narinas da ave, é normalmente azul em periquitos-australianos machos e rosa a marrom-rosado em periquitos-australianos fêmeas. Caso a cera azul de um macho fique marrom com o passar do tempo, suspeita-se da presença de um tumor testicular secretor de estrógeno. Se a cera da fêmea ficar marrom escuro e proliferativa, suspeita-se do aumento da concentração de estrógeno causado pela postura iminente, ovário cístico ou tumor ovariano secretor de estrógeno.

Principais Diagnósticos Diferenciais

A cera da fêmea pode escurecer e apresentar hipertrofia na presença de aumento da concentração de estrógeno por qualquer causa.

Diagnóstico

1. Sinais clínicos.
2. Palpação, radiografia ± bário do trato GI e ultrassonografia podem auxiliar o diagnóstico das doenças reprodutivas em aves.
3. Os níveis de estrógeno também podem ser avaliados.

Tratamento e Prognóstico

1. A cirurgia para remoção das gônadas de quaisquer psitacídeos não é recomendada devido às complicações relativas ao tamanho pequeno e à grande proximidade da aorta.
2. A forma de depósito do acetato de leuprolida foi usada com certo sucesso; o prognóstico do ovário cístico é bom.
3. Na presença de tumores, o prognóstico é mau.

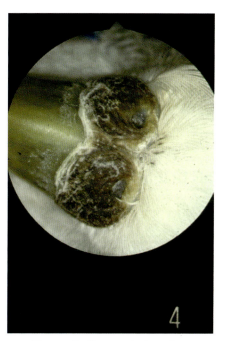

FIGURA 15-87 Hipertrofia Marrom da Cera. Periquito-australiano fêmea adulta com hipertrofia marrom da cera secundária ao aumento do nível de estrógeno.

Trauma

Hematoma — Aves

Características
Os hematomas das aves apresentam cor verde, em vez de roxa. Essas lesões não devem ser confundidas com gangrena. Após aproximadamente 3 dias, o hematoma fica verde porque as aves não possuem biliverdina redutase, uma enzima que converte biliverdina em bilirrubina. Esse fenômeno ajuda a determinar a idade do hematoma na ave.

Principais Diagnósticos Diferenciais
Gangrena.

Diagnóstico
Visualização direta.

Tratamento e Prognóstico
Tratamento adequado do trauma, como realizado em outros animais.

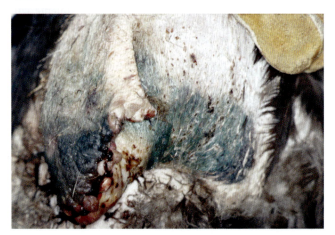

FIGURA 15-88 **Hematoma.** Corujão-orelhudo, mantido em cativeiro, submetido à amputação da asa 3 dias após trauma e sangramento grave. O hematoma das aves apresenta cor verde devido à ausência de biliverdina redutase, que converte biliverdina em bilirrubina.

Trauma por Mordedura — Aves

Características
Cães e gatos tendem a morder as aves no dorso, às vezes deixando feridas puntiformes ou de desenluvamento.

Principais Diagnósticos Diferenciais
O histórico e a aparência da ferida são típicos, sem outros diagnósticos diferenciais.

Diagnóstico
Radiografias podem ser necessárias para a determinação da extensão da lesão, de fraturas concomitantes ou evidências de hemorragia interna.

Tratamento e Prognóstico
1. Limpeza e debridamento frequente da ferida sob anestesia, se necessário. A maioria das feridas é muito extensa ou muito contaminada para ser fechada e cicatrizar por primeira intenção; assim, bandagens são usadas para aproximação das bordas e promoção da cicatrização por segunda intenção. Diversos produtos podem ser aplicados na área, mas o mel medicinal funciona muito bem.
2. Institua o tratamento analgésico, conforme necessário, com butorfanol e meloxicam, por exemplo, e sempre prescreva a antibioticoterapia bactericida de amplo espectro prolongada (6-10 semanas) para prevenção de sepse.

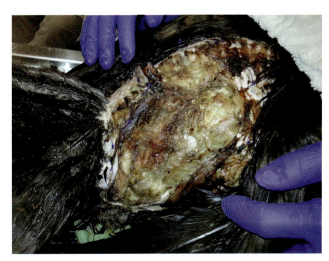

FIGURA 15-89 Trauma por Mordedura. Peru fêmea de 1 ano de idade atacada por três machos no viveiro no começo da estação de reprodução, o que provocou a perda de uma grande área de pele.

Necrose por Enrofloxacina Injetável

Características

Após a injeção IM de enrofloxacina, uma área de necrose pode se desenvolver e ser visível, principalmente em aves. A enrofloxacina injetável é apenas de uso IM e, assim, recomenda-se a troca para a forma oral assim que possível. Em coelhos, a administração SC da forma IM de enrofloxacina pode causar necrose.

Principais Diagnósticos Diferenciais

Trauma por outras causas.

Diagnóstico

Aparência visual. Essa necrose é comumente diagnosticada na histopatologia realizada como parte da necropsia em aves que morreram por outras causas, mas que antes receberam enrofloxacina IM.

Tratamento e Prognóstico

Use a forma injetável de enrofloxacina pelo menor tempo possível e, então, mude para a forma oral.

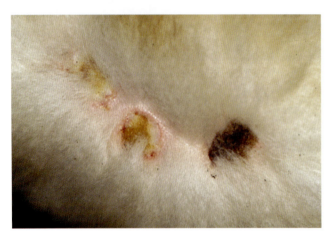

FIGURA 15-90 Necrose por Enrofloxacina Injetável. Neste coelho, a necrose subcutânea (SC) foi causada pela administração SC de enrofloxacina. O pH da enrofloxacina não é fisiológico e pode causar necrose. A enrofloxacina pode ser administrada por via oral, intramuscular ou SC em uma grande quantidade de soro fisiológico.

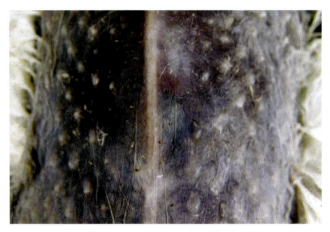

FIGURA 15-91 Necrose por Enrofloxacina Injetável. Necrose em um papagaio causada pela administração intramuscular de enrofloxacina que havia sido prescrita. O pH da enrofloxacina não é fisiológico e pode causar necrose mesmo quando o fármaco é administrado da maneira indicada. A enrofloxacina também pode ser administrada por via oral ou em uma grande quantidade de soro fisiológico por via subcutânea.

Ruptura do Saco Aéreo — Aves

Características

A ruptura do saco aéreo cervicocefálico em um papagaio pode ser secundária a um trauma por contusão na cabeça ou no pescoço ou, ainda, a uma lesão erosiva do saco aéreo. Essa doença é caracterizada pelo aumento de volume preenchido por ar em um ou ambos os lados do pescoço. O animal não sente dor, mas pode apresentar dispneia.

Principais Diagnósticos Diferenciais

Presença no ar no papo devido a aerofagia.

Diagnóstico

Aparência clínica.

Tratamento e Prognóstico

1. Em caso de trauma recente, é possível remover o ar da lesão com uma agulha de calibre 25, repetidas vezes, até que o enchimento com ar não volte a ocorrer.
2. Se o saco aéreo continuar a apresentar ar depois de vários dias de remoção com a agulha, a realização de cirurgia com colocação de um *stent* de Teflon pode ser necessária.

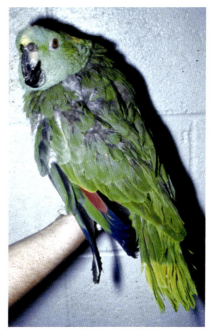

FIGURA 15-93 Ruptura do Saco Aéreo. O papagaio com ruptura do saco aéreo mostrado na Figura 15-92.

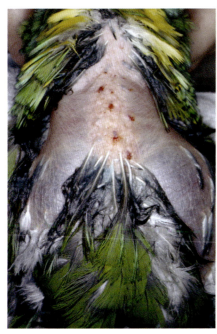

FIGURA 15-92 Ruptura do Saco Aéreo. Ampliação da foto de um papagaio com ruptura do saco aéreo cervicocefálico. Note o aprisionamento de ar no saco aéreo sob a pele. Os traumas, como uma grande queda, neste caso, podem provocar a ruptura do saco aéreo.

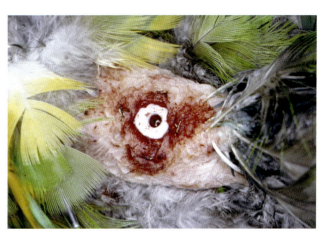

FIGURA 15-94 Ruptura do Saco Aéreo. Um *stent* foi colocado no saco aéreo cervicocefálico para resolução da ruptura do saco aéreo no papagaio mostrado na Figura 15-92.

Síndrome de Constrição Digital — Aves

Características

Uma seção circunferencial de pele ao redor do dedo provoca constrição, redução do retorno venoso e aumento de volume digital distal à constrição. Papagaios jovens, criados em cativeiro e mantidos em ambiente seco são acometidos com maior frequência. Papagaios *eclectus* são mais suscetíveis a essa doença do que as demais espécies.

Principais Diagnósticos Diferenciais

Constrição digital por fio ou fibra. Use lupas para determinar se a causa da constrição é a pele seca ou um fio.

Diagnóstico

Inspeção visual.

Tratamento e Prognóstico

1. O tratamento é composto por cirurgia para resolução da constrição por pele seca, com realização de quatro incisões de liberação. Evite a incisão direta lateral ao trajeto dos vasos sanguíneos digitais. Suture a pele, conforme necessário, mas ainda mantenha as incisões de liberação e, então, coloque um curativo.
2. A imersão das patas em água pode prevenir o desenvolvimento dessa doença ou tratar os casos em estágio inicial.

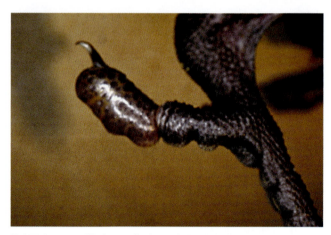

FIGURA 15-95 Síndrome de Constrição Digital. Um jovem papagaio *ecletus* com síndrome de constrição digital subsequente à manutenção em um ambiente seco. A cirurgia resolveu o problema. O aumento da umidade ambiental preveniu o aparecimento de outros problemas.

Hérnia — Aves

Características

Após a postura excessiva, as fêmeas podem desenvolver uma hérnia na cavidade celômica, que provoca uma massa ventral extensa e, às vezes, pendular.

Principais Diagnósticos Diferenciais

Tumor.

Diagnóstico

Radiografias com bário do trato GI ajudam a determinar se a massa é uma hérnia e se há qualquer acometimento GI.

Tratamento e Prognóstico

1. Cirurgia para retorno do conteúdo celômico ao local correto e reparo do defeito.
2. A malha Mersilene® ou similar pode ser usada caso não haja musculatura suficiente para a cobertura do defeito.

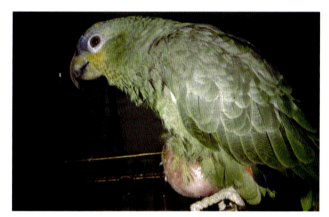

FIGURA 15-96 **Hérnia.** Um papagaio com mais de 20 anos de idade com uma hérnia crônica, que crescia lentamente há 7 anos. Disseram ao proprietário que não havia nada a ser feito para a remoção da massa.

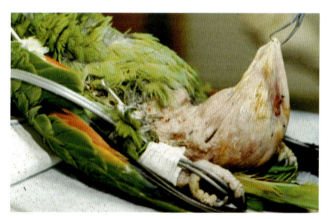

FIGURA 15-97 **Hérnia.** Mesma ave mostrada na Figura 15-96. A cirurgia para correção da hérnia e a colocação de uma malha Mersilene® para reparo do defeito tiveram sucesso.

Prolapso de Cloaca — Aves

Características

A cloaca é o ponto final de três sistemas: renal, reprodutivo e GI. O prolapso ou eversão da cloaca pode afetar qualquer um desses sistemas. É normal que a fêmea apresente prolapso brando e temporário imediatamente após a postura; caso contrário, o prolapso de cloaca é anormal. As causas do prolapso incluem lesões papilomatosas, tenesmo (diarreia ou constipação), predisposição genética (cacatuas, papagaios-cinzentos) com defeito na síntese de colágeno, irritação crônica por masturbação, postura e atonia idiopática (cacatuas).

Principais Diagnósticos Diferenciais

Outros tecidos podem sofrer prolapso, inclusive o útero, que é muito vermelho, apresenta estrias longitudinais e tem um lúmen, e o cólon, que apresenta superfície regular e lúmen. A lesão papilomatosa é rosa-avermelhada e tem superfície irregular.

Diagnóstico

O diagnóstico é baseado no exame clínico e na anamnese.

Tratamento e Prognóstico

1. Há muitas opções após a redução do prolapso para prevenção de recidivas, incluindo a sutura bilateral da cloaca com fio não absorvível, a cloacopexia, em que a cloaca é cirurgicamente suturada à costela (não recomendada devido à movimentação da costela), à parede celômica lateral ou incorporada ao fechamento da incisão após a remoção de qualquer gordura entre o órgão e a parede celômica.
2. A cloacoplastia pode ser realizada com remoção de parte da cloaca e sutura em abertura menor.

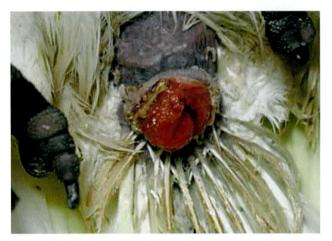

FIGURA 15-98 Prolapso de Cloaca. Uma cacatua-de-crista-amarela macho adulto apresentou prolapso crônico de cloaca secundário à masturbação crônica. Diversas cirurgias, inclusive pexias internas, fixação externa da cloaca e cirurgia de reconstrução para redução do lúmen da cloaca, foram ineficazes. Injeções de acetato de leuprolida diminuíram o comportamento excessivo e resolveram o prolapso.

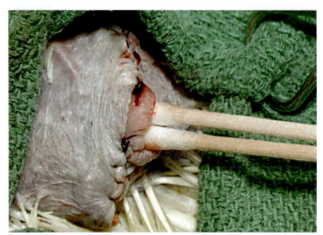

FIGURA 15-99 Prolapso de Cloaca. A cacatua mostrada na Figura 15-98 após a cirurgia de reconstrução da cloaca.

Trauma por Mordedura — Serpentes, Iguanas

Características

Se uma serpente com frio ou sem fome for deixada sozinha com seu jantar, como um camundongo ou rato vivo, o "jantar" pode virar o "convidado", ficar com fome e morder a serpente. Portanto, é sempre recomendado oferecer presas mortas às serpentes. Os roedores possuem incisivos afiados, que podem causar dano grave às serpentes, inclusive no osso da coluna. Animais exóticos de pequeno porte às vezes são mordidos por gatos ou cães.

Principais Diagnósticos Diferenciais

A anamnese e a aparência da ferida são típicas, sem outros diagnósticos diferenciais.

Diagnóstico

Radiografias podem ser necessárias para determinar a extensão da lesão.

Tratamento e Prognóstico

1. Em répteis, limpe e debride a ferida sob anestesia.
2. Institua o tratamento analgésico, conforme necessário, e sempre prescreva a antibioticoterapia bactericida de amplo espectro prolongada (6-10 semanas).

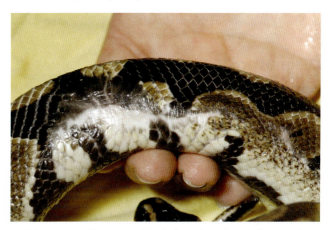

FIGURA 15-102 **Trauma por Mordedura.** Uma píton-real anos após um trauma cutâneo. As serpentes cicatrizam bem, mas de forma muito lenta. A cicatrização do defeito levou 1 ano.

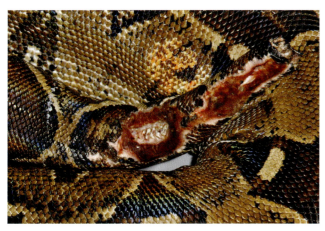

FIGURA 15-100 **Trauma por Mordedura.** Uma jiboia com trauma na pele, nos músculos e nos ossos causado por uma mordedura de rato. Este é um caso em que o "jantar" da serpente (o rato) virou o "convidado", mordendo-a após não ter sido comido, e ela permaneceu com fome depois de horas na gaiola. As serpentes podem não comer por estarem doentes ou com frio; assim, sempre ofereça presas mortas.

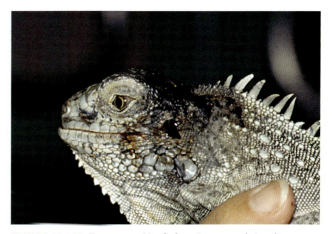

FIGURA 15-103 **Trauma por Mordedura.** Iguana verde imediatamente após ser atacada por um gato. Há feridas perfurantes na cabeça e no pescoço, incluindo a perfuração da membrana timpânica.

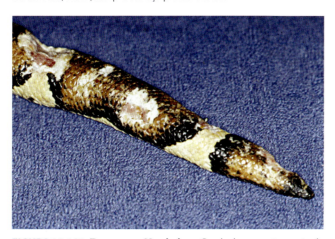

FIGURA 15-101 **Trauma por Mordedura.** Cauda da serpente mostrada na Figura 15-100.

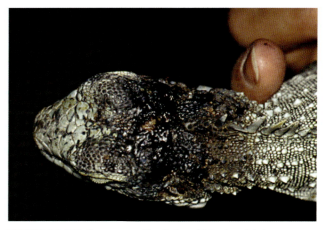

FIGURA 15-104 **Trauma por Mordedura.** Vista dorsal da iguana mostrada na Figura 15-103.

Reparo do Casco — Jabutis, Cágados e Tartarugas

Características

Tartarugas silvestres e de cativeiro podem precisar de reparo do casco após traumas por atropelamento ou mordeduras de cão. A parte superior do casco é chamada carapaça e o casco inferior é denominado plastrão. Essas duas estruturas são ossos revestidos por uma fina camada de queratina. Na ausência de queratina pigmentada, o osso branco subjacente é exposto. As fraturas acometem o osso e a queratina.

Diagnóstico

Às vezes, radiografias são necessárias, mas isso é raro, já que os ossos do casco são externos.

Tratamento e Prognóstico

1. Há diversas opções terapêuticas, incluindo o fechamento com fios após a realização de um orifício no casco ou a colocação de um pino, ao qual o fio é preso, placas ósseas com parafuso, fixação com cola ou epóxi de grampos, parafusos de cabeça para baixo ou outros dispositivos para prender o fio de cerclagem ou uso de epóxi de secagem rápida, fibra de vidro ou massa acrílica para aproximar a fratura. Outras opções são a mistura de cola de cianoacrilato e bicarbonato de sódio para fazer um "cimento rápido" para fixação de ganchos e o uso de cola de PVC.
2. A fratura deve ser esterilizada em caso de cobertura completa pelo reparo.
3. Administração de antibióticos sistêmicos e analgésicos.

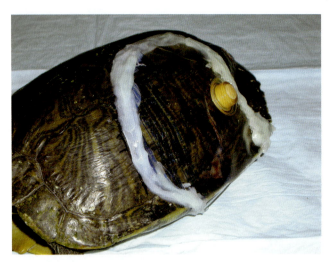

FIGURA 15-105 Reparo do Casco. Uma tartaruga-de-ouvido-vermelho com grave defeito no casco. Uma bolsa vazia de fluido intravenoso estéril foi cortada para ser colocada sobre a ferida e fixada ao casco, permitindo o uso de uma agulha conectada a um dispositivo de vácuo para encorajar a cicatrização da ferida úmida, infectada e aberta.

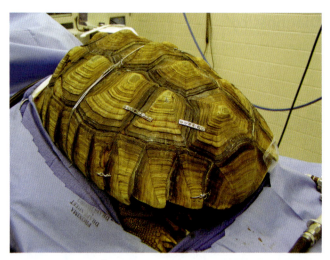

FIGURA 15-106 Reparo do Casco. Tartaruga-grega macho de 7 anos de idade atropelada por um carro com múltiplas fraturas no casco e no plastrão, reduzidas com placas de metal, parafusos com fios de cerclagem e apenas fios de cerclagem por meio de orifícios feitos no casco.

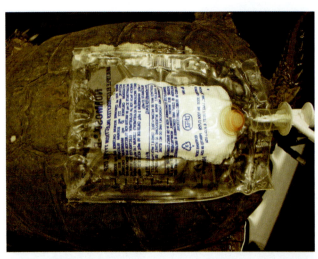

FIGURA 15-107 Reparo do Casco. Uma tartaruga-de-ouvido-vermelho com grave defeito no casco. Uma bolsa vazia de fluido intravenoso estéril foi cortada para ser colocada sobre a ferida e fixada ao casco, permitindo o uso de uma agulha conectada a um dispositivo de vácuo para encorajar a cicatrização da ferida úmida, infectada e aberta.

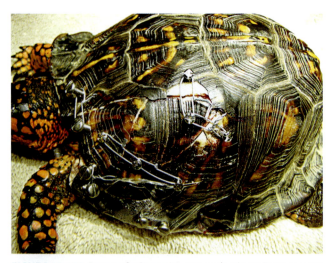

FIGURA 15-108 Reparo do Casco. A tartaruga do gênero *Terrapene* com fraturas de casco reduzidas com parafusos e fios de cerclagem.

Reparo do Casco — Jabutis, Cágados e Tartarugas 557

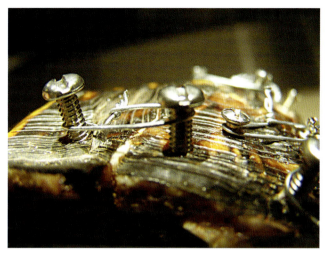

FIGURA 15-109 Reparo do Casco. Ampliação da foto da tartaruga do gênero *Terrapene* mostrada na Figura 15-108.

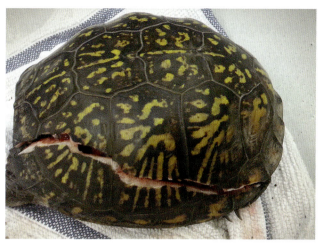

FIGURA 15-110 Reparo do Casco. A tartaruga do gênero *Terrapene* apresentou fratura do comprimento total do casco, assim como fraturas da ponte bilateral.

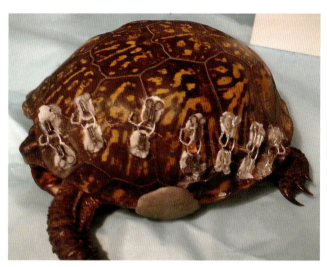

FIGURA 15-111 Reparo do Casco. Há muitos métodos de reparo do casco. Este método usa cianoacrilato misturado a bicarbonato de sódio para fazer um "cimento rápido" para fixar colchetes de roupa ao casco usando fios de cerclagem para estabilização do sítio de fratura.

Doenças Metabólicas, Nutricionais ou Endócrinas

Deficiência de Vitamina A — Aves, Tartarugas

Características

A doença hepática em aves é muito comum e geralmente secundária a hipovitaminose A crônica. As primeiras indicações são o enegrecimento das penas, que se desenvolvem de forma anômala e, assim, não refratem a luz normalmente para que possamos perceber a cor verde. O bico e as unhas também podem ficar alongados. Erosões plantares também podem ser observadas e predispor a ave ao desenvolvimento de pododermatite ulcerativa. Placas orais de coloração branca podem se formar de modo secundário ao desenvolvimento de metaplasia espinocelular dos ductos salivares na base da língua. A metaplasia espinocelular pode ocorrer em qualquer tecido epitelial, inclusive nos túbulos renais. As tartarugas apresentam espessamento e aumento de volume das pálpebras.

Principais Diagnósticos Diferenciais

Qualquer trauma às penas pode enegrecê-las, inclusive a manipulação excessiva pelo proprietário. Nas tartarugas, o trauma cefálico pode causar o aumento de volume das pálpebras.

Diagnóstico

1. Bioquímica sérica, incluindo aspartato transaminase, lactato desidrogenase e creatina quinase, para determinação da atividade de enzimas hepáticas ou da atividade muscular, e ácidos biliares.
2. A biópsia de fígado pode ser realizada por via endoscópica.
3. Em aves, os níveis de vitamina A podem ser determinados.
4. A anamnese auxilia o diagnóstico.

Tratamento e Prognóstico

1. Mude a dieta de forma lenta, com inclusão de alimentos ricos em vitamina A, como *pellets* para aves ou batata-doce cozida.
2. A administração de lactulose trata qualquer doença hepática concomitante e ajuda a conversão de NH_3 em NH_4, poupando o fígado. A colchicina previne a formação de qualquer outra fibrose hepática, mas a margem terapêutica é muito estreita. O suplemento à base de *Silybum marianum*, com seu ingrediente ativo silimarina, também pode ajudar.
3. Há controvérsias acerca da antiga prática de administração injetável de vitamina A, em vez do aumento lento dos níveis corpóreos de vitamina A por meio da alteração da dieta. Algumas tartarugas pequenas e debilitadas morreram após a injeção de vitamina A.
4. Em caso de crescimento excessivo do bico, é possível remover o excesso de queratina com uma microrretífica.

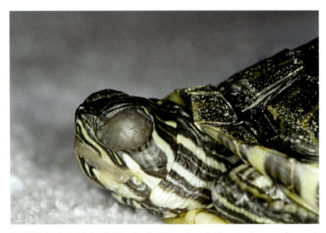

FIGURA 15-112 Deficiência de Vitamina A. Uma tartaruga-de-ouvido-vermelho de estimação com aumento de volume das pálpebras devido à hipovitaminose A.

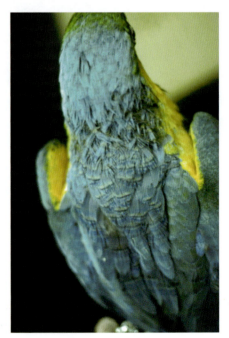

FIGURA 15-113 Deficiência de Vitamina A. Arara-canindé com evidências de hipovitaminose A, com enfraquecimento das penas, que se partem e ficam pretas.

Deficiência de Vitamina A — Aves, Tartarugas

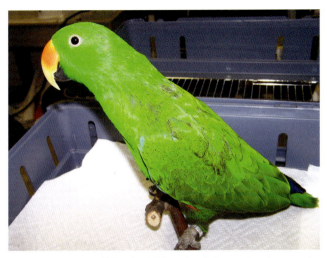

FIGURA 15-114 Deficiência de Vitamina A. Papagaio *ecletus* macho com evidências de hipovitaminose A, com enfraquecimento das penas, que se partem e ficam pretas.

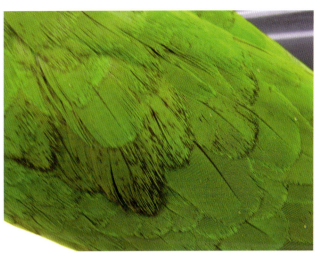

FIGURA 15-115 Deficiência de Vitamina A. Ampliação da foto da ave mostrada na Figura 15-114.

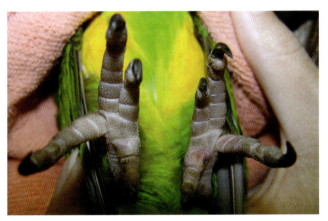

FIGURA 15-116 Deficiência de Vitamina A. Papagaio do Senegal. A superfície plantar da pata direita é normal e, na pata esquerda, há erosões plantares consistentes com a hipovitaminose A.

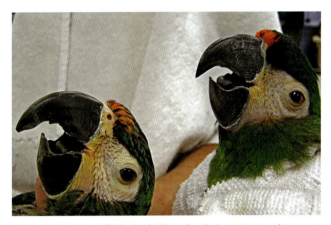

FIGURA 15-117 Deficiência de Vitamina A. Araras jovens do mesmo bando. A ave à direita apresenta bico normal; a ave à esquerda apresenta crescimento excessivo e espessamento do bico, que são secundários a uma suspeita de hepatopatia ou hipovitaminose A.

Ovário Cístico — Cobaias

Características
A incidência de ovário cístico em cobaias fêmeas não castradas com mais de 5 anos de idade é de aproximadamente 80%. De modo geral, há acometimento do ovário esquerdo, mas o ovário direito ou ambos podem ser afetados. O cisto ovariano pode atingir 5 × 5 cm de tamanho. Os sinais clínicos incluem letargia, dor abdominal, anorexia parcial, aumento de volume do abdômen, aumento de volume dos mamilos e alopecia simétrica bilateral nos flancos e no ventre.

Principais Diagnósticos Diferenciais
Um padrão similar de alopecia pode ser observado em cobaias fêmeas que tiveram muitas ninhadas de forma sucessiva.

Diagnóstico
Detecção de um cisto grande à palpação, radiografia ou ultrassonografia.

Tratamento e Prognóstico
Alguns veterinários dão acetato de leuprolida ou gonadotrofina coriônica humana; outros recomendam a castração e outros dizem que apenas a ovariectomia é necessária e que essa cirurgia é mais rápida.

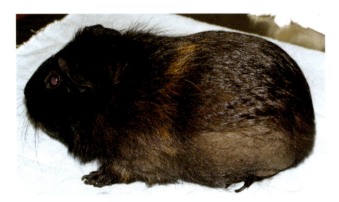

FIGURA 15-118 Ovário Cístico. Uma cobaia fêmea não castrada de 5 anos de idade com alopecia lateral e ventral simétrica bilateral secundária ao aumento dos níveis hormonais decorrente do ovário cístico.

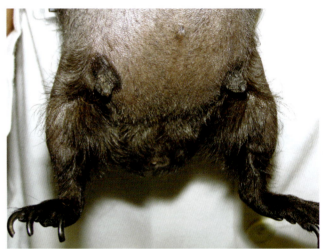

FIGURA 15-119 Ovário Cístico. Uma cobaia fêmea não castrada de 5 anos de idade com alopecia lateral e ventral simétrica bilateral secundária ao aumento dos níveis hormonais decorrente do ovário cístico. Note o aumento de volume dos mamilos.

Outras Doenças

Crescimento Excessivo de Bico — Aves

Características

Em cativeiro, os papagaios periodicamente precisam de corte do bico, principalmente na presença de má oclusão. O bico é formado por osso revestido por queratina, portanto o excesso de queratina pode ser removido com uma microrretífica. Pesquise o formato e o comprimento normais do bico de cada espécie, pois há variações.

Principais Diagnósticos Diferenciais

O crescimento excessivo do bico pode ser causado pela ausência de desgaste suficiente. Acredita-se que uma doença hepática subjacente possa aumentar o crescimento do bico e das unhas.

Diagnóstico

Aparência típica.

Tratamento e Prognóstico

Corte o bico, conforme necessário, com a microrretífica. A autora geralmente faz o procedimento com as aves não anestesiadas. Alguns veterinários preferem anestesiar as aves para cortar o bico, enquanto outros dão um sedativo, com o midazolam, por via intranasal. Solicite a bioquímica sérica para exclusão de uma doença hepática subjacente.

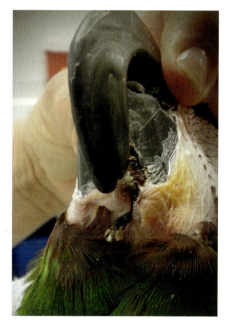

FIGURA 15-120 **Crescimento Excessivo de Bico.** Note que o bico maxilar cresceu até a mandíbula desta ave com crescimento muito excessivo do bico.

Avulsão de Penas, Lesão por Mastigação e Automutilação — Aves

Características

As aves apresentam comportamentos de avulsão, mastigação ou destruição das penas por muitos motivos, incluindo causas médicas e comportamentais. De modo geral, as penas lesionadas estão no peito, abaixo das asas e ao redor das patas, mas qualquer padrão pode ser observado. As penas da cabeça tendem a ficar intactas. A avulsão de penas sobre a cavidade celômica ventral é ocasionalmente observada nas infecções intestinais por *Giardia* spp. A intoxicação por zinco foi associada à avulsão de penas. Há relatos de que um padrão unilateral de avulsão pode indicar a presença de doença sob a área acometida, como a região testicular ou renal. Outras causas de avulsão de penas incluem doenças virais (PBFD ou poliomavírus), foliculite bacteriana, infecção dérmica por leveduras ou contato tópico com substâncias irritantes. As aves raramente arrancam pena com parasitas externos. Há muitos outros diagnósticos que devem ser descartados nos casos de avulsão comportamental, como socialização inadequada em aves de cativeiro, que são medrosas, ou transtorno obsessivo-compulsivo (TOC). Um evento traumático pode deixar a ave "nervosa" e desencadear o comportamento, como, por exemplo, o ataque por um gavião atraído pelo alimentador, a viagem de férias do proprietário, a mudança da cor da gaiola, o nervosismo do proprietário, a morte de um companheiro ou do proprietário e assim por diante. Algumas aves melhoram quando realocadas em uma nova casa, com um novo proprietário, por motivos desconhecidos. A automutilação é grave, pode ser fatal e a ajuda de um especialista em comportamento de aves é recomendada.

Principais Diagnósticos Diferenciais

De modo geral, as aves que arrancam as penas não conseguem atingir as penas da cabeça, que são normais a não ser que sejam avulsionadas por outra ave ou haja doença viral por PBFD, doença bacteriana ou trauma.

Diagnóstico

Primeiramente, todas as possíveis causas médicas devem ser avaliadas; se nenhuma for encontrada, as causas comportamentais são exploradas. Hemograma completo, mensuração das concentrações séricas de chumbo e zinco (O Louisiana Veterinary Medical Diagnostic Laboratory pode fazer este exame com 0,1 mL de sangue e soro), radiografia, exame para detecção da doença de bico e penas de psitacídeos, flotação fecal, ensaio de imunoabsorção ligado à enzima para detecção de *Giardia* spp. em fezes e biópsia e cultura do folículo da pena podem ser realizados. Pergunte ao proprietário se há qualquer histórico de toxinas no ambiente.

Tratamento e Prognóstico

1. Há muitas opções terapêuticas.
2. Trate quaisquer causas médicas subjacentes. Remova quaisquer fatores de estresse.
3. Melhore a dieta da ave e restaure o que a ave percebe como ambiente normal.
4. Em caso de automutilação, alguns medicamentos podem ser usados, incluindo clomipramina (com bons resultados no TOC verdadeiro), haloperidol ou outros antidepressivos tricíclicos.
5. A distração da ave com brinquedos, a colocação de um tecido sobre a área e assim por diante podem ajudar, mas saiba que a ave também pode apresentar o comportamento normal e necessário de alisar-se com o bico.
6. O uso de colar elizabetano não é recomendado, pois não permite o comportamento normal de alisar as penas e a alimentação e movimentação normais. O colar elizabetano deve apenas ser usado caso a ave esteja em risco iminente de lesão (automutilação).
7. Consulte mais informações sobre fármacos em *Carpenter's Exotic Animal Formulary*.

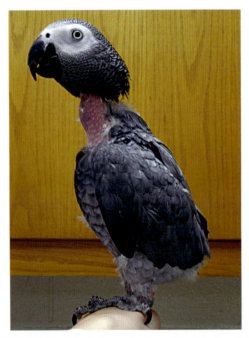

FIGURA 15-121 Avulsão de Penas, Lesão por Mastigação e Automutilação. Papagaio-cinzento com alopecia na área cervical ventral e na cauda causada pela avulsão de penas pela própria ave.

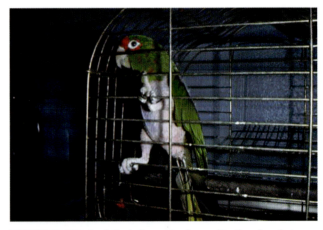

FIGURA 15-122 Avulsão de Penas, Lesão por Mastigação e Automutilação. Aratinga-mitrata com alopecia na área torácica ventral e nas patas, causada pela avulsão de penas pela própria ave. Este é o padrão típico de avulsão de penas em papagaios.

Avulsão de Penas, Lesão por Mastigação e Automutilação — Aves

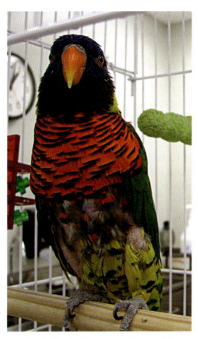

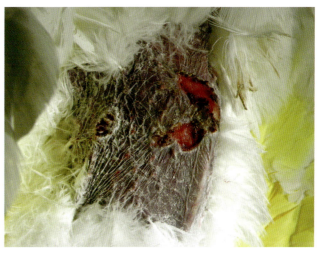

FIGURA 15-123 Avulsão de Penas, Lesão por Mastigação e Automutilação. Lóri arco-íris com alopecia na área abdominal ventral e nos membros causada pela avulsão de penas pela própria ave. Não se sabe o motivo desse comportamento.

FIGURA 15-124 Avulsão de Penas, Lesão por Mastigação e Automutilação. Cacatua com alopecia na área torácica ventral e lesões cutâneas e musculares provocadas pela própria ave. A automutilação é um problema grave, que pode ser fatal e com necessidade de tratamento multimodal, inclusive uso de colar elizabetano para a prevenção de novos traumas, administração de medicamentos calmantes e investigação e modificação comportamental e ambiental para determinação da causa da autodestruição. A clomipramina foi parcialmente eficaz neste caso, mas, depois de 1 ano de tentativas de tratamento, os proprietários elegeram a eutanásia.

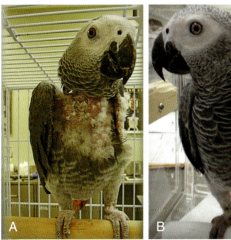
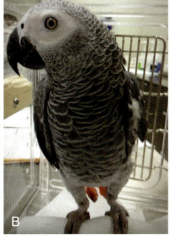

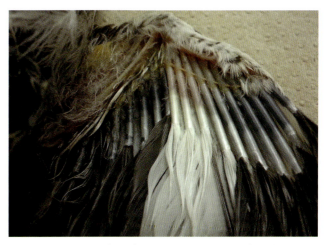

FIGURA 15-125 Avulsão de Penas, Lesão por Mastigação e Automutilação. Um papagaio-cinzento adulto com alopecia completa da asa esquerda antes (A) e 7 meses (B) após o tratamento com clomipramina e mudanças comportamentais/ambientais.

FIGURA 15-126 Avulsão de Penas, Lesão por Mastigação e Automutilação. Polpas normais de penas. As penas em crescimento exibem suprimento sanguíneo. Note que as penas pigmentadas em crescimento apresentam haste preta, enquanto as penas brancas em crescimento, haste rosada.

Cisto de Penas — Aves

Características

Uma massa firme é geralmente observada na ponta da asa e é composta por uma pena impactada que continua a crescer e se curvou, formando uma bola sob a pele. Há grande distensão e inflamação do folículo sobre o cisto.

Principais Diagnósticos Diferenciais

Neoplasia ou abscesso.

Diagnóstico

Aparência típica e ausência de alteração da massa com o passar do tempo.

Tratamento e Prognóstico

1. Cirurgia para lancetar o folículo e remover a pena.
2. É importante não usar cauterizador no folículo, já que isso pode traumatizar a estrutura e aumentar a formação de cistos. O sangramento pode ser controlado com curativo Gelfoam®.
3. O folículo deve ficar aberto para cicatrizar por segunda intenção. Durante o período de cicatrização, um curativo pode ser usado.

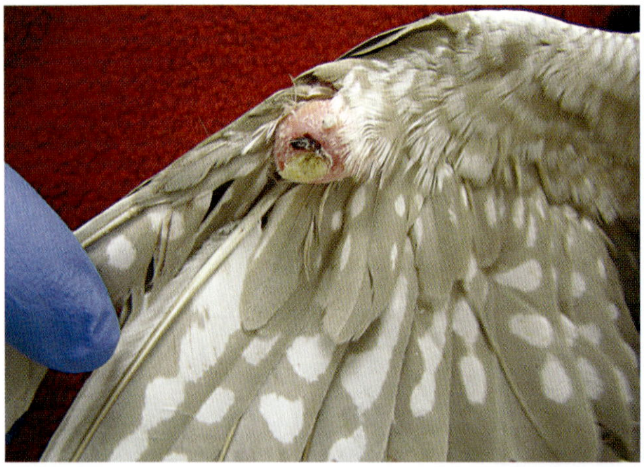

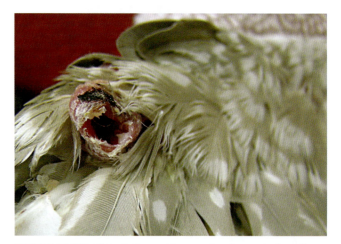

FIGURA 15-127 Cisto de Penas. Calopsita com cisto de pena sobre o carpo direito e o dedo principal.

FIGURA 15-128 Cisto de Penas. Mesma calopsita mostrada na Figura 15-127 após a lancetagem e debridamento cirúrgico. A ferida é deixada aberta para cicatrização por segunda intenção.

Foliculite da Crista — Galinhas

Características

Qualquer variedade de formatos anormais de crista, inclusive a impactação da superfície da crista em galinhas, considerada associada a um gene recessivo. As pregas anormais de tecido encorajam o desenvolvimento de infecções bacterianas ou fúngicas secundárias.

Principais Diagnósticos Diferenciais

Infecção, abscesso, trauma.

Diagnóstico

Aparência típica e ausência de alteração da massa com o passar do tempo.

Tratamento e Prognóstico

As cristas são extremamente vasculares, portanto, em caso de cirurgia para sua remoção, a hemostasia é importantíssima. O *laser* de CO_2 pode ajudar. De modo geral, cirurgia não é necessária e apenas a manutenção da limpeza da área para prevenção do desenvolvimento de infecção bacteriana secundária permite a vida confortável.

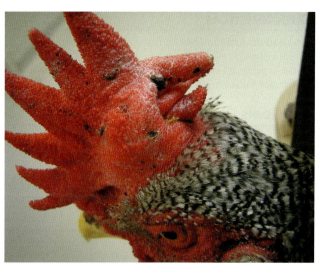

FIGURA 15-129 **Foliculite da Crista.** Uma de quatro galinhas mestiças de Plymouth Rock Barrada que apresentavam graus variáveis de impactação anormal das cristas, consideradas associadas a um gene recessivo. As cristas são afetadas em graus variáveis.

Excesso de Queratina — Patas de Cobaias

Características

O excesso de queratina é ocasionalmente observado onde seria o quinto dígito se as cobaias o tivessem nos membros anteriores (nessa espécie, há quatro dedos nos membros anteriores). É similar aos calos em equinos.

Principais Diagnósticos Diferenciais

Não há.

Diagnóstico

Aparência típica.

Tratamento e Prognóstico

Pode ser cortado como unha, já que é apenas um excesso de queratina.

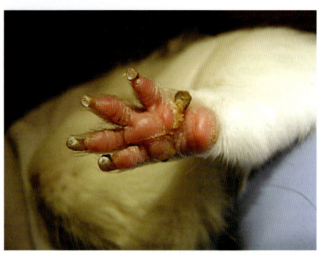

FIGURA 15-130 Excesso de Queratina. Cobaia adulta que veio ao consultório para corte das unhas, que estavam alongadas, e de um crescimento excessivo de queratina na lateral do membro, onde seria o quinto dedo. Esta queratina também é removida durante o corte da unha.

Glândulas do Quadril — Hamsters

Características

As glândulas normais do quadril do hamster têm 3 × 3 mm e são pigmentadas, elevadas, mais proeminentes em machos e encontradas bilateralmente na área dorsal do quadril.

Principais Diagnósticos Diferenciais

As glândulas não devem ser confundidas com neoplasias. Há uma glândula de cada lado.

Diagnóstico

Aparência típica.

Tratamento e Prognóstico

Essas estruturas são normais e não devem ser cirurgicamente removidas por engano.

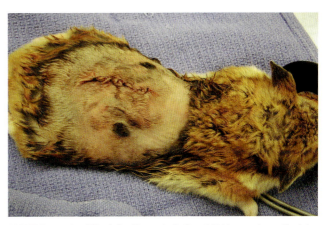

FIGURA 15-131 **Glândulas Normais do Quadril.** Note as duas glândulas escuras e elevadas, uma de cada lado do quadril deste hamster macho normal.

Anointing — Ouriço

Características
O *anointing* é um comportamento apresentado por ouriços no qual salivam em excesso ao morderem ou lamberem um objeto que acharem interessante e, então, aplicam esta saliva aos espinhos do dorso.

Principais Diagnósticos Diferenciais
Não há.

Diagnóstico
Espinhos brilhantes e recobertos por saliva no dorso.

Tratamento e Prognóstico
Este é um comportamento normal.

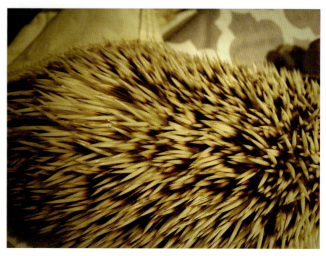

FIGURA 15-132 *Anointing.* Note os espinhos brilhantes no dorso caudal, onde este ouriço depositava a própria saliva. Esse é um comportamento normal.

Lágrimas Porfirínicas — Rato

Características
O estresse estimula a glândula de Harder e a secreção excessiva contém porfirinas, que são vermelhas e, assim, as lágrimas parecem tingidas com sangue.

Principais Diagnósticos Diferenciais
Sangue.

Diagnóstico
Aparência típica e associação comum a uma doença concomitante.

Tratamento e Prognóstico
1. Tratamento da doença subjacente.
2. Limpe a face do animal para ver se há formação de novas lágrimas de porfirina.

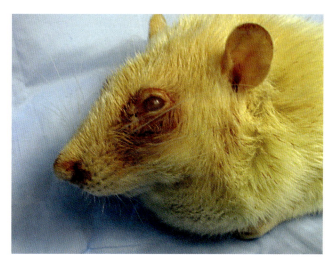

FIGURA 15-133 **Lágrimas Porfirínicas.** Caso grave de lágrimas de porfirina em um rato doente. O estresse e as doenças aumentam a secreção da glândula de Harder e o fluido é confundido com sangue.

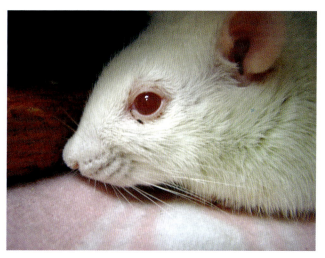

FIGURA 15-134 **Lágrimas Porfirínicas.** Caso brando de lágrimas de porfirina em um rato doente. Este rato apresentava pneumonia por *Mycoplasma* e dispneia branda.

Rinorreia ou Irritação por Porfirina — Gerbils

Características

O estresse estimula a glândula de Harder e a secreção excessiva contém porfirinas, que são vermelhas e, assim, as lágrimas parecem tingidas com sangue. Nos gerbils, esse fluido é muito irritante e associado ao comportamento de esfregar o focinho na gaiola e ao trauma secundário.

Principais Diagnósticos Diferenciais

Sangue, outro trauma no focinho.

Diagnóstico

Aparência vermelha típica das porfirinas e hiperemia cutânea no focinho.

Tratamento e Prognóstico

1. Corrija a causa subjacente ao estresse, como a superpopulação.
2. Limpe repetidamente a face do animal para remover as porfirinas irritantes. Administre antibióticos em caso de infecção secundária. Medicamentos anti-inflamatórios podem ajudar.

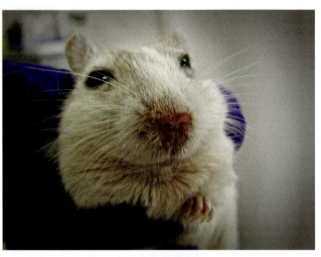

FIGURA 15-135 "Rinorreia". Gerbil com sinais clássicos de lágrimas de porfirina, ou "rinorreia", por esfregar o focinho na gaiola, causados pelas porfirinas irritantes liberadas de forma secundária ao estresse.

Aplicação Incorreta de Vacinas — Aves

Características

Massas SC pequenas e firmes sobre os músculos peitorais caudais, onde as vacinas SC são comumente administradas. Nas aves, em caso de administração intradérmica ou intramuscular, e não SC, há o desenvolvimento de um granuloma; isso também ocorre se houver lesão do sarcolema durante a vacinação.

Principais Diagnósticos Diferenciais

Neoplasias ou abscessos.

Diagnóstico

Aparência típica e ausência de alteração da massa com o passar do tempo.

Tratamento e Prognóstico

Na maioria das vezes, não há necessidade de remoção cirúrgica da lesão. O granuloma, se estiver causando problemas, pode ser cirurgicamente removido, mas isso é raro. É essencial ter cuidado para impedir a ocorrência de dano à musculatura subjacente. O uso da agulha de calibre 22 assegurará que a injeção seja SC, e não intradérmica. Com a agulha de calibre 25, a injeção intradérmica pode ser dada de forma inadvertida, deixando uma bolha branca.

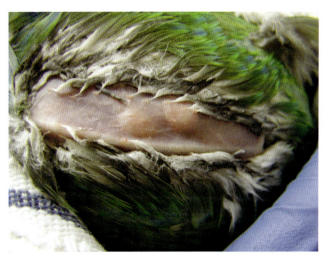

FIGURA 15-136 Aplicação Incorreta de Vacina. Um papagaio do gênero *Amazona* com granulomas subcutâneos (SC) provocados pela administração inadequada da vacina contra poliomavírus. As vacinas devem ser dadas por via SC, mas, em caso de lesão do sarcolema ou administração intramuscular ou intradérmica, um granuloma pode se formar.

CAPÍTULO 15 ■ Dermatologia de Aves e Animais Exóticos

Variedades Alopécicas

Características
Saiba que existem variedades alopécicas de cobaias, camundongos e outros animais.

Principais Diagnósticos Diferenciais
Não há.

Diagnóstico
Aparência típica.

Tratamento e Prognóstico
Não há.

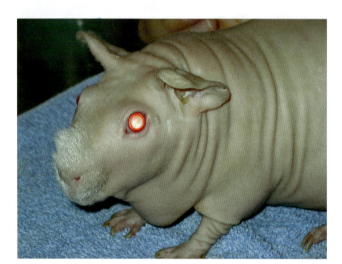

FIGURA 15-137 **Variedades Alopécicas.** Várias espécies alopécicas são comercializadas, inclusive camundongos e, como neste caso, cobaias. As variedades alopécicas parecem menos imunocompetentes do que seus correspondentes com pelos.

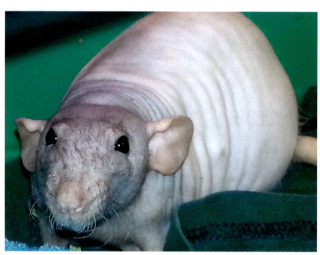

FIGURA 15-138 **Variedades Alopécicas.** Rato *hairless*.

Tatuagem — Furões, Coelhos, Aves

Características

A presença de dois pontos tatuados na orelha direita de um furão indica que o animal foi castrado ou submetido ao procedimento de remoção cirúrgica do saco anal. Ocasionalmente, coelhos de exposição apresentam uma tatuagem na orelha, usada para identificação. Anos atrás, quando a determinação do sexo das aves era feita por laparoscopia, e não exame de sangue, a tatuagem na asa esquerda indicava uma fêmea e, do lado direito, macho.

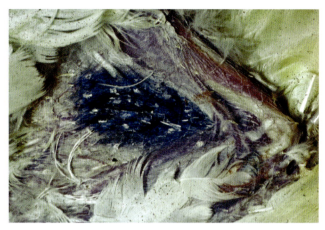

FIGURA 15-140 Tatuagem. A tatuagem na asa da ave indica que seu sexo foi determinado cirurgicamente ou por meio de exames de sangue como feminino (asa esquerda) ou masculino (asa direita).

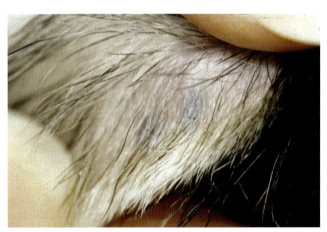

FIGURA 15-139 Tatuagem. Dois pontos tatuados na orelha direita de um furão indicam que o animal foi castrado ou submetido à remoção cirúrgica do saco anal.

Leitura Sugerida

Adamcak A, Kaufman A, Quesenberry K. What's your diagnosis? Generalized alopecia in a Syrian (golden) hamster. Lab Anim 1988;27:19-20.

Bauck L, Orr JP, Lawrence KH. Hyperadrenocorticism in three teddy bear hamsters. Can Vet J 1984;25:247-50.

Collins BR. Common diseases and medical management of rodents and lagomorphs. In: Jacobson ER, Kollias GV, editors. Exotic Animals. New York: Churchill Livingstone; 1988. p. 261-316.

Cooper JE. Dermatology. In: Mader DR, editor. Reptile Medicine and Surgery. 2nd ed St. Louis: Elsevier; 2006. p. 196-216.

Derrell CJ. Biology and diseases of other rodents. In: Fox JG, Cohen BJ, Loew FM, editors. Laboratory Animal Medicine. Orlando, FL: Academic Press; 1984. p. 183-206.

Diethelm G. Reptiles. In: Carpenter JW, editor. Exotic Animal Formulary. 3rd ed Philadelphia: Elsevier Saunders; 2005. p. 58-105.

Dirx MJ, Zeegers MP, Dagnelie PC, et al. Energy restriction and the risk of spontaneous mammary tumors in mice: a meta-analysis. Int J Cancer 2003;106(5):766-70.

Donnelly TM. Disease problems of small rodents. In: Hillyer EV, Quesenberry KE, editors. Ferrets, Rabbits, and Rodents—Clinical Medicine and Surgery. Philadelphia: WB Saunders; 1997. p. 307-28.

Donnelly TM, Quimby FW. Biology and diseases of other rodents. In: Fox JG, Anderson LC, Loew FM, Quimby FW, editors. Laboratory Animal Medicine. 2nd ed San Diego: Academic Press; 2002. p. 248-308.

Fox JG. Parasitic diseases. In Biology and Diseases of the Ferret. 2nd ed Baltimore: Williams, Wilkins; 1998. 375-392.

Gamble C, Morrisey JK. Ferrets. In: Carpenter JW, editor. Exotic Animal Formulary. 3rd ed St. Louis: Elsevier; 2005. p. 447-78.

Georgi JR, Georgi ME. Parasitology for Veterinarians. Philadelphia: WB Saunders; 1990.

Gerlach H. Viruses. In: Ritchie BW, Harrison G, Harrison LR, editors. Avian Medicine, Principles and Application. Lake Worth, FL: Wingers Publishing; 1994. p. 862-948.

Hankenson FC, Van Hoosier GL. Biology and diseases of hamsters. In: Fox JG, Anderson LC, Loew FM, Quimby FW, editors. Laboratory Animal Medicine. 2nd ed San Diego: Academic Press; 2002. p. 168-202.

Harcourt-Brown F. Skin diseases. In Textbook of Rabbit Medicine. Oxford, UK: Alden Press; 2002. 224-248.

Harkness JE, Murray KA, Wagner JE. Biology and diseases of guinea pigs. In: Fox JG, Anderson LC, Loew FM, Quimby FW, editors. Laboratory Animal Medicine. 2nd ed San Diego: Academic Press; 2002. p. 203-47.

Harkness JE, Wagner JE. Specific diseases and conditions. In: Harkness JE, Wagner JE, editors. The Biology and Medicine of Rabbits and Rodents. 4th ed Philadelphia: Williams & Wilkins; 1995. p. 171-322.

Hernandez-Divers SJ. Rabbits. In: Carpenter JW, editor. Exotic Animal Formulary. 3rd ed St. Louis: Elsevier; 2005. p. 410-46.

Hotchkiss C. Effect of surgical removal of subcutaneous tumors on survival of rats. J Am Vet Med Assoc 1995;206(10):1575-9.

Jacoby RO, Fox JG, Davisson M. Biology and diseases of mice. In: Fox JG, Anderson LC, Loew FM, Quimby FW, editors. Laboratory Animal Medicine. 2nd ed San Diego: Academic Press; 2002. p. 35-120.

Kohn DF, Clifford CB. Biology and diseases of rats. In: Fox JG, Anderson LC, Loew FM, Quimby FW, editors. Laboratory Animal Medicine. 2nd ed San Diego: Academic Press; 2002. p. 121-67.

Lipman NS, Foltz C. Hamsters. In: Laber-Laird K, Swindle MM, Flecknell P, editors. Handbook for Rodent and Rabbit Medicine. Tarrytown, NY: Pergamon; 1995. p. 65-82.

Lloyd M. Dermatologic diseases. In Ferrets—Health, Husbandry and Diseases. London: Blackwell Science; 1999. 78-87.

Marini RP, Otto G, Erdman S, et al. Biology and diseases of ferrets. In: Fox JG, Anderson LC, Loew FM, Quimby FW, editors. Laboratory Animal Medicine. 2nd ed San Diego: Academic Press; 2002. p. 483-518.

McTier TL, Hair JA, Walstrom DJ, Thompson L. Efficacy and safety of topical administration of selamectin for treatment of ear mite infestation in rabbits. J Am Vet Med Assoc 2003;223(3):322-4.

Morrisey JK. Part II: other diseases. In: Quesenberry KE, Carpenter JW, editors. Ferrets, Rabbits, and Rodents: Clinical Medicine and Surgery. 2nd ed Philadelphia: WB Saunders; 2004. p. 66-70.

Murray MJ. Aural abscesses. In: Mxader D, editor. Reptile Medicine and Surgery. Philadelphia: WB Saunders; 1996. p. 349-52.

Ness RD. Rodents. In: Carpenter JW, editor. Exotic Animal Formulary. 3rd ed St. Louis: Elsevier; 2005. p. 377-410.

Orcutt C. Dermatologic diseases. In: Hillyer EV, Quesenberry KE, editors. Ferrets, Rabbits and Rodents: Clinical Medicine and Surgery. Philadelphia: WB Saunders; 1997. p. 115-25.

Pollack C, Carpenter JW, Antinoff N. Birds. In: Carpenter JW, editor. Exotic Animal Formulary. 3rd ed St. Louis: Elsevier; 2005. p. 135-346.

Quesenberry KE, Orcutt C. Basic approach to veterinary care. In: Quesenberry KE, Carpenter JW, editors. Ferrets, Rabbits, and Rodents: Clinical Medicine and Surgery. 2nd ed Philadelphia: WB Saunders; 2004. p. 13-24.

Ramis A, Latimer KS, Niagro FD, et al. Diagnosis of psittacine beak and feather disease (PBFD) viral infection, avian polyomavirus infection, adenovirus infection and herpesvirus infection in psittacine tissues using DNA in situ hybridization. Avian Pathol 1994;23:643-57.

Raymond JT, Garner MM. Spontaneous tumours in captive African hedgehogs (Atelerix albiventris): a retrospective study. J Comp Pathol 2001;124:128-33.

Ritchie BW. Circoviridae. In Avian Viruses, Function and Control. Lake Worth, FL: Wingers Publishing; 1995. 223-252.

Rosenthal KL. Respiratory disease. In: Quesenberry KE, Carpenter JW, editors. Ferrets, Rabbits and Rodents: Clinical Medicine and Surgery. 2nd ed Philadelphia: WB Saunders; 2004. p. 72-8.

Schmidt RE, Reavill DR. The avian thyroid gland. Vet Clin North Am Exot Anim Pract 2008;11(10):15-23.

Shoemaker NJ. Selected dermatologic conditions in exotics pets. Exotic DVM 1999;1:5.

Styles DK, Tomaszewski EK, Jaeger LA, Phalen DN. Psittacid herpesvirus associated with mucosal papillomas in neotropical parrots. Virology 2004;325(1):24-35.

Suckow MA, Brammer DW, Rush HG, Chrisp CE. Biology and diseases of rabbits. In: Fox JG, Anderson LC, Loew FM, Quimby FW, editors. Laboratory Animal Medicine. 2nd ed San Diego: Academic Press; 2002. p. 329-64.

Tanaka A, Hisanaga A, Ishinishi N. The frequency of spontaneously-occurring neoplasms in the male Syrian golden hamster. Vet Hum Toxicol 1991;33(4):318-21.

CAPÍTULO | 16

Imagens Pré-tratamento e de Resposta Pós-tratamento

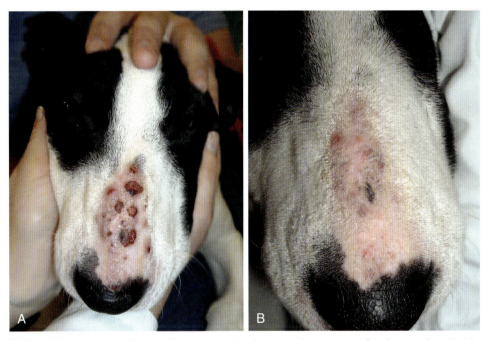

FIGURA 16-1 **Piodermite Nasal. A,** Dermatite papular alopécica e descamativa no focinho antes da instituição do tratamento. **B,** Após 3 semanas de antibioticoterapia agressiva (dose alta, duração longa e frequência ideal), houve resolução da foliculite e furunculose bacteriana.

CAPÍTULO 16 ■ Imagens Pré-tratamento e de Resposta Pós-tratamento

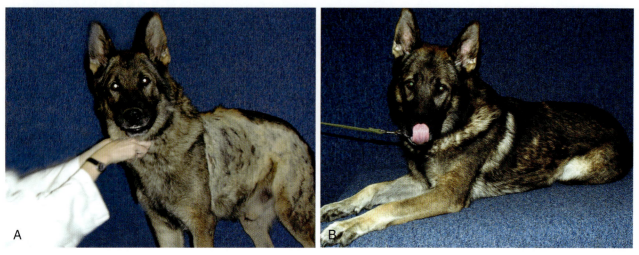

FIGURA 16-2 **Piodermite. A,** Um Pastor Alemão adulto com foliculite e furunculose bacteriana generalizada. O pelame foi tricotomizado, revelando numerosas lesões papulares descamativas com drenagem. **B,** Após a antibioticoterapia agressiva (dose alta, duração longa e frequência ideal), houve resolução da foliculite e da furunculose bacteriana.

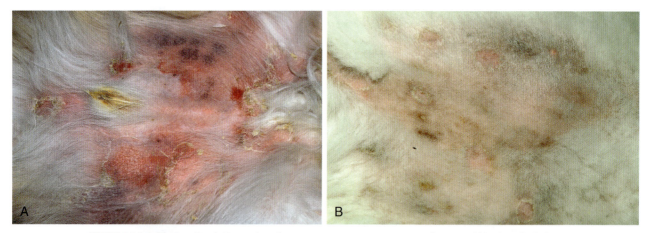

FIGURA 16-3 **Piodermite. A,** Dermatite eritematosa grave com numerosos colaretes epidérmicos. **B,** Após a antibioticoterapia agressiva, a piodermite melhorou, mas numerosos colaretes epidérmicos ainda são observados. Este cão apresentava infecção por *Staphylococcus schleiferi* resistente a múltiplas medicações.

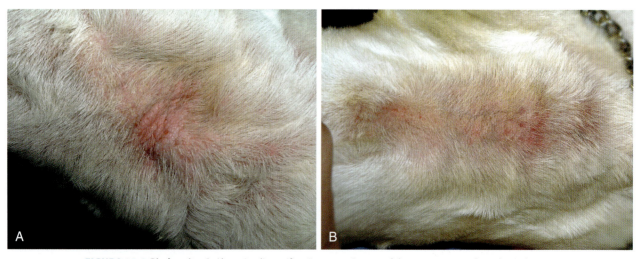

FIGURA 16-4 **Piodermite. A,** Alopecia e liquenificação na porção ventral do pescoço, causadas pela piodermite bacteriana. Note a semelhança à dermatite por *Malassezia* (levedura). **B,** Após a antibioticoterapia agressiva (dose alta, duração longa e frequência ideal), houve resolução da foliculite e furunculose bacteriana.

Imagens Pré-tratamento e de Resposta Pós-tratamento 577

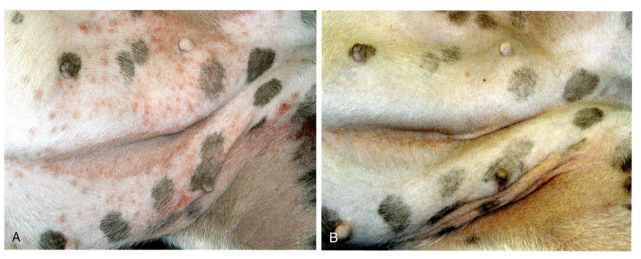

FIGURA 16-5 Piodermite. A, A erupção papular eritematosa no abdômen de um cão com foliculite bacteriana é característica da piodermite em cães. **B,** Após a antibioticoterapia agressiva (dose alta, duração longa e frequência ideal), houve resolução da foliculite e furunculose bacteriana.

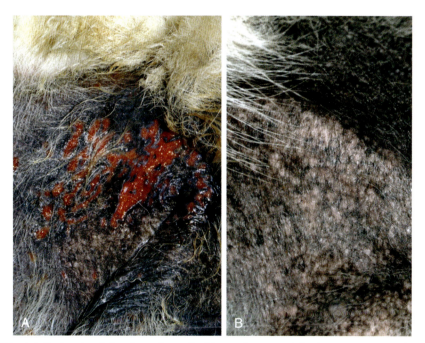

FIGURA 16-6 Piodermite. A, Esta dermatite erosiva foi causada por uma infecção agressiva por *Staphylococcus* em um Pastor Alemão adulto. As exotoxinas de *Staphylococcus* são provavelmente responsáveis pelas lesões erosivas (como na síndrome da pele escaldada por *Staphylococcus*). **B,** Após a antibioticoterapia agressiva (dose alta, duração longa e frequência ideal), houve resolução da foliculite e furunculose bacteriana.

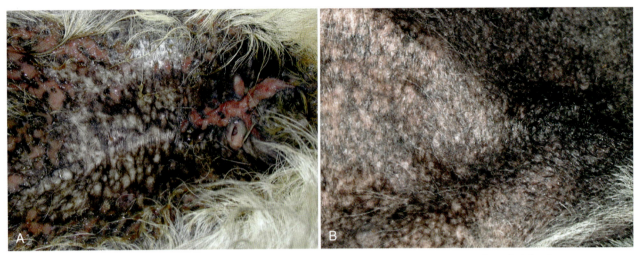

FIGURA 16-7 Piodermite. Mesmo cão mostrado na Figura 16-6. **A,** Lesões erosivas causadas pela infecção agressiva por *Staphylococcus* no abdômen. **B,** Após a antibioticoterapia agressiva (dose alta, duração longa e frequência ideal), houve resolução da foliculite e furunculose bacteriana.

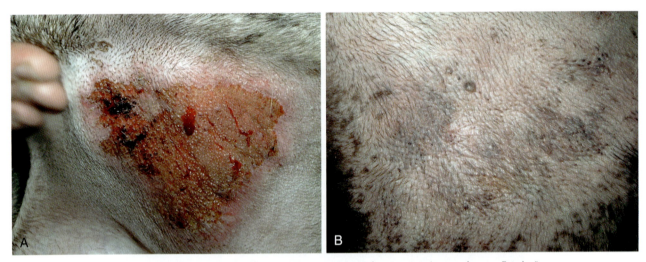

FIGURA 16-8 Nocardiose. A, Uma placa eritematosa com exsudato na parte interna da coxa. Esta lesão em formato de placa é incomum nas infecções por *Nocardia*, que geralmente provocam celulite mais profunda. **B,** Após o tratamento agressivo com trimetoprima-sulfa, houve resolução das lesões.

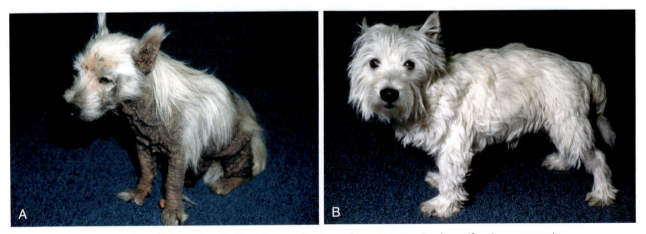

FIGURA 16-9 Malasseziose. A, Alopecia generalizada com hiperpigmentação e liquenificação no característico padrão em "pele de elefante" associada à dermatite por leveduras. **B,** Após várias semanas de tratamento sistêmico com cetoconazol e terapia antifúngica tópica, houve resolução da dermatite por leveduras. A doença subjacente ou primária (alergias ou doença endócrina) deve ser controlada para prevenção de recidivas da infecção.

Imagens Pré-tratamento e de Resposta Pós-tratamento 579

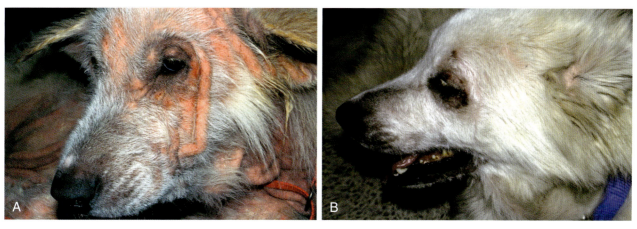

FIGURA 16-10 Malasseziose. A, Grave dermatite eritematosa, alopécica e liquenificada na face de um cão causada por dermatite secundária por leveduras associada à dermatite alérgica primária. **B,** Após várias semanas de tratamento sistêmico com cetoconazol e terapia antifúngica tópica, houve resolução da dermatite por leveduras.

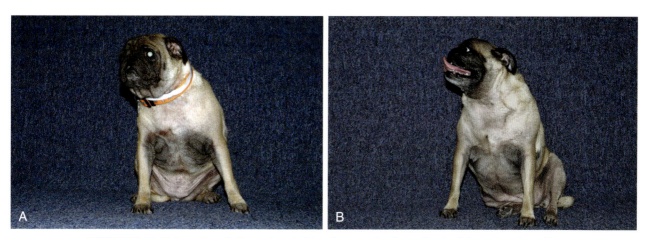

FIGURA 16-11 Malasseziose. A, Grave alopecia, hiperpigmentação e liquenificação da face e da axila no clássico padrão em "pele de elefante" típico da dermatite por leveduras. **B,** Após várias semanas de terapia antifúngica e antibacteriana sistêmica e tópica, houve resolução da dermatite por leveduras.

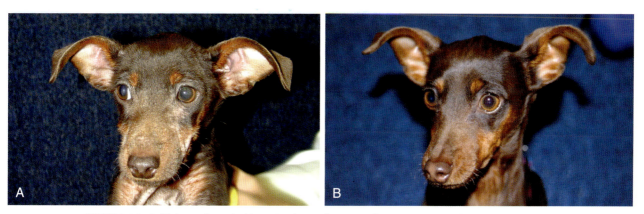

FIGURA 16-12 Malasseziose. A, Alopecia e liquenificação na face e no pescoço de um jovem Pinscher Miniatura, causadas por uma infecção leveduriforme secundária associada à alergia alimentar. **B,** Após várias semanas de tratamento sistêmico com cetoconazol e terapia antifúngica tópica, houve resolução da dermatite por leveduras. A alergia alimentar foi tratada com a alteração da dieta.

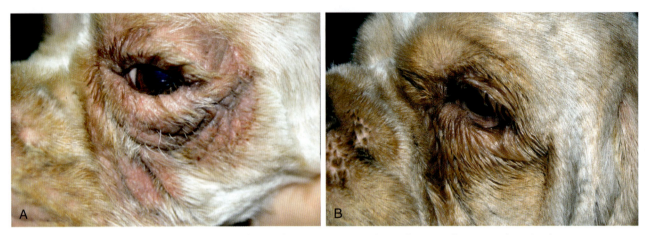

FIGURA 16-13 **Malasseziose. A,** Alopecia, hiperpigmentação e liquenificação na face e na pele periocular de um Cocker Spaniel adulto com dermatite alérgica. **B,** Após várias semanas de tratamento sistêmico com cetoconazol e terapia antifúngica tópica, houve resolução da dermatite por leveduras.

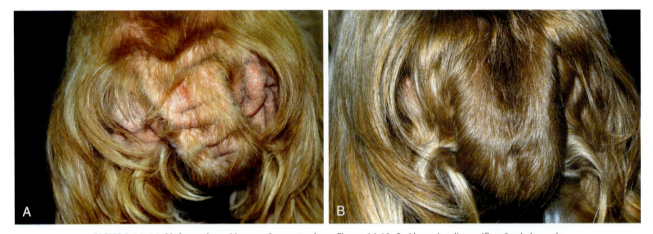

FIGURA 16-14 **Malasseziose.** Mesmo cão mostrado na Figura 16-13. **A,** Alopecia e liquenificação da base da cauda causadas por dermatite secundária por leveduras. Note a semelhança com a dermatite por alergia à saliva das pulgas. **B,** Após várias semanas de tratamento sistêmico com cetoconazol e terapia antifúngica tópica, houve resolução da dermatite por leveduras.

Imagens Pré-tratamento e de Resposta Pós-tratamento | 581

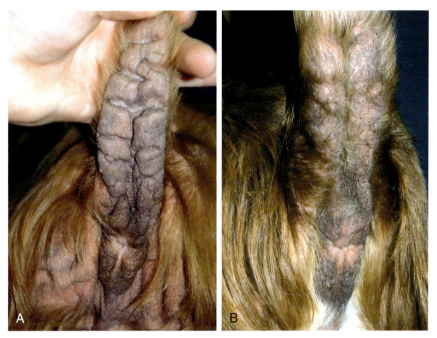

FIGURA 16-15 Malasseziose. A, Grave alopecia, hiperpigmentação e liquenificação na porção ventral da cauda e região perianal em um cão com grave dermatite secundária por leveduras. Com base na distribuição perianal, dermatite por alergia alimentar deve ser considerada a possível doença primária. **B,** Após várias semanas de tratamento sistêmico com cetoconazol e terapia antifúngica tópica, houve resolução da dermatite por leveduras.

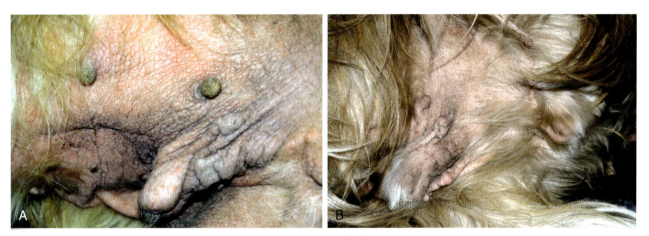

FIGURA 16-16 Malasseziose. A, Alopecia, hiperpigmentação e liquenificação no característico padrão em "pele de elefante" associado à infecção leveduriforme secundária. **B,** Após várias semanas de tratamento sistêmico com cetoconazol e terapia antifúngica tópica, houve resolução da dermatite por leveduras.

CAPÍTULO 16 ■ Imagens Pré-tratamento e de Resposta Pós-tratamento

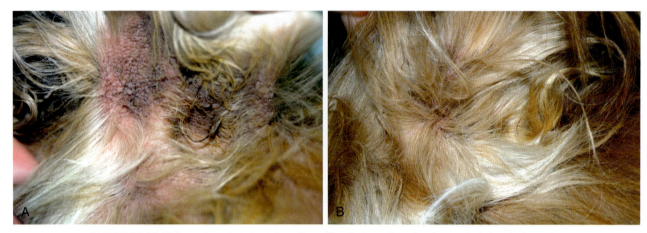

FIGURA 16-17 **Malasseziose. A,** A alopecia e a liquenificação da região axilar são características da dermatite por leveduras. **B,** Após várias semanas de tratamento sistêmico com cetoconazol e terapia antifúngica tópica, houve resolução da dermatite por leveduras.

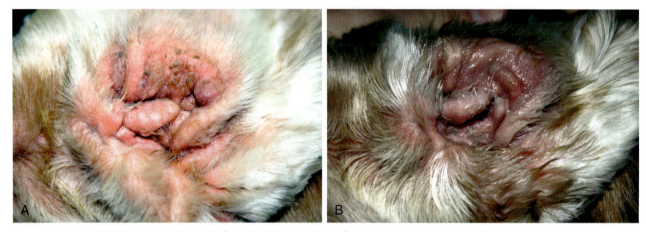

FIGURA 16-18 **Otite por *Malassezia*. A,** Eritema, liquenificação e estenose do canal auditivo externo com exsudato úmido. A avaliação citológica mostrou a predominância da infecção leveduriforme secundária. **B,** Após várias semanas de tratamento sistêmico com cetoconazol e terapia tópica com Otomax®, houve resolução da otite por leveduras. O material úmido é o Otomax®. Note que, com a resolução da infecção e o tratamento tópico com corticosteroides, o aumento de volume do canal auditivo diminuiu de forma considerável.

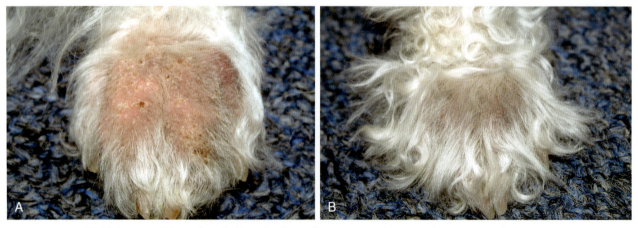

FIGURA 16-19 **Malasseziose. A,** Alopecia e liquenificação na pata de um cão alérgico com pododermatite leveduriforme secundária. O espaço interdigital geralmente é o sítio predominante de infecções bacterianas e leveduriformes secundárias; porém, neste paciente, a dermatite se estendeu até a superfície dorsal da pata. **B,** Após várias semanas de tratamento sistêmico com cetoconazol e terapia antifúngica tópica, houve resolução da dermatite por leveduras.

Imagens Pré-tratamento e de Resposta Pós-tratamento

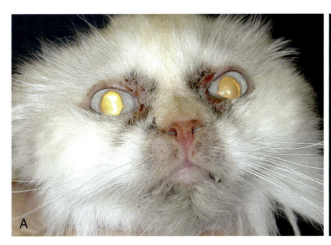
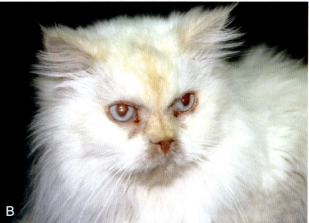

FIGURA 16-20 Malasseziose. A, Um exsudato escuro provocou a aglomeração dos pelos e a formação de crostas na pele periocular e no focinho neste gato com dermatite secundária por leveduras. Note a semelhança com o pênfigo felino e a dermatite facial idiopática dos Persas. **B,** Após várias semanas de tratamento sistêmico com itraconazol (o cetoconazol causa muitos efeitos adversos em gatos) e terapia antifúngica tópica, houve resolução da dermatite por leveduras.

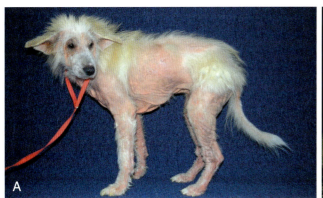
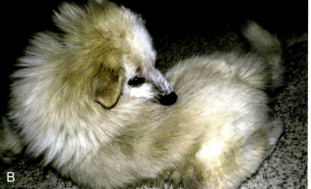

FIGURA 16-21 Malasseziose. A, Alopecia generalizada, eritema e liquenificação em um cão adulto com dermatite secundária por leveduras associada a uma alergia subjacente. **B,** Após várias semanas de tratamento sistêmico com cetoconazol e terapia antifúngica tópica, houve resolução da dermatite por leveduras. Note que o cão ainda apresentava prurido devido à doença alérgica subjacente, que continua não controlada.

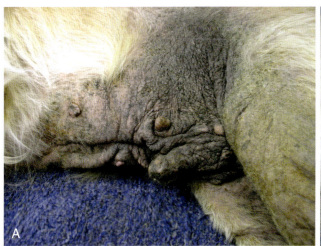
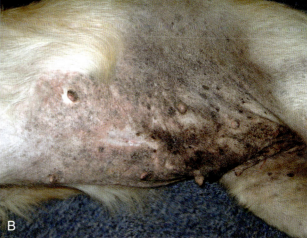

FIGURA 16-22 Malasseziose. A, Alopecia, hiperpigmentação e liquenificação no característico padrão em "pele de elefante" associado à dermatite por leveduras. **B,** Após várias semanas de tratamento sistêmico com cetoconazol e terapia antifúngica tópica, houve resolução da dermatite por leveduras.

584 CAPÍTULO 16 ■ Imagens Pré-tratamento e de Resposta Pós-tratamento

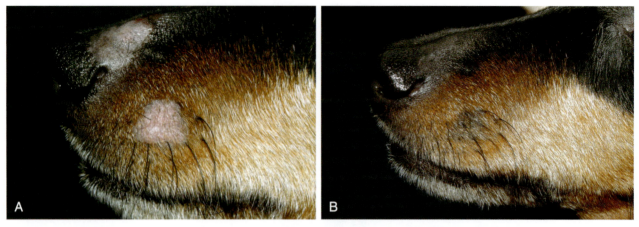

FIGURA 16-23 **Dermatofitose. A,** Alopecia focal e eritema no focinho de um Dachshund adulto. **B,** Após várias semanas de tratamento sistêmico com cetoconazol e terapia antifúngica tópica, houve resolução da dermatofitose.

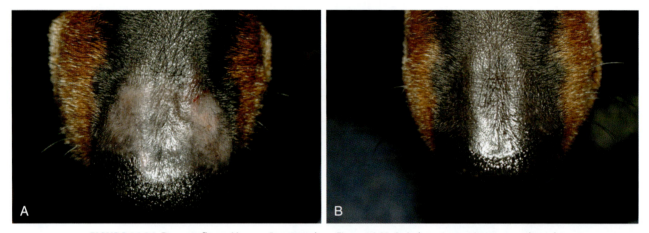

FIGURA 16-24 **Dermatofitose.** Mesmo cão mostrado na Figura 16-23. **A,** A alopecia e o eritema causados pela foliculite afetam apenas a porção pilosa do focinho, diferentemente da doença cutânea autoimune, que acomete o plano nasal glabro. **B,** Após várias semanas de tratamento sistêmico com cetoconazol e terapia antifúngica tópica, houve resolução da dermatofitose.

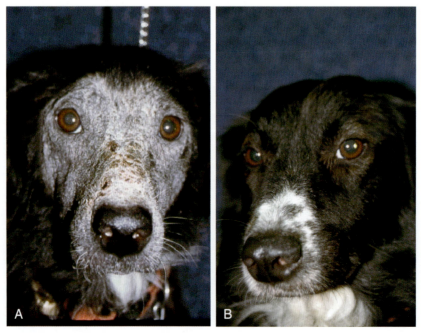

FIGURA 16-25 **Demodicidose. A,** Alopecia generalizada e erupção papular descamativa na face causadas pela demodicidose. **B,** Após vários meses de terapia acaricida sistêmica, houve resolução da infecção por *Demodex* (com base em dois exames parasitológicos por raspados de pele negativos consecutivos com 3 semanas de intervalo).

Imagens Pré-tratamento e de Resposta Pós-tratamento 585

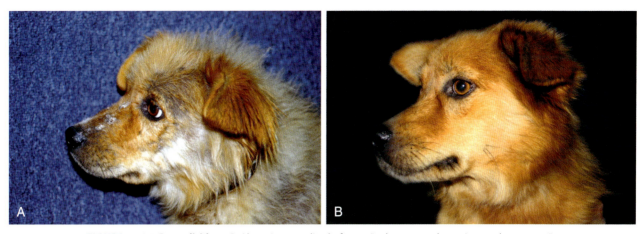

FIGURA 16-26 **Demodicidose. A,** Alopecia generalizada, formação de crostas e dermatite papular em um cão adulto. **B,** Após vários meses de terapia acaricida sistêmica, houve resolução da infecção por *Demodex* (com base em dois exames parasitológicos por raspados de pele negativos consecutivos com 3 semanas de intervalo).

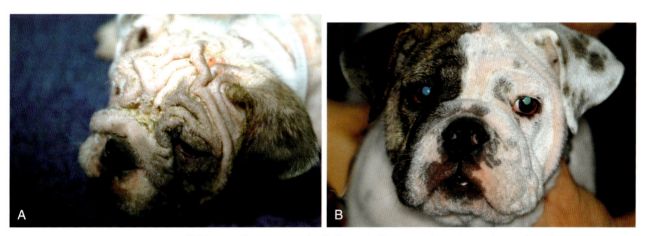

FIGURA 16-27 **Demodicidose. A,** Alopecia generalizada, formação de crostas e dermatite papular na cabeça de um Buldogue Inglês filhote. **B,** Após vários meses de terapia acaricida sistêmica (ivermectina), houve resolução da infecção por *Demodex* (com base em dois exames parasitológicos por raspados de pele negativos consecutivos com 3 semanas de intervalo).

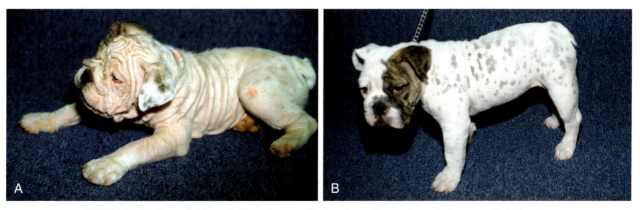

FIGURA 16-28 **Demodicidose. A,** Alopecia generalizada e dermatite papular em todo o corpo. **B,** Após vários meses de terapia acaricida sistêmica (ivermectina), houve resolução da infecção por *Demodex* (com base em dois exames parasitológicos por raspados de pele negativos consecutivos com 3 semanas de intervalo).

586 CAPÍTULO 16 ■ Imagens Pré-tratamento e de Resposta Pós-tratamento

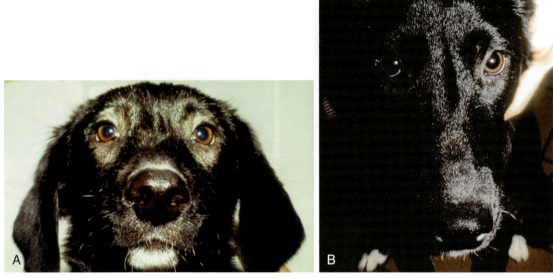

FIGURA 16-29 Demodicidose. A, Alopecia periocular em um cão jovem sem raça definida. **B,** Após vários meses de terapia acaricida sistêmica (ivermectina), houve resolução da infecção por *Demodex* (com base em dois exames parasitológicos por raspados de pele negativos consecutivos com 3 semanas de intervalo).

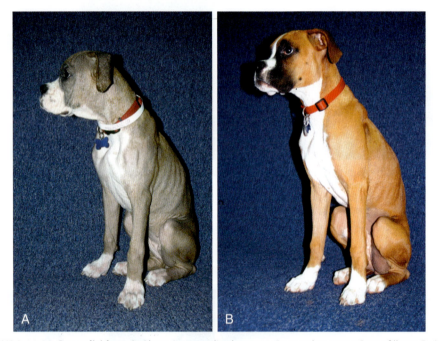

FIGURA 16-30 Demodicidose. A, Alopecia generalizada e erupção papular em um Boxer filhote. **B,** Após vários meses de terapia acaricida sistêmica (ivermectina), houve resolução da infecção por *Demodex* (com base em dois exames parasitológicos por raspados de pele negativos consecutivos com 3 semanas de intervalo).

Imagens Pré-tratamento e de Resposta Pós-tratamento 587

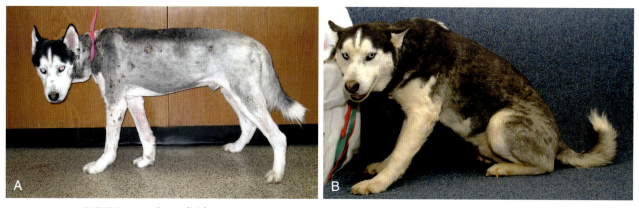

FIGURA 16-31 **Demodicidose. A,** Dermatite generalizada papular com crostas com tratos drenantes causada por grave foliculite e furunculose. **B,** Após vários meses de terapia acaricida sistêmica, houve resolução da infecção por *Demodex* (com base em dois exames parasitológicos por raspados de pele negativos consecutivos com 3 semanas de intervalo).

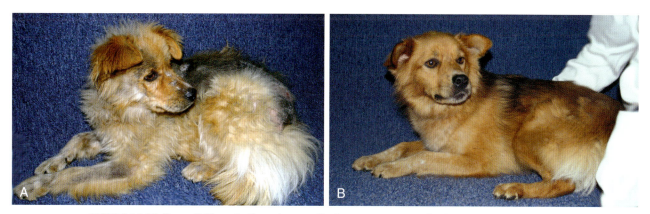

FIGURA 16-32 **Demodicidose. A,** Alopecia generalizada com erupção papular descamativa. **B,** Após vários meses de terapia acaricida sistêmica, houve resolução da infecção por *Demodex* (com base em dois exames parasitológicos por raspados de pele negativos consecutivos com 3 semanas de intervalo).

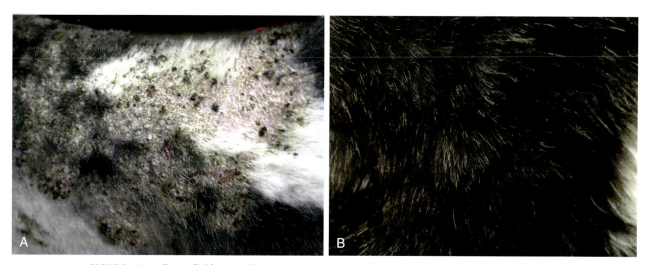

FIGURA 16-33 **Demodicidose. A,** Alopecia com grave dermatite papular com crostas no tronco de um cão adulto. **B,** Após vários meses de terapia acaricida sistêmica, houve resolução da infecção por *Demodex* (com base em dois exames parasitológicos por raspados de pele negativos consecutivos com 3 semanas de intervalo).

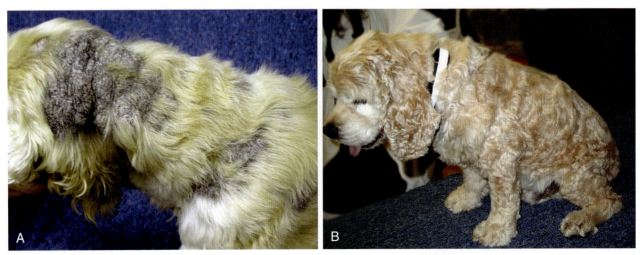

FIGURA 16-34 **Demodicidose. A,** Alopecia com hiperpigmentação e liquenificação na cabeça, no pescoço e no ombro de um Cocker Spaniel adulto. Note a similaridade à lesão da dermatite por *Malassezia* (levedura), que geralmente ocorre no ventre. **B,** Após vários meses de terapia acaricida sistêmica, houve resolução da infecção por *Demodex* (com base em dois exames parasitológicos por raspados de pele negativos consecutivos com 3 semanas de intervalo).

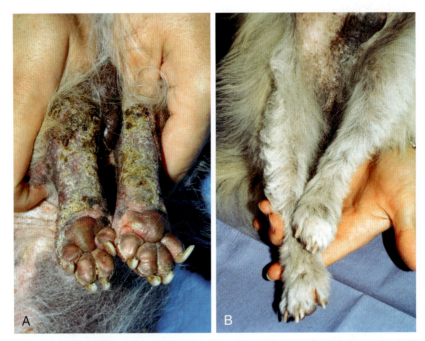

FIGURA 16-35 **Demodicidose.** Mesmo cão mostrado na Figura 16-34. **A,** Alopecia generalizada, hiperpigmentação e dermatite papular com crostas na maior parte da superfície cutânea. **B,** Após vários meses de terapia acaricida sistêmica (ivermectina), houve resolução da infecção por *Demodex* (com base em dois exames parasitológicos por raspados de pele negativos consecutivos com 3 semanas de intervalo).

Imagens Pré-tratamento e de Resposta Pós-tratamento 589

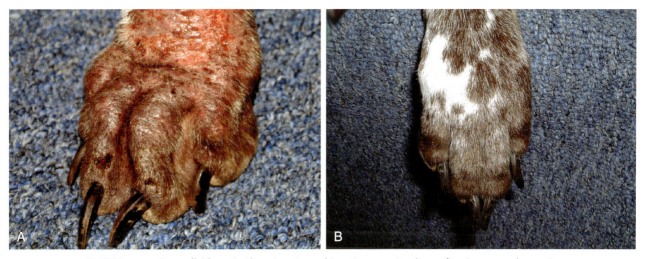

FIGURA 16-36 **Demodicidose. A,** Alopecia, eritema, hiperpigmentação e liquenificação na pata de um cão com hiperadrenocorticismo iatrogênico. **B,** Após vários meses de terapia acaricida sistêmica (ivermectina) e interrupção do corticosteroides, houve resolução da infecção por *Demodex* (com base em dois exames parasitológicos por raspados de pele negativos consecutivos com 3 semanas de intervalo).

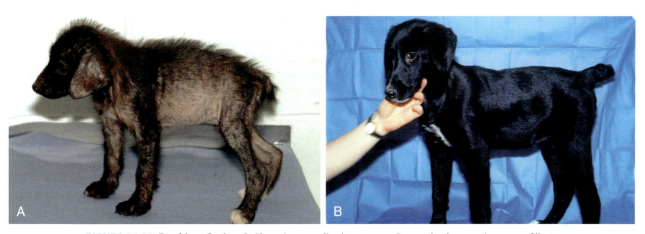

FIGURA 16-37 **Escabiose Canina. A,** Alopecia generalizada com erupção papular descamativa em um filhote de cão sem raça definida. **B,** Após várias semanas de terapia acaricida sistêmica (ivermectina), houve resolução da infecção.

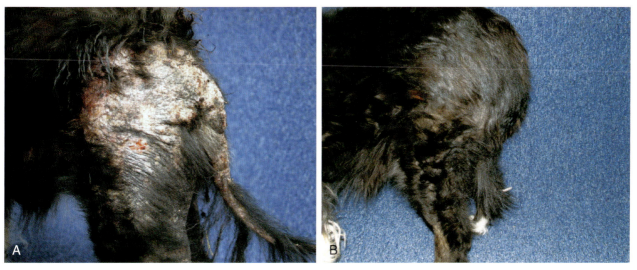

FIGURA 16-38 **Dermatite por Alergia à Saliva das Pulgas. A,** Grave alopecia, liquenificação e dermatite papular com crostas na área lombar. A distribuição lombar (lesões caudais à caixa torácica) é característica da dermatite por alergia à saliva das pulgas em cães. **B,** Após várias semanas de tratamento agressivo com controle de pulgas por medicamento tópico *spot-on*, houve resolução da dermatite por alergia à saliva das pulgas.

590 CAPÍTULO 16 ■ Imagens Pré-tratamento e de Resposta Pós-tratamento

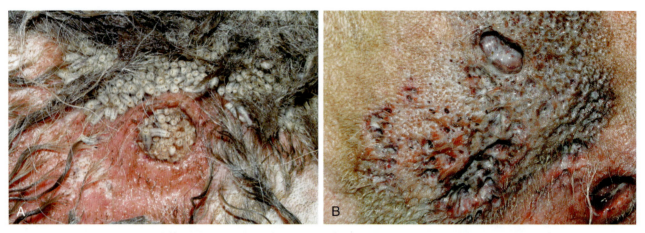

FIGURA 16-39 Miíase. A, Numerosas miíases em uma lesão cutânea em um cão adulto. **B,** O paciente foi banhado e a miíase foi removida, deixando as lesões cutâneas abertas.

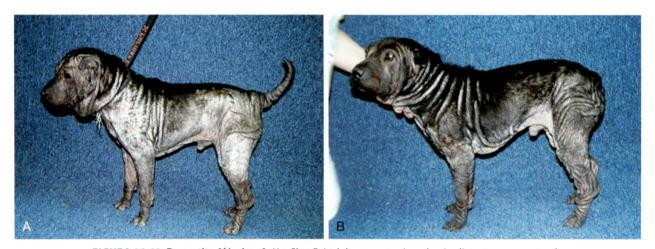

FIGURA 16-40 Dermatite Alérgica. A, Um Shar Pei adulto com atopia e alergia alimentar, apresentando alopecia generalizada e dermatite papular. **B,** As lesões cutâneas estavam se resolvendo com o tratamento com ciclosporina. Este paciente não melhorou após diversas tentativas de diagnóstico de alergia, protocolos de hipossensibilização, mudança da dieta e terapia sintomática.

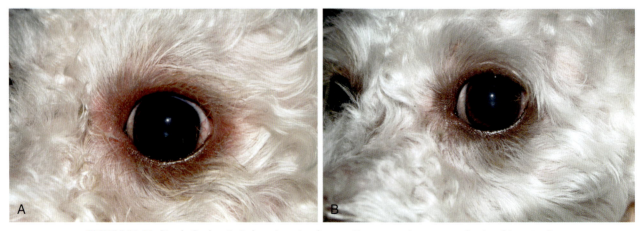

FIGURA 16-41 Atopia Canina. A, A alopecia periocular e o eritema causados por uma alergia subjacente são aparentes. **B,** A alopecia periocular e o eritema melhoraram após o controle da doença alérgica subjacente.

Imagens Pré-tratamento e de Resposta Pós-tratamento 591

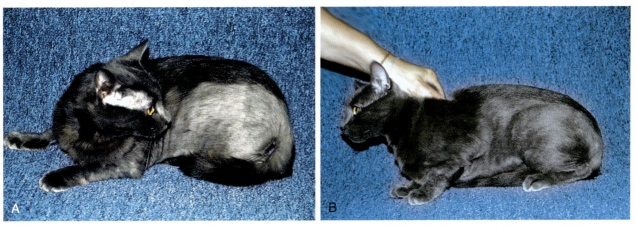

FIGURA 16-42 Dermatite Alérgica Felina. A, Em gatos, a alopecia alérgica com ou sem dermatite aparente inflamatória pode ter muitas causas (p. ex., ectoparasitismo, alergia à saliva das pulgas, alergia alimentar, atopia). **B,** Quando a causa primária é identificada e controlada, o excesso de lambedura (prurido) diminuiu e o pelo voltou a crescer.

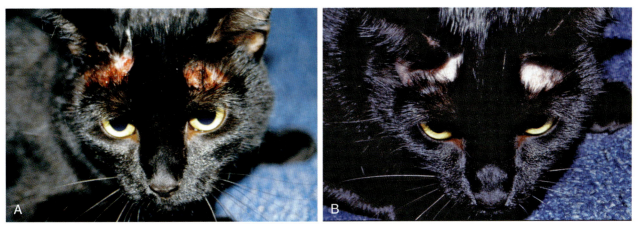

FIGURA 16-43 Dermatite Alérgica Felina. A, Estas placas eosinofílicas simétricas se desenvolveram de forma aguda. **B,** Estas placas eosinofílicas se resolveram com o controle agressivo de pulgas e terapia com corticosteroide injetável.

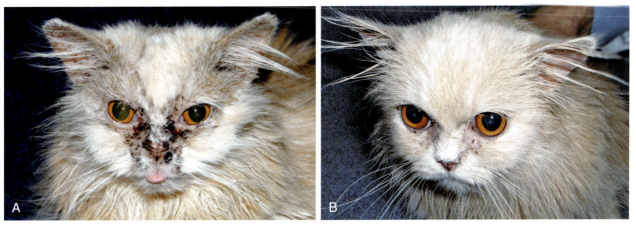

FIGURA 16-44 Pênfigo Foliáceo. A, Dermatite papular com crostas na face e no pavilhão auricular de um gato com pênfigo foliáceo. **B,** A dermatite papular com crostas estava se resolvendo após várias semanas de terapia imunossupressora tradicional.

CAPÍTULO 16 ■ Imagens Pré-tratamento e de Resposta Pós-tratamento

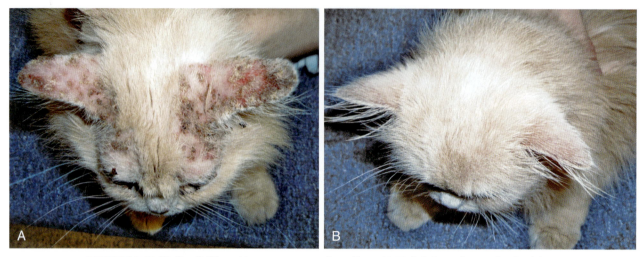

FIGURA 16-45 Pênfigo Foliáceo. Mesmo gato mostrado na Figura 16-44. **A,** A dermatite papular alopécica e descamativa no pavilhão auricular é característica da doença cutânea autoimune. Note (em gatos) a semelhança com outras causas de dermatite descamativa em cabeça e pescoço (p. ex., ectoparasitismo, alergia à saliva das pulgas, alergia alimentar, atopia). **B,** A dermatite papular com crostas estava se resolvendo após várias semanas de terapia imunossupressora tradicional.

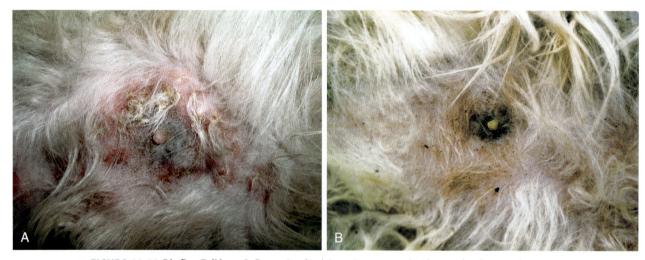

FIGURA 16-46 Pênfigo Foliáceo. A, Dermatite alopécica, eritematosa e úmida ao redor dos mamilos é uma característica importante e comum do pênfigo foliáceo em gatos. **B,** A dermatite estava se resolvendo após várias semanas de terapia imunossupressora tradicional.

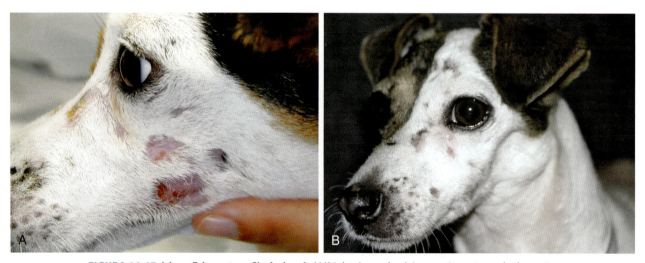

FIGURA 16-47 Lúpus Eritematoso Sistêmico. A, Múltiplas áreas alopécicas e eritematosas de dermatite erosiva na face de um Jack Russell Terrier. Note a semelhança com as lesões típicas da vasculite, que pode ser familiar em Jack Russell Terriers. **B,** Persistência de múltiplas cicatrizes alopécicas apesar da resolução da doença cutânea autoimune ativa com a terapia imunossupressora tradicional.

Imagens Pré-tratamento e de Resposta Pós-tratamento 593

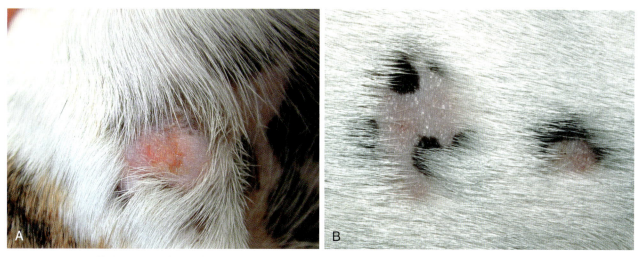

FIGURA 16-48 Lúpus Eritematoso Sistêmico. Mesmo cão mostrado na Figura 16-47. **A,** A área focal de alopecia e eritema. Note que a presença de eritema sugere a existência de resposta inflamatória e doença ativa. **B,** Com a terapia imunossupressora, a inflamação ativa e o eritema associado devem se resolver. Dependendo da gravidade da lesão, pode haver persistência de cicatrizes alopécicas.

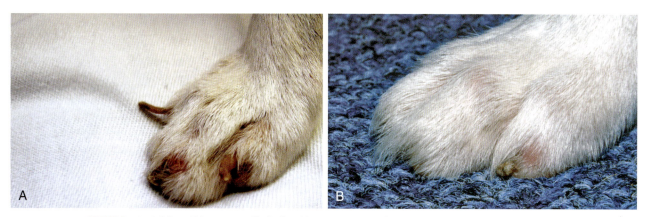

FIGURA 16-49 Lúpus Eritematoso Sistêmico. Mesmo cão mostrado na Figura 16-47. **A,** A onicodistrofia foi causada por uma vasculite concomitante associada ao lúpus. **B,** Com a terapia imunossupressora, a onicodistrofia melhorou e as unhas ficaram mais normais.

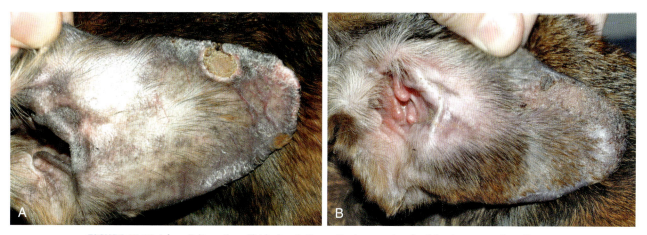

FIGURA 16-50 Lúpus Eritematoso Sistêmico. A, Dermatite descamativa alopécica da margem da orelha com área circular de necrose causada por trombose vascular. **B,** Com a terapia imunossupressora, houve resolução da vasculite associada ao lúpus, permitindo a cicatrização da pele.

594 CAPÍTULO 16 ■ Imagens Pré-tratamento e de Resposta Pós-tratamento

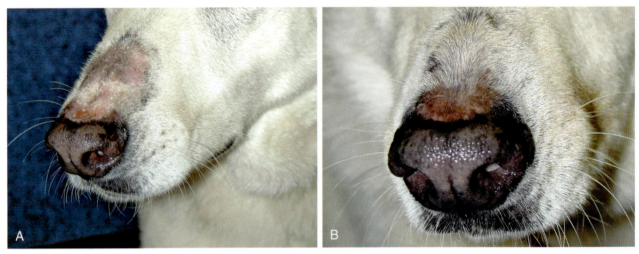

FIGURA 16-51 **Lúpus Eritematoso Discoide. A,** A despigmentação do plano nasal é exclusiva e característica das doenças cutâneas autoimunes. A dermatite alopécica e eritematosa na porção pilosa do focinho pode ser causada pela foliculite (piodermite, *Demodex* e dermatófito), mas foi associada à doença cutânea autoimune neste paciente. **B,** A despigmentação nasal e a dermatite alopécica se resolveram após várias semanas de tratamento tópico com tacrolimus.

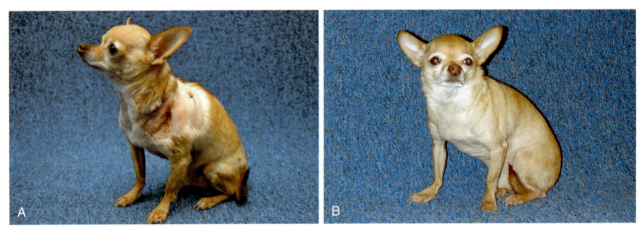

FIGURA 16-52 **Paniculite Nodular Estéril. A,** Múltiplos nódulos drenantes nos ombros de um Chihuahua adulto. **B,** Houve resolução das lesões nodulares e o pelame voltou a crescer após várias semanas de terapia imunossupressora.

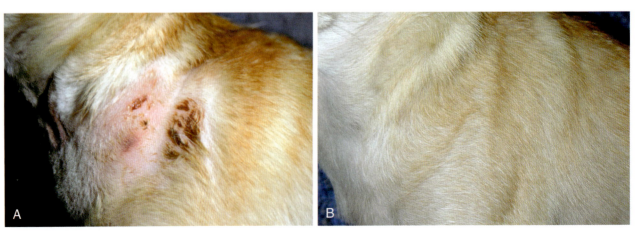

FIGURA 16-53 **Paniculite Nodular Estéril.** Mesmo cão mostrado na Figura 16-52. **A,** Numerosos nódulos drenantes com formação de crostas nos ombros de um Chihuahua adulto. **B,** Houve resolução das lesões nodulares e o pelame voltou a crescer após várias semanas de terapia imunossupressora.

Imagens Pré-tratamento e de Resposta Pós-tratamento | **595**

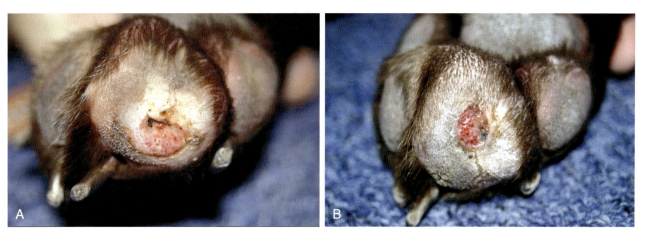

FIGURA 16-54 Vasculite Cutânea. A, Esta lesão ulcerativa próxima ao centro do coxim digital é característica da vasculite. **B,** A lesão ulcerativa no centro do coxim digital melhorou após várias semanas de terapia com pentoxifilina.

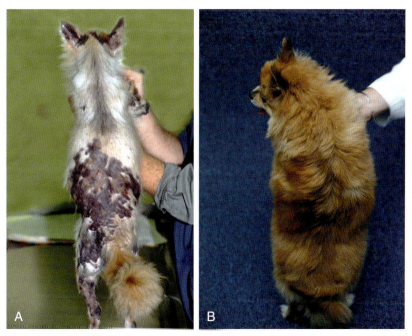

FIGURA 16-55 Eritema Multiforme. A, Alopecia generalizada com lesões erosivas e hiperpigmentadas em um Lulu da Pomerânia adulto. Note que as bordas serpentiformes bem demarcadas das lesões são características da reação cutânea a fármacos, da vasculite e da doença cutânea autoimune. **B,** Resolução completa das lesões após vários meses de terapia imunossupressora com ciclosporina (Atopica®).

596   CAPÍTULO 16 ■ Imagens Pré-tratamento e de Resposta Pós-tratamento

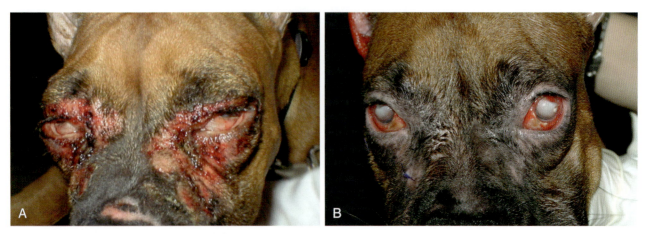

FIGURA 16-56 Eritema Multiforme. A, Grave dermatite erosiva na pele periocular e face de um Boxer adulto. O cão também apresentava infecção por *Staphylococcus aureus* resistente à meticilina, provavelmente contraída do proprietário, que trabalhava em uma instituição de saúde humana. **B,** Melhora moderada na dermatite erosiva após várias semanas de antibioticoterapia agressiva (com base nos resultados da cultura e em dose alta, duração longa e frequência ideal) e tratamento imunossupressor.

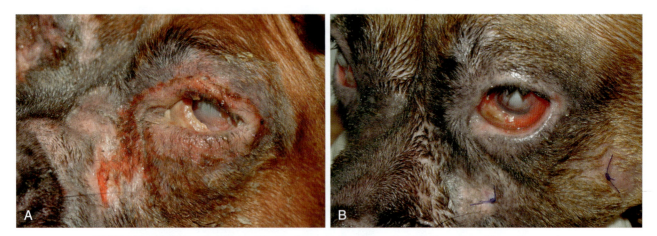

FIGURA 16-57 Eritema Multiforme. Mesmo cão mostrado na Figura 16-56. **A,** Grave dermatite erosiva na pele periocular com edema de córnea e uveíte concomitantes. O cão também apresentava infecção por *Staphylococcus aureus* resistente à meticilina, provavelmente contraída do proprietário, que trabalhava em uma instituição de saúde humana. **B,** Melhora moderada na dermatite erosiva após várias semanas de antibioticoterapia agressiva (com base nos resultados da cultura e em dose alta, duração longa e frequência ideal) e tratamento imunossupressor.

Imagens Pré-tratamento e de Resposta Pós-tratamento | 597

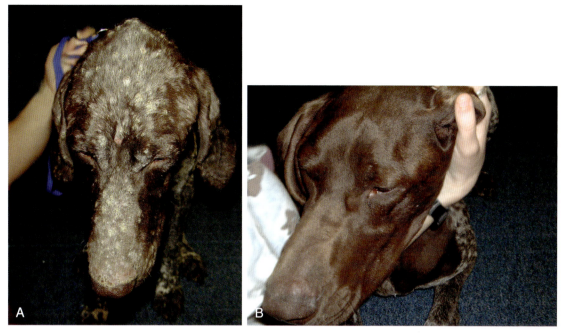

FIGURA 16-58 **Reação Cutânea a Fármacos. A,** Dermatite nodular descamativa em toda a cabeça e corpo, provavelmente causada por uma reação idiossincrática a fármacos. **B,** Resolução completa da dermatite nodular descamativa após interrupção do fármaco suspeito e várias semanas de terapia imunossupressora.

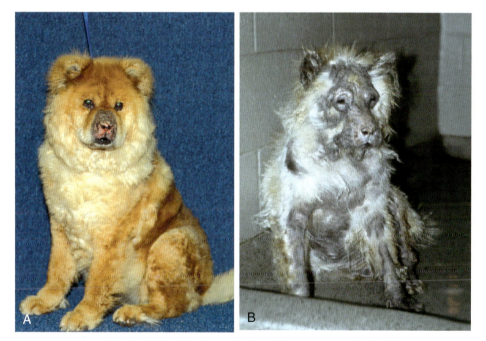

FIGURA 16-59 **Hiperadrenocorticismo Canino. A,** Um Chow Chow adulto com pênfigo foliáceo, apresentando despigmentação e dermatite erosiva característica no plano nasal e no pavilhão auricular. **B,** Alopecia generalizada e hiperpigmentação após a terapia imunossupressora com corticosteroides extremamente agressiva (de duração muito longa). O hiperadrenocorticismo iatrogênico levou ao desenvolvimento de piodermite bacteriana secundária e demodicidose de aparecimento adulto.

CAPÍTULO 16 ■ Imagens Pré-tratamento e de Resposta Pós-tratamento

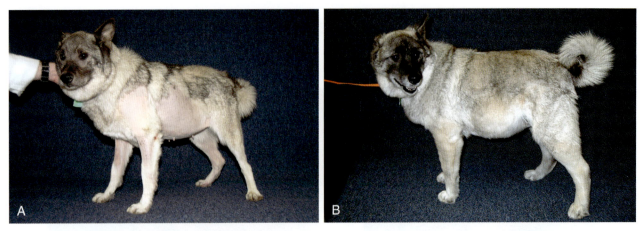

FIGURA 16-60 Hiperadrenocorticismo Canino. A, Os sintomas do hiperadrenocorticismo podem ser sutis. Este cão apresenta pelame relativamente normal, mas má conformação corpórea. **B,** Após o tratamento com mitotano, houve resolução dos sintomas sutis do hiperadrenocorticismo. O tônus muscular e a postura corporal do cão melhoraram muito.

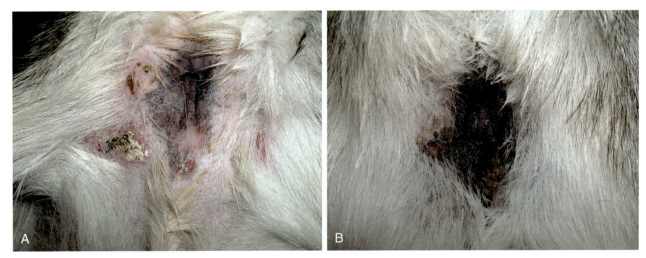

FIGURA 16-61 Hiperadrenocorticismo Canino. A, Piodermite bacteriana secundária com alopecia e a dermatite papular com crostas na pele perianal. **B,** Com o tratamento do hiperadrenocorticismo e a administração de antibióticos, houve resolução da piodermite bacteriana secundária.

Imagens Pré-tratamento e de Resposta Pós-tratamento

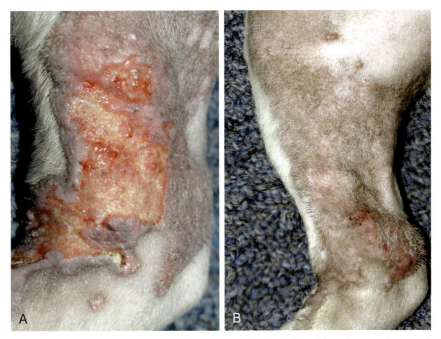

FIGURA 16-62 Calcinose Cútis. A, Grave dermatite erosiva alopécica e hiperpigmentada causada pela deposição de cálcio e por uma infecção bacteriana secundária associada ao hiperadrenocorticismo iatrogênico devido a tratamentos com corticosteroide injetável de ação longa. **B,** Após a interrupção dos corticosteroides e várias semanas de antibioticoterapia agressiva, houve resolução da infecção e o cálcio foi reabsorvido, permitindo a cicatrização da pele.

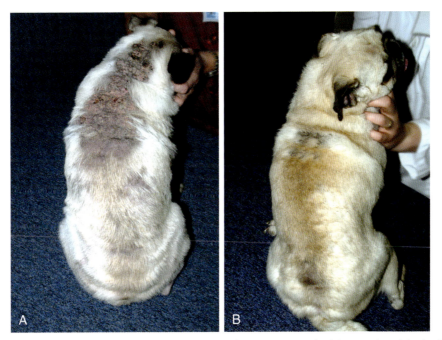

FIGURA 16-63 Calcinose Cútis. A, Grave dermatite papular, eritematosa e alopécica com deposição de cálcio no dorso de um cão com hiperadrenocorticismo iatrogênico. **B,** Após a interrupção dos corticosteroides e várias semanas de antibioticoterapia agressiva, o processo inflamatório ativo diminuiu e a pele cicatrizou.

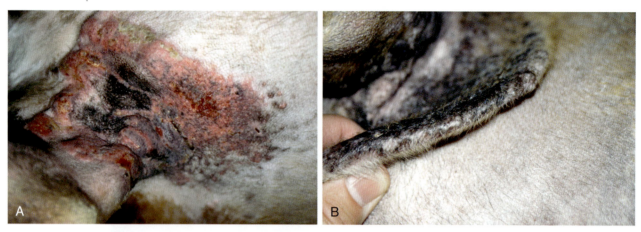

FIGURA 16-64 Calcinose Cútis. A, Dermatite eritematosa papular grave causada por uma infecção bacteriana secundária associada ao hiperadrenocorticismo iatrogênico (causado por diversas administrações de corticosteroide injetável de ação longa) e à deposição de cálcio. **B,** Após a interrupção dos corticosteroides e várias semanas de antibioticoterapia agressiva, o processo inflamatório ativo diminuiu e a pele sofreu hiperpigmentação. Os depósitos de cálcio se organizaram, formando uma placa sólida que pode ser elevada como uma lâmina única.

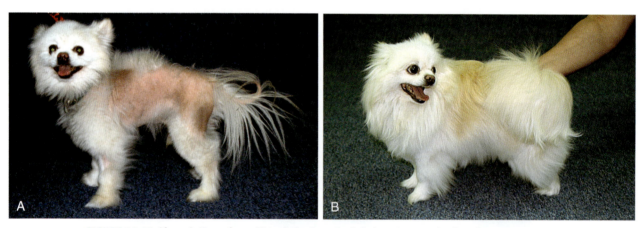

FIGURA 16-65 Alopecia Causada por Hormônios Sexuais. A, A alopecia generalizada e a hiperpigmentação sem dermatite inflamatória aparente são típicas da doença endócrina. **B,** Após castração, o pelame voltou a crescer normalmente.

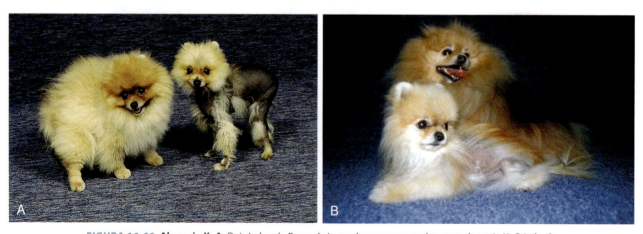

FIGURA 16-66 Alopecia X. A, Dois Lulus da Pomerânia machos e aparentados com alopecia X. O Lulu da Pomerânia à esquerda foi recentemente tratado, o que levou ao novo crescimento temporário dos pelos. **B,** O Lulu da Pomerânia à frente apresenta a alopecia não inflamatória com hiperpigmentação cutânea característica desse distúrbio.

Imagens Pré-tratamento e de Resposta Pós-tratamento **601**

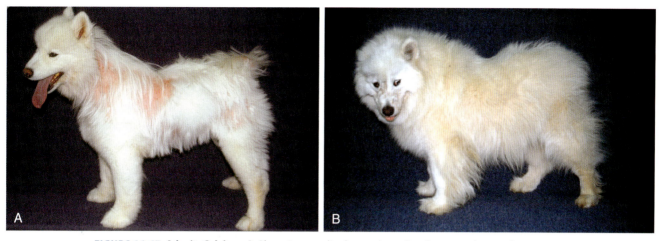

FIGURA 16-67 Adenite Sebácea. A, Alopecia generalizada com dermatite eritematosa descamativa no tronco de um cão adulto. **B,** Após várias semanas de terapia antisseborreica tópica e suplementação sistêmica com vitamina A, houve resolução da dermatite.

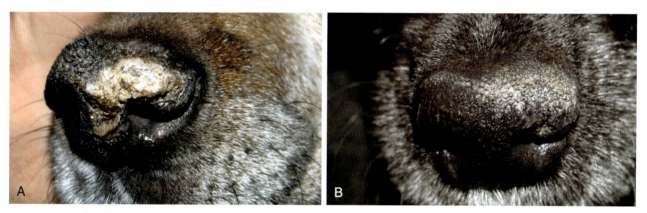

FIGURA 16-68 Hiperqueratose Nasal Parassimpática. A, A grave hiperqueratose focal com acometimento predominante de um lado do plano nasal parece ser o padrão lesional comum dessa síndrome. **B,** Após várias semanas de tratamento tópico com pomada de mupirocina, houve grande melhora da hiperqueratose focal.

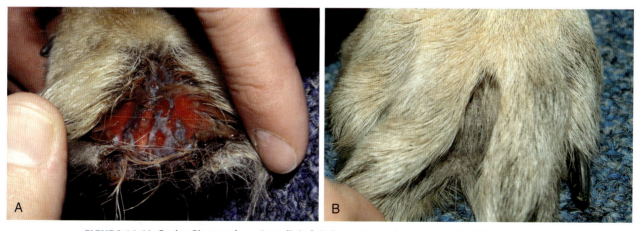

FIGURA 16-69 Canina Piogranuloma Interdigital. A, Dermatite erosiva grave interdigital com piodermite bacteriana secundária em um Pastor Alemão adulto. **B,** Houve resolução completa das lesões interdigitais após várias semanas de terapia antibacteriana tópica e sistêmica agressiva, sugerindo que a infecção secundária tenha sido a principal causa da dermatite grave.

602 CAPÍTULO 16 ■ Imagens Pré-tratamento e de Resposta Pós-tratamento

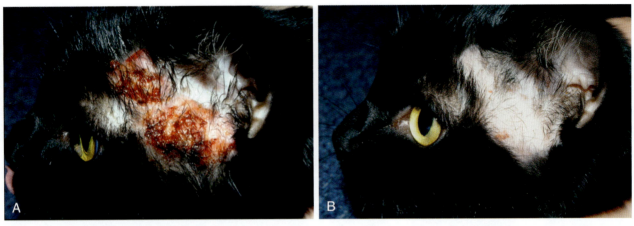

FIGURA 16-70 Placa Eosinofílica. A, Esta placa eosinofílica (dermatite erosiva descamativa) na pele pré-auricular se desenvolveu de forma aguda e foi provavelmente causada pela exposição a pulgas ou outros ectoparasitas. **B,** Após o controle agressivo de pulgas e o tratamento com corticosteroides injetáveis, houve resolução completa da placa eosinofílica.

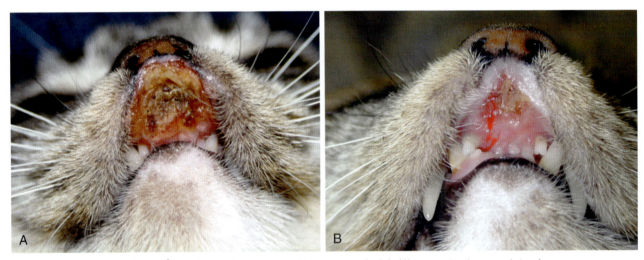

FIGURA 16-71 Úlcera Indolente. A, A grave destruição tecidual do lábio superior é característica dessa doença. **B,** Após várias semanas de tratamento com trimetoprima-sulfa (usada como antibiótico e agente imunomodulador), houve melhora da úlcera indolente.

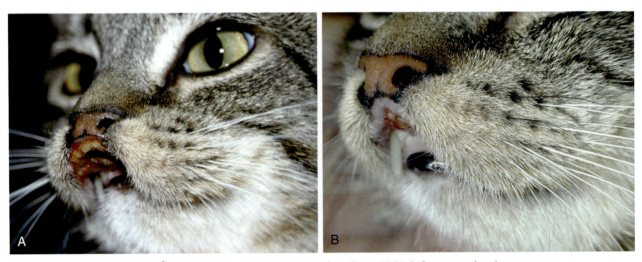

FIGURA 16-72 Úlcera Indolente. Mesmo gato mostrado na Figura 16-71. **A,** O aumento de volume e a grave destruição tecidual do lábio superior são observados. Este gato não respondeu a numerosas tentativas de tratamento com as terapias tradicionais para as úlceras indolentes. **B,** Após várias semanas de tratamento com trimetoprima-sulfa (usada como antibiótico e agente imunomodulador), houve melhora da úlcera indolente.

Imagens Pré-tratamento e de Resposta Pós-tratamento **603**

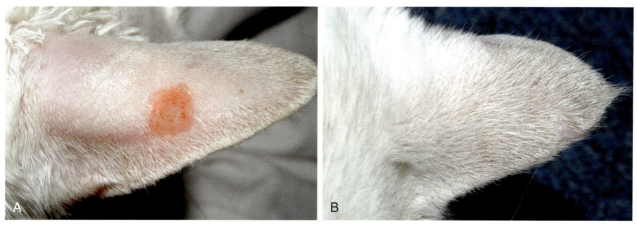

FIGURA 16-73 **Dermatose Solar Felina. A,** Uma área focal de carcinoma *in situ* no pavilhão auricular de um gato adulto. **B,** Várias semanas após a ablação com *laser*, houve cicatrização completa da pele e os pelos voltaram a crescer. A detecção e a intervenção terapêutica precoce produziram excelentes resultados cosméticos.

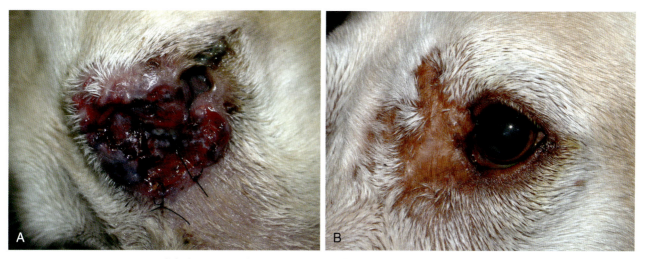

FIGURA 16-74 **Blefarite. A,** Grave dermatite erosiva proliferativa nas pálpebras e na pele periocular de um Labrador adulto. *(Cortesia de K. Tobias.)* **B,** Após várias semanas de terapia imunossupressora (doxiciclina), houve resolução da dermatite erosiva grave, deixando a pele alopécica e cicatrizada. Note que a ausência de eritema indica a resolução do processo inflamatório ativo.

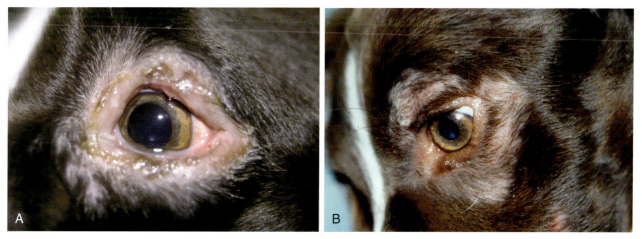

FIGURA 16-75 **Blefarite. A,** Dermatite erosiva eritematosa e alopécica nas pálpebras e na pele periocular causada pela blefarite marginal. Essa doença cutânea imunomediada é uma manifestação incomum de uma resposta imune aberrante. **B,** Após várias semanas de terapia imunossupressora, houve resolução da dermatite erosiva grave, deixando a pele alopécica e cicatrizada.

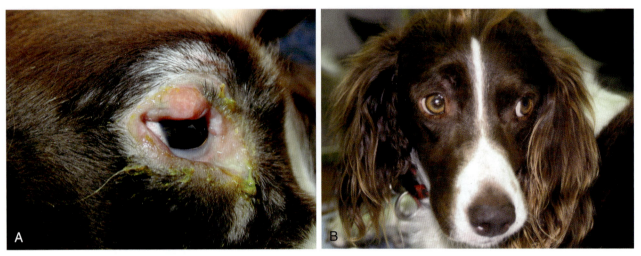

FIGURA 16-76 Blefarite. Mesmo cão mostrado na Figura 16-75. **A,** A dermatite eritematosa alopécica com acometimento das margens palpebrais é aparente. **B,** Após várias semanas de terapia imunossupressora, houve resolução da dermatite erosiva grave, deixando a pele alopécica e cicatrizada.

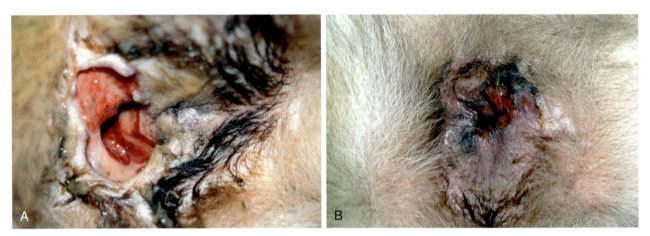

FIGURA 16-77 Fístula Perianal. A, Trajeto fistuloso profundo com proliferação tecidual e destruição completa da arquitetura anal normal. **B,** Após várias semanas de terapia imunossupressora, houve grande melhora da fístula perianal.

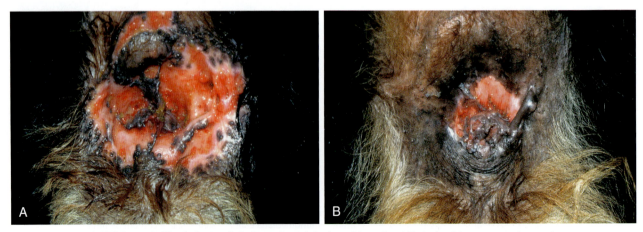

FIGURA 16-78 Fístula Perianal. A, Grave destruição do tecido perianal. **B,** Após várias semanas de terapia imunossupressora, houve grande melhora da fístula perianal.

Imagens Pré-tratamento e de Resposta Pós-tratamento **605**

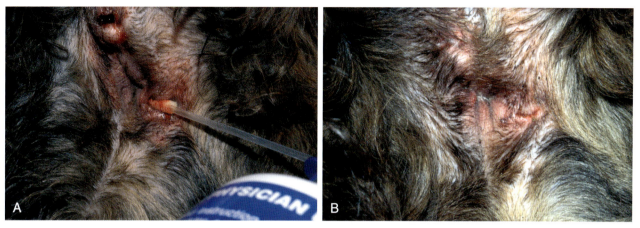

FIGURA 16-79 Fístula Perianal. A, Realização de criocirurgia, com criógeno em lata, para estimulação da cicatrização da ferida e resolução da fístula perianal persistente (apesar dos vários meses de tratamento imunossupressor tópico e sistêmico). **B,** Várias semanas após o procedimento criocirúrgico, houve resolução quase completa da fístula perianal.

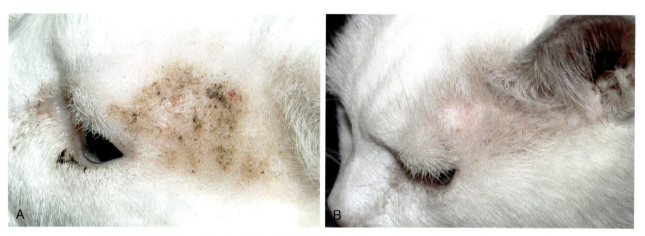

FIGURA 16-80 Carcinoma Espinocelular. A, Múltiplas lesões descamativas papulares causadas por dermatite solar e carcinoma espinocelular. **B,** Várias semanas após a ablação com *laser*, houve cicatrização completa da pele e os pelos voltaram a crescer. A detecção e a intervenção terapêutica precoce produziram excelentes resultados cosméticos.

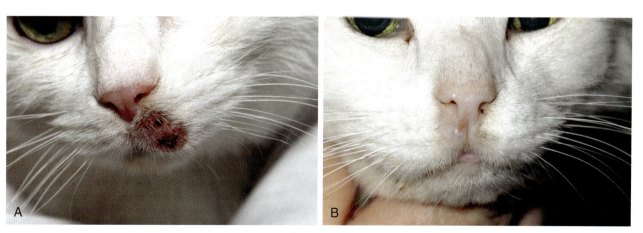

FIGURA 16-81 Carcinoma Espinocelular. A, Área focal de carcinoma *in situ* no lábio superior de um gato adulto. *(Cortesia de R. Seamen.)* **B,** Várias semanas após a ablação com *laser*, houve cicatrização completa da pele e os pelos voltaram a crescer. A detecção e a intervenção terapêutica precoce produziram excelentes resultados cosméticos. *(Cortesia de R. Seamen.)*

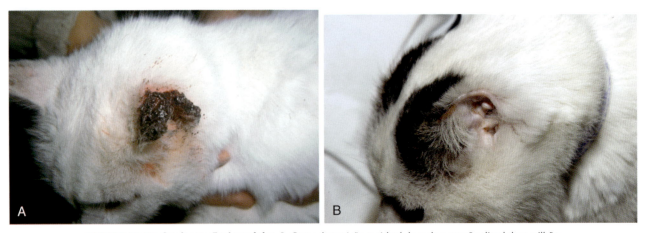

FIGURA 16-82 Carcinoma Espinocelular. A, Grave destruição tecidual de toda a porção distal do pavilhão auricular causada pela progressão do carcinoma espinocelular. **B,** A amputação do pavilhão auricular deste gato foi realizada para remoção do tumor. A detecção e a intervenção terapêutica precoces melhoraram os resultados cosméticos.

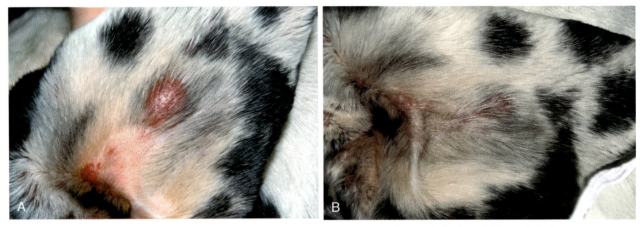

FIGURA 16-83 Mastocitoma. A, Tumor eritematoso e alopécico no pavilhão auricular de um Dálmata. **B,** Após várias semanas de tratamento com corticosteroide, houve redução do tamanho do mastocitoma.

Imagens Pré-tratamento e de Resposta Pós-tratamento **607**

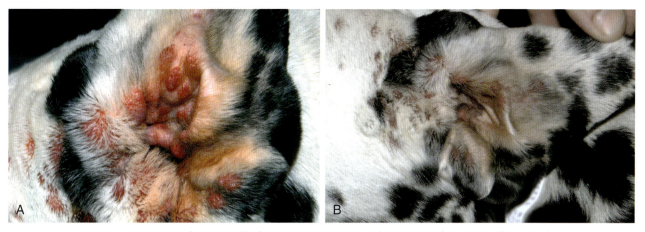

FIGURA 16-84 **Mastocitoma. A,** Múltiplos tumores eritematosos e alopécicos na cabeça e no pavilhão auricular de um Dálmata. **B,** Após várias semanas de tratamento com corticosteroide, houve redução do tamanho dos mastocitomas.

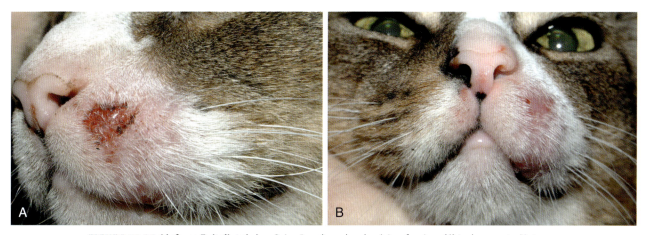

FIGURA 16-85 **Linfoma Epiteliotrópico. A,** Lesões ulceradas alopécicas focais no lábio de um gato. Note que há aumento de volume de todo o lábio devido à infiltração por células neoplásicas. **B,** Após várias semanas de tratamento tópico com corticosteroide, houve melhora da inflamação associada ao tumor.

Apêndice A

Terapia com Xampus Antimicrobianos, Antisseborreicos e Antipruriginosos

Ingrediente	Efeitos Terapêuticos	Usos	Desvantagens
Clorexidina	Antibacteriano Antifúngico Antiviral	Xampu suave com excelente atividade antimicrobiana	
Peróxido de benzoíla	Antibacteriano Limpeza folicular Desengordurante Queratolítico	Potente xampu desengordurante e de limpeza folicular com excelentes efeitos antibacterianos Efeito antisseborreico brando Indicado em doenças seborreicas descamativas e oleosas	Ressecante Pode irritar a pele Pode descorar tecidos
Combinações de clorexidina-miconazol	Antifúngico Antibacteriano	Maior eficácia antifúngica em comparação a produtos com um único ingrediente	
Combinações de clorexidina-cetoconazol	Antifúngico Antibacteriano	Maior eficácia antifúngica em comparação a produtos com um único ingrediente	
Triclosan	Antibacteriano	Ingrediente antibacteriano de eficácia moderada adicionado aos xampus	
Etil lactato	Antibacteriano Reduz o pH da pele Desengordurante Comedolítico	Xampu suave, desengordurante e antisseborreico com boa atividade antibacteriana Indicado para seborreia descamativa seca	
Iodo-povidona	Antibacteriano Antifúngico Antiviral	Xampu suave com excelente atividade antimicrobiana, mas efeito de duração limitada	Efeito de curta duração Provoca manchas Pode irritar a pele Disfunção tireoidiana Acidose metabólica
Ácido acético Ácido bórico	Antimicrobiano Reduz o pH da pele	Boa terapia para a dermatite por *Malassezia*	Pode ser irritante
Cetoconazol	Antifúngico	Xampu suave com boa atividade antifúngica	
Miconazol	Antifúngico	Xampu suave com boa atividade antifúngica	
Fitosfingosina	Antimicrobiano Antisseborreico	Xampu suave	
Lactoferrina Lactoperoxidase Gluconato de zinco Lisozimas Iodeto de potássio	Antimicrobiano	Xampu suave com efeitos antimicrobianos	Pode ser irritante

Ingrediente	Efeitos Terapêuticos	Usos	Desvantagens
Enxofre-ácido salicílico	Queratolítico Queratoplástico	Xampu moderadamente bem tolerado com boa atividade antisseborreica Indicado para doenças descamativas ou seborreicas secas	
Salicilato de sódio Gluconato de zinco Piridoxina	Antisseborreico Antimicrobiano	Bom xampu antisseborreico sem os efeitos adversos do alcatrão	
Alcatrão	Queratolítico Queratoplástico Desengordurante Antipruriginoso Vasoactive Antisseborreico	Potente xampu desengordurante e antisseborreico	Indicado para doenças seborreicas oleosas graves Tóxico para gatos Ressecante Pode irritar a pele Provoca manchas Fotossensibilização Carcinogênico
Sulfeto de selênio	Queratolítico Queratoplástico Desengordurante Antisseborreico	Potente xampu desengordurante com boa atividade antisseborreica Indicado para doenças seborreicas oleosas Atividade moderada contra leveduras	Ressecante Pode irritar a pele Não usar em gatos
Aveia	Reduz prostaglandinas Antipruriginoso Calmante	Xampu suave com atividade antipruriginosa moderada	
Difenidramina	Antipruriginoso	Xampu suave com atividade antipruriginosa moderada	Sensibilidade de contato
Pramoxina	Antipruriginoso	Xampu suave com boa atividade antipruriginosa	
Hidrocortisona	Anti-inflamatório Antipruriginoso	Xampu suave com boa atividade antipruriginosa	Imunossupressão Atrofia cutânea
L-ramnose Sacarídeos simples	Antialérgico Antisseborreico	Xampu suave que ajuda a impedir a penetração do alérgeno	
Mentol	Antipruriginoso	Adicionado a produtos para diminuição do prurido	Pode ser irritante
Aloe vera	Anti-inflamatório Antibacteriano	Adicionado a muitos produtos por seus efeitos anti-inflamatórios brandos	
Óleo de melaleuca Óleo de *tea tree*	Anti-inflamatório Antimicrobiano	Anti-inflamatórios de eficácia moderada com boas propriedades antimicrobianas	Pode ser irritante A aplicação excessiva pode causar toxicidade (salivação, sintomas neurológicos, hepatotoxicidade)
Umectantes Propilenoglicol Ureia Ácido láctico Glicerina	Hidratantes	Agentes higroscópicos que provocam a entrada ativa de água na pele	

(Continua)

APÊNDICE A ■ Terapia com Xampus Antimicrobianos, Antisseborreicos e Antipruriginosos

Ingrediente	Efeitos Terapêuticos	Usos	Desvantagens
Emolientes Óleos Lanolina Parafina Ceras	Hidratante	Agentes oclusivos que diminuem a perda transepidérmica de água	
Ceramidas	Antialérgico Antibacteriano	Eficácia moderada no auxílio à restauração da barreira lipídica e pode ajudar a impedir a penetração do alérgeno	

Apêndice B

Fármacos de Administração Sistêmica "(Uma vez que o conhecimento médico muda com rapidez, os leitores são encorajados a rever a literatura atual, a bula do produto, as advertências do fabricante quanto às doses recomendadas e as informações de disponibilidade do produto.)"

Nome do Fármaco	Nome Comercial	Formas de Apresentação
Acitretina	Soriatane®: Roche; Nutley, New Jersey, Estados Unidos. Fabricado na Áustria. ©2015 Stiefel Laboratories, Inc.	Cápsulas: 10 mg, 17,5 mg e 25 mg
Alopurinol	Aloprurinol: Boots (Knoll); Mount Olive, New Jersey, Estados Unidos	Comprimidos: 100 mg e 300 mg
	Geneva; Broomfield, Colorado. Major; Livonia, Michigan	
	Mylan; Morgantown, West Virginia Parmed; Niagara Falls, New York, Estados Unidos	
	Vangard; Glasgow, Kentucky, Estados Unidos	
	Zyloprim®: GlaxoWellcome; Research Triangle Park, North Carolina, Estados Unidos	Comprimidos (sulcados): 100 mg e 300 mg
Sulfato de amicacina	Amiglyde-V® Injeção: Fort Dodge, Iowa, Estados Unidos	Solução injetável: 250 mg/mL em frascos de 48 mL
	Amiject D®: Henry Schein® Animal Health	50 mg/mL em frascos de 50 mL
Infusão (cristalina) de aminoácidos a 10%	Aminosyn® 10%: Abbott; Abbott Park, Illinois, Estados Unidos Travasol® 10%, Baxter Healthcare Corporation, Deerfield, IL, 60015, Estados Unidos	Solução injetável: recipientes de 500 mL e 1.000 mL
Amitriptilina HCl	Elavil®: AstraZeneca; Westboro, Massachusetts, Estados Unidos	Comprimidos: 10 mg, 25 mg, 50 mg, 75 mg, 100 mg e 150 mg
	Amitriptilina HCl: Geneva; Broomfield, Colorado, Estados Unidos (muitos outros genéricos)	
Amoxicilina (com clavulanato)	Clavamox®: Zoetis Animal Health, Kalamazoo, MI, Estados Unidos	Suspensão oral: 62,5 mg/mL (12,5 mg ácido clavulânico, 50 mg amoxicilina) em frascos de 15 mL Comprimidos: 62,5 mg (50 mg amoxicilina/12,5 mg ácido clavulânico) 125 mg (100 mg amoxicilina/25 mg ácido clavulânico) 250 mg (200 mg amoxicilina/50 mg ácido clavulânico) 375 mg (300 mg amoxicilina/75 mg ácido clavulânico)
Anfotericina B injetável	Anfotericina B: X-Gen Pharm Inc	Pó para injeção: frascos de 50 mg
	Amphotec®: Fabricado por: Ben Venue Laboratories, Inc., Bedford, OH 44146, EUA Distribuído por: InterMune, Inc., Brisbane, CA, 94005, Estados Unidos	Pó para injeção: frascos de 50 mg e 100 mg
	AmBisome®: Comercializado por: Astellas Pharma US, Inc. Northbrook, IL, 60062, Estados Unidos Fabricado por: Gilead Sciences, Inc. San Dimas, CA, 91773, Estados Unidos	Pó para injeção: 50 mg em frascos de 20 mL

(Continua)

Fármacos de Administração Sistêmica "(Uma vez que o conhecimento médico muda com rapidez, os leitores são encorajados a rever a literatura atual, a bula do produto, as advertências do fabricante quanto às doses recomendadas e as informações de disponibilidade do produto.)" *(Cont.)*

Nome do Fármaco	Nome Comercial	Formas de Apresentação
	Abelcet®: Sigma-Tau PharmaSource, Inc. Indianapolis, IN, 46268, Estados Unidos e Sigma-Tau Pharmaceuticals, Inc. Gaithersburg, MD, 20878, Estados Unidos	Suspensão para injeção (complexo lipídico): frascos de 100 mg
Asparaginase	Preparada por farmácias de manipulação	Pó para injeção: frascos de 10.000 U
Auranofina	Ridaura®: Prometheus Laboratories Inc., San Diego, CA, Estados Unidos 92121-4203	Cápsulas: 3 mg
Azatioprina	Imuran®. Muitos genéricos Azasan® Distribuído por Salix Pharmaceuticals, Raliegh, NC, Estados Unidos	Comprimidos: 50 mg, 75 mg e 100 mg (sulcados)
Betametasona	Celestone®: Merck Sharp & Dohme Corp., com um equivalente genérico produzido por American Regent Laboratories	Celestone®: fosfato sódico de betametasona e acetato de betametasona. Solução Injetável, USP 30 mg/5 mL (6 mg/mL)
Maleato de bronfeniramina	Dimetane-DX®: Fabricado por: CREEKWOOD PHARMACEUTICAL, INC. Birmingham, AL, 35242, Estados Unidos	Cada colher de chá (5 mL) para administração oral contém: Maleato de bronfeniramina.............2 mg Pseudoefedrina HCl............................30 mg Dextrometorfano HBr..........................10 mg
Buspirona	BuSpar®: Bristol-Myers Squibb; Princeton, New Jersey, Estados Unidos. Muitos genéricos	Comprimidos (sulcados): 5 mg, 7,5 mg, 10 mg, 15 mg e 30 mg
Calcitriol	Rocaltrol®: Roche; Nutley, New Jersey, Estados Unidos. Muitos genéricos	Cápsulas: 0,25 mcg e 0,5 mcg Solução oral: 1 mcg/mL em frascos de 15 mL
Cefadroxil	Cefa-Tabs®, Cefa-Drops®: Boehringer Ingelheim Vetmedica, Inc. St. Joseph, MO, 64506, Estados Unidos Nome comercial para uso humano: Duricef®: Warner Chilcott, Inc. Muitos genéricos	Comprimidos (veterinários): 50 mg, 100 mg e 200 mg Produto para uso humano: cápsulas de 500 mg, comprimidos (sulcados) de 1 g Suspensão oral: 50 mg/mL em frascos com conta-gotas de 15 mL e 50 mL
Ceftazidima sódica	Fortaz®: GlaxoSmithKline; Research Triangle Park, North Carolina, Estados Unidos. Muitos genéricos	Pó para injeção: 500 mg, 1 g, 2 g e 6 g
Cefalexina	Keflex®: Dista; Indianapolis, Indiana, Estados Unidos	Suspensão oral: 25 mg/mL e 50 mg/mL em frascos de 100 mL e 200 mL
	Rilexine®, Distribuído por: Virbac Animal Health, Inc., Fort Worth, TX, 76137, Estados Unidos	Rilexine® (cefalexina) comprimidos mastigáveis (sulcados) de 75 mg, 150 mg, 300 mg e 600 mg
	Cefalexina: Novopharm; Schaumberg, Illinois, Estados Unidos. Muitos genéricos	Cápsulas: 250 mg e 500 mg
Cefradina	Velosef®: Bristol-Myers Squibb; Princeton, New Jersey, Estados Unidos	Pó para injeção: frascos de 250 mg, 500 mg, 1 g e 2 g
	Cefradina: Geneva; Broomfield, Colorado, Estados Unidos (muitos outros genéricos)	Suspensão oral: 25 mg/mL em frascos de 100 mL e 200 mL Cápsulas: 250 mg e 500 mg

Fármacos de Administração Sistêmica "(Uma vez que o conhecimento médico muda com rapidez, os leitores são encorajados a rever a literatura atual, a bula do produto, as advertências do fabricante quanto às doses recomendadas e as informações de disponibilidade do produto.)" *(Cont.)*

Nome do Fármaco	Nome Comercial	Formas de Apresentação
Cetirizina HCl	Zyrtec®: Pfizer; New York, Estados Unidos. Muitos genéricos	Xarope oral: 1 g/mL em frascos de 120 mL e 473 mL Comprimidos: 5 mg e 10 mg
Clorambucil	Leukeran®: Aspen Global Inc.	Comprimidos: 2 mg
Cloranfenicol	Cloranfenicol Cápsulas: V.P.C.; Pomona, New York, Estados Unidos	Cápsulas: 100 mg, 250 mg, 500 mg e 1 g
	Duricol® Cloranfenicol Cápsulas USP: Nylos; Pomona, New York, Estados Unidos	Cápsulas: 50 mg, 100 mg, 250 mg e 500 mg
	Viceton®: Osborn	Comprimidos: 500 mg e 1 g
Clorferinamina, maleato de	Chlor-Trimeton Allergy®: Schering-Plough; Union, New Jersey, Estados Unidos	Comprimidos: 4 mg, 8 mg e 12 mg Comprimidos mastigáveis: 2 mg Xarope oral: 0,4 mg/mL em frascos de 118 mL
	Clorferinamina, maleato de: Geneva; Broomfield, Colorado, Estados Unidos	Comprimidos: 4 mg
Cimetidina	Tagamet®: SmithKline Beecham; Philadelphia, Pennsylvania, Estados Unidos (muitos outros genéricos)	Comprimidos: 100 mg, 200 mg, 300 mg, 400 mg e 800 mg Líquido oral: 60 mg/mL
Ciprofloxacina	Cipro®: Bayer; Shawnee Mission, Kansas, Estados Unidos. Muitos genéricos	Comprimidos: 100 mg, 250 mg, 500 mg e 750 mg Solução injetável: 2 mg/mL em frascos de 100 mL e 200 mL e 10 mg/mL em frascos de 20 mL e 40 mL
Claritromicina	Biaxin®: Abbott Laboratories; North Chicago, Illinois, Estados Unidos. Muitos genéricos	Comprimidos: 250 mg e 500 mg Suspensão oral: 25 mg/mL e 50 mg/mL em frascos de 50 mL e 100 mL
Clemastina	Tavist®: Novartis; East Hanover, New Jersey, Estados Unidos	Comprimidos (sulcados): 2,68 mg Xarope oral: 0,134 mg/mL xarope em frascos de 118 mL
	Fumarato de Clemastina, vários fabricantes	Comprimidos: 1,34 mg
	Antihist-1®: Rugby (Watson); Corona, California, Estados Unidos	Comprimidos: 1,34 mg
	Fumarato de Clemastina, vários fabricantes	Comprimidos: 2,68 mg
Clindamicina HCl	Antirobe®: Distribuído por: Pharmacia & Upjohn Company Divisão de Pfizer Inc., New York, NY, 1001, Estados Unidos	Cápsulas: 25 mg, 75 mg, 150 mg e 300 mg Solução oral: 25 mg/mL em frascos de 20 mL
	Clindrops®: Henry Schein Animal Health (muitos outros genéricos)	Solução oral: 25 mg/em frascos de 30 mL
Clofazimina	Lamprene®: Geigy (Novartis); East Hanover, New Jersey, Estados Unidos	Cápsulas: 50 mg
Clomipramina HCl	Clomicalm®: Novartis; East Hanover, New Jersey, Estados Unidos	Comprimidos: 20 mg, 40 mg e 80 mg
	Clomipramina HCl: Teva; Montgomeryville, Pennsylvania, Estados Unidos	Cápsulas: 25 mg, 50 mg e 75 mg
	Anafranil®: Novartis; East Hanover, New Jersey, Estados Unidos	Cápsulas: 25 mg, 50 mg e 75 mg

(Continua)

Fármacos de Administração Sistêmica "(Uma vez que o conhecimento médico muda com rapidez, os leitores são encorajados a rever a literatura atual, a bula do produto, as advertências do fabricante quanto às doses recomendadas e as informações de disponibilidade do produto.)" *(Cont.)*

Nome do Fármaco	Nome Comercial	Formas de Apresentação
Ciclofosfamida	Cytoxan®: Roxane Laboratories, Inc.	Cápsulas: 25 mg e 50 mg Pó para injeção: frascos de 500 mg, 1 g e 2 g
	Genérico fabricado por Baxter Healthcare Corporation Deerfield, IL, Estados Unidos e Sandoz Inc., Princeton, NJ, Estados Unidos	Pó para injeção: frascos de 100 mg, 200 mg, 500 mg e 1 g e 2 g
Ciclosporina	Atopica®: Novartis; East Hanover, New Jersey, Estados Unidos	Cápsulas gelatinosas: 10 mg, 25 mg, 50 mg e 100 mg Atopica® para gatos, 100 mg/mL em frascos de 5 mL ou 17 mL
	Neoral®: Novartis; East Hanover, New Jersey, Estados Unidos (outros genéricos podem não ser intercambiáveis)	Cápsulas gelatinosas: 25 mg e 100 mg Solução oral: 100 mg/mL em frascos de 50 mL
Cipro-heptadina HCl	Ciproheptadina HCl: Moore Medical Corp; New Britain, Connecticut, Estados Unidos	Comprimidos: 4 mg
	Ciproheptadina HCl: Geneva; Broomfield, Colorado, Estados Unidos (muitos outros genéricos)	Xarope: 0,4 mg/mL em 118 mL, 473 mL
Dapsona	Dapsona: Jacobus; Princeton, New Jersey, Estados Unidos	Comprimidos (sulcados): 25 mg e 100 mg
Dexametasona	Pet-Derm III® Comprimidos mastigáveis: King Pharmaceutical; Bristol, Tennessee, Estados Unidos	Comprimidos (sulcados): 0,25 mg, 0,5 mg, 0,75 mg e 1 mg
	Dexametasona: Rugby; Livonia, Michigan, Estados Unidos	Comprimidos: 0,25 mg e 0,50 mg
	Azium® Solução: Schering-Plough; Union, New Jersey, Estados Unidos	Solução injetável: 2 mg/mL IV/IM em frascos de 100 mL
	Aspen: Kansas City, Missouri, Estados Unidos. Butler; Dublin, Ohio, Estados Unidos	Solução injetável: 2 mg/mL em frascos de 100 mL
	Phoenix; St. Joseph, Missouri, Estados Unidos	
	Dexaject®: Vetus; Farmer's Branch, Texas, Estados Unidos	
Diazepam	Valium®: Roche Products; Manati, Porto Rico (muitos outros genéricos)	Comprimidos (sulcados): 2 mg, 5 mg e 10 mg Solução injetável: 5 mg/mL em frascos de 10 mL
Difenidramina HCl	Benadryl®: Warner-Lambert; Morris Plains, New Jersey, Estados Unidos	Cápsulas (medicamento de venda livre): 25 mg Comprimidos (medicamento de venda livre): 12,5 mg, 25 mg, 50 mg Solução oral (medicamento de venda livre): 2,5 mg/mL Solução injetável: 50 mg/mL em frascos de 1 mL e 10 mL
	Difenidramina HCl: Geneva; Broomfield, Colorado, Estados Unidos. Muitos genéricos	Cápsulas: 25 mg e 50 mg
	Difenidramina HCl: Rugby; Corona, California, Estados Unidos (muitos outros genéricos)	Xarope: 2,5 mg/mL
Doramectina	Dectomax® Solução injetável; Pfizer Animal Health; Exton, Pennsylvania, Estados Unidos	Solução injetável: 10 mg/mL em frascos de 100 mL, 200 mL e 500 mL
Doxepina HCl	Sinequan®: Roering-Pfizer; New York, New York, Estados Unidos	Cápsulas: 10 mg, 25 mg, 50 mg, 75 mg, 100 mg e 150 mg
	Doxepina HCl: UDL Laboratories; Loves Park, Illinois, Estados Unidos. Muitos genéricos	Cápsulas: 10 mg, 25 mg, 50 mg, 75 mg, 100 mg e 150 mg Concentrado oral: 10 mg/mL em frascos de 120 mL

Fármacos de Administração Sistêmica "(Uma vez que o conhecimento médico muda com rapidez, os leitores são encorajados a rever a literatura atual, a bula do produto, as advertências do fabricante quanto às doses recomendadas e as informações de disponibilidade do produto.)" *(Cont.)*

Nome do Fármaco	Nome Comercial	Formas de Apresentação
Doxiciclina	Vibramycin®: Pfizer; New York, New York, Estados Unidos	Comprimidos: 100 mg Suspensão oral: 5 mg/mL em frascos de 60 mL Xarope oral: 10 mg/mL em frascos de 60 mL
	Doxiciclina: Lederle; Pearl River, New York, Estados Unidos	Cápsulas: 50 mg e 100 mg
	Periostat®: CollaGenex; Newtown, Pennsylvania, Estados Unidos Muitos genéricos	Cápsulas: 20 mg Comprimidos: 20 mg
Enrofloxacina	Baytril®: Bayer; Shawnee Mission, Kansas, Estados Unidos. Muitos genéricos	Comprimidos (com sulco duplo): 22,7 mg, 68 mg e 136 mg Solução injetável: 22,7 mg/mL em frascos de 20 mL
Epinefrina (adrenalina)	Muitos fabricantes	Solução injetável: 1 mg/mL
Eritromicina	Eritromicina: Abbott; North Chicago, Illinois, Estados Unidos (muitos outros genéricos)	Comprimidos: 250 mg, 500 mg
Estrógeno	Premarin®: Wyeth-Ayerst; Philadelphia, Pennsylvania, Estados Unidos	Comprimidos: 0,3 mg, 0,45 mg, 0,625 mg, 0,9 mg, 1,25 mg e 2,5 mg
Etambutol HCl	Myambutol®: STI Pharma LLC.	Comprimidos: 100 mg Comprimidos (sulcados): 400 mg
Fenbendazol	Panacur®: Merck Animal Health, Madison, NJ, 07940, Estados Unidos	Grânulos: Panacur® Grânulos 22,2% contém 222 mg/g de fembendazol em embalagens de 1 g, 2 g e 4 g e 454 g Também suspensão a 100 mg/mL em frascos de 1.000 mL
Fluconazol	Diflucan®: Roering-Pfizer; New York, New York, Estados Unidos. Muitos genéricos	Comprimidos: 50 mg, 100 mg, 150 mg e 200 mg Suspensão oral: 10 mg/mL em frascos de 30 mL e 40 mg/mL em frascos de 35 mL Solução injetável: 2 mg/mL em frascos de 100 mL e 200 mL
Flucitosina	Ancoban®: Rising Pharmaceuticals, Allendale, NJ, Estados Unidos	Cápsulas: 250 mg e 500 mg
Fluoxetina HCl	Prozac®: Dista; Indianapolis, Indiana, Estados Unidos. Muitos genéricos.	Comprimidos (sulcados): 10 mg Cápsulas: 10 mg, 20 mg e 40 mg Solução oral: 4 mg/mL em frascos de 120 mL
Gentamicina	Gentaject®: Vetus; Farmer's Branch, Texas, Estados Unidos	Solução injetável: 50 mg/mL em frascos de 50 mL e 100 mg/mL em frascos de 250 mL
	Gentocin® Injeção: Schering-Plough; Union, New Jersey, Estados Unidos	
	Gentaved 50®: Vedco; St. Joseph, Missouri, Estados Unidos	
Ouro, tiomalato sódico de	Myochrysine®: Akorn, Inc., Lake Forest, IL, Estados Unidos	Solução injetável: 50 mg/mL em frascos de 1 mL e 10 mL
Goserelina, acetato de	Zoladex®: AstraZeneca; Wayne, Pennsylvania, Estados Unidos	Implantes: 3,6 mg e 10,8 mg

(Continua)

APÊNDICE B ■ Fármacos de Administração Sistêmica

Fármacos de Administração Sistêmica "(Uma vez que o conhecimento médico muda com rapidez, os leitores são encorajados a rever a literatura atual, a bula do produto, as advertências do fabricante quanto às doses recomendadas e as informações de disponibilidade do produto.)" *(Cont.)*

Nome do Fármaco	Nome Comercial	Formas de Apresentação
Griseofulvina, micronizada	Fulvicin U/F®: Schering-Plough; Liberty Corner, New Jersey, Estados Unidos	Comprimidos (sulcados): 500 mg
	Grifulvin V®: Ortho-Derm; Raritan, New Jersey, Estados Unidos	Comprimidos (sulcados): 500 mg Suspensão oral: 25 mg/mL em frascos de 120 mL
Griseofulvina, ultramicronizada	Fulvicin P/G®: Schering-Plough; Liberty Corner, New Jersey, Estados Unidos	Comprimidos (sulcados): 125 mg e 250 mg
	Grisactin Ultra®: Wyeth-Ayerst; Philadelphia, Pennsylvania, Estados Unidos	Comprimidos (sulcados): 125 mg e 250 mg
Hidrocodona	Hycodan®: DuPont; Wilmington, Delaware, Estados Unidos	Comprimidos (sulcados): 5 mg
	Xarope Composto de Hidrocodona, vários fabricantes	Xarope oral: 1 mg/mL em frascos de 473 mL
Hidroxizina	Atarax®: Pfizer; New York, New York, Estados Unidos	Comprimidos: 10 mg, 25 mg, 50 mg e 100 mg Xarope oral: 2 mg/mL em frascos de 473 mL
	Vistaril®: Pfizer; New York, New York, Estados Unidos (muitos outros genéricos)	Cápsulas: 25 mg, 50 mg e 100 mg Suspensão oral: 5 mg/mL em frascos de 120 mL e 473 mL
Ibafloxacina	Ibaflin® Comprimidos: Intervet International; Boxmeer, Holanda	Comprimidos: 150 mg e 300 mg Gel: gel oral a 3% — seringas preenchidas de 15 mL
Imipramina HCl	Tofranil®: Novartis; Summit, New Jersey, Estados Unidos	Comprimidos: 10 mg, 25 mg e 50 mg
	Imipramina HCl, vários fabricantes	
Interferon-alfa 2B	Intron A®: Schering-Plough; Liberty Corner, New Jersey, Estados Unidos	Pó para injeção: 10 milhões de unidades, 18 milhões de unidades e 50 milhões de unidades em frascos Solução injetável: 18 milhões de unidades e 25 milhões de unidades em frascos
Isoniazida (hidrazida de ácido isonicotínico)	Isoniazida: Schein; Florham Park, New Jersey, Estados Unidos	
	Laniazid®: Lannett; Philadelphia, Pennsylvania, Estados Unidos	Xarope oral: 10 mg/mL em frascos de 480 mL
	Isoniazida: Carolina Medical; Farmville, North Carolina, Estados Unidos (muitos outros genéricos)	Comprimidos: 100 mg Comprimidos: 300 mg
Isotretinoína	Muitos genéricos	Cápsulas: 10 mg, 20 mg e 40 mg
Itraconazol	Sporanox®: Janssen Pharmaceuticals; Titusville, New Jersey, Estados Unidos	Cápsulas: 100 mg Solução oral: 10 mg/mL em recipientes de 150 mL
Ivermectina	Ivomec®: Merial; Iselin, New Jersey, Estados Unidos	Solução injetável: 2,7 mg/mL em bolsas maleáveis articuladas de 200 mL; 10 mg/mL em frascos de 50 mL; e em bolsas maleáveis articuladas de 200 mL, 500 mL e 1.000 mL
	Double Impact®: Agrilabs; St Joseph, Missouri, Estados Unidos	Solução injetável: 10 mg/mL em frascos de 50 mL; e em bolsas maleáveis articuladas de 200 mL e 500 mL
	Eqvalen®: Merial; Iselin, New Jersey, Estados Unidos	Suspensão oral: 10 mg/mL em frascos de 100 mL

Fármacos de Administração Sistêmica "(Uma vez que o conhecimento médico muda com rapidez, os leitores são encorajados a rever a literatura atual, a bula do produto, as advertências do fabricante quanto às doses recomendadas e as informações de disponibilidade do produto.)" *(Cont.)*

Nome do Fármaco	Nome Comercial	Formas de Apresentação
Cetoconazol	Nizoral®: Janssen Pharmaceutica; Titusville, New Jersey, Estados Unidos	Comprimidos (sulcados): 200 mg
	Cetoconazol: Novopharm; Schaumburg, Illinois, Estados Unidos	Comprimidos: 200 mg
Cetotifeno, fumarato de	Zaditor®: Ciba Vision; Duluth, Georgia, Estados Unidos	Solução a 0,025% em 5 mL e 7,5 mL para uso oftálmico
Leuprolida, acetato de	Lupron®: TAP Pharma; Deerfield, Illinois, Estados Unidos	Solução injetável: 5 mg/mL em frascos de 2,8 mL Injeção de absorção lenta: 3,75 mg, 7,5 mg, 11,25 mg, 22,5 mg e 30 mg
Levamisol	Levamed®: Bimeda Inc., Divisão de Cross Vetpharm Group	Levamed®: o pacote contém 46,8 gramas de cloridrato de levamisol ativo
Levotiroxina	Thyro-tabs®: LLOYD, Inc., Iowa, Estados Unidos	Comprimidos: 0,1 mg, 0,2 mg, 0,3 mg, 0,4 mg, 0,5 mg, 0,6 mg, 0,7 mg e 0,8 mg
Lincomicina HCl	Licocin®: Pfizer Animal Health; Exton, Pennsylvania, Estados Unidos	Comprimidos (sulcados): 100 mg, 200 mg e 500 mg Solução oral: 50 mg/mL em frascos de 20 mL Solução injetável: 100 mg/mL em frascos de 20 mL
Loratadina	Claritin®: Schering-Plough; Liberty Corner, New Jersey, Estados Unidos. Muitos genéricos	Comprimidos: 10 mg Xarope oral: 1 mg/mL em frascos de 480 mL
Lufenuron	Program®: Ciba; Greensboro, North Carolina, Estados Unidos	Suspensão oral: pacotes de 135 mg e 270 mg Comprimidos: 45 mg, 90 mg, 204,9 mg e 409,8 mg Suspensão injetável: 40 mg (0,4 mL) e 80 mg (0,8 mL) em seringas
Lufenuron-milbemicina oxima	Sentinel®: Virbac Animal Health	Comprimidos: 46 mg lufenuron/2,3 mg milbemicina oxima 115 mg lufenuron/5,75 mg milbemicina oxima 230 mg lufenuron/115 mg milbemicina oxima 460 mg lufenuron/230 mg milbemicina oxima
Marbofloxacina	Zeniquin®: Pfizer Animal Health; Exton, Pennsylvania, Estados Unidos	Comprimidos (sulcados): 25 mg, 50 mg, 100 mg e 200 mg
Mebendazol	Mebendazol: Copley; Canton, Massachusetts, Estados Unidos (muitos outros genéricos)	Comprimidos: 100 mg
Medroxiprogesterona, acetato de	Depo-Provera®: Pharmacia Corp, Kalamazoo, Michigan, Estados Unidos	Suspensão injetável: 150 mg/mL - seringas preenchidas de 1 mL
	Medroxiprogesterona, acetato de, diversos fabricantes	Suspensão injetável: 150 mg/mL - frasco de 1 mL
Meropenem	Merrem®: AstraZeneca Pharmaceuticals LP; Wilmington, Delaware. Muitos genéricos	Pó para Infusão: frascos de 500 mg e 1 g

(Continua)

Fármacos de Administração Sistêmica "(Uma vez que o conhecimento médico muda com rapidez, os leitores são encorajados a rever a literatura atual, a bula do produto, as advertências do fabricante quanto às doses recomendadas e as informações de disponibilidade do produto.)" *(Cont.)*

Nome do Fármaco	Nome Comercial	Formas de Apresentação
Metilprednisolona	Medrol®: Pfizer Animal Health; Exton, Pennsylvania, Estados Unidos	Comprimidos (com sulco duplo): 4 mg
	Metilprednisolona Comprimidos: Boehringer Ingelheim; Sioux City, Iowa, Estados Unidos	Comprimidos: 2 mg
	Metilprednisolona Comprimidos, Vedco; St. Joseph, Missouri, Estados Unidos	Comprimidos: 2 mg
	Depo-Medrol®: Pfizer Animal Health; Exton, Pennsylvania, Estados Unidos	Suspensão injetável: 20 mg/mL em frascos de 10 mL e 20 mL
	Metilprednisolona, Acetato de, Injeção: Boehringer Ingelheim; Sioux City, Iowa, Estados Unidos	Suspensão injetável: 40 mg/mL em frascos de 5 mL e 30 mL
Metiltestosterona	Android®: Fabricado por: Valeant Pharmaceuticals North America LLC, Bridgewater, NJ, Estados Unidos	Cápsulas: 10 mg
	Oreton Methyl®: Schering-Plough; Liberty Corner, New Jersey, Estados Unidos	Comprimidos: 10 mg
	Metiltestosterona, diversos: Goldline; Miami, Florida, Estados Unidos (muitos outros genéricos)	Cápsulas: 10 mg
Metronidazol	Flagyl®: Searle; Chicago, Illinois, Estados Unidos	Comprimidos: 250 mg e 500 mg Cápsulas: 375 mg
	Metronidazone®: Geneva; Broomfield, Colorado, Estados Unidos. Muitos genéricos	Comprimidos (sulcados): 250 mg e 500 mg
Metirapona	Metopirone®: Novartis; East Hanover, New Jersey, Estados Unidos	Cápsulas gelatinosas: 250 mg
Milbemicina Oxima	Interceptor®: Elanco, Indianapolis, Indiana, Estados Unidos	Comprimidos: 2,3 mg, 5,75 mg, 11,5 mg e 23,0 mg Sentinel®: mesmo código de cores mostrado acima, mais lufenuron em dose de 10 mg/kg (46 mg, 115 mg, 230 mg, 460 mg de lufenuron, respectivamente)
Minociclina	Minocin®: Lederle; Pearl River, New York, Estados Unidos	Cápsulas: 50 mg, 75 mg e 100 mg
	Dynacin®: Medicis Dermatologics; Phoenix, Arizona, Estados Unidos	Cápsulas: 50 mg, 75 mg e 100 mg
	Minociclina HCl: Warner Chilcott; Rockaway, New Jersey, Estados Unidos (muitos outros genéricos)	Cápsulas: 50 mg, 75 mg e 100 mg
Misoprostol	Cytotec®: Searle; Chicago, Illinois, Estados Unidos. Muitos genéricos	Comprimidos: 100 mg Comprimidos (sulcados): 200 mg
Mitotano	Lysodren®: Bristol-Myers Squibb; Princeton, New Jersey, Estados Unidos	Comprimidos (sulcados): 500 mg
Naltrexona	ReVia®: DuPont; Wilmington, Delaware, Estados Unidos	Comprimidos (sulcados): 50 mg
	Depade®: Mallinckrodt: St Louis, Missouri, Estados Unidos	
Niacinamida	Medicamento de venda livre, muitos fabricantes	Comprimidos: 100 mg e 500 mg
Nitempiram	Capstar®: Novartis Animal Health; Basel, Suíça	Comprimidos: 11,4 mg e 57 mg
Orbifloxacina	Orbax®: Merck Animal Health, Summit, NJ, Estados Unidos	Comprimidos (sulcados): 22,7 mg e 68 mg Suspensão oral: 30 mg/mL em frascos de 20 mL

Fármacos de Administração Sistêmica "(Uma vez que o conhecimento médico muda com rapidez, os leitores são encorajados a rever a literatura atual, a bula do produto, as advertências do fabricante quanto às doses recomendadas e as informações de disponibilidade do produto.)" *(Cont.)*

Nome do Fármaco	Nome Comercial	Formas de Apresentação
Ormetoprima-sulfadimetoxina	Primor®: Zoetis Inc., Kalamazoo, MI, Estados Unidos	Comprimidos (sulcados): 120 mg, 240 mg, 600 mg e 1.200 mg
Oxacilina	Oxacilina Sódica: Muitos genéricos	Injeção: frascos com 1 g ou 2 g com pó para reconstituição
Pentoxifilina	Trental®: Hoechst Marion Roussel; Kansas City, Missouri, Estados Unidos	Comprimidos: 400 mg
	Pentoxifilina: Copley; Canton, Massachusetts, Estados Unidos	
	Muitos outros genéricos	
Fenobarbital	Muitos fabricantes	Comprimidos: 15 mg, 30 mg, 60 mg e 100 mg Elixir oral: 3-4 mg/mL Solução injetável: 65 mg/mL e 130 mg/mL
Potássio, Iodeto de	Potássio, Iodeto de: Roxane; Columbus, Ohio, Estados Unidos	Solução oral: 1 g/mL em frascos de 30 mL e 240 mL
	PIMA®: Fleming; Fenton, Missouri, Estados Unidos (muitos outros genéricos)	Solução oral: 65 mg/mL
Prednisolona	Prednistabs®: Vedco; St. Joseph, Missouri, Estados Unidos	Comprimidos: 5 mg
	Prednistabs®: Vet-A-Mix; Shenandoah, Iowa, Estados Unidos	Comprimidos: 5 mg e 20 mg
	Solu-Delta-Cortef®: Zoetis Animal Health; Kalamazoo, MI, Estados Unidos	Pó para injeção (succinato sódico de prednisolona): 100 mg/mL e 500 mg/mL em frascos de 10 mL
Prednisona	Prednisona: Geneva; Broomfield, Colorado, Estados Unidos	Comprimidos: 5 mg, 10 mg, 20 mg e 50 mg
	Prednisona: Roxane; Columbus, Ohio, Estados Unidos (muitos outros genéricos)	Comprimidos: 1 mg Solução oral: 1 mg/mL em frascos de 120 mL e 500 mL e 5 mg/mL em frascos de 30 mL
Proligestona	Delvosteron®: Intervet; Reino Unido	Solução injetável: 100 mg/mL em frascos de 20 mL
Pamoato de pirantel	Nemex®: Zoetis Animal Health, Kalamazoo, MI, Estados Unidos (muitos outros genéricos)	Comprimidos: 22,7 mg e 113,5 mg Suspensão oral: 4,54 mg/mL em frascos de 60 mL
Pirazinamida	Pirazinamida: VersaPharm Incorporated, Marietta, GA, Estados Unidos	Comprimidos (sulcados): 500 mg
Selegilina HCl (L-deprenil)	Anipryl®: Zoetis Inc., Kalamazoo, MI, Estados Unidos	Comprimidos: 2 mg, 5 mg, 10 mg, 15 mg e 30 mg
	Selegilina HCl: Apotex Corp; Weston, Florida, Estados Unidos (muitos genéricos)	Comprimidos: 5 mg
Sulfadiazina	Sulfadiazina: Eon; Laurelton, New York, Estados Unidos	Comprimidos: 500 mg
	Sulfadiazina: Major; Livonia, Michigan, Estados Unidos (muitos outros genéricos)	
Sulfametizol	Thiosulfil Forte®: Wyeth-Ayerst; Philadelphia, Pennsylvania, Estados Unidos	Comprimidos (sulcados): 500 mg
Sulfisoxazol	Sulfisoxazol: Moore; New Britain, Connecticut, Estados Unidos	Comprimidos: 500 mg
	Sulfisoxazol: Geneva; Broomfield, Colorado, Estados Unidos (muitos outros genéricos)	

(Continua)

APÊNDICE B ■ Fármacos de Administração Sistêmica

Fármacos de Administração Sistêmica "(Uma vez que o conhecimento médico muda com rapidez, os leitores são encorajados a rever a literatura atual, a bula do produto, as advertências do fabricante quanto às doses recomendadas e as informações de disponibilidade do produto.)" *(Cont.)*

Nome do Fármaco	Nome Comercial	Formas de Apresentação
Terbinafina HCl	Lamisil®: Sandoz/Novartis; East Hanover, New Jersey, Estados Unidos. Muitos genéricos	Comprimidos: 250 mg
Tetraciclina HCl	Achromycin®: Lederle Laboratories; Pearl River, New York, Estados Unidos	Cápsulas: 250 mg e 500 mg Suspensão oral: 25 mg/mL Solução injetável: frascos de 100 mg, 250 mg e 500 mg
	Tetraciclina HCl: Global; Philadelphia, Pennsylvania, Estados Unidos	Cápsulas: 250 mg
Ticarcilina	Ticar®: SmithKline Beecham; Philadelphia, Pennsylvania, Estados Unidos	Pó para injeção: frascos de 1 g, 3 g, 6 g, 20 g e 30 g
Ticarcilina-clavulanato de potássio	Timentin®: SmithKline Beecham; Philadelphia, Pennsylvania, Estados Unidos	Pó para injeção: 3 g ticarcilina, 0,1 g ácido clavulânico em frascos de 3,1 g; 3 g ticarcilina, 0,1 g ácido clavulânico por 100 mL em frascos pré-misturados de 100 mL
Triancinolona acetonida	Vetalog®: Boehringer Ingelheim Vetmedica, Inc. St. Joseph, MO, Estados Unidos	Comprimidos: 0,5 mg e 1,5 mg Suspensão injetável: 2 mg/mL em frascos de 25 mL e 100 mL e 6 mg/mL em frascos de 3 mL, 5 mL e 25 mL
	Cortalone® Comprimidos: Vedco; St. Joseph, Missouri, Estados Unidos	Comprimidos: 0,5 mg e 1,5 mg
	Triamtabs®: Vetus; Henry Schein Animal Health	Comprimidos: 0,5 mg e 1,5 mg
Trilostano	Modrenal®: Stegrum Pharmaceuticals; Billinghurst, Reino Unido	Cápsulas: 5 mg, 10 mg, 60 mg e 120 mg
	Vetoryl®: Dechra Veterinary Products, Overland Park, KS, Estados Unidos	Cápsulas: 5 mg, 10 mg, 30 mg, 60 mg, 120 mg
Trimeprazina-prednisolona	Temaril-P®: Zoetis Inc, Kalamazoo, MI, Estados Unidos	Comprimidos: 5 mg trimeprazina/2 mg prednisolona
Trimetoprima-sulfadiazina	Tribrissen®: Schering-Plough; Union, New Jersey, Estados Unidos	Comprimidos: 30 mg e 120 mg Comprimidos (sulcados): 480 mg e 960 mg
Trimetoprima-sulfametoxazol	Bactrim®: Roche; Nutley, New Jersey, Estados Unidos	Comprimidos (sulcados): 480 mg e 960 mg Suspensão oral: 48 mg/mL em frascos de 473 mL Solução injetável: 96 mg/mL em frascos de 10 mL e 30 mL
	Septra®: Monarch Pharmaceuticals; Bristol, Tennessee, Estados Unidos (muitos outros genéricos)	Comprimidos (sulcados): 480 mg e 960 mg Suspensão oral: 48 mg/mL em frascos de 473 mL Solução injetável: 96 mg/mL em frascos de 5 mL, 10 mL e 20 mL
Vincristina, sulfato de	Oncovin®: Eli Lilly; Indianapolis, Indiana, Estados Unidos	Solução injetável: frascos de 1 mg/mL in 1 mL, 2 mL e 5 mL
	Sulfato de Vincristina, vários: Akorn; Buffalo Grove, Illinois, Estados Unidos	
	Vincasar®: Teva Pharmaceuticals EUA, Inc. North Wales, PA, Estados Unidos	

IM, intramuscular; IV, intravenoso.

Índice

Os números de página seguidos por "f" indicam figuras, "t" indicam tabelas e "q" indicam quadros.

A

Abscesso
    anal, 435, 435f-436f
    da orelha (em tartarugas), 526, 526f
    subcutâneo, 77, 77f-79f
        relacionado à actinomicose, 81
Abscesso por briga/mordedura em gatos.
        Veja Abscesso subcutâneo
Abscesso por brigas/mordeduras em cães.
        Veja Abscesso subcutâneo
Acaríase, 509-510, 509t, 510f-511f
Ácaros da colheita. *Veja* Trombiculíase
Ácaros de orelha, 156, 156q, 156f-157f
    como causa de otite externa, 416-419,
        417t, 424f-425f
    em coelhos, 509, 509t, 510f
    em furões, 509, 509t
    exames diagnósticos, 31t
        preparações com fita de acetato, 34
        raspados de pele, 30
Ácaros de serpentes, 509, 509t
Ácaros do pelame, 509, 509t
Ácaros. *Veja* Acaríase; Demodicose
    ácaro das pernas e face escamosas, 511f
    ácaros do pelo de gatos, 160, 160f
    da colheita. *Veja* Trombiculíase, swabs
        óticos para diagnóstico de, 34
    em aves, 511f
    preparações com fita de acetato de, 34
    sarcoptiformes. *Veja também*
        Queiletielose; Sarna
    diagnóstico terapêutico, 43
Acne felina, 383, 383f-384f
Actinomicose, 81, 81f-82f
Adenite sebácea, 403, 403q, 404f-406f, 417t,
        601f
Adenocarcinomas
    como causa da alopecia/dermatite
        paraneoplásica felina, 324,
        324f-326f
    das glândulas ceruminosas, 422f
    das glândulas sebáceas apócrinas, 469
        prepuciais, 539, 539f
        perianais, 467
Adenomas
    das glândulas sebáceas apócrinas, 469
        prepuciais, 539, 539f
        perianais, 467
    sebáceos, 464, 464f-465f
Airedale
    hemangiomas, 475
    melanocitoma/melanoma cutâneo,
        498
Akita
    adenite sebácea, 403
    síndrome uveodermatológica, 377

Alergia, exames diagnósticos
    exame sorológico, 42-43
    para atopia canina, 191, 196f-201f
    para atopia felina, 218, 220f-221f
    para dermatite por alergia à saliva das
        pulgas, 212, 216f
    teste cutâneo (intradérmico), 42-43, 44f
    teste de contato (*patch test*), 43
Alergia/hipersensibilidade alimentar
    canina, 188, 202-203, 203q, 204f-207f
    como causa de dermatite, 590f
    como causa de fístula perineal, 437
    como causa de otite externa, 417t, 420f
    como causa de piodermite traumática, 50f
    como causa de saculite anal, 435
    de aparência similar à sarna, 150
    felina, 222, 222q, 223f-225f
Alergias. *Veja* Distúrbios de
        hipersensibilidade
    ambiental. *Veja* Atopia, alergia à saliva
        das pulgas em cães, 43, 161-162,
        162f-163f, 212-213, 213q, 213f-217f
    a pólen. *Veja* Atopia canina
    como causa de blefarite, 413
    como causa de otite externa, 416,
        421f-423f, 426f-427f
    diagnóstico diferencial, 2
Alopecias
    alopecia/dermatite paraneoplásica felina,
        324, 324f-328f
    alopecia por tração, 349, 349f
    alopecia pré-auricular e dos pavilhões
        auriculares em felinos, 347, 347f
    alopecia psicogênica felina, 352, 352f
    em cadelas não castradas, 335, 335f
    em cães machos não castrados, 332,
        332f-334f
    diagnóstico diferencial, 2
    diagnósticos diferenciais, 18-19
    hereditárias, congênitas e adquiridas,
        302-352
        alopecia areata, 350, 350f-351f
        alopecia com diluição de cor, 337,
            337f-338f
        alopecia em padrão em cães, 340, 340f
        alopecia recorrente do flanco, 342,
            342f-343f
        alopecia X (interrupção do ciclo
            piloso), 2-3, 320, 321f-323f, 600f
        displasia folicular de pelos pretos, 339,
            339f
        displasias foliculares, diversas, caninas,
            344, 345f-346f
        eflúvio anágeno e telógeno, 348, 348f
        felinas, 329, 329q, 330f-331f
        hiperadrenocorticismo canino, 311-312,
            313f-318f, 597f-598f

Alopecias (*Cont.*)
        raças alopécicas, 304, 304f-305f
        relacionadas ao ovário cístico, 560,
            560f
        hipotireoidismo canino, 306-307,
            306q-307q, 307f-310f
        hipotricose congênita, 336, 336f
        não pruriginosa, 2
        padrões clínicos, 2
        pós-tosa, 319, 319f
        pós-vacinação antirrábica, 251f-257f,
            259f, 261f-263f, 265f, 267f-269f,
            271f-283f, 285f-298f, 299,
            300f-301f
        relacionadas à avulsão de penas,
            mordedura e automutilação,
            562f-563f
        relacionadas à síndrome
            uveodermatológica, 378f
        síndrome da alopecia idiopática da coxa
            dos Greyhounds, 341, 341f
Alopecia causada por hormônios sexuais,
        600f
Alopecia/dermatite paraneoplásica felina,
        324, 324f-328f
Alopecia em padrão em cães, 340, 340f
Alopecias hereditárias. *Veja* Alopecias
        hereditárias, congênitas e adquiridas
Alopecia por tração, 349, 349f
Alopecia pré-auricular e dos pavilhões
        auriculares em felinos, 347, 347f
Alopecia recorrente do flanco, 342,
        342f-343f
Alopecia recorrente do flanco em cães, 342,
        342f-343f
American Staffordshire Terrier, dermatose
        solar, 452
Amicacina, 47t
Amitraz, efeitos adversos, 139, 150, 164
Amitriptilina, 191t, 208t
Amoxicilina, 77, 81
Amoxicilina-clavulanato, 47t
Ampicilina, 83
Anaplasmose, 184
Ancilostomíase. *Veja* Dermatite causada por
        nematódeos
Angioedema, 239, 239q, 239f-240f, 413, 482f
Anointing, comportamento, em
        porcos-espinhos, 568, 568f
Anomalias pigmentares, 371-377
    despigmentação nasal, 374, 374f
    hiperpigmentação pós-inflamatória, 373,
        373f
    lentigo, 371, 372f
    síndrome uveodermatológica canina,
        377, 378f
    vitiligo, 375, 375f-376f

621

Índice

Ansiolíticos, 208t
Antidepressivos tricíclicos, 208t
Araras. *Veja* Papagaios
Astemizol, 191t
Astenia cutânea. *Veja* Síndrome de Ehlers-Danos
Atopia
   canina, 190-192, 191t, 192q, 193f-201f, 575f, 590f
   como causa de otite externa, 417t
   diagnóstico, 4q
   felina, 218t, 219q, 219f-221f, 228
      com placa eosinofílica, 229f
   sarna de aparência similar a, 150
Aumentos de volume, exame clínico, 3
Automutilação em aves, 562, 562f-563f
Avermectinas, efeitos adversos, 139, 150, 153q
Aves. *Veja* Dermatologia de aves e animais exóticos; Galinhas; Papagaios
   ácaros, 511f
   avulsão de penas, mordedura e automutilação, 562, 562f-563f
   carcinoma espinocelular, 544, 544f
   cistos em penas, 542, 564, 564f
   crescimento excessivo do bico, 561-573, 561f
   deficiência de vitamina A, 558, 558f-559f
   dermatite bacteriana, 521, 521f
   doença do bico e das penas dos psitacídeos, 527-532, 528f
   granulomas relacionados à administração incorreta de vacinas, 571, 571f
   hematomas, 548, 548f
   hérnia, 553, 553f
   hipertrofia marrom de cera, 547, 547f
   infestações por nematódeos, 513, 513f
   massas papilomatosas cloacais/orais, 530, 530f-531f
   micobacteriose, 520, 520f
   pediculose, 512, 512f
   prolapso de cloaca, 554, 554f
   ruptura do saco aéreo, 551, 551f
   síndrome de constrição digital, 552, 552f
   tatuagens, 573, 573f
   trauma por mordedura, 549, 549f
   xantoma, 546, 546f

B

Basset Hound
   carcinoma espinocelular, 457f
   cistos epidérmicos de inclusão folicular, 502
   malasseziose, 94
   seborreia primária, 391
   tricoepitelioma, 462
Beagle
   carcinoma espinocelular, 455
   celulite juvenil, 368
   dermatose solar, 452
   hemangioma, 475
   hemangiossarcoma, 476
   malasseziose, 98f
   mastocitomas, 481

Bernese Mountain Dog
   alopecia com diluição de cor, 337
   histiocitose
      maligna, 497
      sistêmica, 495
Bicheira. *Veja* Miíase
Bico, crescimento excessivo, 561-573, 561f
Blastomicose, 123, 123f-125f
   culturas, riscos das, 37
Blefarite, 413-414, 414f-415f, 603f-604f
Bloqueadores de endorfina, 208t
Bolha
   hemorrágica, 1-2
   interdigital, 63, 72f-73f
      tratamento e prevenção, 71, 72q
   interdigital canina. *Veja* Furunculose podal canina
Boston Terrier
   alopecia com diluição de cor, 337
   alopecia em padrão em cães, 340
   dermatofitose, 103
   dermatose responsiva a zinco, 399
   hiperadrenocorticismo, 311
   mastocitomas, 481
Botriomicose, 79, 79f-80f
Boxers
   alopecia em padrão em cães, 340
   alopecia recorrente do flanco, 343f
   cistos epidérmicos de inclusão folicular, 502
   demodicidose, 586f
   dermatite acral por lambedura, 208
   dermatofitose, 109f
   dermatose solar, 452
   eritema multiforme, 596f
   fibromas, 471
   granuloma e piogranuloma estéril idiopático, 281
   hemangiomas, 475
   hiperadrenocorticismo, 311, 315f
   linfoma epiteliotrópico, 487
   mastocitomas, 481, 482f
   prega cutânea dermatite, 66f
Braco Alemão de Pelo Curto, dermatose solar, 452
Bravecto® (fluralaner), 164
Bronfeniramina, 191t
Buldogue Inglês
   alopecia recorrente do flanco, 343f
   demodicidose, 585f
   dermatite da prega cutânea, 67f
   hemangiossarcoma, 476
   piodermite mentoniana, 63f-64f
   síndrome de Ehlers-Danos, 363f-364f
Bull Terrier
   carcinoma espinocelular, 455
   dermatose solar, 452, 452f
Bumblefoot. *Veja* Aves, pododermatite ulcerativa

C

Cacatuas. *Veja* Papagaios
Cães. *Veja* Raças específicas
   actinomicose, 81, 81f-82f
   alopecia com diluição de cor, 337, 337f-338f
   alopecia em padrão em cães (alopecia), 340, 340f

Cães (*Cont.*)
   alopecia pós-tosa, 319, 319f
   alopecia recorrente do flanco, 342, 342f-343f
   alopecias por reação à injeção e pós-vacinação antirrábica, 299
   anaplasmose, 184
   atopia, 190-192, 191t, 192q, 193f-201f, 575f, 590f
   calcinose cútis, 599f-600f
   calo, 379, 380f-382f
   carcinoma espinocelular, 455
   celulite juvenil, 368, 368f-370f
   cinomose, 173, 174f, 184f
   cistos e tumores da glândula sudorípara apócrina, 469
   demodicidose
      generalizada, 138-139, 139q, 139f-145f
      localizada, 135, 135q, 136f-137f
   dermatite
      alergia à saliva das pulgas, 43, 212, 214f-216f, 228, 229f, 231f
      piotraumática, 50f
   dermatite piotraumática, 49, 49f-50f
      causas, 49, 49q
      tratamento, 49, 49q
   dermatite por alergia à saliva das pulgas, 43
   dermatofitose, 104
   dermatomiosite familiar, 355, 356f-358f
   dermatose causada por hormônio sexual, 600f
      em cadelas não castradas, 335, 335f
      em cães machos não castrados, 332, 332f-334f
   dermatose da margem da orelha, 397, 397f-398f
   dermatose pustular subcórnea, 276, 276f
   dermatose solar, 452, 452f-454f
   despigmentação nasal, 374, 374f
   diagnósticos diferenciais
      celulite e lesões drenantes, 19
      comedões, 18
      dermatite da margem da orelha, 13
      dermatite miliar, 16
      doenças alopécicas, 18-19
      doenças das unhas, 14
      doenças dos coxins, 14
      doenças erosivas e ulcerativas, 15
      doenças nodulares, 20
      doenças pruriginosas, 21
      doenças seborreicas, 22
      doenças vasculares e pustulares, 15
      pápulas, 16
      placas, 17
      pododermatite interdigital, 14
   displasia folicular de pelos pretos, 339, 339f
   displasias foliculares, diversas, 344, 345f-346f
   eritema multiforme, 596f
   erliquiose, 184, 184f-185f
   fibrossarcoma, 472
   granuloma eosinofílico, 283, 283f
   hiperadrenocorticismo, 311-312, 313f-318f, 597f-598f
   hiperplasia da glândula da cauda, 401

Cães *(Cont.)*
  hiperqueratose nasodigital idiopática, 385, 385f-387f
  hipersensibilidade alimentar, 188, 202-203, 203q, 204f-207f
  hipotireoidismo, 306-307, 306q-307q, 307f-310f
  ictiose, 359, 359f-361f
  leishmaniose, 186, 187f
  lentigo, 371
  linfoma epiteliotrópico, 487
  lúpus eritematoso
    discoide, 266, 594f
    sistêmica, 270, 592f-593f
  malasseziose, 94
  mastocitomas, 481
  mucinose cutânea, 365, 365f-366f
  orientações para o tratamento da alergia, 188q-190q
  paniculite nodular estéril, 594f
  papilomas, 175-176, 177f
    em coxins, 175
    exofíticos cutâneos, 175
    genitais, 175
    invertidos cutâneos, 175
    orais, 175, 176f
    placas pigmentadas múltiplas, 175
  piodermite, 575f-578f
    mento, 63
    profunda, 46q, 46t, 60
    resistente à meticilina, 45-46, 48q
    superfície, 46t
    tratamento, 45-47, 46t-47t
  piogranuloma interdigital, 601f
  pitiose, 117
  pododermatite bacteriana, 71
  prototecose, 116
  pulgas, 161
  raças alopécicas, 304, 304f-305f
  raças *toy*, alopecia por tração, 349, 349f
  reações cutâneas a fármacos, 597f
  sarna, 589f
  seborreia primária, 391-392, 391q, 392f-394f, 417t
  síndrome da alopecia idiopática da coxa dos Greyhounds, 341, 341f
  síndrome de granuloma leproide, 90, 91f
  síndrome uveodermatológica, 377, 378f
  terapia anti-histamínica em, 191t
Calcinose circunscrita, 507, 507f
Calcinose cútis, 311-312, 315f-316f, 599f-600f
Cálculos foliculares, diagnóstico diferencial, 2-3
Calo, 379, 380f-382f
Calopsitas. *Veja* Papagaios
Camundongos
  ácaros, 509t
  como hospedeiros de *Cuterebra*, 166
  fibroadenomas mamários, 540
  pediculose, 512
  trauma por mordedura de, 555
  variedades alopécicas, 572
Canal auditivo
  rígido e palpável, 2
  swabs óticos do, 34, 34q, 37f

Câncer. *Veja* Tumores neoplásicos e não neoplásicos
Candidíase, 103, 103f
Cão D'água Irlandês, displasias foliculares, 344
Cão D'água Português, displasias foliculares, 344
Cão de Crista Chinês como raça alopécica, 304, 304f-305f
Cão Pelado Mexicano, 304
Cão Pelado Peruano, 304
Carbamato, intoxicação, 154
Carcinoma espinocelular, 455, 455f-458f, 605f-606f
  em aves e tartarugas, 544, 544f
  multifocal, *in situ* (doença de Bowen), 459, 459f-460f
  relacionado à dermatose solar, 450, 451f, 452
Carrapatos
  em coelhos, 514f
  em serpentes, 514f
  espinhosos da orelha (*Otobius megnini*), 134
  Ixodídeos (carrapatos duros), 132, 133f
Caspa
  ambulante. *Veja* Queiletielose
  relacionada à seborreia primária canina, 391
Cauda do garanhão. *Veja* Hiperplasia da glândula da cauda
Cavalier King Charles Spaniel, ictiose, 359
Cavidade celômica, hérnia, 553, 553f
Cefadroxil, 47t
Cefovecina, 47t
Cefovecina sódica, 77
Cefpodoxima, 54
Cefpodoxima proxetil, 47t
Celulite e tratos drenantes
  culturas, 41q
  diagnóstico diferencial, 19
  exame clínico, 3
  juvenis caninos, 368, 368f-370f
  relacionados à acne felina, 384f
  relacionados à infecção fúngica, 37
  relacionados à infecção por bactérias de parede celular deficiente (formas L), 80
Certifect®, efeitos adversos, 135, 139
Cetirizina, 191t
Chihuahua
  alopecia com diluição de cor, 337, 337f-338f
  alopecia em padrão em cães, 340
  paniculite nodular estéril, 594f
  perda excessiva de pelos, 303f
Chinchilas, dermatite fúngica, 533-535, 533f
Choque anafilático, 239
Chow Chow
  alopecia com diluição de cor, 337
  alopecia X, 320
  síndrome uveodermatológica, 377
Ciclosporina, 192, 228, 437
Cinomose canina, 173, 174f, 184f
Cipro-heptadina, 191t

Cistos
  glândulas ceruminosas, 425f
  glândulas sebáceas apócrinas, 469, 469f
  inclusão folicular-epidérmica (infundibular), 502, 502f-503f
  pena, 542, 564, 564f
  sinus dermoide nasal, 367
Citologia cutânea
  das infecções secundárias, 3-4, 3f
  justificativa para realização da, 31
Citologia cutânea, 32-34
Clavulanato-amoxicilina, 77
Clemastina, 191t
Clindamicina, 47t, 77, 81
Cloaca
  massas papilomatosas, 530, 530f-531f
  prolapso, 554, 554f
Clomipramina, 191t, 208t
Cloranfenicol, 47t
Cloreto de potássio (KOH), coloração, 38
Clorexidine, 46-47, 51, 53, 60, 63, 77
Clorfentramina, 191t
Cobaias, 560, 560f
  ácaros, 509, 509t
  dermatite bacteriana, 523, 523f
  excesso de queratina nas patas, 566, 566f
  pediculose, 512, 512f
  pododermatite ulcerativa, 517, 518f-519f
  tricoblastomas, 541
  variedades alopécicas, 572, 572f
Coccidioidomicose, 126, 126f
  culturas, riscos das, 37
Cocker Spaniel
  dermatose responsiva à vitamina A, 395, 395f
  hiperqueratose nasodigital idiopática, 385
  malasseziose, 94
  melanocitoma/melanoma cutâneo, 498, 499f
  melanoma, 418
  plasmocitoma cutâneo, 490
  seborreia primária, 391, 392f
  síndrome hepatocutânea, 407
  tumor/carcinoma basocelular, 461
  tumor da glândula sebácea, 466f
  tumores da glândula perianal, 467f
Coelhos
  ácaros de orelha, 509, 509t, 510f
  Cuterebra, 166, 513, 513f
  miíase, infestações por pulgas ou carrapatos, 514, 514f
  necrose por enrofloxacina injetável, 550f
  papilomavírus, 529, 529f
  pododermatite ulcerativa, 517, 517f-518f, 554f
  sífilis, 509, 515, 515f-516f
  tatuagens, 573
  tricoblastomas, 541, 541f
Colaretes epidérmicos, 576f
  culturas, 41
  diagnósticos diferenciais, 17
Collie
  dermatomiosite familiar, 355, 357f
  granuloma e piogranuloma estéril idiopático, 281

Collie *(Cont.)*
    hipotireoidismo, 308*f*
    histiocitose cutânea, 493
    lúpus eritematoso cutâneo vesicular, 270
    malasseziose, 99*f*
    pênfigo eritematoso, 258
Coloração de Wright modificada (Diff-Quik), 34, 35*f*-36*f*
Comedões
    diagnósticos diferenciais, 17-18
    relacionados à acne felina, 383, 384*f*
    relacionados à alopecia com diluição de cor, 338*f*
    relacionados a calos, 382*f*
    relacionados ao hiperadrenocorticismo, 314*f*, 317*f*, 329
    relacionados à síndrome de comedões em Schnauzer, 396, 396*f*
Comparação entre sepse e ecdise (em répteis), 524, 524*f*-525*f*
Comportamento obsessivo-compulsivo em aves, 562
Convenia®, 54
Cornos cutâneos, 504, 504*f*-505*f*
    diagnóstico diferencial, 14
Corpos estranhos, como causa de otite externa, 417*t*, 429*f*
Corticosteroides
    como causa de demodicidose, 135, 139
    contraindicação na demodicose, 1-2
    efeitos adversos, 203*q*, 213, 228*q*, 230*q*
    no tratamento da doença alérgica, 192*q*
Cremes à base de ceramidas, 46-47
Criptococose, 127, 127*f*-128*f*
Crista, foliculite, 565, 565*f*
Cromomicose. *Veja* Feoifomicose
Crostas, culturas, 41
Ctenocephalides felis. *Veja* Pulgas
Culturas, bacterianas ou fúngicas, 41
    para dermatófitos, 104, 110*f*-111*f*, 533, 533*f*
    para piodermite, 47*q*
Culturas fúngicas, meio de cultura para detecção de dermatófitos (DTM), 36-37, 37*q*, 38*f*, 533, 533*f*
Cuterebra, 166, 166*f*-167*f*, 513, 513*f*
    em coelhos, 513, 513*f*

D

Dachshund
    alopecia com diluição de cor, 337
    alopecia em padrão em cães, 340, 340*f*
    calo, 39*f*-40*f*, 381*f*
    celulite juvenil, 368
    dermatofitose, 107*f*, 112*f*
    dermatose da margem da orelha, 397, 397*f*-398*f*
    eritema multiforme e necrólise epidérmica tóxica, 291*f*
    hiperadrenocorticismo, 311
    lúpus eritematoso sistêmico, 273*f*
    malasseziose, 94
    reação à injeção, 300*f*-301*f*
    síndrome uveodermatológica, 377
    vasculite cutânea, 288*f*

Dálmata
    carcinoma espinocelular, 455
    dermatose solar, 452
    hemangiomas, 475
    mastocitomas, 482*f*, 606*f*-607*f*
Deficiência de vitamina A, 558, 558*f*-559*f*
Demodicose, 146
    canina
        generalizada, 138-139, 139*q*, 139*f*-145*f*
        localizada, 135, 135*q*, 136*f*-137*f*
    diagnóstico terapêutico, 43
    exames diagnósticos, 32*q*, 33*f*
    raspados de pele, 4, 30-31, 31*t*
    felina, 43, 146, 146*f*-148*f*
    imagens pré e pós-tratamento, 585*f*-589*f*
Dermatite
    acral por lambedura, 3, 208-209, 208*q*, 208*t*, 209*f*-211*f*
    alergia à saliva das pulgas, 43, 161-162, 162*f*-163*f*, 212-213, 213*q*, 213*f*-217*f*, 589*f*
        como causa da placa eosinofílica felina, 228, 229*f*
        como causa do granuloma eosinofílico felino, 230, 231*f*
    alérgica, 590*f*
        canina, 590*f*
        felina, 591*f*
    alopecia/dermatite paraneoplásica, felino, 324, 324*f*-328*f*
    atópica. *Veja* Atopia canina
    bacteriana
        em aves, furões e tartarugas, 521, 521*f*-522*f*
        em cobaias (saco anal), 523, 523*f*
    contato, 243, 243*q*, 244*f*
        como causa de otite externa, 417*t*
    facial do gato Persa, 412, 412*f*
    fúngica
        em chinchilas, 533, 533*f*
        em dragões-barbudos e camaleões, 535, 535*f*
    levedura. *Veja* Malasseziose
    Malassezia. *Veja* Malasseziose
    margem da orelha
        diagnósticos diferenciais, 13
    miliar, diagnósticos diferenciais, 16
    necrolítica superficial. *Veja* Síndrome hepatocutânea
    nematódeos, 171, 171*f*
    picada de mosca, 168, 168*f*
    piotraumática, 49, 49*f*-50*f*
        causas, 49, 49*q*
        relacionada à alergia à saliva das pulgas, 214*f*
        tratamento, 49, 49*q*
    prega cutânea, 65, 65*f*-67*f*
        características clínicas, 65
        tratamento e prognóstico, 65
    pustular superficial. *Veja* Impetigo
Dermatite acral por lambedura, 3, 208-209, 208*q*, 208*t*, 209*f*-211*f*
Dermatite causada por nematódeos, 171, 171*f*
Dermatite da prega da cauda, 65, 67*f*
Dermatite da prega facial, 65
Dermatite da prega labial, 65, 66*f*
Dermatite da prega vulvar, 65, 67*f*

Dermatite de pregas corpóreas, 65
Dermatite facial em gato Persa, 412, 412*f*, 417*t*
Dermatite por picada de mosca, 168, 168*f*
Dermatofibrose nodular, 474, 474*f*
Dermatófito ectotrix, 38
Dermatofitose
    em espécies animais exóticas, 533, 533*f*
Dermatofitose, 104-105, 104*q*, 106*f*-113*f*
    diagnóstico diferencial, 1
    exames diagnósticos, 37
        exame com lâmpada de Wood, 38-39, 40*f*
    procedimentos de descontaminação, 105*q*-106*q*
Dermato-histopatologistas, listas de, 245
Dermatologia de animais exóticos. *Veja* Dermatologia de aves e animais exóticos
Dermatologia de aves e animais exóticos, 508-574
    doenças cutâneas bacterianas, 515-526
        abscesso auricular (em tartarugas), 526, 526*f*
        dermatite (aves, furões, tartarugas), 521, 521*f*-522*f*
        dermatite (cobaias), 523, 523*f*
        micobacteriose, 520, 520*f*
        pododermatite ulcerativa, 517, 517*f*-519*f*
        sepse *vs.* ecdise (em répteis), 524, 524*f*-525*f*
        sífilis, coelho, 515, 515*f*-516*f*
    doenças cutâneas fúngicas, 533-535
        dermatite (em chinchilas), 533, 533*f*
        dermatite (em dragões-barbudos e camaleões), 535, 535*f*
        granuloma, 534, 534*f*
    doenças metabólicas, nutricionais e endócrinas, 558-560
        deficiência de vitamina A, 558, 558*f*-559*f*
        ovário cístico, 560, 560*f*
    doenças parasitárias, 509-514
        acaríase, 509-510, 510*f*-511*f*
        miíase e infestações por pulgas ou carrapatos, 514, 514*f*
        parasitas subcutâneos, 513, 513*f*
        pediculose, 512, 512*f*
    doenças virais, 527-532
        doença do bico e das penas dos psitacídeos, 527-532, 528*f*
        doenças de corpo de inclusão (serpentes), 532, 532*f*
        massas papilomatosas cloacais/orais, 530, 530*f*-531*f*
        papilomavírus/papilomas, 529, 529*f*
    neoplasia, 536-547
        adenoma e adenocarcinoma da glândula apócrina prepucial, 539, 539*f*
        carcinoma espinocelular, 544, 544*f*
        diferenciação das bolsas guturais dos hamsters, 542, 542*f*
        fibroadenomas mamários (em ratos e camundongos), 540, 540*f*
        hipertrofia marrom da cera, 547, 547*f*

Índice   625

Dermatologia de aves e animais exóticos (Cont.)
  lipoma (em aves), 545, 545f
  mastocitomas (em furões), 536-547, 536f
  tricoblastoma, 541, 541f
  tumores das glândulas odoríferas ventrais, 543, 543f
  xantoma (em aves), 546, 546f
 outras doenças
  avulsão de penas, mordedura e automutilação, 562, 562f-563f
  cistos em penas, 542, 564, 564f
  comportamento de *anointing* em porcos-espinhos, 568, 568f
  crescimento excessivo do bico, 561-573, 561f
  excesso podal de queratina em cobaias, 566, 566f
  foliculite da crista, 565, 565f
  glândulas do quadril, em hamsters, 567, 567f
  granulomas relacionados à administração incorreta de vacinas, 571, 571f
  lágrimas de porfirina/irritação, 569-570, 569f-570f
  tatuagens, 573, 573f
  variedades alopécicas, 572, 572f
 trauma, 548-556
  hérnia, cavidade celômica, 553, 553f
  mordeduras (em aves), 549, 549f
  mordeduras (em serpentes e iguanas), 555, 555f
  necrose por enrofloxacina injetável, 550, 550f
  prolapso de cloaca, 554, 554f
  reparo do casco em jabutis, cágados e tartarugas, 556, 556f-557f
  ruptura do saco aéreo, 551, 551f
  síndrome de constrição digital, 552, 552f
  tumores corticais adrenais, 537-538, 537t, 538f
Dermatomiosite familiar canina, 355, 356f-358f
Dermatopatia diabética. *Veja* Síndrome hepatocutânea
Dermatose
 bolhas subepidérmicas, 264
 hormônio sexual, 600f
  em cadelas não castradas, 335, 335f
  em cães machos não castrados, 332, 332f-334f
 margem da orelha, canina, 397, 397f-398f
 psicogênica. *Veja* Dermatite acral por lambedura
  alopecia psicogênica felina, 352, 352f
  tratamento medicamentoso, 208t
 pustular subcórnea, 276, 276f
 responsiva ao zinco, 399, 399f-400f
 responsiva à vitamina A, 395, 395f
 solar
  canina, 452, 452f-454f
  felina, 450, 450f-451f, 603f
Dermatose da margem da orelha canina, 397, 397f-398f

Dermatose responsiva a hormônios de crescimento. *Veja* Alopecias hereditárias, congênitas e adquiridas, alopecia X
Dermatose responsiva à vitamina A, 395, 395f
Dermatose responsiva a zinco, 399, 399f-400f
Dermatoses causadas por hormônios sexuais, 600f
 em cadelas não castradas, 335, 335f
 em cães machos não castrados, 332, 332f-334f
Dermatoses psicogênicas. *Veja* Dermatite acral por lambedura
 alopecia psicogênica felina, 352, 352f
  em cadelas não castradas, 335, 335f
  em cães machos não castrados, 332, 332f-334f
 tratamento medicamentoso, 208t
Dermatosparaxia. *Veja* Síndrome de Ehlers-Danos
Despigmentação
 diagnóstico diferencial, 377
 nasal, 374, 374f
  diagnósticos diferenciais, 12
 relacionada à síndrome uveodermatológica, 377, 378f
Despigmentação nasal, 374, 374f
Diagnósticos alimentares, 43-44, 190
Diagnósticos terapêuticos, 43-44
 demodicidose felina, 43
 diagnósticos alimentares, 43-44, 190
 sarna, 43
Diazepam, 208t
Difenidramina, 191t
Dilatação do poro de Winer, 462
Dimetidrinato, 191t
Displasia folicular de pelos pretos, 339, 339f
Displasia folicular. *Veja* Displasias foliculares
Displasias foliculares, 2
 cíclicas. *Veja* Cães, alopecia recorrente do flanco
 de recidiva sazonal. *Veja* Cães, alopecia recorrente do flanco
 diversas, caninas, 344, 345f-346f
 pelos pretos, 339, 339f
Distúrbios de hipersensibilidade, 188-243
 atopia
  caninos, 190-192, 191t, 192q, 193f-201f
  felinos, 218t, 219q, 219f-221f, 228, 229f
 dermatite
  alergia à saliva das pulgas, 43, 212, 214f-216f, 228, 229f, 231f
  piotraumática, 50f
 dermatite ulcerativa idiopática felina, 237, 237f-238f
 granuloma eosinofílico felino, 230, 230f-231f
 hipersensibilidade à ferroada ou picada de insetos, 240f, 413
 hipersensibilidade à picada de mosquito, 226, 226f-227f

Distúrbios de hipersensibilidade (Cont.)
 hipersensibilidade alimentar
  canina, 188, 202-203, 203q, 204f-207f
  felina, 222, 222q, 223f-225f
 orientações terapêuticas, 188q-190q
 otite externa, 417t
 placa eosinofílica felina, 228, 228q, 228f-229f
 pododermatite plasmocitária, felino, 234, 234f-236f
 úlcera indolente, 232, 232q, 232f-233f
 urticária e angioedema, 239, 239q, 239f-240f
Distúrbios de queratinização e seborreia, 379-412
 acne felina, 383, 383f-384f
 adenite sebácea, 403, 403q, 404f-406f
 calo, 379, 380f-382f
 como causa de otite externa, 417t
 dermatite facial do gato Persa, 412, 412f
 dermatose da margem da orelha, canina, 397, 397f-398f
 dermatose responsiva à vitamina A, 395, 395f
 dermatose responsiva a zinco, 399, 399f-400f
 diagnóstico diferencial, 2-3
 hiperplasia da glândula da cauda, 401, 401f-402f
 hiperqueratose familiar dos coxins, 411, 411f
 hiperqueratose nasal parassimpática, 389, 389f-390f
 hiperqueratose nasodigital idiopática, 385, 385f-387f
 paraqueratose nasal hereditária dos Retrievers do Labrador, 388, 388f
 primários, 3
 seborreia primária canina, 391-392, 391q, 392f-394f
 secundários, 3
 síndrome de comedões em Schnauzer, 396, 396f
 síndrome hepatocutânea, 407-408, 408f-410f
Doberman Pinscher
 alopecia com diluição de cor, 337
 displasias foliculares, 344
 fibromas, 471
 ictiose, 359
 lipoma, 478
 melanocitoma/melanoma, cutâneo, 498
 pênfigo foliáceo, 248f-249f
 vitiligo, 375, 375f
Doença de Bowen, 459, 459f-460f
Doença de Cushing. *Veja* Hiperadrenocorticismo canino
Doença do bico e das penas dos psitacídeos, 527-532, 528f
Doença do bico e das penas, psitacídeos, 527-532, 528f
Doença do saco anal, 435, 435q, 435f-436f
 dermatite bacteriana (em cobaias), 523, 523f
Doença primária, não tratamento da, 34q

Índice

Doenças cutâneas autoimunes ou imunomediadas, 245-299
    alopecias por reação à injeção e pós-vacinação antirrábica, 299, 300f-301f
    como causa de blefarite, 413
    como causa de otite externa, 417t
    dermatose, bolhas subepidérmicas, 264
    dermatose pustular subcórnea, 276, 276f
    diagnósticos diferenciais, 2
    eritema multiforme, 290, 290f-294f, 595f-596f
    granuloma eosinofílico, canino, 283, 283f
    granuloma e piogranuloma estéril idiopático, 281, 281f-282f
    lúpus eritematoso discoide, 266, 267f-269f, 271f, 594f
    necrólise epidérmica tóxica, 290, 290f-294f
    paniculite nodular estéril, 279, 279f-280f
    pênfigo eritematoso, 258-259, 259f, 281
    pênfigo foliáceo, 245-247, 248f-257f, 591f-592f
    penfigoide bolhoso, 264, 265f
    pênfigo vulgar, 260, 261f-263f
    pustulose eosinofílica estéril, 277, 277f-278f
    reações a fármacos, cutâneas, 295, 295f-298f, 300f
    sistêmicas, 270-271, 271f-274f, 592f-593f
    terapias imunossupressoras, 246t
    vasculite cutânea, 284-285, 285q, 285f-289f
Doenças cutâneas bacterianas, 45-93. *Veja* Dermatologia de aves e animais exóticos, doenças cutâneas bacterianas
    abscesso, subcutâneo, 77, 77f-79f
    blefarite, 413, 415f, 603f-604f
    botriomicose, 79, 79f-80f
    como causa de otite externa, 418-419, 418t, 422f, 426f, 429f
    culturas, 41
    das unhas, 440, 440q, 440f-441f
    dermatite. *Veja* Dermatite
    impetigo, 51, 51f
    infecção por bactérias de parede celular deficiente (formas L), 80, 80f
    micobacteriose, oportunista, 85, 86f-87f
    nocardiose, 83, 83f-84f
    piodermite, 45-47, 575f-578f
        juvenis. *Veja* Celulite juvenil canina
        mento, 63, 63q, 63f-64f
            concomitante a bolhas interdigitais, 72
        mucocutâneas, 68, 68q, 68f-69f
            características clínicas, 68, 68f-69f
            diferenciação do lúpus eritematoso discoide, 68
            tratamento e prognóstico, 68
        nasal, 70, 70f, 575f
        prega cutânea. *Veja* Dermatite, prega cutânea superficial, 45-47, 46q, 46t, 52-53, 53f-59f
            características clínicas, 52-53, 53f-59f
            causas, 52, 52q

Doenças cutâneas bacterianas *(Cont.)*
        estafilocóccica, 1
        tratamento e prognóstico, 52-53, 54q
        profundas, 46q, 46t, 60, 61f-62f, 71
            características clínicas, 60, 61f-62f
            causas, 52q
            tratamento e prognóstico, 60
        relacionadas à atopia canina, 195f
        resistentes à meticilina, 45-46, 48q
        superfície, 46t
        tratamento, 45-47, 46t-47t
        tratamento errôneo, 3
    pododermatite bacteriana, 71, 71q-72q, 72f-73f
    pododermatite ulcerativa, 517, 517f-519f
    síndrome de granuloma leproide canina, 90, 91f
    síndrome de lepra felina, 88, 89f
    tuberculose, 92
Doenças cutâneas congênitas, 353-368
    celulite juvenil canina, 368, 368f-370f
    dermatomiosite familiar canina, 355, 356f-358f
    epidermólise bolhosa, 353, 354f
    ictiose, 359, 359f-361f
    mucinose cutânea, 365, 365f-366f
    síndrome de Ehlers-Danos, 362, 362f-364f
    sinus dermoide, 367, 367f
Doenças cutâneas fúngicas, 94-129. *Veja* Dermatologia de aves e animais exóticos, doenças cutâneas fúngicas
    actinomicose, 81, 81f-82f
    blastomicose, 123, 123f-125f
    candidíase, 103, 103f
    coccidioidomicose, 37, 126, 126f
    criptococose, 127, 127f-128f
    culturas, 41
    dermatofitose, 104-105, 104q, 106f-113f
        diagnóstico diferencial, 1
        procedimentos de descontaminação, 105q-106q
    esporotricose, 121, 121f-122f
    feoifomicose, 115, 115f
    granulomas dermatofíticos e pseudomicetomas (granuloma de Majocchi), 114, 114f
    histoplasmose, 37, 129, 129f-131f
    infecções fúngicas das unhas, 442, 442f-443f
    lagendiose, 120, 120f
    malasseziose, 94-95, 95f-98f, 103f
        como causa de otite, 3, 426f
        diagnóstico diferencial, 2
        erroneamente diagnosticada como dermatite de contato, 243
        imagens pré e pós-tratamento, 578f-583f
        padrões clínicos, 2
        preparações diagnósticas com fita de acetato, 34, 36f
    pitiose, 117, 117f-118f
    prototecose, 116, 116f
    zigomicose, 119, 119f
Doenças cutâneas parasitárias, 132-172
    ácaro do pelo de gatos, 160, 160f
    ácaros de orelha (*Otodectes cynotis*), 156, 156f-157f

Doenças cutâneas parasitárias *(Cont.)*
    carrapatos
        espinhosos da orelha (*Otobius megnini*), 134
        Ixodídeos (carrapatos duros), 132, 133f
    como causa de prurido, 2
    Cuterebra, 166, 166f-167f
    demodicidose
        generalizada, 138-139, 139q, 139f-145f
        localizada, 135, 135q, 136f-137f
    dermatite causada por nematódeos, 171, 171f
    dermatite por picada de mosca, 168, 168f
    dracunculíase, 172, 172f
    exames diagnósticos, 31t
        preparações com fita de acetato, 34
        raspados de pele, 30
    miíase, 169, 169f-170f
    pediculose, 164, 164q, 164f-165f
    pulgas, 161, 162q, 162f-163f
    queiletielose, 154, 154f-155f
    sarna
        canina, 149-150, 150q, 150f-152f
        felino, 153, 153f
    trombiculíase, 158, 158f-159f
Doenças cutâneas protozoóticas, leishmaniose, 186, 187f
Doenças cutâneas pruriginosas/prurido
    avaliação clínica, 6f-11f
    citologia cutânea das, 4
    diagnósticos diferenciais, 2, 21
    focais caninas, 34
    padrões clínicos, 2
    relacionadas à alergia, 189
    relacionadas à atopia canina, 190
    relacionadas à hipersensibilidade alimentar canina, 202
    relacionadas ao nódulo fibropruriginoso, 470
    relacionadas à otite externa, 416
    tricoscopia das, 38
Doenças da orelha
    alopecia pré-auricular e do pavilhão auricular felina, 347, 347f
    carcinoma espinocelular, 456f-458f
    dermatose solar felina, 450, 451f
    hematoma aural, 431, 432f-433f
    otite externa, 416-419, 417t-418t, 419q, 420f-430f
        crônicas, 416, 419, 422f
        doenças que causam, 416-419, 417t-418t
Doenças das unhas. *Veja* Doenças das garras
    despigmentação, 378f
    diagnóstico diferencial, 14
    infecções bacterianas, 440, 440q, 440f-441f
    infecções fúngicas, 442, 442f-443f
    melanoma, 434
    na dermatofitose, 108f
    na malasseziose, 96f-97f, 100f-102f
    onicodistrofia lupoide simétrica, 444, 445f-447f
    técnica para obtenção de amostra de biópsia, 40

Doenças de corpo de inclusão em serpentes, 532, 532f
Doenças dos coxins
 cornos cutâneos, 504, 504f-505f
 diagnóstico diferencial, 14
 hiperqueratose familiar dos coxins, 411, 411f
 vasculite cutânea, 595f
Doenças endócrinas, 558-560
Doenças faciais, diagnósticos diferenciais, 12
Doenças metabólicas, 558-560
Doenças nutricionais, 558-560
Doenças oculares, blefarite, 413-414, 414f-415f, 603f-604f
Doenças transmitidas por carrapatos
 erliquiose e anaplasmose canina, 184, 184f-185f
 febre maculosa, 182, 183f
Doenças virais. *Veja* Dermatologia de aves e animais exóticos, doenças virais
 cinomose canina, 173, 174f, 184f
 erliquiose canina, 184, 184f-185f
 febre maculosa, 182, 183f
 infecção pelo calicivírus felino, 178, 180, 180f
 papilomas, 175-176, 177f
  em coxins, 175
  exofíticos cutâneos, 175
  genitais, 175
  invertidos cutâneos, 175
  orais, 175, 176f
  placas pigmentadas múltiplas, 175
 rinotraqueíte felina, 178, 178f-179f
 varíola felina, 181, 181f
Dogue Alemão
 alopecia com diluição de cor, 337
 dermatite acral por lambedura, 208
 hemangiossarcomas, 476
Dogue de Bordeaux, hiperqueratose familiar dos coxins, 411
Doxepina, 191t
Doxiciclina, 47t
Dracunculíase, 172, 172f
Dracunculose. *Veja* Dracunculíase
Dragões-barbudos, dermatite fúngica, 535, 535f

E

Ectoparasitismo, diagnóstico diferencial, 2
Eflúvio anágeno e telógeno, 348, 348f
Elkhound Norueguês, córneo intracutâneo epitelioma, 448
Enrofloxacina, 47t
 injetável, como causa de necrose, 550, 550f
Ensaios de reação em cadeia de polimerase, 41
Entomoftoromicose. *Veja* Zigomicose
Epidermólise bolhosa, 353, 354f
Epitelioma córneo intracutâneo, 448-449, 449f
Eritema migratório necrolítico superficial. *Veja* Síndrome hepatocutânea
Eritema multiforme, 290, 290f-294f, 595f-596f

Eritromicina, 81, 83
Erliquiose canina, 184, 184f-185f
Esfregaço de impressão direta, 32-33, 35f
Esfregaços por impressão, 32-33, 35f
Esporotricose, 121, 121f-122f
Esquilos, como hospedeiros de *Cuterebra*, 166
Etil lactato, 46-47
Exame com lâmpada de Wood, 36, 40f, 104, 110f, 113f
Exame do pelo. *Veja* Tricoscopia
Exame para detecção da leucemia felina, 472
Exames de fezes, 31
Exames de função adrenal, 311, 329

F

Fármacos. *Veja* Fármacos específicos que afetam os níveis séricos de tiroxina total (TT$_4$), 306q
Febre maculosa, 182, 183f
Felino(a). *Veja* Gatos
Fenobarbital, 208t
Feoifomicose, 115, 115f
Fibroadenomas mamários (em ratos e camundongos), 540, 540f
Fibromas, 471, 471f
Fibrossarcomas, 472, 473f
Fila Brasileiro, síndrome uveodermatológica, 377
Fipronil, 43
Fístulas perianais, 437, 437q, 438f-439f, 604f-605f
Fita adesiva para remoção de pelos "encravados", 63
Flat-Coated Retriever, histiocitose maligna, 497
Flebectasia, 315f, 317f
Fluocinolona acetonida, 208t
Fluoroquinolona, antibióticos, 49q
 como causa de resistência a antibióticos, 53, 60
 como tratamento da infecção bacteriana das unhas, 440
Fluoxetina, 208t
Fluralaner (Bravecto®), 164
Focinho
 carcinoma espinocelular, 455f-456f
 dermatose solar canina, 452, 453f
 paraqueratose nasal hereditária dos Retrievers do Labrador, 3, 388, 388f
Foliculite
 bacteriana superficial. *Veja* Piodermite superficial
 erroneamente diagnosticada como urticária, 239q
 nasal. *Veja* Piodermite nasal
Fox Terrier, síndrome uveodermatológica, 377
Furões
 ácaros de orelha, 509, 509t
 adenomas e adenocarcinomas da glândula apócrina prepucial, 539, 539f
 dermatite bacteriana, 521, 522f
 mastocitomas, 536-547, 536f
 miíase, infestações por pulgas ou carrapatos, 514f

Furões *(Cont.)*
 papilomavírus, 529, 529f
 tatuagens, 573, 573f
 tumores corticais adrenais, 537-538, 537t, 538f
Furunculose
 anal, 437, 437q, 438f-439f
 nasal. *Veja* Piodermite nasal
 podal canina, 601f
  características clínicas, 72f-73f, 74, 75f-76f
  tratamento, prevenção e prognóstico, 71, 72q, 74
Furunculose anal, 437, 437q, 438f-439f
Furunculose podal. *Veja* Furunculose podal canina

G

Galinhas
 foliculite da crista, 565, 565f
 pediculose, 512, 512f
 pododermatite ulcerativa, 519f
Garrotilho em filhotes de cão. *Veja* Celulite e tratos drenantes juvenis caninos
Gato Persa
 dermatite facial, 412, 412f, 417t
 tricoepiteliomas, 462
Gato Siamês
 alopecia do pavilhão auricular, 347
 cistos e tumores da glândula sudorípara apócrina, 469
 lipomas, 478
 mastocitomas, 481, 483f
 vitiligo, 375
Gatos. *Veja* Raças específicas
 ácaros de orelha, 156f-157f
 ácaros do pelame, 160, 160f
 acne, 383, 383f-384f
 actinomicose, 81
 alopecia/dermatite paraneoplásica, 324, 324f-328f
 alopecia pré-auricular e dos pavilhões auriculares, 347, 347f
 alopecia psicogênica, 352, 352f
 atopia, 218t, 219q, 219f-221f, 228
  com placa eosinofílica, 229f
 blastomicose, 123f-124f
 carcinoma espinocelular, 455, 455f-458f, 605f-606f
  multifocal *in situ* (doença de Bowen), 459, 459f-460f
 cistos epidérmicos de inclusão folicular, 502
 cistos e tumores da glândula sudorípara apócrina, 469
 coccidioidomicose, 126f
 cornos cutâneos, 504, 504f-505f
 criptococose, 127f
 Cuterebra, 166f-167f
 demodicidose, 43, 146, 146f-148f
 dermatite
  alergia à saliva das pulgas, 43, 212, 214f-216f, 228, 229f, 231f
  piotraumática, 50f
 dermatite alérgica, 591f
 dermatite ulcerativa idiopática, 237, 237f-238f

Índice

Gatos *(Cont.)*
   dermatofitose, 104, 108*f*, 110*f*
   dermatose solar, 450, 450*f*-451*f*
   dermatose, solar, 603*f*
   diagnósticos diferenciais
      celulite e lesões drenantes, 19
      comedões, 18
      dermatite da margem da orelha, 13
      dermatite miliar, 16
      doenças alopécicas, 18-19
      doenças das unhas, 14
      doenças dos coxins, 14
      doenças erosivas e ulcerativas, 15
      doenças nodulares, 20
      doenças pruriginosas, 21
      doenças seborreicas, 22
      doenças vasculares e pustulares, 15
      pápulas, 16
      placas, 17
      pododermatite interdigital, 14
   eritema multiforme, 595*f*
   exame para detecção da leucemia felina, 472
   feoifomicose, 115*f*
   fibrossarcoma, 472, 473*f*
   granuloma eosinofílico, 230, 230*f*-231*f*
   hiperadrenocorticismo, 329, 329*q*, 330*f*-331*f*
   hiperplasia da glândula da cauda, 401
   hipersensibilidade alimentar, 222, 222*q*, 223*f*-225*f*
   hipersensibilidade à picada de mosquito, 226, 226*f*-227*f*
   histoplasmose, 129*f*-131*f*
   infecção pelo calicivírus, 178, 180, 180*f*
   infecções bacterianas das unhas, 441*f*
   leishmaniose, 186
   lentigo, 371, 372*f*
   linfoma epiteliotrópico, 487, 487*f*-488*f*, 607*f*
   linfoma não epiteliotrópico, 485*f*-486*f*
   lúpus eritematoso discoide, 266
   mastocitomas, 481, 483*f*-484*f*
   micobacteriose oportunista, 86*f*-87*f*
   nocardiose, 83*f*-84*f*
   papiloma, 175
      oral, 175
      solitário cutâneo, 175
      viral múltiplo, 175, 177*f*
   pênfigo, 441*f*
   pênfigo foliáceo, 251*f*, 253*f*, 591*f*-592*f*
   penfigoide bolhoso, 265*f*
   pitiose, 117
   placas eosinofílicas, 228, 228*q*, 228*f*-229*f*, 602*f*
   pododermatite plasmocitária, 234, 234*f*-236*f*
   prototecose, 116
   pulgas, 161
   queiletielose, 154*f*
   raças alopécicas, 304, 304*f*
   reações à injeção, 301*f*
      e alopecias pós-vacinação antirrábica, 299
   rinotraqueíte felina, 178, 178*f*-179*f*
   saculite anal, 436*f*
   sarna, 153, 153*f*

Gatos *(Cont.)*
   síndrome da hiperfragilidade cutânea, 329*q*
   síndrome de Ehlers-Danos, 363*f*
   síndrome de lepra, 88, 89*f*
   terapia anti-histamínica para, 218*t*
   trauma por mordedura de, 555*f*
   tumor/carcinoma basocelular, 461*f*
   úlceras indolentes, 232, 232*q*, 232*f*-233*f*, 602*f*
   varíola, 181, 181*f*
   vírus do sarcoma felino (FeSV), 472
   vitiligo, 375, 375*f*
Gato Sphinx, 304, 304*f*
Geckos
   dermatite bacteriana, 522*f*
   infestações por nematódeos, 513, 513*f*
Gel de peróxido de benzoíla, 63
Gentamicina, 47*t*
Gerbils
   ácaros, 509, 509*t*
   irritação por porfirina (rinorreia), 570, 570*f*
   tumores das glândulas odoríferas ventrais, 543, 543*f*
Glândulas do quadril de hamsters, 567, 567*f*
Glândulas sebáceas apócrinas
   cistos e tumores, 469, 469*f*
      prepuciais, adenomas e adenocarcinomas, 539, 539*f*
Glândulas sudoríparas apócrinas, cistos e tumores, 469, 469*f*
Golden Retriever
   alopecia pós-tosa, 337
   celulite juvenil, 368
   cistos e tumores da glândula sudorípara apócrina, 469
   dermatite acral por lambedura, 208
   dermatite da prega cutânea, 66*f*
   despigmentação nasal, 374, 374*f*
   fibromas, 471, 471*f*
   fibrossarcomas, 473*f*
   granuloma e piogranuloma idiopáticos estéreis, 281
   hemangiomas, 475
   hemangiossarcomas, 476
   histiocitose cutânea, 493
   histiocitose maligna, 497
   ictiose, 359, 359*f*-361*f*
   linfoma epiteliotrópico, 487
   mastocitomas, 481, 483*f*
   melanocitoma/melanoma cutâneo, 499*f*
   melanoma, 434
   sinus dermoide, 367
   tricoepiteliomas, 462
Granuloma de Majocchi (dermatofítico), 114, 114*f*
Granulomas
   bacterianos cutâneos. *Veja* Botriomicose
   dermatofíticos (granuloma de Majocchi), 114, 114*f*
   eosinofílicos
      caninos, 283, 283*f*
      felinos, 230, 230*f*-231*f*
   fúngicos, 534, 534*f*
   idiopáticos estéreis, 281, 281*f*-282*f*

Granulomas *(Cont.)*
   leproide. *Veja* Síndrome de granuloma leproide
   lineares. *Veja* Granulomas eosinofílicos felinos
   micobacterianos atípicos. *Veja* Micobacteriose oportunista
   relacionados à administração inadequada de vacina, 571, 571*f*
Greyhound
   alopecia em padrão em cães, 340
   cornos cutâneos, 505*f*
   hemangiomas, 475
   síndrome da alopecia idiopática da coxa, 341, 341*f*
Greyhound Italiano
   alopecia com diluição de cor, 337
   hemangiomas, 475
   hemangiossarcomas, 476

H

Hamsters
   ácaros, 509, 509*t*
   bolsas guturais, 542, 542*f*
   glândulas do quadril, 567, 567*f*
   tricoblastomas, 541*f*
Hemangiopericitomas, 477*f*-478*f*
Hemangiossarcomas, 476, 476*f*
Hematomas aurais, 431, 432*f*-433*f*
Hematomas (em aves), 548, 548*f*
Hérnia, em aves, 553, 553*f*
Herpesvírus, como causa da rinotraqueíte felina, 178
Hidrocodona, 208*t*
Hidropericárdio causado por *Ehrlichia ruminantium*, 514*f*
Hidroxizina, 191*t*, 208*t*
Hiperadrenocorticismo
   canino, 311-312, 313*f*-318*f*, 597*f*-598*f*
   felino, 329, 329*q*, 330*f*-331*f*
Hiperostose poliostótica, 541*f*
Hiperpigmentação
   diagnóstico diferencial, 22
   pós-inflamatória, 373, 373*f*
   relacionada à atopia canina, 194*f*
Hiperplasia
   glândula da cauda, 3, 401, 401*f*-402*f*
   nodular sebácea, 464
Hiperplasia da glândula da cauda, 401, 401*f*-402*f*
Hiperqueratose
   familiar do coxim, 411, 411*f*
   nasal parassimpática, 389, 389*f*-390*f*, 601*f*
   nasodigital, 3
      diagnóstico diferencial, 13
      idiopático, 385, 385*f*-387*f*
Hiperqueratose familiar dos coxins, 411, 411*f*
Hipersensibilidade à ferroada ou picada de insetos, 226, 226*f*, 240*f*, 413
Hipersensibilidade à picada de mosquito, 226, 226*f*-227*f*
Hipertrofia marrom da cera, 547, 547*f*
Hipoclorito como desinfetante, 106
Hipoclorito de sódio como tratamento da piodermite, 46-47

Índice

Hipopigmentação, diagnóstico diferencial, 22
Hipotireoidismo
  canino, 306-307, 306q-307q, 307f-310f
  como causa de otite externa, 417t
Hipotricose congênita, 336, 336f
Histiocitomas cutâneos, 491, 491f-492f
Histiocitose
  cutânea, 493, 493f-494f
  maligna, 497, 497f
  sistêmica, 495, 495f-496f
Histoplasmose, 129, 129f-131f
  culturas, riscos das, 37
Husky Siberiano
  alopecia X, 320
  dermatose responsiva a zinco, 399, 399f-400f
  despigmentação nasal, 374
  hemangiopericitomas, 477
  síndrome uveodermatológica, 377
  tumor/carcinoma basocelular, 461

I

Ictiose, 3, 359, 359f-361f
Iguanas, trauma por mordedura, 555, 555f
Imidacloprid, 43
Imipramina, 208t
Impetigo, 51, 51f
Infecção pelo calicivírus felino, 178, 180, 180f
Infecção por bactérias de parede celular deficiente (formas L), 80, 80f
Infecções estafilocóccicas resistentes à meticilina. *Veja* Staphylococcus resistente à meticilina
Infecções micobacterianas
  micobacteriose, 520, 520f
  síndrome da lepra felina, 88, 89f
  síndrome do granuloma leproide canino, 90, 91f
  tuberculose, 92
Infecções por *Pseudomonas*
  otite média, 419
  piodermite profunda, 62f
Infecções por leveduras. *Veja* Malasseziose
  candidíase, 103, 103f
  como causa de otite externa, 418, 418t, 420f-421f, 428f
  dermatite, 578f
  não diagnosticadas, 3
  exames diagnósticos, 32
  preparações com fita de acetato de, 34
Infecções resistentes a antimicrobianos, 45. *Veja* Staphylococcus resistente à meticilina
Infecções secundárias
  citologia cutânea das, 3-4, 3f
  padrões clínicos, 1-3
  perguntas essenciais sobre, 1
Infestações por nematódeos. *Veja* Dracunculíase
  em papagaios, 513, 513f
Interrupção do ciclo piloso. *Veja* Alopecias hereditárias, congênitas e adquiridas, alopecia X

Intertrigo. *Veja* Dermatite, prega cutânea
Intoxicação por zinco, 562

J

Jack Russell Terrier
  dermatofitose, 107f
  ictiose, 359
  lúpus eritematoso sistêmico, 271f-272f, 592f-593f
Jarretes doloridos. *Veja* Coelhos, pododermatite ulcerativa

K

Keeshond
  alopecia X, 320
  córneo intracutâneo epitelioma, 448
Kerry Blue Terrier
  hiperqueratose familiar dos coxins, 411
  pilomatricomas, 462
  tumores basocelulares/carcinomas, 461

L

Lagendiose, 120, 120f
Lágrimas de porfirina/irritação
  em gerbils, 570, 570f
  em ratos, 569, 569f
Leiomiomas uterinos, 474
Leishmaniose, 186, 187f
  como causa de blefarite, 413
Lêndeas. *Veja* Pediculose
Lentigo, 371, 372f
Lepra canina. *Veja* Síndrome de granuloma leproide canina
Lesões em "pele de elefante", 98f
Lesões orais
  diagnósticos diferenciais, 12
  massas papilomatosas (em papagaios), 530, 530f
  papilomas, 175, 176f
Leucoderma, 375, 377
Leucotriquia, 375, 377
Lincomicina, 47t
Linezolida, 47t
Linfoma
  epitelioutrópico, 487, 487f-489f, 607f
  não epiteliotrópico, 485, 485f-486f
Linfossarcoma, 485, 485f-486f
Lipomas, 478, 478f-479f
  em aves, 545, 545f
Lipossarcomas, 480
Liquenificação
  diagnósticos diferenciais, 18
  relacionada à malasseziose, 578f-582f
Loratadina, 191t
Lulu da Pomerânia
  alopecia X, 320, 321f-322f, 600f
  dermatose causada por hormônio sexual, 333f
Lúpus eritematoso
  discoide, 266, 267f-269f, 271f, 594f
  diferenciação da piodermite mucocutânea, 68
  sistêmico, 270-271, 271f-274f, 592f-593f
  vesicular cutâneo, 270

M

Macroconídias, 37q, 104q
Máculas
  relacionadas à hiperpigmentação pós-inflamatória, 373f
  relacionadas ao lentigo, 371
Malamute do Alasca
  alopecia pós-tosa, 337
  alopecia X, 320
  dermatose responsiva a zinco, 399
  despigmentação nasal, 374
Malasseziose, 94-95, 95f-103f
  como causa de otite, 3, 426f
  diagnóstico diferencial, 2
  erroneamente diagnosticada como dermatite de contato, 243
  imagens pré e pós-tratamento, 578f-583f
  padrões clínicos, 2
  preparações diagnósticas com fita de acetato, 34, 36f
Manchas relacionadas ao lentigo, 371
Manchester Terrier, alopecia em padrão em cães, 340
Marbofloxacina, 47t
Mastocitomas, 481-482, 482f-484f, 606f-607f
  em furões, 536-547, 536f
Medicação oftálmica tópica, como causa de blefarite, 413
Meio de cultura para detecção de dermatófitos (DTM), 36-37, 37q, 38f, 533, 533f
Melanocitoma/melanoma cutâneo, 498, 498f-499f
Melanoderma, 373
Melanoma, 434, 434f, 498, 498f-499f
Melanotriquia, 373
Método da aspiração com agulha fina, 33-34, 35f
Micobacteriose, 520, 520f
  em papagaios, 520, 520f
  oportunista, 85, 86f-87f
Miconazol, 46-47
Micose fungoide, 487, 487f-489f
Microsporum canis. *Veja* Dermatofitose
Microsporum gypseum. *Veja* Dermatofitose
Miíase, 169, 169f-170f, 514, 590f
Mordeduras
  como causa de abscesso subcutâneo, 77, 77f 79f
  como causa de botriomicose, 79, 79f-80f
  como causa de infecção por bactérias de parede celular deficiente (formas L), 80, 80f
  como causa de varíola felina, 181
  em aves, 549, 549f
  em serpentes e iguanas, 555, 555f
  hipersensibilidade à picada de mosquito, 226, 226f-227f
Moscas/infestações por moscas
  Cuterebra, 166, 166f-167f, 513, 513f
  em coelhos, 513, 513f
  dermatite por picada de mosca, 168, 168f
  miíase, 169, 169f-170f, 514, 590f
Mucinose cutânea, 365, 365f-366f
Mucormicose. *Veja* Zigomicose
Mupirocina, 63, 68

N

Naltrexona, 208t
Necrólise epidérmica tóxica, 290, 290f-294f
Necrose
　epidérmica metabólica. *Veja* Síndrome hepatocutânea
　relacionada à enrofloxacina injetável, 550, 550f
Necrose epidérmica metabólica. *Veja* Síndrome hepatocutânea
Nevo colagenoso, 501, 501f
Niacinamida, 74
Nitempiram (Capstar®), 43, 162
　tratamento, 213
Nocardiose, 83, 83f-84f, 578f
Nódulos/doenças nodulares
　culturas, 41
　dermatofibrose nodular, 474, 474f
　diagnósticos diferenciais, 20
　fibropruriginoso, 470, 470f
　relacionados ao cisto epidérmico de inclusão folicular, 502f
　relacionados ao nevo colagenoso, 501, 501f
Norfolk Terrier, ictiose, 359
Notoedres. Veja Sarna felina

O

Oclacitinib (Apoquel®), 212, 228
Old English Sheepdog
　pilomatricoma, 462
　síndrome uveodermatológica, 377
Onicodistrofia lupoide simétrica, 1-2, 444, 445f-447f
Onicomadese, 444
Onicomicose, 442, 442f-443f
Orbifloxacina, 47t
Orelha do nadador, 414
Orelha, exame dermatológico, 2
Organofosfatos, intoxicação, 154, 162, 164
Ormetoprima-sulfadimetoxina (Primor®), 47t
Otite
　diagnóstico diferencial, 2
　padrões clínicos, 2
　relacionada à malasseziose, 3
　tratamento, 3
Otite externa, 416-419, 417t-418t, 419q, 420f-430f
　crônica/estágio terminal, 416, 419, 422f
　doenças que causam, 416-419, 417t-418t
　exames diagnósticos, 34
　tratamento, 2
Otite média, 418, 418t, 421f
Otodectes cynotis. Veja Ácaros de orelha
Ovário cístico, 560, 560f

P

Paniculite
　micobacteriana. *Veja* Micobacteriose oportunista
　nodular estéril, 279, 279f-280f, 594f

Papagaios
　avulsão de penas, mastigação e automutilação, 562, 562f-563f
　carcinoma espinocelular, 544, 544f
　cistos em penas, 564f
　crescimento excessivo do bico, 561-573, 561f
　deficiência de vitamina A, 558f-559f
　doença do bico e das penas dos psitacídeos, 527-532, 528f
　granulomas relacionados à administração inadequada de vacinas, 571f
　hérnia, cavidade celômica, 553f
　lipoma, 545f
　massas papilomatosas cloacais/orais, 530, 530f-531f
　necrose por enrofloxacina injetável, 550f
　prolapso de cloaca, 554, 554f
　ruptura do saco aéreo, 551, 551f
　síndrome de constrição digital, 552, 552f
Papilomas, 175-176, 177f
　caninos
　　cutâneos (exofíticos), 175
　　em coxins, 175
　　genitais, 175
　　orais, 175, 176f
　felinos
　　múltiplos virais, 175
　　orais, 175
　　solitários cutâneos, 175
　fibrovasculares, 506, 506f
　placas pigmentadas múltiplas, 175
Papilomas genitais, 175
Papilomavírus, 529, 529f
Pápulas, diagnósticos diferenciais, 16
Paraqueratose hereditária nasal dos Retrievers do Labrador, 3, 388, 388f
Paroníquia, 440
Pastor Alemão
　calcinose circunscrita, 507
　cistos e tumores da glândula sudorípara apócrina, 469
　dermatite acral por lambedura, 208
　dermatofibrose nodular, 474, 474f
　epiteliomas córneos intracutâneos, 449f
　fístulas perianais, 437, 439f
　hemangiomas, 475
　hemangiopericitomas, 477
　hemangiossarcomas, 476
　malasseziose, 94
　nódulos fibropruriginosos, 470
　pênfigo eritematoso, 258
　piodermite, 576f-577f
　　mucocutânea, 68, 69f
　pitiose, 117, 117f
　síndromes ulcerativas, 68
　tricoepitelioma, 462
　vitiligo, 375
Pastor de Shetland
　alopecia com diluição de cor, 337
　demodicidose, 136f
　dermatomiosite familiar, 355, 358f
　histiocitose cutânea, 493
　lúpus eritematoso cutâneo vesicular, 270
　pênfigo eritematoso, 258
　síndrome hepatocutânea, 407

Pastor de Shetland *(Cont.)*
　síndrome uveodermatológica, 378f
　tumor/carcinoma basocelular, 461
Patos, pododermatite ulcerativa, 519f
Pavilhões auriculares. *Veja* Doenças da orelha
　alopecia em felinos, 347, 347f
　infecções, 2
Pediculose, 164, 164q, 164f-165f
　em aves e espécies animais exóticas, 512, 512f
　exames diagnósticos, 31t
　preparações com fita de acetato, 34
　raspados de pele, 30
Pelo, preparações com fita de acetato de, 34
Penas
　avulsão, mastigação e automutilação, 562, 562f-563f
　cistos, 542, 564, 564f
Pênfigo
　em gatos, 441f
　exames diagnósticos, 32
　relacionado a fármacos, 135
Pênfigo eritematoso, 258-259, 259f
Pênfigo foliáceo, 245-247, 248f-257f
　felino, 591f-592f
Penfigoide bolhoso, 264, 265f
Pênfigo vulgar, 260, 261f-263f
Pentes para remoção de pulgas, 216f
Periquitos-Australianos
　hipertrofia marrom da cera, 547, 547f
　lipomas, 545
Periquitos. *Veja* Periquitos-Australianos
Peróxido de benzoíla, 46-47
Pessoas imunocomprometidas
　malasseziose, transmissão a, 95
　prevenção da infecção resistente à meticilina em, 45-46, 48
Pilomatricoma, 462
Pinscher. *Veja* Doberman Pinscher Miniatura, alopecia com diluição de cor, 337
Piodermite, 45-47, 575f-578f
　juvenil. *Veja* Celulite juvenil canina
　mento, 63, 63q, 63f-64f
　　concomitante a bolhas interdigitais, 72
　mucocutânea, 68, 68q
　　características clínicas, 68, 68f-69f
　　diferenciação do lúpus eritematoso discoide, 68
　　tratamento e prognóstico, 68
　nasal, 575f
　prega cutânea. *Veja* Dermatite, prega cutânea
　profundas, 60
　　características clínicas, 60, 61f-62f
　　causas, 52q
　　tratamento e prognóstico, 60
　relacionada à atopia canina, 195f
　resistente à meticilina, 45-46, 48q
　superficial, 45, 52-53
　　características clínicas, 52-53, 53f-59f
　　causas, 52, 52q
　　estafilocócica, 1
　　tratamento e prognóstico, 52-53, 54q
　tratamento errôneo, 3

Piogranuloma
    idiopático estéril, 281, 281f-282f
    interdigital. *Veja* Furunculose podal canina
Piolhos. *Veja* Pediculose
Pit Bull, hemangiomas, 475
Pitiose, 117, 117f-118f
    culturas, riscos das, 37
Placas
    eosinofílicas felinas, 228, 228q, 228f-229f, 602f
    pigmentadas múltiplas, 175
Placas eosinofílicas felinas, 228, 228q, 228f-229f, 602f
Plasmocitomas cutâneos, 490, 490f
Pododermatite
    bacteriana, 71, 71q-72q, 72f-73f
    plasmocitária felina, 234, 234f-236f
    relacionada à atopia canina, 194f-196f
    ulcerativa, 517, 517f-519f
Pododermatite plasmocitária felina, 234, 234f-236f
Podoplastia de fusão, 71
Pointers, celulite juvenil, 368
Pólipos cutâneos, 506, 506f
Pólipos óticos, 427f, 430f, 440
Poodle
    adenite sebácea, 403
    alopecia com diluição de cor, 337
    dermatofitose, 107f
    eflúvio anágeno e telógeno, 348f
    melanocitoma/melanoma cutâneo, 498
    miniatura, alopecia X, 320
    pilomatrixoma, 462
    tumor/carcinoma basocelular, 461
Porcos-espinhos
    ácaros, 509, 511f
    comportamento de *anointing*, 568, 568f
Pradofloxacina, 47t
Predisposições raciais a algumas doenças cutâneas em gatos e cães, 23
Prednisolona, 74
Prednisona, 74
Preparações com fita de acetato, 34, 37
Presilhas, como causa de alopecia por tração, 349, 349f
Procedimento para diagnóstico de infecções, 31
Procedimentos de descontaminação
    para ambientes infestados por pulgas, 161
    para controle de dermatofitose, 105q-106q
Produtos à base de prata como tratamento da piodermite, 46-47
Produtos para controle de carrapatos, 403
Produtos para controle de pulgas, 403
Promeris®, efeitos adversos, 135, 139
Prometazina, 191t
Prototecose, 116, 116f
Prurido. *Veja* Prurido/doenças cutâneas pruriginosas
Pseudomicetoma, 114, 114f
    bacteriano. *Veja* Botriomicose
Pug
    mastocitomas, 481
    placas pigmentadas múltiplas (papiloma), 175

Pulgas, 161, 162q, 162f-163f
    como causa de piodermite traumática, 49, 50f
    controle e tratamento, 43, 161, 212-213
        diagnósticos terapêuticos, 43
    dermatite alérgica, 43, 161-162, 162f-163f, 212-213, 213q, 213f-217f
        como causa da placa eosinofílica felina, 228, 229f
        como causa de úlcera indolente, 232, 233f
        como causa do granuloma eosinofílico felino, 230, 231f
        como causa do nódulo fibropruriginoso, 470
    em furões, 514f
Pústulas/doenças pustulares
    culturas, 41
    diagnóstico diferencial, 15
    relacionadas ao impetigo, 51, 51f
Pustulose eosinofílica estéril, 277, 277f-278f

Q

Queda de pelos
    excessiva, 302, 303f
    relacionada à doença com corpo de inclusão, 532, 532f
    versus sepsis (em répteis), 524, 524f-525f
Queiletielose, 154, 154f-155f, 509
    diagnóstico terapêutico, 43
    exames diagnósticos, 31t
        preparações com fita de acetato, 34
        raspados de pele, 30

R

Ratos
    ácaros, 509t
    fibroadenomas mamários, 540, 540f
    lágrimas porfíricas, 569, 569f
    pediculose, 512, 512f
    trauma por mordedura de, 555, 555f
    variedades alopécicas, 572, 572f
Reações a fármacos, cutâneas, 295, 295f-298f, 300f, 597f
Reações à injeção, 299, 300f-301f
    necrose por enrofloxacina injetável, 550, 550f
Reflexo oto-podal, 150, 151f
Reparo do casco em jabutis, cágados e tartarugas, 556, 556f-557f
Répteis. *Veja* Comparação entre sepse e ecdise em serpentes, 524, 524f-525f
Retriever do Labrador
    atopia, 194f
    celulite juvenil, 368
    dermatite acral por lambedura, 208
    despigmentação nasal, 374
    hiperadrenocorticismo, 313f-314f, 317f
    histiocitose maligna, 497
    linfoma não epiteliotrópico, 485f
    lipoma, 478, 478f
    mastocitomas, 481
    paraqueratose nasal da, 3
    paraqueratose nasal hereditária, 388, 388f
    síndrome de Ehlers-Danos, 362f

Rhodesian Ridge Back, sinus dermoide, 367f
Rifampina, 47t
"Rinorreia", 570, 570f
Rinotraqueíte felina, 178, 178f-179f
Rottweiler
    hipotireoidismo, 308f
    histiocitose, maligna, 497
    vitiligo, 375, 375f
Ruptura do saco aéreo, 551, 551f

S

Saculite, anal, 435, 435q, 435f-436f
Saluki, alopecia com diluição de cor, 337
Samoieda
    adenite sebácea, 403
    alopecia X, 320
    dermatose responsiva a zinco, 399
    síndrome uveodermatológica, 377
São Bernardo, síndrome uveodermatológica, 377
Sapinho. *Veja* Candidíase
Sarna
    demodécica. *Veja* Demodicidose
    notoédrica. *Veja* Sarna
"Sarna incógnita", 151f
Schipperke, alopecia com diluição de cor, 337
Schnauzer
    alopecia recorrente do flanco, 343f
    cistos epidérmicos de inclusão folicular, 502
    fibromas, 471f
    lipoma, 478, 478f-479f
    melanocitoma/melanoma cutâneo, 498, 499f
    melanoma, 434
    nódulos fibropruriginosos, 470f
    placas pigmentadas múltiplas (papiloma), 175
    síndrome de comedões, 3, 396, 396f
    tricoepitelioma, 462
Seborreia. *Veja* Distúrbios de queratinização e seborreia
    diagnósticos diferenciais, 21-22
    margem da orelha, 3
    primária canina, 3, 391-392, 391q, 392f-394f
    secundária canina, 391q
Selamectina, 43
Serpentes
    ácaros, 511f
    dermatite bacteriana, 522f
    doenças de corpo de inclusão, 532f
    miíase, infestações por pulgas ou carrapatos, 514f
    sepse bacteriana, 524, 525f
    trauma por mordedura, 555, 555f
Setter Gordon, celulite juvenil, 368
Setter Inglês, malasseziose, 94
Setter Irlandês
    alopecia com diluição de cor, 337
    hemangiopericitomas, 477
    hipotireoidismo, 309f-310f
    melanocitoma/melanoma cutâneo, 498
    melanoma, 434
    síndrome uveodermatológica, 377

Shar Pei
   dermatite alérgica, 590f
   dermatite da prega cutânea, 65f, 67f
   mastocitomas, 481
   mucinose cutânea, 365, 365f-366f
Shih Tzu
   cistos epidérmicos de inclusão folicular, 502
   malasseziose, 94
Sífilis em coelhos, 509, 515, 515f-516f
Silky Terrier, alopecia com diluição de cor, 337
Síndrome da alopecia idiopática da coxa, 341, 341f
Síndrome da hiperfragilidade cutânea, 329q
Síndrome de constrição digital, 552, 552f
Síndrome de Ehlers-Danos, 362, 362f-364f
Síndrome de granuloma leproide, canina, 90, 91f
Síndrome de lepra felina, 88, 89f
Síndrome de Vogt-Koyanagi-Harada-símile. *Veja* Síndrome uveodermatológica, canina
Síndrome hepatocutânea, 407-408, 408f-410f
Síndromes ulcerativas do Pastor Alemão, 68
Síndrome uveodermatológica, 377, 378f
Síndrome uveodermatológica canina, 377, 378f
Sinus dermoide, 367, 367f
Snow nose, 374, 374f
Spaniel
   sinus dermoide, 367
   tricoepitelioma, 462
Spaniel Bretão
   dermatofitose, 107f
   hiperplasia da glândula da cauda, 401f
Spaniel de Pont-Audemer, displasias foliculares, 344
Springer Spaniel
   hemangiomas, 475
   lagenidiose, 120f
   malasseziose, 94
Springer Spaniel Inglês. *Veja* Seborreia primária do Springer Spaniel, 391
Staphylococcus resistente à meticilina, 48q
   Staphylococcus aureus, 45-46, 52, 65, 188-189, 295f
   Staphylococcus pseudointermedius, 52, 54, 60
   Staphylococcus scheiferi, 52, 54
Substitutos de endorfina, 208t
Sulfametoxazol, 47t
Swabs óticos, 34, 34q, 36q, 37f, 41

T

Tacrolimus, toxicidade, 285q
Tâmias como hospedeiros de *Cuterebra*, 166
Tartarugas
   abscesso auricular, 526, 526f
   carcinoma espinocelular, 544, 544f
   deficiência de vitamina A, 558, 558f
   dermatite bacteriana, 521
   granuloma fúngico, 534, 534f
   reparo do casco, 556, 556f-557f
   sepse bacteriana, 524, 524f

Tatuagens, 573, 573f
Técnica das três lâminas para citologia cutânea, 3-4, 3f, 31f, 32q
Técnicas de biópsia, 39-40, 42f
Técnicas de diascopia, 41-42, 42f
Técnicas de imunocoloração, 41
Técnicas de raspado de pele, 3-4, 33f
   na demodicidose generalizada canina diagnóstica, 138, 145f
   profundas, 30-31, 31t
   superficiais, 30, 31t
   técnica das três lâminas, 3-4, 3f, 31f, 32q
Técnicas diagnósticas, 30-44. *Veja* Exames para detecção de alergia; Culturas
   abordagem lógica nas, 4q
   citologia cutânea, 32-34
   culturas fúngicas com meio de cultura para detecção de dermatófitos (DTM), 36-37, 37q, 38f, 533, 533f
   diagnósticos terapêuticos, 43-44
      demodicidose felina, 43
      diagnósticos alimentares, 43-44, 190
      pulgas, 43
      sarna, 43
   diascopia, 41-42, 42f
   ensaios de reação em cadeia de polimerase, 41
   exame com lâmpada de Wood, 40f, 104, 110f, 113f
   preparações com fita de acetato, 34, 37
   raspados de pele, 3-4, 30-31, 33f
      para o diagnóstico da demodicose generalizada canina, 138, 145f
      profundas, 30-31, 31t
      superficial, 30, 31t
      técnica das três lâminas, 3-4, 3f, 31f, 32q
   sorologia, 41
   swabs óticos, 34, 34q, 36q, 37f
   técnicas de imunocoloração, 41
   tricoscopia, 34, 37-38
Técnicas sorológicas, 41
Teicoplanina, 47t
Terapia anti-histamínica
   em cães, 191t
   em gatos, 218t
Terapia com laser
   para adenomas sebáceos, 465f
   para carcinoma espinocelular, 455, 457f-458f
   para dermatite acral por lambedura, 208-209, 211f
   para fístulas perianais, 438f
Terapias imunossupressoras para doenças autoimunes e imunemediadas, 246t
Terfenadina, 191t
Terra Nova, alopecia com diluição de cor, 337
Terrier Americano Sem Pelo como raça alopécica, 304
Terrier Escocês
   hiperadrenocorticismo, 311
   linfoma epiteliotrópico, 487
   melanocitoma/melanoma, cutâneo, 498
   melanoma, 434
   síndrome hepatocutânea, 407

Terrier Irlandês, coxim, familiar hiperqueratose, 411
Tervuren Belga, vitiligo, 375
Teste cutâneo (intradérmico) para diagnóstico de alergias, 42-43, 44f
Teste de contato (*patch test*), 43
Tetraciclina, 74, 80
Tiroxina total (TT_4) níveis séricos, fatores e fármacos que afetam, 306q
Tosa como causa de alopecia, 319, 319f
Tratamento com xampu
   da piodermite, 46-47, 46t
   da piodermite mentoniana, 63
   da piodermite mucocutânea, 68
   da piodermite superficial, 52
Tratos drenantes. *Veja* Celulite e tratos drenantes
Trauma. *Veja* Dermatologia de aves e animais exóticos, trauma; Mordeduras
Treponema cuniculi. *Veja* Sífilis
Trichophyton, exames diagnósticos, 37
Tricoblastoma, 462, 541, 541f
Tricoepitelioma, 462
Tricofoliculoma, 462
Tricolemoma, 462
Tricoscopia, 34, 37-38
Trimeprazina, 191t
Trimetoprima-sulfadiazina, 47t
Tripelenamina, 191t
Trombiculíase, 158, 158f-159f
   exames diagnósticos, 30, 31t
Tuberculose, 92
Tumor/carcinoma basocelular, 461, 461f
Tumor da glândula sebácea, 464, 464f-466f
Tumores adrenais, 537-538, 537t, 538f
   como causa do hiperadrenocorticismo felino, 329
Tumores da glândula perianal, 467, 467f-468f
Tumores das glândulas odoríferas ventrais, 543, 543f
Tumores do folículo piloso, 462, 463f
Tumores neoplásicos e não neoplásicos, 1-507. *Veja* Adenomas; Adenocarcinomas
   tumores adrenais, 311-312
   calcinose circunscrita, 507, 507f
   carcinoma espinocelular, 455, 455f-458f
      multifocais *in situ* (doença de Bowen), 459, 459f-460f
      relacionados à dermatose solar felina, 450, 451f
   células de Sertoli, 333f-334f
   cisto epidérmico de inclusão folicular (infundibular), 502, 502f-503f
   cistos e tumores das glândulas sudoríparas apócrinas (epitríquias), 469, 469f
   como causa de otite externa, 417t, 422f, 425f
   cornos cutâneos, 504, 504f-505f
   culturas, 41
   dermatofibrose nodular, 474, 474f
   dermatose solar
      caninos, 452, 452f-454f
      felinos, 450, 450f-451f

Tumores neoplásicos e não neoplásicos *(Cont.)*
  epitelioma intracutâneo córneo, 448-449, 449f
  fibromas, 471, 471f
  fibrossarcoma, 472, 473f
  hemangioma, 475, 475f
  hemangiopericitoma, 477f-478f
  hemangiossarcoma, 476, 476f
  hipofisários, 311
  histiocitoma cutâneo, 491, 491f-492f
  histiocitose
    maligna, 497
    sistêmica, 495
  linfoma
    epiteliotrópico, 487, 487f-489f
    não epiteliotrópico, 485, 485f-486f
  lipoma, 478, 478f-479f
  lipossarcoma, 480
  mastocitomas, 481-482, 482f-484f
  melanocitoma/melanoma cutâneo, 498, 498f-499f
  melanoma, 434, 434f
  nevo colagenoso, 501, 501f
  nódulos fibropruriginosos, 470, 470f
  plasmocitoma cutâneo, 490, 490f
  pólipos cutâneos, 506, 506f
  relacionados ao papilomavírus, 175-176
  tumor/carcinoma basocelular, 461, 461f
  tumor da glândula sebácea, 464, 464f-466f
  tumores da glândula perianal, 467, 467f-468f
  tumores do folículo piloso, 462, 463f
  tumor venéreo transmissível, 500, 500f

U

Úlceras/doenças ulcerativas
  dermatite ulcerativa idiopática felina, 237, 237f-238f
  diagnóstico diferencial, 15
  em roedores. *Veja* Úlceras/doenças ulcerativas, indolentes

Úlceras/doenças ulcerativas *(Cont.)*
  eosinofílicas. *Veja* Úlceras/doenças ulcerativas, indolentes
  fístulas perianais, 437, 437q, 438f-439f
  indolentes, 230f, 232, 232q, 232f-233f, 602f
  pododermatite ulcerativa, 517, 517f-519f
  relacionadas à dermatose com bolhas subepidérmicas, 264
  relacionadas à febre maculosa, 182, 183f
  relacionadas ao calicivírus felino, 180, 180f
  relacionadas ao penfigoide bolhoso, 264, 265f
  relacionadas ao pênfigo vulgar, 260
  relacionadas à rinotraqueíte felina, 178
Uncinaríase. *Veja* Dermatite causada por nematódeos
Urticária, 239, 239q, 239f-240f
  diagnóstico errôneo, 239q
Urticárias. *Veja* Urticária
Uveíte bilateral, 377

V

Vacinação antirrábica como causa de alopecia, 299, 300f-301f
Vacinações
  administração inadequada de, como causa de granuloma, 571, 571f
  como causa de fibrossarcoma, 472
  raiva, como causa de alopecia, 299, 300f-301f
Vancomicina, 47t
Variedades alopécicas. *Veja* Gatos, raças alopécicas; Cães, raças alopécicas cobaias, camundongos e ratos, 572, 572f
Varíola felina, 181, 181f
Vasculite cutânea, 284-285, 285q, 285f-289f, 595f
Vesículas/doenças vesiculares. *Veja* Pústulas/doenças pustulares
  culturas, 41
  diagnóstico diferencial, 15

Vírus do sarcoma felino (FeSV), 472
Vitiligo, 375, 375f-376f
Vizla Húngaro, adenite sebácea, 403

W

Weimaraner
  displasias foliculares, 344
  granuloma e piogranuloma idiopático estéril, 281f-282f
  histiocitose sistêmica, 495f-496f
  mastocitomas, 481
  síndrome de Ehlers-Danos, 362f
West Highland White Terrier
  ictiose, 359, 360f
  malasseziose, 94, 96f
  seborreia primária, 391
  síndrome hepatocutânea, 407
Whippet
  alopecia com diluição de cor, 337
  alopecia em padrão em cães, 340
  carcinoma espinocelular, 455
  hemangiomas, 475
  hemangiossarcomas, 476

X

Xantoma, em aves, 546, 546f

Y

Yorkshire Terrier
  alopecia com diluição de cor, 337
  dermatofitose, 104
  ictiose, 359

Z

Zigomicose, 119, 119f
Zoonoses
  micobacteriose, 520
  relacionadas às culturas fúngicas, 37
  resistentes à meticilina, infecções, 45-46, 48q, 52, 60, 71, 188-189

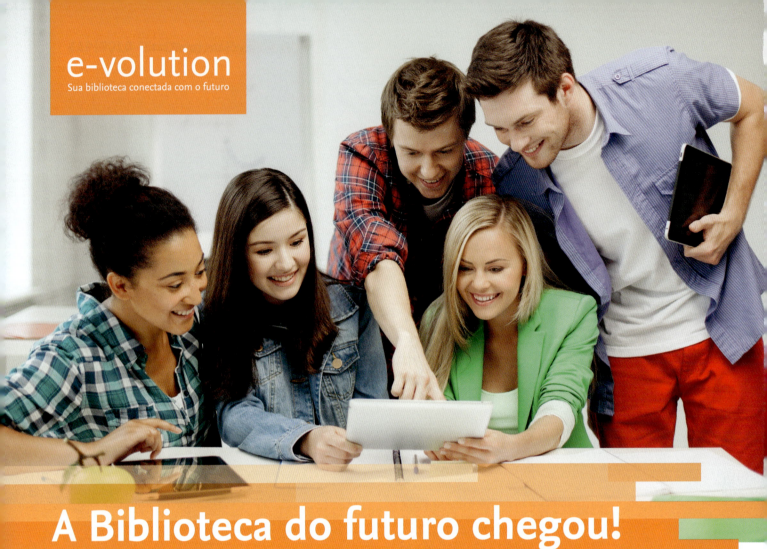

e-volution
Sua biblioteca conectada com o futuro

A Biblioteca do futuro chegou!

Conheça o e-volution: a biblioteca virtual multimídia da Elsevier para o aprendizado inteligente, que oferece uma experiência completa de ensino e aprendizagem a todos os usuários.

Conteúdo Confiável
Consagrados títulos Elsevier nas áreas de humanas, exatas e saúde.

Uma experiência muito além do e-book
Amplo conteúdo multimídia que inclui vídeos, animações, banco de imagens para download, testes com perguntas e respostas e muito mais.

Interativo
Realce o conteúdo, faça anotações virtuais e marcações de página. Compartilhe informações por e-mail e redes sociais.

Prático
Aplicativo para acesso mobile e download ilimitado de e-books, que permite acesso a qualquer hora e em qualquer lugar.

www.elsevier.com.br/evolution

Para mais informações consulte o(a) bibliotecário(a) de sua instituição.

Empowering Knowledge

ELSEVIER